普通高等医学院校药学类专业第二轮教材

临床医学概论

（第2版）

（供药学类专业用）

主　编　高明奇　尹忠诚

副主编　李文月　毕　清　刘洪瑞　李　骢

编　者（以姓氏笔画为序）

王舒悦（哈尔滨医科大学）
尹忠诚（徐州医科大学）
任守忠（海南医学院）
刘昌云（福建医科大学）
刘洪瑞（复旦大学药学院）
毕　清（昆明医科大学）
李　彤（沈阳医学院）
李　骢（大连医科大学）
李云霞（昆明医科大学）
李文月（安徽理工大学医学院）
李征锋（江西中医药大学）
连建奇（空军军医大学）
张　颖（徐州医科大学）
张庆富（河北医科大学）
赵向阳（哈尔滨医科大学）
高明奇（中国医科大学）
盛秋菊（中国医科大学）

中国健康传媒集团
中国医药科技出版社

内容提要

本教材系普通高等医学院校药学类专业第二轮教材之一，是根据高等医学院校药学类专业的教学大纲的基本需求，遵循《中华人民共和国药典》2020 年版、最新国内外疾病防治临床指南、国家执业药师考试大纲要求，以案例为导向的特点编写的。全书内容涵盖诊断学基础、内科、外科、妇科、儿科、传染病与性传播疾病、肿瘤等常见疾病以及常见中毒与解救等内容。本书教材具有实用性和可读性强，贴近教师的教学要求、贴近学生的学习习惯、贴近执业药师考试大纲要求等特点。本书为书网融合教材，即纸质教材有机融合电子教材、教学配套资源（PPT、微课、视频、图片等）、题库系统、数字化教学服务（在线教学、在线作业、在线考试）。

本教材供普通高等医学院校药学类专业学生使用。

图书在版编目（CIP）数据

临床医学概论/高明奇，尹忠诚主编．—2 版．—北京：中国医药科技出版社，2021.7
普通高等医学院校药学类专业第二轮教材
ISBN 978－7－5214－2452－2

Ⅰ.①临…　Ⅱ.①高…②尹…　Ⅲ.①临床医学—医学院校—教材　Ⅳ.①R4

中国版本图书馆 CIP 数据核字（2021）第 112132 号

美术编辑　陈君杞
版式设计　易维鑫

出版　**中国健康传媒集团**｜中国医药科技出版社
地址　北京市海淀区文慧园北路甲 22 号
邮编　100082
电话　发行：010－62227427　邮购：010－62236938
网址　www. cmstp. com
规格　889×1194mm $^{1}/_{16}$
印张　29 $^{1}/_{2}$
字数　933 千字
初版　2016 年 1 月第 1 版
版次　2021 年 7 月第 2 版
印次　2024 年 1 月第 4 次印刷
印刷　三河市万龙印装有限公司
经销　全国各地新华书店
书号　ISBN 978－7－5214－2452－2
定价　69.00 元

出版说明

全国普通高等医学院校药学类专业"十三五"规划教材，由中国医药科技出版社于2016年初出版，自出版以来受到各院校师生的欢迎和好评。为适应学科发展和药品监管等新要求，进一步提升教材质量，更好地满足教学需求，同时为了落实中共中央、国务院《"健康中国2030"规划纲要》《中国教育现代化2035》等文件精神，在充分的院校调研的基础上，针对全国医学院校药学类专业教育教学需求和应用型药学人才培养目标要求，在教育部、国家药品监督管理局的领导下，中国医药科技出版社于2020年对该套教材启动修订工作，编写出版"普通高等医学院校药学类专业第二轮教材"。

本套理论教材35种，实验指导9种，教材定位清晰、特色鲜明，主要体现在以下方面。

一、培养高素质应用型人才，引领教材建设

本套教材建设坚持体现《中国教育现代化2035》"加强创新型、应用型、技能型人才培养规模"的高等教育教学改革精神，切实满足"药品生产、检验、经营与管理和药学服务等应用型人才"的培养需求，按照《"健康中国2030"规划纲要》要求培养满足健康中国战略的药学人才，坚持理论与实践、药学与医学相结合，强化培养具有创新能力、实践能力的应用型人才。

二、体现立德树人，融入课程思政

教材编写将价值塑造、知识传授和能力培养三者融为一体，实现"润物无声"的目的。公共基础课程注重体现提高大学生思想道德修养、人文素质、科学精神、法治意识和认知能力，提升学生综合素质；专业基础课程根据药学专业的特色和优势，深度挖掘提炼专业知识体系中所蕴含的思想价值和精神内涵，科学合理拓展专业课程的广度、深度和温度，增加课程的知识性、人文性，提升引领性、时代性和开放性；专业核心课程注重学思结合、知行统一，增强学生勇于探索的创新精神、善于解决问题的实践能力。

三、适应行业发展，构建教材内容

教材建设根据行业发展要求调整结构、更新内容。构建教材内容紧密结合当前国家药品监督管理法规标准、法规要求、现行版《中华人民共和国药典》内容，体现全国卫生类（药学）专业技术资格考试、国家执业药师职业资格考试的有关新精神、新动向和新要求，保证药学教育教学适应医药卫生事业发展要求。

四、创新编写模式，提升学生能力

在不影响教材主体内容基础上注重优化"案例解析"内容，同时保持"学习导引""知识链接""知识拓展""练习题"或"思考题"模块的先进性。注重培养学生理论联系实际，以及分析问题和解决问题的能力，包括药品生产、检验、经营与管理、药学服务等的实际操作能力、创新思维能力和综合分析能力；其他编写模块注重增强教材的可读性和趣味性，培养学生学习的自觉性和主动性。

五、建设书网融合教材，丰富教学资源

搭建与教材配套的"医药大学堂"在线学习平台（包括数字教材、教学课件、图片、视频、动画及练习题等），丰富多样化、立体化教学资源，并提升教学手段，促进师生互动，满足教学管理需要，为提高教育教学水平和质量提供支撑。

普通高等医学院校药学类专业第二轮教材
建设评审委员会

数字化教材编委会

主　编　高明奇　尹忠诚

副主编　李文月　毕　清　刘洪瑞　李　骢

编　者（以姓氏笔画为序）

王舒悦（哈尔滨医科大学）

任守忠（海南医学院）

刘洪瑞（复旦大学药学院）

李　彤（沈阳医学院）

李云霞（昆明医科大学）

李征锋（江西中医药大学）

张　颖（徐州医科大学）

赵向阳（哈尔滨医科大学）

盛秋菊（中国医科大学）

尹忠诚（徐州医科大学）

刘昌云（福建医科大学）

毕　清（昆明医科大学）

李　骢（大连医科大学）

李文月（安徽理工大学医学院）

连建奇（空军军医大学）

张庆富（河北医科大学）

高明奇（中国医科大学）

前言

本教材是为了落实《健康中国2030规划纲要》《中国教育现代化2035》等文件精神，针对普通高等医学院校药学类专业教学需求和应用型药学人才培养目标要求编写的，为《临床医学概论》的第二版，系普通高等医学院校药学类专业第二轮教材之一。

临床医学是研究疾病的病因、诊断和治疗的学科群，是对患者直接实施治疗的科学，是药学与临床医学联系的重要桥梁，属于应用科学。本教材主要讲述了内科、外科、妇科、儿科、肿瘤、传染病与性传播疾病、中毒与解救等内容，为药学类专业的核心及重要专业基础课程之一。本课程对培养药学类应用型人才，提高学生的临床药学和药学服务能力、解决临床实际问题的能力具有十分重要的意义。

本教材是根据培养药学类专业应用型人才的需求，以"必需，实用，够用"的原则选择编写的，强调对学生基本理论、基本知识和基本技能的训练，贴近国家执业药师考试大纲的要求、教师的教学要求以及学生的学习习惯要求。同时，本教材还注重从临床医学的"生物－心理－社会模式"角度、从临床诊治的循证医学及循证药学角度、从提高学生临床思维能力和理论联系实际解决临床实践问题的角度出发编写。教材通过案例解析，以问题为导向，设计了"学习导引""课堂互动""知识链接""案例解析""知识拓展""本章小结""练习题"等模块，同时本书为书网融合教材，即纸质教材有机融合电子教材、教学配套资源（PPT、微课、视频、图片等）、题库系统、数字化教学服务（在线教学、在线作业、在线考试），有助开展问题导入及以学生为中心的学习。

本教材共包括八篇二十三章内容，编者分工如下：高明奇教授编写绪论及第四章，尹忠诚教授及张颖副教授共同编写第一章及第七章，李文月教授编写第二章及第五章，刘洪瑞副教授编写第三章，李骢教授编写第六章，任守忠教授编写第八章，刘洪瑞副教授及李征锋副教授共同编写了第九章，刘昌云教授编写第十章，张庆富教授编写第十一章、第十二章、第十三章，李彤教授编写第十四章、第十五章，赵向阳副教授及王舒悦副教授共同编写第十六章、第十七章，连建奇教授编写第十八章，盛秋菊副教授编写第十九章，毕清教授编写第二十章、第二十一章，李云霞副教授编写第二十二章、第二十三章。

本教材在编写过程中得到了各位编者所在院校领导和同事的大力支持，同时参考引用了国内外一些相关的书籍和文献，在此一并表示诚挚的感谢。书中不足之处，恳请同行、专家及广大读者予以批评指正。

编　者

2021年3月

目录

第二篇　内科疾病

第四篇　妇产科疾病

第五篇　儿科疾病

第六篇　传染病与性传播疾病

第七篇　肿瘤

第八篇　中毒与解救

PPT

绪　论

学习导引

知识要求

1. **掌握**　临床医学的概念及临床医学的学科分类。
2. **熟悉**　临床医学发展的特点、趋势以及临床医学的学习方法。
3. **了解**　近代医学发展简史和临床医学模式的转变。

能力要求

1. 学会临床医学的学习方法和掌握对临床医学进行学科分类的技能。
2. 学会应用循证医学、转化医学、分子生物学、信息学的思维，解决临床疾病用药的问题。

临床医学（clinical medicine）是研究疾病的病因、诊断和治疗的学科群。临床医学依据患者的病史分析，观察患者的症状、体征等临床表现的变化，结合实验室检查及辅助检查结果，综合分析患者的病因、病理及病理生理变化等进行确定诊断，通过采取治疗和预防措施减轻患者痛苦，恢复患者健康。临床医学是对患者直接实施治疗的科学，属于应用科学。

一、近代医学发展简史与临床医学模式的转变

20世纪以前的400余年间，医学实践在生物学发展的基础上，以实验医学和病理学为基础和支柱，形成了“生物医学模式”。16世纪随着文艺复兴的兴起，医学界产生了以帕拉切尔苏斯为代表的一场医学革命，指出人体的生命过程是化学过程，将以前宗教控制的医学转入了以经验为主导的医学时代，是医学发展的第一个里程碑。罗马（现比利时）医生、解剖学家维萨里（Vesalius）于1543年出版的《人体的结构》，奠定了解剖学的基础。17世纪，随着物理学、化学和生物学的进步，医学家倡导以实验客观为基础的医学，成为医学发展的第二个里程碑。英国生理学家哈维（Harvey）于1628年发表了《论动物心脏与血液运动的解剖学研究》，奠定了生理学的基础，标志着生命科学开始步入科学的轨道。荷兰科学家雷文虎克（Leewenhoke）于1665年出版了《显微镜学》，成为第一个认出细胞的人。近代临床医学之父西登哈姆（Sydenham）记录了痛风、风湿病、流感、麻疹等疾病的症候。18世纪，哈勒（Haller）出版了《生理学纲要》，意大利病理学家莫尔加尼（Morgagni）出版了《论疾病的位置和原因》一书，奠定了病理解剖学的基础。英国医生詹纳（Jenner）发明将牛痘用于预防天花。19世纪，德国植物学家施莱登（Schleiden）及动物学家施旺（Schwann）共同创建了“细胞学理论”，法国微生物学家巴斯德创立了巴氏消毒法，从植物药中提取出有效成分，合成了水杨酸盐、阿司匹林等药物；俄国生理学家巴甫洛夫提出了条件反射理论，1824年德国化学家李比希（Liebig）以定量分析的方法研究生命体的化学组成，奠定了生物化学的基础。法国医生高尔维沙尔（Corrisart）促进了叩诊法的应用，法国临床医学家雷奈克（Laennec）发明了听诊器。

20世纪医学先后发生的三次革命，促进了现代临床医学的诞生。第一次革命发生于30年代至50年代，标志为磺胺类药物和抗生素的发现及青霉素的产业化，1928年弗莱明（Fleming）发现了青霉素，

1943 年青霉素成功地用于患者；1895 年德国物理学家伦琴（Roentgen）发现了 X 射线，随后，放射同位素、心电图、纤维内镜等纷纷应用于临床。第二次革命发生于 20 世纪 70 年代，标志为电子计算机 X 线断层扫描（CT）和核磁共振（MRI）的发明和应用。第三次革命发生于 20 世纪 70 年代后期，标志为利用遗传工程生产生物制品，如胰岛素、生长激素、乙肝疫苗和干扰素等。在国际医学领域内，临床流行病学、临床医学信息科学的发展促进了循证医学的诞生。1992 年，加拿大学者 Sackett 等在国际上正式提出循证医学的概念，同年英国牛津大学成立科克伦（Cochrance）中心，由此宣告了循证医学的正式问世。循证医学被认为是医学发展史上的第三个里程碑。

“生物医学模式”是建立在生物科学的基础上，认为每一种疾病都可以在组织器官、细胞和生物大分子水平找到可测量的形态和生物化学变化，并确定生物的或（和）理化的特定病因，从而寻找到有效的治疗手段。生物医学模式在医学史上发挥了巨大作用，为人类的健康事业做出了突出的贡献，但随着社会的文明发展和科学技术的进步，生物医学模式的局限性日渐显露，尤其是 21 世纪社会人口高速增长、生活节奏加快、竞争激烈、环境污染、生态失衡等社会及心理因素，越来越严重地威胁人类的健康。现代人类疾病谱改变，其中大约 50% 与生活方式和行为有关，20% 与生活环境和社会环境有关，20% 与遗传、衰老等生物学因素有关，10% 与卫生服务的缺陷有关。这就要求在疾病的预防和治疗实践中，不仅要注意影响人类健康的生物学因素，还要注意心理、环境和社会心理因素的变化。这就对传统生物医学模式提出了新的挑战，使生物医学模式的转变成为现代医学发展的必然趋势。

1977 年，美国罗彻斯特大学医学院精神病学和内科教学恩格尔（Engel. GL）在《Science》上发表了题为“需要一个新的医学模式—生物医学面临的挑战”的文章，提出了“生物 - 心理 - 社会医学模式”的新概念，受到世界医学界的高度认可和重视，并对医学各领域的发展产生了重大的影响。“生物 - 心理 - 社会医学模式”除了肯定生物因素的作用外，恢复了心理、社会因素在医学研究中的地位。将疾病的医治对象前移至健康人群，从医治疾病为主转化为医治患者为主，从强调局部到重视全身，从满足个体的医疗保健向群体卫生保健转化，从原有的生物医学范畴扩展为心理医学和社会医学的广泛领域。

二、临床医学的学科分类

临床医学是研究人类疾病诊断和治疗的科学，而人类疾病根据世界卫生组织编写的国际疾病分类，已达 1 万多种。按《中华人民共和国学科分类与代码国家标准》（2009 年版），临床医学属二级学科，下设内科学、外科学、妇产科学、儿科学、眼科学、耳鼻咽喉科学、皮肤病学、口腔医学、性医学、神经病学、精神病学、肿瘤学、急诊医学、临床诊断学、保健医学、理疗学、麻醉学、核医学、护理学、临床医学其他学科等三级学科。其中内科学、外科学、理疗学、核医学、护理学等学科是按治疗手段建立的学科，以药物治疗为主的疾病归为内科学，而以手术治疗为主的疾病归为外科学；而妇产科学、儿科学等学科是按特定的治疗对象及治疗特点分类的；口腔医学、眼科学、耳鼻咽喉科学等则是按人体的系统或解剖部位归类建立的学科；肿瘤学、性医学、神经病学和精神病学则是按病种建立的学科；临床诊断学、麻醉学、保健医学及急诊医学等则主要是按医疗目的进行归类的。

1. 内科学 是以应用药物治疗为主的疾病为研究对象，研究其病因、发病机制、发展规律、诊断方法和防治措施的临床医学。其范围包括呼吸内科、循环内科、消化内科、血液内科、肾内科、内分泌与代谢疾病、风湿病与自体免疫病、变态反应疾病、感染性疾病、内科学其他学科等。近年来随着基础理论和应用技术的发展，又增加了老年病学、肿瘤内科等。

2. 外科学 是以手术治疗为主的疾病为研究对象的临床医学。按身体的部位分为颅脑外科、胸外科、骨外科、泌尿外科等；按疾病的性质可分为整形外科、肿瘤外科、血管外科、内分泌外科、烧伤外科等；按患者的年龄可分为老年外科、小儿外科。其余未被包括在专科范畴内的合称为普通外科。还有显微外科学、整形外科学、器官移植外科学、实验外科学和外科学其他学科。

3. 妇产科学 是专门研究妇女特有的生理和病理的一门学科，主要包括妇科学和产科学两部分。妇科学主要是研究妇女在非妊娠期其生殖系统的特殊变化和疾病的临床医学。产科学主要是研究妇女在妊娠、分娩和产褥期的生理和病理。此外，妇产科学的范围还包括有围产医学、助产学、胎儿学、妇科产科手术学和妇产科其他学科。

4. 儿科学　是一门专业研究小儿生长发育规律，提高小儿身心健康水平和疾病防治的临床医学。它的研究对象是处于不断生长发育中的小儿，按儿科的工作性质可分为预防儿科学、发育儿科学和临床儿科学。

5. 神经病学　是研究脑和神经系统其他部位及骨骼肌疾病的病因、发病机制、发展规律、诊断方法和防治措施的临床医学。其范围包括神经科的各种疾病，如脑血管疾病、中枢神经系统感染性疾病、肿瘤、外伤、变性疾病、自身免疫性疾病、遗传性疾病、代谢障碍性疾病等。

6. 精神病学　是研究各种精神疾病的病因、发病机制、发展规律和转归以及防治措施的临床医学。精神病就是由不同原因引起的大脑功能紊乱，临床上表现为精神活动的异常，包括感知、思维、情感、注意、记忆、行为、意识和智能等方面的异常。

7. 皮肤病学　是研究皮肤疾病的病因、发病机制、发生发展规律、组织病理、临床表现、诊断与防治措施的临床医学。其范围包括各种病毒性皮肤病、细菌性皮肤病、浅部和深部真菌病、寄生虫及昆虫性皮肤病、物理性皮肤病、变态反应性皮肤病等。

8. 性病学　是研究性传播疾病的病因、发病机制、发生发展规律、组织病理、临床表现、诊断与防治措施的临床医学。其范围包括淋病、梅毒、尖锐湿疣、软下疳、艾滋病、生殖器疱疹、生殖道衣原体感染等性传播疾病。

9. 眼科学　是研究视觉器官的疾病与防治的临床医学。其范围包括眼睑病、结膜病、角膜病、巩膜病、葡萄膜病、晶体病、青光眼、玻璃体视网膜病、视路病、屈光不正及调节障碍、眼外伤、眼眶及眼肌病等。

10. 耳鼻咽喉科学　是研究耳鼻咽喉与气管、食管诸器官的正常生理和疾病的一门科学。其范围包括耳鼻咽喉四个部位的常见疾病，如耳聋、耳鸣、中耳炎、梅尼埃病、先天性耳前瘘管等耳部疾病，鼻疖、鼻息肉、慢性鼻窦炎、过敏性鼻炎、鼻骨骨折等鼻部疾病，以及咽喉部的慢性咽炎、急性会厌炎、扁桃体炎、喉癌、声带麻痹、声带息肉等。

11. 口腔医学　是应用生物学、工程学及其他自然科学的理论和技术，研究和防治口腔及颌面部疾病的防治。其范围包括有口腔颌面外科学、牙周病学、牙体牙髓病学、口腔修复学、口腔正畸学、口腔黏膜病学、预防口腔医学、口腔组织病理学、口腔解剖生理学、口腔颌面影像诊断学、口腔材料学等。

12. 临床诊断学　是通过采集病史和进行各种医学检查来收集有关患者健康状况或病情的资料，然后加以归纳分析，并做出概括性判断的一门学科。其范围包括症状诊断学、物理诊断学、功能诊断学、医学影像学（包括放射诊断学、同位素诊断学、超声诊断学）、临床放射学、实验诊断学和临床诊断学其他学科。

13. 肿瘤学　是研究肿瘤的流行病学、发病机制、发生发展规律、临床诊疗技术及其预后的一门学科。总体可分为肿瘤的基础研究和临床研究两部分，其范围包括有肿瘤免疫学、肿瘤病因学、肿瘤病理学、肿瘤诊断学、肿瘤治疗学、肿瘤预防学、实验肿瘤学和肿瘤学其他学科。

14. 核医学　是利用非天然同位素（包括放射性同位素和稳定性同位素）及核射线来诊断、治疗疾病和研究疾病的一门学科。它是核物理学、电子学、化学、生物学和计算机技术相结合的产物。按其应用和研究的侧重点不同，可分为实验核医学和临床核医学两大类，其中临床核医学为其重点，主要是通过核素显像、功能测定和体外分析来进行诊断，另外还有核素治疗。

15. 保健医学　是研究环境对人群健康的影响，并探讨其发病的规律，从而制定有效的预防对策和措施，以达到保护健康、促进健康的科学，是预防医学的重要分支，其范围包括有康复医学、运动医学（包括力学运动医学等）、老年医学、保健医学其他学科。

16. 理疗学　又称物理治疗学（physicaltherapy）是研究应用自然界或人工和各种物理因素作用于机体，以提高健康水平，达到治疗或预防疾病目的的一门学科。其范围包括有电疗学、光疗学、超声治疗学、磁疗学、水疗学等。

17. 麻醉学　是一门研究临床麻醉，即用药物或非药理性方法使人体局部或全身暂时失去知觉，目的在于生命功能监测、重症监测治疗和疼痛诊疗的科学。麻醉通常用于患者手术或急救的过程中。

18. 急诊医学 是一门研究迅速、有效、有组织地抢救危急病患，进行现场急救、途中监护治疗和医院内治疗的组织和管理的临床医学。按具体工作对象可分为创伤和非创伤两大类，其范围主要包括急诊和急救，急诊是快速为急症患者进行检查和诊断的过程；急救是为防止处于危重和危急状态下的患者死亡和其后致残，对患者提供的紧急防治措施。急诊医学的主要任务是建立急诊医疗勤务体系、建立急诊室和组织培训及学术交流，急诊医护人员须掌握心脏除颤、起搏器、气管插管、人工呼吸机、吸引器、电动洗胃器、各种急用药品的使用及心肺复苏、创伤止血、包扎、骨折固定及运送患者等急救措施。

19. 护理学 是一门在自然科学与社会科学理论指导下的综合性应用学科，是研究有关预防保健与疾病防治过程中护理理论与技术的科学。其范围包括有基础护理学、专科护理学、特殊护理学、护理心理学、护理伦理学、护理管理学、护理学其他学科。

三、现代医学发展的特点和趋势

微课

（一）医学向学科分化与学科综合双向发展

1. 学科向纵向和横向分化，专业程度越来越高 随着高科技的进步，医学研究越来越深入，因此学科不断分化，专业化程度越来越高。如外科学分化为脑外科、胸外科、普外科、骨外科、肿瘤外科、移植外科、显微外科、整形外科等分支。

2. 学科综合渗透越来越多 在医学各学科不断分化的同时，学科间的相互交叉和渗透越来越多，是现代医学发展的另一个特点。如医学内部的综合，儿科学、妇科学、产科学之间的相互渗透形成了围生医学；自然科学与医学综合，数学和医学间的相互渗透和综合，形成了卫生统计学；计算机技术与医学的综合，形成了医学信息学；社会医学同医学的综合，形成了医学伦理学和医学经济学等。

（二）医学向微观和宏观同时深入发展

医学在研究对象的层次上向微观和宏观同时深入发展。医学已由人体、系统、组织器官、细胞向亚细胞、分子以至于量子等微观水平深入发展，分子生物学甚至于单分子生物学的进步，通过单细胞全基因组测序技术（MALBAC），单分子成像与操纵，基于单个分子来理解生物过程，促进了精准医学的发展，尤其是对单基因遗传病的筛查与治疗提供了目前为止最有效的方法。另一方面，医学研究又由器官水平、个体水平向群体水平、生态系统水平深入发展，并将人作为一个与自然、社会对立统一的整体，对生命活动和疾病过程进行宏观的综合研究。

（三）循证医学在临床的广泛应用是医学发展的新趋势

循证医学（evidence-based medicine，EBM）是指慎重、准确和明智地应用当前所能获得的最好的研究证据，并结合医生本人的临床经验，同时考虑患者的愿望，将三者综合考虑，订出针对每个患者的具体诊疗措施。大型随机对照临床试验（RCT）研究所得出的科学结论，及收集相关论文进行荟萃分析（meta-analysis）所得出的结论（证据），是循证医学的基石。目前国际公认，RCT和meta-analysis是证明某种治疗方案的有效性和安全性最可靠的依据。因此，循证医学提供了临床医生对患者诊疗做出决策的主要依据。近年，国内外权威机构对不少常见病，如冠状动脉粥样硬化性心脏病（冠心病）、高血压、哮喘、慢性阻塞性肺疾病（COPD）、糖尿病、甲状腺功能亢进等都制定有诊疗指南，集中反映了循证医学的观点，并经专家讨论达成了共识，是一些最新研究成果的总结，临床医生应密切关注。

（四）转化医学促进了分子医学和个体化医学的发展

转化医学是当前医学科学研究和发展的新趋势，它强调多学科的交叉，密切合作，并将基础研究的成果“转化”为解决患者疾病的预防与控制，最终实现医学资源共享和研究成果与临床治疗之间的转化，是临床和实验室的双向研究模式。转化医学研究关注对肿瘤和心脑血管疾病的早期诊断、分型和个体治疗研究，生物标志物的鉴定与应用，干细胞转化研究，分子靶向药物和生物大分子药物研究，从而将基础研究所取得的成果，尽快转化为临床问题的解决方法。转化医学应用于临床必将促进分子医学和个体化医学的发展，最终将产生基于分子分型的个体化治疗，通过选择合理的个性化治疗方案和药物，使患者在最佳的经济条件下产生最小的毒副作用和最高的治疗效果。

课堂互动

1. 循证医学及其基石是什么?
2. 转化医学是什么? 它将对临床医学产生哪些影响?

(五) 医学目的由传统的治病防病为主逐步向维护和促进健康、提高人的生命质量为主的方向发展

随着科学技术和医学的进步和人们观念的改变及对卫生保健需求的增加,医学目的正发生深刻的变化。医学的主要目的除了治病救人、预防疾病和延长患者的生命外,还涵盖了人们对促进身心的健康、减缓疾病带来的痛苦、延年益寿、提高生命的质量、防止早衰早死及促进安乐死等的需求。

(六) 分子生物学、生物技术、信息学与生物信息学等新技术、新理论的发展将改变医学工作的方式

随着分子生物学和生物技术等高科技向医学领域的渗透、信息学与生物信息学等与医学的结合及渗透,临床医学将逐步向分子水平发展,临床医学的工作方式将发生深刻的变化。全基因组测序列工作的完成及蛋白组工作的深入,尤其是个体基因组的分析,全面检出遗传性或与之相关的疾病,并进行基因治疗,将取得治疗众多基因缺陷与变异相关疾病的重大突破,并可能通过基因重组和修补,改进人体的生理和心理功能。如信息科学特别是计算机科学与技术的快速发展推进了医学数字化的进程,数字化人体构建的可视可控的人体结构与功能的数字化系统为进行临床应用提供了基础平台。手术机器人的应用改变了传统的医生直接手术为间接手术,而远程手术则可使资深专家的技术优势在空间上得到拓展,可以预见,今后的外科医生将不得不与机器人为伍。而组织工程学、3D 打印技术等的进步,会促进器官及组织移植医学的快速发展。计算机技术和生物芯片的技术推广,将使电子病历芯片、个人基因图谱等变为现实。

四、临床医学的学习方法与要求

(一) 明确临床医学的目的,树立全心全意为人民服务的意识

临床医学的目的是治病救人、预防疾病和延长患者的生命,减缓疾病带来的痛苦、延年益寿、提高生命的质量、防止早衰早死及促进人民的健康水平。在学习中,首先要树立全心全意为人民服务的意识,救死扶伤、实行革命的人道主义的高尚医德。不但要重视疾病的诊疗技术和方法的学习,更要重视和充分了解患者的心态,以高度的责任感和同情心进行医疗实践。

(二) 理论联系实际,培养临床思维,提高解决实际问题的能力

在学习临床医学概论的过程中,要注意理论联系实际,培养科学的临床思维方法和提高解决实际问题的能力。要善于结合本专业的理论及相关知识,寻求结合点。在本书的学习过程中,大家还应注意充分利用实例解析,联系临床实际加深理论的理解。科学地进行临床思维的第一步就是准确和详细地掌握病情,首要地是详细询问病史、系统进行体格检查,进行必要的实验室和辅助检查;第二步就是要将这些材料联系起来,根据患者的临床症状、体征和实验室和辅助检查的结果,进行初步的临床诊断和鉴别诊断;第三步就是充分利用循证医学的证据,制订出针对每个患者的最佳诊疗措施。其中的重点是提高自己对疾病的全面认识,准确掌握常见疾病的诊断标准和方法。

(三) 注重临床与基础的联系,培养自学的能力

临床医学和基础医学联系密切,有着横向和纵向多种联系,在学习过程中,应自觉培养自学的能力。临床医学概论只是简要介绍了临床常见疾病的普遍和一般规律,临床上每个患者的实际情况千变万化,因此,在临床实践中我们要注重从病例的实际情况出发,运用上述的临床思维进行普遍性和特殊性的统一分析、主动思考和寻求解决实际问题的方法和途径，在临床实践中主动和自觉地提高自己的临床思维能力。

（四）注重人文精神的培养，增强法律意识

临床医学的研究对象是患有疾病的患者，现代医学不仅要关注患者的肉体痛苦，还要关注心理、社会因素对患者的作用，培养自己的医学人文精神，构建和谐的医患关系。临床医学的研究对象是患有疾病的患者，因此，学习临床医学的过程中，要注重以人为本，在服务理念中融入人文关怀。要提高自身的人文科学和社会科学素质，注重医学与人文科学和社会科学的交叉渗透，注重社会医学、心理学、行为学、医学伦理学、卫生经济学和医学相关法律的学习。一方面，要尊重患者的生命价值、尊严、选择权和知情权，平等对待每一位患者；另一方面，要增强法律意识，依法行医，严格遵守诊疗常规，要学会在医疗工作中的自我保护，努力构建和谐的医患关系，减少和避免医疗纠纷。

本章小结

临床医学（clinical medicine）是研究疾病的病因、诊断和治疗的学科群，是对患者直接实施治疗的科学，属于应用科学。近代医学发展中，16 世纪由宗教控制的医学转向了以经验为主导的医学时代；17 世纪医学家倡导以实验客观为主导的医学；20 世纪 90 年代循证医学的创立是近代医学发展史的三个里程碑。随之，医学的发展模式也由生物学模式转变为“生物 – 心理 – 社会医学”模式。

按《中华人民共和国学科分类与代码国家标准》（2009 年版），临床医学属二级学科，下设内科学、外科学、妇产科学、儿科学、眼科学、耳鼻咽喉科学、皮肤病学、口腔医学、性医学、神经病学、精神病学、肿瘤学、急诊医学、临床诊断学、保健医学、理疗学、麻醉学、核医学、护理学、临床医学其他学科共 20 个三级学科。

现代医学发展的特点和趋势是医学向学科分化与学科综合双向发展，医学向微观和宏观的同时深入发展，循证医学在临床的广泛应用转化医学促进了分子医学和个体化医学的发展，医学目的由传统的治病防病为主逐步向维护和促进健康、提高人的生命质量为主的方向发展，分子生物学、生物技术、信息学与生物信息学等新技术、新理论的发展将改变医学工作的方式。

练 习 题

题库

一、选择题

（一）A 型题（单项选择题）

1. 生物医学模式的基本点是（　　）。
   A. 任何一种疾病都可找到形态的或化学的改变
   B. 从生物和社会结合上理解人的疾病和健康
   C. 不仅关心患者的躯体，而且关心患者的心理
   D. 实现了对患者的尊重
   E. 对健康、疾病的认识是片面的
2. 下列哪一项符合生物 – 心理 – 社会医学模式的观点（　　）。
   A. 心身是统一的
   B. 心理对疾病和健康有能动作用
   C. 影响人体健康和疾病的发生的因素包括心理因素、社会因素和生物因素
   D. 在健康和疾病问题上应将人视为一个整体

E. 以上都是

（二）B 型题（配伍选择题）

A. 指出人体的生命过程是化学过程

B. 倡导以实验客观为基础的医学

C. 每种疾病都可在组织器官和生物大分子水平找到形态和生物化学变化

D. 肯定疾病的生物因素外，恢复了心理、社会因素在医学中的地位

E. RCT 和荟萃分析结果是临床医生进行诊疗决策的主要依据指出人体的生命过程是化学过程

1. 医学发展史上的第一个里程碑是（　　）。
2. 医学发展史上的第二个里程碑是（　　）。
3. 医学发展史上的第三个里程碑是（　　）。

A. 出版《人体的结构》，奠定了解剖学的基础

B. 发表了《论动物心脏与血液运动的解剖学研究》，奠定了生理学的基础

C. 出版了《显微镜学》，成为第一个认出细胞的人

D. 出版了《论疾病的位置和原因》一书，奠定了病理解剖学的基础

E. 以定量分析的方法研究生命体的化学组成，奠定了生物化学的基础

4. 罗马人维萨里（Vesalius）（　　）。
5. 英国人哈维（Harvey）（　　）。
6. 荷兰人雷文虎克（Leewenhoke）（　　）。
7. 意大利人莫尔加尼（Morgagni）（　　）。
8. 德国人李比希（Liebig）（　　）。

二、思考题

1. 按学科分类与代码的国家标准，临床医学下设有哪些三级学科？
2. 现代医学发展的特点和趋势是什么？

（高明奇）

第一篇

诊断学基础

第一章

常见症状

学习导引

知识要求

1. **掌握** 常见症状的各种特征、病因及发生机制。
2. **熟悉** 症状分析对疾病诊断的重要作用。
3. **了解** 围绕有关症状进行问诊的方法。

能力要求

掌握常见临床症状的特点和问诊技巧，学会应用临床思维，结合患者的临床症状、体征、实验室及辅助检查，进行临床初步诊断。

第一节 发 热

PPT

课堂互动

1. 什么是发热?
2. 发热主要有哪些原因?

发热（fever）是临床常见症状之一，当机体致热原或各种原因作用于体温调节中枢引起功能障碍时，体温超出正常范围，称为发热。

一、正常体温与生理变异

正常人体温一般为36～37℃，不同个体之间略有差异，下午体温较早晨稍高，剧烈运动、劳动或进餐后体温可略升高，但一般波动范围不超过1℃。妇女月经前及妊娠期体温略高于正常。老年人因代谢率偏低，体温相对低于青壮年，另外，在高温环境下体温也可稍增高。

二、病因与分类

导致发热的病因很多，临床上可分为感染性与非感染性两大类，以感染性居多。

（一）感染性发热

各种病原体如病毒、细菌、支原体、立克次体、螺旋体、真菌、寄生虫等引起的感染，不论是急性、亚急性或慢性，局部性或全身性，均可出现发热。

（二）非感染性发热

主要有以下几类原因。

1. 血液病 如白血病、淋巴瘤、恶性组织细胞病等。

2. 结缔组织病 如皮肌炎、系统性红斑狼疮、破皮病、类风湿关节炎和结节性多动脉炎等。

3. 内分泌与代谢疾病 如甲状腺功能亢进、嗜铬细胞瘤、严重脱水等。

4. 皮肤散热减少 如广泛性皮炎、鱼鳞癣及慢性心力衰竭等可引起发热，一般为低热。

5. 血栓及栓塞疾病 如心肌梗死、肺梗死、脾梗死和肢体坏死等，通常称为吸收热。

6. 颅内疾病 如脑出血、脑震荡、脑挫伤等，为中枢性发热。癫痫持续状态可引起发热，为产热过多所致。

7. 变态反应性疾病 如风湿热、药物热、血清病、溶血反应等。

8. 恶性肿瘤 各种恶性肿瘤均有可能出现发热。

9. 物理及化学性损害 如中暑、大手术后、内出血、骨折、大面积烧伤及重度安眠药中毒等。

10. 自主神经功能紊乱 由于自主神经功能紊乱，影响正常的体温调节过程，使产热大于散热，体温升高，多为低热，常伴有自主神经功能紊乱的其他表现，属功能性发热范畴。常见的功能性低热有：原发性低热、感染性低热、精神紧张、剧烈运动后低热、月经前及妊娠初期低热现象。

三、临床表现

（一）发热的分度

低热37.3～38℃，中等度热38.1～39℃，高热39.1～41℃，超高热41℃以上。

（二）热型及临床意义

热型是发热中体温数值点连接而成的体温曲线类型，不同的病因所致发热的热型也常不同。临床上常见的热型有以下几种。

1. 稽留热 是指高热体温达数天或数周，24小时内体温波动范围不超过1℃。常见于大叶性肺炎、脑膜炎、斑疹伤寒及伤寒高热期。

2. 弛张热 又称败血症热型。指高热体温波动幅度大，24小时内波动范围超过2℃，但最低体温都高于正常体温，常见于败血症、风湿热、重症肺结核及化脓性炎症等。

3. 间歇热 是指24小时内体温波动在高热与正常体温之间，无热期（间歇期）可持续1天至数天，如此反复交替出现。常见于疟疾、急性肾盂肾炎、淋巴瘤等。

4. 波状热 体温逐渐上升达39℃或以上，数天后又逐渐下降至正常水平，持续数天后又逐渐升高，如此反复多次。常见于布氏杆菌病。

5. 回归热 体温急剧上升至39℃或以上，持续数天后又骤然下降至正常水平。高热期与无热期各持续若干天后规律性交替一次。可见于回归热、霍奇金病等。

6. 不规则热 发热的体温曲线无一定规律，可见于结核病、风湿热、肿瘤等。

不同的发热性疾病各具有相应的热型，根据热型的不同有助于发热病因的诊断和鉴别诊断，但必须注意：①由于抗生素的广泛应用，及时控制了感染，或因解热药或糖皮质激素的应用，可使某些疾病的特征性热型变得不典型或不规则；②热型与个体反应的强弱有关，如老年人休克型肺炎时可仅有低热或无发热，而不具备肺炎的典型热型。

四、伴随症状与体征

（1）伴寒战 常见于大叶性肺炎、败血症、急性胆囊炎、钩端螺体病、流行性脑脊髓膜炎、急性肾盂肾炎、疟疾、药物热、急性溶血或输血反应等。

（2）伴皮疹 常见于麻疹、猩红热、风疹、水痘、斑疹伤寒、风湿热、结缔组织病、药物热等。

（3）伴结膜充血 常见于麻疹、伤寒、流行性出血热、登革热、钩端螺旋体病等。

（4）伴肝脾肿大　常见于肝胆疾病、疟疾、结缔组织病、血吸虫病、白血病等。

（5）伴皮肤黏膜出血　可见于重症感染、急性传染病、急性白血病、再生障碍性贫血等。

（6）伴关节肿痛　常见于败血症、猩红热、风湿热、结缔组织病、痛风等。

（7）伴淋巴结肿大　常见于淋巴结结核、淋巴瘤、白血病、转移癌等。

（8）伴昏迷　常见于流行性乙型脑炎、流行性脑脊髓膜炎、中毒性菌痢、中暑等。

（9）伴单纯疱疹　伴口唇单纯疱疹多出现于急性发热性疾病，见于大叶性肺炎、流行性脑脊髓膜炎、间日疟、流行性感冒等。

PPT

第二节　头　　痛

课堂互动

1. 有哪些颅脑病变可引起头痛？
2. 有哪些全身性疾病可引起头痛？

头痛（headache）是指额、顶、颞及枕部的疼痛。国际头痛疾病分类标准第 3 版（beta 版）将头痛分为三部分：①原发性头痛；②继发性头痛；③痛性脑神经病、其他面痛和头痛。原发性头痛可视为一种独立的疾病，而继发性头痛则是继发于其他疾病的一种症状。

一、病因

原发性头痛的病因较为复杂，常常涉及遗传、饮食、内分泌以及精神因素等，其发病机制尚不清楚。继发性头痛则往往存在明确的病因，其分类也以病因为主要依据。

（一）颅脑病变

1. 感染　如脑膜炎、脑炎、脑脓肿等。

2. 血管病变　如蛛网膜下腔出血、脑出血、脑血管畸形、脑血栓形成、脑栓塞、高血压脑病、脑供血不足，风湿性脑脉管炎和血栓闭塞性脑脉管炎等。

3. 占位性病变　如脑肿瘤、颅内转移瘤、颅内囊虫病或棘球蚴病。

4. 颅脑外伤　如脑震荡、脑挫伤、硬膜下血肿、颅内血肿、脑外伤后遗症。

5. 其他　腰椎刺穿后及腰椎麻醉后头痛等。

（二）颅外病变

1. 颅骨疾病　如颅底凹入症、颅骨肿瘤。

2. 颈部疾病　颈椎病及其他颈部疾病。

3. 神经痛　如三叉神经、舌咽神经及枕神经痛。

4. 其他　如眼、耳、鼻和齿疾病所致的头痛。

（三）全身性疾病

1. 急性感染　如流感、伤寒、肺炎等感染性疾病。

2. 心血管疾病　如高血压病、心力衰竭。

3. 中毒　如铅、酒精、一氧化碳、有机磷杀虫剂、药物等的中毒。

4. 其他　尿毒症、低血糖、贫血、肺性脑病、系统性红斑狼疮、月经及绝经期头痛、中暑等。

（四）精神心理因素

如抑郁、焦虑等精神障碍。

二、临床表现

1. 发病情况 急性起病并有发热者常为感染性疾病所致。急剧的头痛，持续不减，并有不同程度的意识障碍而无发热者，提示颅内血管性疾病，如蛛网膜下腔出血。长期的反复发作头痛或搏动性头痛，多为血管性头痛或神经官能症。慢性进行性头痛并有颅内压增高症状者如呕吐、缓脉、视乳头水肿，应注意颅内占位性病变。青壮年慢性头痛，但无颅内压增高，常因焦虑、情绪紧张而发生，多为肌收缩性头痛。

2. 头痛部位 了解头痛部位是单侧、双侧、前额或枕部、局部或弥散、颅内或颅外对病因的诊断有重要价值。偏头痛及丛集性头痛多在一侧。颅内病变的头痛常为深在性且较弥散，颅内深部病变的头痛部位不一定与病变部位相一致，但疼痛多向病灶同侧放射。高血压引起的头痛多在额部或整个头部。全身性或颅内感染性疾病的头痛，多为全头部痛。眼源性头痛为浅在性且局限于眼眶、前额或颞部。鼻源性或牙源性也多为浅表性疼痛。

3. 头痛的程度与性质 头痛的程度一般分轻、中、重三种，但与病情的轻重并无平行关系。三叉神经痛、偏头痛及脑膜刺激的疼痛最为剧烈；脑肿瘤的痛多为中度或轻度；有时神经功能性头痛也颇剧烈；高血压性、血管性及发热性疾病的头痛，往往带搏动性；神经痛多呈电击样痛或刺痛，肌肉收缩性头痛多为重压感、紧箍感或钳夹样痛。

4. 头痛出现的时间与持续时间 某些头痛可发生在特定时间，如颅内占位性病变往往清晨加剧，鼻窦炎的头痛也常发生于清晨或上午，丛集性头痛常在晚间发生，女性偏头痛常与月经期有关。脑肿瘤的头痛多为持续性，可有长短不等的缓解期。紧张型头痛多为重压感、紧箍感或戴帽感等非搏动性头痛。

5. 头痛加重、减轻的因素 咳嗽、打喷嚏、摇头、俯身可使颅内高压性头痛、血管性头痛、颅内感染性头痛及脑肿瘤性头痛加剧；低颅压性头痛可在坐位或立位时出现，卧位时减轻或缓解；颈肌急性炎症所致的头痛可因颈部运动而加剧；慢性或职业性的颈肌痉挛所致的头痛，可因活动、按摩颈肌而逐渐缓解。

三、伴随症状

（1）伴发热者常见于感染性疾病，包括颅内或全身性感染。
（2）伴眩晕者见于小脑肿瘤、椎－基底动脉供血不足。
（3）伴剧烈呕吐者为颅内压增高，头痛在呕吐后减轻者见于偏头痛。
（4）慢性进行性头痛出现精神症状应注意颅内肿瘤。
（5）伴脑膜刺激征者提示有脑膜炎或蛛网膜下腔出血。
（6）伴视力障碍者可见于青光眼或颅内肿瘤。
（7）慢性头痛突然加剧并有意识障碍者提示可能发生脑疝。
（8）伴癫痫发作可见于脑血管畸形、脑内寄生虫病或脑肿瘤等。

第三节 惊　　厥

PPT

课堂互动

1. 什么叫惊厥?
2. 惊厥有哪些原因?

惊厥（convulsion）与癫痫（epilepsy）有相同点也有不相同点。癫痫大发作与惊厥的概念相同，惊厥是指肌群收缩表现为强直性或阵挛性。惊厥的抽搐一般为全身性、对称性、伴有或不伴有意识丧失。

一、病因

惊厥的病因可分为特发性与症状性。特发性常由于先天性脑部不稳定状态所致。症状性惊厥常见病因有以下三类。

（一）脑部疾病

1. 颅内感染性病变 如各种脑炎、脑膜炎、脑脓肿、脑结核瘤、脑灰质炎、其他化脓性脑膜炎和结核性脑膜炎等，抽搐往往在疾病的极期发生，除发热外，常伴有头痛、恶心、呕吐、嗜睡、谵妄、昏迷等脑部症状。体格检查可发现神经系统异常体征。

2. 外伤 如产伤、颅脑外伤等。

3. 颅内占位性病变 以脑肿瘤和脑脓肿为主，有颅内压增高症状及局部定位症状与体征，包括原发性肿瘤、脑转移瘤。

4. 脑血管疾病 如脑出血、蛛网膜下腔出血、颅脑闭合性外伤引起的硬膜外血肿与硬膜下血肿，高血压脑病、脑血栓形成等均可引起抽搐。

5. 寄生虫病 如脑型疟疾、脑血吸虫病、脑包虫病、脑囊虫病等。

6. 其他 ①先天性脑发育障碍；②原因未明的大脑变性，如结节性硬化、播散性硬化、核黄疸等。

（二）全身性疾病

1. 感染 如急性胃肠炎、中毒型菌痢、狂犬病、破伤风等。小儿高热惊厥主要由急性感染所致。

2. 中毒 ①内源性，如尿毒症脑病、肝性脑病；②外源性，如酒精、苯、铅、砷、汞、阿托品、有机磷杀虫剂等中毒。

3. 心血管疾病 高血压脑病或 Adams－Stokes 综合征等。

4. 代谢障碍 如低血糖、低钙及低镁血症、急性间歇性血卟啉病、子痫、维生素 B_6 缺乏等，其中低血钙可表现为典型的手足搐搦症。

5. 结缔组织病 如系统性红斑狼疮、脑血管炎等。

6. 其他 如突然撤停安眠药、抗癫痫药，还可见于热射病、溺水、窒息、触电等。

（三）神经官能症

癔症性抽搐和惊厥，小儿惊厥（部分为特发性，部分由于脑损害引起）。

二、发生机制

惊厥发生机制可能是由于运动神经元的异常放电所致。根据引起肌肉异常收缩的兴奋信号的来源不同，可分为两种情况：①大脑功能障碍，如癫痫大发作；②非大脑功能障碍，如破伤风、低钙血症性抽搐等。

三、临床表现

惊厥的临床表现形式通常可分为全身性和局限性两种。

1. 全身性 以全身骨骼肌痉挛为主要表现。①典型者为癫痫大发作（惊厥），表现为患者突然意识模糊或丧失，全身强直、呼吸暂停，继而四肢发生阵挛性抽搐，呼吸不规则，尿、便失控，发绀，发作约半分钟自行停止，也可反复发作或呈持续状态。发作时可有瞳孔散大，对光反射消失或迟钝、病理反射阳性等，发作停止后不久意识恢复。如为肌阵挛性，一般只是意识障碍。由破伤风引起者为持续性强直性痉挛，伴肌肉剧烈的疼痛。②癔症性发作：发作前常有一定的诱因，如生气、情绪激动或各种不良刺激，发作样式不固定，时间较长，没有舌咬伤和大、小便失控。

2. 局限性 以身体某一局部连续性肌肉收缩为主要表现，大多见于口角、眼睑、手足等。而手足搐搦症则表现间歇性双侧强直性肌痉挛，以上肢手部最典型，呈“助产士手”表现。

四、伴随症状

（1）伴发热多见于小儿的急性感染，也可见于胃肠功能紊乱、重度失水等。但须注意，惊厥也可引起发热。

（2）伴脑膜刺激征可见于脑膜炎、脑膜脑炎、假性脑膜炎等。

（3）惊厥发作前有剧烈头痛可见于高血压、蛛网膜下腔出血、颅内感染、颅脑外伤、颅内占位性病变等。

（4）伴意识丧失、瞳孔扩大和舌咬伤可见于癫痫大发作。

（5）伴血压增高见于高血压、肾炎、铅中毒等。

第四节　咳嗽与咳痰

PPT

课堂互动

1. 咳嗽主要有哪些原因?
2. 咳嗽主要有哪些伴随症状?

咳嗽（cough）是一种反射性防御机制，能清除呼吸道分泌物及气道内异物，从生理角度讲是有意义的，但如果频繁的咳嗽影响工作与休息，则为病理状态。咳痰（expectoration）是气管、支气管的分泌物或肺泡内的渗出液，借助咳嗽将其排出体外。

一、病因

1. 呼吸道疾病　从鼻咽部至小支气管乃至肺泡整个呼吸道黏膜受到刺激时，均可引起咳嗽。常见的病因如刺激性气体吸入、支气管扩张、支气管哮喘、喉结核、气道炎症，结核菌、真菌、病毒、支原体或寄生虫感染以及肺部肿瘤均可引起咳嗽和（或）咳痰。而呼吸道感染是引起咳嗽、咳痰最常见的原因。

2. 胸膜疾病　胸膜炎、胸膜间皮瘤、自发性气胸等均可引起咳嗽。

3. 心血管疾病　左心衰竭引起肺淤血或肺水肿时可引起咳嗽；右心或体循环静脉栓子脱落造成肺栓塞时也可引起咳嗽。

4. 中枢神经因素　从大脑皮质出发冲动传至延髓咳嗽中枢后可发生咳嗽。如皮肤受冷刺激或三叉神经分布的鼻黏膜及舌咽神经支配的咽峡部黏膜受刺激时，可反射性引起咳嗽。脑炎、脑膜炎时也可出现咳嗽。

5. 慢性咳嗽的病因　研究发现其病因大致为：①哮喘和感染后气管的高反应性；②鼻后滴漏综合征；③胃食管反流；④慢性支气管炎；⑤其他因素，包括服用血管紧张素转化酶抑制剂后咳嗽及心理性咳嗽等。

二、临床表现

1. 咳嗽的性质　咳嗽无痰或痰液量极少，称为干性咳嗽。常见于急性或慢性咽喉炎、喉癌、支气管异物、支气管肿瘤、胸膜疾病、原发性肺动脉高压及二尖瓣狭窄等。咳嗽伴有咳痰称为湿性咳嗽，常见于肺炎、慢性支气管炎、支气管扩张、肺脓肿和肺结核等。

2. 咳嗽发生的时间　突发性咳嗽常由于急性上呼吸道感染、淋巴结或肿瘤压迫气管或支气管分叉处所引起；夜间咳嗽常见于左心衰竭和肺结核患者；发作性咳嗽可见于百日咳、支气管内膜结核以及肿瘤压迫所致；长期慢性咳嗽，多见于慢性支气管炎、支气管扩张、肺脓肿及肺结核。

3. 咳嗽的音色　指咳嗽声音的特点。如咳嗽声音嘶哑，多为声带发炎或肿瘤压迫喉返神经所致；鸡鸣样咳嗽，表现为连续阵发性剧咳伴有高调吸气回声，多见于百日咳、会厌、喉部疾患或气管受压；金属音咳嗽，常见于纵隔肿瘤、主动脉瘤或支气管癌直接压迫气管所致的咳嗽；咳嗽声音低微或无力，见于严重肺气肿、声带麻痹及极度衰弱者。

4. 痰的性质　痰的性质可分为黏液性、浆液性、脓性和血性等。黏液性痰多见于急性支气管炎、支气管哮喘及大叶性肺炎的初期，也可见于慢性支气管炎、肺结核等；浆液性痰见于肺水肿、肺泡细胞癌等；脓性痰见于化脓性细菌性下呼吸道感染，如肺炎、支气管扩张、肺脓肿等；血性痰是由于呼吸道黏膜受侵害、毛细血管受损或血液渗入肺泡所致。急性呼吸道炎症时痰量较少，痰量增多常见于支气管扩张、肺脓肿和支气管胸膜瘘，且排痰与体位有关。痰量多时静置后可出现分层现象：上层为泡沫，中层为浆液或浆液脓性，下层为坏死物质。恶臭痰提示有厌氧菌感染；铁锈色痰为典型肺炎球菌肺炎的特征；金黄色痰提示金黄色葡萄球菌感染；黄绿色或翠绿色痰，提示铜绿假单胞菌感染；痰白黏稠且牵拉成丝难以咳出，提示有真菌感染；大量稀薄浆液性痰中含粉皮样物，提示棘球蚴病（包虫病）；粉红色泡沫痰是肺水肿的特征。

三、伴随症状

（1）伴发热多见于急性呼吸道感染、肺结核、胸膜炎等。

（2）伴胸痛常见于肺炎、胸膜炎、支气管肺癌、肺栓塞和气胸等。

（3）伴咯血多见于支气管扩张、肺结核、肺脓肿、支气管肺癌等。

（4）伴大量脓痰多见于支气管扩张、肺脓肿。

（5）伴有哮鸣音多见于支气管哮喘、慢性喘息性支气管炎、气管与支气管异物等。

（6）伴呼吸困难多见于喉水肿、支气管哮喘、重症肺炎、大量胸腔积液、气胸、肺水肿及气管异物等。

（7）伴有杵状指（趾）常见于支气管扩张、慢性肺脓肿、支气管肺癌等。

第五节　咯　　血

PPT

课堂互动

1. 咯血的原因是什么？
2. 如何鉴别咯血与呕血？

咯血（hemoptysis）是指喉及喉部以下的呼吸道及肺任何部位的出血，经口腔咯出。

一、病因与发生机制

1. 支气管疾病　常见有支气管扩张、支气管结核、支气管肺癌和慢性支气管炎等。其发生机制主要是炎症、肿瘤、结石致支气管黏膜或毛细血管通透性增加或黏膜下血管破裂所致。

2. 肺部疾病　常见有肺结核、肺炎、肺脓肿、肺淤血、肺栓塞、肺寄生虫病、肺真菌病等。在我国肺结核仍是引起咯血的首要原因，发生咯血的肺结核多为浸润型肺结核、空洞型肺结核和干酪样肺炎，急性血行播散型肺结核较少出现咯血。肺结核咯血的机制为结核病变使毛细血管通透性增高，血液渗出导致痰中带血或小血块而出现少量咯血；如累及小血管使管壁破溃，则造成中等量咯血；如空洞壁的肺动脉分支形成的小动脉瘤破裂，或继发的结核性支气管扩张形成的动静脉瘘破裂，则造成大量咯血，甚至危及生命。肺炎咯血的机制为炎症致肺泡毛细血管通透性增加或黏膜下小血管壁破溃而出现痰中带血或咯血。

3. 心血管疾病 二尖瓣狭窄，先天性房间隔缺损、室间隔缺损等所致肺动脉高压或原发性肺动脉高压、肺栓塞、肺血管炎等。心血管疾病引起咯血可表现为小量咯血、痰中带血、大量咯血、粉红色泡沫样血痰和黏稠暗红色血痰。其发生机制多因肺淤血造成肺泡壁或支气管内膜毛细血管破裂和支气管黏膜下层支气管静脉曲张破裂所致。

4. 全身性疾病 血液病：如白血病、血小板减少性紫癜等。风湿免疫性疾病：如系统性红斑狼疮、结节性多动脉炎等。急性传染病：如流行性出血热等均可引起咯血。

二、临床表现

1. 发病年龄和病因 青壮年咯血常见于肺结核、支气管扩张、二尖瓣狭窄等。40 岁以上有长期吸烟史者，应高度注意支气管肺癌的可能性。儿童慢性咳嗽伴随少量咯血须注意特发性含铁血黄素沉着症的可能。

2. 判断咯血程度 一般认为每日咯血量在 100ml 以内为小量咯血，100～500ml 为中等量咯血，500ml 以上或一次咯血 100～500ml 为大量咯血。大量咯血主要见于空洞性肺结核、支气管扩张和慢性肺脓肿。支气管肺癌少见大咯血，主要表现为痰中带血，呈持续性或间断性。慢性支气管炎和支原体肺炎也可出现痰中带血或血性痰，但常伴有剧烈咳嗽。

3. 颜色和性状 支气管扩张、肺结核、肺脓肿和出血性疾病所致咯血，其颜色为鲜红色；肺炎球菌肺炎多为铁锈色血痰；肺炎克雷伯杆菌肺炎多为砖红色胶胨样痰；左心衰竭所致咯血多为浆液性粉红色泡沫痰。二尖瓣狭窄所致咯血多为暗红色；肺栓塞所致咯血为黏稠暗红色血痰。

三、伴随症状

（1）伴发热多见于肺结核、肺炎、肺脓肿、流行性出血热、支气管肺癌等。

（2）伴胸痛多见于肺炎、肺结核、支气管肺癌、肺栓塞等。

（3）伴脓痰多见于支气管扩张、肺脓肿、肺结核继发细菌感染等。

（4）伴皮肤黏膜出血多见于血液病、风湿病和流行性出血热等。

（5）伴杵状指多见于支气管扩张、肺脓肿、支气管肺癌等。

（6）伴呛咳多见于支气管肺癌、支原体肺炎等。

（7）伴黄疸须注意钩端螺旋体病、肺炎链球菌肺炎、肺栓塞等。

四、咯血与呕血的鉴别

主要根据病史、体征和有关检查来鉴别（表 1－1）。

表 1－1 咯血与呕血的鉴别

鉴别要点	咯 血	呕 血
原发疾病	肺炎、支气管扩张、肺结核、肺癌、肺脓肿、心脏病	胃十二指肠溃疡、肝硬化、急性胃炎、胆道出血、胃癌
先兆症状	喉部痒感、咳嗽、胸闷	上腹部不适、恶心、呕吐
出血方式	咳出	呕出
血液特点	鲜红色、混有痰和泡沫	暗红或棕色、混有食物
酸碱反应	碱性	酸性
伴随症状	痰中带血数日、无黑便	无痰中带血、有黑便

第六节　呼吸困难

PPT

课堂互动

1. 呼吸困难的常见原因是什么？
2. 什么是心源性呼吸困难？

呼吸困难（dyspnea）是指在主观上患者感到空气不足、呼吸费力，客观上表现呼吸运动用力，严重时可出现张口呼吸、鼻翼扇动、端坐呼吸、发绀、呼吸辅助肌参与呼吸运动，并可有呼吸频率、深度、节律的改变。

一、病因

（一）呼吸系统疾病

1. 肺部疾病　如喉、气管、支气管的炎症、水肿、肿瘤或异物所致的狭窄或阻塞，肺炎、肺脓肿、肺结核、肺不张、肺水肿、肺癌等。

2. 胸壁、胸廓、胸膜腔、膈肌疾病　如胸廓畸形、胸腔积液、气胸、胸膜粘连、结核、外伤等，神经肌肉疾病或药物导致呼吸肌麻痹等。膈肌麻痹、大量腹腔积液、腹腔巨大肿瘤和妊娠末期等导致膈肌运动障碍。

（二）循环系统疾病

见于各种原因所致的心力衰竭、心包压塞、肺动脉高压和肺栓塞等。

（三）神经精神性疾病

如脑外伤、脑出血、脑肿瘤、脑炎、脑膜炎、脑脓肿等颅脑疾病引起呼吸中枢功能障碍，精神因素所致的呼吸困难，如癔症等。

（四）其他

重度贫血、尿毒症、糖尿病酮症酸中毒、有机磷杀虫剂中毒和急性一氧化碳中毒等。

二、发生机制及临床表现

（一）肺源性呼吸困难

主要是呼吸系统疾病引起的通气、换气功能障碍导致缺氧和（或）二氧化碳潴留引起。临床上可分为三种类型。

1. 吸气性呼吸困难　常见于喉部、气管、大支气管的狭窄与阻塞，主要表现为吸气显著费力，严重者吸气时可见“三凹征”，表现为胸骨上窝、锁骨上窝和肋间隙明显凹陷，可伴有干咳及高调吸气性喉鸣症状。

2. 呼气性呼吸困难　常见于慢性支气管炎、慢性阻塞性肺气肿、支气管哮喘等，主要表现为呼气费力、呼气缓慢、呼吸时间明显延长，常伴有呼气期哮鸣音。

3. 混合性呼吸困难　常见于重症肺炎、肺结核、肺栓塞、气胸、大量胸腔积液、慢性肺间质疾病等，主要特点表现为吸气相及呼气相均感呼吸费力，呼吸频率增快、深度变浅，可伴有呼吸音异常或病理性呼吸音。

（二）心源性呼吸困难

主要是由于左心和（或）右心衰竭引起，尤其是左心衰竭时呼吸困难更为严重。左心衰竭发生的主要原因是肺淤血和肺泡弹性降低。急性左心衰竭时，常可出现夜间阵发性呼吸困难，表现为夜间睡眠中突感胸闷气急，端坐呼吸、面色发绀、大汗、有哮鸣音，咳浆液性粉红色泡沫痰，两肺底有较多湿性啰音，心率加快，可有奔马律。

（三）中毒性呼吸困难

代谢性酸中毒可导致血中代谢产物增多，刺激颈动脉窦、主动脉体化学受体或直接兴奋刺激呼吸中枢引起呼吸困难。如尿毒症、糖尿病酮症等，出现深长而规则的呼吸，可伴有鼾音，称为酸中毒大呼吸。

某些药物如吗啡类、巴比妥类等中枢抑制药物和有机磷杀虫药中毒时，可抑制呼吸中枢引起呼吸困难。化学毒物中毒可导致机体缺氧引起呼吸困难，常见于一氧化碳中毒、亚硝酸盐和苯胺类中毒、氢化物中毒。

（四）神经精神性呼吸困难

临床上常见于重症颅脑疾患，如脑出血、脑炎、脑膜炎、脑脓肿、脑外伤、脑肿瘤和癔症等。神经性呼吸困难主要是由于呼吸中枢受增高的颅内压和供血减少的刺激，使呼吸变为慢而深，并常伴有呼吸节律的改变等。精神性呼吸困难主要表现为呼吸频率快而浅，伴有叹息样呼吸或出现手足搐搦。临床上常见于癔症患者，患者可突然发生呼吸困难。

（五）血源性呼吸困难

多由红细胞携氧量减少、血氧含量降低所致，表现为呼吸浅、心率快，临床常见于重度贫血、高铁血红蛋白血症、硫化血红蛋白血症。除此以外，大出血或休克时，因缺氧和血压下降，刺激呼吸中枢，也可使呼吸加快。

三、伴随症状

（1）发作性呼吸困难伴哮鸣音多见于支气管哮喘、心源性哮喘。

（2）突发性重度呼吸困难多见于急性喉水肿、气管异物、自发性气胸、肺栓塞等。

（3）伴发热多见于肺炎、肺脓肿、肺结核、胸膜炎、急性心包炎等。

（4）伴一侧胸痛见于气胸、大叶性肺炎、急性心肌梗死、肺栓塞等。

（5）伴咳嗽、咳痰见于慢性支气管炎、肺气肿继发肺部感染、支气管扩张、肺脓肿等；伴粉红色泡沫痰见于急性左心衰竭。

（6）伴意识障碍见于脑出血、脑膜炎、糖尿病酮症酸中毒、尿毒症、肺性脑病等。

第七节　心　　悸

PPT

课堂互动

1. 什么是心悸?
2. 心悸的常见原因是什么?

心悸（palpitation）是临床常见症状，患者自觉心跳或心慌，伴有心前区不适感。当心率加快时感到心脏跳动不适，心率缓慢时则感到搏动有力。体检时可发现心率加快、减慢或心律不齐。

一、病因

（一）心脏搏动增强

心脏收缩力增强引起心悸，心悸可分为生理性和病理性。

1. 生理性　可见于健康人在剧烈运动、妊娠或精神过度紧张时，也可见于大量吸烟、饮酒、喝浓茶或咖啡后，或应用某些药物，如肾上腺素类、麻黄碱、咖啡因、阿托品、甲状腺素片等。

2. 病理性　见于下列情况。

（1）心室肥大　高血压性心脏病、主动脉瓣关闭不全、二尖瓣关闭不全、原发性心肌病、先天性心脏病等。

（2）其他引起心脏搏动增强的疾病　贫血、高热、甲状腺功能亢进、低血糖症、嗜铬细胞瘤均可导致心脏搏动增强，心率加快，发生心悸。

（二）心律失常

1. 心动过速　各种原因引起的窦性心动过速、阵发性室上性或室性心动过速等。

2. 心动过缓　高度房室传导阻滞、房室交界性心律、窦性心动过缓或病态窦房结综合征。

3. 心律不齐　期前收缩、心房扑动或颤动。

（三）心脏神经官能症

自主神经功能紊乱所引起的一种临床综合征，发病常与精神因素有关，因情绪激动而发作，心脏本身并无器质性病变，患者以青年女性多见，临床表现除心悸外常有心率加快、心前区或心尖部隐痛，以及疲乏、失眠、头晕、耳鸣、记忆力减退等神经衰弱表现。

（四）β 肾上腺素能受体反应亢进综合征

由自主神经功能紊乱引起，易在紧张时发生，患者主要表现为心悸、胸闷、头晕、心动过速等症状。亦可有心电图改变。采用普萘洛尔试验可以鉴别，应用普萘洛尔后心电图可恢复正常，可与器质性心脏病鉴别。

二、发生机制

心悸发生机制尚未完全清楚，一般认为心脏活动过度是心悸发生的基础，常与心率及心搏出量改变有关。在心动过速时，舒张期缩短、心室充盈不足，当心室收缩时心室肌与心瓣膜的紧张度突然增加，引起心搏增强而感心悸。心律失常如期前收缩，在一个较长的代偿期之后的心室收缩，往往强而有力，会出现心悸。

心悸的发生常与精神因素及注意力有关，焦虑、紧张及注意力集中时易于出现。

三、伴随症状

（1）伴有心前区痛多见于冠心病、心肌炎、心包炎等。

（2）伴呼吸困难多见于急性心肌梗死、心肌炎、心包炎、心力衰竭、重症贫血等。

（3）伴发热多见于风湿热、心肌炎、心包炎、感染性心内膜炎等。

（4）伴晕厥或抽搐多见于病态窦房结综合征、高度房室传导阻滞、心室颤动或阵发性室性心动过速等。

（5）伴贫血多见于各种原因引起的急性失血和慢性贫血。

（6）伴消瘦及出汗常见于甲状腺功能亢进。

（7）伴发绀可见于先天性心脏病、休克和右心功能不全。

第八节　恶心与呕吐

PPT

课堂互动

1. 恶心与呕吐的常见原因是什么？
2. 恶心与呕吐的临床表现是什么？

恶心（nausea）为上腹部不适和紧迫欲吐的感觉，常伴有迷走神经兴奋的症状，如皮肤苍白、出汗、流涎、血压降低及心动过缓等。一般恶心后随之呕吐，但也可仅有恶心而无呕吐，或仅有呕吐而无恶心。呕吐（vomiting）是通过胃的强烈收缩迫使胃或部分小肠的内容物经食管、口腔排出体外的现象。

一、病因

（一）反射性呕吐

1. 咽部刺激 鼻咽部炎症或溢脓、吸烟、剧烈咳嗽，或其他机械刺激、刺激舌咽神经诱发反射性恶心、呕吐。

2. 消化系统疾病 急、慢性胃肠炎，消化性溃疡，功能性消化不良，急性胃扩张或幽门梗阻，急性阑尾炎，各型肠梗阻，急性出血坏死性肠炎，腹型过敏性紫癜，急性肝炎、肝硬化，急、慢性胆囊炎，急性胰腺炎，急性腹膜炎等。

3. 泌尿系统疾病 肾输尿管结石、急性肾盂肾炎等。

4. 循环系统疾病 急性心肌梗死、心力衰竭、休克、高血压等。

5. 其他 青光眼、屈光不正、急性盆腔炎、异位妊娠破裂等。

（二）中枢性呕吐

1. 神经系统疾病 脑炎、脑膜炎、脑脓肿、脑出血、脑栓塞、高血压脑病、脑挫裂伤或颅内血肿、癫痫等。

2. 全身性疾病 尿毒症、肝昏迷、糖尿病酮症酸中毒、甲亢危象、肾上腺皮质功能不全及早孕等。

3. 药物或毒物作用 如抗生素、抗癌药、洋地黄、乙醇、有机磷杀虫剂等。

4. 精神因素 癔症、神经性厌食等。

（三）前庭障碍性呕吐

凡是呕吐伴有听力障碍、眩晕症状者，可能为前庭障碍性呕吐。常见疾病有迷路炎、梅尼埃病、晕动病。

二、发病机制

呕吐是一个复杂的反射动作，其过程可分三个阶段，即恶心、干呕与呕吐。恶心时胃张力和蠕动减弱，十二指肠张力增强，可伴或不伴有十二指肠液反流；干呕时胃上部放松而胃窦部短暂收缩；呕吐时胃窦部持续收缩，贲门开放，腹肌收缩，腹压增加，迫使胃内容物急速而猛烈地从胃反流，经食管、口腔而排出体外。

三、临床表现

1. 呕吐的时间 晨起呕吐可见于早期妊娠、鼻窦炎、功能性消化不良、尿毒症等；晚上或夜间呕吐多见于幽门梗阻。

2. 呕吐与进食的关系 进食过程中或餐后即刻呕吐，可能为幽门管溃疡或精神性呕吐；餐后不久呕吐，特别是集体发病者，多由食物中毒所致；餐后较久或数餐后呕吐，见于幽门梗阻，呕吐物可有隔夜宿食。餐后 1 小时以上呕吐为延迟性呕吐。

3. 呕吐的方式 吐前恶心，吐后轻松，提示胃黏膜受刺激所致；吐前不伴恶心，呈喷射状呕吐，吐后不感轻松的顽固性呕吐提示颅内高压所致；呕吐与头部位置有关，多为前庭功能障碍；呕吐大量宿食，吐后感舒服提示幽门梗阻。

4. 呕吐物的性质 呕吐物带发酵、腐败气味提示胃潴留；带粪臭味提示低位小肠梗阻；不含胆汁说明梗阻平面多在十二指肠乳头以上，含多量胆汁则提示在此平面以下；含有大量酸性液体者多有胃泌素瘤或十二指肠溃疡，无酸味者可能为贲门狭窄或贲门失弛缓症所致；呕吐物中有虫体，可见于胆道蛔虫症。

四、伴随症状

（1）伴腹痛、腹泻多见于急性胃肠炎、食物中毒、霍乱、副霍乱等。

（2）伴发热、腹痛或黄疸多见于急性胆囊炎、急性胰腺炎、急性阑尾炎、急性腹膜炎等。

（3）伴腹膜刺激症状提示急性腹膜炎；伴右上腹压痛、反跳痛提示胆囊炎、胆石症；伴左上腹或中上腹压痛、反跳痛提示胰腺炎；伴右下腹压痛、反跳痛提示急性阑尾炎；伴肾区绞痛提示肾、输尿管结石。

（4）呕吐伴胸骨后压榨样疼痛提示急性心肌梗死。

（5）呕吐伴头晕、耳鸣、眼球震颤提示前庭功能障碍性疾病，如迷路炎、梅尼尔病、椎－基底动脉供血障碍等。

（6）伴剧烈头痛多见于颅内高压、青光眼。

（7）已婚适龄妇女早晨呕吐应注意早孕可能。

第九节 腹　痛

PPT

课堂互动

1. 引起腹痛的常见腹部疾病有哪些?
2. 引起腹痛的常见全身性疾病有哪些?

腹痛（abdominal pain）为临床常见症状，多数由腹部脏器疾病引起，但腹腔外疾病及全身性疾病也可引起。由于发病原因复杂，引起腹痛机制各异，必须动态地综合分析临床症状、体征、实验室检查和辅助检查，才能做出正确的诊断。腹痛的性质和程度，既受病变性质和刺激程度的影响，也受神经和心理因素的影响。临床上一般将腹痛按起病缓急、病程长短分为急性腹痛和慢性腹痛。

一、病因

（一）急性腹痛

1. 腹腔器官急性炎症 如急性胃炎、急性肠炎、急性胰腺炎、急性出血坏死性肠炎、急性胆囊炎、急性阑尾炎等。

2. 空腔脏器阻塞或扩张 各种原因引起的肠梗阻、肠套叠、胆道结石、胆道蛔虫症、泌尿系统结石梗阻等。

3. 内脏器官扭转或血管阻塞 如卵巢扭转、肠扭转、肠绞窄、肠系膜动脉栓塞或血栓形成、肠系膜静脉或门静脉血栓形成、夹层腹主动脉瘤。

4. 内脏破裂 胃肠穿孔、肝破裂、脾破裂、异位妊娠破裂等。

5. 腹膜炎症 多由胃肠穿孔引起，少部分为自发性腹膜炎。

6. 腹壁疾病 如腹壁挫伤、脓肿及腹壁皮肤带状疱疹。

7. 胸腔疾病所致的腹部牵涉性痛 如肺炎、肺梗死、心绞痛、心肌梗死、急性心包炎、胸膜炎、食管裂孔疝、胸椎结核。

8. 全身性疾病所致的腹痛 如腹型过敏性紫癜、糖尿病酸中毒、尿毒症、铅中毒、血卟啉病等。

（二）慢性腹痛

1. 腹腔脏器慢性炎症 如慢性胃炎，十二指肠炎，慢性胆囊炎及胆道感染，慢性胰腺炎，结核性腹膜炎，溃疡性结肠炎，胃、十二指肠溃疡等。

2. 消化道运动障碍或中毒与代谢障碍 如功能性消化不良、肠易激综合征及胆道运动功能障碍、铅中毒、尿毒症等。

3. 腹腔脏器扭转或梗阻 如慢性胃、肠扭转，十二指肠壅滞，慢性肠梗阻。

4. 脏器包膜的牵张 实质性器官因病变肿胀，导致包膜张力增加而发生的腹痛，如肝淤血、肝炎、肝脓肿等。

5. 肿瘤压迫及浸润 以恶性肿瘤居多，与肿瘤不断生长、压迫和侵犯感觉神经有关。

二、发生机制

1. 内脏性腹痛 腹腔内某一器官的痛觉信号由交感神经传入脊髓引起，其疼痛特点为疼痛部位不确切，疼痛感觉模糊，多为痉挛、不适、钝痛、灼痛。

2. 躯体性腹痛 来自腹膜壁层及腹壁的痛觉信号，经体神经传至脊神经根，反映到相应脊髓节段所支配的皮肤所引起。其特点是定位准确，可在腹部一侧，程度剧烈而持续，可有局部腹肌强直，腹痛可因咳嗽、体位变化而加重。阵发性剑突下钻顶样疼痛是胆道蛔虫症的典型表现；绞痛多为空腔脏器痉挛、扩张或梗阻引起。

3. 牵涉痛 指内脏性疼痛牵涉到身体体表部位，即内脏痛觉信号传至相应脊髓节段，引起该节段支配的体表部位疼痛。特点是定位明确，疼痛剧烈，有压痛、肌紧张及感觉过敏等。

三、临床表现

1. 腹痛部位 腹痛部位多为病变所在部位。如胃、十二指肠和胰腺疾病，疼痛多在中上腹部；胆囊炎、胆石症、肝脓肿等疼痛多在右上腹部；急性阑尾炎疼痛在右下腹 McBurney 点；小肠疾病疼痛多在脐部或脐周；结肠疾病疼痛多在下腹或左下腹部；膀胱炎、盆腔炎及异位妊娠破裂，疼痛多在下腹部；弥漫性或部位不定的疼痛见于急性弥漫性腹膜炎、机械性肠梗阻、急性出血坏死性肠炎、铅中毒、腹型过敏性紫癜等。

2. 腹痛性质和程度 上腹部持续性钝痛或刀割样疼痛呈阵发性加剧多见于急性胰腺炎；中上腹持续性隐痛多见于慢性胃炎及胃、十二指肠溃疡；突发的中上腹剧烈刀割样痛、烧灼样痛，多为胃、十二指肠溃疡穿孔；胆石症或泌尿系统结石常为阵发性绞痛；急性弥漫性腹膜炎多表现为持续性、广泛性剧烈腹痛伴腹肌紧张或板样强直。阵发性剑突下钻顶样疼痛是胆道蛔虫症的典型表现；绞痛多为空腔脏器痉挛、扩张或梗阻引起。

3. 诱发因素 腹部受暴力作用引起的剧痛并有休克者，可能是肝、脾破裂所致；进油腻食物可诱发胆囊炎或胆石症发作；急性胰腺炎发作前则常有酗酒、暴饮暴食史；腹部手术后易引起肠粘连，可诱发肠梗阻。

4. 发作时间 周期性、节律性上腹痛见于胃、十二指肠溃疡（常见空腹痛），餐后痛可能由于胆胰疾病、胃部肿瘤或消化不良所致，子宫内膜异位者腹痛与月经来潮相关，卵泡破裂者发作在月经间期。

5. 与体位的关系 某些体位可使腹痛加剧或减轻，如胃黏膜脱垂患者左侧卧位可使疼痛减轻；胰体癌患者仰卧位时疼痛明显，而前倾位或俯卧位时减轻；反流性食管炎患者烧灼痛在躯体前屈时明显，直立位时减轻。

四、伴随症状

（1）伴发热、寒战可见于急性胆道感染、肝脓肿、急性阑尾炎、急性腹膜炎，也可见于腹腔外感染性疾病。

（2）伴黄疸可见于肝、胆、胰及急性溶血性贫血等疾病。

CMSTP

(3) 伴呕吐、反酸、腹泻，提示食管、胃肠病变，呕吐量大提示胃肠道梗阻；伴反酸、嗳气者提示胃十二指肠溃疡或胃炎。

(4) 伴腹泻者可见于消化吸收障碍或肠道炎症、溃疡或肿瘤。

(5) 伴休克同时有贫血者可见于腹腔脏器破裂，无贫血者则见于胃肠穿孔、绞窄性肠梗阻、肠扭转、急性出血坏死性胰腺炎等。腹腔外疾病如心肌梗死、大叶性肺炎也可有腹痛与休克，应特别警惕。

(6) 伴血尿可能为泌尿系外伤、结石或肿瘤。

第十节　呕　　血

PPT

课堂互动

1. 呕血的常见消化系统疾病有哪些?
2. 呕血的常见全身性疾病有哪些?

呕血（hematemesis）是上消化道疾病（指屈氏韧带以上的消化道疾病，包括食管、胃、十二指肠、肝、胆、胰以及胃空肠吻合术后的空肠上段疾病）或全身性疾病所致的上消化道出血。呕血的原因以消化性溃疡引起最为常见，其次为食管或胃底静脉曲张破裂，急性糜烂性出血性胃炎和胃癌也可引起呕血。

一、病因

（一）消化系统疾病

1. 食管疾病　见于食管静脉曲张破裂、反流性食管炎、食管癌、食管异物、食管贲门黏膜撕裂（Mallory - Weiss 综合征）、食管损伤等。

2. 胃及十二指肠疾病　常见有消化性溃疡、急性糜烂出血性胃炎、胃癌、胃泌素瘤、胃血管异常如胃恒径动脉综合征等。

3. 肝胆胰腺疾病　如肝硬化致门脉高压引起的食管胃底静脉曲张破裂出血、急性出血性胆管炎、肝癌、肝脓肿、胆管癌、壶腹部癌、胰腺癌等。

（二）消化系统邻近器官或组织的疾病

胆道结石、胆道蛔虫、胆囊癌、胆管癌及壶腹癌出血均可引起大量血液流入十二指肠导致呕血。此外，还有急、慢性胰腺炎；胰腺癌合并脓肿破溃；主动脉瘤破入食管、胃或十二指肠，纵隔肿瘤破入食管等。

（三）全身性疾病

1. 血液疾病　血小板减少性紫癜、过敏性紫癜、再生障碍性贫血、白血病、血友病、霍奇金淋巴瘤、遗传性毛细血管扩张症、弥散性血管内凝血及其他凝血机制障碍等。

2. 感染性疾病　流行性出血热、钩端螺旋体病、暴发型肝炎、败血症等。

3. 结缔组织病　系统性红斑狼疮、皮肌炎、结节性多动脉炎累及上消化道等。

4. 其他　尿毒症、抗凝剂过量、肺源性心脏病、呼吸功能衰竭等。

二、临床表现

1. 呕血与黑便　呕血前常有上腹不适和恶心，随后呕吐血性胃内容物。其颜色视出血量的多少及在胃内停留时间的长短以及出血的部位而不同。出血量多、在胃内停留时间短、出血位于食管则血色鲜红或混有凝血块，或为暗红色；当出血量较少或在胃内停留时间长，则因血红蛋白与胃酸作用形成酸化正铁血红蛋白，呈咖啡渣样，为棕褐色。呕血的同时因部分血液经肠道排出体外，可形成黑便。

2. 休克 出血量为循环血量的10%以下时，患者一般无明显临床表现；出血量为循环血量的10%～20%时，可有头晕、无力等症状，多无血压、脉搏等变化；出血量达循环血量的20%以上时，则有冷汗、四肢厥冷、心慌、脉搏增快等急性失血症状；出血量在循环血量的30%以上，则有神志不清、面色苍白、心率加快、脉搏细弱、血压下降、呼吸急促等休克表现。

3. 血液学改变 早期可无明显血液学改变，出血3～4小时以后由于组织液的渗出及输液等情况，血液被稀释，出现血红蛋白及血细胞比容逐渐降低。

4. 其他 大量呕血可出现氮质血症、发热等表现。

三、伴随症状

（1）伴上腹痛 慢性反复发作的上腹痛，有一定周期性与节律性，多为消化性溃疡；中老年人，慢性上腹痛，疼痛无明显规律性并伴有厌食、消瘦或贫血者，应警惕胃癌。

（2）伴肝脾肿大 肝脾肿大、蜘蛛痣、肝掌、腹壁静脉曲张或有腹水，伴肝功能损害者多为肝硬化门脉高压；肝区疼痛、肝大、质地坚硬、表面凹凸不平或有结节，伴血清甲胎蛋白阳性者多为肝癌。

（3）伴黄疸 黄疸、寒战、发热伴右上腹绞痛而呕血者，考虑胆道疾病所引起；黄疸、发热及全身皮肤黏膜有出血倾向者，考虑感染性疾病，如败血症及钩端螺旋体病等。

（4）伴皮肤黏膜出血 多见于血液疾病及凝血功能障碍性疾病等。

（5）伴头晕、黑矇、口渴、冷汗 提示血容量不足；伴有肠鸣、黑便者，提示有活动性出血。

（6）其他 近期有服用非甾体类抗炎药物史、酗酒史、大面积烧伤、颅脑手术、脑血管疾病和严重外伤伴呕血者，考虑急性胃黏膜病变；剧烈呕吐后继而呕血，应注意食管贲门黏膜撕裂。

第十一节 便 血

PPT

课堂互动

1. 便血的常见原因是什么？
2. 如何区分上消化道出血和下消化道出血？

便血（hematochezia）是指消化道出血，血液由肛门排出。一般来说，便血多提示下消化道出血，或大便带血或全为血便。颜色可呈鲜红色、暗红色或黑色，少量出血不造成粪便颜色改变，须经隐血试验才能确定为粪便隐血。

一、病因

（一）下消化道疾病

1. 小肠疾病 急性出血性坏死性肠炎、钩虫病、肠结核、肠伤寒、小肠肿瘤、小肠血管瘤、空肠憩室炎或溃疡、肠套叠等。

2. 结肠疾病 急性细菌性痢疾、阿米巴痢疾、溃疡性结肠炎、结肠憩室炎、结肠癌、结肠息肉、血吸虫病等。

3. 直肠肛管疾病 直肠息肉、直肠癌、痔、肛裂、肛瘘、非特异性直肠炎、放射性直肠炎、直肠肛管损伤等。

4. 血管病变　血管瘤、毛细血管扩张症、血管畸形、血管退行性病变、缺血性肠炎、痔等。

（二）上消化道疾病

依据出血的量与速度的不同，可表现为便血或黑便。

1. 食管疾病　反流性食管炎、食管憩室炎、食管癌、食管异物、食管贲门黏膜撕裂、食管损伤等。

2. 胃及十二指肠疾病　消化性溃疡、急性糜烂出血性胃炎、胃癌、胃泌素瘤等。

3. 门脉高压　门脉高压引起的食管胃底静脉曲张破裂出血。

（三）全身性疾病

血小板减少性紫癜、白血病、血友病、肝脏疾病、尿毒症、流行性出血热、败血症、遗传性毛细血管扩张症、维生素C及维生素K缺乏症等。

二、临床表现

便血颜色可因出血部位不同、出血量的多少以及血液在肠腔内停留时间的长短而异。根据出血量多少可表现为急性大出血、慢性少量出血及间歇性出血。如出血量多、速度快则呈鲜红色；若出血量小、速度慢，血液在肠道内停留时间较长，则可为暗红色。消化道出血每日在5～10ml以下者，无肉眼可见的粪便颜色改变，称为隐血便，隐血便须用隐血试验才能确定。粪便可全为血液或粪便混合有血液，也可仅黏附于粪便表面或于排便后肛门滴血。

三、伴随症状

（1）伴急性腹痛常见于急性出血性坏死性肠炎、肠套叠、肠系膜血栓形成或栓塞、膈疝等；上腹绞痛或有黄疸伴便血者，常见于胆道出血。

（2）伴慢性反复上腹痛且呈周期性与节律性，出血后疼痛减轻，常见于消化性溃疡。

（3）下腹痛伴里急后重者是指肛门坠胀感，即感觉排便未净，排便频繁，但每次排便量甚少，且排便后未感轻松，常见于肛门、直肠疾病，如痢疾、直肠炎及直肠癌。腹腔内出血血液积聚于子宫直肠陷凹也可有里急后重感觉。腹痛时排血便或脓血便，便后腹痛减轻，常见于细菌性痢疾、阿米巴痢疾或溃疡性结肠炎。

（4）伴发热常见于传染性疾病，如细菌性痢疾、伤寒、流行性出血热、败血症，也可见于部分恶性肿瘤，如肠道淋巴瘤、白血病等。

（5）伴全身出血倾向常见于重症肝炎、流行性出血热、白血病、过敏性紫癜、血友病等。

（6）伴有蜘蛛痣及肝掌者，考虑肝硬化门脉高压；有毛细血管扩张，考虑遗传性毛细血管扩张症。

（7）伴腹部肿块常见于肠道恶性淋巴瘤、结肠癌、肠结核、肠套叠等。

第十二节　黄　疸

PPT

课堂互动

1. 溶血性黄疸常见原因有哪些？
2. 肝细胞性黄疸的常见原因有哪些？

黄疸（jaundice）是由于血清中胆红素升高致使皮肤、黏膜和巩膜发黄的症状和体征。

一、胆红素代谢

引起黄疸的疾病很多，发生机制各异，全面理解胆红素代谢过程对黄疸的鉴别诊断有重要意义。

胆红素的正常代谢（图 1－1）：正常红细胞的平均寿命约为 120 天，血液循环中衰老的红细胞经单核—巨噬细胞破坏，降解为血红蛋白，血红蛋白在组织蛋白酶的作用下形成血红素和珠蛋白，血红素在催化酶的作用下转变为胆绿素，后者再经还原酶还原为胆红素，占总胆红素来源的 80% ~85%。另外还有少量胆红素来源于骨髓幼稚红细胞的血红蛋白和肝内含有亚铁血红素的蛋白质，占总胆红素的 15% ~20%。此时的胆红素称为游离胆红素或非结合胆红素，与血清白蛋白结合而输送，不溶于水，不能从肾小球滤出，故尿液中不出现非结合胆红素。非结合胆红素通过血液循环运输至肝后，与白蛋白分离后被肝细胞摄取，在肝细胞内和 Y、Z 两种载体蛋白结合，并被运输至肝细胞光面内质网的微粒体部分，经葡萄糖醛酸转移酶的催化作用与葡萄糖醛酸结合，形成胆红素葡萄糖醛酸酯或称结合胆红素。结合胆红素为水溶性，可通过肾小球滤过从尿中排出。结合胆红素从肝细胞经胆管排入肠道后，在回肠末端及结肠经细菌酶的分解与还原形成尿胆原。尿胆原大部分从粪便排出，称为粪胆原；小部分经肠道吸收，通过门静脉血回到肝内，其中大部分再转变为结合胆红素，又随胆汁排入肠内，形成所谓“胆红素的肠肝循环”。

正常情况下，胆红素进入与离开血液循环保持动态的平衡，故血中胆红素的浓度保持相对恒定，总胆红素（TB）：1.7 ~ 17.1μmol/L，其中结合胆红素（CB）：0 ~ 3.42μmol/L，非结合胆红素（UCB）：1.7 ~ 13.68μmol/L。

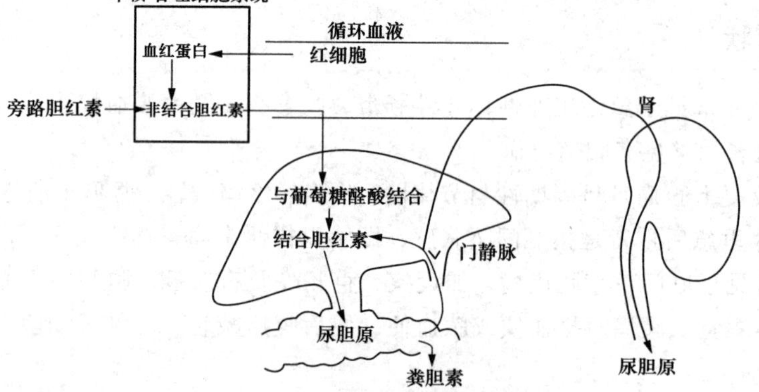

图 1－1　正常胆红素代谢过程图

二、分类

（一）按病因学分类

1. 溶血性黄疸

2. 肝细胞性黄疸

3. 胆汁淤积性黄疸

4. 先天性非溶血性黄疸

（二）按胆红素性质分类

（1）以非结合胆红素增高为主的黄疸。

（2）以结合胆红素增高为主的黄疸。

三、病因、发生机制与临床表现

（一）溶血性黄疸

1. 病因　①先天性溶血性贫血，如海洋性贫血、遗传性球形红细胞增多症；②后天获得性溶血性贫血，如自身免疫性溶血性贫血、新生儿溶血、不同血型输血后的溶血以及蚕豆病、伯氨喹、蛇毒、毒蕈、阵发性睡眠性血红蛋白尿等引起的溶血。

2. 发生机制　由于大量红细胞的破坏，形成大量的非结合胆红素，超过肝细胞的摄取、结合与排泌能力。另一方面，由于溶血造成的贫血、缺氧和红细胞破坏产物的毒性作用，削弱了肝细胞对胆红素的代谢功能，使非结合胆红素在血中潴留，超过正常水平而出现黄疸。

3. 临床表现　一般黄疸为轻度，呈浅柠檬色，不伴皮肤瘙痒，其他症状主要为原发病的表现。急性溶血时可有发热、寒战、头痛、呕吐、腰痛，并有不同程度的贫血和血红蛋白尿（尿呈酱油或茶色），严重者可有急性肾损伤；慢性溶血多为先天性，除伴贫血外尚有脾肿大。

4. 实验室检查　血清 TB 增加，以 UCB 为主，CB 基本正常。由于血中 UCB 增加，故 CB 形成也代偿性增加，从胆道排至肠道也增加，致尿胆原增加，粪胆原随之增加，粪色加深。肠内的尿胆原增加，重吸收至肝内者也增加。由于缺氧及毒素作用，肝脏处理增多尿胆原的能力降低，致血中尿胆原增加，并从肾排出，故尿中尿胆原增加，但无胆红素。急性溶血性黄疸尿中有血红蛋白排出，隐血试验阳性。血液检查除贫血外尚有网织红细胞增加、骨髓红细胞系列增生旺盛等。

（二）肝细胞性黄疸

1. 病因　各种使肝细胞严重损害的疾病均可导致黄疸发生，如病毒性肝炎、肝硬化、中毒性肝炎、钩端螺旋体病、败血症等。

2. 发生机制　由于肝细胞的损伤致肝细胞对胆红素的摄取、结合功能降低，因而血中的 UCB 增加。而未受损的肝细胞仍能将部分 UCB 转变为 CB。CB 部分仍经毛细胆管从胆道排泄，另一部分则由于毛细胆管和胆小管因肝细胞肿胀压迫，炎性细胞浸润或胆栓的阻塞使胆汁排泄受阻而反流入血液循环中，致血中 CB 亦增加而出现黄疸。

3. 临床表现　皮肤、黏膜浅黄至深黄色，可伴有轻度皮肤瘙痒，其他为肝脏原发病的表现，如疲乏、食欲减退，严重者可有出血倾向、腹腔积液（腹水）、昏迷等。

4. 实验室检查　血中 CB 与 UCB 均增加，黄疸型肝炎时，CB 增加幅度多高于 UCB。尿中 CB 定性试验阳性，而尿胆原可因肝功能障碍而增高。此外，血液生化检查有不同程度的肝功能损害。

（三）胆汁淤积性黄疸

1. 病因　胆汁淤积可分为肝内性或肝外性。肝内性又可分为肝内阻塞性胆汁淤积和肝内胆汁淤积，前者见于肝内泥沙样结石、癌栓、寄生虫病（如华支睾吸虫病）。后者见于病毒性肝炎、药物性胆汁淤积（如服用氯丙嗪、甲睾酮、避孕药等引起）、原发性胆汁性肝硬化、妊娠期肝内胆汁淤积等。肝外性胆汁淤积可由胆总管结石、狭窄、炎性水肿、肿瘤及蛔虫等阻塞所引起。

2. 发生机制　由于胆道阻塞，阻塞上方的压力升高，胆管扩张，最后导致小胆管与毛细胆管破裂，胆汁中的胆红素反流入血。此外肝内胆汁淤积有些并非由机械因素引起，而是由于胆汁分泌功能障碍、毛细胆管的通透性增加，胆汁浓缩而流量减少，导致胆道内胆盐沉淀与胆栓形成。

3. 临床表现　皮肤呈暗黄色，胆管完全阻塞者颜色更深，呈深黄色，甚至呈黄绿色，并有皮肤瘙痒及心动过缓，尿色深，粪便颜色变浅或呈白陶土色。

4. 实验室检查　血清 CB 增加，尿胆红素试验阳性，因肠肝循环途径被阻断，故尿胆原及粪胆原减少或缺如，血清碱性磷酸酶及总胆固醇增高。

（四）先天性非溶血性黄疸

系由肝细胞对胆红素的摄取、结合和排泄有缺陷所致的黄疸，本组疾病临床上少见。

四、辅助检查

B 超检查、X 线腹部平片及胆道造影、逆行胰胆管造影（ERCP）、上腹部 CT 扫描等。

五、伴随症状

（1）伴发热可见于急性胆管炎、肝脓肿、急性溶血、钩端螺旋体病、败血症、病毒性肝炎等。急性溶血可先有发热而后出现黄疸。

（2）伴腹痛，上腹剧烈疼痛见于胆道结石、肝脓肿或胆道蛔虫病等；右上腹剧痛、寒战高热和黄疸为夏科（Charcot）三联征，提示急性化脓性胆管炎；持续性右上腹钝痛或胀痛可见于病毒性肝炎、肝脓肿或原发性肝癌。

（3）伴肝肿大，若轻度至中度肿大，质地软或中等硬度且表面光滑，见于病毒性肝炎、急性胆道感染或胆道阻塞；明显肿大，质地坚硬，表面凹凸不平有结节者见于原发或继发性肝癌。

（4）伴胆囊肿大可见于胆总管有梗阻，常见于胆总管癌、胆总管结石、胰头癌、壶腹癌等。

（5）伴脾肿大可见于病毒性肝炎、肝硬化、溶血性贫血、败血症、疟疾等。

（6）伴腹水可见于重症肝炎、肝硬化失代偿期、肝癌等。

第十三节　水　　肿

微课　PPT

课堂互动

1. 什么是心源性水肿？
2. 肾源性水肿的常见疾病有哪些？

水肿（edema）是指人体组织间隙有过多的液体积聚使组织肿胀。水肿可分为全身性与局部性。全身性水肿即为液体在体内组织间隙呈弥漫性分布；局部水肿即为液体积聚在局部组织间隙；发生于体腔内称积液，如胸腔积液、腹腔积液、心包积液。

一、发生机制

在正常人体中，血管内液体不断地从毛细血管小动脉端滤出至组织间隙成为组织液，另一方面组织液又不断从毛细血管小静脉端回吸收入血管中，两者保持动态平衡，因而组织间隙无过多液体积聚。保持这种平衡的主要因素有：①毛细血管内静水压；②血浆胶体渗透压；③组织间隙机械压力；④组织液的胶体渗透压。当组织间液的生成和回吸收二者失衡时，则可产生水肿。临床产生水肿的主要因素为：①钠与水的潴留，如继发性醛固酮增多症；②毛细血管小静脉端静水压升高，如右心功能不全；③毛细血管通透性增高，如急性肾炎；④血浆胶体渗透压降低，如血浆蛋白减少；⑤淋巴回流受阻，如丝虫病等。

二、病因与临床表现

（一）全身性水肿

1. 心源性水肿　主要是右心功能不全的表现。水肿机制主要是有效循环血量减少，肾血流量减少，继发性醛固酮增多引起钠水潴留以及静脉淤血，毛细血管滤过压增高，组织液回吸收减少所致。前者决定水肿程度，后者决定水肿部位。水肿特点为对称性、凹陷性，首先出现于身体下垂部位。通常临床表现有颈静脉怒张、肝脏肿大、静脉压升高，甚至出现胸腔、腹腔积液等右心衰竭的其他表现。

2. 肾源性水肿　可见于各型肾炎和肾病。发生机制主要是各种原因导致肾排泄水、钠减少，从而致使钠、水潴留，细胞外液增多，毛细血管静水压升高，引起水肿。钠、水潴留是肾性水肿的基本机制。

导致钠、水潴留可能与下列因素相关：①肾小球超滤系数及滤过率下降，而肾小管回吸收钠增加（球－管失衡）导致钠、水潴留；②大量蛋白尿导致低蛋白血症，血浆胶体渗透压下降致使水分外渗；③肾实质缺血，刺激肾素－血管紧张素－醛固酮活性增加，醛固酮活性增加导致钠、水潴留；④肾内前列腺素产生减少，致使肾排钠减少。水肿特点是疾病早期晨间起床时有眼睑与颜面水肿，以后发展为全身水肿，常有尿常规改变、高血压、肾功能损害的表现。

3. 肝源性水肿　失代偿期肝硬化主要表现为腹水，可首先出现踝部水肿，向上蔓延，而头、颜面部及上肢常无水肿。门脉高压症、低蛋白血症、肝淋巴液回流障碍、继发醛固酮增多等因素是水肿与腹水形成的主要机制。肝硬化临床表现主要有肝功能减退和门脉高压两方面表现。

4. 营养不良性水肿　由于慢性消耗性疾病长期营养缺乏、蛋白丢失性胃肠病、重度烧伤等所致低蛋白血症，亦可为维生素 B_1 缺乏产生水肿。其特点是水肿发生常伴有消瘦、体重减轻等表现。皮下脂肪减少所致组织松弛，组织压降低，加重了水肿液的潴留。水肿常从足部开始逐渐蔓延至全身。

5. 其他原因的全身性水肿　①黏液性水肿：为非凹陷性水肿，因组织液含蛋白量较高原因导致，颜面及下肢水肿较明显。②经前期紧张综合征：常发生在月经前 7～14 天，眼睑、踝部及手部出现轻度水肿，同时伴有乳房胀痛及盆腔沉重感，月经后水肿逐渐消退。③药物性水肿：可见于糖皮质激素、雄激素、雌激素、胰岛素等。④特发性水肿：多见于妇女，主要表现在身体下垂部分，原因未明，被认为是内分泌功能失调与直立体位的反应异常所致，立卧位水试验有助于诊断。⑤其他：可见于妊娠中毒症、硬皮病、血清病、血管神经性水肿等。

（二）局部性水肿

1. 局部炎性水肿　患处可出现潮红、灼热与疼痛。

2. 局部静脉回流受阻所致水肿　可由血栓性静脉炎、下肢静脉曲张、上腔静脉阻塞综合征、肢体静脉血栓所致。

3. 淋巴回流受阻所致水肿　主要为丝虫病引起。

4. 血管皮肤性水肿　多见于变态反应疾病，特点为突发、无痛、硬而有弹性的局部水肿，多见于面、舌、唇等处，患者常有某些食物、药物过敏史，声门水肿可危及生命。

三、伴随症状

（1）伴肝大者可为心源性、肝源性与营养不良性，而同时有颈静脉怒张者则为心源性。

（2）伴重度蛋白尿，常为肾源性，而轻度蛋白尿也可见于心源性。

（3）伴呼吸困难与发绀者，常提示由于心脏病、上腔静脉阻塞综合征等所致。

（4）与月经周期有明显关系者可见于经前期紧张综合征。

（5）伴消瘦、体重减轻者可见于营养不良。

第十四节　问　　诊

PPT

课堂互动

1. 问诊的意义是什么？
2. 问诊的技巧是什么？

问诊（inquiry）是医师通过对患者或相关人员的系统询问获取病史资料，经过综合分析而做出临床判断的一种诊法。

一、问诊的重要性

生物－心理－社会医学模式对医生提出更高的要求。它要求医生不仅具有医学的自然科学知识，还要有较高的人文科学、社会科学修养，能够从生物、心理和社会等多种角度去了解和处理患者。这就要求医生必须具有良好的交流与沟通技能，以及教育患者的技能。

1. 问诊是病史采集的主要手段。病史的完整性和准确性对疾病的诊断和处理有很大的影响，因此问诊是每个临床医生必须掌握的基本技能。

2. 有关患者诊断的大多数线索和依据均来源于病史采集所获取的资料。

3. 通过问诊所获取的资料，包括疾病的发生、发展，诊治经过，既往健康状况和曾患疾病的情况，对诊断具有极其重要的意义，也为随后进行的体格检查和各种诊断性检查提供了重要的基本资料。

4. 问诊是医患沟通，是建立良好医患关系的最重要时机。正确的方法和良好的问诊技巧，使患者感到医生的亲切和可信，有信心与医生合作，这对诊治疾病十分重要。

5. 问诊可教育患者，向患者提供信息，有时候甚至交流本身也具有一定治疗作用。医学生从接触患者开始，就必须认真学习和领会与患者交流的内容和技巧。交流与沟通技能是现代医生重要的素质要求。

二、问诊的内容

（一）一般项目

包括：姓名、性别、年龄、籍贯、出生地、民族、婚姻、通信地址、电话号码、工作单位、职业、入院日期、记录日期、病史陈述者及可靠程度等。若病史陈述者不是本人，则应注明与患者的关系。记录年龄时应填写具体年龄，不能用“儿童”或“成人”代替，因年龄本身也具有诊断参考意义。为避免问诊初始过于生硬，可将某些一般项目的内容如职业、婚姻等放在个人史中穿插询问。

（二）主诉

为患者感受最主要的痛苦或最明显的症状和（或）体征及其持续时间，也是本次就诊最主要的原因及其持续时间。确切的主诉可初步反映病情轻重与缓急，并提供对某系统疾患的诊断线索。主诉应用一两句话加以概括，并同时注明主诉自发生到就诊的时间，如“咽痛、高热7天”“畏寒、发热、咳嗽5天，加重伴右胸痛1天”“活动后心慌气短3年，加重伴双下肢水肿1周”。记录主诉要简明，应尽可能用患者自己描述的症状，如“多饮、多食、多尿、消瘦1年”或“心悸、气短2年”等，而不是医生对患者的诊断用语，如“患糖尿病1年”或“心脏病2年”。然而，病程较长、病情比较复杂的病例，由于症状、体征较多，不能简单地将患者所述的主要不适作为主诉，而应该结合整个病史，综合分析以归纳出更能反映其患病特征的主诉。主诉应能导致第一诊断。主诉应不少于6个字，不多于20个字。

（三）现病史

现病史是病史中的主体部分，可按以下内容和程序询问。

1. 起病情况与患病的时间 每种疾病的起病或发作自有特点，详细询问起病的情况对诊断疾病具有重要的鉴别作用。有的疾病起病急骤，如脑栓塞、心绞痛、动脉瘤破裂和急性胃肠穿孔等；有的疾病则起病缓慢，如肺结核、肿瘤、风湿性心瓣膜病等。疾病的起病常与某些因素有关，如脑血栓形成常发生于睡眠时；脑出血、高血压危象常发生于激动或紧张状态时。患病时间是指从起病到就诊或入院的时间。如先后出现几个症状则需追溯到首发症状的时间，并按时间顺序询问整个病史后分别记录，如心悸3个月，夜间呼吸困难2周，下肢水肿4天。从以上症状及其发生的时间顺序可以看出是心脏病患者逐渐出现心力衰竭的发展过程。时间长短可按数年、数月、数日计算，发病急骤者可按小时、分钟为计时单位。

2. 主要症状的特点 包括主要症状出现的部位、性质、持续时间和程度，缓解或加剧的因素，了解这些特点有利于判断疾病所在的系统或器官以及病变的部位、范围和性质。如上腹部痛多为胃、十二指肠或胰腺的疾病；右下腹急性腹痛则多为阑尾炎症，若为妇女还应考虑到卵巢或输卵管疾病；全腹痛则提示病变广泛或腹膜受累。对症状的性质应做有鉴别意义的询问，如灼痛、绞痛、胀痛、隐痛以及症状为持续性或阵发性，发作及缓解的时间等。以消化性溃疡为例，其主要症状的特点为上腹部疼痛，可持续数日或数周，在几年之中可以表现为时而发作时而缓解，呈周期性发作或季节性发病等特点。

3. 病因与诱因　尽可能了解与本次发病有关的病因（如外伤、中毒、感染等）和诱因（如气候变化、环境改变、情绪、起居饮食失调等），有助于明确诊断与拟定治疗措施。患者对直接或近期的病因容易提出，当病因复杂或病程较长时，患者可能提出一些似是而非或自以为是的因素，这时医生应进行科学的归纳和分析后记入病历。

4. 病情的发展与演变　包括患病过程中主要症状的变化或新症状的出现。如肺结核合并肺气肿的患者，在衰弱、乏力、轻度呼吸困难的基础上，突然感到剧烈的胸痛和严重的呼吸困难，应考虑自发性气胸的可能。如有心绞痛史的患者本次发作疼痛加重而且持续时间较长时，应考虑急性心肌梗死的可能。如肝硬化患者出现表情、情绪和行为异常等新症状，可能是早期肝性脑病的表现。

5. 伴随病状　在主要症状的基础上又同时出现一系列的其他症状。这些伴随症状常常是鉴别诊断的依据，或提示出现并发症。如腹泻可能为多种病因的共同症状，单凭这一症状还不能诊断某病，如问明伴随的症状则诊断的方向会比较明朗。如腹泻伴呕吐，可能为饮食不洁或误食毒物引起的急性胃肠炎；腹泻伴里急后重，结合季节和进餐情况更容易考虑到痢疾。又如急性上腹痛，原因很多，若同时伴有恶心、呕吐、发热，特别是出现黄疸和休克，应考虑急性胰腺炎或急性胆道感染的可能。反之，按一般规律在某一疾病应该出现的伴随症状而实际没有出现时，也应将其记述于现病史中以备进一步观察，或作为诊断和鉴别诊断的重要参考资料，这种阴性表现有时称为阴性症状。一份好的病史不应放过任何一个主要症状之外的细小伴随迹象，因为它们在明确诊断方面有时会起很重要的作用。

6. 诊治经过　患者于本次就诊前已经接受过其他医疗单位诊治时，则应询问已经接受过的诊断措施及其结果；若已进行治疗则应问明使用过的药物名称、剂量、时间和疗效，为本次诊治疾病提供参考，但不可以用既往的诊断代替自己的诊断。

7. 病程中的一般情况　在现病史的最后应记述患者患病后的精神、体力状态，食欲及食量的改变，睡眠与大小便的情况等。这部分内容对全面评估患者病情的轻重和预后以及采取什么辅助治疗措施十分重要，有时可为鉴别诊断提供重要参考。

（四）既往史

包括患者既往的健康状况和曾经患过的疾病、外伤、手术、预防注射、药物过敏史等，特别是与目前所患疾病有密切关系的情况。例如：风湿性心瓣膜病患者应询问过去是否反复发生过咽痛、游走性关节痛等；对肝大的患者，应了解是否有过黄疸；对慢性冠状动脉粥样硬化性心脏病和脑血管意外的患者应询问既往是否有过高血压病。此外，对居住或生活地区的主要传染病和地方病史，也应记录于既往史中。记录顺序一般按年月的先后排列。

（五）系统回顾

系统回顾由很长的一系列直接提问组成，用以作为最后一遍搜集病史资料，避免问诊过程中患者或医生所忽略或遗漏的内容，它可以帮助医师在短时间内扼要地了解患者除现在所患疾病以外的其他各系统是否发生目前尚存在或已痊愈的疾病，以及这些疾病与本次疾病之间是否存在着因果关系。主要情况应分别记录在现病史或既往史中。系统回顾涉及的临床疾病很多，医学生在学习采集病史之前，必须对各系统可能出现的症状和体征的病理生理意义有比较清晰的理解。

1. 呼吸系统　咳嗽的性质、程度、频率、与体位改变及气候变化的关系；咳痰的颜色、黏稠度和气味等；咯血的性状、颜色和量；胸痛的部位、性质以及与呼吸、咳嗽、体位的关系，有无发冷、发热、盗汗等；呼吸困难的性质、程度和出现的时间。

2. 循环系统　心悸发生的时间与诱因，心前区疼痛的性质、程度以及出现和持续的时间，有无放射、放射的部位，引起疼痛发作的诱因和缓解方法；有无咳嗽、咯血等；有无腹水、肝区疼痛、头痛、头晕、晕厥等；水肿出现的部位和时间，尿量多少，昼夜间的改变；有无风湿热、心脏疾病、高血压病、动脉硬化等病史。

3. 消化系统 有无腹痛、腹泻、食欲改变、嗳气、反酸、腹胀、消瘦、口腔疾病，病情出现的缓急、程度、持续的时间及进展的情况；呕吐的诱因、次数，呕吐物的内容、量、颜色及气味；腹痛的部位、程度、性质和持续时间，有无规律性，是否向其他部位放射，与饮食、气候及精神因素的关系，按压时疼痛减轻或加重；排便次数，粪便颜色、性状、量和气味，排便时有无腹痛和里急后重，有无发热与皮肤巩膜黄染。

4. 泌尿系统 有无尿频、尿急、尿痛和排尿困难；尿量和夜尿量多少，尿的颜色（洗肉水样或酱油色）、清浊度，有无尿潴留及尿失禁等；有无腹痛，疼痛的部位，有无放射痛；有无咽炎、高血压、水肿、出血等。

5. 造血系统 皮肤黏膜有无苍白、黄染、出血点、瘀斑、血肿；有无浅表淋巴结、肝、脾肿大，骨骼痛等；有无乏力、头晕、眼花、耳鸣、烦躁、记忆力减退、心悸、舌痛、吞咽困难、恶心；营养、消化和吸收情况。

6. 内分泌系统及代谢 有无怕热、多汗、乏力、畏寒、头痛、视力障碍、心悸、食欲异常、烦渴、多尿、水肿等；有无肌肉震颤及痉挛；性格、智力、体格、性器官的发育，骨骼、甲状腺、体重、皮肤、毛发的改变；有无产后大出血。

7. 神经精神系统 有无头痛、失眠、嗜睡、记忆力减退、意识障碍、晕厥、痉挛、瘫痪、视力障碍、感觉及运动异常、性格改变、感觉与定向障碍等。

8. 肌肉骨骼系统 有无肢体肌肉麻木、疼痛、痉挛、萎缩、瘫痪等；有无关节肿痛、运动障碍、外伤、骨折、先天畸形等。

（六）个人史

1. 社会经历 包括出生地、居住地区和居留时间（尤其是疫源地和地方病流行区）、受教育程度、经济生活和业余爱好等。

2. 职业及工作条件 包括工种、劳动环境、对工业毒物的接触情况及时间。

3. 习惯与嗜好 起居与卫生习惯、饮食的规律与质量。烟酒嗜好时间与摄入量，以及其他异嗜物和麻醉药品、毒品等。

4. 有无冶游史 是否患过淋病性尿道炎、尖锐湿疣、下疳等。

（七）婚姻史

未婚或已婚，结婚年龄，配偶健康状况、性生活情况、夫妻关系等。

（八）月经史与生育史

月经初潮的年龄、月经周期和经期天数，经血的量和颜色，经期症状，有无痛经与白带，末次月经日期，闭经日期，绝经年龄。对男性患者应询问是否患过影响生育的疾病。

（九）家族史

询问双亲与兄弟、姐妹及子女的健康与疾病情况，特别应询问是否有与患者同样的疾病，有无与遗传有关的疾病，如血友病、遗传性出血性毛细血管扩张症、糖尿病、精神病等。对已死亡的直系亲属要问明死因与年龄。某些遗传性疾病还涉及父母双方亲属，也应了解。

三、问诊的方法与技巧

1. 医生应主动创造一种宽松和谐的环境以解除患者的不安心情。注意保护患者隐私，最好不要当着陌生人开始问诊。如果患者要求家属在场，医生可以同意。使用恰当的言语或体语表示愿意为解除患者的病痛和满足他的要求尽自己所能，这样的举措会有助于建立良好的医患关系，缩短医患之间的距离，改善互不了解的生疏局面，使病史采集能顺利地进行下去。

2. 尽可能让患者充分陈述和强调他认为重要的情况和感受，只有在患者的陈述离病情太远时，才需要根据陈述的主要线索灵活地把话题转回，切不可生硬地打断患者的叙述，甚至用医生自己主观的推测去取代患者的亲身感受。

3. 追溯首发症状开始的确切时间，直至目前的演变过程。如有几个症状同时出现，必须确定先后顺序。

4. 在问诊的两个项目之间需使用过渡语言。

5. 根据具体情况采用不同类型的提问。一般性提问，常用于问诊开始，可获得某一方面的大量资料。直接提问，用于收集一些特定的有关细节。为了系统有效地获得准确的资料，询问者应遵循从一般提问到直接提问的原则。

6. 提问时要注意系统性和目的性。杂乱无章的重复提问会降低患者对医生的信心和期望。

7. 询问病史的每一部分结束时进行归纳小结，可达到以下目的：①唤起医生自己的记忆和理顺思路，以免忘记要问的问题；②让患者知道医生如何理解他的病史；③提供机会核实患者所述病情。

8. 避免医学术语。在选择问诊用语和判断患者叙述时，应注意不同文化背景的患者对各种医学词汇的理解有较大差异。与患者交谈，必须用常人易懂的语言代替难懂的医学术语。

9. 为了收集到尽可能准确的病史，有时医师要引证核实患者提供的信息。需要核实的资料有呕血量、体重变化情况、大便和小便量、饮酒史、吸烟史，以及过敏史等；重要药物如糖皮质激素、抗结核药物和精神药物的使用情况需反复核实。

10. 仪表、礼节和友善的举止，有助于建立与患者的和谐关系，使患者感到温暖亲切，获得患者的信任，甚至能使患者讲出原想隐瞒的敏感事件。

11. 恰当地运用一些评价、赞扬与鼓励语言，可促使患者与医生的合作，使其愿意积极提供信息。但对有精神障碍的患者，不可随便用赞扬或鼓励的语言。

12. 询问患者的经济情况，关心患者有无来自家庭和工作单位经济和精神上的支持。

13. 医师应明白患者的期望，了解其就诊的确切目的和要求。在某些情况下，咨询和疏导患者是治疗成功的关键，甚至本身就是治疗的目标。

14. 许多情况下，患者答非所问或依从性差，其实是因为患者没有理解医生的意思，需应用巧妙而仔细的方法检查患者的理解程度。

15. 问诊结束时，应感谢患者合作，告知患者或体语暗示医患合作的重要性，说明下一步对患者的要求、下次就诊时间或随访计划等。

必须指出，只有理论结合实际反复训练，才能较好地掌握问诊的方法与技巧。不要采用机械的、一成不变的问诊模式和方法，应根据具体情况灵活把握。

四、重点问诊的方法

重点病史采集是指针对患者就诊的最主要或“单个”问题（现病史）来问诊，并收集除现病史外的其他病史中与该问题密切相关的资料。需要做重点病史采集的临床情况主要是急诊和门诊。重点的病史采集不同于全面的病史采集过程，基于患者表现的问题及其紧急程度，医生应选择对解决该问题所必需的内容进行问诊，所以病史采集是以一种较为简洁的形式和调整过的顺序进行的。但问诊必须获得主要症状的以下资料：全面的时间演变和发生发展情况，即发生、发展、性质、强度、频度、加重和缓解因素及相关症状等。通常患者的主要症状或主诉提示了需要做重点问诊的内容。因此，随着问诊的进行，医生逐渐形成诊断假设，判断该患者可能是哪些器官系统患病，从而考虑下一步在过去史、个人史、家族史和系统回顾中选择相关内容进行问诊，而医生可以有选择性地省掉那些对解决本次就诊问题无关的病史内容。

完成重点病史采集后，医生就有条件选择重点的体格检查内容和项目，体格检查结果将支持、修正或否定病史中建立的诊断假设。

本章小结

本章主要介绍了常见症状发热、头痛、惊厥、咳嗽与咳痰、咯血、呼吸困难、心悸、恶心与呕吐、腹痛、呕血、便血、黄疸、水肿等的概念、病因、发病机制和临床表现，简要介绍了问诊的重要性、内容和技巧。

学习的重点是发病机制和临床表现。发病机制是解剖、生理与病理解剖、病理生理的有机结合，要充分理解发病机制首先要熟悉引起某一症状的解剖结构和生理功能，其次要熟悉发生病理解剖变化或病理生理变化的归类和区别。症状的临床表现是不同疾病临床表现的综合，学习时要区分不同疾病的各自临床特点。症状学在阐述症状的临床表现是通常从该症状发生的好发年龄、性别、部位、出现和持续时间、性质、病情缓急等方面的特点，发现其规律。

练习题

题库

思考题

1. 试述临床上常见的热型及其对临床诊断的意义。
2. 试述肺源性呼吸困难的病因与发病机制。
3. 试述咯血与呕血的鉴别。
4. 试述心源性水肿与肾源性水肿的区别。
5. 试述浅昏迷与深昏迷的临床表现有什么不同。

（尹忠诚　张　颖）

第二章

体格检查

学习导引

知识要求

1. 掌握　体格检查基本方法；胸部检查、腹部检查及神经系统检查的内容和方法。
2. 熟悉　一般检查、头面部检查、运动系统检查的内容和方法。
3. 了解　体格检查的注意事项。

能力要求

1. 学会正确使用听诊器，掌握测量血压，心肺听诊的基本技能。
2. 通过学习本章内容，初步具有独立进行体格检查的基本技能。

体格检查（physical examination，PE）是指医护人员运用感官或借助简便器械，如听诊器、血压计、体温表、叩诊锤、检眼镜等来了解、评估人体状况的基本检查方法。

体格检查的基本方法有五种：视诊、触诊、叩诊、听诊及嗅诊；常用器具和物品包括必要的和备选的两类，必要的包括：体温计、听诊器、血压计、压舌板、手电筒、叩诊锤、检眼镜、棉签、卷尺、直尺、大头针或别针等。备选的包括：检耳镜、检鼻镜、鹅颈灯、音叉（128Hz、512Hz）、近视力表、胶布、纱布垫、手套、润滑油、便携式血氧脉搏仪等。

第一节　基本方法

PPT

一、视诊

（一）定义

视诊是医护人员用视觉来观察患者全身或局部情况的检查方法。视诊方法简单，但很有用，有时仅用视诊就可以诊断疾病。如双眼外突出应考虑甲状腺功能亢进。

（二）方法和内容

视诊包括直接视诊和间接视诊两种。直接视诊又可分为全身视诊和局部视诊，全身视诊可以了解患者全身一般状态及局部表现。如：性别、年龄、发育与营养、意识状态、面容、表情、体位、姿势及步态等。局部视诊可以观察被检者的皮肤、黏膜、舌苔、头颈、胸及腹部外形、四肢、肌肉、脊柱及关节生长发育状况等。间接视诊是指借助工具对身体某些特殊部位进行观察。如：用检眼镜检查眼底；用视力表检查视力等。

（三）注意事项

视诊时被检查部位应充分暴露，并在自然光线下进行，因黄疸及某些皮疹在灯光下不易辨认而常发生漏诊。

二、触诊

（一）定义

触诊是医护人员通过手的触觉进行判断的检查方法。它可以进一步检查视诊发现的异常征象，也可以明确视诊所不能明确的体征。通过触、摸、按、压被检查局部以了解体表（皮肤及皮下组织等）及脏器（心、肺、肝、脾、肾、子宫等）的物理特性，如温度、湿度、压痛、触痛、震颤、波动、摩擦感以及包块大小、轮廓、硬度、移动度等，可帮助医护人员对检查部位及脏器是否发生病变提供直观的重要依据。手的不同部位对触觉的敏感度不同，其中以指腹和掌指关节的掌面对震动较敏感，手背皮肤对温度较敏感，故触诊时多用这些部位。

（二）方法和内容

触诊可用于检查身体任何部位，在腹部检查时尤为重要。根据触诊时施力的轻重不同，可分为浅部触诊法和深部触诊法。

1. 浅部触诊法 将右手轻放在被检部位，以掌指关节和腕关节的运动，轻柔地进行滑动按摸，以触知被检部位有无触痛或异常感觉。一般触及深度为1～2cm。主要适用于皮下结节、肌肉中的包块、关节腔积液、肿大的浅表淋巴结、浅部动脉、静脉、神经、阴囊、精索、胸腹壁病变等的检查和评估。检查时除注意手法轻柔外还应观察有无压痛、抵抗感及搏动，如有肿块应注意其大小、与邻近脏器之间的关系等。

2. 深部触诊法 用一手或双手重叠在被检查部位逐渐加压向深层触摸，借以了解被检查部位深部组织及脏器状况。可触及深度常在2cm以上，有时可达4～5cm，主要用于检查和评估腹腔及盆腔脏器和病变情况。按检查目的和要求可采用以下不同的手法。

（1）深部滑行触诊法　检查时要求被检者平卧屈膝，平静呼吸。可通过交谈转移被检者的注意力，尽量放松腹肌。检查者手掌置于被检者腹壁，利用示指、中指、无名指的掌指运动，向其腹部深层滑动触摸，对被触及的脏器或肿块应做上、下、左、右滑动触摸，了解其形态、大小及硬度等。此法常用于检查胃肠道病变及腹腔深部包块的检查。

（2）深压触诊法　以一或两个并拢的手指逐渐用力深压被检部位，主要用于探测腹腔深处病变的部位或确定压痛点，以了解有无局限压痛点及反跳痛。如胆囊压痛点、阑尾压痛点、输尿管压痛点等。检查反跳痛时，手指施压片刻（深度为2～3cm），迅速抬起手指，询问被检者是否感觉疼痛加剧或观察其面部是否出现痛苦表情。

（3）双手触诊法　左手置于被检查部位的背面（腰部）或腔内（阴道、肛门），右手中间三指置于腹壁被检查部位，左手掌向右手方向托起，使被检查的脏器或包块位于两手之间，更接近体表，有利于右手进行触摸。并嘱被检者在检查时用腹式呼吸配合，可用于检查肝、脾、肾、子宫等脏器及腹腔肿块的检查。

（4）冲击触诊法　又称沉浮触诊法。并拢右手的四指或示指、中指、环指三指，取与腹壁70°～90°角，放置拟检查的相应部位，稍用力急促地反复向下冲击被检查局部，通过指端以感触有无浮动的肿块或脏器。这种方法用于有大量腹水时肝、脾及腹部包块难以触及者。

（三）注意事项

1. 检查者应位于被检者右侧，面向被检者，向被检者讲清检查目的，消除其紧张情绪，随时注意观察触诊时被检者的表情，检查者的态度必须稳重、端庄。

2. 被检者体位一般为仰卧屈膝，两腿略分开，必要时可采用半坐位、立位和侧卧位，侧卧检查时下腿应伸直，上腿略弯曲。

3. 检查手法应注意轻柔，由浅而深，由轻到重，手掌应保持温暖以免刺激被检者而混淆检查结果。检查时应遵循由远离病变部位开始，下腹部检查时被检者应先排尿，以免将充盈膀胱误诊为包块。

三、叩诊

（一）定义

叩诊是指检查者用手指叩击被检者体表使之产生音响，由于人体各种组织结构的密度、弹性各异而发生不同的声音，借助叩击发出的不同音响来判断体内器官状况的检查方法。

（二）方法

依叩诊的目的和手法不同，通常分为直接叩诊法和间接叩诊法。

1. 直接叩诊法　用右手并拢的中间三指的掌面直接轻轻拍击被检查部位体表，借助拍击后的反响音及手指的振动感来判断该部深层组织或器官的病变，常用于胸、腹部面积较广泛的病变，如胸膜粘连或增厚、大量胸腔积液、积气、大片肺实变及腹腔积液等。

2. 间接叩诊法　是临床最常用的叩诊方法。其手法是：以左手中指第二指节紧贴于被检部位，其余手指要稍微抬起勿与体表接触；右手各指自然弯曲，以中指的指端垂直叩击左手中指第二指节背面。叩击方向应与叩诊部位体表垂直，叩击动作要灵活、短促、富有弹性。叩击后右手中指应立即抬起，以免影响对叩诊音的判断。对每一叩诊部位应连续叩击 2～3 下，用力要均匀，使产生叩诊音响基本一致，同时在相应部位左右对比以便正确判断叩诊音的变化。在检查患者肝区或肾区有无叩击痛时，检查者可将左手平置于被检查部位，右手握成拳状，用其尺侧叩击左手背，观察或询问被检者有无疼痛感。

（三）叩诊音

叩诊被叩击部位产生的反响称为叩诊音，由于被叩击部位的组织或器官的弹性、含气量以及距离体表深浅不一，因此可产生不同的叩诊音，一般可将叩诊音分为清音、浊音、鼓音、实音和过清音五种。

（1）清音　为正常肺部叩诊音，提示肺组织的弹性、含气量、致密度正常。它是一种频率振动在 100～128 次/秒，持续时间较长，音响不甚一致的非乐性叩诊音。

（2）浊音　是一种音调较高，音响较弱，振动时间较短的非乐性叩诊音。当叩击被少量含气组织覆盖的实质脏器时产生，叩击时音响和振动感均较弱，如叩击心脏、肝脏被肺边缘遮盖的部分，或在病理状态下肺组织含气量减少（如肺炎）时的叩诊音。

（3）鼓音　如同击鼓声，是一种和谐的乐音。与清音相比音响更强，振动持续时间也较长，在叩击含有大量气体的空腔器官时出现，正常时见于左下胸胃泡区和腹部，病理情况可见于肺内空洞、气胸、气腹等。

（4）实音　是一种音调更高，音响更弱，振动时间更短的非乐性叩诊音。叩击实质性脏器，如心或肝所产生的音响，也见于大量胸腔积液或肺实变等。

（5）过清音　介于鼓音与清音之间，是属于鼓音范畴的一种变音，音调较清音低，音响较清音强，为一种类乐性叩诊音。可见于肺组织含气量增多、弹性减弱时，如肺气肿。正常成年人任何部位叩诊均不会出现过清音，但儿童可叩出相对过清音。叩诊音及其特点见表 2－1。

表 2－1　叩诊音及其特点

叩诊音	相对强度	相对音调	相对时限	性质	出现部位	病理情况
清音	响亮	低	长	空响	正常肺	支气管炎
鼓音	响亮	高	较长	鼓响样	胃泡区和腹部	大量气胸、肺空洞、气腹
过清音	更响亮	更低	更长	回响	正常部位不出现	肺气肿、肺内含气增加
浊音	中等	中等	中等	重击声样	心脏、肝脏被肺遮盖的部分	大叶性肺炎
实音	弱	高	短	极钝	实质性器官部分	大量胸腔积液、肺实变

（四）注意事项

1. 被检者体位要舒适、叩诊部位肌肉要松弛否则影响叩诊音调与音响。

2. 叩诊时应保持环境安静。

3. 叩诊应以掌指关节和腕关节活动为主，避免肘关节的运动。

4. 注意对称部位的比较与鉴别。

5. 叩诊时除注意叩诊音的变化外，还应结合手指所感受的局部组织振动的差异进行综合考虑判断。

6. 操作应规范，用力要均匀适当。一般叩诊反应的深度约 5 ~ 7cm。当病灶或检查范围小或位置浅时，宜用轻（弱）叩诊，如确定心、肝相对浊音界和叩诊脾界时；当病变部位范围大或位置深时，则要用中等力度进行叩诊，如确定心、肝绝对浊音界；若病变位置距体表达 7cm 左右时则需用重（强）叩诊。

四、听诊

（一）定义

听诊是直接用耳或借助听诊器，听取身体各部发出的音响，包括语音、呼吸音、咳嗽声和呃逆、嗳气、呻吟、啼哭、呼叫发出的声音、心音、肠鸣音、关节活动音及骨摩擦音等，以帮助临床诊断的一种检查方法。

（二）方法

可分为直接听诊和间接听诊两种方法。

1. 直接听诊法 是用耳直接贴于被检者体表某部位，听取脏器运动时发出的音响，听到的声音一般较弱，现已很少使用，仅在没有听诊器应急时采用。

2. 间接听诊法 是借助听诊器进行听诊。为临床常用方法，应用范围广泛，可用于身体任何部位。临床上除用于心、肺、腹部的听诊外，也经常用于听诊血管音、皮下气肿音肌束颤动音、关节活动音、骨折面摩擦音等的听诊。

（三）注意事项

1. 正确使用听诊器。常用听诊器通常由耳件、体件和软管三部分组成，其长度应与医生的手臂长度相适应。在听诊器佩戴前注意检查耳件方向应向前，佩戴后调整角度，检查软管是否通畅。体件分钟型和膜型两种，前者适用于听诊低调声音，如二尖瓣狭窄的隆隆样舒张期杂音；后者适用于听诊高调声音，如主动脉瓣关闭不全的杂音及呼吸音、肠鸣音。使用钟型体件时，应轻触体表被检查部位，但应避免体件与皮肤摩擦而产生的附加音；使用膜型体件时则应紧触体表被检查部位。

2. 保持环境温暖和安静，避免因外界及寒冷引起肌肉震颤的噪音而影响听诊效果。

3. 检查时应充分暴露被检查部位，避免衣物摩擦听诊器。注意排除其他音响的干扰，如听心音时应注意排除呼吸音干扰，听呼吸音时又要注意排除胸件与皮肤摩擦产生其他杂音的干扰。

4. 根据病情和听诊需要，嘱被检者采取适当体位。

5. 注意力要集中，在听诊肺部时要排除心音干扰，听诊心音时要排除呼吸干扰，必要时要求患者控制呼吸配合听诊。

五、嗅诊

（一）定义

嗅诊是用嗅觉判断发自被检者的各种气味及其与疾病关系的方法。这些气味多来自皮肤、黏膜、呼吸道、胃肠道、呕吐物、排泄物、分泌物、脓液和血液等。

（二）方法

检查者用手将被检者体表或泌、泄、吐、呼出物所散发的气味轻轻扇向自己的鼻部，并仔细判断气味的性质和特点。

（三）常见的异常气味

1. 口臭 口腔发出难闻的气味，一般见于口腔炎症、胃炎等消化道疾病。

2. 汗液　酸性汗味见于风湿热或长期服用阿司匹林的患者。

3. 痰液　痰液呈血腥味见于大量咯血患者；呈恶臭味见于支气管扩张或肺脓肿者。

4. 脓液　脓液有恶臭味时，应考虑气性坏疽。

5. 呕吐物　呕吐物呈酸性为胃内有宿食；呈粪便味应考虑低位肠梗阻；如呕吐物有脓液并有烂苹果味，则应考虑胃坏疽。

6. 粪便　粪便呈腐败臭味见于消化不良；呈腥臭味见于细菌性痢疾；呈肝腥味见于阿米巴痢疾。

7. 尿液　尿液出现浓烈的氨味见于膀胱炎。

8. 呼出气体　呼出气体带蒜味见于有机磷农药中毒；带烂苹果味见于糖尿病酮症酸中毒；带氨味见于尿毒症；肝腥味见于肝性脑病。

第二节　一般检查

PPT

一般检查是对患者全身状态的概括性观察，以视诊为主，配合触诊、听诊和嗅诊进行检查。其内容包括：性别、年龄、体温、脉搏、呼吸、血压、发育与营养、意识状态、面容表情、体位、步态、皮肤及淋巴结检查。

一、性别、年龄

（一）性别

通常以性征来区别。正常成人男女性征明显，不难判断。女性性征与雌激素和雄激素有关，而男性性征仅与雄性激素有关。应注意：某些疾病对性征的影响，如肾上腺皮质肿瘤可使男性乳房女性化；性染色体异常会出现两性畸形；性别与某些疾病发病率之间的关系：如甲状腺疾病和系统性红斑狼疮多发生于女性，消化道肿瘤则多见于男性。

（二）年龄

人的生长、发育和衰老随着年龄的增长而变化。年龄可经问诊获知或通过观察进行估计。观察多以皮肤黏膜的弹性、肌肉的状态、毛发的颜色、面与颈部皮肤皱纹及牙齿的状态等作为依据。应注意年龄同某些疾病发生与预后的关系，如佝偻病、麻疹多见于幼儿与儿童；结核病多见于青少年；动脉硬化、冠心病多发生于老年人。青年患病后易康复，老年人则相对较慢。

二、生命体征

生命体征是评价生命活动质量的重要征象，是体格检查必检项目，包括体温、呼吸、脉搏、血压。

课堂互动

1. 体温测量的方法有几种？各有什么优缺点？
2. 肥胖的诊断标准是什么？肥胖有何危害？

（一）体温

国内一般按摄氏法进行记录。

1. 测量方法和正常范围　测量方法要规范，保证结果准确。体温检测常用方法包括腋测法、口测法和肛测法，近年来还出现了耳测法和额测法。所用体温计有水银体温计、电子体温计和红外体温计。体温测量方法和正常范围见表2－2。

表 2－2 体温测量方法和正常范围

方法名称	体温计放置部位	体温计放置时间	体温正常范围
腋测法	腋窝深处	10 分钟	36～37℃
口测法	头端置于舌下	5 分钟	36.3～37.2℃
肛测法	头端置于肛门内	5 分钟	36.5～37.7℃

腋测法简便、安全，且不易发生交叉感染，为最常见的体温测量方法。测温时，腋窝处应无致热或降温物品，并将腋窝汗液擦干。口测法结果较为准确，但不能用于婴幼儿及神志不清者，测温前 10 分钟内禁饮热水或冰水，测温时不能用口腔呼吸。肛测法测值稳定，多用于婴幼儿及神志不清者，测温时，让患者取侧卧位，将体温计头端涂以润滑剂后，徐徐插入体温计长度的一半为止，5 分钟后读数。

2. 体温的记录方法 体温测定的结果应及时记录于体温记录单上，绘制出体温曲线。多数发热性疾病其体温曲线的变化具有一定的规律性，称为热型，见第一篇第一章第一节。

3. 体温测量误差的常见原因 当体温测量结果与患者的全身状态不一致时，应分析其原因，以免导致诊断和处理上的错误。体温测量误差常见原因有：①测量前未将体温计水银柱甩至 35℃以下，致使测量结果高于实际体温；②腋测法时，由于患者明显消瘦、病情危重或神志不清而不能将体温计夹紧，致使测量结果低于实际体温；③当局部存在冷热物品或刺激时，可对测定结果造成影响，如温水漱口、局部放置冰袋或热水袋等。

（二）呼吸

观察记录患者的呼吸节律和频率，检查方法见本章第五节。

（三）脉搏

观察记录患者的脉搏节律性和频率，检查方法见本章第五节。

（四）血压

观察动脉血压的高低，检查方法见本章第五节。

三、发育与体型

（一）发育

正常与否，根据年龄、智力、身高、体重及第二性征之间关系是否相称来判断。成年以前随年龄增长，体格不断成长，可出现青春期急速成长期，属于正常发育。一般分发育正常与不正常两类。成年人发育正常的指标包括：①头围＝1/7～1/8 身高；②胸围约等于身高的一半；③两上肢平展的长度等于身高；④坐高约等于下肢的长度。

机体发育受种族遗传、内分泌、营养代谢、生活条件及体育锻炼等因素的影响。临床上病态的发育与内分泌的改变有密切关系。青春期前，垂体功能亢进（生长激素分泌过多）可致巨人症；垂体功能减退（生长激素分泌减少或缺如）可致侏儒症。新生儿甲状腺功能减退可致呆小病。性激素分泌受损，可致第二性征改变，男性出现“阉人”征；女性出现乳房发育不良、闭经、体格男性化、发音男声。

（二）体型

是身体生长发育的外观表现，根据个体身高、体质之间的比例不同，将体型分为三种。

1. 正力型 身高与体重呈正常比例关系。

2. 无力型 身材细长、四肢较长、颈细肩窄，胸廓扁平狭长，腹上角呈锐角。

3. 超力型 身材较矮而粗壮、颈粗短、肩平、面红、胸廓宽阔、腹上角呈钝角。发育不正常一般与营养及内分泌功能障碍有关，如维生素 D 缺乏所致的佝偻病，幼年甲状腺功能减退的呆小症，垂体功能障碍致侏儒症、巨人症、肢端肥大症等。

四、营养状态

营养状态可根据皮肤、毛发、皮下脂肪、肌肉的发育情况综合判断，最简便的方法是查看皮下脂肪（最可靠部位是前臂屈侧或上臂背侧下1/3处）的充实程度。临床通常用营养良好、中等和不良三个等级来描述。①营养良好：精神饱满，皮肤有光泽，皮下脂肪丰满而有弹性，黏膜红润，肌肉结实有力，毛发、指甲有光泽，肋间隙及锁骨上窝平坦；②营养不良：精神萎靡，皮肤干燥无光泽，皮下脂肪菲薄无弹性，黏膜苍白，肌肉松弛无力毛发稀少，指甲粗糙而无光泽，肋间隙及锁骨上窝凹陷；③营养中等介于上述两者之间。

测量体重和计算体重指数（BMI）是评估营养状态的常用方法。目前常用的标准体重估计公式为：体重（kg）= 身高（cm）- 105；BMI = 体重（kg）/身高^2（cm）。临床上常见的营养状态异常包括营养不良和营养过度两种。

（一）营养不良

主要表现是体重减轻，体重减轻超过标准体重的10%时称为消瘦，也有人主张体重减轻超过标准体重的10%为低体重，低于标准体重的20%为消瘦。目前国内外多用BMI判定消瘦，BMI < 18.5为消瘦。极度消瘦称恶病质。恶病质多由于长期摄食或消化功能障碍或消耗性疾病如恶性肿瘤、结核病等引起。引起营养不良的常见原因如下。

1. 摄食障碍 多见于食管、胃肠道疾病，神经系统及肝胆、肾脏等疾病引起的恶心、呕吐等。

2. 消化吸收障碍 多见于消化系统疾病（胃、肠、胰腺、肝脏、胆囊等）引起消化液和酶的合成分泌减少，影响消化。

3. 消耗过度 见于消耗性疾病，如甲状腺功能亢进症、活动性结核、恶性肿瘤、代谢、内分泌疾病等，出现碳水化合物、脂肪、蛋白质消耗过多。

（二）营养过度

主要表现为体重增加，体重超过正常的20%时称为肥胖，根据BMI判定，WHO标准为BMI≥30为肥胖，我国标准BMI≥28为肥胖。肥胖分为原发性肥胖和继发性肥胖两种。

1. 原发性肥胖 又称单纯性肥胖，无明显原因，多与摄食过多或运动减少及遗传有关。

2. 继发性肥胖 主要原因是某些内分泌疾病，如下丘脑、垂体病变、肾上腺皮质功能亢进症、甲状腺功能减退症、性腺功能减退症等。

五、意识状态

意识是大脑功能活动的综合表现，即对环境的反应状态。正常人意识清晰、反应敏锐准确、思维合理，语言清晰、表达能力正常；凡影响大脑功能活动的疾病会引起不同程度的意识改变，如兴奋不安、思维紊乱、语言表达能力不佳或失常、情感活动异常、无意识动作增加等，此种状态称为意识障碍。根据意识障碍的程度可将其分为嗜睡、意识模糊、昏睡、谵妄及昏迷。

1. 嗜睡 是最轻的意识障碍，是一种病理性倦睡。患者陷入持续性睡眠状态，可被唤醒，并能正确回答和做出各种反应，但当刺激去除后很快又再入睡。

2. 意识模糊 较嗜睡为深的一种意识障碍，意识水平轻度下降，患者能保持简单的精神活动，但对时间、地点、人物的定向能力障碍。

3. 昏睡 是接近不省人事的意识状态。患者处于熟睡状态，不易唤醒。在强烈刺激（压框上神经或摇动身体等）下可被唤醒，但很快又再入睡。醒时答话含糊或答非所问。

4. 谵妄 是一种兴奋性增高的高级神经中枢急性活动失调状态，临床表现为意识模糊、定向力丧失，感觉错乱（幻觉、错觉）、躁动不安、言语杂乱。由于病因不同，有些患者可以康复，有些则发展为昏迷。可见于高热（极期）、药物中毒（颠茄类药物中毒、酒精中毒）、代谢障碍（肝性脑病）、中枢神经系统疾患等。

5. 昏迷 是最严重的意识障碍，表现为意识持续中断或完全丧失。按程度分为以下三个阶段。

（1）轻度昏迷 意识大部分丧失，无自主运动，对声、光刺激无反应，对疼痛刺激尚可出现痛苦的表情或肢体退缩等防御反应。角膜反射、瞳孔对光反射、眼球运动、吞咽反射等可存在。

（2）中度昏迷 对周围事物及各种刺激均无反应，对剧烈刺激可出现防御反射。角膜反射减弱，瞳孔对光反射迟钝，眼球无转动。

（3）深度昏迷 全身肌肉松弛，对各种刺激全无反应。深浅反射全消失。

六、语调与语态

语调指语言过程中的音调。神经和发音器官病变可致音调发生改变，如喉炎、结核、肿瘤可致声音嘶哑，脑血管意外可致语调变浊、发音困难，喉返神经麻痹可致语调降低、言语共鸣消失；语音障碍分为：失音、失语（运动性失语、感觉性失语）和口吃。

语态是指语言过程中的节奏，震颤麻痹、舞蹈症、手足徐动症等可出现语言节奏紊乱、语言不畅、快慢不均、音节不清。

七、面容与表情

面容与表情常反映患者的精神状态与病情程度。健康人面色红润表情自然、患者病后可出现某些病态，某些疾病常具有特殊面容与表情。

临床常见的面容有以下几种。

1. 急性病容 面色潮红，兴奋不安，鼻翼扇动，口唇疱疹，表情痛苦。多见于急性感染性疾病，如肺炎球菌肺炎、疟疾、流行性脑脊髓膜炎等。

2. 慢性病容 面容憔悴，面色晦暗或苍白无华，目光暗淡。见于慢性消耗性疾病，如恶性肿瘤、肝硬化、严重结核病等。

3. 贫血面容 面色苍白，唇舌色淡，表情疲惫。见于各种原因所致的贫血。

4. 肝病面容 面部消瘦呈黯黄色，眼窝下陷，双目无神，表情忧虑。见于晚期肝硬化及肝癌等。

5. 肾病面容 面色苍白，双睑颜面浮肿，舌色淡，舌缘有齿痕。见于慢性肾脏疾病。

6. 甲状腺功能亢进面容 面容惊愕，眼裂增宽，眼球凸出，目光炯炯，兴奋不安，烦躁易怒。见于甲状腺功能亢进症。

7. 黏液性水肿面容 面色苍黄，颜面浮肿，睑厚面宽，目光呆滞，反应迟钝，眉毛、头发稀疏、舌色淡，肥大。见于甲状腺功能减退症。

8. 二尖瓣面容 面色晦暗，双颊紫红，口唇轻度发绀。见于风湿性心瓣膜病二尖瓣狭窄。

9. 肢端肥大症面容 头颅增大，面部变长，下颌增大，向前突出，眉弓及两颧突起，唇舌肥厚，耳鼻增大。见于肢端肥大症。

10. 伤寒面容 表情淡漠，反应迟钝，呈无欲状。见于肠伤寒、脑脊髓膜炎、脑炎等高热衰竭患者。

11. 苦笑面容 又称痉笑面容，发作时牙关紧闭，面肌痉挛，呈一种特殊痛苦病态，见于破伤风。

12. 满月面容 面圆如满月，皮肤发红，常伴痤疮和小须。见于 Cushing 综合征及长期应用糖皮质激素者。

13. 面具面容 面部呆板，无表情。见于震颤麻痹、脑炎等。

14. 垂危面容 面色苍白或灰暗、眼窝及颊部下陷、颧骨突出，两眼无神、额部冷汗，见于大出血、严重休克、脱水、急性脑膜炎等。

八、体位

不同的疾病及意识状态使患者主动或被动地采取不同的体位。根据不同体位对某些疾病的诊断具有一定意义。常见有：

1. 自主体位 身体活动自如不受限制，见于轻型患者或一般情况良好的患者，也有部分患者病情虽严重而体位仍不受限制。

2. 被动体位　不能自己随意调整体位及移动肢体位置，见于极度衰弱或意识丧失的人。

3. 强迫体位　是由于某种疾病或为减轻痛苦，被迫采取一定的体位。常见的强迫体位有以下 8 种。

（1）强迫仰卧位　见于急性腹膜炎。

（2）强迫俯卧位　见于脊柱疾病。

（3）强迫侧卧位　见于一侧胸膜炎和大量胸腔积液患者。

（4）强迫坐位　也称端坐呼吸，见于心肺功能不全患者。

（5）强迫蹲位　见于先天性发绀型心脏病。

（6）强迫停立位　见于心绞痛患者。

（7）辗转体位　见于胆石症、胆道蛔虫症、肾绞痛等。

（8）角弓反张位　患者颈及脊背肌肉强直，以致头向后仰，胸腹过伸，躯干呈弓形，见于破伤风及小儿脑膜炎。

九、姿势与步态

姿势是指举止的状况，而步态则是指走动时所表现的姿态。健康人躯干端正，动作自如，步态稳健。在某些疾病时，可引起异常的姿势与步态，如脊柱、四肢疾病患者因病变或疼痛而弯腰或跛行。常见步态有以下 7 种。

1. 蹒跚步态　走路时身体左右摇摆似鸭状步态，见于佝偻病、大骨节病、进行性肌营养不良及双侧先天性髋关节脱位等。

2. 醉酒步态　行走时躯干重心不稳，步态紊乱呈醉酒状，见于小脑疾患、酒精中毒者。

3. 慌张步态　起步后小步急速趋行，身体前倾的慌张步态见于震颤性麻痹患者。

4. 共济失调步态　行走时将足高抬，骤然落下，双目向下注视，两脚间距较宽，闭目时摇晃不稳，见于脊髓痨患者。

5. 跨阈步态　行走时必须抬高下肢才能起步，是腓总神经麻痹患者足下垂所至。

6. 剪刀式步态　因双下肢及张力增高，尤以内收肌张力增高明显，故移步时下肢过度内收，两腿交叉前行呈剪刀状。见于脑瘫与截瘫患者。

7. 间歇性跛行　患者因下肢突然酸痛乏力，步行中被迫停止行进，需要休息后方能继续行进。见于高血压、动脉硬化患者。

十、皮肤检查

皮肤检查的方法以视诊为主，有时也须配合触诊才能得到更清楚的印象。检查最好在自然光或日光灯下进行，室内温度应适宜，过冷或过热都会影响检查结果。

1. 颜色　注意检查皮肤有无发红、苍白、黄染、发绀、色素沉着或脱失等改变，并观察病变的部位及范围。皮肤发红见于饮酒、运动、日晒、发热、烫伤、丹毒和蜂窝织炎等；苍白见于恐惧、贫血、虚脱、休克及主动脉瓣关闭不全；发绀见于缺氧性疾病；皮肤黄染主要见于黄疸、胡萝卜血症和长期服用含有黄色素的药物；色素沉着可见于肝硬化、肝癌晚期、肾上腺皮质功能减退及服用某些药物（白消安、砷剂等）后；色素脱失见于白癜风和白化病等。此外，黏膜白斑可能为癌前病变，应予以重视。

2. 温度、湿度　健康者皮肤温暖。全身皮肤发热可见于发热、甲状腺功能亢进、日晒及过度运动，发凉见于休克及甲状腺功能低下；局部皮肤发热见于静脉炎、蜂窝织炎、疖肿及局部烫伤，肢端发凉见于雷诺病。皮肤的湿度随环境温度、湿度、机体活动量及体温的改变而改变。正常人皮肤比较湿润，但随着年龄的增加可变得比较干燥。皮肤多汗可见于风湿病、结核病、佝偻病及甲状腺功能亢进症；皮肤干燥无汗见于维生素 A 缺乏症、硬皮病、干燥综合征、严重脱水。

3. 弹性　皮肤弹性取决于被检者的年龄、营养状况及组织间隙中水分的含量。检查皮肤弹性常取手背或上臂内侧部位，用示指和拇指将皮肤捏起，正常人松手后皱褶立即平复，弹性减弱时皱褶恢复缓慢。

弹性减弱可见于老年人、营养不良和脱水患者。

4. 皮疹 皮疹是诊断某些疾病的重要依据。若发现皮疹，应详细观察皮疹分布、形态、颜色、大小、压之是否褪色、平坦或隆起、发展顺序及消退时间等。常见皮疹有以下几种。

（1）斑疹 局部皮肤发红，边界清楚，大小不等，不高出皮面，见于斑疹伤寒、丹毒、多形性红斑等。

（2）丘疹 局部皮肤颜色改变，并高出皮面，见于药物疹、麻疹、猩红热、湿疹等。

（3）斑丘疹 在丘疹周围有皮肤发红的底盘，见于风疹、药物疹和猩红热。

（4）玫瑰疹 为一鲜红色圆形斑疹，直径2～3cm，为病灶周围血管扩张所致。为伤寒和副伤寒的特征性皮损。

（5）荨麻疹 为高出皮面的苍白色或红色的局限性水肿，见于各种异性蛋白性食物或药物过敏。

（6）疱疹 为高出皮面、大小不等、充满浆液或脓液的小水疱，见于单纯疱疹和带状疱疹、天花、水痘、疥疮、脓疱疮等。

5. 脱屑 皮肤脱屑常见于皮肤角化层的不断角化和更新，常态下一般不宜察觉。病理状态下可见大量皮肤脱屑，米糠样脱屑见于麻疹；片状脱屑见于猩红热；银白色脱屑见于银屑病。

6. 皮下出血 根据皮下出血的直径，可将其分为以下几种：①出血面积直径不超过2mm称为瘀点；②直径3～5mm称为紫癜；③直径超过5mm为瘀斑；④片状出血并伴有皮肤显著隆起称为血肿。皮肤黏膜出血见于血液病、重症感染、药物中毒等。

7. 蜘蛛痣和肝掌 蜘蛛痣是皮肤小动脉末端分支性扩张所形成的血管痣，形似蜘蛛，故称为蜘蛛痣。蜘蛛痣大多出现在上腔静脉分布的区域，如面、颈、上肢、前胸和肩部等处，检查时用火柴杆压迫痣中心，其辐射状小血管网即褪色，压力解除后又复出现。见于慢性肝炎或肝硬化患者及健康妊娠妇女，其发生机制可能与体内雌激素升高有关。此外，肝硬化患者手掌的大、小鱼际处常发红、压之褪色，称肝掌。

8. 水肿 水肿是皮下组织的细胞内及组织间隙液体潴留过多所致。检查时用拇指压迫小腿胫骨前、内踝、足背及腰骶部，按压后在该处呈现凹陷即为可凹性水肿。根据水肿的程度，可分为轻、中、重三度。

9. 皮下气肿 皮下气肿是气体进入皮下组织所致，触诊时可出现捻发感或握雪感，主要见于肺、气管、胸膜损伤或破裂，亦可见于产气杆菌感染。

10. 皮下结节 常见的皮下结节如下。①风湿结节：位于关节、骨隆突附近，圆形质硬无压痛的皮下结节。见于风湿热和风湿性疾病。②囊蚴结节：躯干、四肢皮下黄豆大小的结节，表面平滑，无压痛，与皮肤无粘连，质地坚韧；见于囊尾蚴病（囊虫病）。③痛风结节：又称痛风石，一般出现于耳廓、跖趾、指（趾）关节及掌指关节等部位，为痛风等特征性病变。④结节性红斑：多见于年轻女性，好发于小腿伸侧，多为对称，大小不一、数目不等的疼痛性结节。皮损先为红色变为紫色，最后为黄色，数日或数周内消退，不留疤痕。见于溶血性链球菌感染或自身免疫性疾病。⑤其他：脂膜炎结节可见于脂膜炎；动脉炎结节可见于结节性多发性动脉炎；Osler小结见于感染性心内膜炎。

11. 瘢痕 外伤或病变愈合后新生结缔组织的斑块，称为瘢痕。外伤、感染及手术均可在皮肤上留有瘢痕，为曾患某些疾病的证据。

12. 压疮 又称褥疮，为局部组织长期受压，发生持续性缺血、缺氧、营养不良所致的皮肤损害。

13. 毛发 毛发的颜色、曲直与种族有关，分布、多少和颜色可因性别与年龄而不同，同时受遗传、营养、精神状态和疾病因素的影响。正常成年人，男性一般体毛较多，阴毛呈菱形分布；女性阴毛较少，多呈倒三角形分布。中年以后毛发根部血运和细胞代谢减退，头发可逐渐减少或色素脱失形成秃顶或白发。病理情况下，毛发增多或减少可见于一些内分泌疾病。库欣综合征可使毛发增多；化疗药物、伤寒、垂体前叶功能减退症、甲状腺功能减退症等时毛发减少。

十一、淋巴结检查

人体淋巴结有600～700个，临床上一般只检查身体各部表浅的淋巴结。健康人表浅淋巴结很小，直径多在0.2～0.5cm之间，质地柔软，表面光滑，不易触及，无压痛，与毗邻组织无粘连。

1. 检查方法　检查淋巴结时，一定要按顺序进行，以免遗漏，一般可自枕骨下、耳后、耳前、颌下、颏下、颈后、颈前、锁骨上窝、腋窝、滑车上、腹股沟直至腘窝等处淋巴结。检查颌下及颈部淋巴结时，应让被检者头稍低下，使局部松弛后，进行滑动触诊，检查颈部淋巴结时，也可站在被检者背后进行触诊。检查腋窝时，使被检者前臂稍向外展，检查者以右手检查左侧，以左手检查右侧，触诊由浅入深，直至腋窝顶部。滑车上淋巴结的检查法：检查左侧时，检查者左手托被检者的左上臂，用右手指在滑车上由浅入深地进行触摸；反之检查右侧。

2. 淋巴结肿大的意义　淋巴结肿大可分为局限性与全身性。局部淋巴结肿大的原因有以下几种。

（1）非特异性淋巴结炎　由附近组织的局部炎症引起，常见的如化脓性扁桃体炎，齿龈炎可引起颌下或颈部淋巴结肿大。淋巴结质地柔软、有压痛、表面光滑无粘连。

（2）淋巴结结核　常发生在颈部血管周围的淋巴结，可有粘连，晚期可破溃并发生瘘管，愈合后可形成瘢痕。

（3）恶性肿瘤的淋巴结转移　身体各部位器官的恶性肿瘤均可向所属淋巴结转移，如胃癌转移致左锁骨上淋巴结肿大，胸部癌肿转移致右锁骨上淋巴结肿大。转移的淋巴结质地坚硬，无压痛、易粘连而固定。

全身淋巴结肿大，可遍及全身表浅的淋巴结，大小不等，无粘连，常见于淋巴结细胞白血病、淋巴瘤、传染性单核细胞增多症等。

第三节　头部检查

PPT

一、头发、头皮、头颅

（一）头发

注意头发的颜色、数量、分布、质地、有无脱发。头皮脂溢性皮炎、发癣、甲状腺功能减退、伤寒等可使头发脱落，也可由射线或抗癌药物所致。

（二）头皮

观察头皮有无头屑、头癣、炎症、外伤及瘢痕等。

（三）头颅

注意头颅大小、形状、头发、运动异常和小儿的前囟情况。头颅的大小以头围来衡量，测量方法是以软尺自眉间绕到颅后通过枕骨粗隆。新生儿头围约34cm，成人头围应在53cm或以上。头颅的大小异常或畸形可成为一些疾病的典型体征。临床常见如下：

1. 小颅　因小儿囟门过早闭合引起，常伴智力发育障碍。

2. 巨颅　脑积水小儿呈大头畸形，伴颜面很小，双目下视，又称“落日现象”。

3. 方颅　头顶平坦呈方形，多见于小儿佝偻病。

4. 尖颅　因矢状缝和冠状缝过早闭合所致，见于先天性尖颅并指(趾)畸形即Apert综合征。

5. 长颅　颅骨顶至下颌部的长度明显增大，见于Manfan综合征及肢端肥大症。

6. 变形颅　以颅骨增大变形为特征，同时伴有长骨骨质增厚弯曲，见于变形性骨炎（Paget病）。

头部运动异常，一般视诊即可发现。头部运动受限见于颈椎疾病；头部不随意地颤动，见于震颤麻痹；与颈动脉搏动一致的点头运动，见于严重主动脉瓣关闭不全。

二、颜面及其器官

（一）眼

1. 眼眉　正常眉毛呈均匀分布，不易脱落。如眉外1/3过分稀疏或脱落见于麻风、垂体前叶功能减退症（席汉综合征）、黏液水肿等。

2. 眼睑 ①眼睑水肿：眼睑组织疏松，轻度或初发水肿皆可在眼睑表现出来，见于急、慢性肾炎、重症贫血及营养不良、血管神经性水肿（多限于一侧）等。有时健康人用低枕睡眠或睡眠不足亦可出现水肿。②睑内翻：由于瘢痕形成使眼睑缘向内翻转，见于沙眼。③眼睑下垂：双侧眼睑下垂见于先天性上睑下垂、重症肌无力。单侧上睑下垂见于动眼神经麻痹。④眼睑闭合无力：单侧闭合障碍见于面神经麻痹，双侧闭合障碍见于甲状腺功能亢进。

3. 泪囊 嘱被检者向上看，检查者双手拇指轻压双眼内眦下方，挤压泪囊，观察有无泪液或分泌物溢出。有黏液脓性分泌物溢出，考虑慢性泪囊炎，急性炎症时避免此操作。

4. 结膜与巩膜 注意结膜有无充血、苍白、颗粒、滤泡、疤痕及水肿；巩膜有无黄染。

（1）结膜 分睑结膜、穹窿部结膜与球结膜三部分。检查下睑结膜时，嘱被检者向上看，检查者用示指将下睑向下翻开，则下睑结膜露出。检查上睑结膜时，嘱被检者向下看，检查者用示指和拇指捏起上睑中部边缘，轻轻向前下方牵拉，同时将睑缘向上捻转，则上睑结膜露出。如出现充血见于结膜炎；出血见于某些传染病的早期，如麻疹、斑疹伤寒、流行性出血热等；散在瘀点，可见于亚急性心内膜炎；颗粒与滤泡见于沙眼；苍白见于贫血。

（2）巩膜 正常为瓷白色或青白色，巩膜黄染可见于黄疸。

5. 角膜 正常角膜为透明光亮，无混浊、白斑、云翳及溃疡等。维生素 A 缺乏、角膜炎及外伤时可发生角膜软化、溃疡或浑浊。白斑和云翳发生在瞳孔部位可影响视力。老年人的角膜周围可出现灰白色浑浊环，称为老年环，是由于类脂沉着所致。角膜边缘若出现黄色或棕褐色环，见于肝豆状核变性（Wilson's 病）。

6. 眼球 注意眼球的外形、运动、震颤及眼压等。

（1）眼球突出与下陷 双侧眼球突出见于甲状腺功能亢进，甲亢眼征包括 ①Stellwag 征：瞬目减少，双目炯炯有神。②Graefe 征：上睑迟滞或不随眼球下视。③Joffroy 征：眼球上视时，前额皮肤不能皱起。④Mobius 征：辐辏减弱。⑤上睑挛缩，睑裂增宽。单侧眼球突出，多由于局部炎症或眶内占位性疾病所致。双侧眼球凹陷见于严重脱水、消瘦，老年人球后脂肪萎缩。单侧眼球凹陷见于 Horner 综合征和眶尖骨折。

（2）眼球运动 嘱被检者头部不动，眼球随医生手指所示方向做上、下、左、右和旋转运动，观察是否正常。斜视见于动眼神经、外展神经受损，如颅内炎症、脑出血、脑肿瘤等；眼球震颤多见于耳源性眩晕、小脑疾病等。

（3）眼压 眼压增高见于青光眼；眼压降低见于眼球萎缩或脱水。

7. 瞳孔 注意瞳孔的大小、形状、双侧是否等大、等圆，对光反射及调节反射等。

（1）瞳孔大小 正常瞳孔两侧等大等圆，直径 3～4mm。婴儿、老年人及光亮处瞳孔较小。青少年、精神兴奋或在暗处时瞳孔稍大。瞳孔缩小见于有机磷农药、吗啡等中毒；瞳孔扩大见于视神经萎缩、阿托品药物反应；瞳孔散大见于濒死状态；双侧瞳孔大小不等，提示颅内病变。

（2）瞳孔对光反射 检查时用手隔开两眼，持电筒照射一侧瞳孔，出现同侧瞳孔收缩，此为直接对光反射，同时出现另一侧瞳孔收缩，此为间接对光反射。昏迷患者瞳孔对光反射迟钝或消失。

（3）调节与辐辏反射 嘱被检者注视 1m 以上的目标（手指），然后将目标迅速移近眼球 20cm 处。正常人瞳孔逐渐缩小，称为调节反射。如同时双侧眼球向内聚合，称为辐辏反射。动眼神经功能损害时，调节反射和辐辏反射均消失。甲状腺功能亢进时辐辏反射消失。

8. 眼功能检查 眼功能检查包括视力、色觉及眼底检查。参见眼科学教材。

（二）耳

1. 外耳及乳突 注意外耳道有无红肿及分泌物，外耳有无畸形、小结节及牵拉痛，乳突有无压痛，还应注意听力有无障碍。外耳道炎时局部有红肿、疼痛，并有耳部牵拉痛。慢性化脓性中耳炎患者的外耳道常有脓性分泌物，乳突炎时突部有压痛，有血液或脑脊液时提示颅底骨折。

2. 中耳 注意鼓膜是否有穿孔，穿孔位置，如有溢脓且恶臭，可能为表皮样瘤。

3. 听力　检查粗测方法为：让被检者闭目静坐，检查者位于其后，一手握表或以手指互相摩擦自以外逐渐移至患者耳部，直至令患者听到声音为止。听力减退见于外耳道异物、听神经损害等。

（三）鼻

1. 外形　有无鼻外形改变，如酒渣鼻、蛙鼻、鞍鼻等。

2. 鼻腔　如鼻腔有大量水样分泌物，见于过敏性鼻炎；黏液脓性分泌物常见于慢性鼻炎和鼻窦炎；如有血性鼻涕者，有鼻腔或鼻窦肿瘤的可能；鼻出血除鼻本身疾病所致外，血液病为常见病因。注意鼻中隔有无弯曲和穿孔。

3. 鼻窦　鼻窦炎时可出现鼻窦区压痛。检查压痛方法如下。

（1）上颌窦　检查者双手固定于患者的两侧耳后，将拇指分别置于两侧颧部向后按压。

（2）额窦　检查者一手扶持患者枕部，用另一手置于眼眶上面内侧用力向后按压。

（3）筛窦　检查者一手扶持患者枕部，以另一只手拇指置于鼻根部与眼内角之间向筛窦方向加压。

（4）蝶窦　因解剖部位较深，不能进行体表检查。

（四）口

1. 口唇　健康人口唇红润光泽。口唇苍白见于休克、主动脉瓣关闭不全和贫血；发绀表示缺氧；口唇周围疱疹常见于急性传染病；脱水时可干燥、皲裂；口唇肥厚增大见于黏液性水肿及肢端肥大症等。

2. 口腔黏膜　注意有无溃疡、出血、充血及黄染。麻疹患者颊部黏膜相当于第二磨牙处可出现针尖样大小的白色斑点，称为麻疹黏膜斑（Koplik 斑），为麻疹的早期特征。黏膜上有白色或灰白色凝乳块状物，称为鹅口疮，为白色念珠菌感染，多见于衰弱的患儿或老年患者，也可出现于长期使用广谱抗生素和抗癌药之后。

3. 牙齿及牙龈　牙齿注意有无龋齿、残根及义齿。正常成人有 32 颗牙齿，淡黄色有光泽，排列整齐。观察牙龈有无肿胀、溢脓、出血及色素沉着。正常牙龈为粉红色，不易出血。

4. 舌　注意舌的颜色、位置、运动及舌苔等。正常舌为粉红色，覆有白色舌苔。大小适中且对称。

5. 咽、扁桃体　嘱被检查者张口发“啊”音，以压舌板压舌的前 2/3 处，可见腭、软腭、悬雍垂、扁桃体及咽后壁的情况。注意有无充血、溃疡、分泌物或伪膜。急性扁桃体炎时，可见扁桃体局部红肿，表面有黄白色渗出物或伪膜，容易剥离。扁桃体肿大可分为三度：Ⅰ度扁桃体肿大不超过咽腭弓；Ⅱ度扁桃体肿大超过咽腭弓；Ⅲ度扁桃体肿大接近中线。

第四节　颈部检查

PPT

（一）颈部外形及运动

正常人颈部两侧对称，活动自如。头部向一侧偏斜称为斜颈，见于颈肌外伤、疤痕收缩、先天性颈肌挛缩或斜颈。颈部强直（颈强直或颈抵抗）为脑膜刺激现象之一，见于脑膜炎、蛛网膜下腔出血等。颈部活动受限亦可见于颈部肌肉劳损、颈部组织炎症、颈椎病变等。如头不能抬起，见于严重消耗性疾病的晚期、重症肌无力等。

（二）颈部血管

1. 颈动脉搏动　正常人静息下看不到颈动脉搏动，在心排血量增加及脉压增大时可见到颈动脉搏动，如主动脉瓣关闭不全、高血压、甲状腺功能亢进及严重贫血等。

2. 颈静脉怒张及搏动　正常人在立位或坐位时颈外静脉常不显露，平卧位时充盈的水平仅限于锁骨上缘至下颌角距离的下 1/3 处。若取 45°角半卧位，充盈度超过正常水平，或立位与坐位时可见明显静脉充盈，称为颈静脉怒张。颈静脉怒张提示静脉压增高，见于右心衰竭、缩窄性心包炎、心包积液或上腔静脉回流受阻。三尖瓣关闭不全时可看到明显的颈静脉搏动。

3. 肝颈静脉回流征 在右心衰竭患者，如按压其肿大的肝脏时，则颈静脉充盈更为明显，称肝颈静脉回流征阳性，是右心衰竭的重要征象之一，也可见于渗出性或缩窄性心包炎。

（三）甲状腺

1. 视诊 嘱被检者坐位，头稍后仰，做吞咽动作，观察甲状腺大小及是否对称。正常甲状腺多不易看到，女性青年发育期甲状腺可略增大。

2. 触诊 患者取坐位，检查者用右手拇指与示指触甲状腺处，让患者做吞咽动作，如随吞咽运动而上下移动者则为甲状腺；另一方法为检查者站在患者的后面，用双手指触摸甲状腺。检查时应注意其大小、硬度、有无结节、有无压痛、两侧是否对称、有无细震颤等。

甲状腺肿大可分为三度：Ⅰ度不能看出肿大但能触及；Ⅱ度能看到肿大又能触及，但在胸锁乳突肌以内；Ⅲ度超过胸锁乳突肌外缘。

3. 听诊 如有甲状腺肿大，应注意有无血管杂音，甲状腺功能亢进时可听到低调的连续性血管杂音。

（四）气管

正常气管居中，在胸骨上窝前正中线上。让受检者头居中位，检查者用右手中指置于气管上，示指与无名指分别置于两侧胸锁关节处，看中指是否与其他两指等距离，以判断气管是否移位。气管移位对诊断胸部疾病有重要意义。当一侧胸腔积液、积气、纵隔肿瘤时，气管被推向健侧；当一侧肺不张、胸膜增厚及粘连时，气管被牵拉向患侧。

第五节 胸部检查

PPT

课堂互动

1. Louis 角和第 7 颈椎棘突有何临床意义？肺部听诊的内容有哪些？
2. 心脏听诊时各瓣膜的听诊位置在哪？心房颤动的体征特点有哪些？

一、胸部的体表标志

（一）骨骼标志

1. 胸骨 胸骨由胸骨柄、胸骨体构成，下与剑突相连。

2. 胸骨角（又称 Louis 角） 胸骨柄与胸骨体交界处的突起。标志气管分叉、主动脉弓或心房上缘、第 4 胸椎下缘，是上下纵隔交接处。胸骨角与第 2 肋软骨相连，为计数肋骨的标志。

3. 肩胛下角 相当于第 7 ~ 8 肋间水平。

4. 第 7 颈椎棘突 为计算胸椎的标志。

5. 胸骨下角 正常人 70° ~ 110°，肝左叶、胃、胰在此区域。

6. 肋脊角 第 12 肋骨与脊椎夹角称肋脊角，肾、输尿管上端位于此角内。

（二）胸部体表垂直线

常用的有：前正中线、锁骨中线、腋前线、腋中线、腋后线、肩胛下角线和后正中线。还有胸骨线和胸骨旁线但不常用。

（三）自然陷窝、解剖区域

1. 自然陷窝 ①胸骨上窝；②锁骨上窝；③锁骨下窝；④腋窝；⑤肋间隙作为体格检查描述时的横坐标。

2. 解剖区域 ①肩胛上区；②肩胛下区；③肩胛间区。

（四）肺和胸膜的界限

肺下界最重要，分别位于锁骨中线第6肋间、腋中线第8肋间和肩胛线第10肋间。

二、胸壁、胸廓与乳房

（一）胸壁

检查时应注意静脉、皮下气肿、胸壁压痛、肋间隙。

1. 胸壁静脉 上腔静脉阻塞时，静脉血流方向自上而下；下腔静脉阻塞时，静脉血流方向自下而上。

2. 皮下气肿 按压皮下气肿部位可出现捻发感或握雪感，见于气管、支气管或胸膜受损，也可见于局部产气杆菌感染。

3. 胸壁压痛 局部压痛见于肋间神经炎、肋软骨炎、肋骨骨折、胸壁软组织炎。

4. 肋间隙 吸气时肋间隙回缩，见于胸膜腔以外的呼吸道阻塞；肋间隙膨隆见于大量胸腔积液、张力性气胸、严重肺气肿、主动脉瘤、胸壁肿瘤。

（二）胸廓

正常胸廓呈圆柱形，两侧大致对称。成人胸廓前后径与横径之比约为1∶1.5。胸廓外形的改变包括：①扁平胸：前后径小于横径的一半，见于肺结核，瘦长体型者等。②桶状胸：前后径≈横径，见于肺气肿，老年人等。③佝偻病胸：可见鸡胸，佝偻病串珠，肋膈沟，漏斗胸。④胸廓单侧变形：一侧胸腔积液、大量气胸、代偿性肺气肿。⑤脊柱畸形引起的胸廓改变。⑥胸廓局部隆起、凹陷：局部隆起见于心脏明显增大、大量心包积液、主动脉瘤及胸内、胸壁肿瘤等；单侧局限凹陷见于肺不张、肺萎陷、肺纤维化、广泛肺结核、胸膜肥厚、粘连、胸部手术等。

（三）乳房

正常儿童及男子乳房一般不明显。乳头位于锁骨中线第四肋间，两侧对称。女子乳房青春期逐渐长大呈半球形，乳头呈圆柱形，乳晕及乳头有色素沉着。检查方法以视诊和触诊为主，先健侧后患侧：检查左侧从外上部开始沿顺时针方向，右侧沿逆时针方向。

1. 视诊 ①对称：正常人大致对称，不对称见于发育不全、先天畸形、炎症或肿瘤。②表面情况：皮肤红肿多见于乳房的炎症性病变、炎性乳腺癌；皮肤局部凹陷呈橘皮状多见于乳腺癌；溃疡、瘢痕及瘘管多见于晚期乳腺癌、结核等。③乳头位置内陷：乳腺癌。④乳晕色素变化：加深见于深棕色、妊娠、肾上腺皮质功能减退。

2. 触诊 分为四个象限，采用滑行触诊法：手指、手掌平置于乳房上，从外上沿顺时针由浅入深触摸全部乳房。①硬度和弹性：不同时期乳房质地不同，青年人，软、均一性；月经期，紧张感；妊娠期，柔韧感；哺乳期，结节样感。②压痛：见于炎症或乳腺增生。③包块：分良性和恶性，应注意大小、部位、质地、活动度、压痛、边界、数目、与皮肤的关系，还应注意是否有腋窝或锁骨上窝淋巴结肿大。

3. 乳房异常体征及临床意义 ①乳腺红、肿、热、痛：急性乳腺炎、脓肿。②乳腺溃疡、瘘管：慢性乳腺炎、结核。③乳腺皮肤及乳头内陷：乳腺癌。④乳头异常分泌物：血性，癌；清亮或黄，慢性囊性乳腺炎。男性，内分泌、肝硬化。⑤乳腺结节包块：肿瘤、纤维瘤、结核、乳腺增生等。

三、肺和胸膜

（一）视诊

包括呼吸运动、呼吸频率、呼吸节律。

1. 呼吸运动

（1）正常人 ①腹式呼吸：男性、儿童以腹式呼吸占优，以胸廓下部和膈肌运动为主要运动的呼吸形式。②胸式呼吸：女性主要的呼吸形式，肋间肌较为重要。

（2）呼吸幅度改变 ①呼吸运动减弱或消失：单侧或局限减弱见于肺炎、结核、肿瘤、肺不张、胸膜炎；双侧减弱见于肺气肿、中毒、中枢神经病变等。②呼吸运动增强：高热、酸中毒。

（3）呼吸形式改变 ①胸部（包括胸膜、胸壁）疾病时，以腹式呼吸为主。②腹部（包括腹膜、腹壁）疾病、妊娠时，以胸式呼吸为主。

（4）呼吸困难 ①吸气性呼吸困难：上呼吸道阻塞可引起胸骨上窝、锁骨上窝、肋间隙或腹上角向内凹陷，称为"三凹征"。因吸气时间延长，又称为吸气性呼吸困难，见于大呼吸道部分梗阻，如气管异物、肿瘤等。②呼气性呼吸困难：下呼吸道阻塞患者可出现以呼气时间延长为特征的呼气性呼吸困难，见于支气管哮喘和阻塞性肺气肿。③混合性呼吸困难：见于肺气肿。

（5）Litten 现象 又称膈波影，是借助光线照射显示膈肌运动的一种现象，将光源置于被检者的头侧或足侧，检查者位于光源的正对面或侧面，视线平上腹部，当被检者吸气时可见一条狭窄阴影自腋前线第 7 肋间向第 10 肋间移动。吸气时，自下而上回归原位。此为膈肌随呼吸而上下移动之故。正常膈肌膈波影移动范围 6cm，其临床意义同肺下界移动度。

2. 呼吸频率

（1）正常人（平静状态）12 ~20 次/分，呼吸与脉搏之比为 1∶4。

（2）呼吸速度改变 ①呼吸过速（ >20 次/分）：见于发热、贫血、甲状腺功能亢进、心功不全、胸腔积液、气胸患者。②呼吸过缓（ <12 次/分）：见于镇静剂过量、麻醉剂过量、颅内压升高（水肿、出血、肿瘤）等。

（3）呼吸深度变化 ①呼吸浅快：见于腹腔积液、肥胖、肺部疾病（肺炎、胸腔积液、气胸、肺气肿）等。②深快呼吸：见于过度通气、剧烈运动、情绪激动。③深长（Kussmauls）呼吸：见于尿毒症，酮症酸中毒等。

3. 呼吸节律 正常人静息时呼吸节律基本均齐。常见的呼吸节律改变包括：①潮式（Cheyne—Stokes's）呼吸：其特点是浅慢→深快→浅慢→暂停→浅慢，重复的周期性呼吸。见于严重中枢神经系统疾病、中毒、老年人（脑动脉硬化）深睡时。②间歇（Biot's）呼吸：其特点是呼吸数次→暂停→呼吸，周而复始。临床意义同潮式呼吸，提示呼吸中枢功能严重障碍，多见于临终前。③抑制性呼吸：胸部发生剧烈疼痛所致的吸气相突然中断，患者表情痛苦，呼吸较正常浅快。见于急性胸膜炎、肋骨骨折、严重外伤、胸部恶性肿瘤等。④叹气样呼吸：表现在一段正常呼吸节律中插入一次深大呼吸，并伴有叹息。见于神经衰弱、精神紧张或抑郁症。

（二）触诊

1. 胸廓扩张度 检查前胸时（图 2 –1），检查者双手置于患者胸廓前下侧部，双拇指分别沿两侧肋缘指向剑突，拇指尖在正中线接触或稍分开。检查后胸时（图 2 –2），则将两手平置患者背部，约第

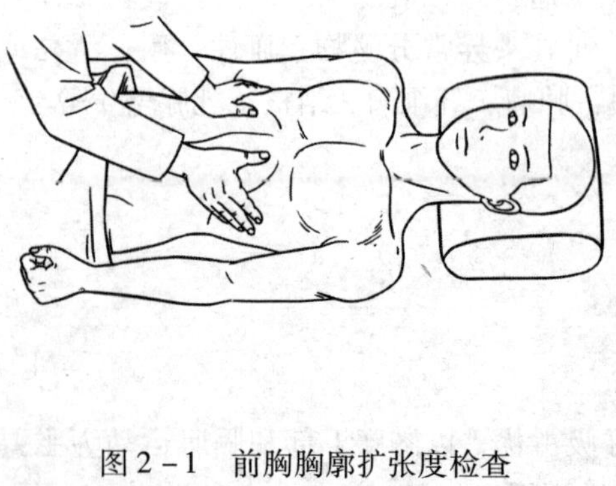

图 2 –1 前胸胸廓扩张度检查

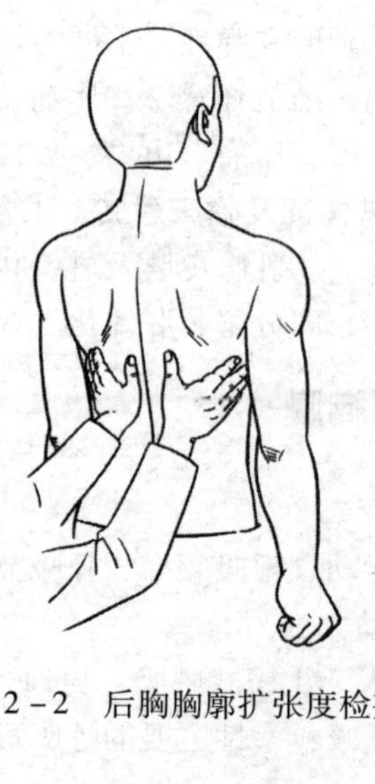

图 2 –2 后胸胸廓扩张度检查

10 肋间水平，拇指与后正中线平行，并将两侧皮肤往中线推。嘱患者做深呼吸运动，利用手掌双侧的活动度是否一致来判断。一侧扩张度受限，见于大量胸腔积液、气胸、胸膜增厚和肺不张等；双侧减弱见于肺气肿、双侧胸膜炎、胸膜增厚和支气管肺炎等。

2. 语音震颤（触觉语颤） 为被检查者发音时，声波的振动沿气管、支气管及肺泡传到胸壁引起共鸣的振动，用手可触及。语颤的强弱取决于支气管是否通畅，胸壁传导是否良好。检查者将左右手的手掌尺侧或掌面轻放于两侧胸壁的对称部位，然后嘱患者用同等强度重复发“yi”长音，自上而下，从内到外、先前后背，左右交替。比较两侧相应部位的语颤异同，注意有无增强或减弱。影响触觉语颤的因素有：①发音强弱，音调高低（低则强）；②胸壁厚薄；③支气管与胸壁距离。正常人语颤存在变异，通常双侧基本相等，但一般而言男强于女，瘦强于胖，成人强于儿童，前上强于后下，右上强于左上。

（1）语颤减弱消失　见于肺泡含气过多、支气管阻塞、大量胸腔积液或气胸、胸膜增厚、粘连和胸壁皮下气肿。

（2）语颤增强　见于肺实变；肺内大空腔。

3. 胸膜摩擦感 呼吸时粗糙的脏、壁胸膜互相摩擦的感觉。活动大的部位易触到如腋下，吸气末呼气始易触到，见于急性胸膜炎。

（三）叩诊

1. 叩诊方法 主要检查有无异常叩诊音。从第 2 肋间开始，左右对比，上下对比，自上而下，逐个肋间进行，叩诊前胸时，板指平贴在肋间隙并与肋骨平行；叩诊肩胛间区时板指与脊柱平行。叩诊力量要均等，可分别进行轻叩法和重叩法。详见本章第一节。

2. 影响叩诊音的因素 ①胸壁组织的厚薄：如皮下脂肪较多，肌肉较厚、乳房较大、水肿等使叩诊音变浊；②胸廓骨骼支架改变：变大可使共鸣加强；③肋软骨钙化，胸廓变硬，可使震动向外周扩散的范围增大，定界叩诊变难；④胸腔内积液，可影响叩诊的震动及声音的传播；⑤肺内含气量、肺泡的张力、弹性等均可影响叩诊音。

3. 叩诊音分类 见表 2－3 胸部叩诊音分类。

表 2－3　胸部叩诊音分类

叩诊音	产生机制	临床意义
清音	正常肺泡含气量	正常肺泡区
鼓音	肺内空腔直径 >3cm	大量气胸、肺空洞、肺囊肿、气腹
过清音	肺内含气量增多	肺气肿
空翁音	鼓声加金属性回声	巨大空洞、张力性气胸
浊鼓音	肺泡壁松弛，肺泡含气量较少	肺不张、肺炎充血期或消散期、肺水肿
浊音或实音	肺内含气量减少 肺内不含气体 胸膜病变	肺炎、肺不张、肺结核、肺梗死、肺水肿、肺硬化、肺肿瘤、肺包虫或囊病、未液化的肺脓肿、胸腔积液、胸膜增厚

4. 肺界的叩诊

（1）肺上界　即肺尖上界，内侧为颈肌，外侧为肩胛带。又称 Kronig 峡。

叩诊方法：①自斜方肌前缘中央部开始叩诊为清音，逐渐向外侧，当清音变为浊音时即为肺上界外侧终点；②然后再由中央部向内侧叩，当清音变为浊音时即为肺上界内侧终点；③该清音带的宽度，正常为 4～6cm；④因右侧肺尖位置较低，且肩胛带肌肉发达，故右侧较左侧稍窄。

临床意义：①变浊或清音缩小：肺结核、肺纤维化。②变清或增宽：肺气肿。

（2）肺前界　相当于心脏的绝对浊音界。

临床意义：①前界间浊音区扩大：心脏扩大、心包积液、主动脉瘤、肺门淋巴结肿大。②前界间浊音区缩小：肺气肿。

（3）肺下界　两侧肺下界大致相同，平静呼吸时位于锁骨中线第6肋间，腋中线第8肋间，肩胛线第10肋间。矮胖者的肺下界抬高1肋间隙，瘦长者下降1肋间隙。

临床意义：①肺下界降低：肺气肿、腹腔内脏下垂。②肺下界上升：肺不张、腹内压升高致膈肌上抬疾病，如肠胀气、腹腔积液、气腹、肝脾肿大、腹腔肿块、膈肌麻痹。

（4）肺下界的移动范围　正常6～8cm。

临床意义：肺下界移动度减弱一般是指移动范围 < 4cm，临床见于：①肺组织弹性减退，如肺气肿；②肺组织萎陷，如肺纤维化、肺不张；③局部胸膜粘连，如胸膜炎、胸部手术后；④肺组织炎症、水肿；⑤大量胸腔积液、气胸及广泛胸膜肥厚；⑥膈肌麻痹。

5. 肺部异常叩诊音　正常肺的清音区如出现浊音、实音、过清音或鼓音则为异常。异常叩诊音的类型取决于病变的性质，范围的大小及部位的深浅。一般而言距离肺表面4cm以上的深部病灶，或直径小于3cm的小范围病灶或少量胸腔积液，常不能发现叩诊音的改变。

临床意义：

（1）浊音或实音　①肺组织含气量减少：肺不张、肺炎、肺结核和肺梗死。②肺内不含气病变：肺肿瘤、肺包囊病、脓肿未穿破。③胸腔病变：积液、胸膜肥厚。④胸壁病变：水肿、胸瘤。

（2）鼓音　气胸、浅而大的空洞。

（3）过清音　肺气肿。

（4）空瓮音　表浅腔壁光滑的大空洞或张力性气胸。

（5）浊鼓音　肺不张，肺炎充血期或消散期、肺水肿。

（6）Damoiseau曲线　若胸腔积液量中等，且无胸膜增厚、粘连者，患者取坐位时，积液的上界呈一弧线，该线最低点位于对侧的脊柱旁，最高点在腋后线上，由此向内下方下降，称Damoiseau曲线。该线的形成，一般认为系胸腔外侧的空隙较大，且该处肺组织离肺门较远，液体所承受的阻力最小之故。

（7）Garland三角区　Damoiseau曲线与脊柱之间可叩得一轻度浊鼓音的倒三角区，称为Garland三角区。

（8）Skoda叩响　胸腔积液患者在叩诊前胸时，与积液区浊音界上方靠近肺门处，也可叩得一浊鼓音区，称Skoda叩响。

（9）Grocco三角区　胸腔积液患者在健侧的脊柱旁还可叩得一个三角区，称为Grocco三角区。该区系由Damoiseau曲线与脊柱的交点向下延长至健侧的肺下界线，以及脊柱所构成，三角形的底边为健侧的肺下界，其大小视积液量的多寡而定。此三角区浊音形成主要是因积液将纵隔推向健侧和积液充盈的胸膜窦向健侧移动所形成。

（四）听诊

呼吸时，气流进出呼吸道及肺泡产生湍流引起振动，发出的声音经肺、支气管传到胸壁，在体表所听到的声音称肺部听诊音。听诊注意事项包括：①听诊体位：最好取坐位，也可取卧位。②听诊顺序：从肺尖开始，自上而下，由前往后（前胸→侧胸→背部），左右对比，听诊器不可移动过快。③呼吸运动配合：听诊时让患者微张口做均匀呼吸，必要时可做深呼吸或咳嗽几声后再听诊，这更易发现呼吸附加音的改变。④听诊环境和要求：直接将胸端放在皮肤上听诊，皮肤汗液多时应擦净，保持室内温暖、安静。听诊内容有：正常呼吸音、异常呼吸音、呼吸音以外的附加音、听觉语音和胸膜摩擦音。

1. 正常呼吸音　呼吸时，气流进出呼吸道及肺泡产生湍流而引起振动，发出声音，经肺及胸壁，在体表所听到的声音为呼吸音。呼吸深浅、肺组织的弹性、胸壁的厚薄、年龄和性别等因素均可对呼吸音的听诊产生影响。

（1）支气管呼吸音（管呼吸音）　呼气较吸气长，音调高，类似抬高舌再呼气所发出的“哈”音。正常在喉，胸骨上窝，背部第6、7颈椎及第1、2胸椎两侧可听到。

（2）肺泡呼吸音　吸气较呼气时间长，音响强，类似上牙咬下唇吸气时发出的“夫”音。正常肺泡呼吸音见于大部分胸部听诊区，以乳房下部最强，其次为肩胛下部和腋下。

（3）支气管肺泡呼吸音　兼有支气管呼吸音及肺泡呼吸音特点：吸气音似肺泡呼吸音，呼气音似支气管呼吸音，吸气与呼气时相大致相等。正常在胸骨角、肩胛间区第3、4胸椎水平以及右锁骨上、下窝听到。

2. 异常呼吸音

（1）异常肺泡呼吸音

1）肺泡呼吸音减弱或消失　呼吸运动减弱或肺泡弹性降低→通气量减少，呼吸音减弱或消失。见于：①胸廓活动受限；②呼吸肌疾病；③支气管阻塞；④肺部疾病；⑤胸膜疾病；⑥腹腔疾病。

2）肺泡呼吸音增强　呼吸运动增强或肺泡弹性增高→通气量增加，呼吸音增强。见于：①运动后；②代谢亢进；③严重贫血；④酸中毒；⑤一侧肺部疾病，另一侧代偿。

3）呼气延长　肺泡弹性降低，小气道狭窄所致。见于：哮喘、肺气肿。

4）断续性呼吸音（又称齿轮呼吸音）　小的炎症灶或小支气管狭窄，进入肺泡气体不均匀，形成吸气音不连续、短促不规则间歇现象。见于：肺炎、肺尖结核。但注意与断续性肌肉收缩附加音鉴别。

5）粗糙性呼吸音　支气管不光滑或狭窄，气流进出不畅而出现的一种杂乱或不清晰的声音。见于：支气管炎、肺炎的早期。

（2）异常支气管呼吸音（管状呼吸音）　在正常肺泡呼吸音或支气管泡呼吸音的部位听到支气管呼吸音，提示病变部位与支气管相通称为病理性支气管呼吸音。

临床意义：强弱与病变大小、部位、深浅有关。①肺组织实变（大叶性肺炎实变期、肺结核）；②肺内大空腔（肺脓肿、肺结核空洞）；③压迫性肺不张：大量胸腔积液的上部，尤尔特征（+），即左肩胛下角叩诊浊音，语颤增强。

（3）异常支气管肺泡呼吸音　在正常肺泡呼吸音听诊区听到支气管呼吸音为病理性支气管呼吸音。

临床意义：支气管炎、肺结核、大叶性肺炎初期或大量积液上方的压迫性肺膨胀不全的区域。

3. 啰音　是呼吸音以外的附加音。按性质可分为干性啰音和湿性啰音两大类。

（1）干啰音　由于气管或主支气管狭窄或部分阻塞，气流通过发生湍流所产生的音响，是一种持续时间较长的乐性附加音。可出现于以下三种情况：①气管狭窄；②气管内有黏稠分泌物；③管腔内新生物或受压。

干啰音分类：高调干啰音（哨笛音）和低调干啰音（鼾音）。①鼾音：低调、响亮，多发生在气管或主支气管。②哨笛音：高调，多发生于支气管或细支气管。

干啰音的特点：①持续时间较长；②音调较高；③吸、呼均可听到，以呼气为主；④性质、强度、部位及数量易变。

临床意义：①双侧干啰音：支气管哮喘、慢性支气管炎、COPD和肺源性心脏病。②局限干啰音：肿瘤、支气管内膜结核。

（2）湿啰音　由于气体通过呼吸道内的稀薄的分泌物（渗出液、痰液、血液、黏液和脓液）形成的水泡破裂所产生的声音，故又称水泡音。

湿啰音分类：按响亮程度可分为响亮和非响亮两种；按呼吸道管腔大小和分泌物多寡可分为粗湿啰音、中湿啰音、细湿啰音和捻发音。

湿啰音特点：①持续时间较短，且断续；②常连续多个出现；③多在吸气相出现，吸气末清楚；④易变性小；⑤大、中、小水泡音可同时存在；⑥咳嗽后可消失或出现。

临床意义：①局限：肺炎、肺结核、支扩。②双肺广泛：急性肺水肿、严重支气管肺炎。③双肺底：肺淤血（心功能不全）、支气管肺炎。

（3）捻发音　是一种极细而均匀一致的湿啰音。由细支气管和肺泡壁因分泌物存在而互相黏着陷闭，当吸气时被气流重新充气，发出高音调、高频率的细小爆裂音。

临床意义：早期结核、肺炎早期、肺淤血、纤维性肺泡炎等。老年人或长期卧床患者亦可听到，但深呼吸或咳嗽后可消失，多无临床意义。

4. 听觉语音（听觉语颤）　用听诊器听取发音后，声波音响传到胸壁的强度和性质，产生原理与语音震颤基本相同，临床意义也完全一致。根据语音差异可分为支气管语音、胸语音、羊鸣音和耳语音。

听觉语音的分类及特点见表2－4。

方法：患者用对话声音重复说“yi”长音时，将听诊器放在胸壁上可听到柔和而含糊的字音，两侧对比。

临床意义：①增强：肺实变、肺内空腔、压迫性肺不张。②减弱：支气管阻塞、胸腔积液、气胸、肺气肿、胸壁水肿等。

表2－4　听觉语音的分类及特点

听觉语音类别	传导	字音	肺实变
支气管语音	响亮、增强	较清晰	有
胸语音	更强、更亮	清晰可辨	大范围实变
羊鸣音	较强	鼻音似羊叫	积液上方的肺
耳语音	增强、调高	清晰	更敏感

5. 胸膜摩擦音　当胸膜发生炎症时，表面粗糙，呼吸时可听到两层摩擦的声音，称胸膜摩擦音。听诊特点为：①最响部位在腋中线第5～7肋间；②屏气时消失；③深呼吸或听诊器体件加压时更清楚；④发生和持续时间不等。见于：急性纤维素性胸膜炎、胸膜高度干燥（脱水）、胸膜肿瘤、尿毒症。

四、心脏检查

（一）视诊

被检者尽可能取卧位，除观察一般胸腔轮廓外，必要时，检查者也可将视线与胸廓同高，以便更好地了解心前区有无隆起和异常搏动。

1. 胸廓畸形

（1）心前区隆起与凹陷　正常人左右基本对称，无隆起及凹陷。

1）心前区隆起　肋骨、胸骨发育完成前，右心室肥厚挤压所至，包括先天性因素（法洛四联征、肺动脉瓣狭窄）和后天性因素（风湿性心脏病）。

2）心前区饱满　见于心包积液（大量心包积液挤压心前区所致）和主动脉扩张。

3）心前区凹陷　胸廓的骨性改变所致（佝偻病性胸廓）。

（2）鸡胸、漏斗胸、脊柱畸形

2. 心尖搏动　心脏收缩时，心尖向胸壁冲击，故在心前区左下方胸壁有一局限性的向外搏动，称心尖搏动。正常位于左第5肋间锁骨中线内侧0.5～1.0cm，搏动范围直径为2.0～2.5cm。正常心尖搏动有相当一部分人看不到。

（1）心尖搏动位置改变　①生理因素：体位、体型、呼吸、小儿、妊娠。②病理因素：有心脏原因（右心室扩大、左心室扩大、双心室扩大）和心脏外原因（肺或胸腔病变、腹部病变）。

（2）强度、范围改变　①增强：甲亢、发热、左心室肥大。②减弱或消失：心肌炎、心肌梗死等。

（3）负性心尖搏动　心脏收缩时，心尖搏动向内陷者。见于粘连性心包炎，明显右心室大时。

3. 心尖搏动以外的异常搏动　①胸骨左缘第3、4肋间搏动见于右心室肥大；②心底部搏动，胸骨左缘第2肋间搏动见于肺动脉高压、肺动脉扩张，胸骨右缘第2肋间搏动见于升主动脉扩张、升主动脉瘤；③剑突下搏动，见于肺气肿伴左室大（深吸气增强）、腹主动脉搏动（深吸气减弱）。

（二）触诊

补充验证视诊所见心尖搏动、震颤等，可以确定心脏处于收缩期或舒张期，用右手全手掌、小鱼际肌及示、中、环指指腹进行触诊。

1. 心尖搏动及心前区搏动

（1）心尖搏动　正常人心尖部可触及或不可触及。

（2）心前区搏动 抬举性搏动：见于左心室肥大，是左心室肥大的可靠体征。心尖搏动外的其他搏动同前述视诊内容，注意心脏搏动与腹主动脉搏动的鉴别。

2. 震颤 是用手触知的一种细微的震动感，也称猫喘，血流经过狭窄或关闭不全的瓣膜口、异常通道流到宽广部位而产生湍流，由此引起血管壁、心壁、瓣膜震动传到胸壁所致。一般与病变程度呈正比关系，但过分严重时减弱，震颤一般出现在瓣膜狭窄的时候，只有严重的瓣膜关闭不全才会出现。影响震颤的因素有声音频率和心脏与胸壁的距离，有震颤一定有杂音，但有杂音不一定有震颤。震颤是器质性心血管疾病的特征性体征之一。临床见于器质性心脏病，如二尖瓣狭窄、主动脉瓣狭窄、先天性心脏病。收缩期震颤：主要见于主动脉瓣狭窄、室间隔缺损等；舒张期震颤见于二尖瓣狭窄；连续性震颤见于动脉导管未闭（PDA）。

3. 心包摩擦感 心包炎时，脏、壁两层心包膜摩擦而产生的震动，传到胸壁时的感觉。见于纤维素性心包炎。位于心前区，收缩期、舒张期皆可触及。前倾坐位、呼气末明显。心包积液时消失。

（三）叩诊

叩诊用于确定心脏大小、形状、位置。浊音界包括相对浊音界、绝对浊音界。相对浊音界反映的是心脏的实际大小，而绝对浊音界实际就是肺和心脏重叠的肺前界。叩诊顺序：先左界后右界，自下而上，由外向内。被检查者取坐位时，板指与肋间垂直；取平卧位时，板指与肋间平行。

1. 正常心浊音界 正常心浊音界的大小见表2-5。

2. 心浊音界各部的组成

（1）左界 ①第2肋间处：肺动脉段。②第3肋间处：左心耳。③第4、5肋间为左心室。

（2）右界 ①第2肋间处：升主动脉和上腔静脉。②第3肋间以下为右心房。

（3）心底部 ①第2肋间以上为心底部。②主动脉到左心室之间为心腰部。

（4）心尖部 由左心室构成。

表2-5 正常心浊音界的大小

右界（cm）	肋间	左界（cm）
2～3	Ⅱ	2～3
2～3	Ⅲ	3.5～4.5
3～4	Ⅳ	5～6
	Ⅴ	7～9

注：左锁骨中线距前正中线距离8～10cm

3. 心浊音界改变及其临床意义 心浊音界改变受心脏因素和心外因素的影响。

（1）心外因素 ①气胸及胸腔积液：患侧心界叩不出；健侧扩大。②胸膜增厚与肺不张，心界移向患侧。③肺气肿：心脏浊音界缩小。④腹腔巨大肿瘤或腹腔积液：心脏上移成横位，浊音界扩大。⑤胸腔内有实性病变：患侧心界叩不出。

（2）心脏因素 ①左心室扩大：心界向左下扩大，心腰部明显凹陷，形似靴型，也称“靴形心”或“主动脉型心”，见于血压性心脏病、主动脉瓣狭窄。②右心室扩大：心界向左扩大，也可向右扩大，但不向下扩大。见于慢性肺源性心脏病、二尖瓣狭窄。③双心室扩大：向两侧及左下扩大，又称“普大心”。见于扩张型心肌病、全心衰。④左心房增大及肺动脉段扩张：心腰饱满、膨隆，称“梨形心”。见于二尖瓣狭窄。⑤心包积液：心界双侧扩大，随体位而变化，各种心包炎。

（四）听诊

听诊即用听诊器在心脏各瓣膜区听诊的检查方法，它难以掌握，但有用而准确。某些心脏病如二尖瓣狭窄、主动脉关闭不全、动脉导管未闭等通过听诊即可诊断。

1. 心脏瓣膜听诊区

（1）二尖瓣听诊区　心尖部，心尖搏动最强点。第5肋间左锁骨中线内0.5～1cm处。

（2）肺动脉瓣听诊区　胸骨左缘第2肋间。

（3）主动脉瓣听诊区　胸骨右缘第2肋间。

（4）主动脉瓣第二听诊区　胸骨左缘第3肋间。

（5）三尖瓣听诊区　胸骨下端左缘，即胸骨左缘第4、5肋间。

2. 听诊顺序　按上述心脏瓣膜听诊区排列顺序听诊。

3. 听诊内容　包括心率、心律、心音、额外心音、杂音、心包摩擦音等。

（1）心率　在心尖部听诊区计数第一心音。正常成人为60～100次/分。成年人心率超过100次/分，为心动过速，低于60次/分为心动过缓。<3岁的儿童心率多在100次/分以上，婴幼儿超过150次/分为心动过速。小儿心率快，老年人心率慢。

（2）心律　心跳之节律，即心跳是否整齐。通常节律规整。正常所见：齐或轻度不齐，不齐与呼吸有关，称为窦性心律不齐，可见于部分年轻人，无临床意义。心律不规整常见于心律失常，最常见的是期前收缩和心房纤颤（简称房颤）。房颤听诊时有三个特点：即心律绝对不齐，第一心音强弱不等，脉搏短绌。

（3）心音　正常心脏在收缩、舒张时产生的声音。按在心动周期中出现的顺序，可将心音分为第一心音（S_1）、第二心音（S_2）、第三心音（S_3）和第四心音（S_4）。正常成人一般听到两个心音，即：S_1、S_2，部分儿童青少年可听到S_3，S_4特弱而不可闻及，若闻及S_4则为病理性。心音的产生机制和听诊特点如下。

1）第一心音产生机制　四个成分构成，有两个主要成分，即二、三尖瓣关闭，瓣叶震动；两个次要成分，即半月瓣开放及心肌收缩产生震动，血流冲击心室壁和血管壁产生震动。S_1标志着心室收缩，收缩期开始。

第一心音的听诊特点：低调、较响、历时长（0.1秒）、性质钝、与心脏搏动同时出现，心尖部最清楚。

2）第二心音产生机制　四个成分构成，有两个主要成分是主、肺动脉瓣关闭引起的震动，两个次要成分是二、三尖瓣开放及腱索引起的震动、血流冲击。因不同步而形成两个成分A_2及P_2这是主要原因。S_2开始标志着心室进入舒张期。

第二心音的听诊特点：调高、强度低、性质钝、历时短（0.08秒）、出现于心脏搏动之后、心底部清楚。

3）第三心音产生机制　出现于舒张早期，第二心音之后，舒张早期，心室快速充盈，血流冲击心室壁、腱索引起的振动。

第三心音的听诊特点：调低、强度弱、性质钝、持续时间短（0.04秒），心尖部及内上方清楚，仰卧、呼气末最清楚，似S_2的回声。

4）第四心音产生机制　出现在心室舒张末期，收缩期前。与心房收缩使房室瓣及其相关结构（瓣膜、瓣环、腱索和乳头肌）突然紧张震动有关。

第四心音的听诊特点：心尖部及其内侧较明显，低调、沉浊而弱，属病理性。

（4）心音的改变及意义

1）第一心音强度改变　①S_1增强：见于二尖瓣狭窄，二尖瓣叶位置低，振动幅度大，心室收缩时间短，关闭速度快，如甲状腺功能亢进症、完全性房室传导阻滞时的“大炮音”、短P－R间期。②S_1减弱：见于二尖瓣关闭不全、P－R延长、心肌损害。

2）第二心音强度改变（第二心音的两个成分为A_2、P_2）　①A_2增强：见于高血压病、主动脉硬化。②P_2增强：见于肺动脉压升高，如肺心病、二尖瓣狭窄、室间隔缺损。③A_2减弱：见于主动脉内压降低，如主动脉瓣关闭不全。④P_2减弱：见于肺动脉压减低，如肺动脉瓣狭窄。

3）心音分裂　二尖瓣与三尖瓣、主动脉瓣与肺动脉瓣的关闭不同步。因此，S_1有两个成分，即T、

M 成分；S_2亦然，即 A、P 成分。因两个成分距离很近，故听诊为一个音。但某些情况下，两个成分距离增加（超过 0.03 秒）就将一个心音听为两个成分，称为心音分裂。包括 S_1、S_2分裂。

第一心音分裂：当左右心室收缩明显不同步时出现（电、机械活动），三尖瓣关闭明显迟于二尖瓣时出现，见于完全性右束支传导阻滞、二尖瓣狭窄、右心衰竭。

第二心音分裂：第二心音中 A、P 成分距离增加，它分为四种类型，即：生理性分裂、通常分裂、固定性分裂、反常分裂（逆分裂）。①生理分裂：正常人于吸气末闻及的 S_2分裂，原因：吸气末，回心血量增加，右心射血时间延长。②通常分裂：为最常见的类型，A、P 分裂，但次序未变，见于：右心室射血时间延长（完全性右束支传导阻滞、二尖瓣狭窄、肺动脉瓣狭窄）和左心室射血时间缩短（二尖瓣关闭不全、室间隔缺损）。③固定分裂：第二心音分裂不受呼吸的影响，分裂时距固定。见于房间隔缺损。④反常分裂：又称逆分裂，主动脉瓣关闭迟与肺动脉瓣，即 P 成分在前，A 成分在后。吸气消失，呼气明显。见于完全性左束支传导阻滞、主动脉射血受阻（主动脉狭窄、高血压）。

（5）额外心音　指在原有心音以外新出现的病理性心音。换言之，正常心脏不出现的杂音，而在病理状态下新出现的心音。可出现于收缩期、舒张期。可出现一个音，与原 S_1、S_2构成三音律；也可以出现二个音，与原 S_1、S_2构成四音律。分收缩期和舒张期额外心音。

1）舒张期额外心音　奔马律为最常见的舒张期额外心音，S_1、S_2与额外心音（常见病理性的 S_3或 S_4）所构成的三音律或四音律，在心率 >100 次/分时，极似马蹄声，故名。它是心肌严重受损的体征。分为舒张早期、舒张晚期奔马律。

①舒张早期奔马律：又称为第三心音奔马律，或室性奔马律，它是由 S_1、S_2和病理性 S_3构成。产生机制：心室容量负荷过重，心肌的顺应性降低。当血液快速充盈时，引起室壁震动而产生，与生理性 S_3形成机制相似。听诊特点：调低、强度弱、S_2之后出现，心尖部最响，呼气末清楚。临床意义：心脏容量负荷过重，心室功能低下，心肌损害严重。经过治疗心功能好转时，奔马律可以消失。见于心肌梗死、心肌病、心肌炎、高血压性心脏病等。左、右心室皆可产生，以左室性奔马律为多。

奔马律与生理性 S_3的区别：奔马律见于器质性心脏病，而 S_3见于青少年；奔马律一般心率大于 100 次/分，S_3 <100 次/分；奔马律不受体位影响，S_3距离 S_2近，调低；奔马律的三个音间隔距离大致相等。

②舒张晚期奔马律：又称为收缩期前奔马律，第四心音奔马律或房性奔马律。由 S_4、S_1、S_2构成，发生于舒张晚期（收缩期前）。形成机制：心房收缩音，舒张末期心室内压高（压力负荷重），顺应性差，心房用力收缩而形成。听诊特点：调低、强度弱、S_1近，心尖部及内上方最响，呼气末清楚。临床意义：反映了心室压力负荷过重，心室顺应性差，常见于能够引起心室肥厚的疾病。如高血压性心脏病、肥厚性心肌病、主动脉瓣关闭不全。也见于心肌损害性疾病，如冠心病、心肌病。

③重叠性奔马律：当第三心音奔马律和第四心音奔马律同时存在时，形成四音律，称为“火车头”奔马律。当心率快到一定值时，S_3、S_4重叠在一起，称为重叠性奔马律。见于心力衰竭伴心动过速时。

④二尖瓣开放拍击音：又称开瓣音。在二尖瓣狭窄时，二尖瓣在开放中突然中止而产生。产生机制：舒张早期，血流从左心房进入左心室，弹性良好的二尖瓣因瓣膜周围粘连，开放突然中止，瓣叶形成张帆样改变而出现的震动，即拍击音。听诊特点：高调、历时短，清脆，心尖及内侧清楚，呼气末增强。临床意义：见于二尖瓣狭窄。它提示二尖瓣叶弹性、活动良好。是二尖瓣瓣叶分离术的手术指征之一。若瓣叶弹性差或合并二尖瓣关闭不全，此音消失。

⑤心包叩击音：S_2后出现的一个短促附加心音。见于缩窄性心包炎、心包增厚、粘连。

⑥肿瘤扑落音：心房黏液瘤患者。

2）收缩期额外心音

①有收缩早期喀喇音（喷射音）：见于主动脉瓣狭窄、主动脉瓣关闭不全、高血压；肺动脉高压、肺动脉瓣狭窄，动脉导管未闭、房间隔缺损等。

②收缩中、晚期喀喇音：见于二尖瓣脱垂综合征。

（6）心脏杂音　指心音、额外心音以外的异常声音。它来自心壁、血管壁的震动。具有性质特殊、持续时间长、可以遮盖心音等特点，对疾病诊断有重要意义。

1）产生机制 ①血流加速；②血液黏稠度下降；③瓣膜口狭窄或关闭不全；④异常通道；⑤心腔内漂浮物；⑥大血管扩张。

2）杂音的听诊要点

①最响部位与传导方向：每一种瓣膜病都有其杂音最响部位，该部位主要与该瓣膜的损害和血流方向有关。一般认为杂音传导沿血流方向，最响部位对应相应病变瓣膜。例如二尖瓣狭窄，二尖瓣区最响，主动脉狭窄/关闭不全，主动脉瓣区最响；室间隔缺损，胸骨左缘3、4肋间最响；动脉导管未闭，胸骨左缘2、3肋间最响。

②时期：即杂音发生于收缩期或舒张期。根据其在心动周期的时相，分为收缩期杂音、舒张期杂音、连续性杂音。前两者又分为早、中、晚期。不同时期的杂音反映不同的疾病。如：二尖瓣关闭不全：心尖部，全收缩期；二尖瓣狭窄：心尖部，舒张中、晚期；主动脉瓣关闭不全：主动脉瓣区，舒张早期；主动脉狭窄：主动脉瓣区，收缩中期；动脉导管未闭：胸骨左缘2、3肋间，连续性。

③性质：指杂音的频率不同而表现的音色音调不同，不同病变有不同的杂音性质，不同性质的杂音具有不同的临床意义。根据柔和/粗糙的程度可将杂音分成：粗糙杂音和柔和杂音。根据人们共知的声音来形容，可分为：吹风样、雷鸣样、叹气样、机器样。杂音性质粗糙常为器质性杂音；而性质柔和常为功能性杂音。例如：二尖瓣关闭不全：心尖部，全收缩期，吹风样杂音；二尖瓣狭窄：心尖部，舒张中、晚期，雷鸣样（隆隆样）杂音；主动脉瓣关闭不全：主动脉瓣区，舒张早期，叹气样（泼水样）杂音；动脉导管未闭：胸骨左缘2、3肋间，连续性，粗糙的机器样杂音。

④杂音强度与形态：杂音强度即杂音的响度，影响因素：狭窄程度、瓣膜口压力阶差、血流速度、心肌收缩力。强度分级：根据Levine分级法将收缩期杂音分为6级，见表2-6，杂音强度分级。舒张期杂音不分级。记录法：2/6级；3/6级。通常杂音≤2/6级，常为功能性杂音，不传导；≥3/6级，为器质性杂音，传导。

杂音形态：用心音图来记录杂音强度的变化规律所构成的声波形态。常见类型有：递增型：二尖瓣狭窄；递减型：主动脉瓣关闭不全；递增递减型：主动脉瓣狭窄；连续型：动脉导管未闭；一贯型：二尖瓣关闭不全。

⑤体位、呼吸、运动的影响：a. 体位：某些杂音与体位有关，原因是使病变部位或血流更靠近体表或影响了回心血量。如，二尖瓣狭窄，左侧卧位清楚；主动脉瓣关闭不全，前倾坐位清楚，由卧位变为站立位时，杂音减弱。b. 呼吸：呼吸影响了左右心的回心血量，从而影响杂音的强度。如深吸气，右心回心血量增多，使三尖瓣、肺动脉瓣的杂音增强；深呼气时，二尖瓣、主动脉瓣杂音增强。c. 运动：血流加速，杂音增强。

表2-6 杂音强度分级

级别	响度	听诊特点	震颤
1	很轻	很弱，因被初学者或缺少心脏听诊经验者忽视	无
2	轻度	能被初学者或缺少心脏听诊经验者听到	无
3	中度	明显杂音	无
4	中度	明显杂音	有
5	响亮	响亮的杂音	明显
6	响亮	响亮杂音，即使听诊器离开胸壁也能听到	明显

2）杂音的临床意义

①杂音与心脏病的关系：心脏病可以产生杂音；有心脏病未必有杂音；有杂音未必有心脏病。

②功能性、器质性杂音和相对性杂音的概念：a. 功能性杂音：产生杂音处无器质性病变。b. 器质性杂音：产生杂音处有器质性病变。c. 相对性杂音：在疾病影响下，心室扩张、瓣环扩大，引起瓣膜的狭窄或关闭不全，称为相对性狭窄或关闭不全，因此产生的杂音为相对性杂音。

③Graham－Steell 杂音：各种病变引起的肺动脉扩张造成肺动脉瓣相对性关闭不全，因此在肺动脉瓣区出现的舒张期递减型杂音。见于二尖瓣狭窄、肺动脉高压。

④Austin－Flint 杂音：在主动脉瓣关闭不全时，左心室血容量多，二尖瓣位置高，造成相对性二尖瓣狭窄而产生舒张期隆隆样杂音，见于主动脉瓣关闭不全。

（7）心包摩擦音　心包炎症时，脏、壁两层心包膜增厚、粗糙摩擦产生。特点：粗糙、搔抓样；心前区皆可闻及，前倾坐位更清楚，胸骨左缘第 3、4 肋间较易听到。见于各种心包炎。

五、血管检查

（一）脉搏

检查脉搏主要用触诊，应选择浅表动脉，如桡动脉。检查时以示指、中指、环指指腹平放于患者手腕桡动脉搏动处，并做双侧对比。检查脉搏时应注意脉率，脉律，紧张度与动脉壁状态、强弱和波形变化。

1. 脉率和脉律　意义同心率和心律。房颤时，脉律绝对不规则，且强弱不等，脉率少于心率，称脉搏短绌。期前收缩呈二联律或三联律者，可形成二联脉或三联脉。房室传导阻滞时可有脉搏脱漏，称脱落脉。

2. 紧张度与动脉壁状态　如果桡动脉触诊缺乏弹性，形似条索，迂曲或呈结节状，提示动脉硬化。

3. 强弱　脉搏增强，振幅增大，称洪脉，见于高热、甲状腺功能亢进、主动脉瓣关闭不全等。脉搏减弱，振幅低，称细脉，见于心力衰竭、主动脉瓣狭窄、休克等。

4. 脉搏波形　正常脉波由升支（叩击波）、波峰（潮波）和降支（重搏波）三部分构成。异常波形包括如下。

（1）水冲脉　检查方法为握紧患者手腕掌面，使其前臂高举超过头部，可感知脉搏骤起骤落，犹如潮水涨落；常见于主动脉瓣关闭不全、甲状腺功能亢进、动脉导管未闭、严重贫血。

（2）迟脉　脉搏升支上升缓慢，波幅低，波峰平宽，降支缓慢，见于主动脉瓣狭窄。

（3）重搏脉　见于肥厚型梗阻性心肌病或长期发热使外周血管紧张度降低，一次心搏引起收缩期和舒张期两次脉波。

（4）交替脉　脉搏强弱交替，节律规则，为左室衰竭体征。

（5）奇脉　心脏压塞或心包缩窄时，吸气时由于右心舒张受限，回心血量减少，致使肺静脉流入左房血量减少，左室排血降低，造成脉搏减弱，甚至不能扪及。

（6）无脉　即脉搏消失。见于严重休克或多发性大动脉炎。

（二）血压

课堂互动

1. 如何测量血压？注意事项有哪些？
2. 中国高血压防治指南（2010 修订版）血压水平的定义和分类如何？

1. 测量方法　血压测量有两种方法，直接测量法和间接测量法。前者为有创性方法，仅适于危重疑难病例。后者采用袖带加压法，以汞柱式、弹簧式或电子式血压计测量，该法简单易行。血压测量时，被检者半小时内禁止吸烟，安静环境下休息至少 5 分钟，取仰卧位或坐位。由上肢裸露伸直并轻度外展，肘部置于心脏同一水平，将气袖缠于上臂，使其下缘在肘窝以上 3cm，将听诊器置于肘窝部肱动脉搏动处，然后向袖带内充气，待肱动脉搏动声消失，再升高 20～30mmHg，然后缓慢放气，根据 Korotkoff 5 期法，听到动脉搏动第一声响时的血压值为收缩压（第 1 期），随后声音逐渐加强为第 2 期，继而出现柔和吹风样杂音为第 3 期，再后音调突然变低钝为第 4 期，最终声音消失为第 5 期，此时记录舒张压。收缩压与舒张压之差为脉压。成人气袖宽度为12~13cm，手臂粗大或测量大腿血压时，气袖应增至20cm，手臂太细或儿童测压时，气袖宽度应在7~8cm。

2. 血压标准 中国高血压防治指南（2018修订版）见表2-7。

表2-7 血压水平的定义和分类（18岁以上成人）

类别	收缩压（mmHg）		舒张压（mmHg）
正常血压	<120	和	<80
正常高值	120~139	和	80~89
高血压	≥140	和/（或）	≥90
1级高血压（轻度）	140~159	和/（或）	90~99
2级高血压（中度）	160~179	和/（或）	100~109
3级高血压（重度）	≥180	和/（或）	≥110
单纯收缩期高血压	≥140	和	<90

3. 血压变动的临床意义 ①高血压：在未使用降压药物的情况下，非同日3次测量血压，收缩压≥140mmHg和（或）舒张压≥90mmHg。绝大多数为原发性，<5%为继发性或症状性高血压。②低血压：血压低于90/60~50mmHg时称为低血压。见于休克、心肌梗死、急性心脏压塞，亦可与体质因素有关。③双上肢血压差别显著：正常双上肢血压之差不超过10mmHg，如超出此范围则属异常，见于多发性大动脉炎或先天性动脉畸形。④上下肢血压差异常：正常下肢血压高于上肢血压20~40mmHg，如果下肢血压低于上肢，应考虑主动脉缩窄或胸腹主动脉型大动脉炎。⑤脉压改变：脉压>40mmHg为脉压增大，见于甲状腺功能亢进、主动脉瓣关闭不全等；脉压<30mmHg为脉压减小，见于主动脉瓣狭窄、心包积液或严重衰竭的患者。

（三）血管杂音

1. 静脉杂音

（1）颈静脉杂音　在颈根部近锁骨处或锁骨下，尤其右侧，可出现低调、柔和、连续性杂音，坐位和立位时明显，手指压迫阻断颈静脉血流，杂音可消失，系颈静脉血液快速流入上腔静脉所至，为无害性杂音。

（2）肝硬化门脉高压引起腹壁静脉曲张时，可在脐周或上腹部闻及连续性静脉营营声。

2. 动脉杂音 甲状腺功能亢进时，甲状腺侧叶可闻及连续性杂音。多发性大动脉炎可在狭窄部位听到收缩期杂音。肾动脉狭窄时，可在上腹部或腰背部闻及收缩期杂音。肺内动静脉瘘、冠状动静脉瘘和外周动静脉瘘时，在相应部位有连续性杂音。

六、周围血管征

主要见于主动脉瓣关闭不全、甲状腺功能亢进、严重贫血等脉压增大的疾病。

（一）枪击音

在外周大动脉如股动脉表面，轻放听诊器鼓型胸件可闻及与心跳一致的短促射枪样声音。

（二）Duroziez双重杂音

以听诊器鼓型胸件稍加压力于股动脉，可闻及收缩期和舒张期双期吹风样杂音。

（三）毛细血管搏动征

用手指轻轻压患者指甲末端或以玻片轻压患者口唇黏膜，可使局部发白，当心脏收缩时，局部颜色随心动周期发生有规律的红白交替改变。

第六节　腹部检查

PPT

腹部主要由腹壁、腹腔、腹腔器官组成，腹部范围上起横膈，下至骨盆，腹部体表两侧肋弓下缘和剑突与胸部为界，下至两侧腹股沟韧带和耻骨联合，前面、侧面为腹壁组织，后面为脊柱和腰肌。腹腔内有很多重要器官，主要有消化、泌尿、生殖、内分泌、血液及血管系统，故是体格检查的重要组成部分，腹部检查内容多，复杂，检查应用视、触、叩、听四种方法，触诊是腹部主要的检查方法，在腹部疾病诊断中占重要地位。腹部触诊是诊断学的难点和必须掌握的内容。

课堂互动

1. 腹部触诊的方法有几种？
2. 腹部触诊包括哪些内容？

一、腹部的体表标志和分区

（一）体表标志

1. 肋弓下缘　由第 8 ~ 10 肋软骨构成。临床意义：①体表腹部的上界；②用于腹部分区；③用于肝脾测量。

2. 剑突　为胸骨体下端的突出部分，呈三角形，其体部与胸骨体相连。临床意义：用于肝脏测量。

3. 腹上角　为左右肋弓在胸骨下端会合处所形成的夹角。临床意义：①判断体型，正力型 $=90°$，超力型 $>90°$，无力型 $<90°$；②肝脏测量。

4. 脐　为腹部的中心，平 3 ~ 4 腰椎之间。临床意义：①腹部分区标志；②腰椎穿刺标志。

5. 髂前上棘　为髂脊前方突出点。临床意义：①腹部分区的标志；②骨髓穿刺的部位。

6. 腹直肌外缘　相当于锁骨中线的延续。临床意义：①手术切口位置；②胆囊点。

7. 腹中线　前正中线的延续。临床意义：①腹部分区的标志；②易发生白线疝。

8. 腹股沟韧带　腹股沟内。临床意义：①体表腹部的下界；②股动脉、静脉标志；③腹股沟疝通过部位。

9. 脊肋角　背部第 12 肋与脊柱的交角。临床意义：①肾区叩击痛位置；②肾和输尿管上端区域。

10. 耻骨联合　两耻骨间纤维软骨相连。临床意义：腹部体表下界组成部分。

（二）分区

目前常用的腹部分区有两种：即四分法和九分法。

1. 四区分法　通过脐部划一水平线与一垂直线，两线相交将腹部分为四区。分别是右上腹、左上腹、右下腹和左下腹。

2. 九区分法　由两条水平线和两条垂直线将腹部分为九区，呈“井”字形。两条水平线分别是两侧肋弓下缘连线和两侧髂前上棘连线；两条垂直线为过左、右髂前上棘至腹中线中点的垂直线。九区分别为左、右上腹（季肋部）、左、右侧腹部（腰部）、左、右下腹部（髂部）、上腹部、腹部（脐部）和下腹部（耻骨上部）。

二、腹部视诊

被检者呈仰卧位、充分暴露全腹。检查者站于被检者右侧，自上而下视诊，要求光线充足。

（一）腹部外形

正常表现：①腹部平坦：前腹壁与肋缘至耻骨处同一水平面，见于正常成人。②腹部饱满：前腹壁稍圆形突出水平面，见于体胖者和儿童。③腹部低平：前腹壁稍内凹低于水平面，消瘦者及老年人。

1. 腹部膨隆

（1）全腹膨隆　①生理状态：肥胖。②病理状态：腹腔积液、腹内积气、腹内巨大包块。

（2）局部膨隆　①脏器肿大；②腹内肿物；③胃肠曲胀气；④腹壁肿物、疝。

2. 腹部凹陷

（1）全腹凹陷　舟状腹：恶病质、恶性肿瘤晚期、慢性消耗性疾病晚期、神经性厌食、糖尿病、垂体前叶功能减退症、晚期甲亢、严重脱水等。吸气时上腹凹陷：膈麻痹，上呼吸道梗阻。

（2）局部凹陷　手术瘢痕，切口疝。

（二）呼吸运动

男性和小儿以腹式呼吸为主；女性以胸式呼吸为主。①腹式呼吸运动减弱：见于腹膜炎、急性腹痛、腹腔积液、腹腔内巨大肿物、妊娠。②腹式呼吸运动消失：见于胃肠穿孔、膈肌麻痹。③腹式呼吸运动增强：见于癔症、胸腔积液等。

（三）腹壁静脉

1. 正常人　一般不显露；隐约可见于瘦、皮肤白皙者；显露见于腹压高者，如腹腔积液、肿物、妊娠。

2. 腹壁静脉曲张或扩张

（1）临床意义　见于门脉高压症、上腔静脉阻塞、下腔静脉阻塞。

（2）曲张静脉分布及血流方向　①门脉高压症：围绕脐周，放射状分布。②上腔静脉阻塞：上腹壁和胸壁血流方向均向下。③下腔静脉阻塞：侧腹壁、臀部血流方向均向上。

（3）血流方向的判断　检查血流方向可选择一段没有分支的静脉，检查者将右手的示指与中指并拢压在静脉血管上，然后一手指紧压静脉向外滑动，挤出该段静脉内血液，至一定距离（7.5 ~ 10cm）后放松该手指，另一手指紧压不动，看静脉是否充盈，如迅速充盈，则表明血流方向是从放松的一端流向紧压手指的一端。再同法放松另一手指，观察静脉血充盈速度，即可判断血流方向。

（四）胃肠型和蠕动波

1. 检查方法　适当体位（俯视、侧面观）。注意点：切线位观察；轻拍腹壁诱发。

2. 临床意义　①正常人：一般看不见，见于胃肠道梗阻。②肠梗阻：肠蠕动波多在脐周，严重梗阻可见多个蠕动波、肠型。③肠麻痹：腹胀、肠型，蠕动波消失。

（五）腹壁其他情况

1. 皮疹　见本章皮肤检查。

2. 色素　①色素沉着：血色病、Addison 病、多发性神经纤维瘤。②Grey - Truner 征：胁腹部皮肤呈蓝色，见于急性重症胰腺炎和肠绞窄。③Cullen 征：脐周或下腹壁皮肤发蓝，见于宫外孕破裂和急性重症胰腺炎。

3. 腹纹　肥胖者、妊娠纹、紫纹。

4. 瘢痕　见本章第三节皮肤检查。

5. 疝　分腹内疝和腹外疝，后者多见，股疝女性多见；腹股沟疝男性多见。还有切口疝、脐疝等。

6. 脐部　①膨出：脐疝、腹内压增高。②凹陷：消瘦、瘢痕。③分泌物、溃烂：脓性可能有感染、结核。④气味：臭味，有炎症；尿素味，脐尿管未闭。

7. 体毛　见本章皮肤检查。

8. 上腹搏动　主动脉搏动，右心室增大。

三、腹部触诊

（一）触诊方法

1. 对被检者的要求 仰卧、头低枕、屈腿、腹肌放松，平静呼吸，双上肢置于躯干两侧。

2. 对检查者的要求 站右侧、手温暖、动作轻柔；检查顺序由自左下逆时针方向到脐由浅到深，先健侧后患侧；先浅部触诊，后深部触诊，浮沉并用，双手触诊法，边触诊边观察，手脑并用。

（二）触诊内容

1. 腹壁紧张度 正常人腹壁柔软，无明显抵抗，病理状况下出现腹壁紧张度改变。

（1）腹壁紧张度增加 ①全腹肌紧张：急性弥漫腹膜炎——板状腹；结核性腹膜炎——腹部揉面感；腹腔内容物增加——腹腔积液、气腹等。②局部肌紧张：局限性腹膜炎。

（2）腹壁紧张度减弱 ①全腹紧张度减低：慢性消耗性疾病，大量放腹水或脱水，经产妇、老年体弱。②腹壁紧张度消失：脊髓损伤、重症肌无力。③局部紧张度减低：局部腹肌瘫痪或缺陷。

2. 压痛及反跳痛

（1）压痛

1）临床意义 ①腹壁病变。②腹腔病变：炎症、出血、淤血、破裂、扭转、结石、肿瘤等。③其他：肺炎、胸膜炎、心肌梗死。

2）压痛点 ①胆囊点：右锁骨中线与肋缘交点压痛阳性，提示胆囊病变。②麦氏点：位于脐与右髂前上棘连线中、外 1/3 交界处压痛阳性，提示阑尾病变。

（2）反跳痛 手触压痛点后，突然抬手，腹痛加剧。可能受累的壁腹膜受牵拉所致。

临床意义：腹腔内脏病变累及腹膜壁层，见于原发性腹膜炎。腹膜炎患者常有腹肌紧张、压痛及反跳痛，称腹膜炎“三联征”。

3. 脏器触诊

（1）肝脏 通过触诊了解其大小、质地、表面、边缘、压痛、搏动等，检查方法有：双手触诊法、单手触诊法、勾指触诊法和沉浮触诊法。具体操作见本章基本方法。注意事项：①手指前端桡侧最敏感；②腹直肌发达者，于腹直肌外缘处触诊；③密切配合呼吸运动；④必须在肝缘以下触诊；⑤腹腔积液者用浮沉触诊法；⑥儿童适于勾指触诊法。

检查肝脏时，应详细体会并描述下列内容。

1）大小 ①正常人：肋缘下触不到，深吸气时肋缘下 $<1cm$；深吸气时剑突下 $<3cm$；深吸气时剑突根部下 $<5cm$。②肝位置下移：体型、内脏下垂、肺气肿等。③肝弥漫性肿大：肝炎、肝淤血、肝硬化。④肝局限性肿大：肝脓肿、囊肿、肿瘤。⑤肝缩小：急性或亚急性重型肝炎、肝硬化晚期。

2）质地 软如触叩唇，韧如触鼻尖，硬如触额头。临床意义：①质软：正常肝脏。②质中：急、慢性肝炎、脂肪肝、肝淤血。③质硬：肝硬化、肝癌。④囊性：肝脓肿、肝囊肿。

3）表面和边缘 ①正常肝脏：表面光滑，边缘整齐。②肝淤血：表面光滑，边缘钝圆。③肝癌：表面不光滑，结节状或巨块状，边缘不整齐。

4）压痛 ①正常肝脏：无压痛。②压痛（+）：见于肝炎、肝淤血、肝脓肿。

5）搏动 一般人无搏动，触及搏动见于右心室扩大（扩张性）、腹主动脉搏动（传导性）；肝颈静脉回流征（+）见于右心衰。

6）肝震颤 见于肝包虫囊肿。

7）肝区摩擦感 见于肝周围炎。

（2）脾脏 采用双手触诊法检查，①对被检者要求：仰卧、屈腿、腹式呼吸，必要时可右侧卧位。②对检查者要求：左手置左腰部，向前托起，右手平放上腹部，与肋弓垂直从脐由下而上至左肋缘。

触诊内容及描述如下。

1）大小 用“三线”“三度”描述。三线是：①第 1 线（甲乙线）：左锁骨中线左肋缘交点至脾下缘。②第2线（甲丙线）：左锁骨中线左肋缘交点至脾最远距离。③第3线（丁戊线）：脾右缘与前正中线的距离。三度是指：脾肿大分轻、中、高三度。①轻度：深吸气脾下缘不超过肋下2cm。②中度：深吸气脾下缘超过肋下2cm。③高度（巨脾）：脾下缘超过脐水平线或前正中线。

脾肿大的临床意义：见于肝病、血液病、传染病等。①轻度肿大：急性肝炎、伤寒、结核、疟疾、败血症等。②中度肿大：肝硬化、疟疾、慢粒、淋巴瘤等。③高度肿大：慢性粒细胞白血病、黑热病、慢性疟疾等。

2）质地　脾肿大质地软见于急性感染性疾病；脾肿大质韧或硬见于肝硬化、疟疾后遗症硬、慢性粒细胞白血病、淋巴瘤、SLE等。

3）表面情况　表面光滑见于感染性疾病脾肿大时；表面不光滑见于淋巴瘤、恶性组织细胞病等；表面有囊性感见于脾囊肿。

4）边缘　脾切迹为其形态学特征，有助于诊断。

5）压痛　脾脓肿、脾梗死。

6）摩擦感　脾周围炎。

（3）胆囊　可用单手滑行触诊法和勾指触诊法，主要检查其大小及有无触痛。

1）胆囊肿大的临床意义　①正常人：不能触及。②急性胆囊炎：胆囊肿大，囊性，有压痛。③壶腹周围癌：胆囊肿大，囊性，无压痛。④胆囊结石、胆囊癌：胆囊肿大，实性感。

2）胆囊触痛的检查方法　见图2－3。①胆囊触痛：检查者左手掌平放于被检者右肋缘下，拇指勾压胆囊点，被检者深吸气，出现疼痛。②因疼痛而吸气终止，Murphy征（＋）。③临床意义：见于急性胆囊炎。

3）Courvoisier征　黄疸、胆囊明显肿大、无压痛。见于胰头癌。（压迫胆总管致胆道梗阻所致）

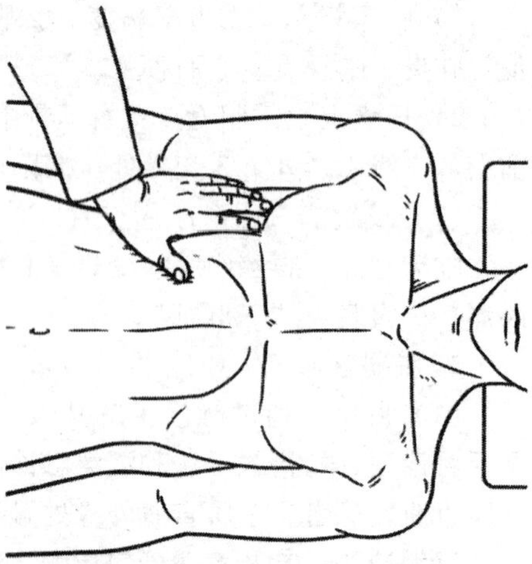

图2－3　胆囊触痛的检查

（4）肾脏　采用双手触诊法检查。对被检者要求：仰卧或立位，屈腿、深呼吸。对检查者要求：①左手托右（左）腰向上推；②右手平放右（左）上腹；③嘱被检者吸气时双手夹触。

1）肾脏检查临床意义　正常人：不能触及。触及肾脏可见于下列情况。①肾位置下移：瘦长体型的人、深吸气时触及1/2以上肾脏提示肾下垂；肾下垂并能在腹腔各部位移动称游走肾。②肾肿大可见于肾盂积水：柔软有弹性、波动感。③也可见于肾肿瘤：表面不平，质坚硬。④还可见于多囊肾：不规则，囊性感。

2）泌尿系统压痛点位置　①季肋点：第10肋骨前端。②上输尿管点：脐水平线上腹直肌外缘。③中输尿管点：髂前上棘水平腹直肌外缘。④肋脊点：背部第12肋骨与脊柱夹角的顶点。⑤肋腰点：第12肋骨与腰肌外缘的夹角顶点。

3）泌尿系统压痛临床意义　上述压痛点压痛提示肾和输尿管炎症和结石的可能。

（5）膀胱　采用单手滑行触诊检查。临床意义：空虚时触不到，膀胱胀大时呈圆形或扁圆形，囊性感，按压有憋胀感，有尿意。膀胱增大见于：①尿道梗阻，如前列腺肥大、肿瘤；②脊髓病变，如截瘫；③昏迷，腰、骶麻醉，手术后；④膀胱内结石、肿瘤。

（6）胰腺　胰腺位于腹膜后，位置深，正常不能触及。检查内容主要为：压痛、皮肤和包块。临床意义：①急性胰腺炎：上腹或左上腹压痛。②出血性胰腺炎：腰部皮下瘀斑。③慢性胰腺炎：上腹部质硬，不移动，横行索条状物。④胰腺癌：上腹部坚硬块状，表面不光滑有结节状肿物。⑤胰头癌：Courvoisier征。⑥胰腺囊肿：上腹或左上腹囊性肿块。

4. 腹部包块

（1）腹部的内涵　①肿大或移位的脏器；②炎性包块；③囊肿；④肿大淋巴结；⑤肿瘤等。

（2）正常腹部可触及的包块 ①腹直肌肌腹及腱划；②腰椎体及骶骨岬；③乙状结肠粪块；④横结肠；⑤盲肠；⑥右肾下极。

（3）异常包块 触到包块时应注意以下各点。①位置：提示病变来源。②大小：长×宽×厚（cm）表示或用恒定的实物表示。③形态：圆形、光滑示良性，不规则，表面不平示恶性。④质地：炎性质中，肿瘤质硬。⑤压痛：炎性有压痛，肿瘤无压痛。⑥搏动：腹主动脉搏动、腹主动脉瘤。⑦移动度：随呼吸移动示肝、胆、脾、肾、胃；可用手推动示胃、肠、肠系膜；移动范围大示游走肾、脾脏；不移动示炎性包块、后腹膜包块。⑧与腹壁的关系：通过腹肌收缩，包块可判断来自腹腔或腹壁。

5. 液波震颤 检查方法：一手掌平贴一侧腹壁，一手指端叩击对侧腹壁，有大量液体存在时，贴于腹壁的手掌可感受到液波震颤，即有波动感。为防止腹壁本身的震动传导，可让另一人将手掌尺侧压于腹壁中线上，即可阻止之。临床意义：腹腔内有大量游离腹水3000～4000ml。

6. 振水音 检查方法：将耳或听诊器胸件放在上腹部，冲击触诊法触击上腹部，听到胃内气、液撞击的声音。临床意义：①正常人餐后；②胃内液体潴留，如幽门梗阻、胃扩张。

四、腹部叩诊

腹部叩诊目的在于了解脏器的大小，是否有叩击痛，腹腔内是否存在积气、积液和包块。叩诊方法主要使用间接叩诊法，在大量积气、腹腔积液时也可以采用直接叩诊法。

（一）腹部叩诊音

1. 腹部叩诊音的分布 鼓音：大部分区域；浊音：肝、脾部位及两侧腹。

2. 临床意义 ①鼓音范围缩小：实质脏器肿大、腹水、肿瘤。②鼓音范围增大：胃肠胀气、胃肠穿孔。

（二）脏器叩诊

脏器叩诊包括肝脏叩诊、胆囊叩诊、胃泡鼓音区叩诊、脾脏叩诊、肾脏叩诊和膀胱叩诊。

1. 肝脏

（1）确定肝上界一般沿右锁骨中线、右腋中线和右肩胛线，由肺区向下叩，当清音变浊时，即为肝上界。

（2）一般叩得的肝下界比触得的肝下缘高1～2cm，若肝缘增厚，则两结果相近。

（3）体型匀称者肝上界在右锁骨中线、右腋中线和右肩胛线分别是第5肋、第7肋、第10肋。肝下界分别为右锁骨中线、右腋中线的右季肋下缘、第10肋。

（4）右锁骨中线肝脏上、下缘之间的距离，即肝的上下径为9～11cm。

（5）矮胖体型者可高一个肋间，瘦长者则低一个肋间。

（6）肝浊音界改变的临床意义 ①肝浊音界扩大：见于肝癌、肝脓肿、肝炎、肝淤血和多囊肝。②肝浊音界缩小：见于急性重型肝炎、亚急性重型肝炎、肝硬化和胃肠胀气。③肝浊音界消失：见于急性胃肠穿孔等。④肝浊音界上移、下移：与体型有关。

（7）肝区叩击痛阳性 常见于肝炎、肝脓肿。

2. 胆囊叩诊 目的：明确是否胆囊区叩击痛。方法：间接叩诊。临床意义：胆囊炎。

3. 胃泡鼓音区（Traube区）叩诊 部位：左前胸下部，肋缘上，呈半圆形，为胃底穹窿含气而形成。组成：上界由膈肌、肺下缘组成，下界由肋弓组成，左界由脾脏组成，右界由肝左叶组成。临床意义：缩小或消失多见于右侧胸腔积液、心包积液、脾大、肝左叶增大。

4. 脾脏叩诊 目的：确定脾大小。方法：左腋中线上，轻叩。正常范围：左腋中线第9～11肋之间，长4～7cm，前方不超过腋前线。临床意义：①脾浊音区扩大：脾肿大。②脾浊音区缩小：左侧气胸、胃扩张、鼓肠。

5. 肾脏叩诊 目的：检查肾区叩击痛。方法：间接叩诊法。临床意义：即脊肋角叩痛，见于肾炎、肾盂肾炎、肾结石、肾结核、肾周围炎。

6. 膀胱叩诊 目的：了解膀胱充盈情况。方法：耻骨联合上方叩诊。临床意义：膀胱充盈。

7. 移动性浊音 因体位不同而出现浊音区改变的现象，称为移动性浊音。临床意义：卧位叩诊出现移动性浊音，提示游离腹水大于1000ml；肘膝位出现移动性浊音，提示腹腔有500ml以上液体。

8. 巨大卵巢囊肿与腹水的鉴别

（1）巨大卵巢囊肿浊音区在中腹部。

（2）巨大卵巢囊肿浊音区不移动。

（3）巨大卵巢囊肿尺压试验阳性 硬尺横置于腹壁上，两手将尺压下，感觉有节律性跳动者为阳性（原理为腹主动脉的搏动传导）。

五、腹部听诊

（一）肠鸣音

①正常：4～5次/分。②活跃：>10次/分。③亢进：>10次/分，响亮、高亢。见于急性胃肠炎，服泻药，消化道出血。④亢进呈金属调：见于机械性肠梗阻。⑤减弱：1次/3～5分，见于便秘、低血钾，胃肠功能低下。⑥消失：3～5分以上未听到见于麻痹性肠梗阻。

（二）血管杂音

血管杂音包括动脉杂音、静脉杂音。

1. 动脉杂音 ①中腹部收缩期杂音：腹主动脉瘤，腹主动脉狭窄。②左右上腹部收缩期杂音：肾动脉狭窄。③下腹两侧收缩期杂音：髂动脉狭窄。

2. 静脉性杂音 见于严重腹壁静脉曲张，无收缩期、舒张期之分。

3. 摩擦音 ①脾梗死；②脾周围炎；③肝周围炎；④胆囊炎；⑤局部腹膜炎。

4. 搔弹音 ①用于肝下缘测定：仰卧位，检查者以左手持听诊器置于被检者剑突下的肝左叶上，右手指沿右锁骨中线自脐部往上轻弹或搔刮腹壁，未达肝缘声音遥远而轻微，到达肝缘时，明显声音增强而近耳。②微量腹水：水坑征。患者取肘膝位数分钟，使腹水积聚于腹内最低处的脐区。听诊器贴于此处，检查者以手指在一侧腹壁轻弹，听其响，然后体件换向对侧腹部移动，如声音突然变响此体件处即为腹水边缘。

第七节 脊柱、四肢检查

PPT

一、脊柱

脊柱是维持正常立位姿势的主要支柱，由7个颈椎、12个胸椎、5个腰椎、5个骶椎和4个尾椎构成。正常人的脊柱有四个生理性弯曲部位，即颈段稍向前凸，胸段稍向后凸，腰段有明显的前凸，骶椎构成一S状弯曲，但无侧弯。

（一）脊柱弯曲度

正常有四个生理弯曲，无侧弯。

1. 颈椎变形 表现颈椎向一方或数方运动受限，见于颈部肌肉因受寒、疲劳、姿势、炎症等影响所致的挛缩；侧偏见于先天性斜颈。

2. 脊柱后凸 胸椎多发（驼背）①小儿：佝偻病。②儿童、青年：胸椎结核（成角畸形）。③胸椎弧形后凸，脊柱强直固定：类风湿性关节炎。④老年人：骨质退行性变。⑤其他：外伤性脊柱压缩性骨折，可发生于任何年龄；青少年胸段下部均匀性后凸，见于脊椎骨软骨炎。

3. 脊柱前凸 腰椎多见。见于妊娠、大量腹腔积液、腹腔巨大肿瘤、先天性髋关节结核。

4. 脊柱侧凸 可分为胸段侧凸、腰段侧凸，胸腰段联合侧凸。按其发病原因又可分为姿势性侧凸与器质性侧凸两种。

（1）姿势性侧凸 在早期，脊柱曲度不固定，改变体位以后可使侧凸消失，如平卧或向前弯腰时脊柱可恢复常态。见于儿童发育期坐位姿势不良、一侧下肢较短、椎间盘脱出症、脊髓灰质炎后遗症时。

（2）器质性侧凸 改变体位以后不能使侧凸得以纠正。见于佝偻病、慢性胸膜增厚、胸膜粘连及肩部畸形等病变。

（二）脊柱活动度

颈椎与腰椎活动度较大。被检者取立位，检查者用手将患者骨盆固定，让患者做前屈、后伸、侧弯与旋转等运动，并注意观察脊柱的活动度。正常情况下，颈段可以前屈45°，后伸45°，左、右侧弯各45°，后旋转60°；腰段在骨盆固定的情况下，可前屈45°，后伸35°，左、右侧弯各30°，旋转45°；胸段活动度极小，骶椎几乎不活动。

活动受限见于软组织损伤、骨质增生、骨质破坏、椎间盘脱出。

（三）脊柱压痛与叩击痛

正常无压痛和叩击痛。

1. 压痛 ①脊椎压痛：用右手拇指自上而下逐个按压脊椎棘突或棘间韧带。正常人脊椎无压痛。②棘突有局限性的明显压痛，提示该部位有脊椎结核、骨折等。③棘突韧带有压痛，提示有棘间韧带炎或损伤。④脊柱两旁肌肉有压痛时，常为急性腰肌纤维炎或为急性腰背肌劳损所致。

2. 叩击痛 ①直接叩击法：是以叩诊锤叩击或用手半握拳直接叩击每个脊椎棘突，此法多用以检查胸椎与腰椎。②间接叩击法：患者取端坐位，医生用左手掌面放在患者的头顶，右手半握拳以小鱼际部叩击左手，观察患者有无脊柱局限部位疼痛。凡有叩击痛的部位即是脊柱病变的所在部位，常见于脊柱结核，棘间韧带损伤；骨折与椎间盘脱出。

二、四肢

（一）形态异常

1. 腕关结变形 ①腱鞘纤维脂肪瘤：腕关节背面，触之柔软或柔韧，推动时可随肌腱来回移动。此外，当腕关节局部软组织炎症、扭伤或发生骨折时，均可使关节外形改变。②腱鞘滑膜炎：关节呈结节状隆起，柔韧，可影响关节活动，多由类风湿性关节炎或结核病变引起。③腱鞘囊肿：腕部的背侧或桡侧，为圆形无痛性囊状隆起，坚韧，可顺肌腱的垂直方向稍微推动。

2. 指关节变形 ①梭状变形、手腕及手指向尺侧偏移见于类风湿关节炎；②爪形手见于尺神经或正中神经损伤、进行性肌萎缩、脊髓空洞症及麻风等。

3. 膝关节变形 ①红肿热痛，运动受限见于风湿性关节炎；②关节肿胀，浮髌现象见于关节腔积液。

4. 膝内外翻 见于佝偻病、大骨节病。①膝内翻－O型腿；②膝外翻－X形、K型腿。

5. 足内外翻 见于先天畸形、脊髓灰质炎后遗症。

6. 杵状指（趾） 杵状指是指远端指（趾）呈鼓槌样膨大，特点是末端指节软组织明显增厚增宽，指（趾）甲呈弧形隆起，指（趾）端背面皮肤与指（趾）甲盖构成的基底角大于180度。杵状指产生的机制不清，可能与慢性缺氧、代谢障碍和中毒性损坏有关。

临床上常见于慢性阻塞性肺气肿、支气管扩张、肺脓肿、肺癌、感染性心内膜炎、发绀型先天性心脏病、吸收不良综合征、溃疡性结肠炎及肝硬化等。

7. 匙状指 指甲中部凹陷，边缘翘起，指甲变薄，表面粗糙。常见于缺铁性贫血、高原病、风湿热及甲癣等。

8. 平板脚 又称平跖足，足纵弓塌陷，足跟外翻，前半足外展，形成足旋前畸形，横弓塌陷，前足增宽，足底前部形成胼胝。

9. 肢端肥大 腺垂体功能亢进：见于垂体瘤。

10. 下肢静脉曲张 见于大隐静脉曲张。

11. 水肿 详见本章第二节一般检查。

（二）功能障碍

①神经损伤：肌肉萎缩。②关节损害：骨折与关节脱位。

第八节 神经系统检查

PPT

课堂互动

1. 体格检查常做的生理反射有哪些？
2. 体格检查常做的病理反射有哪些？

一、脑神经检查

1. 嗅神经 嗅觉功能障碍如能排除鼻黏膜病变，常见同侧嗅神经损害。

2. 视神经 检查视力、视野、眼底等。

3. 动眼神经、滑车神经、外展神经 检查眼睑运动、眼球运动、瞳孔对光反射、复视等。

4. 三叉神经 复合神经包括面部感觉和运动（咀嚼功能）、角膜反射等。

5. 面神经 运动功能：额纹、鼻唇沟、眼裂、口角是否对称等。嘱患者闭眼、露齿、微笑、鼓腮或吹哨动作。味觉检查：面神经损伤舌前2/3味觉丧失。

6. 听神经 听力和前庭功能检查。

7. 舌咽神经和迷走神经

（1）运动功能 声音嘶哑、呛咳，发音腭垂偏向健侧。

（2）咽反射 迟钝或消失。

（3）感觉 舌后1/3味觉丧失。

8. 副神经 受损时，一侧肌力下降。

9. 舌下神经 单侧受损舌偏向患侧，双侧受损则不能伸舌。

二、运动功能检查

（一）随意运动

随意运动是意识支配下的主动运动。由锥体束司理，不随意运动则由锥体外系和小脑司理。

（二）肌力

肌力是肌肉收缩时的最大力量，肌力减退称瘫痪。运动速度异常减慢而肌力及运动幅度正常时称运动迟缓。

肌力记录采用（0～5级）的六级分级法。

0级 为完全瘫痪；

1级 可见肌肉收缩而无肢体运动；

2级 肢体能沿床面移动而不能抗重力（肢体不能举起）；

3级 肢体能抗重力抬离床面但不能抗阻力做运动；

4级 肢体能抗阻力做运动，但稍力弱；

5级 为正常肌力。

临床意义：机体的肌力减退或消失，不一定都是运动神经的功能障碍，故应鉴别是功能性的还是器质性的，是神经系统疾病还是其他疾患（如低血钾性肌无力，进行性肌营养不良等）。神经系统疾患除肌力减退或丧失外，往往伴有肌营养不良、腱反射、病理反射以及感觉障碍等表现的一种或多种。确定为神经系统疾病后，尚应鉴别是上运动神经单位还是下运动神经单位的疾患。

（三）肌张力

指静息状态下的肌肉紧张度。

1. 检查方法　观察与抚摸肌肉在放松与静止情况下的张力状态。张力显著降低时，肌肉即不能保持正常时的外形与弹力而表现为松弛软弱。另一检查方法是患者肢体放松时做被动运动，以体会其阻力，并注意屈伸有无差别。如阻力感明显时，说明肌张力增高，如软弱无阻力感，说明肌张力减弱。

2. 临床意义

（1）肌张力增高　触摸时有坚实感，做被动运动时阻力增加与活动幅度受限。表现如下。①痉挛性：于被动运动开始时，如拉开其屈曲的上肢，阻力较大，拉到一定程度时其阻力突然减低，称为"折刀"现象，见于锥体束损害。②强直性：指一组抗肌张力同等增高，犹如弯曲的铅管，称为铅管样强直，见于锥体外系统损害。在强直性肌张力增强的基础上又有震颤，且于做被动运动时出现齿轮顿挫样感觉，称为齿轮强直。

（2）肌张力减弱　触摸时肌肉松软，被动运动时无抵抗感，可表现关节过伸，见于周围神经、脊髓前角灰质与小脑病变。

三、不随意运动检查

1. 震颤

（1）静止性震颤　又称震颤麻痹，静止时明显，运动时减轻，睡眠时消失。肌张力增高。

（2）动作性震颤　又称意向性震颤，见于小脑疾病，越近目的物越明显。

（3）老年性震颤　点头手抖，通常肌张力不高。多为静止性震颤。发生于老年人。

2. 舞蹈样动作　多见于儿童期风湿病。

3. 其他

（1）手足徐动　见于脑瘫、肝豆状核变性、脑基底节病变。

（2）手足搐搦　见于低钙血症。

四、共济运动检查

（一）指鼻试验

嘱被检者以示指接触距其前方50cm处的检查者的示指，再以示指触自己的鼻尖，由慢到快，先睁眼后闭眼重复进行。临床意义：①小脑半球病变：同侧不准。②睁眼准确，闭眼障碍：感觉共济失调。

（二）跟－膝－胫试验

嘱被检者仰卧，上抬一侧下肢，将足跟置于另一下肢的膝盖下端，再沿胫骨前缘向下移动，先睁眼后闭眼重复进行。临床意义：①小脑损伤：动作不稳。②感觉共济失调：闭眼难以找到膝盖。

（三）其他

1. 快速轮替动作　快速旋前、旋后动作，或用一手手掌、手背连续拍打对侧手掌，共济失调患者动作缓慢、不协调。

2. 闭目难立征　足并拢闭目，双手向前平伸，身体摇晃或倾斜为阳性。提示小脑病变，睁眼能站稳而闭眼不稳，则为感觉异常。

五、感觉功能检查

（一）浅感觉

1. 痛觉　大头针均匀轻刺被检者皮肤，询问被检者有无痛觉。感觉障碍见于脊髓丘脑束病损。

2. 触觉 用棉签轻触被检者皮肤、黏膜，问是否有感觉，触觉障碍见于脊髓丘脑前束、后索病损。

3. 温度觉 让被检者冷水（5～10℃）热水（40～50℃）交替感觉。温度觉障碍见于脊髓丘脑束侧束病损。

（二）深感觉

1. 运动觉 夹住手指或足趾两侧，上下移动，令被检者说出方向。运动觉障碍见于后索病损。

2. 位置觉 将被检者肢体摆成一姿势，让被检者描述并用对侧肢体模仿。障碍见于后索病损。

3. 震动觉 将音叉（128Hz）柄置于被检者骨突起处，询问有无震动感。障碍见于后索病损。

（三）复合感觉

1. 皮肤定位觉 手指或棉签轻触被检者皮肤某处，让其说出具体部位，障碍见于皮质病变。

2. 两点辨别觉 用钝角分轨，轻轻刺激被检者皮肤两点，然后逐渐缩小，直到被检者感觉是一点时，记录实际距离。正常情况下，手指2mm，舌1mm，脚趾3～8mm，手掌8～12mm，后背40～60mm。障碍提示额叶病变。

3. 形体觉 单手触摸硬币、钥匙、钢笔等被检者熟悉的物体，让其说出名称。障碍见于皮质病变。

4. 体表图形觉 在被检者皮肤上画圆形、方形、三角形等并让其说出图形名称，障碍见于丘脑水平以上病变。

六、神经反射

神经反射是通过反射弧的形成来完成的，反射弧包括：感受器、传入神经、反射中枢、传出神经和效应器。任何一个环节病变，均可使反射减弱，同时，反射又受高级神经中枢抑制，如锥体束以上病变，则对反射的抑制减弱而出现反射亢进。神经反射包括浅反射和深反射两种。

（一）浅反射

刺激皮肤和黏膜引起。

1. 角膜反射 方法：棉签从视野外接触眼外侧角膜，引起眨眼。神经：传入—三叉神经；传出—面神经。临床意义：①直接、间接反射均消失：三叉神经病变（传入障碍）。②直接存在，间接消失：对侧面神经病变（传出障碍）。③直接消失，间接存在：患侧面神经病变。④完全消失：深昏迷。

2. 腹壁反射 方法：分别在肋缘下、平脐和腹股沟上用钝头棉签轻划腹壁皮肤，观察腹肌收缩情况。临床意义：①上部消失：（肋缘下）胸7、8脊髓病变。②中部消失：（平脐）胸9、10脊髓病变。③下部消失：（腹股沟上）胸11、12脊髓病变。④双侧上、中、下三部分反射均消失：见于昏迷或急腹症，而一侧腹壁反射消失，见于同侧锥体束病损，此外，肥胖，老年人，经产妇由于腹壁过于松弛，也可出现腹壁反射减弱或消失。

3. 提睾反射方法 由下而上划股内侧皮肤。反射中枢在腰1、2。临床意义：①双侧消失：腰1、2脊髓病变。②一侧消失：椎体束损害。③老年人或有局部病变时，如腹股沟、阴囊水肿、精索静脉曲张、睾丸炎、附睾炎等，反射亦可减弱或消失。

4. 跖反射 被检者仰卧，大腿伸直，检查者以手持被检者的踝部，用火柴杆、钝头竹签或叩诊锤柄等由后向前划足底外侧至小趾跖关节处再转向踇趾侧，正常表现为足跖向跖面屈曲。

（二）深反射

刺激骨膜、肌腱引起的反射为深反射。

1. 肱二头肌反射 被检者前臂屈曲，检查者左手拇指置于被检者肘部的肱二头肌肌腱上，然后叩诊锤叩击检查者拇指，引起被检者前臂快速屈曲。反射中枢：颈髓5～6节。

2. 肱三头肌反射 被检者外展上臂，半屈肘关节，检查者用左手托起被检者前臂，右手用叩诊锤直接叩击被检者鹰嘴上方的肱三头肌肌腱上，引起前臂伸展。反射中枢：颈髓7～8节。

3. 桡骨膜反射 被检者前臂半屈半旋前位，检查者以左手托住其腕部，使腕部自然下垂，叩诊锤叩击被检者桡骨茎突，引起屈肘、旋前动作。反射中枢：颈髓5～6节。

4. 膝腱反射　坐位检查时被检者小腿完全放松下垂，与大腿成直角；卧位时，检查者托起其膝关节使之屈曲越120°，右手叩诊锤叩击股四头肌肌腱，引起小腿伸展动作。反射中枢：腰髓2～4节。

5. 跟腱反射　被检者仰卧，髋膝关节屈曲，下肢外旋、外展。检查者左手将患被检者足部背屈成直角，叩诊锤叩击被检者跟腱，反应为腓肠肌收缩，足向趾面屈曲。反射中枢：骶髓1～2节。

注意点：深反射减弱或消失多系器质性病变，如末梢神经炎、神经根炎等，使反射弧遭到破坏。深反射易受精神紧张影响，应嘱患者尽量放松肌肉，并转移注意力。

（三）病理反射

是指锥体束病变时，失去了对脑干和脊髓的抑制作用，而释放出的踝和踇指背伸的反射作用。1岁半以内的婴幼儿由于锥体束尚未发育完善，可出现上述反射，成人若出现即为病理反射。

1. Babinski征　方法同趾反射，出现踇趾背伸，其余四趾呈扇形展开的结果。

2. Oppenheim征　检查者弯曲示指和中指，沿被检者胫骨前缘用力由上往下滑压，阳性同Babinski征。

3. Gordon征　检查者用力挤压被检者腓肠肌，出现与Babinski征同样的反应。

4. Hoffman征　检查者左手持被检者腕部，右手中指与示指夹住被检者中指并稍向上提，使被检者腕部处于过伸状态，检查者以拇指迅速刮被检者的中指甲，引起其余四指掌屈反应者为阳性。反射中枢：颈髓病变C_7～T_1。

5. 阵挛　在深反射亢进时肌肉发生的节律性收缩。

（1）踝阵挛　被检者仰卧，髋膝关节稍屈，检查者一手持被检者小腿，一手持被检者足前掌，突然用力使踝关节背屈并维持，阳性表现为腓肠肌与比目鱼肌发生连续节律性收缩，使足部交替呈屈伸动作。

（2）髌阵挛　被检者仰卧，下肢伸直，检查者以拇指与示指控住其髌骨上缘，用力向远端快速连续推动数次后维持推力。阳性反应为股四头肌发生节律性收缩使髌骨上下移动。

七、脑膜刺激征

脑膜刺激征是指脑膜受刺激时出现的体征，主要有下列常见病：各种脑膜炎症、蛛网膜下腔出血等引起。脑膜刺激征包括：

1. 颈强直　被动屈颈检查，感颈部阻力增高或增强称为颈强直。

2. Brudzinski征　被检者仰卧，下肢伸直，检查者一手托起被检者枕部，另一手按住其前胸，当头部前屈时双髋与膝关节同时屈曲为阳性。

3. Kernig征　被检者仰卧，一侧下肢髋关节与膝关节成直角，检查者将其小腿抬高，止常人可达135°以上。如受阻伴疼痛与屈肌痉挛，则为阳性。

知识拓展

全身体格检查的顺序

（1）卧位为主的检查　一般情况和生命体征→头颈部→前、侧胸部（心、肺）→（坐位）→后背部（肺、脊柱、肾区、骶部）→（卧位）腹部→上肢、下肢→肛门、直肠→外生殖器→神经系统（最后站立）、共济运动、步态、腰椎运动。

（2）坐位为主的检查　一般情况和生命体征→头颈部→上肢→后背部（肺、脊柱、肾区、骶部）→前胸部、侧胸部（肺）→（卧位）心脏→腹部→下肢→肛门、直肠→外生殖器→神经系统（最后站立）、共济运动、步态、腰椎运动。这样，可以保证分段而集中的体格检查顺利完成。而在此过程中仅有2～3次的体位变动。

八、自主神经检查

1. 眼心反射 被检者仰卧，自己闭眼数脉率。左手示指、中指分别置于眼球两侧逐渐加压，不痛为限。20～30 秒后计数脉率，正常可减少 10～12 次/分，超过 12 次/分，提示迷走神经增强，迷走神经麻痹则无反应。

2. 皮肤划痕试验 用钝头棉签在皮肤上适度划压一条线，数秒钟后，皮肤出现白色划痕，高出皮面，以后变红，属正常反应。白色划痕持续超过 5 分钟，提示交感神经兴奋性增高。

3. 卧立位试验 平卧计脉率，然后站立再计脉率。由卧到立位，脉率增加超过 10～12 次/分，为交感神经兴奋性增强。由立到卧位脉率减慢超过 10～12 次/分则为迷走兴奋性增强。

4. 竖毛反射 将冰块置于被检者腋窝或颈后，数秒钟后可见竖毛肌收缩，毛囊处起隆起如鸡皮。根据竖毛障碍的部位来判断交感神经功能障碍的范围。

5. 发汗试验 皮下注射毛果芸香碱 10mg，作用于交感神经节后纤维引起出汗，皮肤涂以淡碘酊，出汗后变蓝色，用以判断交感神经功能障碍的范围。

6. Valsalva 动作 被检者深吸气后，在屏气状态下做呼气动作 10～15 秒。计算最长心搏时期与最短心搏时期比值，正常人大于等于 1.4，如小于 1.4 则提示压力感受器功能不灵敏或其反射弧的传入或传出纤维受损。

本章小结

体格检查是诊断疾病极其重要的步骤，其内容包括基本检查方法，一般检查，皮肤、黏膜及浅表淋巴结检查，头面部及器官检查，颈部检查，胸部检查，腹部检查，肛门、直肠及生殖器检查，脊柱及四肢检查，神经系统检查等内容。由于药学专业的教学学时所限，本章对部分内容进行了整合及删减，如皮肤、黏膜及浅表淋巴结检查合并到一般检查中，肛门、直肠及生殖器检查本章未能介绍。

体格检查的基本方法有五种，即：视诊、触诊、叩诊、听诊和嗅诊；一般检查是对患者全身状态的概括性观察；头面部及器官检查包括头发、头皮、头颅、眼、耳、鼻、口等内容；颈部检查包括颈部外形及运动、颈部血管检查、甲状腺检查及气管检查；胸部检查包括胸部的体表标志，胸壁、胸廓及乳房检查，肺和胸膜检查，心脏检查和血管检查五个方面的内容；腹部检查内容包括腹部的体表标志和分区、腹部视诊、腹部触诊、腹部叩诊及腹部听诊等五个方面；脊柱与四肢检查包括脊柱检查和四肢检查；神经系统检查包括：十二对脑神经检查、运动功能检查、不随意运动检查、共济运动检查、感觉功能检查、神经反射、脑膜刺激征和自主神经检查。

练 习 题

题库

思考题

1. 简述肺部湿啰音的分类和发生机制。
2. 心脏听诊的内容有哪些？
3. 常见的周围血管体征有哪些？
4. 何谓 Murphy 征？如何测试？有何临床意义？
5. 触诊腹部包块时应注意那些情况？

（李文月）

第三章 常用实验室检查

学习导引

知识要求

1. **掌握** 各种临床检验项目的正常参考范围及其临床意义。
2. **熟悉** 各临床检验项目的基础理论。
3. **了解** 各种常规临床检验的相关基础知识。

能力要求

学会综合运用各种检验结果分析临床问题。

第一节 血液一般检查

PPT

血液由液体和有形细胞两大部分组成，血常规检验的是血液的细胞部分，包括红细胞、白细胞和血小板。通过观察各种血细胞的数量变化及形态分布，初步筛查疾病，是医生辅助诊断的常用检查方法之一。

一、红细胞检查

微课

红细胞（red blood cell，RBC）是血液中数量最多的有形成分，是携带氧气和二氧化碳的呼吸载体。临床可通过各项红细胞参数检验和红细胞形态观察对贫血和某些疾病进行诊断或鉴别诊断。

（一）红细胞计数

新生儿的红细胞明显偏高，出生2周后逐渐下降。男性在6～7岁时最低，25～30岁时达高峰。女性在13～15岁时达最高值，21～35岁时维持低水平，以后又逐渐升高，与男性水平相近。

1. 参考范围

（1）成年男性 $(4.0\sim5.5)\times10^{12}/L$。

（2）成年女性 $(3.5\sim5.0)\times10^{12}/L$。

（3）新生儿 $(6.0\sim7.0)\times10^{12}/L$。

2. 临床意义

（1）红细胞减少的临床意义

1）生理性减少　妊娠中、后期的稀释血症。

2）病理性减少　①失血性贫血：内脏出血、血友病、血小板减少性紫癜等。②溶血性贫血：先天性溶血性贫血（地中海贫血、蚕豆病、先天性溶血性黄疸等）；后天获得性贫血（新生儿溶血病、阵发性睡眠性血红蛋白尿等）；药物性溶血性贫血（奎宁、奎尼丁、非那西丁等）；中毒溶血性贫血（苯、铅、砷等）；感染性溶血性贫血等。③造血功能不良性贫血：缺铁性贫血、恶性贫血、营养不良性贫血、再生障碍性贫血、癌症骨转移等。④继发性贫血：如各种炎症、结缔组织病、内分泌病等。

（2）红细胞增多的临床意义

1）生理性增多　如胎儿、新生儿、高原生活的居民、剧烈运动或体力劳动者等。

2）病理性或相对性增多　①大量脱水所致血液浓缩。②机体长期缺氧、慢性一氧化碳中毒等。③真性红细胞增多症：为原因不明的慢性骨髓功能亢进，红细胞计数显著高于正常参考范围（7.0～12.0）×10^{12}/L。

（二）血红蛋白

血红蛋白（hemoglobin，Hb 或 HGB）俗称为“血色素”，是红细胞的运输蛋白，其主要功能是向组织、器官运输氧气和运出二氧化碳。

1. 参考范围

（1）成年男性　120～160g/L。

（2）成年女性　110～150g/L。

（3）新生儿　170～200g/L。

2. 临床意义　血红蛋白测定的临床意义与红细胞计数相似，但判断贫血程度优于红细胞计数。

（1）血红蛋白量减少　①Hb 减少的程度与红细胞减少一致：见于再生障碍性贫血、大出血、类风湿关节炎及急、慢性肾炎所致的出血。②Hb 减少的程度比红细胞严重：见于缺铁性贫血，有慢性和反复性出血（胃溃疡、胃肠肿瘤、妇女月经过多、痔疮出血等）。③红细胞减少的程度比 Hb 严重：见于大细胞高色素性贫血，如缺乏维生素 B_{12}、叶酸的营养不良性贫血及慢性肝病所致的贫血。④另外，儿童和婴幼儿的血红蛋白和红细胞数通常比正常成人减少 10%～20%；老年人和妊娠中晚期妇女的血红蛋白和红细胞数也可能减少。

（2）血红蛋白量增多　①病理性和相对性增多：由于促红细胞生成素代偿性增多所致，见于严重的心肺疾病和血管畸形、真性红细胞增多症、高原病和大细胞高色素性贫血，以及创伤大量失水、严重烧伤等。②应用对氨基水杨酸钠、伯氨喹、维生素 K、硝酸甘油等药物也可引起血红蛋白量增多。

（三）红细胞沉降率测定

红细胞沉降率（erythrocyte sedimentation rate，ESR）简称血沉，是指红细胞在一定的条件下在单位时间内的沉降距离。红细胞的密度大于血浆密度，在地心引力的作用下产生自然向下的沉力。ESR 是传统且应用较广的指标，用于诊断疾病虽然缺乏特异性，但具有动态观察病情疗效的实用价值。

1. 参考范围

（1）男性 0～15mm/h，女性 0～20mm/h。

（2）>85 岁　男性 <30mm/h，女性 <42mm/h。

（3）儿童 <10mm/h。

2. 临床意义

（1）ESR 增快

1）生理性增快　见于女性月经期、妊娠 3 个月以上（至分娩后 3 周内）。

2）病理性增快　①炎症：风湿病、结核病、急性细菌性感染所致的炎症。②组织损伤：如严重创伤和大手术后、心肌梗死。③迅速增长的恶性肿瘤血沉增快，而良性肿瘤血沉多正常。④高球蛋白血症：如多发性骨髓瘤、慢性肾炎、肝硬化、系统性红斑狼疮、巨球蛋白血症、亚急性细菌性心内膜炎、贫血、高胆固醇血症。

（2）ESR 减慢　见于红细胞数量明显增多及纤维蛋白原含量明显降低时，如相对性及真性红细胞增多症及弥散性血管内凝血晚期。

二、白细胞计数和白细胞分类计数

（一）白细胞计数（white blood cell count）

外周血白细胞（leukocyte）起源于骨髓的造血干细胞，正常血液中白细胞以细胞质内有无颗粒而分为有粒和无粒两大类，前者粒细胞（granulocyte，GRAN）根据颗粒的嗜好性分为中性、嗜酸性、嗜碱性三种；后者包括淋巴细胞（lymphocyte，L）和单核细胞（monocyte，M）。白细胞计数是指测定单位容积的外周血中白细胞的总数。

1. 参考范围

（1）成人　$(4\sim10)\times10^9/L$。

（2）儿童　6个月~2岁：$(11\sim12)\times10^9/L$。

（3）新生儿　$(15\sim20)\times10^9/L$。

2. 临床意义　成人白细胞总数高于 $10\times10^9/L$ 称为白细胞增多（leukocytosis）；低于 $4\times10^9/L$ 称为白细胞减低（leukopenia）。外周血白细胞数量的变化受生理状态和许多病理因素的影响，其临床意义应结合白细胞分类计数进行综合判断。

（二）白细胞分类计数（white blood cell differential count，DC）

中性粒细胞又分为中性分叶核粒细胞（neutrophilic segmented granulocyte，Nsg）、中性杆状核粒细胞（neutrophilic stab granulocyte，Nst）。白细胞分类计数是指测定单位容积的外周血中各种白细胞的数量。

1. 参考范围　成人与儿童的白细胞分类计数见表3－1。

表3－1　白细胞分类计数

细胞	绝对值（$\times10^9/L$）	百分率（%）
中性杆状核粒细胞（Nst）	0.04~0.50	0~5
中性分叶核粒细胞（Nsg）	2.00~7.00	50~70
嗜酸性粒细胞（E）	0.05~0.50	0.5~5
嗜碱性粒细胞（B）	0~0.10	0~1
淋巴细胞（L）	0.80~4.00	20~40
单核细胞（M）	0.12~0.80	3~8

2. 临床意义

（1）中性粒细胞　在外周血中，由于中性分叶核粒细胞（中性粒细胞）占白细胞总数的50%~70%，因此，白细胞总数变化的临床意义与中性粒细胞数量变化的临床意义基本一致。

1）中性粒细胞（中性分叶核粒细胞）增多　①急性、化脓性感染及全身感染。轻度感染白细胞和中性粒细胞百分率可增多；中度感染可 $>10.0\times10^9/L$；重度感染可 $>20.0\times10^9/L$，并伴明显的核左移。②各种中毒：尿毒症、糖尿病酮症酸中毒、代谢性酸中毒、早期汞中毒、铅中毒；催眠药、有机磷中毒。③出血和其他疾病：急性出血、急性溶血、手术后、恶性肿瘤、粒细胞白血病、严重组织损伤、心肌梗死和血管栓塞等。

2）中性分叶核粒细胞（中性粒细胞）减少　①疾病：伤寒、副伤寒、疟疾、布鲁氏菌病、某些病毒感染（如乙肝、麻疹、流感）、血液病、过敏性休克、再生障碍性贫血、高度恶病质、粒细胞减少症或缺乏症、脾功能亢进、自身免疫性疾病。②中毒：重金属或有机物中毒、放射线损伤。③抗肿瘤药、苯二氮䓬类镇静药、磺酰脲类促胰岛素分泌剂、抗癫痫药、抗真菌药、抗病毒药、抗精神病药、部分非甾体抗炎药等有可能引起中性粒细胞减少。

（2）嗜酸性粒细胞　主要存在于骨髓和组织中，外周血中很少，占全身白细胞总数0.5%~5%。嗜酸性粒细胞具有变形运动和吞噬功能，可吞噬抗原－抗体复合物或细菌，因此，嗜酸性粒细胞与免疫系统关系密切。

1）嗜酸性粒细胞增多　①过敏性疾病：支气管哮喘、荨麻疹、风疹、血管神经性水肿、过敏性脉管炎、食物或药物过敏、血清病等。②皮肤病：如牛皮癣、湿疹、天疱疮、疱疹样皮炎、真菌性皮肤病等。③寄生虫感染：如肺吸虫病、钩虫病、包囊虫病、血吸虫病、丝虫病、绦虫病等。④血液病：骨髓增殖性疾病、恶性淋巴瘤、多发性骨髓瘤性粒细胞白血病、嗜酸性粒细胞白血病等。⑤恶性肿瘤：如肺癌、胃癌、结肠癌等。⑥应用磺胺、头孢菌素、青霉素类药物等。

2）嗜酸性粒细胞减少　①疾病或创伤：见于伤寒、副伤寒、大手术后、严重烧伤等。②判断垂体或肾上腺皮质功能：肾上腺皮质激素、垂体或肾上腺皮质功能亢进时，嗜酸性粒细胞减低，因此，长期应用肾上腺皮质激素或促皮质素等药物可见嗜酸性粒细胞减少。

（3）嗜碱性粒细胞　在骨髓及外周血中的数量很少（0%～1%），无吞噬功能，嗜碱性颗粒中有许多生物活性物质，主要为肝素、组胺、慢反应物质、血小板激活因子等，在免疫反应中与 IgG 具有较强的结合力，主要参与超敏反应。

1）嗜碱性粒细胞增多　①过敏性和炎症性疾病：食物、药物、吸入性过敏性反应；溃疡性结肠炎、荨麻疹、红皮病、风湿性关节炎等。②慢性粒细胞白血病常伴嗜碱性粒细胞增多；罕见嗜酸性粒细胞白血病、骨髓纤维化或转移癌。③创伤及中毒：脾切除术后，重金属（如铅、汞、铬等）中毒、系统性肥大细胞增多症、放射线照射等，以及注射疫苗后也可见增多。

2）嗜碱性粒细胞减少　①疾病速发型过敏反应：如荨麻疹、过敏性休克等。②用药：见于促皮质素、肾上腺皮质激素应用过量及应激反应。

（4）淋巴细胞　占全身白细胞总数的20%～40%，主要分为T细胞、B细胞和自然杀伤细胞三大类。淋巴细胞是人体主要的免疫细胞，观察其数量变化，有助于了解机体的免疫功能状态。

1）淋巴细胞增多　①传染病：百日咳、传染性单核细胞增多症、传染性淋巴细胞增多症、结核病、水痘、麻疹、风疹、流行性腮腺炎、传染性肝炎、结核及许多传染病的恢复期。②血液病：急、慢性淋巴细胞白血病、白血病性淋巴肉瘤、再生障碍性贫血、粒细胞缺乏症。③组织移植术后发生排斥反应时。

2）淋巴细胞减少　凡中性粒细胞显著增高的各种病因均可导致淋巴细胞相对减少。多见于传染病的急性期、放射病、细胞免疫缺陷病、长期应用肾上腺皮质激素后或接触放射线等。

（5）单核细胞　占全身白细胞总数的3%～8%，具有活跃的变形运动和强大的吞噬功能，除了能吞噬一般细菌、组织碎片、衰老的红细胞、细胞内细菌外，尚可通过吞噬抗原，传递免疫信息，活化T、B淋巴细胞，在特异性免疫中起重要的作用。

课堂互动

1. 分类计数白细胞有什么意义？
2. 血红蛋白检查和红细胞计数有什么不同意义？

单核细胞增多可见于：①急性感染恢复期、慢性感染：如巨细胞病毒、疱疹病毒、结核菌、布鲁杆菌等感染、亚急性细菌性心内膜炎、伤寒、严重的浸润性和粟粒性肺结核。②血液病：单核细胞性白血病、粒细胞缺乏症恢复期。③结缔组织病：系统性红斑狼疮、类风湿性关节炎、混合性结缔组织病、多发性肌炎、结节性动脉炎等；④其他：化疗后骨髓恢复、骨髓移植后、粒细胞－单核细胞集落刺激因子（GM－CSF）治疗、药物反应、烷化剂中毒等。

三、血小板计数

血小板（platelet，PLT）是由骨髓中成熟巨核细胞的胞质脱落而来，其寿命仅有7～14天。血小板不仅具有维持血管内皮完整性的功能还有黏附、聚集、释放、促凝和血块收缩功能。血小板计数是测定全血中血小板的浓度，是出血凝血检查最常用的试验之一。

1. 参考范围　$(100 \sim 300) \times 10^9/L$。

2. 血小板减少的临床意义　血小板计数 $< 100 \times 10^9/L$ 称为血小板减少，其临床意义见表3－2。

表 3－2　血小板减少的临床意义

原因	临床意义
生成障碍	骨髓造血功能障碍、再生障碍性贫血、各种急性白血病、骨髓转移瘤、骨髓纤维化、多发性骨髓瘤、巨大血管瘤、全身性红斑狼疮、恶性贫血、巨幼细胞贫血等
破坏过多	特发性血小板减少性紫癜、肝硬化、脾功能亢进、体外循环、系统性红斑狼疮等
消耗过多	弥散性血管内凝血（DIC）、血栓性血小板减少性紫癜等
分布异常	脾肿大、血液被稀释等
药物中毒或过敏	氯霉素、甲砜霉素有骨髓抑制作用，可引起血小板减少；抗血小板药噻氯匹定、阿司匹林，抗凝血药肝素钠、依诺肝素、磺达肝癸钠也可引起血小板减少；应用某些抗肿瘤药、抗生素、磺胺药、细胞毒性药亦可引起血小板减少

第二节　尿液检查

PPT

尿液是人体泌尿系统排出的代谢废物，尿量的多少主要取决于肾小球滤过率和肾小管的重吸收。正常成人 24 小时尿量为 1000～2000ml，超过 2500ml（儿童超过 3000ml）称为多尿，低于 400ml 为少尿，低于 100ml 为无尿。24 小时尿量成人少于 400ml 或小儿少于 200ml，称为少尿；成人少于 100ml 或小儿少于 30～50ml，称为无尿。尿液检查对临床诊断、判断疗效和预后有着十分重要的价值。

一、尿液一般性状检查

（一）尿液酸碱度（urine pH）

1. 参考范围　pH：4.5～8.0 之间。

2. 临床意义　膳食结构影响尿酸碱度改变，肉食为主者尿液偏酸性，素食为主者尿液偏碱性。

（1）尿 pH 降低　见于酸中毒、糖尿病酮症酸中毒、痛风、严重腹泻及饥饿状态，口服氯化铵、维生素 C 等酸性药物。低钾性代谢中毒排酸性尿为其特征之一。

（2）尿 pH 增高　见于碱中毒、高钾血症、长期呕吐、尿潴留、膀胱炎、应用利尿剂、肾小管性酸中毒，应用碱性药物，如碳酸氢钠、乳酸钠等。

（3）药物干预　尿 pH 可作为用药的一个指标，用氯化铵酸化尿液，可促使碱性药物中毒时从尿中排出；而用碳酸氢钠碱化尿液，可促使酸性药物中毒时从尿中排出。

（二）尿液比重（urine specific gravity，SG）

1. 参考范围　成人晨尿：1.015～1.025 之间；成人随机尿：1.003～1.030；新生儿：1.002～1.004。

2. 临床意义

（1）尿比重增高　血容量不足导致的肾前性少尿、糖尿病、急性肾小球肾炎、肾病综合征、心力衰竭等。

（2）尿比重降低　大量饮水、慢性肾小球肾炎、慢性肾功能不全、肾小管间质疾病、尿崩症、结缔组织病、蛋白质营养不良等。

二、尿液化学检查

（一）尿蛋白（urine protein，PRO）

1. 参考范围　尿蛋白定性试验：阴性；定量试验：0～80mg/24h。尿蛋白定性试验阳性或定量试验超过 100mg/L 或 150mg/24h 尿时，称为蛋白尿。

2. 临床意义

（1）生理性蛋白尿　指泌尿系统无器质性病变，尿内暂时出现蛋白质，程度较轻，持续时间短，诱因解除后消失。由剧烈运动、发热、低温刺激、精神紧张导致，妊娠期女性也会有轻微蛋白尿。

（2）病理性蛋白尿

1）肾小球性蛋白尿　这是最常见的一种蛋白尿。常见于肾小球肾炎、肾病综合征等原发性肾小球损害性疾病；糖尿病、高血压、系统性红斑狼疮、妊娠高血压综合征等继发性肾小球损害性疾病。

2）肾小管性蛋白尿　常见于肾盂肾炎、间质性肾炎、肾小管性酸中毒、重金属（如汞、镉、铋）中毒、药物（如庆大霉素、多黏菌素 B）及肾移植术后。

3）混合性蛋白尿　肾小球和肾小管同时受损所致的蛋白尿，如肾小球肾炎或肾盂肾炎后期，以及可同时累及肾小球和肾小管的全身性疾病，如糖尿病、系统性红斑狼疮等。

4）溢出性蛋白尿　因血浆中出现异常增多的低分子量蛋白质，超过肾小管重吸收能力所致的蛋白尿。血红蛋白尿、肌红蛋白尿即属此类，见于溶血性贫血和挤压综合征等。另一类较常见的是凝溶蛋白，见于多发性骨髓瘤、浆细胞病、轻链病等。

5）假性蛋白尿　由于尿中混有大量血、脓、黏液等成分而导致蛋白定性试验阳性。一般不伴有肾的损害，经治疗后很快恢复正常。肾以下泌尿道疾病如：膀胱炎、尿道炎、尿道出血及尿内掺入阴道分泌物时，尿蛋白定性试验可阳性。

6）药物肾毒性蛋白尿　应用氨基糖苷类抗生素（庆大霉素）、多肽类抗生素（多黏菌素）、抗肿瘤药（甲氨蝶呤）、抗真菌药（灰黄霉素）、抗精神病药（氯丙嗪）等。

（二）尿葡萄糖（urine glucose，GLU）

当血糖浓度超过肾糖阈（一般为 8.88mmol/L 或 160mg/dl）时，或血糖虽未升高但肾糖阈降低，将导致尿中出现大量的葡萄糖。常用的尿糖定性检测方法有班氏法、试纸条法；定量检测方法有邻甲苯胺法和葡萄糖氧化酶法等。

1. 参考范围　尿糖定性试验：阴性；定量为 0.56 ~ 5.0mmol/24h 尿。

2. 临床意义　尿糖定性试验阳性，称为糖尿，一般指葡萄糖尿。

（1）血糖增高性糖尿　①糖尿病最为常见，血糖升高，超过肾糖阈出现糖尿。尿糖除作为糖尿病的诊断依据外，还可作为病情严重程度及疗效监测的指标。②继发性高血糖性糖尿：如库欣综合征、甲状腺功能亢进、嗜铬细胞瘤、肢端肥大症等均可出现糖尿。③其他：肝硬化、胰腺炎、胰腺癌等。

（2）血糖正常性糖尿　血糖浓度正常，由于肾小管病变导致葡萄糖的重吸收能力降低所致，即肾阈值下降产生的糖尿，又称肾性糖尿，常见于慢性肾炎、肾病综合征、间质性肾炎和家庭性糖尿等。

（3）暂时性糖尿　①生理性糖尿：如大量进食碳水化合物或静脉注射大量的葡萄糖后出现一过性血糖升高，尿糖阳性。②应激性糖尿：见于颅脑外伤、脑出血、急性心肌梗死时，肾上腺素或胰高血糖素分泌过多或延脑血糖中枢受到刺激，可出现暂时性高血糖和糖尿。

（4）其他糖尿　乳糖、半乳糖、果糖、甘露糖及一些戊糖等，进食过多或体内代谢失调使血中浓度升高时，可出现相应的糖尿。

（5）假性糖尿　尿中还原性物质如维生素 C、尿酸、葡萄糖醛酸，或一些随尿液排出的药物如异烟肼、链霉素、水杨酸、阿司匹林等，可使班氏定性试验出现假阳性反应。

（三）尿隐血（urine latent blood，BLD）

尿液中如混合有 0.1% 以上血液时，肉眼可观察到血尿，血液量在 0.1% 以下时，仅能通过潜血试验发现。尿液隐血即反映尿液中的血红蛋白和肌红蛋白，正常人尿液中不能测出。

1. 参考范围　尿血红蛋白（urine hemoglobin）试管法：阴性；尿肌红蛋白（urine myoglobin）试管法：阴性。

2. 临床意义

（1）尿血红蛋白阳性　红细胞被大量破坏，产生过多的游离血红蛋白，经肾由尿液排出。①创伤：

心瓣膜手术、严重烧伤、剧烈运动、肌肉和血管组织严重损伤、经尿道前列腺切除术等。②疾病：阵发性血红蛋白尿、肾炎、肾结石、肿瘤、感染、疟疾。③微血管性溶血性贫血：溶血性尿毒症、肾皮质坏死。④用药：应用阿司匹林、磺胺类、伯氨喹、硝基呋喃类、万古霉素、卡那霉素、吲哚美辛、他汀类调节血脂药、秋水仙碱、吡罗昔康等。

（2）尿肌红蛋白阳性　①创伤：挤压综合征、电击伤、烧伤、手术创伤及痉挛。②原发性肌肉疾病：肌肉萎缩、皮肌炎及多发性肌炎、肌营养不良。③局部缺血性肌红蛋白尿：心肌梗死、动脉阻塞。④代谢性疾病：肌糖原累积病、糖尿病酸中毒。⑤中毒：酒精、药物（两性霉素 B、海洛因、巴比妥类）中毒。

（四）尿肌酐（urine creatinine）

尿肌酐是体内肌酸代谢的最终产物，是脱水缩合物。由于肌酸经非酶促反应脱水生成肌酐后可绝大部分由肾小球滤出，肾小管不重吸收，排泌至尿液中，人体每日的肌酐排出量较为恒定。

1. 参考范围　8.4～13.2mmol/24h。

2. 临床意义

（1）尿肌酐病理性增加　①内分泌与代谢系统疾病，如肢端肥大症、糖尿病、甲状腺功能减退等。②消耗性疾病，如伤寒、斑疹伤寒、破伤风等。

（2）尿肌酐病理性减少　①疾病：严重进行性肌萎缩、进行性肌营养不良、贫血、瘫痪、进行性肾病、硬皮病、甲状腺功能亢进等。②其他：碱中毒、肾衰竭等。

三、尿沉渣检查

尿沉渣（urinary sediment）检查是用显微镜对尿沉淀物进行检查，识别尿液中细胞、管型、结晶、细菌、寄生虫等各种病理成分，是辅助泌尿系统疾病做出诊断、定位、鉴别诊断及预后判断的重要常规试验项目。

（一）尿沉渣红细胞（RBC）

1. 参考范围　正常人尿中排出红细胞甚少，尿沉渣镜检成人每 4～7 个高倍视野可偶见一个红细胞，如每个视野见到 1～2 个红细胞时应考虑为异常，>3 个/HPF，且外观无血色的尿液称为镜下血尿。

2. 临床意义

（1）泌尿系统自身的疾病　泌尿系统各部位的炎症、肿瘤、结核、结石、创伤、肾移植排异、先天性畸形等均可引起不同程度的血尿，如急、慢性肾小球肾炎，肾盂肾脏炎，泌尿系统感染，肾结石，肾结核等。

（2）全身其他系统的疾病　如特发性血小板减少性紫癜、血友病、DIC、再生障碍性贫血、白血病合并有血小板减少、系统性红斑狼疮等。

（3）泌尿系统附近器官的疾病　如前列腺炎、精囊炎、盆腔炎等。

（二）尿沉渣白细胞（WBC）

正常成人的尿液中可有少数白细胞，超过一定数量时则为异常，白细胞尿中多为炎症感染时出现的中性粒细胞，已发生退行性改变，又称为脓细胞。

1. 参考范围　玻片法，正常人混匀一滴尿 WBC 0～3 个/HPF；离心尿 WBC 0～5 个/HPF。

2. 临床意义　若有大量白细胞，多为泌尿系统感染，如肾盂肾炎、肾结核、膀胱炎或尿道炎。成年女性生殖系统有炎症时，常有阴道分泌物混入尿内，除有成团脓细胞外，并伴有大量扁平上皮细胞。

（三）尿沉渣管型

尿沉渣管型是蛋白质、细胞或碎片在肾小管、集合管中凝固而成的圆柱形蛋白聚体。尿液中出现管型是肾实质性病变的证据。常见的管型种类有：透明管型、细胞管型（白细胞、红细胞、上皮细胞）、颗粒管型、蜡样管型、脂肪管型和细菌管型。

1. 参考范围　镜检法，0 或偶见 0～1 个/HPF 透明管型。

2. 临床意义 尿沉渣管型异常见于以下疾病。

（1）急性肾小球肾炎 可见较多透明管型及颗粒管型，还可见红细胞管型。

（2）慢性肾小球肾炎 可见较多细、粗颗粒管型，也可见透明管型，偶见脂肪管型、蜡样管型和宽大管型。

（3）肾病综合征 常见有脂肪管型，容易见细、粗颗粒管型，也可见有透明管型。

（4）急性肾盂肾炎 少见有白细胞管型，偶见有颗粒管型。

（四）尿沉渣结晶（crystals in urine sediment）

尿沉渣中的无机沉渣物主要为结晶体，多来自食物和盐类代谢的产物。正常人尿沉渣中的磷酸盐、尿酸盐、草酸盐最为常见，一般临床意义不大。而有些结晶具有重要的临床意义。

1. 参考范围 正常的尿液中有少量磷酸盐、草酸盐和尿酸盐等结晶。

2. 临床意义 尿沉渣结晶异常见于以下情况。

（1）磷酸盐结晶 常见于 pH 碱性的感染尿液。

（2）大量的尿酸和尿酸盐结晶 提示核蛋白更新增加，特别是在白血病和淋巴瘤的化疗期间。

（3）尿酸盐结晶 常见于痛风。

（4）大量的草酸盐结晶 提示严重的慢性肾病，或乙二醇、甲氧氟烷中毒。

（5）酪氨酸和亮氨酸结晶 常见于有严重肝病的患者尿液中。

（6）胆红素结晶 见于黄疸、急性肝萎缩、肝癌、肝硬化、磷中毒等患者的尿液中。

（7）药物引起的结晶尿 服用磺胺药、氨苄西林、巯嘌呤、扑米酮等药物，可出现结晶尿。

第三节 粪便一般检查

PPT

粪便（feces）是食物在体内被消化吸收营养成分后剩余的产物。人每日有 500 ~ 1000ml 食糜残渣进入结肠，其中含水分 3/4，剩余的 1/4 为固体成分，水分和电解质大部分在结肠上半段吸收。粪便检验对消化道出血鉴别与肿瘤筛查有重要价值。

一、粪外观

正常人的粪便色泽为黄褐色，婴儿为黄色，均为柱状软便，有臭味。粪便的颜色主要受粪胆素影响，当摄入混合性食物时，则呈黄褐色；婴儿的粪便为黄色，主要缘于婴儿的胆色素代谢功能尚未完全。

1. 粪便性状 正常大便呈软泥样柱状（即成形便），婴儿的大便往往为不成形的糊状。粪便性状变化的临床意义如下。

（1）水样便 腹泻。

（2）黏液便或脓血便 菌痢、肠炎等。

（3）柏油状便 各种原因引起的上消化道出血。

（4）米汤样便 霍乱或副霍乱。

2. 粪便颜色 正常成人粪便呈黄色或棕黄色；婴儿呈金黄色。粪便颜色变化的临床意义如下。

（1）黑色 上消化道出血（柏油样黑色有光泽），以及食物（如食用猪肝、动物血）或药物（如服用生物炭及铋、铁等制剂）所致。

（2）果酱色 菌痢、阿米巴痢疾急性发作。

（3）鲜红色 常见于肠下段出血性疾病，如结肠或直肠癌、痔疮出血、痢疾、肛裂、息肉等。

（4）灰白色 常见于阻塞性黄疸、钡餐造影术后。

（5）绿色 常见于乳儿消化不良、摄入大量绿色蔬菜。

（6）米泔水样便 由肠道受刺激，大量分泌水分所致，见于霍乱、副霍乱等。

二、粪隐血

1. 参考范围　阴性。

2. 临床意义　在病理情况下，粪隐血可见于以下情况。

（1）消化道溃疡　胃、十二指肠溃疡患者的粪隐血呈间歇性阳性，虽出血量较大但非持续性。

（2）消化道肿瘤　胃癌、结肠癌患者的隐血阳性率可达87%～95%，出血量小但呈持续性。

（3）其他消化系统疾病　肠结核、克罗恩病、溃疡性结肠炎。

（4）全身性疾病　如紫癜、急性白血病、伤寒、回归热、钩虫病等。

三、粪胆原

粪胆原大部分在结肠被氧化为尿胆素后排出体外，正常粪便中检查呈阳性反应。

1. 参考范围　阳性。

2. 临床意义

（1）粪胆原增加　常见于溶血性黄疸，也可见于阵发性睡眠性血红蛋白尿症。

（2）粪胆原减少　发生阻塞性黄疸时，粪胆原明显减少；肝细胞性黄疸时可增加或减少。

四、粪便细胞显微镜检查

正常粪便含有少量植物细胞、淀粉颗粒、肌肉纤维，偶见少量白细胞或上皮细胞。粪便的显微镜检查主要对有形细胞、原虫、真菌、寄生虫卵进行观察，以便了解整个消化道及器官的功能或病理状态。

1. 参考范围　红细胞：阴性。白细胞：阴性。上皮细胞：偶见。细菌：正常菌群。真菌：少量。寄生虫卵：无致病性虫卵。

2. 临床意义

（1）白细胞增多　见于肠道炎症，如细菌性痢疾（以中性粒细胞增多为主）、溃疡性结肠炎、阿米巴痢疾、出血性肠炎和肠道反应性疾病。

（2）红细胞阳性　见于痢疾、溃疡性结肠炎、结肠癌等。

（3）上皮细胞　为肠壁炎症的特征，如结肠炎、伪膜性肠炎。

（4）真菌　长期应用广谱抗生素引起菌群失调，导致真菌的二重感染，如白色念珠菌、普通酵母菌大量繁殖。

第四节　肝功能检查

PPT

肝脏是人体内最大的器官，具有十分重要和复杂的生理功能。肝脏的主要功能是进行糖的分解、贮存糖原；参与蛋白质、脂肪、维生素、激素的代谢；解毒；分泌胆汁；吞噬、防御功能；制造凝血因子；调节血容量及水电解质平衡；产生热量等。在胚胎时期肝脏还有造血功能。因此，肝功能检查指标在临床上具有十分重要的意义。

一、丙氨酸氨基转移酶

丙氨酸氨基转移酶（alanine transaminase，ALT）是一组催化氨基酸与α－酮酸间氨基转移反应的酶类，旧称谷丙转氨酶（GPT），主要存在于肝、肾、心肌、骨骼肌、胰腺、脾、肺、红细胞等组织细胞中，同时也存在于正常体液中，如血浆、胆汁、脑脊液、唾液。当富含ALT的组织细胞受损时，ALT从细胞释放入血，导致血中ALT活力上升，其增高的程度与肝细胞被破坏的程度呈正比，是诊断肝细胞实质损害的主要项目。

1. 参考范围 速率法（37℃）5～40U/L。

2. 临床意义 ALT的测定可反映肝细胞损伤程度。ALT升高常见于以下情况。

（1）肝胆疾病 传染性肝炎、中毒性肝炎、肝癌、肝硬化活动期、肝脓肿、脂肪肝、梗阻性黄疸、胆汁淤积或淤滞、胆管炎、胆囊炎。

（2）其他疾病 急性心肌梗死、心肌炎、心力衰竭所致肝脏淤血和脑出血等，以及骨骼肌病、传染性单核细胞增多症、胰腺炎、外伤、严重烧伤、休克等。

（3）用药和毒物 氯丙嗪、异烟肼、奎宁、水杨酸制剂、氨苄西林、利福平、四氯化碳、乙醇、汞、铅、有机磷等。

二、天门冬氨酸氨基转移酶

天门冬氨酸氨基转移酶（AST）是氨基转移酶的一种，旧称谷草转氨酶（GOT），催化天门冬氨酸和α－酮戊二酸的氨基转移作用，形成谷氨酸和草酰乙酸。AST主要分布在心肌，其次是肝脏、肾脏和骨骼肌。在心肌细胞中含量最高，所以当心肌细胞受到损伤时，大量的酶释放入血，使血清含量增加，临床一般常作为心肌梗死和心肌炎的辅助检查，但肝脏损害时其血清浓度也可升高，当ALT明显升高，ALT/AST比值>1时，就提示有肝实质的损害。

1. 参考范围 速率法成人<40U/L。

2. 临床意义 AST反映肝细胞坏死程度。ALT升高常见于以下情况。

（1）心肌梗死 发病6～12小时显著升高，增高的程度可反映损害的程度，并在发作后48小时达到最高值，3～5天恢复正常。

（2）各种肝病 AST可增高，肝病早期和慢性肝炎增高不明显，AST/ALT比值<1。严重肝病和肝病后期增高，AST/ALT比值>1。

（3）其他疾病 如心肌炎、肾炎及肺炎等AST也可轻度升高。

三、γ－谷氨酰转移酶

γ－谷氨酰转移酶（γ－GT）在人体细胞的微粒体中合成。某些药物和酒精可使其合成增加。它的主要功能是参与体内蛋白质代谢，且广泛存在于人体各组织及器官中，以肾脏最为丰富，其次是胰、肝等处。在肝脏主要存在于肝细胞浆和胆管上皮细胞中。正常成年人血清中γ－GT活性很低，主要来源于肝脏。

1. 参考范围 γ－谷氨酰－3－羧基－对硝基苯胺法（37℃）：男性11～50U/L；女性7～32U/L。

2. 临床意义 γ－GT活性增高见于以下情况。

（1）肝胆疾病 肝内或肝后胆管梗阻者，血清γ－GT上升最高，可达正常水平的5～30倍；传染性肝炎、脂肪肝、药物中毒者的γ－GT中度升高，一般为正常参考值的2～5倍；酒精性肝硬化、大多数嗜酒者γ－GT值可升高。慢性肝炎、肝硬化，γ－GT持续升高，提示病情不稳定或有恶化趋势；原发性肝癌，血清γ－GT活性显著升高。

（2）胰腺疾病 急、慢性胰腺炎，胰腺肿瘤，胰纤维性囊肿伴有肝并发症时，γ－GT值可升高。

（3）其他疾病 心肌梗死、前列腺肿瘤。

（4）用药 抗惊厥药苯妥英钠、镇静药苯巴比妥或乙醇常致γ－GT升高。

四、碱性磷酸酶

碱性磷酸酶（alkaline phosphates，ALP）广泛存在于人体组织和体液中，其中以骨、肝、乳腺、小肠、肾脏的浓度较高。当上述器官病变时，此酶的活性增强。

1. 参考范围 速率法，男性45～125U/L；女性20～49岁30～100U/L；50～79岁50～135U/L。

2. 临床意义 碱性磷酸酶增高可见于以下情况。

（1）肝胆疾病 阻塞性黄疸、胆道梗阻、结石、胰头癌、急性或慢性黄疸性肝炎、肝癌、肝外阻塞。

（2）骨骼疾病　骨损伤、骨疾病、变形性骨炎症（Paget 病），使成骨细胞内大量的 ALP 释放入血；纤维骨炎、骨折恢复期、佝偻病、骨软化症、成骨不全等，因 ALP 生成亢进而导致血清 ALP 活性升高。

（3）用药　服用羟甲戊二酰辅酶 A 还原酶抑制剂（他汀类血脂调节药）可导致 ALP 升高。

五、总蛋白、白蛋白和球蛋白

血清总蛋白（total protein）、白蛋白（albumin）和球蛋白（globulin）均由肝脏细胞合成，总蛋白为白蛋白和球蛋白之和。当肝脏受损时，血浆蛋白减少，但在炎症性肝细胞破坏和抗原性改变时，可刺激免疫系统致 γ - 球蛋白增高，此刻总蛋白量变化不大，但白蛋白和球蛋白比值（A/G）会变小，甚至发生倒置。因此，为了反映肝脏功能的实际情况，在做血清总蛋白测定的同时，尚需要测定 A/G 比值。

1. 参考范围

（1）总蛋白（TP）　新生儿 46～70g/L，成人 60～80g/L。

（2）白蛋白（A）　新生儿 28～44g/L，成人 40～55g/L。

（3）球蛋白（G）　20～30g/L。

（4）A/G 比值　（1.5～2.5）：1。

2. 临床意义

（1）总蛋白　血清总蛋白的水平可反映肝细胞的储备功能，常用于检测慢性肝损伤。

1）总蛋白降低　①各种原因引起的血清蛋白质丢失和摄入不足，如营养不良、消化吸收不良。②血清水分增加：可导致总蛋白浓度相对减少，如水、钠潴留或静脉应用过多的低渗溶液。③疾病：患有慢性消耗性疾病，如结核、肿瘤、急性大出血、严重烧伤、甲状腺功能亢进、慢性肾脏病变、肾病综合征、胸腹腔积液、肝功能障碍等。

2）总蛋白增高　①各种原因脱水所致的血液浓缩，如呕吐、腹泻、休克、高热、肾上腺皮质功能减退等；②血清蛋白合成增加，如多发性骨髓瘤、巨球蛋白血症等。

（2）白蛋白　血清白蛋白降低一般与血清总蛋白相平行，反映肝细胞的储备功能，常用于检测慢性肝损伤。

1）白蛋白浓度降低　①营养不良：摄入不足、消化吸收不良。②消耗增加：多种慢性疾病，如结核、恶性肿瘤、甲状腺功能亢进；或蛋白丢失过多，如急性大出血、严重烧伤、慢性肾脏病变。③合成障碍：主要是肝功能障碍，若持续低于 30g/L，则提示有慢性肝炎或肝硬化。

2）白蛋白浓度增高　见于严重失水而致血浆浓缩。

（3）球蛋白　球蛋白增高主要以 γ - 球蛋白增高为主，是引起血清总蛋白增高的主要原因。

1）球蛋白增高　①炎症或慢性感染性疾病，如结核、疟疾、黑热病、麻风病、血吸虫病、肝炎、亚急性心内膜炎；②自身免疫性疾病，如风湿热、红斑狼疮、类风湿关节炎、肝硬化；③骨髓瘤和淋巴瘤、原发性巨球蛋白血症。

2）球蛋白减少　①免疫功能抑制，如应用肾上腺皮质激素和免疫抑制剂；②低 γ - 球蛋白血症。

（4）A/G 比值

1）A/G 比值小于 1，提示有慢性肝炎、肝硬化、肝实质性损害、肾病综合征。

2）急性肝炎早期，A/G 比值可正常。如病情恶化时，白蛋白逐渐减少，A/G 比值下降；A/G 比值持续倒置提示预后较差。

第五节　肾功能检查

PPT

肾脏是泌尿系统的重要器官，其主要生理功能包括排泄代谢废物、毒物和药物，维持水及电解质平衡，维持人体的酸碱平衡，另外，肾脏还有重要的内分泌功能，分泌多种激素以调节人体的正常生理活动。每日经肾小球滤过的血浆大约180L。肾功能检查指标在临床诊断和治疗上具有重要的意义。

一、血清尿素氮

尿素是人体蛋白质的代谢产物，血清尿素氮（blood urea nitrogen，BUN）主要通过血流经肾小球滤过后随尿液排出体外，是肾功能主要指标之一。当肾实质受损害时，肾小球滤过率降低，致使血液中血清尿素氮浓度增加，因此血清尿素氮反映肾小球的滤过功能。

1. 参考范围 成人3.2～7.1mmol/L，婴儿、儿童：1.8～6.5mmol/L。

2. 临床意义

（1）血清尿素氮增高 ①生成增加（假性氮质血症 pseudoazotemia）：高蛋白饮食、消化道出血、组织分解加快（感染、高热、外伤、手术、用皮质类固醇、饥饿早期）、蛋白合成受抑制（用四环素）。②肾性尿素氮增高（肾实质性氮质血症 parenchymal azotemia）：各种肾实质性病变，如肾小球肾炎、间质性肾炎、急慢性肾衰竭、肾内占位性和破坏性病变等。肾功能轻度受损时，尿素氮检测值可无变化。当此值高于正常时，说明有效肾单位的60%～70%已受损害。因此，尿素氮测定不能作为肾病早期肾功能的测定指标，但对肾衰竭，尤其是氮质血症的诊断有特殊的价值。③肾后性氮质血症：泌尿道结石、肿瘤、前列腺增生、前列腺疾病致尿路梗阻，导致尿素氮滤过减少和重吸收增加，造成血清尿素氮增高。④肾前性氮质血症：肾血流灌注减少（低灌注性氮质血症 hypoperfusion azotemia）包括绝对血容量减少（脱水、失血、肾上腺皮质功能减低）和有效血容量减少（严重心衰、急性心梗、心脏压塞症、肝硬化、肾病综合征）。

（2）血清尿素氮降低 ①生成减少：低蛋白饮食、肝衰竭等。②排出增加：肾衰竭经透析后，由于尿素分子量较肌酐为小，易于透析出去，故血尿素氮较肌酐相对低，如饮食减少或合并吐泻时也相对较低，称低氮质血症（hypoazotemia）。

二、血肌酐

血肌酐（blood creatinine，Cr）是人体肌肉代谢的产物，可通过肾小球滤过，在肾小管内很少吸收，每日体内产生的肌酐几乎全部随尿排出，一般不受饮食、尿量影响。因此，血肌酐浓度可在一定程度上准确反映肾小球滤过功能的损害程度。

1. 参考范围 血清或血浆 Cr，男性53～106μmol/L，女性44～97μmol/L。

2. 临床意义 血肌酐增高见于以下情况。

（1）肾脏疾病 急慢性肾小球肾炎、肾硬化、多囊肾、肾移植后的排斥反应等，尤其是慢性肾炎者，Cr 越高，预后越差。当肾小球滤过功能减退时，由于肾的储备力和代偿力还很强，所以，在早期或轻度损害时，血肌酐浓度可以表现为正常，仅当肾小球滤过功能下降到正常人的30%～50%时，血肌酐才明显上升。血肌酐和尿素氮同时测定更有意义，如两者同时增高，提示肾功能已受到严重的损害。

（2）其他 休克、心力衰竭、肢端肥大症、巨人症、失血、脱水、剧烈活动。

第六节　血液生化及血糖、血脂检查

PPT

一、肌酸激酶

肌酸激酶（creatine kinase，CK）又称肌酸磷酸激酶（creatine phosphatase kinase，CPK），在体内主要存在于骨骼肌、脑和心肌组织中，是诊断骨骼肌和心肌疾病最敏感的指标，其增高与骨骼肌、心肌受损的程度基本一致，尤其作为急性心肌梗死的早期诊断指标。另外，心肌梗死溶栓治疗使梗死的血管恢复血流后，CPK 达峰时间提前，故动态测定 CPK 变化有助于病情的观察和预后估计。

1. 参考范围　速率法：男性 50～310U/L；女性 40～200U/L。

2. 临床意义

（1）磷酸激酶增高见于　①急性心肌梗死：心肌梗死（心肌缺血、心内膜下心肌梗死）、病毒性心肌炎。急性心肌梗死在发病 2～4 小时开始上升，12～48 小时达峰值，2～4 天恢复正常。②各种肌肉疾病：进行性肌肉营养不良发作期、各种肌肉损伤、挤压综合征、多发性肌炎、手术后、剧烈运动或反复肌内注射。③脑血管疾病：脑梗死、急性脑外伤、酒精中毒、惊厥、癫痫、甲状腺功能减退等。④用药：服用羟甲戊二酰辅酶 A 还原酶抑制剂（他汀类药），或他汀类和贝丁酸类药联合应用可增加发生肌病的危险，表现为 CPK 升高。

（2）磷酸激酶降低　见于肝硬化等。

二、血尿酸

尿酸（uric acid，UA）为体内核酸中嘌呤代谢的终末产物，经肾小管重吸收和排泄，若肾小球滤过功能受损，可致血尿酸水平升高。当体内核酸大量分解（白血病、恶性肿瘤等）或食入高嘌呤食物时，也可引起血尿酸水平升高。

1. 参考范围　酶法检测：成人男性 150～416μmol/L；女性 89～357μmol/L。

2. 临床意义

（1）血尿酸增高　①疾病：痛风、高尿酸血症、急慢性肾炎、肾结核、肾积水、紫癜、多发性骨髓炎、重症肝炎等。②核蛋白代谢增强：如粒细胞性白血病、骨髓细胞增生不良、溶血性贫血、恶性贫血、红细胞增多症、甲状腺功能亢进、一氧化碳中毒、牛皮癣等。③生理性增高：食用高嘌呤食物、木糖醇摄入过多、剧烈运动、禁食等。④用药：三氯甲烷、四氯化碳、铅中毒，或使用阿司匹林、氢氯噻嗪、替米沙坦、氯沙坦、胰岛素、环孢素、乙胺丁醇、维生素 C、维生素 B 等，因减少尿酸排泄而引起高尿酸血症。

（2）血尿酸减少　见于恶性贫血、Fanconi 综合征、使用阿司匹林、先天性黄嘌呤氧化酶和嘌呤核苷磷酸化酶缺乏等。

三、血清淀粉酶

血清淀粉酶主要由胰腺和唾液腺分泌，在心脏、肝脏、肺脏、甲状腺、卵巢等组织含量较少。血清淀粉酶能催化淀粉和糖原水解，对食物中多糖化合物的消化起重要作用。血清淀粉酶测定主要用于急性胰腺炎的诊断。

1. 参考范围　血清 80～220U/L。

2. 临床意义

（1）淀粉酶增高　急性胰腺炎发病后 2～12 小时，血清淀粉酶开始升高，12～72 小时达到高峰，3～4天恢复正常。此外，尚可见于胰腺脓肿、胰腺损伤、肠梗阻、胃溃疡穿孔、流行性腮腺炎、腹膜炎、胆道疾病、急性阑尾炎、胆囊炎、消化性溃疡穿孔、肾功能衰竭或肾功能不全、输卵管炎、创伤性休克、大手术后、肺炎、肺癌、急性酒精中毒、吗啡注射后，以及口服避孕药、磺胺药、噻嗪类利尿剂、阿片类药物（可待因、吗啡）、麻醉止痛剂等。

（2）淀粉酶降低　见于肝硬化、肝炎、肝癌、急性或慢性胆囊炎等。

四、血糖

血糖（blood glucose）是指血液中的葡萄糖，既是人体的重要组成成分，也是能量的主要来源。正常人血糖的产生和利用处于动态平衡的状态，维持在一个相对稳定的水平。空腹血糖低于 3. 9mmol/L 时为血糖减低，低于 2. 8mmol/L 时为低血糖症（hypoglycemia）。临床通过监测空腹、餐后血糖数值的变化来诊断糖尿病并监控糖尿病的病情和治疗效果。

1. 参考范围　邻甲苯胺法。

空腹血糖　成人：3. 9～6. 1mmol/L

儿童：3.3～5.5mmol/L

餐后2小时血糖　<7.8mmol/L

2. 临床意义

（1）血糖增高　①胰岛素功能低下：胰岛素分泌不足的糖尿病、高血糖。②其他内分泌疾病：嗜铬细胞瘤、肾上腺素皮质功能亢进（库欣综合征）、腺垂体功能亢进（肢端肥大症）、甲状腺功能亢进、巨人症、胰高血糖素瘤等。③其他系统疾病：颅内压增高、颅内出血、重症脑炎、颅脑外伤、妊娠呕吐、脱水、全身麻醉、情绪紧张。④用药：如肾上腺糖皮质激素、甲状腺激素、利尿剂、加替沙星、阿司匹林、抗精神病药等。

（2）血糖降低　①胰岛素分泌过多：胰岛素B细胞瘤。②导致血糖升高的激素分泌减退：肾上腺素皮质功能减退、腺垂体功能减退、甲状腺功能减退等。③其他全身性疾病：长期营养不良、肝癌、重症肝炎、糖原积累病、酒精中毒、妊娠、饥饿、剧烈运动、贫血、红细胞更新率增加等。④用药：过量应用磺酰脲类促胰岛素分泌药，或服用单胺氧化酶抑制剂、血管紧张素转换酶抑制剂、β受体阻断剂等。

五、糖化血红蛋白

糖化血红蛋白（glycosylated hemoglobin，GHb）为葡萄糖与血红蛋白的结合物，且结合后不再解离，并持续于红细胞的生命周期中，因此，测定糖化血红蛋白和血红蛋白的百分率，能客观地反映测定前1～2个月内的平均血糖水平，不但用于糖尿病的诊断，且用于糖尿病尤其是1型糖尿病患者用药的疗效观察和用药监测。根据与血红蛋白结合的成分不同，又将GHb分为HbA1a（结合磷酰葡萄糖）、HbA1b（结合果糖）和HbA1c（结合葡萄糖），其中HbA1c含量占60%～80%，目前是临床上最常检测的指标。

1. 参考范围　HbA1C 4%～6%，HbA1 5%～8%。

2. 临床意义

（1）糖化血红蛋白增高　见于糖尿病、高血糖。

（2）糖化血红蛋白降低　见于贫血、红细胞更新率增加等。

六、总胆固醇

总胆固醇（total cholesterol，TC）是指血液中所有脂蛋白所含胆固醇之总和。肝脏是合成、储藏和供给胆固醇的主要器官。

1. 参考范围　3.0～5.2mmol/L，>6.2mmol/L为总胆固醇升高。

2. 临床意义

（1）增多　见于高脂血症、动脉粥样硬化、糖尿病、肾病综合征、甲状腺功能减退、胆总管阻塞、高血压（部分），以及摄入维生素A、维生素D、口服避孕药等药物。

（2）减少　见于低脂蛋白血症、贫血、败血症、甲状腺功能亢进、肝病、严重感染、营养不良、肺结核和晚期癌症，以及摄入对氨基水杨酸、卡那霉素、肝素、维生素C等药物。

七、三酰甘油

三酰甘油（triglyceride，TG）是人体内含量最多的脂类，也是人体贮存能量的形式。三酰甘油为乳糜微粒和极低密度脂蛋白的主要成分，并直接参与胆固醇和胆固醇酯的合成。在正常情况下，三酰甘油水平保持在正常值范围内，伴随年龄的增长而逐渐增高。

1. 参考范围　0.56～1.70mmol/L，>2.3mmol/L为三酰甘油增高。

2. 临床意义

（1）血清三酰甘油增高　①动脉粥样硬化、原发性高脂血症、家族性高三酰甘油血症。②其他疾病：胰腺炎、脂肪肝、胆汁淤积、阻塞性黄疸、皮质增多症、肥胖、糖尿病、糖原累积症、严重贫血、肾病综合征、甲状腺功能减退等。③生理性TG增高：长期饥饿、食用高脂肪食品、大量饮酒等。④应用雌激素、甲状腺激素、避孕药可出现三酰甘油升高。

（2）血清三酰甘油减少 见于甲状腺功能亢进、甲状旁腺功能亢进、肾上腺皮质功能减退、肝功能严重障碍等。

八、低密度脂蛋白胆固醇

胆固醇在血液中以脂蛋白的形式存在。低密度脂蛋白胆固醇（low density lipoprotein cholesterol，LDL－ch）是由血浆中由极低密度脂蛋白胆固醇（VLDL－ch）转变而来的，其合成部位主要在血管内，降解部位在肝脏。LDL－ch 是空腹血浆中的主要脂蛋白，约占血浆脂蛋白的2/3，是运输胆固醇到肝外组织的主要运载工具。LDL－ch 的含量与心血管疾病的发病率以及病变程度相关，被认为是动脉粥样硬化的主要致病因子。

1. 参考范围 2.1～3.4mmol/L，＞4.1mmol/L 为 LDL－ch 增高。

2. 临床意义 ①LDL－ch 增多：见于高脂蛋白血症、急性心肌梗死、冠心病、肾病综合征、慢性肾功能衰竭、肝病和糖尿病等，也可见于神经性厌食及怀孕妇女。②LDL－ch 减低：见于营养不良、慢性贫血、骨髓瘤、创伤和严重肝病等。

九、高密度脂蛋白胆固醇

高密度脂蛋白胆固醇（high density lipoprotein cholesterol，HDL－ch）主要在肝脏合成，是一种抗动脉粥样硬化的脂蛋白，可将胆固醇从肝外组织转运到肝脏进行代谢，由胆汁排出体外。其在限制动脉壁胆固醇的积存速度和促进胆固醇的清除上起着一定的积极作用，HDL－ch 水平与动脉硬化和冠心病的发生和发展呈负相关。

1. 参考范围 ≤1.0mmol/L 为 HDL－ch 降低。

2. 临床意义 HDL－ch 降低常见于脑血管病、冠心病、高三酯甘油血症、肝功能损害（如急慢性肝炎、肝硬化、肝癌）、糖尿病、吸烟、缺少运动等。HDL－ch 降低可作为冠心病的危险指标。

本章小结

实验室检查是运用各种物理、化学、生物化学、分子生物学、免疫学及遗传学等学科的实验技术，对患者的血液、体液、排泄物、分泌物等标本进行检测，以求获得反映机体功能状态及与疾病相关的病理变化或病因等有关资料的方法。它对协助诊断、推测预后、制定治疗方案等都有其独特的作用。

本章介绍了临床常用实验室检查项目，包括血、尿、便常规及血液生化、血糖检测，血脂检验，肾功能检验，肝功能检验，要求必须熟悉常用实验室检查的目的、方法，掌握各项指标的参考值和临床意义，根据患者病情恰当选择使用实验室检查项目，并初步判断检查结果的临床意义。

练习题

题库

思考题

1. 简述白细胞分类计数的参考范围及临床意义。
2. 简述血沉增快的临床意义。
3. 简述白蛋白/球蛋白比值变化的临床意义。
4. 糖化血红蛋白增加有什么临床意义？

（刘洪瑞）

第二篇

内科疾病

第四章

呼吸系统疾病

学习导引

知识要求

1. **掌握** 肺炎、支气管哮喘、肺结核、慢性阻塞性肺疾病和呼吸衰竭的临床表现、诊断要点和治疗原则。

2. **熟悉** 上呼吸道感染、急性气管－支气管炎的临床表现、诊断要点、治疗原则和病理生理变化特点；肺炎、支气管哮喘、肺结核、慢性阻塞性肺疾病和呼吸衰竭的病理生理变化特点。

3. **了解** 上呼吸道感染、急性气管－支气管炎、肺炎、支气管哮喘、肺结核、慢性阻塞性肺疾病和呼吸衰竭的病因、实验室检查及辅助检查的意义。

能力要求

1. 学会应用临床思维，根据患者的临床症状、体征和实验室及辅助检查结果，解决呼吸系统常见疾病初步诊断的问题。

2. 学会根据病情变化、病原体及药物敏感试验选择呼吸系统常见疾病的药物治疗。

呼吸系统与体外环境沟通，主要的功能是通气和换气，即从外界吸入空气，进行气体交换，保证组织的供氧和清除代谢产生的二氧化碳。由于呼吸道与外界相通，在呼吸的过程中，外界环境中的各种病原体、过敏原、有害气体、有机或无机粉尘等可以直接侵入机体，在呼吸系统防御功能减退时造成损害。呼吸系统疾病是我国的常见病和多发病，对人类的健康造成极大的威胁。呼吸系统疾病的常见症状包括有咳嗽、咳痰、咯血、胸痛、呼吸困难和发热等。胸部体征可不明显，或触觉语颤变化、叩诊及听诊语音的变化，如叩浊音，听诊干、湿啰音等。呼吸系统疾病的主要辅助检查包括血液、痰液、影像学检查、腔镜、肺功能、超声、核素等。

第一节 急性上呼吸道感染

PPT

一、病因

急性上呼吸道感染简称上感，上感的70%～80%由病毒引起，20%～30%由细菌直接感染或继发于病毒感染。

案例解析

【案例】 患者，女，23岁。以发热、干咳4天为主诉入院。6天前患者无明显诱因出现发热，伴干咳，体温38℃，自服蒲地蓝口服液未见好转入院。查体：T 37.2℃，P 130 次/分，R 20 次/分，BP 111/59mmHg。咽充血，双侧扁桃体Ⅰ度肿大，未见脓点。听诊心音有力，律齐，双肺呼吸音粗，未闻及干、湿啰音。血常规：WBC 12.5×10^9/L，NE 8.06×10^9/L，HGB 125g/L，PLT 109×10^9/L。

【问题】该患者的初步诊断是什么？

【解析】诊断为上呼吸道感染。诊断依据为：①患者发热、干咳4天；②查体：咽充血，双侧扁桃体Ⅰ度肿大，听诊双肺呼吸音粗；③血常规：白细胞计数偏高。

二、病理生理

人类在气候变化、淋雨或过度疲劳等导致机体防御功能降低时，可通过存在于上呼吸道或侵入的病原体诱发本病。因患病后产生的免疫力弱而短暂，加上机体对不同病毒的感染无交叉免疫，故一个人1年内可多次感染，尤其是年幼体弱者。病理表现为鼻腔及咽黏膜充血、水肿、炎性渗出，继发细菌感染后，可出现脓性分泌物。

课堂互动

1. 急性上呼吸道感染就是“感冒”的说法对吗？为什么？
2. 急性上呼吸道感染均需抗菌药物治疗吗？为什么？

三、临床表现

不同类型的上感其临床表现各有其特点。

（一）普通感冒

最常见的上感，俗称“伤风”，又称急性鼻炎或上呼吸道卡他性炎症。常由鼻病毒、冠状病毒、流感或副流感病毒、呼吸道合胞病毒等引起，起病较急，初期有鼻咽部干、痒或烧灼感，同时或数小时后可有打喷嚏、鼻塞、流鼻涕等症状，一般无发热及全身症状，或仅有低热、轻度头痛、不适等全身症状。检查可见鼻腔黏膜充血、水肿、有分泌物，咽部轻度充血。若无并发症，一般经5～7天痊愈。

（二）病毒性咽炎和喉炎

常由鼻病毒、腺病毒、流感或副流感病毒等引起，咽炎表现为咽部发痒和灼热感，咽痛不明显，若吞咽时疼痛提示有细菌感染；喉炎表现为声嘶，讲话困难，咳嗽时疼痛，常有发热、咽痛或咳嗽。检查可见咽或喉部水肿、充血，局部淋巴结肿大和触痛，有时可闻及喉部的喘息声。

（三）疱疹性咽峡炎

常由柯萨奇病毒A引起，多见于儿童。表现为明显咽痛、发热。检查可见咽部充血，软腭、腭垂、咽及扁桃体表面有灰白色疱疹及浅表溃疡。病程为7天左右。

（四）咽结膜热

常由腺病毒3型、4型和7型等引起，多见于儿童。表现为发热、咽痛、畏光、流泪、咽及结膜明显充血。病程为4～6天。

（五）细菌性咽-扁桃体炎

多由溶血性链球菌等细菌引起。起病急，咽痛明显，畏寒、发热，体温可达39℃以上。检查可见咽部明显充血，扁桃体肿大、充血，表面有黄点状渗出物，颏下淋巴结肿大、压痛，肺部无异常体征。

四、实验室及辅助检查

1. 血常规 病毒感染者白细胞计数多为正常或偏低，分类中淋巴细胞比例升高。细菌感染者有白细胞总数及中性粒细胞比例升高和核左移现象。

2. 病原学检查　可用免疫荧光法、酶联免疫吸附法、病毒血清学检查或病毒分离鉴定等方法确定病毒的类型。细胞培养可判断细菌的类型，做药物敏感试验可指导临床用药。

五、诊断与鉴别诊断

根据病史、流行情况和典型的临床表现，结合实验室及辅助检查可做出临床诊断。确定病因诊断则需进行细菌培养和病毒分离或病毒血清学检查。

本病需与流行性感冒（流感）、过敏性鼻炎进行鉴别。

1. 流行性感冒　患者起病急、全身症状较重，有高热、全身酸痛和眼结膜炎，鼻咽部症状和体征较轻。传染性强，常有大流行。鼻黏膜上皮细胞涂片的流感病毒血清检查、核酸或病毒分离可确诊。

2. 过敏性鼻炎　患者起病急，可在数分钟内突然发生，在数分钟或 2 小时内症状消失。发作与气温突变或接触周围环境的变应原有关。常有鼻痒、流大量清鼻涕等症状，鼻分泌物涂片可见大量嗜酸性粒细胞。

六、治疗原则

（一）对症治疗

可选用伪麻黄碱等减轻鼻黏膜充血、水肿的症状，或适当应用对乙酰氨基酚（扑热息痛）等解热镇痛药减轻发热、头痛的症状。

知识拓展

流行性感冒

流行性感冒是由流感病毒导致的一种传染性强、传播速度快的呼吸道感染性疾病。有不同的病毒亚型，其中甲型流感病毒因其抗原变异性大，易引起大流行，病情重者可因并发症导致死亡。治疗措施主要有隔离、对症、支持治疗等，目前最有效的药物为神经氨酸酶抑制剂，常见的药物为奥司他韦。

（二）抗菌药物治疗

如有白细胞增高、黄痰、脓涕等细菌感染表现，可根据病原菌选用敏感的抗菌药物，如青霉素、大环内酯类或氟喹诺酮类等药物。

（三）一般治疗

注意休息，多饮水，保持室内空气流通。

第二节　肺　　炎

PPT

案例解析

【案例】 患者，男，24 岁。以发热、咳嗽、呼吸困难 1 天为主诉入院。1 天前患者打球后淋雨，当天晚上突然寒战、高热、胸痛，深呼吸时加重，继而咳嗽，咳少量铁锈色痰，呼吸困难，家属送医院就诊。查体：T 39.2℃，P 90 次/分，右肺触觉语颤增强，叩诊呈浊音，听诊右肺下叶可闻及湿性啰音。实验室检查：WBC 18×10^9/L，中性粒细胞 88%，有核左移。X 线检查：右肺下叶有大片致密阴影。

【问题】该患者初步的诊断是什么？首选什么药物治疗？

【解析】初步的诊断是大叶性肺炎，诊断依据为：①起病急，病前运动后淋雨病史；②高热、咳嗽、咳铁锈色痰、呼吸困难的症状，实变期的典型体征触觉语颤增强、叩诊浊音，听诊呈消散期的湿性啰音；③血常规白细胞增高、中性粒细胞百分比增加、核左移，X 线见右肺下叶大片致密阴影。该病应首选青霉素 G 治疗。

肺炎（pneumonia）是指终末气道、肺泡和肺间质的炎症，可由病原微生物、理化因素、免疫损伤、过敏及药物所致。细菌性肺炎是最常见的肺炎，也是最常见的感染性疾病之一。

一、病因与病理生理

宿主呼吸道局部和全身免疫防御机制减退时，细菌或其他病原微生物通过空气吸入、血流播散、邻近感染部位蔓延及上呼吸道定植菌的误吸等途径侵入呼吸道可导致肺炎的发生。可见肺泡毛细血管充血、水肿，肺泡内纤维蛋白渗出及细胞浸润等病理变化。

二、分类

肺炎按解剖可分为大叶性肺炎、小叶性肺炎和间质性肺炎。大叶性肺炎（肺泡性肺炎）多由肺炎链球菌引起，典型表现为肺实质炎症，常不累及支气管；X 线胸片显示肺叶、肺段的大片实变阴影。小叶性肺炎（支气管性肺炎），可由肺炎链球菌、葡萄球菌、病毒、肺炎支原体等引起，表现为支气管及其分支和肺泡的炎症，可闻及湿性啰音，但无实变体征，肺下叶常受累；X 线胸片显示为沿肺纹理分布的不规则斑片状阴影，边缘密度浅模糊，下叶受累。间质性肺炎，可由细菌、支原体、衣原体、病毒等引起，表现为肺间质的炎症，呼吸道症状轻，异常体征少。X 线胸片显示为肺下部的不规则条索状阴影，从肺门向外伸展，可呈网状，肺外周明显，有小片肺不张。按病因可分为细菌性肺炎、非典型病原体所致肺炎、病毒性肺炎、真菌性肺炎、理化因素所致的肺炎。按患病环境可分为社区获得性肺炎和医院获得性肺炎。

课堂互动

1. 肺炎按不同的分类标准可分为哪几类？都包括什么？
2. 肺炎的严重程度主要取决于哪几个因素？

微课

1. 社区获得性肺炎（community acquired pneumonia，CAP） 是指在医院外罹患的感染性肺炎，包括具有明确潜伏期的病原体感染在入院后于潜伏期内发病的肺炎。临床诊断依据为：①新近出现的咳嗽、咳痰或原有呼吸道疾病症状加重，并出现脓性痰，伴或不伴胸痛；②发热；③肺实变体征和（或）湿性啰音；④ WBC $>10\times10^9$/L 或 $<4\times10^9$/L，伴或不伴核左移；⑤胸部 X 线检查显示片、斑片状浸润性阴影或间质性改变，伴或不伴胸腔积液。以上①~④项中任何 1 项加上第⑤项，除外非感染性疾病均可做出临床诊断。CAP 的常见病原体为肺炎链球菌、支原体、衣原体、流感嗜血杆菌和呼吸道病毒（甲、乙型流感病毒，腺病毒）等。

2. 医院获得性肺炎（hospital acquired pneumonia，HAP） 是指患者入院 48 小时后在医院内发生的肺炎，还包括呼吸机相关性肺炎（ventilator associated pneumonia，VAP）和卫生保健相关性肺炎（health - care associated pneumonia，HCAP）。其临床诊断依据是 X 线检查出新的或进展的肺部浸润影加上以下 3

个临床表现中的2个或以上即可诊断：①发热超过38℃；②血白细胞增多或减少；③脓性气道分泌物。无感染高危因素患者的常见病原体依次为肺炎链球菌、流感嗜血杆菌、金黄色葡萄球菌、大肠埃希菌、肺炎克雷伯杆菌等；有感染高危患者的常见病原体为金黄色葡萄球菌、铜绿假单胞菌、肠杆菌属、肺炎克雷伯杆菌等。

如果肺炎的诊断成立，评价病情的严重程度对决定患者在门诊或入院治疗甚至ICU治疗至关重要。肺炎的严重程度主要取决于三个主要因素，即局部炎症程度、肺部炎症的播散和全身炎症反应程度。我国制定的重症肺炎标准如下：主要标准：需要器械通气；感染性休克需要血管收缩剂治疗。次要标准：①意识障碍；②呼吸频率>30次/分；③PaO_2<60mmHg、PaO_2/FiO_2<300，需行机械通气治疗；④血压<90/60mmHg；⑤胸片显示双侧或多肺叶受累，或入院48小时内病变扩大≥50%；⑥少尿：尿量<20ml/h，或<80ml/4h，或急性肾功能衰竭需要透析治疗。

课堂互动

1. 肺炎的严重程度主要取决于哪些因素？
2. 我国制定的重症肺炎标准是什么？
3. 急性上呼吸道感染均需抗菌药物治疗吗？为什么？

三、临床表现

不同类型的肺炎临床表现特点不同。细菌性肺炎的症状变化大，取决于病原体和宿主的状态。发病前常有受凉、淋雨、疲劳、醉酒、病毒感染等明显诱因，呈现上呼吸道感染的前症状。发病急，突然出现咳嗽、畏寒、高热、全身肌肉酸痛，体温多高达39～40℃；肺炎链球菌肺炎痰少、可带血或呈铁锈色，葡萄球菌肺炎痰多、可带血或呈脓血痰。病变累及胸膜者可出现胸痛、腹痛，重者可有呼吸困难。早期体征不明显，病变广泛时，可有呼吸频率快、鼻翼扇动、发绀，肺实变时叩诊呈浊音、触觉语颤增强，听诊可闻及湿啰音。并发胸腔积液者，可出现患侧呼吸音减弱、叩诊浊音等表现。支原体肺炎多见于儿童和青年，潜伏期2～3周。通常起病缓慢，发热可持续2～3周，体温恢复正常后可能仍有咳嗽，伴头痛、咽痛、肌肉酸痛。咳嗽多为阵发刺激性呛咳、咳少量黏液。肺部体征不明显，与剧咳和发热不一致。可有肺外表现，如皮炎（斑丘疹和多形红斑）等。病毒性肺炎临床症状通常较轻，与支原体肺炎的症状相似，但起病急，发热、头痛、全身酸痛、倦怠等较突出，常在急性流感症状尚未消退时，即出现咳嗽、少痰或白色黏液痰、咽痛等呼吸道症状。

四、实验室及辅助检查

（一）实验室检查

细菌性肺炎血白细胞计数（10～20）×10^9/L，中性粒细胞多在80%以上，并有核左移，细胞内可见中毒颗粒。年老体弱或免疫功能低下者，白细胞计数可不高，但中性粒细胞的百分比仍高。支原体肺炎，血白细胞总数正常或略增高，以中性粒细胞为主。病毒性肺炎白细胞计数正常、稍高或偏低。痰涂片镜检或痰培养可确定病原体。血清学检查、病毒分离或病毒抗原的检测用来确定其他病原体。

（二）X线检查

细菌性肺炎早期仅见肺纹理增粗或受累的肺段、肺叶稍模糊。此后可呈现大片炎症浸润阴影或实变影，支气管充气征及消散期的“假空洞”征。支原体肺炎肺可呈多种形态的浸润影，呈节段性分布，以肺下野为多见，有的从肺门附近向外伸展。病毒性肺炎可见肺纹理增多、小片状浸润或广泛浸润，重者双肺弥漫性结节性浸润，但大叶实变及胸腔积液者均不多见。

知识链接

间质性肺炎严重吗？

间质性肺炎可缓慢演变为间质性肺纤维化，患者会出现呼吸困难，甚至因无法呼吸而导致猝死。间质性肺炎的生存率非常的低，5年生存率不到50%，严重危及患者的健康和生命。

五、诊断与鉴别诊断

根据咳嗽、咳痰、发热及肺部啰音的症状和体征变化，结合血白细胞计数的变化及X线检查的影像学改变可做出肺炎的初步临床诊断，病原学诊断则需进行痰培养或血清学及病毒分离、病毒抗原检测确定。

肺炎需与肺结核、急性肺脓肿、肺癌、肺血栓栓塞症、非感染性肺部浸润等进行鉴别。

1. 肺结核 患者多伴结核中毒症状，如午后发热、盗汗、疲乏无力、体重减轻等。X线胸片显示病变多在肺尖或锁骨上下，密度不均，消散缓慢，且可形成空洞或肺内播散。一般抗菌治疗无效，抗结核治疗有效。痰中找到结核杆菌可确诊。

2. 肺脓肿 患者有以咳嗽，随病程进展，咳出大量脓臭痰为其特征。X线显示脓腔及气液平面，易鉴别。

3. 肺癌 中老年人多见。患者多无急性感染中毒症状，一般不发热或仅低热，有时痰中带血丝。肺癌可伴发阻塞性肺炎，经抗菌治疗后炎症消退，肿瘤阴影趋明显，可见肺门淋巴结肿大及肺不张，若肺部炎症反复不消散，或暂时消散后于同一部位再现肺炎，应密切随访。若痰脱落细胞病理检查、纤维支气管镜活检、经皮肺穿刺活检发现癌细胞可确诊。

4. 肺血栓栓塞症 患者多有静脉血栓的危险因素，如血栓性静脉炎、心肺疾病等病史，可发现咯血、晕厥，呼吸困难较明显，颈静脉充盈。胸片示区域性肺血管纹理减少，可见尖端指向肺尖的楔形阴影。血气分析常见低氧血症和低碳酸血症。D－二聚体、CT－肺A造影、放射性核素扫描、MRI等检查有助于鉴别。

5. 非感染性肺部浸润 需排除非感染性肺部疾病，如肺间质纤维化、肺水肿、肺不张、肺嗜酸性粒细胞增多症和肺血管炎、原发性肺淋巴瘤等。

六、治疗原则

（一）对症治疗

患者应卧床休息，体温升高者注意适当补液、补充足够蛋白质、热量及维生素。痰液黏稠者可予氨溴索等化痰，咳嗽剧烈但痰量不多者可适当使用镇咳药。

（二）抗菌药物治疗

细菌性肺炎一经诊断给予抗生素治疗，不必等待细菌培养结果。

1. 社区获得性肺炎 见表4－1 CAP指南关于抗生素初始治疗的建议。

表4－1 CAP指南关于抗生素初始治疗的建议

青壮年，无基础疾病患者：①青霉素类（青霉素、阿莫西林等）；②多西环素；③大环内酯类；④第一代或第二代头孢菌素；⑤呼吸喹诺酮类
老年人或有基础疾病的门诊患者：①第二代头孢菌素单用或联合大环内酯类；②β－内酰胺类/β－内酰胺酶抑制剂单用或联合大环内酯类；③呼吸喹诺酮类
住院非ICU患者：①呼吸氟喹诺酮类；②二代头孢菌素联合大环内酯类；③β－内酰胺类/β－内酰胺酶抑制剂单用或联合大环内酯类
需入住ICU的重症患者：无铜绿假单胞菌感染因素，推荐β－内酰胺类药物联合阿奇霉素或氟喹诺酮类药物，对青霉素过敏患者，氨曲南可作为β－内酰胺类的替代选择，并联用呼吸氟喹诺酮
有铜绿假单胞菌感染因素者：应使用对肺炎链球菌和假单胞菌都有活性的β－内酰胺类药物联合环丙沙星或左氧氟沙星，或者上述β－内酰胺类药物同时联合氨基糖苷类和阿奇霉素。或者上述β－内酰胺类药物同时联合氨基糖苷类和抗肺炎球菌的氟喹诺酮类（对青霉素过敏患者，用氨曲南替代上述β－内酰胺类药物）

2. 医院获得性肺炎　可根据本地区机构的肺炎病原体流行病学资料或患者的实际病情，选择抗菌药物和给药途径（表4－2）。

表4－2　我国对HAP/VAP初始经验性治疗的建议

指南	类型	建议
IHAP指南	轻中症	二代或三代头孢菌素（不必包括抗假单胞菌活性者）、β－内酰胺类/β－内酰胺酶抑制剂、氟喹诺酮类，或大环内酯类联合克林霉素
	重症	氟喹诺酮类或氨基糖苷类联合抗假单胞菌β－内酰胺类，或β－内酰胺类/β－内酰胺酶抑制剂（哌拉西林/他唑巴坦），或碳青霉烯类，MRSA感染加用万古霉素

知识拓展

中东呼吸综合征（MERS）

中东呼吸综合征（MERS）是由WHO于2013年5月命名的由一种新型冠状病毒（MERS－CoV）引起的病毒性呼吸道疾病。传染性强，可累及多器官，甚至出现多器官功能衰竭，病死率高。起病急，典型病例常有发热、咳嗽和气短等症状及肺炎表现，也可见胃肠道症状。重症者可导致呼吸衰竭，需要机械通气治疗。目前没有特效药物和疫苗，治疗方法是支持性的和基于患者的临床状况的。

第三节　慢性阻塞性肺疾病

微课　PPT

慢性阻塞性肺疾病（chronic obstructive pulmonary disease，COPD）是一种具有持续气流受限为特征的肺部疾病，气流受限不完全可逆，呈进行性发展。COPD是呼吸系统的常见病和多发病，患病率和病死率均高。因其肺功能进行性减退，严重影响患者的劳动力和生活质量。

COPD主要是由慢性支气管炎或（和）肺气肿导致的气流不可逆受限为特征的一类疾病。慢性支气管炎是指气管、支气管及周围组织的慢性、非特异性炎症。临床上患者每年咳嗽、咳痰达3个月以上，连续2年以上，并可除外其他已知原因的慢性咳嗽、咳痰，可以诊断为慢性支气管炎。肺气肿是指肺部终末细支气管远端气道弹性减弱，气腔出现异常持久的扩张，并伴有肺泡壁和细支气管及其组成部分的正常形态结构被破坏，而无明显的肺纤维化。当慢性支气管炎或（和）肺气肿患者肺功能检查出现气流受限并且不能完全可逆时，即患者吸入支气管扩张剂后，$FEV_1/FVC\% < 70\%$，$FEV_1\%$预计值$<80\%$，可确定为不完全可逆的气流受限，则诊断为COPD。如患者只有慢性支气管炎或（和）肺气肿，而无气流受限，则不能诊断为COPD，而仅视为COPD的高危期。

案例解析

【案例】 患者，男，63岁。以反复咳嗽、咳痰25年，加重1个月为主诉入院。25年前患者反复咳嗽、咳痰，咳白色黏痰，量不多，每逢冬季着凉后症状加重，10余年前开始出现活动后气短，咳嗽、咳痰加重，痰量增多。1个月前，患者上呼吸道感染后发热，体温波动于37～38℃，伴气短症状加重入院。期间予以无创呼吸机辅助通气，乐灵抗炎、多索茶碱平喘，心肌肽营养心肌，沐舒坦、可必特雾化吸入。查体：头颈部未见异常。胸廓对称，桶状胸，双侧触觉语颤减弱，双肺叩诊呈过清音。左肺呼吸音弱，右肺可闻及湿啰音。辅助检查：血气分析，pH 7.26，$PaCO_2$

75mmHg，PaO_2 33mmHg，HCO_3^- 12.1mmol/L。血常规：WBC 12.31×10^9/L，NE 11.15×10^9/L。肺功能检查：FEV_1/FVC 53%，FEV_1 为47.50%预计值。

【问题】该患者的初步诊断是什么？其依据是什么？

【解析】初步诊断为COPD。诊断依据：①病史：老年男性，30年吸烟史。反复咳嗽、咳痰25年，近10年加重并出现呼吸困难；②查体：桶状胸，肺双侧触觉语颤减弱，叩诊呈过清音。左肺呼吸音弱，右肺闻及湿啰音。肺CT：肺气肿改变；③血气分析：pH<7.35，$PaCO_2$>50mmHg，PaO_2<60mmHg，HCO_3^-<22mmol/L，提示患者为Ⅱ型呼吸衰竭伴呼吸性酸中毒及代谢性酸中毒。血常规：白细胞升高、中性粒细胞百分比增加；④肺功能检查：FEV_1/FVC<70%，FEV_1<80%预计值，符合诊断COPD的金标准。

一、病因

COPD最主要的病因为吸烟。此外，职业性粉尘和化学物质的接触、空气污染、感染、蛋白酶-抗蛋白酶失衡、机体自主神经功能失调和气温的突变等也与COPD的发生有关。上述因素可导致慢性支气管炎和肺气肿，引起COPD。烟草中的焦油、尼古丁和氢氰酸等化学物质导致：①支气管纤毛运动减退和巨噬细胞功能降低；②支气管黏液腺肥大、杯状细胞增生，黏液分泌增多，使气道净化能力下降；③支气管黏膜充血水肿、黏液积聚；④副交感神经功能亢进，引起支气管平滑肌收缩，阻力增加，气流受限；上述四方面导致慢性支气管炎的发生及气流受限。而烟草及烟雾还可通过氧自由基产生增多，诱导中性粒细胞释放蛋白酶，抑制抗蛋白酶，破坏肺弹力纤维，诱发肺气肿形成。吸烟量越大，COPD患病率越高。

二、病理生理

COPD早期的表现是小气道的炎症，引起气道的黏膜充血水肿，表现为慢性支气管炎的特点，多为阵发性咳嗽，可伴咳痰，但无明显气流受限，一般无明显体征。随气道炎症加重，气道平滑肌断裂萎缩、气道周围纤维组织增生，引起气道重塑，黏液增加，共同导致气流受限加剧，患者可出现剧烈活动后呼吸困难，肺部可闻及干、湿性啰音，咳嗽及咳痰加重。慢性炎症引起小气道狭窄，最终导致肺泡与小气道的附着支持组织的破坏、肺泡弹性回缩力下降，这些不可逆的损伤导致呼气时气流明显受限，肺泡残气量增多，临床上出现慢性阻塞性肺气肿的体征，检查可见典型的慢阻肺的X线征。由于气流受限，导致小气道闭陷、肺过度充气，引起换气异常，最终导致呼吸衰竭。

三、临床表现

微课

COPD起病缓慢，病程较长。

（一）主要症状

1. 慢性咳嗽 随病程发展可终身不愈。晨间咳嗽明显，夜间为阵咳或排痰。

2. 咳痰 多为白色黏液或浆液性泡沫状痰，偶可带血丝，清晨排痰较多。

3. 气短或呼吸困难 是COPD的标志性症状。早期在劳力时出现，后渐加重，在日常活动甚至休息时也感到气短。

4. 喘息和胸闷 部分患者特别是重度患者或急性加重时出现喘息。

5. 其他 晚期患者有体重下降、食欲减退等。

（二）体征

早期可无异常体征，随病情进展出现以下体征。

1. 视诊 胸廓前后径增大，胸骨下角增宽（桶状胸），呼吸运动减弱。

2. 触诊 触觉语颤减弱或消失。

3. 叩诊 肺部过清音，心浊音界缩小，肺下界和肝浊音界下降。

4. 听诊 两肺呼吸音减弱，呼气延长，并发感染时可闻及湿性啰音。

四、实验室及辅助检查

（一）肺功能检查

肺功能检查是判断气流受限的主要客观指标，对诊断COPD及评价病情严重程度、疾病进展、预后及治疗反应等有重要的意义。临床上对COPD高危患者，应强调早测定，长期动态观察肺功能，及时发现和及早诊断COPD。

1. 第一秒用力呼气量占用力肺活量百分比（FEV_1/FVC）下降 FEV_1/FVC是评价气流受限的一项敏感指标。第一秒用力呼气量占预计值百分比（FEV_1%预计值），是评估COPD严重程度的良好指标，其变异性小，易于操作。吸入支气管舒张药后，$FEV_1/FVC<70\%$及$FEV_1<80\%$预计值者，可确定为不能完全可逆的气流受限。根据FEV_1/FVC、FEV_1%预计值和症状可对COPD的严重程度做出分级（表4-3）。

表4-3 COPD的严重程度分级

分级	分级标准
0级	肺功能在正常范围，有罹患COPD的危险因素，有慢性咳嗽、咳痰症状
Ⅰ级（轻度）	$FEV_1/FVC<70\%$，$FEV_1\geq80\%$预计值，有或无咳嗽、咳痰症状
Ⅱ级（中度）	$FEV_1/FVC<70\%$，$50\%\leq FEV_1<80\%$预计值，有或无咳嗽、咳痰症状
Ⅲ级（重度）	$FEV_1/FVC<70\%$，$30\%\leq FEV_1<50\%$预计值，有或无咳嗽、咳痰症状
Ⅳ级（极重度）	$FEV_1/FVC<70\%$，$FEV_1<30\%$预计值或$FEV_1<50\%$预计值，伴慢性呼吸衰竭

2. 肺总量（TLC）、功能残气量（FRC）和残气量（RV）增高，肺活量（VC）降低，表明肺过度充气，有参考价值。由于TLC增加不及RV增高，故RV/TLC增高。

（二）胸部X线检查

COPD早期胸部X线片可无变化，以后可出现肺纹理增粗、紊乱等非特异性改变，也可出现肺气肿改变。X线胸片改变对COPD诊断特异性不高，主要作为确定肺部并发症及与其他肺部疾病鉴别之用。

（三）胸部CT检查

CT检查不应作为COPD的常规检查。高分辨CT对有疑问病例的鉴别诊断有一定的意义。

（四）血气分析

血气分析对确定发生低氧血症、高碳酸血症、判断酸碱平衡紊乱及呼吸衰竭的类型有重要意义。

（五）其他检查

COPD合并感染时，血白细胞增高，核左移。痰培养可能检出病原菌。

五、诊断与鉴别诊断

COPD的主要症状为慢性咳嗽、咳痰、气短（或）呼吸困难，体征主要为肺气肿的表现，结合患者有吸烟的高危病史，不完全可逆性气流受限是诊断COPD的必备条件。肺功能测定指标是诊断COPD的金标准：用支气管舒张剂后$FEV_1/FVC<70\%$及$FEV_1<80\%$预计值可确定为不完全可逆性气流受限。

COPD需与哮喘、支气管扩张、肺结核、肺癌、弥漫性泛细支气管炎等疾病进行鉴别。

1. 哮喘 多为青少年（常在儿童期）发病，常有夜间或清晨出现发作性喘息为特征，可同时并发过敏性鼻炎或荨麻疹，患者常有家族史，症状经治疗后可缓解或自行缓解。患者多为可逆性气流受限，支气管舒张试验阳性。

2. 支气管扩张 有反复发作咳嗽、咳痰特点，常反复咯血。合并感染时咯大量脓性痰。查体常有肺部固定性湿性啰音。部分胸部X片显示肺纹理粗乱或呈卷发状，高分辨CT可见支气管扩张改变。

3. 肺结核 可有午后低热、乏力、盗汗等结核中毒症状，痰检可发现抗酸杆菌，胸部X线片检查可发现病灶。

4. 肺癌 刺激性咳嗽、咳痰，可有痰中带血，或原有慢性咳嗽，咳嗽性质发生改变，胸部X线片及CT可发现占位性病变、阻塞性肺不张或阻塞性肺炎。痰细胞学检查、纤维支气管镜检查以至肺活检，可有助于明确诊断。

5. 弥漫性泛细支气管炎 大多数为男性非吸烟者，几乎所有患者均有慢性鼻窦炎；X线胸片和高分辨率CT显示弥漫性小叶中央结影和过度充气征，红霉素治疗有效。

六、COPD的分期

根据FEV_1占预计值的百分比及患者血气分析结果，将COPD分为轻度、中度、重度、极重度四级。

1. 急性加重期（慢性阻塞性肺疾病急性加重） 是指在疾病过程中，短期内咳嗽、咳痰、气短和（或）喘息加重，痰量增多，呈脓性或黏液脓性，可伴发热等症状。

2. 稳定期 是指患者咳嗽、咳痰、气短等症状稳定或症状轻微。

七、治疗原则

（一）稳定期

治疗原则是健康教育，合理使用支气管舒张药、茶碱类、糖皮质激素及其他药物，坚持长期家庭氧疗。

1. 健康教育 教育患者戒烟，脱离环境粉尘和刺激性气体等污染环境。

2. 支气管舒张药 包括抗胆碱能药、β_2肾上腺素受体激动剂和茶碱类药，是控制COPD的主要药物。短期按需应用以缓解症状，长期规则使用可控制症状、减少加重风险，提高运动耐力和提高生活质量。

其中抗胆碱能药包括：短效（SAMA）如异丙托溴铵；长效（LAMA）如噻托溴铵。首选吸入治疗，异丙托溴铵气雾剂，可阻断M受体，每喷（20μg），每日3～4次。噻托溴铵，选择性作用M1、M3受体，作用长达24小时以上，每日1次。

β_2肾上腺素受体激动剂包括：短效（SABA）的沙丁胺醇、特布他林定量雾化吸入剂，每次100～200μg（1～2喷），数分起效，24小时不超过8～12喷，主要是按需给药，缓解症状；长效β_2受体激动剂（LABA）沙美特罗、福美特罗特，作用持续有效，沙美特罗可每次吸入4.5～9μg，一日两次。

茶碱缓释片，可解除支气管平滑肌痉挛，每日1次或2次口服，也可改善症状。

3. 糖皮质激素类药 重度患者可考虑应用吸入糖皮质激素或联合长效β_2肾上腺素受体激动剂。

4. 其他药物 祛痰药对痰不易咳出者可应用，常用药物有氨溴索或羧甲司坦。

5. 长期家庭氧疗（LTOT） 对COPD慢性呼吸衰竭者可提高生活质量和生存率。一般用鼻导管吸氧，氧流量为1.0～2.0L/min，吸氧时间>15h/d。

6. COPD的综合评估 根据患者的症状、肺功能异常的程度及急性加重的风险程度进行综合评估，最终目的是指导治疗。

（1）症状评估　采用改良英国医学研究会呼吸困难问卷（mMRC问卷）对呼吸困难进行评估（表4－4）。

表4－4　mMRC问卷

mMR分级	呼吸困难症状
0级	剧烈活动时出现呼吸困难
1级	平地快步行走或爬坡时出现呼吸困难
2级	由于呼吸困难，平地行走时比同龄人慢或需停下来休息
3级	平地行走100m左右或数分钟后即需停下来喘气
4级	因严重呼吸困难不能离开家，或在穿衣脱衣时即出现呼吸困难

（2）肺功能评估　采用GOLD分级，患者吸入支气管舒张剂后，根据其FEV_1占预计值百分比下降程度进行肺功能评估（表4－5）。

表 4-5　COPD 患者气流受限严重程度肺功能分级

肺功能分级	气流受限程度	FEV_1 占预计值百分比（FEV_1% pred）
GOLD1 级	轻度	FEV_1% pred≥80%
COLD2 级	中度	50%≤FEV_1% pred <80%
GOLD2 级	重度	30%≤FEV_1% pred <50%
GOLD4 级	极重度	FEV_1% pred<30%

（3）COPD 患者病情严重程度的综合评估　结合 mMRC 问卷、GOLD 分级和患者急性加重风险进行病情严重程度的综合评估，并依据评估结果选择稳定期的主要治疗药物（表 4-6）。

表 4-6　稳定期 COPD 患者病情严重程度综合性评估及其主要治疗药物

患者综合评估分组	特征	肺功能分级	上一年急性加重次数	mMRC 分级	首选治疗药物
A 组	低风险症状少	GOLD1～2 级	<2 次	<2 级	SAMA 或 SABA 必要时
B 组	低风险症状多	GOLD1～2 级	<2 次	≥2 级	LAMA 或 LABA
C 组	高风险症状少	GOLD3～4 级	≥2 次	<2 级	ICS 加 LABA 或 LAMA
D 组	高风险症状多	GOLD3～4 级	≥2 次	≥2 级	ICS 加 LABA 或 LAMA

（二）加重期

治疗原则是有效地控制炎症，祛除气道痰液，解除平滑肌痉挛，保证呼吸道通畅，合理给氧，改善通气功能。

1. 抗生素　当患者咳嗽伴痰量增加，有脓性痰或呼吸困难考虑细菌感染时，可根据患者居住地常见病原菌类型及药物敏感情况积极选用抗生素治疗。常用的有 β-内酰胺类、大环内酯类、喹诺酮类等抗生素。

2. 支气管舒张药　患者有严重喘息时可给予较大剂量雾化吸入治疗，如应用 β_2 肾上腺素受体激动剂如沙丁胺醇 2500μg，或沙丁胺醇 1000μg 加抗胆碱药异丙托溴铵 250～500μg 通过小型雾化吸入器吸入治疗；也可口服茶碱类药物，如口服茶碱缓释或控释片，使昼夜血药浓度稳定，不良反应少。

3. 祛痰药　对痰不易咳出者可应用，常用药物有氨溴索或羧甲司坦。

4. 控制性吸氧　发生低氧血症者可用鼻导管吸氧，吸入的氧浓度一般在 28%～30%，吸入的氧浓度与氧流量有关。估算公式为吸入的氧浓度（%）=21+4×氧流量（L/min）。应避免吸入氧浓度过高，以免引起二氧化碳潴留。

5. 糖皮质激素的应用　可全身用药或吸入用药，全身用药可产生全身的毒副反应，而吸入疗法可在支气管内发挥其抗炎作用，又可避免全身的毒副作用。口服常用的有泼尼龙和泼尼松龙。静脉注射常用的有氢化可的松和甲泼尼龙。吸入药常用的有丙酸氟替卡松、二丙酸倍氯米松、丁地去炎松等。

第四节　支气管哮喘

微课　PPT

案例解析

【案例】患者，男，52 岁。以反复发作胸闷、咳嗽、呼吸困难 3 年，近 2 个月喘息发作，加重半个月为主诉入院。3 年来患者反复发作胸闷、咳嗽、呼吸困难；近 2 个月喘息发作。入院查体：T 36.5℃，P 86 次/分，R 20 次/分，BP 110/85mmHg。胸廓对称，叩诊双肺过清音，听诊双肺呼吸音粗，双肺闻及哮鸣音。心浊音界正常。双下肢无浮肿，四肢活动正常。实验室检查：WBC 10.09×10^9/L，淋巴细胞比率 16.9%，血红蛋白 184g/L。血气分析：pH 7.24，PaO_2 82mmHg，$PaCO_2$ 45mmHg。肺 CT 检查提示：双肺局限性肺气肿。肺功能检查：混合型通气功能障碍，小气道功能重度障碍，支气管舒张试验阳性。经治疗上述症状缓解。

【问题】 该患者初步的诊断是什么？诊断依据是什么？

【解析】 初步的诊断是支气管哮喘，诊断依据：①患者 3 年来反复发作胸闷、咳嗽、呼吸困难，近 2 个月喘息发作加重半个月的病史，治疗后症状缓解；②体检：双肺过清音，听诊闻及哮鸣音，肺 CT 见局限性肺气肿。血气分析：pH 7.24，PaO_2 82mmHg，$PaCO_2$ 45mmHg；提示酸中毒；③肺功能检查：小气道功能重度障碍，支气管舒张试验阳性。患者具有典型支气管哮喘的症状、体征，加上支气管舒张试验阳性可确诊。

支气管哮喘（bronchial asthma）是指由嗜酸性粒细胞、肥大细胞、T 细胞等多种细胞参与的气道慢性炎症性疾病。这种炎症使易感者对各种刺激因子具有气道高反应性，引起气道缩窄，并出现广泛多变的可逆性气流受限。临床上表现为反复发作的伴有哮鸣音的呼气性呼吸困难或反复发作性的胸闷和咳嗽等症状，多数患者可自行缓解或经治疗后缓解，但长期反复发作或治疗不当可有不完全可逆的气道缩窄和气道重建。支气管哮喘是一种常见病，患病率男女大致相同，儿童高于成年人，城市高于农村，发达国家高于发展中国家。

一、病因

支气管哮喘（简称哮喘）的病因目前还不十分清楚，多认为与遗传因素和环境因素有关。

1. 遗传因素 许多研究调查资料表明，哮喘患者亲属患病率高于群体患病率，并且亲缘关系越近，患病率越高，患者病情越严重，其亲属的患病率也越高。目前，哮喘的相关基因尚未完全明确。

2. 环境因素 主要是某些激发因素，如尘螨、花粉、真菌、毛屑、有害气体等特异性和非特异性吸入物；细菌、病毒、原虫、寄生虫等病原生物感染；含蛋白类的食物如鱼、虾、蛋、奶等的摄入；药物，如阿司匹林、普萘洛尔（心得安）等；气候变化、运动等也可成为激发因素。

二、病理生理

哮喘的发病机制不完全清楚。变态反应、气道炎症、气道高反应性、神经机制被认为与哮喘的发病密切相关。

1. 变态反应 易感者接触抗原，可通过抗原递呈细胞激活 T 淋巴细胞，活化辅助性 T 细胞（主要是 Th2 细胞），产生白细胞介素（IL-4、IL-5、IL-10、IL-13）等细胞免疫参与哮喘的发病；或通过激活 B 淋巴细胞，产生特异性的抗体 IgE，IgE 抗体与肥大细胞和嗜碱性粒细胞的 IgE 受体结合，使机体处于致敏状态，当机体再次接触该变应原时，抗原与结合在肥大细胞和嗜碱性粒细胞的 IgE 受体上的 IgE 交联，使该细胞合成并释放多种活性介质，导致支气管平滑肌痉挛，黏膜分泌增加，血管通透性增高和炎症细胞浸润。

2. 气道炎症 气道慢性炎症是哮喘的本质。气道炎症可由 Th2 细胞分泌的细胞因子，激活肥大细胞、嗜酸性粒细胞及肺泡巨噬细胞等多种炎症细胞；或细胞因子及环境刺激因素作用于气道上皮细胞；血管内皮细胞及气道上皮细胞产生黏附分子介导白细胞与血管内皮的黏附；这些细胞相互作用，产生分泌多种炎症介质和细胞因子，使气道反应性增高，气道收缩，黏液分泌增加，血管渗出增多。总之，哮喘的炎症反应是由多种炎症细胞、炎症介质和细胞因子参与的相互作用的结果，是气道高反应性和气道可逆性阻塞的重要决定因素。

3. 气道高反应性（airway hyperresponsiveness，AHR） 是指气道对各种刺激因子出现过强或过早的收缩反应。气道高反应性的原因在于多种炎症细胞、炎症介质和细胞因子导致气道上皮的损害和上皮下神经末梢的裸露。AHR 为支气管哮喘的共同病理生理特征，长期吸烟、慢性阻塞性肺疾病等患者也可出现 AHR。

4. 神经机制 神经因素也是哮喘发病的重要环节。支气管受复杂的自主神经支配。支气管哮喘与 β 肾上腺素受体功能低下和迷走神经亢进有关，并可能存在 α 肾上腺素能神经的反应性增加。非肾上腺素能非胆碱能神经释放舒张支气管平滑肌的神经递质与收缩支气管平滑肌的介质平衡失调也可引起支气管平滑肌收缩。

课堂互动

1. 哮鸣音是哮喘气道阻塞轻重程度的可靠指标吗？为什么？
2. 哮喘急性发作的首选药物是什么？临床上应如何使用？

三、临床表现

微课

1. 症状 哮喘的典型症状为发作性伴有哮鸣音的呼气性呼吸困难或发作性的胸闷和咳嗽。严重者被迫采取半坐位或端坐呼吸，干咳或咳大量白色泡沫样痰，甚至出现发绀等。在夜间及凌晨发作和加重是哮喘的特征之一。哮喘症状可在数分钟内发作，经数小时或数天，一般可自行缓解或用支气管舒张药后缓解。运动性哮喘常见于青少年，表现为运动时出现胸闷、咳嗽和呼吸困难；咳嗽变异性哮喘则仅以咳嗽为唯一症状。特点是咳嗽持续或反复发作大于 1 个月，多于夜间发作或运动后加重。

2. 体征 哮喘发作时胸部呈过度充气状态，有广泛的哮鸣音，呼气相延长。但轻度哮喘或非常严重的哮喘发作时，哮鸣音可不出现，后者称之为寂静胸（silent chest）。哮鸣音也可因肺部其他病症引起，因而哮鸣音不是哮喘气道阻塞轻重程度的可靠指标。严重的哮喘患者可出现呼吸频率和心率增快，奇脉、胸腹反常运动、发绀、意识障碍等。非发作期体检可无异常。

四、实验室及辅助检查

（一）痰液检查

无痰患者可通过高渗盐水超声雾化诱导痰液产生。痰涂片在显微镜下可见较多嗜酸性粒细胞。

（二）肺功能检查

1. 通气功能检测 哮喘发作时呈阻塞性通气功能障碍，第 1 秒用力呼气容积（FEV_1），第 1 秒用力呼气容积占用力肺活量比值（$FEV_1/FVC\%$）均减少。用力肺活量减少、残气量增加，功能残气量和肺总量增加，残气量占肺总量百分比增高，缓解期通气功能指标可逐渐恢复。

2. 支气管激发试验（bronchial provocation，BPT） 用以测定气道反应性。常用吸入激发剂为醋甲胆碱、组胺。激发试验中适用于 FEV_1 在正常预计值的 70% 以上的患者。吸入激发剂后其通气功能下降，气道阻力增加。在设定的激发剂量范围内，如 FEV_1 下降 >20%，可诊断为激发试验阳性。

3. 支气管舒张试验（bronchial dilation test，BDT） 用以测定气流受限的可逆性。常用吸入型的支气管舒张药有沙丁胺醇、特布他林等，如 FEV_1 较用药前增加 >12%，且其绝对值增加 >200ml，可诊断为支气管舒张试验阳性。

4. 呼气峰值流速（peak expiratory flow，PEF）及 PEF 变异率测定 PEF 在哮喘发作时下降。若昼夜（或凌晨与下午）PEF 变异率≥20%，则符合气道气流受限可逆性改变的特点。

（三）血气分析

严重哮喘发作时，由于过度通气，可有 PaO_2 降低（低氧血症）、pH 增高，$PaCO_2$ 降低，表现为呼吸性碱中毒；如重症哮喘病情进一步发展，气道阻塞严重，缺氧加重并出现 CO_2潴留，$PaCO_2$ 升高，表现为呼吸性酸中毒；若缺氧严重可合并代谢性酸中毒。

（四）胸部X线检查

在哮喘发作期可见两肺过度充气表现，即两肺透亮度增加，缓解期多不见异常。

五、诊断与鉴别诊断

（一）诊断标准

1. 反复发作喘息、呼吸困难、胸闷或咳嗽，多与接触变应原、冷空气、物理及化学刺激、病毒性上呼吸道感染、运动等有关。

2. 发作时双肺可闻及哮鸣音，呼气相延长。

3. 上述症状可经治疗缓解或自行缓解。

4. 除外其他疾病所引起的喘息、呼吸困难、胸闷和咳嗽。

5. 症状不典型者（如无明显喘息或体征）至少有下列三项中的一项：①支气管激发试验阳性；②支气管舒张试验阳性；③昼夜PEF变异率≥20%。

符合1~4条或4、5条者，可诊断为支气管哮喘。

（二）鉴别诊断

本病需与心源性哮喘、COPD、上气道阻塞及变态反应性支气管肺曲霉菌病进行鉴别。

1. 心源性哮喘 由左心衰引起的心源性哮喘，发作时症状与哮喘相似。但急性左心衰患者常有心脏基础疾病病史，咳粉红色泡沫痰、端坐呼吸，胸片可见左心界扩大，肺淤血征，有助于鉴别。

2. COPD 多见于老年人，多有长期吸烟史，往往先咳后喘，缓解期也有咳嗽、咳痰和喘息，急性加重期单纯支气管舒张剂治疗往往效果不佳，气道阻塞的可逆性差。

3. 上气道阻塞 如支气管肺癌压迫导致支气管狭窄时，可有喘鸣，但其发作常无明显诱因，伴有痰中带血或肿瘤消耗表现；支气管舒张剂治疗效果不佳。胸CT、纤维支气管镜检查可明确诊断。

4. 变态反应性支气管肺曲霉菌病 患者除有喘息外，胸部X片提示肺内有浸润阴影，并可自行消失或复发，CT表现近端支气管囊状或柱状扩张。曲霉抗原特异性沉淀抗体（IgG）阳性。

（三）支气管哮喘的分期

支气管哮喘可分为急性发作期、慢性持续期和缓解期。

1. 急性发作期 是指气促、咳嗽、胸闷等症状突然发生或加剧，常有呼吸困难，以呼气流量降低为特征。哮喘急性发作时，病情轻重程度不一，病情加重可在数小时或数天内出现，偶尔可在数分钟内危及生命，所以应对病情做出正确评估，以便给予有效的紧急治疗（表4-7）。

表4-7 哮喘急性发作时病情严重程度的分级

临床特点	轻度	中度	重度	危重
气短	步行、上楼时	稍事活动	休息时	
体位	可平卧	喜坐位	端坐呼吸	
讲话方式	连续成句	单词	单字	不能讲话
精神状态	可有焦虑，尚安静	时有焦虑或烦躁	常有焦虑、烦躁	嗜睡或意识模糊
出汗	无	有	大汗淋漓	
呼吸频率	轻度增加	增加	常>30次/分	
辅助呼吸肌活动及三凹征	常无	可有	常有	胸腹矛盾运动
哮鸣音	散在，呼气末	响亮、弥漫	响亮、弥漫	减弱乃至无
脉率（次/分）	<100	100~120	>120	脉率变慢或不规则
最初支气管扩张剂治疗后PEF占预计值或个人最佳值%	>80%	60%~80%	<60%或<100L/min或作用持续时间<2h	
PaO_2，（吸空气，mmHg）	正常	≥60	<60	<60
$PaCO_2$（mmHg）	<45	≤45	>45	>45
SaO_2（吸空气，%）	>95	91~95	≤90	≤90
pH				降低

注：只要符合某一严重程度的某些指标，而不需满足全部指标，即可提示为该级别的急性发作

2. 慢性持续期（非急性发作期）　是指患者即使没有急性发作，但在相当长的时间内仍不同频度和（或）不同程度地出现症状（如喘息、咳嗽、胸闷等），亦可完全无症状（表4-8）。

3. 缓解期　是指经过治疗或未经治疗，患者症状、体征消失，肺功能恢复到急性发作期前水平并维持4周以上。

表4-8　哮喘患者非急性发作期病情严重度分级诊断标准

	白天症状	夜间症状	PEF/FEV_1
一级 间歇	<1次/周；间歇发作	≤2次/月；无症状	FEV_1≥预计值的80%；PEF或FEV_1变异率<20%
二级 轻度持续	发作时影响活动；但<1次/日	>2次/月	FEV_1≥预计值的80%；PEF或FEV_1变异率20%~30%
三级 中度持续	每日有症状；每日应用β_2受体激动剂	>1次/周	FEV_1>预计值的60%~79%；PEF或FEV_1变异率>30%
四级 重度持续	持续有症状；体力活动受限	频繁	FEV_1≤预计值的60%；PEF或FEV_1变异率>30%

六、治疗

目前无特效的治疗方法。治疗的目的是控制症状，防止病情恶化，尽可能保持肺功能正常，维持正常活动能力，防止不可逆气流阻塞，避免死亡，避免治疗的不良反应。

（一）脱离变应原

能找到引起哮喘发作的变应原或非特异性刺激因素的患者，立即脱离变应原。这是防治哮喘最有效的方法。

（二）药物治疗

治疗哮喘药物主要分为支气管舒张药和抗炎药两类。

1. 缓解哮喘发作的支气管舒张药

（1）β_2肾上腺素受体激动剂（简称β_2受体激动剂）　通过激动气道的β_2肾上腺素受体，激活腺苷环化酶，减少肥大细胞和嗜碱粒细胞的脱颗粒和介质的释放，从而起到舒张支气管，缓解哮喘症状的作用。分为短效β_2受体激动剂（short-acting beta agonist，SABA，维持4~6小时）和长效β_2受体激动剂（Long-acting beta agonist，LABA，维持10~12小时），LABA又可分为快速起效（数分钟起效）和缓慢起效（30分钟起效）两种。SABA是治疗哮喘急性发作的首选药物，有吸入、口服和静脉三种制剂。首选吸入给药，常用沙丁胺醇和特布他林。吸入剂包括定量气雾剂（MDI）、干粉剂和雾化溶液。SABA应采取按需间歇使用，不宜长期、单一使用。常用剂量为沙丁胺醇或特布他林MDI，每天3~4次，每次1~2喷。通常5~10分钟即可见效，可维持4~6小时。主要不良反应有心悸、骨骼肌震颤和低钾血症。

LABA常用沙美特罗和福莫特罗。福美特罗属快速起效的LABA，也可按需用于哮喘急性发作的治疗。与糖皮质激素联合使用是目前最常用的哮喘控制方案，联合制剂有氟替卡松/沙美特罗吸入干粉剂、布地奈德/福美特罗吸入干粉剂。特别注意，LABA不能单独用于哮喘的治疗。

（2）抗胆碱药　通过阻断迷走神经通路，降低迷走神经张力而起到舒张支气管、减少痰液分泌的作用，但其舒张支气管的作用比β_2受体激动剂弱。分为短效和长效两种。短效抗胆碱药，常用异丙托溴铵有气雾剂和雾化溶液两种剂型。主要用于哮喘急性发作的治疗，多与β_2受体激动剂联合应用，尤其适用于夜间哮喘及多痰的患者。每日3次，每次25~75μg或用100~150μg/ml的溶液持续雾化吸入。起效时间约10分钟，维持4~6小时。少数患者有口苦或口干等不良反应。长效抗胆碱药，常用噻托溴铵，是近年发展的选择性M_1、M_3受体拮抗剂，作用更强，持续时间更久（24小时），目前只有干粉吸入剂。主要用于哮喘合并慢阻肺以及慢阻肺患者的长期治疗。

（3）茶碱类药物　通过抑制磷酸二酯酶提高平滑肌细胞内的环磷腺苷酸（cAMP），拮抗腺苷受体，增强呼吸肌的力量以及增强气道纤毛清除功能等，从而起到舒张支气管和气道抗炎作用，是治疗哮喘的有效药物之一。静脉给药主要应用于重症和危重症哮喘。氨茶碱首剂负荷剂量为4~6mg/kg，注射速度不宜超过

0.25mg/(kg·min)，维持剂量为0.6～0.8mg/(kg·h)。每日最大用量一般不超过1.0g（包括口服和静脉给药）。

茶碱的主要不良反应包括恶心、呕吐、心律失常、血压下降及尿多，偶可兴奋呼吸中枢，严重者可引起抽搐乃至死亡。最好在用药中监测患者血浆茶碱浓度，其安全有效浓度为6～15μg/ml。发热、妊娠、小儿或老年，患有肝、心、肾功能障碍及甲状腺功能亢进者须慎用。

2. 控制哮喘发作的抗炎药

（1）糖皮质激素　通过抑制嗜酸性粒细胞等炎症细胞在气道的聚集、抑制炎症介质的生成和释放、增强平滑肌细胞 β_2 肾上腺素受体的反应性等诸多环节抑制气道的炎症形成。分为吸入、口服、静脉用药。吸入型糖皮质激素是目前推荐长期抗炎治疗哮喘的最常用方法。常用吸入药物有倍氯米松、布地奈德、氟替卡松等。通常需吸入1周以上方能起效。长期吸入较大剂量糖皮质激素（>1000μg/d）者应注意预防全身性不良反应。口服糖皮质激素用于吸入激素无效或需要短期加强治疗的患者。常用泼尼松和泼尼松龙，起始剂量30～60mg/d，症状缓解后逐渐减量至≤10mg/d，然后停用或改用吸入剂。全身应用糖皮质激素是治疗儿童重症哮喘发作的一线药物。一般口服泼尼松1～2mg/(kg·d)。静脉给予糖皮质激素用于重度或严重哮喘发作时。氢化可的松琥珀酸钠100～400mg/d，或甲泼尼龙80～160mg/d。地塞米松因在体内半衰期较长，不良反应较多，应慎用，一般剂量为10～30mg/d。

（2）白三烯受体阻断剂　通过调节白三烯的生物活性而发挥抗炎作用。同时也有舒张支气管平滑肌的作用。常用药物有扎鲁司特和孟鲁司特。不良反应通常较轻微，主要是胃肠道症状，少数有皮疹、血管性水肿、转氨酶升高，停药后可恢复正常。

（3）色苷酸钠及尼多酸钠　是非糖皮质激素抗炎药物。可部分抑制IgE介导的肥大细胞释放介质，对其他炎症细胞释放介质亦有选择性抑制作用。

成人和青少年过敏性哮喘患者初始控制药物推荐见表4－9。

表4－9　成人和青少年过敏性哮喘患者初始控制药物推荐方案

症状	首选的初始控制药物
有哮喘症状或SABA使用次数<2次/月；1个月内未出现哮喘导致的夜醒；无哮喘发作的危险因素（包括既往1年无哮喘急性发作）	无需使用（证据等级：D）
偶有哮喘症状，但有≥1个哮喘急性发作危险因素，如肺功能差，或既往1年有需要口服糖皮质激素的急性发作甚或需要入住ICU治疗	低剂量ICS（证据等级：D）
有哮喘症状或SABA使用次数在2次/月～2次/周，或患者出现哮喘导致的夜醒≥1次/月	低剂量ICS（证据等级：B）
有哮喘症状或SABA使用次数>2次/周	低剂量ICS（证据等级：A）；其他方案如LTRA疗效不如ICS
大多数时间均存在哮喘症状；或哮喘导致的夜醒≥1次/周，尤其是当存在哮喘急性发作的危险因素时	中/高剂量ICS或低剂量ICS/LABA（证据等级：A）
初始哮喘为严重未控制的哮喘或有哮喘急性发作	短程口服糖皮质激素，同时开始维持治疗，可选择大剂量ICS（证据等级：A）或中剂量ICS/LABA（证据等级：D）

注：一旦明确为过敏性哮喘，任何时候均应采取避免过敏原暴露的措施；SABA为短效 β_2 受体激动剂；ICS为吸入性糖皮质激素；LABA为长效 β_2 受体激动剂。

3. 哮喘缓解期的分级治疗　根据非急性期病情严重程度分级，一级轻度间歇者，第1级按需使用短效 β_2 受体激动剂；二级轻度持续患者，第2级治疗，选用低剂量糖皮质激素或白三烯受体阻断剂；三级中度持续患者，第3级治疗，选用以下1种控制性药物：低剂量糖皮质激素加LABA，中或高剂量糖皮质激素，低剂量糖皮质激素加白三烯受体阻断剂，低剂量糖皮质激素加缓释茶碱；四级重度持续患者，在第3级的基础上加用以下1种或以上的控制性药物：中等剂量或高剂量糖皮质激素加LABA，白三烯受体阻断剂，缓释茶碱；第5级，在第4级的基础上加用1种控制性药物：口服最小剂量糖皮质激素，抗IgE治疗。初治患者1～3个月回访，以后每3个月随访1次。当哮喘控制至少3个月后，治疗方案可以降级。

知识拓展

抗白三烯药

抗白三烯药是可单独应用的控制哮喘的长效药物，可作为替代治疗用于轻度哮喘和联合治疗用于中、重度哮喘的药物。代表药物有孟鲁司特、扎鲁司特和齐留通，前两者为LTs受体拮抗剂，具有竞争性抑制LTs的作用，齐留通为5-LOX抑制剂，通过减少LTs的合成而发挥作用。其中，孟鲁司特是唯一被美国食品药品监督管理局批准作为预防运动型哮喘的药物。扎鲁司特可引起致命性肝损害，使用时应监测丙氨酸氨基转移酶，患者一旦出现恶心、腹痛、黄疸或嗜睡等症状时应停止用药。

（三）免疫疗法

1. 特异性免疫疗法（脱敏疗法） 采用特异性变应原（如螨、花粉、猫毛等）做定期反复皮下注射，剂量由低至高，以产生免疫耐受性，使患者脱敏。

2. 非特异性免疫疗法 可采用基因工程制备的人重组抗IgE单克隆抗体治疗变态性哮喘。

第五节 肺 结 核

PPT

案例解析

【案例】患者，男，28岁以“发热、胸痛、咳嗽、咯血2周”为主诉入院。近半年来患者时常有午后发热、疲倦乏力、厌食、消瘦、夜间盗汗、咳嗽和胸痛等症状，但一直未予诊治。2周来因体温升高、咳嗽加剧、并出现胸痛、咯血到医院就诊。入院检查：T 38℃，HR 88次/分，R 28次/分。一般状况尚可，但身体偏瘦，神志清楚。左下肺叩诊清音；听诊左下肺呼吸音减弱。胸部X线平片可见双肺纹理增粗，左肺尖有片状阴影。取痰液经浓缩集菌后做细菌培养和抗酸检查均为阳性，PPD试验强阳性。诊断为肺结核（左上肺），即使用2HRZE化疗方案治疗。

【问题】问该患者诊断为肺结核的依据是什么？

【解析】患者诊断为菌阳性肺结核，依据为：①患者具发热、胸痛、咳嗽、咯血、厌食、消瘦，夜间盗汗等典型临床症状，左下肺叩诊呈清音，左下肺呼吸音减弱体征，胸部X线平片可见左肺尖有片状阴影；②痰涂片结核分枝杆菌培养及抗酸检查均为阳性，PPD试验强阳性；③抗结核治疗有效。患者具有典型肺结核的症状、体征及X片表现，结合痰涂片结核分枝杆菌培养阳性、PPD试验强阳性及抗结核强治疗有效，确诊断为菌阳性肺结核。

肺结核是由结核分枝杆菌引起的肺部慢性传染病。临床上常有低热、盗汗、乏力、咳嗽咳痰、咯血、胸痛等症状。全球有1/3的人（约20亿）曾受到结核分枝杆菌的感染。结核病的流行状况与经济水平大致相关，结核高流行与国民生产总值（GDP）的低水平相对应。全球80%的结核病集中在印度、中国、俄罗斯、南非、秘鲁等22个国家，这些国家是结核病的高负担、高危险性国家。WHO制定和启动特别项目以积极推行全程督导短程化学治疗（directly observed treatment short-course，DOTS）作为国家结核病规划的核心内容。我国分别在1979年、1984~1985年、1990年和2000年进行了4次全国结核病流行病学抽样调查，当前的结核病疫情特点如下：高感染率，高肺结核患病率，高耐药率，高病死率、递降率低，中青年患病多，地区患病率差异大，实施 DOTS 项目的地区患病率低。年结核分枝杆菌感染率为 0.72%，全国近半的人口，曾受到结核分枝杆菌的感染；2000 年活动性肺结核患病率和结核分枝杆菌阳性（含痰涂片阳性和培养阳性）肺结核患病率分别为 367/10 万和 160/10 万；2000 年初始耐药率为 18.6%，获得性耐药率为 46.5%，初始耐多药率和获得性耐多药率分别为 7.6% 和 17.1%；15 岁至 59 岁年龄段的涂阳肺结核患者数占全部涂片阳性患者的 61.6%。

一、病因

（一）结核分枝杆菌

肺结核的病原体为结核分枝杆菌，包括人型、牛型、非洲型和鼠型四类。人肺结核的致病菌 90% 以上为人型结核分枝杆菌，少数为牛型和非洲型分枝杆菌。结核分枝杆菌耐酸染色呈红色，具抗酸性，又称抗酸杆菌。

课堂互动

1. 人肺结核的致病菌主要是什么？
2. 结核病诊断的金标准是什么？
3. PPD 结果如何判断？

结核分枝杆菌为需氧菌，生长缓慢，其增代时间为 14～20 小时，适宜生长温度为 37℃左右，培养时间一般为 2～8 周。

结核分枝杆菌对干燥、冷、酸、碱等抵抗力强。在干燥的环境中可存活数月或数年，干燥的痰液附着在飞扬的尘土上，能保持感染力 8～10 天。在室内阴暗潮湿处，结核分枝杆菌能数月不死。低温条件下如 -40℃仍能存活数年。用氢氧化钠或硫酸处理痰液，一般杂菌很快杀死，但结核分枝杆菌仍存活。湿热 80℃ 5 分钟，5% 苯酚杀死痰液中的结核分枝杆菌需要 24 小时，70% 乙醇溶液一般在 2 分钟内可杀死结核分枝杆菌。结核分枝杆菌对紫外线比较敏感，太阳光直射下痰中结核分枝杆菌经 2～7 小时可被杀死。

（二）传染源和传播途径

肺结核的传染源主要是继发性肺结核的患者，尤其是痰涂片阳性又未经治疗的患者。其传播途径主要是通过呼吸道传染。结核分枝杆菌通过咳嗽、喷嚏、大笑、大声谈话等方式将含有结核分枝杆菌的微滴排到空气中而传播。带菌的微滴直径仅为 1～10μm，在空气中悬浮的时间较长，如健康人吸入即可引起肺部感染。

二、病理生理

（一）原发感染

当首次吸入含结核分枝杆菌的微滴后，是否感染取决于结核分枝杆菌的毒力和肺泡内巨噬细胞固有的吞噬杀菌能力。若结核分枝杆菌的类脂质成分抵抗了溶酶体酶类的破坏作用存活下来，在肺泡巨噬细胞内外生长繁殖，这部分肺组织即出现炎性病变，称为原发病灶。病灶中的结核分枝杆菌沿着肺内引流淋巴管到达肺门淋巴结，引起淋巴结肿大，原发灶和肿大的气管支气管淋巴结合称为原发性肺结核。

人体通过细胞介导的免疫系统对首次侵入的结核分枝杆菌产生特异性免疫，可使原发病灶、肺门淋巴结和播散到全身各器官的结核分枝杆菌停止繁殖，炎症灶迅速吸收或留下少量钙化灶，结核分枝杆菌大部分被消灭，这是原发感染最常见的良性过程。但仍然有少量结核分枝杆菌没被消灭，成为潜在病灶。原发感染的潜在病灶重新活动称为内源性复发，再次受到结核分枝杆菌的感染引起发病称为外源性重染，两者均可引起继发性肺结核，继发性肺结核有明显的临床症状，容易出现空洞和排菌，多有传染性。

（二）结核病免疫和迟发性变态反应

1. 结核病免疫 结核病主要的免疫保护机制是细胞免疫，体液免疫对控制结核分枝杆菌的作用不重要。人体对结核分枝杆菌的免疫力有先天性的非特异性免疫力及经接种卡介苗或感染结核分枝杆菌后所获得的后天性特异性免疫力。后天获得性免疫力强于先天性的非特异性免疫力。

人体受结核分枝杆菌感染后，首先是巨噬细胞做出反应，肺泡中的巨噬细胞大量分泌白细胞介素-1，白细胞介素-6和肿瘤坏死因子-α（TNFα）等细胞因子，使淋巴细胞和单核细胞聚集到结核分枝杆菌入侵部位，逐渐形成结核肉芽肿，限制结核分枝杆菌扩散并杀灭结核分枝杆菌。T淋巴细胞有识别特异性抗原的受体，$CD4^+$ T细胞促进免疫反应，在淋巴因子作用下分化为第一类和第二类辅助性T细胞（Th1和Th2）。细胞免疫保护作用以Th1为主，Th1促进巨噬细胞的功能和免疫保护力。Th2促进体液免疫，对结核病的免疫保护作用不大，白介素-12可介导Th1的免疫作用，刺激T细胞分化为Th1，增加干扰素的分泌，激活巨噬细胞抑制或杀死结核分枝杆菌的能力。

2. 迟发性变态反应　结核分枝杆菌侵入人体后4~8周，身体组织对结核分枝杆菌及其代谢产物所产生的敏感反应称为变态反应，属迟发性变态反应。对4~8周前受少量结核分枝杆菌感染者，将一定量的结核菌素注射于其体内，则2~3日后局部出现红肿、渗出性炎症和坏死，即结核菌素试验阳性。反之，未受结核分枝杆菌感染或未经卡介苗接种或细胞免疫功能低下者则呈阴性反应。

三、临床表现

（一）呼吸系统症状

1. 咳嗽、咳痰　是肺结核最常见的症状。咳嗽较轻、干咳或咳少量黏液。空洞形成时痰量增多，合并细菌感染时痰呈脓性。合并支气管结核时，可表现为刺激性咳嗽。

2. 咯血　1/3~1/2的患者有咯血，多为少量咯血，少数患者可出现大量咯血。

3. 胸痛　结核累及胸膜时可出现胸痛，随呼吸运动和咳嗽加重。

4. 呼吸困难　多见于干酪样肺炎和大量胸腔积液患者。

（二）全身症状

多为午后低热、倦怠乏力、盗汗、食欲减退和体重减轻等。育龄女性患者可有月经不调。

（三）体征

病变范围较小或位于组织深部，可没有任何体征。若病变范围较大，可有肺实变体征，如触觉语颤增强、叩诊浊音、听诊闻及支气管呼吸音和细湿啰音。肺部有较大范围纤维条索形成时，气管向患侧移位，患侧胸廓塌陷，叩诊浊音。结核性胸膜炎时有胸腔积液体征。

（四）分型

1. 原发性肺结核　多见于少年儿童，无症状或症状轻微，包括原发综合征及胸内淋巴结结核。

2. 血行播散型肺结核、急性粟粒型肺结核　多见于婴幼儿和青少年，特别是营养不良的小儿、免疫力低下的人群，多同时伴有原发型肺结核。X线胸片和CT检查可发现均匀分布粟粒状结节阴影。急性者，起病急、持续高热，中毒症状重。慢性血行播散型起病缓慢，症状较轻，多无明显中毒症状。

3. 继发型肺结核　多发生在成人，病程长，易反复。X线胸片特点：具有多态性、好发于肺上叶尖后段和下叶背段。分为浸润性肺结核、空洞性肺结核、结核球、干酪样肺炎、纤维空洞性肺结核和结核性胸膜炎。

四、实验室及辅助检查

1. X线检查　胸部X线检查是诊断肺结核的重要方法，可发现无症状的肺结核患者，而且可明确病变的部位、范围、性质。X线检查可见云雾状边界模糊、密度较淡的渗出性病变，结节状、斑片状、密度较高的增生性病变，环形透亮区的空洞样病变及虫蚀样空洞的干酪样病变等。病变多发生在上叶的尖后段和下叶的背段，密度不均匀，边缘较清楚和变化较慢。

2. 痰涂片检查　是简单、快速、易行和可靠的方法，但欠敏感。每毫升痰中至少含5000~10000个细菌时可呈阳性结果。

3. 痰培养 痰结核分枝杆菌培养阳性率高，常作为结核病诊断的金标准，同时也为药物敏感性测定和菌种鉴定提供菌株。一般培养需要2～6周。

4. 结核菌素试验 应用于检出结核分枝杆菌的感染。目前，WHO和国际防痨和肺病联合会推荐使用的结核菌素为纯蛋白衍化物（PPD），以便于国际结核感染率的比较。

结核菌素试验选择左侧前臂曲侧中上部1/3处，用26号10mm长的一次性短斜面的针头和1ml注射器皮内注射PPD 0.1ml（5IU），注射后应能产生凸起的皮丘，边界清楚，上面可见明显的小凹。试验后48～72小时观察局部反应。测量特异性变态反应产生的硬结直径，直径=（横径+纵径）/2。结果判断：硬结直径≤4mm为阴性，5～9mm为弱阳性，10～19mm为阳性，≥20mm或虽<20mm但局部出现水泡和淋巴管炎为强阳性反应。结核菌素试验对婴幼儿的结核病诊断重要，因我国城市成人结核自然感染率在70%以上，本试验在成人中临床意义不大。3岁以下儿童呈阳性反应者，虽无明显症状，应视为活动性肺结核。结核菌素试验受多种因素影响，结核分枝杆菌感染后需4～8周才建立充分的变态反应，在此之前，结核菌素试验可阴性；营养不良、HIV感染、麻疹、水痘、癌症以及严重的细菌感染（包括重症结核）和卡介苗接种后，结核菌素试验结果则多为10mm以内。

五、诊断与鉴别诊断

（一）诊断

1. 菌阳肺结核 痰涂片和（或）结核分枝杆菌培养阳性，并具有相应临床和影像学表现者可诊断。

2. 菌阴肺结核

（1）典型临床表现和影像学表现。

（2）诊断性抗结核治疗有效。

（3）临床可排除其他非结核性肺部疾患。

（4）PPD试验强阳性、血清抗结核抗体阳性。

（5）痰结核菌PCR+探针检测呈阳性。

（6）肺外组织病理证实结核病变。

（7）BALF检出抗酸分枝杆菌。

（8）支气管或肺部组织病理证实结核病变。

具备（1）-（6）项中3项或（7）-（8）项中任何1项可确诊。

（二）鉴别诊断

肺结核需与下述疾病进行鉴别。

1. 肺癌 多见于40岁以上长期吸烟男性，临床表现为刺激性咳嗽、胸痛及进行性消瘦，X线胸片或胸部CT可见肺癌病灶边缘常有切迹、毛刺，多无卫星病灶，而结核球周围常有卫星灶、钙化，直径多小于3cm。痰找结核杆菌、脱落细胞检查及病灶活检等可协助诊断。

2. 肺炎细菌性肺炎 大多起病急骤，发热、咳嗽，多伴血白细胞升高，胸片或胸部CT表现片状或斑片状阴影，抗菌治疗后体温迅速下降，1～2周左右阴影有明显吸收，痰培养可协助诊断病原菌。

3. 肺脓肿 大多有高热、咳嗽、咳大量脓痰，胸片及胸部CT提示空洞内常有液平面，为脓肿空洞，多见于右肺下叶，抗生素治疗有效。肺结核空洞则多在肺上叶，洞内很少有液平面或仅见浅液平，痰中可找到结核菌，一般抗感染治疗无效。

4. 支气管扩张 多见于中老年人，有慢性咳嗽、咳脓痰、反复咯血史，特别是晨起有大量脓痰，肺部高分辨CT有助确诊。

5. 慢性支气管炎 有慢性咳嗽、咳痰，胸部X片和CT检查和痰找抗酸杆菌有助确诊。

六、治疗原则

治疗原则是“早期、联合、适量、规律和全程用药”。联合是指根据病情及抗结核药的作用特点，联合两种以上药物，以增强与确保疗效；适量是指掌握发挥药物最大疗效而又产生最小的不良反应，并根据病情和个体的不同，给予适量的药物剂量；规律是指在强化和巩固阶段每日 1 次用药或每周 2 ~ 3 次间歇用药，不随意更改方案或随意停药；全程是指完成抗结核杆菌的全程，满足连续用药的时间，短程化疗通常为 6 ~ 9 个月。

（一）抗结核药物的分类

1. 早期杀菌活性药物　能迅速杀伤结核杆菌，最大限度降低传染性的药物，主要包括异烟肼、利福平、链霉素、阿米卡星和乙胺丁醇等。

2. 灭菌活性药物　能消灭组织内的结核杆菌，最大限度减少复发，主要包括利福平、吡嗪酰胺（通常儿童不宜应用）和异烟肼。

3. 防止耐药的药物　包括异烟肼、利福平、乙胺丁醇、氧氟沙星、左氧氟沙星、莫西沙星和克拉霉素。

（二）化疗方案

视病情轻重、有无痰菌和细菌耐药情况选择化疗方案。初始活性肺结核常选用一线抗结核药物短程联合治疗，即 2 种杀菌药（异烟肼、利福平）+2 种抑菌药（吡嗪酰胺、乙胺丁醇）治疗 6 个月。

1. 2HRZE/4HR

（1）强化期　异烟肼、利福平、吡嗪酰胺、乙胺丁醇，每日 1 次，共 2 个月。

（2）继续期　异烟肼、利福平每日 1 次，共 4 个月。

2. $2H_3R_3Z_3E_3/4H_3R_3$

（1）强化期　异烟肼、利福平、吡嗪酰胺、乙胺丁醇，隔日 1 次，共 2 个月。

（2）继续期　异烟肼、利福平隔日 1 次，共 4 个月，用药 60 次。

常用抗结核药品的用量见表 4 – 10。

表 4 – 10　常用抗结核药品的用量

药名	每日疗法			间歇疗法	
	成人（g）		儿童	成人（g）	
	<50kg	≥50kg	（mg/kg · d）	<50kg	≥50kg
异烟肼（H）	0.3	0.3	10 ~ 15（总量不超过 0.3g/d）	0.6	0.6
链霉素（S）	0.75	0.75	20（不超过 0.75 g/d）	0.75	0.75
利福平（R）	0.45	0.6	10 ~ 20（不超过 0.45g/d，>50kg，<0.6g/d）	0.6	0.6
利福喷汀（L）	—	—	—	0.6	0.6
乙胺丁醇（E）	0.75	1.0	—	1.0	1.25
吡嗪酰胺（Z）	1.5	1.5	20 ~ 30	1.5	2.0

第六节　呼 吸 衰 竭

PPT

案例解析

【案例】患者，男，64 岁。患者以气短 7 年，加重 6 天为主诉入院。入院查体：一般状态可，T 37.5℃，HR 110 次/分，R 20 次/分，BP 127/71mmHg，桶状胸，双肺可闻及湿啰音。心律齐，各瓣膜未闻及病理性杂音。腹部及四肢未见异常。血气分析：pH 7.26，$PaCO_2$ 68mmHg，PaO_2 51mmHg。肺 CT：双肺多发小斑片影，炎症病变可能性大，双侧胸膜肥厚伴钙化，双肺陈旧性病变，双侧胸腔积液。血常规：WBC 1.23×10^9/L，NE 14.14×10^9/L，心肌酶谱：LDH 990U/L，CK

37U/L。入院后经抗炎、解痉平喘、止咳化痰、双鼻导管低流量吸氧、强心利尿扩血管治疗后，血气分析：pH 7.42，PaO_2 56mmHg，$PaCO_2$ 56mmHg，患者病情趋于平稳，出院。

【问题】问该患者的初步诊断是什么，诊断依据是什么？

【解析】患者的初步诊断为：Ⅱ型呼吸衰竭，肺炎，胸腔积液，陈旧性胸膜炎。诊断依据为：

①查体：体温37.5℃，HR 110次/分，呼吸20次/分，双肺可闻及湿啰音。

肺CT：双肺多发小斑片影。血常规：WBC 1.23×10^9/L，NE 14.14×10^9/L，诊断为肺炎。

②肺CT：双侧胸膜肥厚伴钙化，双肺陈旧性病变，双侧胸腔积液。诊断为陈旧性胸膜炎、胸腔积液。

③血气分析：pH = 7.26，$PaCO_2$ > 50mmHg，PaO_2 < 60mmHg，诊断为Ⅱ型呼吸衰竭。

呼吸衰竭（respiratory failure）是指各种原因引起的肺通气和（或）换气功能严重障碍，以致在静息状态下不能维持有效的气体交换，导致低氧血症，伴有（或不伴有）高碳酸血症，进而引起一系列病理生理改变和相应临床表现的临床综合征。其临床表现缺乏特异性，明确诊断依赖于患者的血气分析结果：在海平面、静息状态下、呼吸空气条件下，动脉血氧分压（PaO_2）< 60mmHg，伴有（或不伴有）动脉血二氧化碳分压（$PaCO_2$）> 50mmHg，并排除心内解剖分流和原发性心排出量降低等导致低氧因素，即可诊断为呼吸衰竭。

一、病因

引起呼吸衰竭的病因包括：①气道阻塞性疾病，如慢性支气管炎、支气管哮喘、慢性阻塞性肺疾病、异物、肿瘤等；②肺实质病变，如肺炎、肺气肿、矽肺、弥漫性肺纤维化等；③肺血管性疾病，如肺栓塞、肺血管炎等；④胸廓与胸膜病变，如气胸、胸腔积液、胸廓畸形等；⑤呼吸中枢与神经肌肉疾病，如脑血管疾病、颅脑外伤、多发性神经炎、镇静剂及催眠剂中毒、有机磷中毒、重症肌无力等。

二、分类

根据血气分析的变化，将呼吸衰竭分为两型：①Ⅰ型呼吸衰竭，PaO_2 < 60mmHg，而 $PaCO_2$ 正常或降低，多见于换气障碍疾病；②Ⅱ型呼吸衰竭，PaO_2 < 60mmHg 同时伴有 $PaCO_2$ > 50mmHg，多见于通气障碍疾病。根据呼吸衰竭发生的急缓，可分为急性呼吸衰竭和慢性呼吸衰竭。根据病变部位可分为中枢性呼吸衰竭和周围性呼吸衰竭。

三、病理生理

肺通气障碍导致Ⅱ型呼吸衰竭。总肺泡通气不足时会使肺泡气氧分压（alveolar - PO_2，PAO_2）下降和肺泡气二氧化碳分压（alveolar - PCO_2，$PACO_2$）升高，因而流经肺泡毛细血管的血液不能被充分动脉化和 CO_2 排出受限，导致 PaO_2 降低和 $PaCO_2$ 升高，最终出现Ⅱ型呼吸衰竭。

肺换气功能障碍导致Ⅰ型呼吸衰竭。气体弥散障碍时：因 CO_2 的弥散系数是 O_2 的20倍，且 CO_2 的气体交换时间只需0.13秒，O_2 的气体交换时间为0.25 ~ 0.3秒，故一般在发生弥散障碍时，血液中的 CO_2 能很快地弥散入肺泡，肺泡气与动脉血 CO_2 分压不升高，而只表现为 PaO_2 降低。如果存在因 PaO_2 下降而引起的代偿性肺总通气量增多，$PaCO_2$ 有可能低于正常值。所以，单纯性弥散障碍时，患者出现Ⅰ型呼吸衰竭。若发展到了严重阶段伴有肺通气障碍时 $PaCO_2$ 也可升高。通气血流比例失调是肺部疾病引起呼吸衰竭最常见和最重要的机制。正常成人肺通气血流的比值约为0.84。当各种疾病引起部分肺泡通气不足（功能性分流或静脉血掺杂）时，通气血流比值显著降低，以致流经病变部分的肺泡的静脉血未经充分动脉化便掺入动脉血内，类似动 - 静脉短路，故称功能性分流，又称静脉血掺杂。当各种疾病引起部分肺泡血流不足时，通气血流比值显著升高，以致流经病变部分的肺泡血流少而通气多，肺泡通气不能充分利用，称为无效腔样通气或功能性无效腔增加。上述两种情况下，总有部分肺泡 PaO_2 下降，$PaCO_2$ 增高和另一部分肺泡 PaO_2 增高，$PaCO_2$ 下降。因为：①氧解离曲线呈“S”形，正常肺泡毛细胞血管的血红蛋白氧饱和度已达 97.5% 处于曲线的平台段，无法携带的更多的氧以代偿低 PaO_2 区所致的血氧含量下降。而 CO_2 解离曲线在生理范围内呈直线，有利于通气良好区对通气不良区的代偿，两部分血液混合后，$PaCO_2$ 不增高；②动脉与混合静脉血的氧分压差为 59mmHg 比 CO_2 分压差 5.9mmHg 大 10 倍；故通气血流比例失调通常引起的是Ⅰ型呼吸衰竭。若发展到严重阶段伴有通气障碍时 $PaCO_2$ 也可增高。

四、临床表现

呼吸衰竭的临床表现除原发疾病症状外，主要是缺氧或二氧化碳潴留所致的各脏器系统功能和代谢紊乱的表现。

1. 呼吸困难　是呼吸衰竭早期出现的症状。轻者仅感呼吸费力，重者呼吸频率及节律也出现异常，可呈现为浅快呼吸、浅慢呼吸或潮式呼吸。

2. 发绀　是缺氧的典型表现。发绀易在血流量较大、皮肤黏膜较薄的部位如口唇、指甲等处出现。

3. 精神神经症状　急性缺氧可出现精神错乱、躁狂、昏迷、抽搐等症状。慢性呼吸衰竭伴 CO_2 潴留时，可表现为先兴奋后抑制现象，甚至诱发肺性脑病。可出现失眠、烦躁、昼夜颠倒现象（夜间失眠而白天嗜睡），后期表现为神志淡漠、肌肉震颤、昏睡，甚至昏迷等。亦可呈腱反射减弱或消失，锥体束征阳性等。

4. 循环系统症状　可出现心动过速、心律失常甚至心脏停搏，可有右心衰竭及周围循环衰竭的表现。

5. 消化、泌尿系统症状　转氨酶升高；血浆尿素氮升高；尿中出现蛋白质、红细胞和管型；胃肠道黏膜淤血水肿、糜烂渗血或应激性溃疡，出现消化道出血。

五、实验室及辅助检查

1. 动脉血气分析　$PaO_2 < 60mmHg$，伴有（或不伴有）动脉血二氧化碳分压（$PaCO_2$）$> 50mmHg$。

2. 其他检查　血常规检查白细胞及中性粒细胞增高提示感染存在；可出现肝、肾功能异常；胸部 X 线可显示肺部原发疾病的病变性质、程度，为治疗提供依据；心电图可提示心肌缺氧、心律失常等。

六、诊断

呼吸衰竭的患者可出现缺氧、二氧化碳潴留的症状和体征，但其主要的诊断依据是血气分析结果。

七、治疗

治疗的主要目标是改善缺氧和二氧化碳潴留，除积极治疗原发疾病外，保证呼吸道通畅、合理氧疗、改善通气、控制感染是治疗的重要环节。还需采取纠正酸碱失衡、防治消化道出血、控制心衰、改善微循环等措施。

1. 保证呼吸道通畅　保证呼吸道通畅是最基本、最重要的治疗措施。其方法主要有：①昏迷患者处于仰卧位，头后仰，托起下颌并将口打开；②清除气道内分泌物及异物；③必要时建立人工气道，即简便人工气道、气管插管及气管切开。患者有支气管痉挛时，可用支气管舒张剂。禁用强力镇咳药，鼓励患者咳嗽、咳痰，可用化痰药或体位引流、吸痰等方式排痰。

2. 合理氧疗　确定吸氧浓度的原则是保证 PaO_2 迅速提高至 60mmHg 的前提下，尽量减低吸氧浓度。

Ⅰ型呼吸衰竭患者的主要问题是缺氧而无二氧化碳潴留，通气功能基本正常，可予较高浓度（$>35\%$）给氧或按需给氧，使 PaO_2 迅速提高至 60mmHg。Ⅱ型呼吸衰竭有 CO_2 的潴留，吸氧原则为低浓度（$<35\%$）持续给氧。因为，Ⅱ型呼吸衰竭患者的呼吸中枢对 CO_2 的敏感性降低，主要靠低氧刺激外周化学感受器兴奋呼吸中枢，若不限制给氧，氧分压迅速升高到较高水平，低氧对呼吸中枢的兴奋作用减弱或消失，呼吸反而抑制，加重了 CO_2 的潴留。

3. 改善通气 在保证呼吸道通畅的先决条件下，可通过使用呼吸兴奋剂（如常用的药物多沙普仑，还可酌情使用洛贝林、贝美格等）和机械通气（当一般措施不能奏效时，可用功能通气治疗）来改善通气。

4. 控制感染 可根据患者原发病变的感染性因素选择进行抗生素等的治疗。

5. 纠正酸碱失衡和电解质紊乱 对严重的酸中毒（$pH < 7.2$）可适当补碱，但要注意对Ⅱ型呼吸衰竭不能使用碳酸氢盐，防止加重 CO_2 潴留，监测 $PaCO_2$，并保证通气。

6. 其他治疗、营养支持治疗 对消化道出血应以预防为主，注意监测肝、肾功能损伤及 DIC 的发生，危重患者注意补充足够的热量，适量减少碳水化合物的摄入。

知识拓展

新生儿呼吸衰竭时高频通气的应用

现有的循证医学证据表明，新生儿呼吸衰竭发生时选择高频通气（HFV）并不比常频通气（CMV）模式更为有效，但是在有持续性肺动脉高压（PPHN）存在时，将吸入 NO 与高频通气（HFV）联合应用更为有效。

本章小结

呼吸系统常见疾病的病因为各种病原体、过敏原、有害气体、有机或无机粉尘等。其常见的临床表现为咳嗽、咳痰、咯血、胸痛、呼吸困难、发热等，查体可见桶状胸、肺部干湿啰音、过清音或浊音、肺实变及影像学表现等；常用的辅助检查有：血常规、肺功能、纤维支气管镜、痰涂片、血气分析等。近年来，慢性阻塞性肺疾病的发病率居高不下，支气管哮喘、肺结核的发病率有增高趋势。

呼吸系统的常见病如上呼吸道感染、肺炎可依据病史、临床表现、实验室检查结合 X 线胸片等做出初步诊断。治疗原则为一般治疗和抗菌药的对症治疗。

COPD 需依据 $FEV_1/FVC < 70\%$ 及 $FEV_1 < 80\%$ 预计值；呼吸衰竭是依据血气分析结果；不典型的哮喘则依据支气管激发或舒张试验阳性，昼夜 PEF 波动率≥20%，进行诊断。菌阴性肺结核需结合临床和影像学变化、PPD 强阳性、诊断性抗结核治疗有效等进行诊断。

支气管舒张药、糖皮质激素可主要应用于 COPD 和支气管哮喘患者，而肺结核的治疗原则是"早期、联合、适量、规律和全程用药"。呼吸衰竭时吸氧的原则是保证 PaO_2 迅速提高至 60mmHg 的前提下尽量减低吸氧浓度。

练习题

题库

一、选择题

（一）A 型题（单项选择题）

1. 青壮年和无基础疾病的 CAP 患者，一般不选用的药物是（　　）。

A. 青霉素类　　B. 第一代头孢菌素　　C. 红霉素　　D. 莫西沙星

E. 吉米沙星

2. 患者，女，45 岁，既往有心律失常（Q－T 间期延长）、低钾血症病史。近日因发热、咳嗽、咳痰就诊，诊断为社区获得性肺炎。该患者不宜选用的药物是（　　）。

A. 莫西沙星　B. 头孢呋辛酯　C. 氨溴索　D. 阿莫西林

E. 对乙酰氨基酚

3. "吸入型糖皮质激素不应作为治疗 COPD 患者哮喘急性发作首选药"的作用机制是（　　）。

A. 无止咳作用　B. 无排痰作用　C. 停药后容易复发　D. 无抗炎作用

E. 仅能较低程度地起到支气管扩张作用

4. 以下治疗 COPD 的支气管舒张剂当中，适宜用于急性加重期的是（　　）。

A. 泼尼松　B. 酮替芬　C. 茶碱　D. 曲尼司特

E. 扎鲁司特

5. 下述"药物治疗 COPD 的目的"中，不正确的是（　　）。

A. 排痰、化痰　B. 预防和控制症状

C. 减少急性加重的频度　D. 减少急性加重的程度

E. 改善健康状况和运动耐力

6. 药物治疗结核病的标准方案中，间歇疗法的含义是（　　）。

A. 一日用药 1 次　B. 一日用药 1 ~ 2 次

C. 一周用药 1 次　D. 一周用药 1 ~ 2 次

E. 一月用药 1 ~ 2 次

7. 患者，男性，30 岁，因咳嗽、咯血 10 天来就诊，确诊为肺结核。下列医生的解释和忠告，哪项最重要（　　）。

A. 绝对休息　B. 去疗养院疗养　C. 尽量加强营养　D. 禁止剧烈活动

E. 坚持正规抗结核化疗

8. 支气管哮喘患者，持续发作 24 小时，大汗淋漓、发绀、端坐呼吸，双肺散在哮鸣音。首选的治疗是（　　）。

A. 654 - 2 静脉注射　B. 补液 + 氨茶碱 + $β_2$ 受体激动剂

C. 沙丁胺醇雾化吸入 + 溴化异丙托品吸入　D. 色甘酸钠吸入 + 糖皮质激素

E. 补液 + 糖皮质激素静脉滴注 + 氨茶碱静脉滴注

（二）B 型题（配伍选择题）

A. 长效 β 受体激动剂 + 吸入型糖皮质激素

B. 吸入型糖皮质激素 + 磷酸二酯酶抑制剂

C. 抗菌药物 + 短效支气管舒张剂 + 糖皮质激素

D. 吸入型糖皮质激素 + 镇咳药 + 抗过敏药

E. 吸入型糖皮质激素 + 祛痰药 + 镇咳药

1. COPD 急性加重期伴脓痰者宜选用的治疗方案是（　　）。

2. COPD 稳定期患者（FEV_1 < 50% 预计值）宜选用的治疗方案是（　　）。

A. 结核球　B. 原发型肺结核　C. 肺脓肿　D. 结节病

E. 浸润型肺结核

3. 患者，男，36 岁，乏力伴少量咯血 2 个月。体检：浅表淋巴结无肿大，右上肺有少量湿啰音。X 线胸片示右上肺密度不均匀片状阴影。诊断首先考虑（　　）。

4. 患者，男，25 岁，低热、干咳 1 个月。体检：浅表淋巴结无肿大，肺部无异常体征。X 线胸片示右肺门淋巴结肿大。诊断首先考虑（　　）。

A. 地塞米松　B. 沙丁胺醇　C. 异丙托溴铵　D. 沙美特罗

E. 沙美特罗 + 布地奈德

5. 支气管哮喘急性发作期（轻度）可选用的药物是（　　）。

6. 支气管哮喘慢性持续期可选用的药物是（　　）。

（三）X 型题（多项选择题）

1. 医院获得性肺炎的临床表现主要有（　　）。
   A. X 线检查出现新发或进展性肺部浸润阴影
   B. 发热超过 38℃
   C. WBC $>10\times10^9$/L 或 $<4\times10^9$/L，伴或不伴中性粒细胞核左移
   D. 血白细胞增多或减少
   E. 脓性气道分泌物
2. 可用于治疗 COPD 的药物有（　　）。
   A. 可待因　B. 氨茶碱　C. 异丙托溴铵　D. 扎鲁司特
   E. 倍氯米松
3. 患者，男，54 岁，因出现午后低热、乏力、盗汗就诊，诊断为肺结核，给予抗结核药物治疗。下列对患者所进行的用药指导，正确的有（　　）。
   A. 症状缓解后即可停药　B. 应规律、全程用药
   C. 限制高蛋白和维生素的摄入　D. 注意消毒与隔离
   E. 告知用药注意事项及不良反应
4. 重度至危重度哮喘急性发作期的治疗药物主要有（　　）。
   A. 持续雾化吸入 SABA　B. 短效抗胆碱药
   C. 激素混悬液　D. 静脉茶碱类药物
   E. 缓释茶碱片

二、思考题

1. 患者，女，44 岁，半年前诊断为支气管哮喘，间断口服沙丁胺醇 4mg，3 次/天，没有规律用药治疗。近日，因秋、冬季节交替，出现明显喘憋，话不成句，被紧急送往医院。该患者出现支气管哮喘急性发作，应首选的治疗药物是什么？

2. 患者，男，72 岁，既往有高血压、心绞痛、心力衰竭、房室传导阻滞和胃溃疡病史。1 个月前因出现哮喘症状就诊。医师处方：布地奈德气雾剂 200μg 2 次/天吸入，沙丁胺醇气雾剂 100pg 下午吸入，氨氯地平片 5mg 1 次/天口服及硝酸甘油片 0.5mg 下午舌下含服。药师在用药指导时应告知患者布地奈德气雾剂正确的使用步骤是什么？

（高明奇）

第五章

循环系统疾病

学习导引

知识要求

1. **掌握** 心力衰竭、高血压病、冠状动脉粥样硬化性心脏病及心律失常的临床表现和药物治疗原则。

2. **熟悉** 心力衰竭、高血压病、冠状动脉粥样硬化性心脏病及心律失常的病因、发病机制。

3. **了解** 各型心律失常的治疗原则及治疗方法。

能力要求

1. 通过对常见循环系统疾病基本知识的学习，初步掌握循环系统药物治疗的技能。

2. 通过案例分析学习，学会应用临床思维，能够根据患者的病史、临床表现和实验室及辅助检查结果，解决临床诊断的问题。

3. 通过学习，初步具备在循环系统疾病有合并症时的合理用药能力。

循环系统包括心脏、血管和调节血液循环的神经体液装置；其主要功能是为全身组织器官运输血液，通过血液将氧、营养物质和激素等供给组织，并将组织代谢废物运走，以保证人体正常新陈代谢的进行。循环系统疾病包括心脏和血管病，合称心血管病。

心血管病的症状常见的有：发绀、咳嗽、咯血、胸痛、心悸、少尿、水肿、头痛、头昏或眩晕、晕厥和抽搐、上腹胀痛、恶心、呕吐、声音嘶哑等。

心血管病常见的体征有：心脏增大、心音异常变化、额外心音、心脏杂音、心包摩擦音、心律失常征、脉搏异常变化、动脉上的杂音和“枪击声”、毛细血管搏动、静脉充盈或异常搏动、肝大或有搏动、水肿等。这些体征对诊断心血管病多数具特异性，尤其有助于诊断心脏瓣膜病、先心病、心包炎、心力衰竭和心律失常。

实验室检查除常规血、尿检查外，多种生化、微生物和免疫学检查有助于诊断。如感染性心脏病时体液的微生物培养、血液细菌、病毒抗体等检查；风心病时有关链球菌抗体和炎症反应（如抗“O”、血沉、C 反应蛋白）的血液检查；动脉粥样硬化时血液各种脂质检查；急性心肌梗死时血肌钙蛋白、肌红蛋白和心肌酶的测定等。

心血管病的器械检查传统的是动脉血压测定、静脉压测定，心脏 X 线透视和摄片，心电图检查等；随着科学技术的发展，新的检查方法不断推出，可分为侵入性和非侵入性两大类。

一、侵入性检查

主要有心导管检查和与该检查相结合进行的选择性心血管造影（包括选择性冠状动脉造影），选择性指示剂（包括温度）稀释曲线测定心排血量，心脏内心电图检查、希氏束电图检查、心内膜和外膜心电标测（以上这些检查和心脏程序起搏刺激相结合进行时称为临床心脏电生理检查）、心内膜心肌活组织检查以及新近发展的心脏和血管腔内超声显像、心血管内镜检查等。这些检查给患者带来一些创伤，但可得到比较直接的诊断资料，诊断价值较大。

二、非侵入性检查

包括各种类型的心电图检查（遥测心电图、24 小时动态心电图、食管导联心电图及起搏电生理检查、心电图运动负荷试验、心室晚电位和心律变异性分析等），24 小时动态血压监测，超声心动图（M 型超声、二维超声、经食管超声、超声心动图三维重建等）和超声多普勒血流图检查，电子计算机 X 线体层摄影（CT），数字减影法心血管造影（DSA），放射性核素心肌和血池显像，单光子发射体层显影（SPECT），磁共振体层显影（MRI）等。这些检查对患者无创伤性故较易被接受，但得到的资料较间接。随着技术的提高它们的诊断价值也在提高，例如用新的放射性核素^{99m}锝 – 甲氧异丁基异腈，（^{99m}Tc – MIBI）可得到更高质量的核素显像，用多巴酚丁胺、腺苷或双嘧达莫（潘生丁）做核素显像或超声心动图负荷试验可提高其诊断冠心病的价值。

第一节　心力衰竭

PPT

案例解析

【案例】 男性，76 岁，反复胸闷、胸痛 6 年，伴气促 1 周入院，6 年前开始反复出现活动、劳累时胸闷、胸痛等症状，休息后可以缓解。近 1 周以来无明显诱因出现胸痛，多于夜间发作，较频繁，痛时感气短，有时需呈端坐位方能缓解，含服硝酸甘油可减轻胸痛，但气促有逐渐加重之势。既往史：①曾被诊断为冠心病，心绞痛；慢性心力衰竭，C 期，心功能Ⅲ级；②有高血压病史 8 年余，最高达 165/110mmHg，规律使用降压药物治疗；③目前服用的药物有：异山梨酯、氢氯噻嗪、螺内酯、阿乐片、缬沙坦等。

体格检查：BP 100/65mmHg，HR 72 次/分，律齐；双肺呼吸音粗，两肺底可闻及少量湿性啰音；腹软，肋缘下 2cm 可触及肝脏，质地中等，脾未及，双下肢轻度凹陷性水肿。

实验室及辅助检查：①空腹血糖：8.9mmol/L；肝功能：总蛋白↓、白蛋白↓，丙氨酸氨基转移酶（AST）↑、天门冬氨酸氨基转移酶（ALT）↑；血脂：总胆固醇↑、三酯甘油↑、低密度脂蛋白↑、高密度脂蛋白↓；②胸片示：左心室增大；③心脏彩超示：左心房、左心室增大，EF 29%；④ECG 示：频发室性期前收缩。

【问题】

（1）请问该患者第一诊断是什么？依据有哪些？

（2）在治疗时应注意哪些容易被忽略的细节？

【解析】

（1）第一诊断应考虑慢性心力衰竭，全心衰。依据：患者为老年，有高血压病及冠心病史，存在心力衰竭的病因基础。患者近期使用两种利尿剂和 ARB（缬沙坦）降压，故可能导致血压过低，尤其是舒张压过低会影响冠脉灌流，故可诱发心衰的发生；患者胸闷气促，有心衰的临床表现；辅助检查胸片：左心室增大，心脏彩超：左房、左室均增大，EF 29%，支持左心衰诊断；双下肢浮肿，肋缘下 2cm 可触及肝脏，质地中等，提示有体循环淤血表现，支持右心衰诊断，故考虑全心衰的可能性较大。

（2）在治疗时应注意：在控制心衰的同时要考虑用药的合理性，注意以下细节：①高血压降压不可过猛，尤其是老年人舒张压不能低于 65 ~ 70mmHg；②该患者有肝淤血，AST↑、ALT↑，总蛋白、白蛋白均降低，说明肝功能受损，一是不能使用对肝脏有严重损害的药物，二是注意护肝；③合理使用调脂药；④患者空腹血糖升高，动态检测，必要时使用降糖药。

心力衰竭（heart failure）简称心衰，是各种心脏疾病导致心功能不全的一种综合征，绝大多数情况下是指心肌收缩力下降，使心排出量不能满足机体代谢需要，器官、组织血液灌注不足，同时出现肺循环和（或）体循环淤血的表现。少数情况是心肌舒张功能受损，左室充盈压异常升高，使肺静脉回流受阻，导致肺循环淤血，通常又称为充血性心力衰竭。心功能不全（cardiac insufficiency）则是指辅助检查发现心脏收缩或舒张功能受损，但尚无临床表现。

一、分类、分期和分级

1. 心力衰竭的分类 按心力衰竭的发生过程或发生速度可将其分为急性心力衰竭和慢性心力衰竭两大类；按心力衰竭的发生部位可将其分为左心衰竭、右心衰竭和全心衰竭；按功能状态障碍的不同可将其分为收缩性心衰和舒张性心衰。临床上根据不同的需要，使用不同的名称。

2. 心力衰竭的分期 分四期，包括：前心衰阶段、前临床心衰阶段、临床心衰阶段和难治性心衰终末期阶段。

（1）前心衰阶段 患者有心衰的高危因素，但无心脏结构和功能异常，也无心衰的症状和体征。高危因素包括：高血压病、冠心病、糖尿病、肥胖、代谢综合征（X 综合征）等，以及应用心脏毒性药物史、酗酒史、风湿热史或心肌病家族史。

（2）前临床心衰阶段 患者无临床症状和（或）体征，但存在结构性心脏病，如左心室肥厚、无症状瓣膜性心脏病、既往心肌梗死病史等。

（3）临床心衰阶段 患者已有基础结构心脏病，既往或目前有心衰的症状和（或）体征。

（4）难治性心衰终末期阶段 患者虽经严格的内科治疗，但休息时仍有症状，常伴心源性恶病质，须长期反复住院。

3. 心力衰竭的分级 临床通常采用美国纽约心脏病学会（NYHA）的分级方法：

（1）Ⅰ级 体力活动不受限制。一般体力活动不引起过度疲劳、心悸、呼吸困难或心绞痛。

（2）Ⅱ级 体力活动轻度受限。休息无症状，一般体力活动即引起上述症状。

（3）Ⅲ级 体力活动明显受限。休息无症状，轻微活动即引起上述症状。

（4）Ⅳ级 体力活动能力完全丧失。休息亦有症状，活动时加重。

6 分钟步行试验：用以评价心脏储备功能和心力衰竭的治疗疗效。平直走廊尽可能快的行走，测 6 分钟步行距离，结果判定：行走距离 <150m 者为重度心功能不全；150 ~ 425m 者为中度心功能不全；426 ~ 550m 者为轻度心功能不全。

二、病因与发病机制

（一）病因

病因包括基本病因和诱发因素，各种器质性心脏病均可引起心力衰竭。基本病因有两大类，即原发性心肌损害和心脏负荷过重。

1. 原发性心肌损害

（1）缺血性心肌损害 冠心病心肌缺血和心肌梗死是最常见原因。

（2）心肌炎和心肌病 以病毒性心肌炎和扩张型心肌病最常见。

（3）心肌代谢障碍性疾病 糖尿病性心肌病最常见，甲状腺功能亢进（甲亢）或甲状腺脉功能减退（甲减）性心肌病、心肌淀粉样变性等。

2. 心脏负荷过重

（1）压力负荷（后负荷）过重 见于高血压、主动脉瓣狭窄、肺动脉高压、肺动脉狭窄等左、右心室射血阻力增加的疾病。早期心肌肥厚，失代偿时发生心衰。

（2）容量负荷（前负荷）过重 见于心脏瓣膜关闭不全，血流反流及左、右心或动静脉分流性先天性心血管病。另外慢性贫血、甲亢、围生期心肌病等，心脏血容量增加。早期心脏扩大，失代偿时发生心衰。

（二）诱因

1. 感染 肺部感染、上呼吸道感染、IE。

2. 心律失常 房颤最多见，快速性心律失常都可引起。

3. 血容量增加 妊娠、输液过多过快、严重贫血、甲亢。

4. 过度劳累或情绪激动。

5. 环境、气候急剧变化。

6. 治疗不当 洋地黄用量不足。

7. 肺栓塞。

8. 原有心脏病加重或并发其他疾病，如冠心病发生心肌梗死，风湿性心脏病出现风湿活动，合并甲亢或贫血。

三、病理生理

心衰时最重要的病理生理变化可归纳为四个方面。

（一）代偿机制

1. Frank－Starling 机制 主要针对前负荷增加，是急性心力衰竭的主要代偿方式。增加心肌前负荷，回心血量增多，心室舒张末期容积增大，从而增加心脏做功及心排血量（紧张源性扩张）。同时也导致心房和静脉压升高，进而导致肺循环和体循环淤血。

2. 心肌肥厚 主要针对后负荷增加，是慢性心力衰竭最有效的代偿方式。

3. 神经体液的代偿机制（心脏排血量不足，心房压力增高时）

（1）交感神经兴奋性增强（最早代偿方式） 去甲肾上腺素（NE）加快心率，收缩血管。对心肌细胞的直接作用是促进细胞凋亡，参与心脏重塑（remodeling）。

（2）肾素－血管紧张素－醛固酮系统（RAAS）激活 心排血量下降可致肾血流减少，RAAS 激活，心收缩力增强，周围血管收缩维持血压，调节血流重分配保证重要器官供血。同时 RAAS 激活后，血管紧张素Ⅱ及醛固酮分泌增加使心肌、血管平滑肌、血管内皮细胞等发生一系列变化，称之为细胞和组织重塑。可加重心肌损伤和心功能恶化。

（二）体液因子的变化

1. 利钠肽类 人类有三种（ANP、BNP、CNP），心钠肽（ANP）、脑钠肽（BNP）分泌增加。CNP 为 C 型利钠肽。

（1）ANP 主要由心房分泌，心房压力增高时释放，其生理作用为扩张血管和利尿排钠，对抗钠水潴留效应；BNP 主要由心室细胞分泌，生理作用与 ANP 类似但较弱。其水平随心室张力而变化，并对心室充盈压具有负反馈调节作用；CNP 主要位于血管系统内，生理作用尚不明确。

（2）增高程度与心力衰竭的程度成正相关。因此，血浆中 ANP 和 BNP 浓度的测定可作为心力衰竭进程评定和预后判断的指标。

2. 精氨酸加压素（AVP）释放增多 AVP 具有抗利尿和收缩周围血管的作用。AVP 升高，心力衰竭早期有代偿意义，长久 AVP 升高负面效应使心力衰竭进一步恶化。

3. 内皮素（ET）水平升高 ET_1具有很强的收缩血管作用。①急性心肌梗死时，ET_1升高水平与 Killip 分级平行。②直接升高肺动脉压力，特别和肺血管阻力升高相关。③ ET_1升高除可以导致细胞肥大增生，还参与心脏重塑过程。内皮素受体拮抗剂可改善心力衰竭患者的血流动力学效应。

4. 细胞因子 转化因子－β、TNF－α 增高。

（三）舒张功能不全

舒张功能不全的机制大体上分为以下两大类。

1. 主动舒张功能不全 能量供给不足时，Ca^{2+}不能及时被肌浆网回摄及泵出胞外，导致心肌主动舒张功能障碍，在冠心病心肌缺血时出现收缩功能障碍前，可出现主动舒张功能不全。

2. 心室顺应性减退及充盈障碍　见于心肌肥厚，如高血压和肥厚性心肌病，此时心肌收缩功能尚好。

（四）心室重塑

当原发性心肌损害和心脏负荷过重使心脏功能受损，导致心腔扩大和心室肥厚等各种代偿性变化。此时心肌细胞、细胞外基质、胶原纤维网均发生相应变化，这就是心室重塑。心室重塑是心力衰竭发生的基本机制。

四、临床表现

（一）慢性心力衰竭

慢性心力衰竭（chronic heart failure，CHF）是大多数心血管疾病的终末期表现和最终归宿。临床上左心衰较为常见，尤其是左心衰竭后继发右心衰而致全心衰，由于严重广泛的心肌疾病同时波及左、右心而发生全心衰者在住院患者中更多见。

1. 左心衰　以肺循环淤血和心排血量降低为主要表现。

（1）症状　肺淤血时出现不同程度的呼吸困难。①劳力性呼吸困难：是左心衰最早出现的症状。因运动回心血量增加，肺淤血加重而引起。②夜间阵发性呼吸困难：是左心衰最典型的呼吸困难。常发生在夜间，因发作时有哮鸣音，又称“心源性哮喘”。③ 端坐呼吸：当肺淤血达到一定程度时，患者不能平卧，被迫坐起，呈端坐位，两肩耸立，大汗淋漓。是严重的呼吸困难形式。④急性肺水肿：是左心衰最严重的表现形式。其次，肺泡和支气管黏膜淤血可致咳嗽、咳痰、咯血，常发生在夜间，坐位或立位时咳嗽减轻，咳白色浆液性泡沫痰为其特点，偶见血丝。粉红色泡沫痰见于肺水肿，支气管黏膜下血管破裂可引起大咯血。再者心输出量减少可出现疲劳、乏力、神志异常等症状。左心衰血液再分配时，肾血流减少可出现少尿、肾功能损害等表现。

（2）体征　除原心脏病体征（心率加快，可出现舒张期奔马律，心脏扩大，相对性二尖瓣关闭不全的反流杂音，肺动脉瓣第二心音亢进）外，肺部可闻及喘鸣音及两肺底湿啰音。

2. 右心衰　以体循环淤血为主要表现。

（1）症状　消化道淤血可出现纳差、恶心、呕吐、腹胀、上腹胀痛、黄疸、夜尿增多等症状；继发于左心衰的右心衰呼吸困难业已存在。单纯性右心衰为分流型先天性心脏病或肺部疾病所致，也有明显的呼吸困难。

（2）体征

1）颈静脉征　颈静脉搏动增强、充盈、怒张，是右心衰的主要体征，肝颈静脉反流征阳性则更具特征性。

2）水肿　低垂部位（如下肢、足部）出现凹陷性水肿，也可表现为全身水肿、胸腔积液、腹腔积液等，胸腔积液以双侧多见，单侧则以右侧为主，可能与右膈下肝淤血有关。

3）肝脏肿大　肝淤血所致，常伴压痛，长期淤血可致淤血性肝硬化。

4）发绀　多为周围性。

5）心脏体征　除原有的心脏病体征外，主要出现三尖瓣关闭不全的反流性杂音。

3. 全心衰　右心衰继发于左心衰而形成的全心衰，由于右心输出减少，肺动脉灌流减少，阵发性呼吸困难的症状反而减轻。扩张性心肌病等表现为左、右心衰时，肺淤血症状往往并不严重，左心衰的表现主要为动脉供血不足的相关症状和体征。

（二）急性心力衰竭

急性心力衰竭（acute heart failure，AHF）是指急性病变引起心排血量急剧降低，导致靶器官灌注不足，急性体、肺循环淤血的一种临床综合征。可表现为急性新发或慢性心衰急性失代偿。临床上可分为急性左心衰、急性右心衰和非心源性急性心衰三个临床类型。其严重程度分类不同于慢性心力衰竭，采用 Killip 分级，适用于急性心肌梗死时心力衰竭的严重度评估。

1. Ⅰ级　无心力衰竭的临床症状和体征。

2. Ⅱ级　有心力衰竭的临床症状和体征，肺部50%以下肺野湿啰音，第三心音奔马律，肺静脉高压，胸片见肺淤血。

3. Ⅲ级　有严重心力衰竭的临床症状和体征。严重肺水肿，肺部50%以上肺野湿啰音。

4. Ⅳ级　心源性休克。

临床表现为突发严重的呼吸困难，呼吸频率常达30～40次/分，端坐呼吸，烦躁，频繁咳嗽，咳粉红色泡沫痰。病情极重者可因脑缺氧而神志模糊，发病时可一过性血压升高，病情未缓解，血压可下降直至休克。听诊两肺布满湿啰音和哮鸣音，心尖部心音极弱，心率快，同时可闻及舒张早期奔马律，P_2亢进。

五、实验室及辅助检查

（一）慢性心力衰竭

1. 实验室检查

（1）常规检查　包括血常规、尿常规、肝肾功能、血糖、血脂、电解质，必要时进行甲状腺功能检测。

（2）利钠肽和肌钙蛋白　利钠肽是心衰诊断、患者管理、临床事件风险评估中的重要指标，未经治疗的患者若利钠肽水平正常可排除心衰诊断，已接受治疗者利钠肽水平高则提示预后差。临床常用BNP及NT－pro BNP作为检测指标。肌钙蛋白升高提示有心肌损伤，检测肌钙蛋白可明确是否伴有急性冠状动脉综合征。肌钙蛋白升高，特别同时伴利钠肽升高，是心衰患者不良预后的强预测因子。

2. 心电图　可帮助判断心肌缺血、既往心肌梗死、传导阻滞及心律失常等。

3. 影像学

（1）胸片　心脏增大、形态异常，肺淤血。①心影大小和外形：对病因诊断、间接判断心功能状态有帮助。②肺淤血的有无和范围：可间接判断心功能状态。③小叶间隔内积液，X线胸片出现Kerley B线，是慢性肺淤血的特征性表现。

（2）超声心动图

1）比X线检查更准确提供心脏大小及瓣膜结构和功能情况。

2）估计心功能　①收缩功能：射血分数EF值≤40%（舒张末容积－收缩末容积/舒张末容积）。②舒张功能：E/A值<1.2（心室充盈速度最大值：舒张早期/舒张晚期）。

（3）放射性核素检查　放射核素心血池显影可计算心腔大小和EF值。

（4）CMR　评估心室容积、心功能、节段性室壁运动、心肌厚度、心脏肿瘤、心脏瓣膜、先天畸形及心包疾病。

（5）冠状动脉造影　对冠心病有确诊价值。

4. 有创性血流动力学检查

（1）心脏指数（CI）　正常　$CI>2.5L/(min \cdot m^2)$。

（2）肺毛细血管契压（PCWP）和周围静脉压　正常：PCWP<12mmHg；左心衰时：PCWP≥12mmHg；右心衰：周围静脉压升高>15cm H_2O。

5. 心－肺吸氧运动试验

（1）最大耗氧量　[VO_2max，ml/(min·kg)] 正常>20，心功能轻度受损为16～20，中度为10～15，极度损害<10。

（2）无氧阈值　标志无氧代谢的出现，此值越低心功能越差。

（二）急性心力衰竭

胸部X线片：早期间质水肿，上肺静脉充盈，肺门血管影模糊，小叶间隔增厚；肺水肿时表现为蝴蝶肺门，严重肺水肿时，为弥漫满肺的大片阴影。重症患者采用漂浮导管床边血流动力学监测，PCWP随病情加重而升高，CI则相反。

六、诊断与鉴别诊断

（一）诊断

根据临床表现（病史、症状、体征）和辅助检查对心力衰竭做出诊断一般不难，诊断时，应注意心衰的类型，明确是左心衰、右心衰或全心衰；是收缩性心衰，还是舒张性心衰。在提出诊断的同时，应判断心衰的程度，即分期和分级（主观分级：Ⅰ、Ⅱ、Ⅲ、Ⅳ级参见 NYHA 标准，客观评定分期：四期）。急性心衰疑是患者可行 BNP 及 NT－proBNP 检测，阴性可排除诊断。病因诊断非常重要，可通过病史、辅助检查而获得。

（二）鉴别诊断

1. 左心衰应与支气管哮喘相鉴别，见表 5－1。

表 5－1　急性支气管哮喘与心源性哮喘鉴别

	心源性哮喘	支气管哮喘
病史	老年人多见有心脏病史（高血压、心梗等）	青年人多见，有过敏史
症状	常在夜间发生，坐起或站立后可缓解	冬春季易发，咳白色黏痰 严重时咳白色或粉红色泡沫痰
体征	心脏病的体征、奔马律、肺部干湿啰音	心脏正常，肺哮鸣音、桶状胸
X 线检查	心脏大、肺淤血	心脏正常，肺气肿征
治疗	强心、利尿、扩管治疗有效	氨茶碱、激素

2. 右心衰须与心包积液、缩窄性心包炎、肝硬化腹水鉴别。

七、治疗

（一）慢性心力衰竭

治疗目标：一是防止、延缓心衰的发生、发展；二是缓解临床症状，提高生活质量；三是改善长期预后，降低住院率和死亡率。

1. 一般治疗

（1）病因治疗　①积极治疗原发病：如高血压、冠心病、糖尿病、代谢综合征，对病因未明的疾病如扩张型心肌病应及早干预，延缓病程进展。②消除诱因：抗感染、抗心律失常，特别是房颤时，要控制心室率，如有可能及时复律。注意排查潜在的甲亢和贫血并加以纠正。

（2）生活方式管理　①患者教育：指导患者了解疾病相关知识，内容包括健康的生活方式、平稳的情绪、适当的诱因规避、规范的用药、合理的随访计划等。②体重管理：日常的体重监测能简便、直接反应体内的水钠潴留情况和利尿剂疗效，帮助调整治疗方案。③饮食管理：水肿者应低盐饮食、限制水摄入。④休息与运动：急性期应卧床休息，注意长期卧床易引起深静脉血栓甚至肺栓塞。因此应鼓励患者根据病情在不诱发症状的前提下，从床边小坐开始，逐步增加有氧运动，以改善运动耐量。

课堂互动

1. 治疗心力衰竭的药物分几类，都包括哪些药物？
2. 洋地黄的药理作用有哪些？洋地黄中毒的表现如何？怎样救治？

2. 药物治疗

（1）利尿剂　治疗机制主要是降低心脏前负荷以减轻症状。合理使用利尿剂是治疗心力衰竭的基础，利尿剂是唯一能够充分控制心衰时液体潴留的药物，使用利尿剂能更快的缓解心衰症状，适当使用利尿剂是其他药物治疗的基础，但不能单独用于心力衰竭C期的治疗。治疗原则是：长期使用，小剂量维持。主要不良反应有：电解质紊乱（低钾、低钠）、神经内分泌激活、低血压、氮质血症等。常用利尿剂分以下三类。

1）袢利尿剂　以呋塞米（速尿）为代表，作用于髓袢升支粗段，排钠排钾，为强利尿剂。有片剂和针剂两种，可口服、肌内注射或静脉注射，通常一次20mg，2～3次/日，作用快速、强效。用于急性和重度心功能不全，但易引起低钾血症和低血压。

2）噻嗪类利尿剂　以氢氯噻嗪（双氢克尿塞）为代表，作用于远曲小管近端和髓袢升支远端，抑制钠离子的重吸收。使用方法：口服，一次25～50mg，2～3次/日，作用较缓和，适用于合并高血压及轻度水、钠潴留的心衰患者，注意低钾、高血糖、高尿酸、血脂异常者慎用或禁用。

3）保钾利尿剂　以螺内酯（安体舒通）为代表，临床常用螺内酯、氨苯蝶啶、阿米洛利等药，通过抑制醛固酮或直接抑制 Na^+-K^+ 交换而具有保钾作用，利尿作用弱。螺内酯使用方法：口服，一次20mg，2～3次/日，可引起血钾升高，高钾血症者禁用。

（2）血管紧张素转换酶抑制剂（ACEI）　以卡托普利为代表，常用药有卡托普利、培哚普利、雷米普利、米达普利、赖诺普利等，通过抑制血管紧张素转换酶减少ATⅡ的生成而抑制RAAS；并通过一系列介导的抑制或增强前列腺素的生成，发挥扩血管作用。通过降低心衰患者神经-体液机制的不利影响，改善心室重塑。ACEI是心衰治疗的基石，可明显降低死亡率，改善预后，适用于心功能A、B、C、D期所有时期的患者，使用时从小剂量开始，逐渐增加剂量通常与β受体阻滞剂合用，一般不与保钾利尿剂和钾盐合用，咳嗽不能耐受者可停用ACEI，换用ARB。不良反应有：低血压、高钾、BUN升高、咳嗽、血管性水肿。禁忌证有：血肌酐（CRF）>225μmol/L、妊娠、高钾（>5.5mmol/L）、双侧肾动脉狭窄。

（3）醛固酮受体拮抗剂　以螺内酯为代表，药理作用、使用方法、适应证、禁忌证、注意事项见本节保钾利尿剂。依普利酮是一代新型选择性醛固酮受体拮抗剂，可显著减少心衰患者心血管事件的发生风险，减少住院率，降低心血管疾病的死亡率，尤其适合老龄、糖尿病和肾功能不全患者。

（4）血管紧张素受体拮抗剂（ARB）　常用药物有：缬沙坦、缬沙坦、伊贝沙坦和嵌地沙坦。优点在于治疗剂量窗宽，最大特点是不良反应少，持续依从性高，不引起干咳。作用机制为阻断血管紧张素Ⅱ AT_1 受体，类似于ACEI。注意事项：在慢性心衰时，ACEI是第一选择，但ARB可作为替代使用，禁止ARB+ACEI+醛固酮受体阻断剂合用。常见不良反应有：低血压、高钾，BUN、SCr升高。

（5）肾素抑制剂　雷米吉仑、依那吉仑、阿利吉仑为临床常用药。不推荐用于ACEI/ARB的替代治疗。

（6）β受体阻滞剂　临床试验证实有效的β受体阻滞剂有：美托洛尔、比索洛尔（β_1 选择性）、卡维地洛（β、α受体阻滞剂）。作用机制：抑制交感神经过度兴奋。注意事项：由早期的禁忌证变为适应证，可减轻心衰症状，降低住院率，降低死亡率。适用于慢性心功能不全，心功能Ⅱ-Ⅳ级，病情稳定者。用药应从小剂量开始，逐渐加量，症状的改善常在用药2～3个月后。靶剂量标准：清晨静息心率达55～60次/分。不良反应：心动过缓、低血压、心功能恶化。禁忌证：支气管痉挛性疾病、心动过缓、二度及以上房室传导阻滞。

（7）正性肌力药　包括洋地黄类和非洋地黄类两类药。

1）洋地黄类　常用两种制剂：片剂、针剂。三种药物：地高辛、毛花苷C（西地兰）、毒毛花苷K。作用与机制：①通过抑制 Na^+-K^+-ATP酶，增强 Na^+-Ca^{2+} 交换，兴奋收缩耦联加强，达到正性肌力作用；②兴奋迷走神经减慢心率；③负性传导。适应证：急、慢性心功能不全，室上性快速性心律失常，心脏扩大患者，心脏扩大伴房颤者最佳，可改善症状，但不能降低死亡率。禁忌证：预激合并房颤、肥厚型梗阻性心肌病、急性心肌梗死、缓慢性心律失常（病态窦房结综合征，二度或三度房室传导阻滞）。二尖瓣狭窄呈窦性心律，明显低钾血症，高钙血症，肺源性心脏病、扩张型心肌病洋地黄效果差，易于中毒。洋地黄中毒的毒性反应表现为：①消化系统症状：纳差、恶心、呕吐。②新出现的心律失常：频发室早二联律、非阵发性交界性心动过速，心律由不规则变规则。③神经系统表现：黄视、绿视等。中毒处理：①停药；②补钾；③抗心律失常。

2）非洋地黄类 ①β受体兴奋剂：常用药有多巴胺和多巴酚丁胺。多巴胺可兴奋α、β和多巴胺受体，疗效与剂量有关，小剂量强心，较大剂量升压。多巴酚丁胺作用于β受体。②磷酸二酯酶抑制剂：包括米力农、氨利农。常用米力农，短期应用于顽固性心功能不全。

知识链接

磷酸二酯酶抑制剂

磷酸二酯酶抑制剂包括米力农、氨利农等，通过抑制磷酸二酯酶活性促进 Ca^{2+} 通膜蛋白磷酸化，Ca^{2+} 内流增加，从而增强心肌收缩力。磷酸二酯酶抑制剂短期应用可改善心衰症状，但大规模前瞻性研究证明，长期使用米力农治疗重症慢性心衰，患者死亡率增加，其他相关研究也得出同样结论。因此，仅对心脏术后急性收缩性心衰、难治性心衰及心脏移植前的终末期心力衰竭的患者短期使用。

（8）血管扩张剂 慢性心衰不推荐使用血管扩张剂，仅在心绞痛和高血压患者可考虑联合使用，心脏流出道狭窄患者禁用。

3. 非药物治疗 包括心脏再同步化治疗（CRT）、左室辅助装置（LVAD）、心脏移植和细胞替代治疗。

（二）急性心力衰竭

急性心力衰竭的治疗包括四个方面，即基本处理、血管活性药物应用、机械辅助治疗和病因治疗。

1. 基本处理 ①体位：半卧或端坐，双腿下垂，减少静脉回流。②吸氧：高流量吸氧，酒精抗泡沫。③急救准备：开放静脉通道、监护、留置导尿。④镇静：吗啡3～5mg，静脉注射或地西泮（安定）5～10mg，静脉注射。⑤利尿：呋塞米。⑥氨茶碱。⑦洋地黄类药物：毛花苷C或毒毛花苷K，静脉注射。

2. 血管活性药物应用

（1）血管扩张剂 硝普钠、硝酸甘油。

（2）正性肌力药 多巴胺、多巴酚丁胺和米力农。

3. 机械辅助治疗 包括机械通气：CPAP、NIPPV、气管插管、IABP、LVAD、血液滤过（CVVH）。

4. 病因治疗 积极治疗原发病。

第二节 高 血 压

PPT

高血压是以体循环动脉压升高为主要表现的临床综合征。高血压定义为收缩压≥140mmHg和（或）舒张压≥90mmHg，根据血压水平，又进一步将高血压分为1、2级。根据发病原因可将高血压分为原发性和继发性两类。所谓原发性即指病因不明者，占患者总数的95%以上；继发性，指有明确而独立的病因。所谓高血压病即指原发性高血压（primary hypertension）。本节主要介绍原发性高血压。

一、血压水平分类和定义

我国目前采用的血压水平分类和标准见表5－2。

表 5-2 血压水平分类和定义（ISH 2020 国际高血压实践指南，2020.5）

类别	收缩压（mmHg）		舒张压（mmHg）
正常血压	<130	和	<85
正常高值	120～139	和（或）	80～89
理想血压	<120	和	<80
高血压	≥140	和（或）	≥90
1 级（轻度）	140～159	和（或）	90～99
2 级（中度）	≥160	和（或）	≥100
单纯收缩性高血压	≥140	和	<90

注：当收缩压和舒张压分属不同级别时，以较高的级别作为标准，以上标准适合任何年龄的成年男女。

二、病因及发病机制

原发性高血压的病因为多因素，尤其是遗传和环境因素交互作用的结果。

（一）与高血压发病有关的因素

1. 遗传因素 高血压具有明显的家族性，高血压的遗传可能存在主要基因显性遗传和多基因关联遗传两种方式。在全世界二十多个高血压全基因扫描研究中，共有三十多个可能相关的染色体区域。

案例解析

【案例】 患者，男，62 岁，渐进性活动后呼吸困难 5 年，伴浮肿 1 个月入院。5 年前登山时突感心悸、气短、胸闷，休息约 1 小时稍有缓解，以后自觉体力日渐下降，稍活动即感气短、胸闷，夜间时有憋醒，无心前区痛。1 个月前感冒后咳嗽，咳白色黏痰，气短明显，不能平卧，尿少，颜面及两下肢浮肿，腹胀加重而来院。

既往史：发现高血压 18 年，未经任何治疗。8 年前有阵发心悸、气短发作；无结核、肝炎病史，无长期咳嗽、咳痰史，吸烟 20 支/天×20 年，少量饮酒。

查体：T 37.1℃，P 72 次/分，R 20 次/分，BP 160/96mmHg，半卧位，口唇轻度发绀，颈静脉充盈；两肺叩诊清音，未闻及干、湿啰音，心界向两侧扩大，心律不齐，S_1 强弱不等，心率 92 次/分，心前区可闻及 3/6 级收缩期吹风样杂音；腹软，肝肋下 2.5cm，有压痛，肝颈静脉反流征（+），移动浊音（-）；双下肢明显可凹性水肿。

化验：血常规 Hb 129g/L，WBC 6.7×10^9/L，尿蛋白（++），比重 1.016，镜检（-），BUN 7.0mmol/L，SCr 113μmol/L，肝功能 ALT 56U/L，TBIL 19.6μmol/L。

【问题】

（1）请问该患者的诊断是什么？依据有哪些？

（2）本病需要与哪些疾病相鉴别？进一步应做哪些检查？

【解析】

（1）该患者的诊断是 ①高血压性心脏病（病因诊断）：心脏扩大（病理解剖诊断），心房纤颤，心功能Ⅳ级（病理生理诊断）；②高血压病Ⅲ期（2 级，极高危险组）。

诊断依据：①高血压性心脏病：高血压病史长，未治疗；左心功能不全（夜间憋醒，不能平卧）；右心功能不全（颈静脉充盈，肝大和肝颈静脉反流征阳性，双下肢水肿）；心脏向两侧扩大，心律不齐，心率>脉率；②高血压病Ⅲ期（2 级，极高危险组）18 年高血压病史；目前血压 160/96mmHg；心功能Ⅳ级。

（2）本病需要与冠心病、扩张性心肌病、风湿性心脏病二尖瓣关闭不全等疾病相鉴别。进一步检查项目包括：①心电图；②超声心动图；③X 线胸片，必要时胸部 CT；④腹部 B 超；⑤血 A/G，复查 ALT、AST；⑥血电解质。

2. 环境因素

（1）饮食　①钠盐与血压呈正相关；②钾盐与血压呈负相关；③钙对血压的影响有争议；④高蛋白升血压；⑤饱和脂肪酸及饱和脂肪酸和不饱和脂肪酸的比值高是升压因素；⑥乙醇每天超过 50g 可致血压升高；⑦饮食中叶酸缺乏将导致血浆中同型半胱氨酸水平增高，与高血压呈正相关。

（2）精神应激　可致精神紧张的职业，如电工，驾驶员，脑力劳动者，长期噪声环境等均可使人的精神处于高度的紧张状态，发生高血压的可能性较大。

（3）吸烟　吸烟可致交感神经末梢释放去甲肾上腺素增多，同时可以通过氧化应激损害一氧化氮（NO）介导的血管舒张引起高血压。

（4）其他因素　①超重或肥胖；②长期服用避孕药或非甾体类抗炎药（NSAIDs）；③阻塞性睡眠呼吸暂停综合征。

（二）高血压的发病机制

1. 神经机制　主要指交感神经系统活性亢进。各种原因使神经中枢功能改变，交感神经系统活性亢进，儿茶酚胺浓度升高，小动脉收缩阻力增强，血压升高。

2. 肾脏机制　主要指肾性水钠潴留。各种病因引起的肾性水钠潴留，组织过渡灌注，全身阻力小动脉收缩，血压升高。

3. 激素机制　主要指肾素－血管紧张素－醛固酮系统（RAAS）激活。血管紧张素Ⅱ为主要效应物质，作用于 AT_1受体，使小动脉收缩，并刺激醛固酮和去甲肾上腺素分泌。

4. 血管机制　主要指血管内皮功能异常。收缩血管的物质（ET_1、EDCF）增加，舒张血管的物质（NO、PGI_2）减少，吸烟、血糖升高、血脂异常、高同型半胱氨酸血症，使氧自由基产生增多，NO 灭活增强，氧化应激反应等均影响动脉弹性功能和结构。

5. 胰岛素抵抗（insulin resistance，IR）　是指必须高于正常的血胰岛素释放水平来维持正常的糖耐量，表示机体组织对胰岛素的处理能力减退。高血压患者常存在 IR，在肥胖、血三酯甘油升高、高血压与 IR 同时并存的四联症中最明显。是高血压的发病机制之一。

三、病理生理和病理

（一）病理生理

从血流动力学角度，血压主要取决于心输出量和体循环周围血管阻力，平均动脉压 MBP＝CO（心输出量）×PR（总外周阻力），高血压是总外周阻力（PR）相对或绝对增高。随年龄增加可呈现出不同的血流动力学。

1. 年轻人血流动力学改变为收缩压升高，由心输出量增加和主动脉硬化所致，体现了交感神经过度兴奋，一般发生在男性。

2. 中年人（30～50 岁）主要表现为舒张压增高，伴有或不伴有收缩压升高。血流动力学特点为体重增加和外周血管阻力增加，而心输出量并不增加，高血压常见于中年男性。

3. 对于老年而言，单纯收缩性高血压是最常见类型。收缩压与年龄成正相关，而舒张压 55 岁之前正相关，55 岁之后逐渐下降。提示动脉硬化以及周围动脉回波速度的增快导致收缩压升高。

（二）病理

心脏和血管是高血压病理生理作用的主要靶器官，因此病理改变主要发生在心脏、脑、肾脏和视网膜。

1. 心脏　后负荷增加，儿茶酚胺、血管紧张素Ⅱ分泌增多，都可使左室肥厚，最终可导致心衰。

2. 脑　脑部小动脉硬化及血栓形成，可导致脑梗死；脑血管破裂，引起脑出血；血压急剧升高，可引发高血压脑病。

3. 肾脏　持续高血压导致肾小球纤维化、萎缩，最终肾衰竭。恶性高血压时，入球小动脉及小叶间动脉增殖性内膜炎和纤维素样坏死，患者在短期内出现肾衰竭。

4. 视网膜　视网膜小动脉硬化，导致视网膜出血和渗出。

四、临床表现

（一）症状

缺乏特异性表现，主要有头晕、头痛、颈项板紧、疲劳、心悸等轻度持续或紧张、劳累后加重，也可出现视力模糊、鼻出血。20%患者无症状，仅在测量血压时或发生心、脑、肾等并发症时才被发现。

（二）体征

高血压一般体征较少，周围血管搏动、血管杂音、心脏杂音是重点检查项目。高血压可查到的体征有：①血压升高，随季节、昼夜、情绪变化而波动；②A_2亢进；③主动脉瓣可闻及收缩期或收缩早期喀喇音；④腹部、颈部血管杂音。

（三）高血压的特殊类型

1. 恶性或急进型高血压 病情急剧发展，舒张压≥130mmHg，并有头痛、视力模糊、眼底出血、渗出、乳头水肿，肾损害突出，持续性蛋白尿、血尿与管型尿。常死于肾功能衰竭、脑卒中或心力衰竭。

2. 老年性高血压 老年人高血压有其独特之处：单纯收缩期高血压常见；心、脑、肾并发症多见；老年人血压调节能力差，易发生低血压。

3. 儿童青少年高血压 通常无明显临床症状，与肥胖有关，轻、中度居多，左心室肥厚是最常见的靶器官受累，血压明显升高多为继发性高血压，肾性因素最常见。

4. 妊娠高血压 简称妊高征，是妊娠期妇女所特有而又常见的疾病，以高血压、水肿、蛋白尿、抽搐、昏迷、心肾功能衰竭，甚至发生母子死亡为临床特点。妊娠高血压综合征按严重程度分为轻度、中度和重度，重度妊娠高血压综合征又称先兆子痫和子痫，子痫即在高血压基础上有抽搐。

5. 顽固性高血压 使用3种以上的合适剂量药物治疗，血压仍未能达到目标水平。原因：①假性难治性高血压，如“白大衣现象”，测量错误，治疗依从性差；②生活方式未获得有效改善；③治疗方案不合理；④其他药物干扰降压作用；⑤容量超负荷；⑥胰岛素抵抗；⑦继发性高血压。

（四）并发症

1. 高血压危象 因紧张、疲劳、寒冷、嗜铬细胞瘤阵发性高血压发作、突然停服降压药等诱因，小动脉发生强烈痉挛。血压急剧上升，影响重要器官的血液供应而产生危急症状。出现头痛、烦躁、眩晕、恶心、心悸、气急及视力模糊等严重症状，以及伴有痉挛动脉（椎－基底动脉、颈内动脉、视网膜动脉、冠状动脉等）累及靶器官缺血症状。

2. 高血压脑病 重症高血压患者，由于过高的血压突破了脑血管的自动调节范围，脑组织血液灌流过多引起脑水肿。临床表现以脑病的症状与体征为特点，表现为弥漫性头痛、呕吐、意识障碍、精神错乱，甚至昏迷、局灶性或全身性抽搐。

3. 脑血管病 脑出血、脑血栓形成、腔隙性脑梗死、TIA。

4. 心力衰竭和冠心病

5. 慢性肾功能衰竭

6. 主动脉夹层 血液渗入主动脉壁中层形成的夹层血肿，并沿着主动脉壁延伸剥离的严重心血管急症，是猝死原因之一。

五、实验室及辅助检查

（一）基本项目

血常规、尿常规、血液生化（血糖、血脂分析、肾功能、血电解质）、血尿酸、心电图。

（二）推荐项目

24小时动态血压（ABPM）、超声心动图、餐后2小时血糖、血同型半胱胺酸、眼底检查、胸部X线片、尿白蛋白定量、尿蛋白定量、踝/臂血压比值和脉搏传导速度等。

知识链接

ABPM 及其临床应用

ABPM 是由以仪器自动定时测量血压，每隔 15～30 分钟自动测压，连续 24 小时或更长时间的动态血压测定。正常人血压呈明显的昼夜节律，表现为双峰一谷，在一天中 6：00～10：00 和 14：00～20：00 两个时段内各有一高峰，而在夜间血压明显降低。目前白大衣高血压动态血压的正常范围为：24 小时平均血压＜130/80mmHg，白天平均值＜135/85mmHg，夜间平均值＜120/70mmHg。ABPM 可诊断白大衣高血压，发现隐蔽性高血压，检查顽固性高血压的原因，估计高血压的程度、短时变异和昼夜节律及治疗效果。

（三）选择项目

对怀疑为继发性高血压者，分别选择下列项目：血尿素活性、游离甲氧基肾上腺素及甲氧去甲肾上腺素；血和尿醛固酮、皮质醇、儿茶酚胺等。另外还可以选择动脉造影、肾和肾上腺超声、CT、MRI 睡眠呼吸监测等。对有并发症的高血压患者，进行相应的脑功能、心功能和肾功能检查。

六、诊断

人群中血压水平呈连续性正态分布，正常血压和血压升高的划分并无明确的界限，因此高血压的标准是临床和流行病学资料人为界定的。近十年，我国采用中国高血压防治指南（2010 年修订）的血压分类和标准：当收缩压≥140mmHg 和（或）舒张压≥90mmHg，可诊断为高血压。根据血压水平，进一步将高血压分为 1、2、3 级。2020 年 5 月国际高血压学会（ISH）发布了最新版全球高血压实践指南，现在采用《ISH2020 国际高血压实践指南》（表 5－2）血压分类和诊断标准。当收缩压和舒张压分别属于不同分级时，以较高级别做标准。标准适用于男、女任何年龄段的成人。儿童采用不同年龄组血压值 95% 位数，通常低于成人水平。

诊断高血压主要根据诊室所测量的血压值，采用经核准的水银（WHO 倡议 2020 全面废除水银血压计）或电子血压计，测量安静休息坐位时上臂肱动脉部位血压，必要时还要测平卧和站立位血压。诊断标准有：

1. 非同日测量三次血压值收缩压≥140mmHg 和（或）舒张压≥90mmHg 可诊断高血压。1～4 周内重复测量 2～3 次血压均高于 140/90mmHg，可诊断高血压。

2. 既往有高血压史，正使用降压药物，血压虽正常，也诊断为高血压。

3. 参考家庭自测血压（≥135/85mmHg）和 ABPM（白天平均值≥135/85mmHg 或 24 小时值≥130/80mmHg；夜晚（或睡眠状态）的平均值≥120/70mmHg，达到阈值者也可考虑诊断高血压，对达不到诊断标准又高于正常者需进一步评估血压状态。

4. 确诊高血压，不能仅凭 1 次或 2 次诊室血压测量值，需要经过一段时间的随访，进一步观察血压变化和总体水平。

诊断为原发性高血压后，对其进行临床分期并做危险分层以判断预后。定量预后的危险分层可分为低危、中危、高危、极高危四个等级，一般认为低危、中危、高危、极高危分别表示 10 年内心、脑血管事件的概率为＜15%、＜20%、＜30% 和＞30%。

七、鉴别诊断

主要与继发性高血压相鉴别，引起继发性高血压的常见疾病有：①肾实质高血压；②肾血管高血压；③原发性醛固酮增多症；④嗜铬细胞瘤；⑤皮质醇增多症；⑥主动脉狭窄。

课堂互动

1. 治疗高血压的药物分哪几类？常用药物有哪些？
2. 改善生活行为包括哪些措施？

八、治疗

（一）治疗目的与原则

高血压目前无根治方法，临床实验证明：收缩压下降10～20mmHg或舒张压下降5～6mmHg，3～5年内心血管病死亡率、脑卒中与心血管事件发生率分别下降20%、38%与16%，心力衰竭减少50%。因此治疗的目的在于减少高血压患者心、脑血管病的发病率和死亡率。

治疗原则如下：

1. 改善生活行为 适合所有高血压患者。①减轻体重：BMI＜25。②减少钠盐摄入：＜6g/d。③补充钙盐和钾盐：Ca^{2+}＞400mg/d；K^{+}＞1000mg/d。④新鲜蔬菜：400～500g/d。⑤牛奶：500ml/d。⑥减少脂肪摄入：脂肪＜总热量的25%。⑦加强运动：三（每天不少于30分钟）、五（每周不少于5天）、七（年龄加心率不低于170）。⑧禁烟限酒。⑨放松身心。⑩充足睡眠。

2. 药物降压治疗对象 ①高血压2级以上的患者；②高血压合并糖尿病；③已有心、脑、肾靶器官损害和并发症的患者；④血压持续升高超过6个月以上，改善生活行为后血压仍未能获得有效控制的患者；⑤高危、极高危高血压患者。

3. 血压控制目标值 ①原则上降到最大耐受水平，一般主张目标值至少＜140/90mmHg；②合并糖尿病、慢性肾病、心衰或病情稳定的冠心病合并高血压患者，高血压目标值＜130/80mmHg；③老年收缩性高血压目标值收缩压（SBP）140～150mmHg，舒张压（DBP）65～70mmHg，不是越低越好，要注意舒张压降得过低可能抵消收缩压降低得到的好处。

4. 多重心血管危险因素协同控制 降压方案除了必须有效控制血压，还应兼顾对糖代谢、脂肪代谢、尿酸代谢等多因素的控制。

（二）降压药物治疗

1. 降压药物应用的基本原则 使用降压药物应遵循四个原则，即：小剂量开始，优先选择长效剂型，联合用药和个体化原则。

2. 降压药物的种类 目前一线抗高血压药物有五大类，即利尿剂、β受体阻滞剂、钙通道阻滞剂（CCB）、血管紧张素转化酶抑制剂（ACEI）及血管紧张素Ⅱ受体拮抗剂（ARB）。

3. 药物作用特点

（1）利尿剂 ①噻嗪类（双氢克尿噻）：对轻、中度高血压、盐敏感性高血压、合并肥胖或糖尿病的高血压、更年期和老年人高血压均有较强的降压效果。不良反应：低钾血症和影响血脂、血糖、血尿酸代谢；痛风禁用。推荐剂量：每天不超过25mg。②髓袢利尿剂（呋塞米：速尿）：主要用于急性肾损伤时。③保钾利尿剂（螺内酯、氨苯蝶定）：可引起高钾血症，不宜与ACEI类合用；肾功能不全者禁用。

（2）β受体阻滞剂 降低静息血压，抑制体力、应激和运动状态下的血压急剧升高。

1）常用药物有 ①选择性β_1受体阻滞：常用药物有美托洛尔（倍他乐克）、阿替洛尔（氨酰心安）、比索洛尔（康可）等。②非选择性β_1、β_2受体阻滞：普萘洛尔，现已少用。③兼有α、β受体阻滞：常用药物有卡维地洛、拉贝洛尔。

2）适应证 β受体阻滞剂适用于不同程度的高血压，尤其是心率较快的中青年患者，也适用于合并有心绞痛、心肌梗死后、快速心律失常、充血性心力衰竭和妊娠的高血压患者。

3）不良反应 心动过缓、乏力、四肢发冷，大剂量使用突然停药，部分患者会出现撤药综合征。糖尿病不推荐使用β受体阻滞剂，主要原因为增加胰岛素抵抗。

4）禁忌证 急性或中、重度心力衰竭，支气管哮喘，病态窦房结综合征，房室传导阻滞，外周血管疾病等禁用。

（3）CCB　分为二氢吡啶类（硝苯地平）和非二氢吡啶类（维拉帕迷、地尔硫䓬）两大类。常用药物有短效制剂和长效制剂。长效制剂包括长半衰期药物，如氨氯地平、左旋氨氯地平；脂溶性膜控型药物，如：拉西地平、乐卡地平；缓释或控释制剂有非洛地平缓释片和硝苯地平缓释片。降压机制主要是通过阻滞细胞外 Ca^{2+} 经电压依赖 L 型钙通道进入血管平滑肌细胞内，减弱兴奋－收缩耦联，降低阻力血管的收缩反应性。还能减轻血管紧张素Ⅱ（AngⅡ）和 α 受体的缩血管作用，减少肾小管的钠重吸收。起效快，作用强，剂量与疗效呈正相关，疗效个体差异较小，与其他类型降压药物联合治疗能明显增强降压作用。

1）适应证　老年患者有较好的降压效果；嗜酒者也有明显的降压作用；合并糖尿病、冠心病、外周血管疾病的患者也适用；长期使用还具有抗动脉粥样硬化的作用。

2）不良反应　心率加快、面红、头痛、下肢水肿。

3）禁忌证　非二氢吡啶类具有抑制心肌收缩性、自律性、传导性，不宜在心力衰竭、窦房结功能低下或心脏传导阻滞患者中使用。

（4）ACEI　根据化学结构分为巯基、羧基、磷酰基三类。常用有卡托普利、依那普利、贝那普利、西拉普利、培多普利、雷米普利和福辛普利。降压起效缓慢，逐渐增强，在 3～4 周起最大作用，限制钠盐摄入或联合使用利尿剂可起效迅速和作用增强。

1）适应证　ACEI 具有改善心室重构、改善胰岛素抵抗和减少尿蛋白的作用，在肥胖、糖尿病以及心脏、肾脏等靶器官受损的高血压患者具有相对较好的疗效。特别适用于伴有心力衰竭、心肌梗死后、糖耐量减退或糖尿病患者。

2）不良反应　刺激性干咳、血管性水肿。

3）禁忌证　高钾血症、妊娠妇女、双侧肾动脉狭窄患者，血肌酐超过 3mg/dl 慎用。

（5）ARB

1）常用药物　绿沙坦、缬沙坦、伊贝沙坦、和嵌地沙坦。治疗剂量窗宽，最大特点是不良反应少，持续依从性高，不引起干咳。

2）适应证、禁忌证　同 ACEI。

除上述五大类主要降压药物外，降压药发展史上还有一些药物，包括交感神经抑制剂（利血平、可乐定）、血管扩张剂（肼屈嗪）、α_1受体阻滞剂（哌唑嗪），上述药物因其不良反应多，目前不主张单独使用，但在复方制剂中仍在使用，如复方降压片。

4. 降压治疗方案　五大类主要降压药物可单独、联合应用于大多数无并发症、有并发症的患者，从小剂量开始，逐步增加剂量。2 级高血压（≥160/100mmHg）患者一开始就可以采用两种降压药联合治疗。

合理的两药联合方案有：①利尿剂与 β 受体阻滞剂；②利尿剂与 ACEI 或 ARB；③二氢吡啶类钙通道阻滞剂与 β 受体阻滞剂；④钙通道阻滞剂与 ACEI 或 ARB。合理的三药联合方案除了有禁忌外必须要有利尿剂。合理的方案＋治疗依从性→3～6 个月血压达控制目标。降压的益处是通过长期控制血压达到的，所以高血压患者需要长期降压治疗，尤其高危和极高危患者，不要随意停止治疗或频繁更换治疗方案，血压控制 1～2 年平稳后，可以逐渐减少降压药的品种与剂量。

第三节　冠状动脉粥样硬化性心脏病

PPT

案例解析

【案例】患者，男性，68 岁，退休干部。胸痛后昏迷 30 分钟入院。上午 9 时许，患者在自家庭院打扫卫生时，突感心前区不适，继之胸痛，为压榨性闷痛，无放射，伴出汗。休息并含化硝酸甘油1片，10钟后胸痛无缓解，随即倒地，不能言语，家人立即拨打120急救电话，30分钟后送入医院急诊科抢救治疗。既往史：高血压病20年，一直院外口服降压药物治疗。血压多波动在150~190/90~110mmHg之间。高脂血症10年，高血糖8年（空腹血糖最高时11.0mmol/L），近5年来经常出现心前区疼痛，一般持续1分钟左右，休息或含化速效救心丸后能缓解。个人史：嗜烟，20支/天×35年；少量饮酒，每周1斤×35年。入院体检：T 36.5℃，P 110次/分，R 24次/分，BP 100/80mmHg；抬入病房，急性病容，浅昏迷状态，压眶反射存在，双瞳孔等大等圆，直径0.4cm，呼吸稍促，两肺呼吸音清，两肺底可闻及细湿啰音，心率110次/分，律齐，主动脉第二心音亢进，腹软，肝、脾肋下未触及，脊柱四肢无畸形，生理反射存在，病理反射未引出。

【问题】

（1）该患者的诊断是什么？

（2）依据有哪些？

【解析】

（1）该患者的诊断是：①冠心病－心肌梗死；②高血压病；③高脂血症 ④糖尿病。

（2）诊断依据：①冠心病－心肌梗死：突感胸痛，为压榨性闷痛，休息并含化硝酸甘油无效。既往有高血压病史20年；高脂血症史10年；高血糖8年；心绞痛史5年。入院体检：P 110次/分 BP 100/80mmHg 抬入病房，急性病容，浅昏迷状态，呼吸稍促，两肺呼吸音清，两肺底可闻及细湿啰音，心率110次/分，律齐，主动脉第二心音亢进，余（－）；②高血压病：发现有高血压病20年，一直院外口服降压药物治疗。血压多波动在150~190/90~110mmHg之间；③高脂血症：高脂血症10年（治疗情况不详）；④糖尿病：高血糖8年（空腹血糖最高时11.0mmol/L）。

冠状动脉粥样硬化性心脏病（coronary heart disease CHD）是指冠状动脉粥样硬化使冠状动脉管腔狭窄或阻塞，或（和）冠状动脉痉挛，导致心肌缺血、缺氧或坏死，而引起的心脏病，简称冠心病，亦称缺血性心脏病（ischemic heart disease）。

冠心病是动脉硬化导致器官病变的最常见类型，是严重危害人类健康的常见病。多发生在40岁以上的中老年人，男性发病早于女性，西方国家发病率高，近年来，我国该病发病率显著升高，且发病呈年轻化趋势，目前本病已经成为严重危害人类健康的主要疾病之一。

一、分型

根据病理解剖和病理生理的变化，可将冠心病分五型（WHO，1979）：①隐匿型或无症状性冠心病；②心绞痛；③心肌梗死；④缺血性心肌病；⑤猝死。五型可独立存在，也可合并存在。

近几年，趋向于根据发病特点和治疗原则不同分两大类：①慢性冠状动脉病（chronic coronary disease，CAD）又称慢性心肌缺血综合征（chronic ischemic syndrome，CIS）；②急性冠状动脉综合征（acute coronary syndrome，ACS）。CAD包括：稳定性心绞痛、缺血性心肌病和隐匿型冠心病等。ACS包括：不稳定性心绞痛（unstable angina，UA）、非ST段抬高型心肌梗死（non－ST－segment elevation myocardial infarction，NSTEMI）和ST段抬高型心肌梗死（ST－segment elevation myocardial infarction，STEMI），也有人将冠心病猝死包括在内。本节介绍两型，分别是CDA中的稳定型心绞痛和ACS。

二、病因与发病机制

（一）病因

动脉粥样硬化是本病的病理学基础，故引起动脉粥样硬化的病因即为本病的病因，该病为多疾病、多因素作用不同环节所致，这些因素称为危险因素（risk factor）。分述如下：

主要危险因素有：①年龄：40岁以上的中老年人多见，49岁以后进展快。②性别：男：女约为2：1，女性绝经期后 HDL 降低，发病率增高。③血脂异常：最重要危险因素 TC、TG、LDL、VLDL、ApoB 升高；HDL（HDLⅡ）、ApoA 降低。④高血压：冠心病患者 60% ~70% 有高血压，高血压患者患本病较血压正常者高 3 ~4 倍，SBP 和 DBP 都高者与本病关系密切。⑤吸烟：发病率和死亡率都比不吸烟者高 2 ~6 倍。⑥糖尿病和糖耐量异常：比无糖尿病者高 2 倍。⑦家族史：有冠心病、糖尿病、高血压、血脂异常家族史者，家族成员有在 50 岁前患本病者，近亲患病机会比无这种情况者高 5 倍。⑧肥胖：肥胖常伴血脂异常、高血压、糖尿病，常有胰岛素抵抗，导致动脉粥样硬化的发生率明显增高。

次要危险因素包括：体力活动少、高热量和高脂饮食、性格急躁；同型半胱胺酸升高、胰岛素抵抗、纤维蛋白原升高、病毒和衣原体感染等。

（二）发病机制

当冠状动脉供血与心肌的需血之间发生矛盾，冠状动脉血流不能满足心肌代谢的需要，就可以引起心肌缺血缺氧，急剧的、暂时的缺血缺氧引起心绞痛，而持续的、严重的心肌缺血则可引起心肌坏死，即为心肌梗死。

心肌能量的产生需要大量耗氧，心肌细胞摄取血液含氧量高达 65% ~75%，远高于身体其他组织的 10% ~25%。因此平时对血液中的氧摄取已接近最大值，氧需再增加时已经很难从血液中摄取更多的氧，只能依靠增加冠状动脉血流量来保障供给。正常人冠状动脉循环有很大的血流储备能力，剧烈活动时，血流量可增加 6 ~7 倍，即使在缺氧时亦可增加 4 ~5 倍。心肌的耗氧量取决于心率、心肌收缩力和室壁张力，临床上心肌耗氧量常用心率×收缩压（心肌张力、心肌收缩力）来估计。心肌供氧量取决于两大因素，即：冠状动脉血流量和血液携氧量，冠状动脉狭窄或微血管阻力增加时，可导致冠状动脉血流量减少；贫血时心肌供血显著降低；心肌冠状动脉血流灌注主要发生在舒张期，所以心率加快使舒张期缩短，可显著影响冠状动脉流量。

当冠状动脉管腔存在固定狭窄（>50% ~75%），动脉粥样斑块稳定，安静时能代偿，而运动、心动过速、情绪激动时心肌需氧增加，可出现短暂的心肌供氧与需氧之间的不平衡，称为“需氧增加性心肌缺血”可引起稳定型心绞痛；另一些情况下，不稳定性粥样斑块发生破裂、糜烂或出血，继发血小板聚集或血栓形成致管腔狭窄加重，或冠状动脉痉挛，这些情况均使心肌供氧减少，称之为“供养减少性心肌缺血”这是引起 ACS 的主要原因。

心肌细胞缺血缺氧，心肌内聚集代谢产物，如乳酸、丙酮酸、磷酸等酸性物质或类似激肽的多肽类物质、刺激心脏自主神经末梢，经 1 ~5 胸交感神经节和相应脊髓段传至大脑，产生痛觉。这种痛觉部位与自主神经进入水平相同脊髓段的神经分布吻合，即胸骨后及两臂前内侧与小指，左侧多见，而不是直接在心脏部位。

三、稳定型心绞痛

稳定型心绞痛（stable angina pectoris，SA）也称劳力性心绞痛，是在冠状动脉固定狭窄的基础上，由于心肌负荷增加引起心肌急剧、暂时的缺血缺氧的临床综合征。其特点是发作性前胸压榨性疼痛或憋闷感觉，主要位于胸骨后，可放射致心前区和左上肢尺侧，常发生在劳力负荷增加时，持续数分钟，休息或含化硝酸酯类制剂可缓解，疼痛发作程度、频率、性质及诱因数周至数月内无变化。

（一）病理解剖和病理生理

1. 病理解剖　稳定型心绞痛患者，冠状动脉造影显示有 1、2 支或 3 支动脉直径减少 >70% 的病变者各有 25% 左右，5% ~10% 有左冠状动脉主干狭窄，其余有 15% 患者无显著狭窄。可能与冠状动脉痉挛有关。

2. 病理生理　患者在心绞痛发作之前常有心率加快、血压升高、肺动脉压升高、肺毛细血管压力升高，导致心脏和肺顺应性降低。发作时左室收缩力和收缩速度降低，左室舒张末期压力和血容量增加，左室收缩和舒张功能障碍。呈现出左室壁收缩不协调或部分心室壁有收缩减弱的现象。

知识拓展

三种不同表现的不稳定型心绞痛

①静息型心绞痛：发作于休息时持续时间通常超过20分钟；②初发型心绞痛：通常在首发症状1~2个月内，很轻的体力活动（程度至少达CCSⅢ级）；③恶化型心绞痛：在相对稳定的劳力性心绞痛基础之上，心绞痛逐渐增强（指疼痛更加剧烈、持续时间更长或发作更频繁，按CCS至少增加一级水平，程度至少CCSⅢ级。

（二）临床表现

1. 症状 以发作性胸痛为主要临床表现，其特点如下。

（1）部位 主要在胸骨体之后，可波及心前区，常放射至左肩背、左臂内侧大半无名指和小指，或至颈部、咽或下颌。

（2）范围 如自己的手掌大小，可横贯前胸，界限不清。

（3）性质 常为压迫性、发闷或紧缩感，也可有烧灼感。

（4）诱因 常由体力活动或情绪激动诱发，饱食、寒冷、吸烟等均可诱发，疼痛发生于劳力的当时，而不是其后；但有时同样的劳力只在清晨而不在下午发生心绞痛，提示发作与交感神经的兴奋性增高和昼夜节律变化有关。

（5）持续时间 疼痛出现后常逐步加重持续几分钟左右，一般持续3~5分钟，很少超过30分钟。

（6）缓解方式 一般在休息或含服硝酸甘油后缓解，也可在几分钟后自行缓解。

2. 体征 平时无特异性体征，发作时可出现心率加快、血压升高、表情焦虑、皮肤出汗，偶可闻及房性或室性奔马律以及短暂的心尖部收缩期杂音。

（三）实验室及辅助检查

1. 实验室检查 检查血糖、血脂以了解冠心病危险因素，检查cTn-T、cTn-I、CK、CK-MB，以便与ACS相鉴别。查血常规注意有无贫血，必要时查甲状腺功能。

2. 心电图检查 通常在症状发作时诊断意义大。主要出现心肌缺血表现，相邻2个以上导联ST段下斜型或水平型下移，发作间歇恢复正常。

（1）静息心电图 多无异常。可有陈旧性心肌梗死改变或非特异性ST-T改变和心律失常心电图改变。

（2）发作时心电图 ST段压低≥0.1mV，发作后恢复。T波改变，有时T波倒置。T波平时倒置，发作时直立（“假性正常化”）。

（3）心电图负荷试验（运动心电图） ST段水平型下移≥0.1mV，持续2分钟以上为阳性诊断标准。

（4）动态心电图 纪录24小时，显示活动和症状出现时的心电图变化。三个“1”（ST段下移≥1mm，持续时间≥1分钟，间隔时间≥1分钟）有助于诊断。

3. 放射性核素检查 包括：^{201}TI-和^{99m}Tc-MIBI心肌灌注显像及负荷试验、放射性核素心腔造影和PET等均可以判定缺血区域、缺血范围和评定心功能。

4. 多层螺旋CT和冠脉成像（CTA） ①冠脉二维、三维重建可判断管腔狭窄程度和钙化情况；②CTA有较高阴性预测价值。

5. 冠状动脉造影 为有创性检查手段，兼有诊断和治疗价值。是冠心病诊断的“金标准”。冠脉造影可判断冠脉是否狭窄并根据管腔直径估计狭窄程度。一般认为管腔直径减少70%~75%以上会严重影响供血，部分50%~70%者，有缺血意义。狭窄程度分级见表5-3。

表5-3 冠脉狭窄程度分级

级别	管腔直径狭窄百分比
Ⅰ级	25%～49%
Ⅱ级	50%～74%
Ⅲ级	75%～99%
Ⅳ级	100%（完全闭塞）

课堂互动

1. 何谓ACS？何谓CAD？
2. 急性心肌梗死的心电图动态改变如何？
3. 急性心肌梗死的诊断标准是什么？

（四）诊断和鉴别诊断

1. 诊断 根据典型的心绞痛发作特点，结合年龄和冠心病危险因素，除外其他原因所致的心绞痛，一般诊断不难。ECG有助于诊断心绞痛；CTA有助于无创性评价冠脉狭窄程度及管壁病变性质和分布；冠脉造影可明确病变程度，有助于决定进一步治疗。

加拿大心血管学会（CCS）把心绞痛分四级。

Ⅰ级：极强体力活动（强、快和持续用力）时发生心绞痛。一般体力活动（步行和登楼梯）不受限。

Ⅱ级：较强体力活动（快步、饭后、寒冷、风中行走、精神应激、醒后数小时内）时发生心绞痛。一般体力活动轻度受限（步行200m以上或登楼一层）。

Ⅲ级：一般体力活动时发生心绞痛。步行200m以内或登楼一层即发生心绞痛。

Ⅳ级：静息状态下可发生心绞痛。

2. 鉴别诊断

（1）ACS 包括UA、STEMI和NSTEMI，UA的胸痛虽与稳定型心绞痛相似，但诱因不典型，常在休息或轻微活动下诱发，1个月内新发的或明显恶化的劳力性心绞痛也属UA。心肌梗死持续时间较长（一般可超过30分钟），疼痛程度较重，休息和含化硝酸甘油多不能缓解。实验室中cTn－T、cTn－I、CK、CK－MB升高，红细胞沉降率（ESR）增快。

（2）其他疾病引起的心绞痛 严重主动脉瓣狭窄或关闭不全、风湿性冠脉炎、梅毒性主动脉炎或闭塞、肥厚型心肌病、X综合征等。

（3）肋间神经痛和肋软骨炎 前者常累及1～2个肋间，为持续性疼痛，沿肋间神经分布。后者在肋软骨处疼痛。

（4）心脏神经官能症 短暂或持久，常几秒钟或几小时，隐痛居多，常伴有心悸、乏力、头晕、失眠及其他神经症的症状。多见于年轻女性。

（五）治疗

1. 发作时的治疗

（1）休息 立即停止体力活动，休息。必要时给予镇静剂、吸氧。

（2）药物治疗 使用作用快的硝酸酯制剂，通过扩张冠状动脉增加心肌供血，通过扩张静脉减轻心脏负荷降低心肌氧耗。①硝酸甘油：0.5mg，舌下含化1～2分钟起效，30分钟作用消失。②硝酸异山梨醇酯（消心痛）：5～10mg，舌下含化2～5分钟起效，作用可维持2～3小时。

2. 缓解期的治疗

（1）生活方式调整 避免已知明确的诱发因素；调整饮食，一次进食不要过饱、过快；禁烟限酒，减轻精神负担；保持适当体力活动，以不诱发心绞痛为宜。不建议卧床休息。

（2）药物治疗 ①硝酸酯类制剂：常用药包括硝酸甘油和硝酸异山梨醇酯。基础治疗，主要扩张静脉，减轻心脏前负荷，同时有扩张冠状动脉的作用。②β受体阻滞剂：常用药有美托洛尔、比索罗尔、比索罗尔等。可以降心率、降血压、抑制心肌做功、减少心肌氧耗，为劳力性心绞痛首选。③钙通道阻滞剂：常用药有维拉帕米、硝苯地平、氨氯地平、地尔硫䓬等，抑制心肌收缩力，扩张血管降低心脏前后负荷，减少心肌氧耗，同时扩张冠状动脉，增加心肌血供，为变异型心绞痛首选。④抑制血小板聚集：主要使用阿司匹林，氯吡格雷常用于支架置入术后及阿司匹林禁忌。抑制血小板聚集，减少血栓形成。⑤抗凝治疗：口服药华法林，静脉用药肝素和低分子肝素等。改善微循环，预防血栓形成。⑥调脂治疗：主要使用他汀类药物，如辛伐他汀、普伐他汀、阿伐他汀、氟伐他汀、舒伐他汀等。降低 LDL、TC、TG，升高 HDL，稳定粥样斑块。⑦ACEI 和 ARB：详见本章第二节高血压。

（3）血管重建　①经皮冠状动脉介入治疗（PCI），包括经皮球囊冠状动脉成形术（PTCA）；②冠状动脉旁路移植术（CABG）。

四、急性冠状动脉综合征

急性冠状动脉综合征（ACS）是一组由急性心肌缺血引起的临床综合征，主要包括：UA、NSTEMI、STEMI。UA 没有 STEMI 的特征心电图演变，和 NSTEMI 相比，UA 实验室检查中的心肌坏死标记物为阴性。根据临床表现可分三型，即静息型心绞痛、初发型心绞痛和恶化型心绞痛。

（一）病理解剖和病理生理

不稳定斑块破裂或糜烂，导致冠状动脉内血栓形成，被认为是 ACS 发病的主要病理基础。血小板激活在发病中起非常重要作用。

1. 病理解剖　有血管病变和心肌病变两个方面。

（1）血管病变　①左冠状动脉前降支闭塞，引起左心前壁、心尖部、下侧壁、前间隔和二尖瓣前乳头肌梗死；②右冠状动脉闭塞，引起左心室隔面（右冠状动脉占优时）、后间隔和右室梗死，并可累及窦房结和房室结；③左冠状动脉回旋支闭塞，引起左心高侧壁、隔面（左冠状动脉占优时）和左房梗死，可能累及房室结；④左冠状动脉主干闭塞，引起左室广泛心肌梗死。

（2）心肌病变　冠状动脉闭塞后 20～30 分钟，被其供血的心肌即有少数坏死，开始了急性心肌梗死的病理过程。1～12 小时之间大部分心肌呈凝固性坏死，心肌间质则充血、水肿，伴有多量炎症细胞浸润。以后，坏死的心肌纤维逐渐融解，并有肉芽组织形成。坏死组织 1～2 周后开始吸收并逐渐纤维化，在 6～8 周形成瘢痕愈合。

2. 病理生理　主要出现左心室舒张和收缩功能障碍的一些血流动力学变化，其严重程度和持续时间取决于梗死的部位、程度和范围。心脏收缩力减弱、顺应性减低，左室舒张末期压力增高，射血分数减低，心搏量和心排血量下降。心肌重构出现心脏扩大或心力衰竭，可发生心源性休克。急性心梗引起的心力衰竭称为“泵衰竭”，按 Killip 分级可分为：Ⅰ级尚无明显心力衰竭；Ⅱ级有左心衰竭，肺部湿啰音 $<50\%$ 肺野；Ⅲ级有急性肺水肿，全肺可闻及大小干、湿啰音；Ⅳ级有心源性休克不同阶段的血流动力学变化。心肌重塑对心室收缩效应和电活动均产生持续不断的影响。

（二）临床表现

1. 症状

（1）UA 和 NSEMI　UA 和典型的稳定型心绞痛类似，但程度更重、持时更长，有时可达数十分钟，胸痛在休息时也可发生。出现下列五种情况应考虑 UA 可能：①诱发心绞痛的体力活动阈值降低；②心绞痛的发作频率、严重程度和持续时间增加；胸痛发生在静息或夜间；③胸痛放射致附近的或新的部位；④发作时伴有新的相关症状（出汗、恶心、呕吐、心悸或呼吸困难）；⑤常规休息或含化硝酸甘油只能暂时或不能完全缓解症状。但症状不典型者也不少见，尤其是老年妇女和糖尿病患者中多见。

（2）急性 STEMI　①先兆：多数（50%～81.2%）患者发病前数日至数周有乏力、胸部不适、心绞痛等前驱症状，其中以初发型心绞痛和恶化型心绞痛最多见。②疼痛：是最先出现的症状，多数患者胸痛程度较重，常伴烦躁不安、出汗、恐惧、濒死感。持续时间超过 30 分钟，疼痛部位多位于胸骨后，常向左侧肩背部、左上肢放射。部分患者疼痛位于上腹部，常误诊为急腹症。在某些患者，尤其是老年人，临床表现不是胸痛而是急性左心衰或仅仅是胸闷，也有表现为晕厥。③全身症状：发热、心动过速、WBC 增高、ESR 加快。24～48 小时出现，持续 1 周，体温不超过 39℃。④胃肠道症状：多数患者伴有恶心、呕吐和上腹胀痛，严重者发生呃逆。⑤心律失常：24 小时内最常见，可伴有乏力、头晕、晕厥等症状，各种心律失常以室性最常见尤其是室性期前收缩（频发、成对出现、多源性或 R－on－T）、短阵室速等，室颤是急性心梗早期，特别是入院前的主要死因。房室传导阻滞也多见。⑥低血压和休克：心梗面积超过 40%，可致心排血量急剧下降。发病几小时至 1 周内发生；见于 20% 的患者。⑦心力衰竭：主要是左心衰竭，在起病的最初几天内发生。发生率32%～48%。AMI 引起的心力衰竭按 Killip 分级可分四级（详见本节病理生理部分），Forrester 等对上述血流动力学分级进行了调整，并与临床进行对照，如下。Ⅰ类：无肺淤血和周围灌注不足，PCWP（＜18mmHg）和 CI 正常［$>2.2L/(min \cdot m^2)$］。Ⅱ类：单有肺淤血；PCWP 增高（＞18mmHg），CI 正常［$>2.2L/(min \cdot m^2)$］。Ⅲ类：单有周围灌注不足；PCWP 正常（＜18mmHg），CI 降低［$<2.2L/(min \cdot m^2)$］。Ⅳ类：合并有肺淤血和周围灌注不足；PCWP 增高（＞18mmHg）和 CI 降低［$<2.2L/(min \cdot m^2)$］，主要与血容量不足或心动过缓有关。

2. 体征

（1）UA/NSTEMI　听诊可闻及一过性第三心音和第四心音，心尖部二尖瓣反流引起的一过性收缩期杂音，在稳定型心绞痛和心肌梗死患者中也可出现，不具特异性，但详细的体格检查可发现加重心肌缺血的因素，并成为判断预后的重要依据。

（2）STEMI

1）心脏体征　心脏浊音界可轻度至中度增大；心率增快，少数可减慢；心尖区第一心音减弱；可出现第四心音奔马律，少数有第三心音奔马律；在发病第 2～3 天少数患者可出现心包摩擦音；心尖区可出现收缩期杂音或伴收缩中晚期喀喇音；可有各种心律失常。

2）血压　除极早期血压可增高，几乎所有患者都有血压下降。起病前有高血压者，血压可降至正常，且可能不再恢复到起病前水平。

3）其他　可有与心律失常、休克或心力衰竭有关的其他体征。

3. 急性心肌梗死并发症　①乳头肌功能失调或断裂：发生率高达 50%，常表现为二尖瓣脱垂并关闭不全。②心脏破裂：常发生在 1 周内，少见，但死亡率极高。临床表现可有心脏压塞并发心室游离壁、室间隔缺损并发室间隔破裂。③栓塞：常见部位为脑、肾、脾和下肢。④心室壁瘤：发生率为 5%～20%，主要见于前壁 MI，可致心力衰竭和心律失常。⑤心肌梗死后综合征：发生率为 10%，在梗死后数周致数月内发生，表现为心包炎、胸膜炎、肺炎，有发热、胸痛症状。

（三）实验室和辅助检查

1. 实验室检查　一般检查可见急性心肌梗死的白细胞升高，血沉加快。

心肌坏死标记物测定包括：①心肌酶系列：肌酸激酶/肌酸激酶同工酶（CK/CK－MB）、天门冬酸氨基转移酶/谷丙转氨酶（AST/ALT）、乳酸脱氢酶/乳酸脱氢酶同工酶（LDH/LDH_1）、最重要的是 CK－MB 和 LDH_1；②血清肌钙蛋白 I/T：（cTnI/cTnT）。

对急性心肌梗死的诊断 cTnI/cTnT 测定比传统心肌坏死标记物 CK－MB、LDH_1 更为敏感，可靠。UA 的诊断主要依据临床表现及发作时动态心电图改变，cTn 阳性意味着存在少量心肌损伤，比阴性预后差。

2. 心电图　通常在症状发作时诊断意义大。

（1）UA　发作时有一过性 ST 段（抬高或压低）和 T 波（低平或倒置）改变，是 UA 的心电图改变特点。其中 ST 段动态改变（抬高或压低≥0.1mV，T 波倒置 0.2mV）是严重冠脉疾病的表现，近期可能会发生急性心肌梗死或猝死。以上心电图动态改变通常可随心绞痛的缓解而部分或全部消失，若改变持续 12 小时以上，则提示 NSTEMI 的可能。

（2）STEMI　心电图常有进行性改变，对 MI 的诊断、定位、定范围、估计病情演变和预后均有帮助。

1）特征性改变　①ST 段抬高弓背向上，出现在面向坏死区周围损伤区的导联上；②宽而深的 Q 波（病理性 Q 波），出现在面向坏死区的导联上；③T 波倒置，出现在面向损伤区周围缺血区的导联上。

2）动态性改变　①心电图特点为起病数小时内可无异常或出现异常高大不对称的 T 波；②数小时后

ST 段弓背向上抬高，与 T 波形成单相曲线，而后（数小时至 2 日内）出现病理性 Q 波，R 波减低，这是急性期改变，Q 波 3 ~ 4 天稳定不变；③数日后至两周，ST 段逐渐回到等电位水平，T 波则倒置，此为亚急性期改变；④数周至数月后，T 波呈 V 形倒置，病理性 Q 波持续存在，此为慢性期改变。NSTEMI：①先ST 段普遍压低（除 aVR、V_1）；②T 波倒置加深而对称，始终无 Q 波；③ST、T 改变数日、数周恢复；④T 波改变 1 ~ 6 个月恢复。

3）定位和范围　根据特征性改变，尤其是病理性 Q 波所在导联的不同可做定位，所在导联的数目可定范围。心肌梗死的定位诊断见表 5 – 4。

表 5 – 4　心肌梗死的定位诊断

心肌梗死部位	Q 波出现的导联
高侧壁	Ⅰ、aVL
前间壁	Ⅰ、Ⅲ、aVF
局限前壁	$V_3 \sim V_5$
广泛前壁	$V_1 \sim V_6$
下壁	Ⅱ、Ⅲ、aVF
前侧壁	$V_5 \sim V_6$
正后壁	$V_7 \sim V_9$
右室	$V_{3R} \sim V_{5R}$

3. 超声心动图　了解室壁活动（阶段性运动异常）、左室功能，诊断室壁瘤和乳头肌功能不全，检测心包积液和室间隔穿孔等并发症。

4. 放射性核素检查　静脉注射^{99m}Tc – 焦磷酸盐或^{111}In – 抗肌凝蛋白单克隆抗体，进行热点扫描或照相，利用坏死心肌和瘢痕组织中无血管，^{201}Tl – 和^{99m}Tc – MIBI 不能进入，进行冷点扫描或照相，均可显示 MI 的部位、范围，前者用于急性期，后者用于慢性期或陈旧性 MI。放射性核素心腔造影（^{99}Tc – 肌红蛋白）可观察室壁运动和 LVEF，用 PET 检查观察心肌代谢，判断心肌的存活性。

5. 连续心电监护　连续 24 小时动态心电监护主要用于 UA。

6. 冠状动脉造影和其他侵入性检查　冠脉造影可提供详细的血管相关信息，帮助指导治疗并评价预后。冠脉内超声显像和光学相干断层现象可以准确提供斑块分布、性质、大小和是否有破溃及血栓形成等更加准确的粥样斑块信息。

（四）诊断和鉴别诊断

1. 诊断

（1）UA/NSTEMI 诊断　根据典型心绞痛症状、典型心电图改变（新发或一过性压低≥0.1mV，T 波倒置 0.2mV 以上），以及心肌坏死标记物（cTnI/cTnT、CK – MB）测定，做出 UA/NSTEMI 诊断并不难。

（2）STEMI 诊断　根据典型临床表现，如缺血性胸痛、特征性心电图改变、心肌酶和坏死性标记物的动态变化，可做出明确诊断。

目前我国采用的 AMI 诊断指南是：心肌损伤标记物显著增高（CK – MB、TnT/I），并且具有下述一项即可诊断：①新出现的病理性 Q 波；②ST – T 动态改变；③典型胸痛症状；④心脏冠脉介入治疗后。指南突出了心肌坏死标记物在诊断中的核心地位。

2. 鉴别诊断　尽管 UA/NSTEMI 发病机制和急性心肌梗死相似，但治疗原则有所不同，因此需要鉴别。

急性心肌梗死需要与下列疾病相鉴别：①心绞痛（表 5 – 5）；②主动脉夹层；③肺动脉栓塞；④急腹症；⑤急性心包炎。

表 5 – 5　心肌梗死与心绞痛的鉴别诊断要点

鉴别诊断项目	心绞痛	急性心肌梗死
1. 疼痛		
（1）部位	胸骨上、中段之后	相同，但可在较低位置或上腹部
（2）性质	压榨性或窒息性	相似，但更剧烈

续表

鉴别诊断项目	心绞痛	急性心肌梗死
（3）诱因	劳力、情绪激动、受寒、饱食等	不常有
（4）时限	短，1～5分钟或15分钟内	长，数小时或1～2天
（5）频率	频繁发作	不频繁
（6）硝酸甘油疗效	显著缓解	作用较差
2. 气喘或肺水肿	极少	常有
3. 血压	升高或无变化	常降低，甚至发生休克
4. 心包摩擦音	无	可有
5. 坏死物吸收表现		
（1）发热	无	常有
（2）白细胞增加	无	常有
（3）血沉增快	无	常有
（4）血清心肌酶增高	无	有
6. 心电图变化	无或暂时性ST－T变化	有特征性和动态变化

（五）治疗

1. UA/NSTEMI的治疗

（1）治疗原则　UA/NSTEMI是严重、具有潜在危险的疾病，治疗有两个目的：即即刻缓解心肌缺血和预防严重不良反应后果（即死亡或心肌梗死或再梗死）。①对UA诊断可疑者第一步急诊室评估，按轻重缓急送有关科室治疗，并立即开始抗栓和抗心肌缺血治疗；②心电图和心肌坏死标记物正常者，留院观察一段时间，若运动试验阴性可考虑出院药物治疗；反之，大部分患者应入院治疗；③初始药物治疗反应差，血流动力学不稳定者，进CCU。

（2）一般治疗　休息、消除紧张情绪和焦虑、小剂量使用镇静剂和抗焦虑药，吸氧，其他对症处理。

（3）药物治疗　主要目的是为减少心肌耗氧或扩张冠状动脉，缓解心绞痛。除抗凝治疗药物普通肝素、低分子肝素、磺达肝癸钠和比伐卢定外，其余治疗药物选择同心绞痛治疗。

（4）冠状动脉血运重建术　包括PCI和CABG。

2. STEMI的治疗　强调及早发现、及早住院，并加强院前处理，治疗原则是：尽快恢复心肌灌注（入院后30分钟之内开始溶栓或90分钟内介入治疗）以挽救濒死的心肌，防止梗死扩大；保护和维持心脏功能；及时处理严重心律失常、泵衰竭和各种并发症。

（1）监护和一般治疗　注意休息、适时吸氧、常规监测、加强护理、建立静脉通路。

（2）缓解疼痛　哌替啶/吗啡；硝酸制剂；β受体阻滞剂。心肌再灌注疗法可有效地解除疼痛。

（3）抗血小板治疗　各类ACS均需服用阿司匹林和ADP受体拮抗剂；直接PCI的患者可静脉应用GPⅡb/Ⅲa受体拮抗剂。

（4）再灌注心肌治疗　尽早恢复梗死相关冠脉的血流量，挽救受损心肌，减少梗死面积和保护心功能。时间窗口：应在起病12小时内再灌注，最佳时间为6小时内，溶栓时间越早，冠脉再通率越高。

再灌注方法：有三种，一是溶栓治疗，二是介入治疗，三是紧急冠状动脉旁路搭桥术。

溶栓治疗：溶栓治疗的适应证：①病后6小时内，含化或静脉滴注硝酸甘油胸痛持续不能缓解，心电图至少相邻两个导联ST段抬高≥0.1mV，年龄≤70岁；②发病虽超过6小时（6～18小时之间），但胸痛持续不缓解，ST段仍持续抬高者；③年龄虽>70岁，但一般情况好且无溶栓禁忌证者。

溶栓治疗的禁忌证：①活动性内出血和出血倾向；②怀疑主动脉夹层；③长时间或创伤性心肺复苏；④近期脑外伤和出血性脑血管意外病史；⑤孕妇；⑥活动性消化性溃疡；⑦血压>200/120mmHg；⑧糖尿病出血性视网膜病或其他出血性眼部疾病。以上为绝对禁忌证。

常用药物及用法：①尿激酶：静脉给药，100万～150万U，30分钟～1小时滴注完。②重组组织型纤溶酶原激活剂（rtPA）：静脉给药，先推注10mg，继而50mg，1小时滴完，再40mg，2小时滴完。

冠状动脉再通指标：①胸痛2小时内迅速缓解或消失；②2小时内抬高的ST段迅速回降>50%或恢复至等电位；③血清心肌酶CK－MB峰值提前至发病后14小时以内；④2小时内出现再灌注心律失常

（室性心律失常或传导阻滞等）；⑤冠状动脉造影证实原来闭塞的血管恢复前向血流（限于冠状动脉内溶栓治疗者）。

介入治疗：有直接 PCI、补救性 PCI 和溶栓治疗再通者的 PCI 三种情况。

紧急冠状动脉旁路搭桥术：CABG。

（5）抗凝治疗　视临床而定：①溶栓患者，肝素作为辅助治疗用药。一种方法：70IU/kg，静脉推注，15IU/(kg·h)，静脉滴注维持，每 4～6 小时测定 APTT，（维持 APTT 为正常对照的 1.5～2 倍）。48～72 小时改皮下注射 7500IU，每 12 小时一次，2～3 天。R－tPA：前 7000U 肝素，后 5000～7000U/小时维持。而尿激酶和链激酶只需溶栓后皮下注射治疗，不需静脉注射。②未溶栓患者：多用低分子肝素，但是否有利并无充分证据。比伐卢定可用于直接 PCI 者，取代使用 GPⅡb/Ⅲa 受体拮抗剂。

（6）ACEI 和 ARB　详见本章第二节高血压的治疗。

（7）调脂药　详见本节心绞痛的治疗。

（8）抗心律失常　详见本章第四节心律失常的治疗。

（9）抗休克治疗　参见相关章节

（10）抗心力衰竭治疗　详见本章第一节心力衰竭的治疗。

知识链接

冠心病的预防

冠心病二级预防应全面综合考虑，为便于记忆归纳为 A、B、C、D、E 为符号的 5 个方面。

A　Aspirin：抗血小板聚集（或氯吡格雷），Anti－anginals：抗心绞痛硝酸类制剂。

B　Betaloe：预防心律失常，减轻心脏负荷等，Blood pressure　控制好血压。

C　Cholesterol：控制血脂水平，Cigarette：戒烟。

D　Diet：控制饮食，Diabetes：治疗糖尿病。

E　Education：普及有关冠心病的教育（患者和家属），Exercise：鼓励有计划、适当的运动锻炼。

第四节　心律失常

PPT

案例解析

【案例】患者，女性，45 岁，因活动后呼吸困难 6 年，加重伴浮肿 1 个月入院。在当地曾诊断为“风湿性心脏病，心律不齐”，服药治疗，疗效欠佳。1 个月前感冒后咳嗽，咳白色黏痰，气短明显，夜间时常被憋醒，不能平卧，尿少，颜面及双下肢浮肿，腹胀加重而来院。既往史：13 岁曾因风湿热住院治疗；8 年前有阵发心悸、气短发作。查体：T 37.3℃，P 72 次/分，R 20 次/分，BP 110/70mmHg，神清，半卧位，双颧绀红，口唇发绀，巩膜无黄染，颈静脉充盈；两肺叩清，左下肺可闻及湿啰音，心界向两侧扩大，心律不齐，S_1 强弱不等，心室心率 92 次/分，心前区可闻及舒张期隆隆样杂音，局限，SM：3/6 级，风样杂音；腹软，肝肋下 2.5cm，有压痛，肝颈静脉反流征（+）；双下肢明显可凹性水肿。

【问题】

（1）该患者的诊断是什么？是否有心律失常？如果有是何种心律失常？

（2）针对该种心律失常，有哪些治疗措施？

【解析】

（1）该患者的诊断是：①风湿性心脏病，二尖瓣狭窄伴关闭不全；②全心衰竭，心力衰竭，第三期，心功能Ⅲ级；③心房颤动；④左下肺炎。存在心律失常；心律失常的类型为心房颤动。

（2）房颤的治疗措施有：①复律：包括电复律（200J或者更高）和药物复律（奎尼丁、普罗帕酮、胺碘呋酮）；②窦性心律的维持：上述复律药物可用于窦性心律的维持；③控制心室率：用药物有β受体阻断剂、洋地黄、钙通道拮抗剂、胺碘酮；④预防血栓栓塞：首选华法林，不能耐受华法林的可给予阿司匹林。

心脏的电冲动有固定的起源点和特殊的传导系统。所谓心律失常（cardiac arrhythmia）是指心脏冲动的频率、节律、起源部位、传导速度与激动顺序的异常，几乎见于所有人。有心脏疾病者更易出现。

一、概述

（一）心脏传导系统的解剖及生理

心脏传导系统是由窦房结，结间束，房室结，希氏束，左、右束支和浦肯野纤维网等组成。窦房结是窦性心律的起搏点，位于上腔静脉入口与右心房后壁交界处，长10～20mm，宽2～3mm。由P细胞——起搏细胞，T细胞——移行细胞组成。各部自律性高低排序为：窦房结、房室结、心房、心室。传导速度最快的是浦肯野纤维，最慢的是房室结。传导系统受交感神经和迷走神经支配，迷走神经兴奋性增加抑制窦房结的自律性，延长窦房结与周围组织的不应期，减慢房室结的传导并延长其不应期，交感神经则与迷走神经作用相反。窦房结由窦房结动脉供血，60%来源于右冠状动脉，40%来源于左冠回旋支；房室结动脉80%来源于右冠状动脉，20%来源于左冠状动脉。

（二）心律失常的分类

心律失常按发生原理，可分为冲动形成异常和冲动传导异常两大类。按心律失常时的心率快慢，可分为快速性与缓慢性心律失常两大类，本节讨论的心律失常主要依据部位和发生机制，同时参照心律失常时心室率的快慢进行分类。

1. 按部位和发生机制分类

（1）冲动的形成异常

1）窦性心律失常　窦性心动过速、窦性心动过缓、窦性心律不齐、窦性停搏。

2）异位心律　①被动性异位心律：逸搏（房性、房室交界区性、室性）；逸搏心律（房性、房室交界区性、室性）。②主动性异位心律：期前收缩（房性、房室交界区性、室性）；阵发性心动过速（房性、房室交界区性、房室折返性、室性）；心房扑动心房颤动；心室扑动、心室颤动。

（2）冲动的传导异常

1）生理性　干扰及房室分离。

2）病理性　窦房传导阻滞；房内传导阻滞；房室传导阻滞；束支或分支阻滞（左、右束支及左分支传导阻滞）或室内阻滞。

3）房室间传导异常　预激综合征。

2. 按心室率快慢分类

（1）快速性心律失常　包括：①期前收缩：房性期前收缩、交界性期前收缩、室性期前收缩。②心动过速：窦性心动过速、房性心动过速、交界性心动过速、室性心动过速。③扑动：心房扑动、心室扑动。④颤动：心房颤动、心室颤动。

（2）缓慢性心律失常　包括：①窦性缓慢性心律失常：窦性心动过缓、窦性心律不齐、窦性停搏。②传导阻滞：窦房阻滞、房内阻滞、房室传导阻滞及室内传导阻滞。③逸搏心律：房性、交界性和室性逸搏心律。

（三）心律失常的发生机制

包括冲动的形成异常和冲动的传导异常。

1. 冲动的形成异常

（1）自律性异常（常增高）　见于心肌缺血、药物、电解质紊乱、儿茶酚胺增多等可致异常自律性形成。

（2）触发活动（后除极）　见于心房、心室与希氏束－浦肯野纤维组织在动作电位后产生除极活动，若除极振幅增高并大于阈电位值便可引起反复激动。

触发活动与自律性不同。它可见于局部出现儿茶酚胺浓度升高、心肌缺血再灌注、低血钾、高血钙、洋地黄中毒。

2. 冲动的传导异常

（1）激动折返　是快速心律失常最常见的发生机制。产生折返的基本条件是传导异常，它包括：①心脏两个或多个部位的传导性与不应期各不相同，相互连接成一个闭合环；②其中一条通道发生单向传导阻滞；③另一条通道传导缓慢，使原先发生阻滞的通道有足够的时间恢复兴奋性；④原先阻滞的通道再次激动，从而完成一次折返激动。冲动在环内反复循环，产生持续而快速的心律失常。

（2）传导阻滞　并非由于生理性不应期所致者，称为病理性传导阻滞。

（3）生理性阻滞或干扰　冲动传至某处心肌，如适逢生理不应期，可形成生理性阻滞或干扰。

（四）心律失常的原因

1. 器质性心脏病（冠心病、风湿性心脏病等）。
2. 电解质紊乱（K^+、Mg^{2+}）。
3. 药物中毒（洋地黄类药物）。
4. 心脏以外的疾病（甲状腺功能亢进等）。
5. 自主神经功能紊乱（交感神经功能亢进）。

（五）心律失常的诊断

1. 病史　心律失常的诊断应从详尽采集病史入手。症状多为心悸感受，也可有晕厥等严重症状，症状的轻重、多寡主要取决于心率、心律、基础心脏病和心律失常类型。病史通常提供诊断有用的线索：①心律失常的存在及类型；②心律失常的诱因：烟酒、咖啡、运动、精神刺激；③心律失常发作的频度、起止方式；④心律失常对患者造成的影响；⑤心律失常对药物和非药物方法（体位、呼吸、活动）的反应。

2. 体格检查　①心率、节律；②S_1的变化，三度房室传导阻滞可出现大炮音；③三度房室传导阻滞时，颈静脉巨大α波（canon wave）；④左束支传导阻滞可伴S_2反常分裂；⑤颈动脉窦按摩通过提高迷走神经的张力，对心律失常的终止和诊断有帮助。听到颈动脉嗡鸣音应禁止按压。窦性心动过速：反应为心率逐渐减慢，停止按摩恢复致原来水平。房室结参与的折返性心动过速：反应为突然终止。房颤、房扑：反应是心室率减慢，房扑的房、室率比为（2～4）：1，然后恢复原来的心室率，房颤、房扑依然存在。

3. 心电图检查　心律失常诊断的最重要的无创性检查，分析包括：①心房与心室节律是否规则，频率如何？②P－R间期是否恒定？③P波与QRS波群形态是否正常？④P与QRS的相互关系等。

知识链接

食管心电图及食管心房调搏

由于心房后壁毗邻食管。因此插入食管电极导管并置于心房水平时，可记录清晰的心房电位，并进行快速起搏或程序电刺激。①判断常见心动过速的发生机制，如确定是否存在双路径；②清晰识别心房与心室的电活动，便于确定房室分离，有助于鉴别室上性心动过速伴室内差异传导与室性心动过速；③有助于不典型预激综合征患者的确诊；④评价窦房结功能，或用来终止不愿或不能应用药物或药物治疗无效的某些室上性折返性心动过速。

4. 长时间心电图（Holter ECG monitoring）　一种小型便携式记录仪，24 小时连续记录，患者日常工作和生活均不受限制。可明确心悸、晕厥等症状是否与心律失常有关，明确心律失常或心肌缺血发作与日常活动的关系以及昼夜分布特征，协助评价抗心律失常药物的疗效、起搏器或植入型心律转复除颤器的疗效以及是否出现功能障碍。

5. 运动试验　运动时出现心悸症状可做运动试验协助诊断。

6. 食管心电图（食管心房调搏）　对房性心律失常既有诊断价值，又有治疗意义。

7. 临床电生理（心内电生理检查）　接受电生理检查的原因有三：①诊断性应用；②治疗性应用；③判断预后。

适应证包括：

（1）窦房结功能测定　患者晕厥，疑为“病窦”（SSS）缺乏典型的心电图表现时，可做：①窦房结恢复时间（SNRT）或校正的窦房结恢复时间（corrected SNRT）。正常时 SNRT≤2000 毫秒，corrected SNRT≤525 毫秒。②窦房结传导时间（SACT）正常时 SACT≤147 毫秒。

（2）房室与室内传导阻滞　测定房室结维持 1∶1 传导的最高心房起搏频率（正常不小于 130 次/分），PA（心房内传导）、AH（房室结传导）、HV（希氏束－浦肯野纤维传导）HV（>55 毫秒，HV>80 毫秒：完全性房室阻滞的危险性频度高）延长，诊断传导阻滞的特异性高，但敏感性低。

（3）心动过速　出现以下情况时应进行电生理检查：①室性或室上性心动过速反复发作伴有明显症状，药物治疗效果欠佳者；②发作不频繁难以做详尽的诊断或治疗性检查者；③鉴别室上性心动过速伴有室内差异传导或室性心动过速有困难者；④进行系列的心电生理－药理学试验以确定抗心律失常药物疗效；⑤评价各种非药物治疗方法的效果；⑥心内膜标测确定心动过速的起源部位，并同时进行导管治疗。

（4）不明原因的晕厥　鉴别心脏性和非心脏性原因。器质性 70% 的患者可获得诊断价值的结果；非器质性仅为 12%。

课堂互动

1. 按照 Vaughan Williams 分类法，抗心律失常药物分几类？都有哪些药物？
2. 急性心房颤动治疗药物有哪几种？慢性心房颤动的治疗原则如何？

（六）抗心律失常药物的合理应用

1. 应用原则　①首先注意基础心脏病的治疗及病因和诱因的纠正；②严格掌握抗心律失常药物的适应证，只有直接导致明显症状或血流动力学障碍或具有引起致命危险的恶性心律失常时，才需要抗心律失常治疗，包括药物抗心律失常治疗；③注意抗心律失常药物的不良反应。

2. 分类　Vaughan Williams 分类法，分四大类，Ⅰ类中分三个亚类。

Ⅰ类：阻断快钠通道。

ⅠA类：（减慢动作电位0相位上升速度Vmax，延长动作电位时程）奎尼丁、普鲁卡因胺、丙吡胺。

ⅠB类：（不减慢Vmax，缩短动作电位时程）美西律、苯妥英钠、利多卡因。

ⅠC类：（减慢Vmax，减慢传导与轻微延长动作电位时程）氟卡尼、恩卡尼、普罗帕酮及莫雷西嗪。

Ⅱ类：β受体阻滞剂：美托洛尔、阿替洛尔、比索洛尔。

Ⅲ类：阻断钾通道与延长复极：胺碘酮、索他洛尔。

Ⅳ类：慢钙通道阻滞剂：维拉帕米、地尔硫䓬。

3. 适应证、禁忌证、药代动力学等内容 参见本套教材《药理学》相关章节。

4. 不良反应 参见本套教材《药理学》相关章节。

除上述药物具有抗心律失常的作用外，洋地黄、ATP、$MgSO_4$、KCl等也具有抗心律失常作用。

（七）心律失常的介入治疗和手术治疗简介

1. 心脏电复律 电除颤和电复律的机制是将一定的电流通过心脏，使全部或大部分心肌在瞬间除极，然后心脏自律性最高的起搏点重新主导心脏节律，通常是窦性。

（1）电除颤与电复律种类 ①交流和直流电除颤。②体内和体外电除颤与电复律。③同步电复律与非同步电除颤（直流电同步电复律、直流电非同步电除颤）。④食管内低能量电复律。⑤经静脉电极导管心脏内电复律。

（2）电除颤与电复律的适应证 总原则是任何快速性心律失常，导致血流动力学障碍或心绞痛发作加重，药物治疗无效者，均应考虑电除颤与电复律。①恶性室性心律失常：室速伴意识障碍、严重低血压肺水肿；室颤。②心房颤动：房颤病史<1年，既往心率不低于60次/分；房颤后心衰和心绞痛不易控制；房颤伴心室率较快，且药物控制不佳；原发病已得到控制，房颤仍持续存在者；风湿性心脏病瓣膜置换或修复3~6个月以上，先天性心脏病修补术后2~3个月以上仍有房颤者；预激综合征伴心室率快的房颤应首选电复律。③心房扑动。④室上性心动过速。

（3）电除颤与电复律的禁忌证 ①病情危急且不稳定，如心衰伴风湿活动，严重电解质和酸碱平衡紊乱；②房颤发生前，拟诊为病窦，心率可用药物控制，尤其老年患者；③洋地黄中毒引起的房颤；④不能耐受预防复发的药物，如胺碘酮和普罗帕酮。

以上适应证和禁忌证均为相对的，临床上需要全面评估患者情况，权衡利弊。

2. 植入型心律转复除颤器（ICD） 明确适应证包括：①不可逆病因引起的室颤或血流动力学不稳定的持续性室速所致的心脏停搏；②器质性心脏病的自发性室速；③原因不明的晕厥；④心肌梗死所致的LVEF<35%；⑤心肌梗死后非持续室速，且电生理检查能诱发室颤或持续室速。

3. 心脏起搏器治疗 适应证包括：①有症状的三度房室传导阻滞；②束支-分支水平阻滞，间歇发生二度Ⅱ型房室传导阻滞，有症状；③病窦综合征或房室传导阻滞，心室率低于50次/分，有症状；④颈动脉窦过敏引起的心率减慢，有症状；⑤有窦房结功能障碍和（或）房室传导阻滞的患者，必须采用减慢心率的药物治疗时，应置入起搏器。

知识拓展

起搏器的功能和类型

随着起搏器工作方式的不断增加，其功能日趋复杂。1985年北美心脏起搏与电生理学会（NASPE）和英国心脏起搏与电生理学会（BPEG），共同编制了NBG编码，并于2002年进行了修订（表5-6）。另外起搏器制造厂家用S代表单心腔。

表5-6　起搏器NBG编码表

Ⅰ	Ⅱ	Ⅲ	Ⅳ	Ⅴ
起搏心腔	感知心腔	感知后反应	程控功能/频率应答	抗快速心律失常功能
V=心室	V=心室	T=触发	P=程控频率及输出	P=抗心律失常
A=心房	A=心房	I=抑制	M=多项参数程控	S=电击
D=双腔	D=双腔	D=T+I	C=通讯	D=P+S
O=无	O=无	O=无	R=频率适应	O=无

4. 导管射频消融术治疗快速心律失常　①预激综合征合并阵发性房颤和快速心室率；②折返激动引起的心律失常，或合并心动过速心肌病，或血流动力学不稳定者；③频发、不易控制的房扑；④频发、症状明显的房颤；⑤不适当窦速合并心动过速心肌病；⑥频发和（或）症状中、药物预防发作效果差的和器质性心脏病的室速，多作为ICD的补充治疗。

5. 外科手术治疗

二、窦性心律失常

（一）窦性心动过速

1. ECG特点

（1）P波在Ⅰ、Ⅱ、aVF导联直立，在aVR导联倒置；（窦性P波规律出现）。

（2）P-R间期0.12～0.20秒。

（3）P波频率大于100次/分（101～160次/分）。

2. 临床意义　①正常人：吸烟、饮酒、喝咖啡、运动、情绪激动。②病理状态：发热、甲状腺功能亢进（甲亢）、贫血、休克、心肌缺血、充血性心力衰竭、肾上腺素和阿托品应用。

3. 治疗　生理性因素多无须处理；病理性应针对病因和去除诱因。对症给予β受体阻滞剂（如美托洛尔）或非二氢吡啶类CCB（如地尔硫䓬）以减慢心率。

（二）窦性心动过缓

1. ECG特点　（常伴有窦性心律不齐）

（1）P波在Ⅰ、Ⅱ、aVF导联直立，在aVR导联倒置。

（2）P-R间期0.12～0.20秒。

（3）P波频率小于60次/分。

2. 临床意义　①正常人：年轻人、运动员、睡眠状态。②病理状态：颅内疾病、严重缺氧、低温、甲状腺功能减退（甲减）、阻塞性黄疸、药物（拟胆碱药、胺碘酮、β受体阻滞剂、非二氢吡啶类钙通道阻滞剂、洋地黄）、窦房结病变、急性下壁心肌梗死。

3. 治疗　无症状者无须处理。有症状者可用：阿托品、麻黄碱、异丙肾上腺素。长期治疗：安装起搏器。

（三）窦性停搏（窦性静止）

1. ECG特点　在较正常P-P间期显著延长的间期内无P波发生，或P波与QRS均不出现，长的P-P间期与基本窦性P-P间期无倍数关系。可出现单个逸搏或逸搏心律控制心脏。

2. 临床表现　黑矇、短暂性意识丧失或晕厥，严重者可发生Adams-Stokes综合征，甚至死亡。

3. 临床意义　①迷走神经张力增高或颈动脉窦过敏均可发生；②急性心肌梗死、窦房结变性或纤维化、脑血管意外，应用洋地黄、乙酰胆碱等药物也可引起窦性停搏。

4. 治疗 参照窦性心动过缓。

（四）窦房传导阻滞

1. ECG 特点 理论上窦房传导阻滞分三度。一度体表心电图无法诊断；三度者与窦性停搏难以鉴别。二度Ⅰ型为 P－P 间期进行性缩短，直至出现一次长 P－P 间期，该长 P－P 间期小于基本 P－P 间期的两倍（称 Wenckback 现象）；二度Ⅱ型的长 P－P 间期为基本 P－P 间期的两倍。

2. 临床意义 参见病态窦房结综合征。

3. 治疗 参见病态窦房结综合征。

（五）病态窦房结综合征

病态窦房结综合征（SSS）简称病窦。

1. 病因

（1）淀粉样变性、甲减、某些感染（伤寒、布氏杆菌病）、纤维化与脂肪浸润、硬化与退行性变损害窦房结。

（2）窦房结周围神经和心房肌病变。

（3）迷走神经张力增高、抗心律失常药物抑制窦房结功能。

2. 临床表现 出现与心动过缓相关的心脑供血不足症状：黑矇、短暂性意识丧失或晕厥，严重者可发生 Adams－Stokes 综合征，甚至死亡。

3. ECG 特点

（1）主要改变 ①持续而显著的窦性心动过缓（＜50 次/分）；②窦性停搏与窦房传导阻滞；③窦房传导阻滞与房室传导阻滞并存；④心动过缓与快速心律失常交替出现，即慢－快综合征。

（2）其他改变 ①在未用抗心律失常药物的情况下，房颤心室率缓慢，或其发作前后有窦缓和（或）一度房室传导阻滞；②变时功能不全，表现为运动后心率提高不显著；③房室交界区性逸搏心律等。

4. 心电生理检查

（1）固有心率（IHR） SSS 患者 IHR 低于正常。正常值计算：［118.1－(0.57×年龄)］方法：普萘洛尔（0.2mg/kg）静脉注射 10 分钟后，再以阿托品（0.04mg/kg）静脉注射，测心率。

（2）窦房结恢复时间（SNRT）和窦房传导时间（SACT）延长。

5. 治疗 无症状者无须治疗，有症状者，应安装起搏器。

三、房性心律失常

（一）房性期前收缩

1. ECG 特点

（1）提前发生的 P 波，形态与窦性不同。

（2）QRS 形态与窦性时相似（无室内差异性传导时）。

（3）不完全性代偿间歇。

2. 病因 正常人 24 小时心电检测，约 60% 有房性期前收缩发生。但多半发生于病理状态，各种器质性心脏病均可发生，并可能是快速性房性心律失常的先兆。

3. 治疗 一般无须特殊治疗。症状明显可用 β 受体阻滞剂、普罗帕酮、莫雷西嗪等药物治疗。

（二）房性心动过速

房性心动过速简称房速，指起源于心房，且无需房室结维持的心动过速，根据发病机制和心电图特点可分三种，即自律性房性心动过速、折返性房性心动过速、紊乱性房性心动过速。

1. 自律性房性心动过速

（1）心电图特点 ①心房率 150～200 次/分；②P 波形态与窦性不同；③常伴有二度房室传导阻滞；④P 波之间等电位线仍然存在；⑤刺激迷走神经不能终止；⑥发作开始心率逐渐加速。

（2）电生理检查特点 ①心房程序刺激不能诱发心动过速，发作不依赖于房内或房室结传导延迟；②心房激动顺序与窦性P不同；③心动过速的第一个P波与随后的P波形态一致；④心房超速起搏能抑制心动过速，但不能令发作终止。

（3）病因 伴有房室传导阻滞的阵发性房性心动过速大多因自律性增高引起。心肌梗死、慢性肺部疾病、大量饮酒、代谢障碍性疾病、洋地黄中毒在低血钾时易发生这种心律失常。

（4）临床表现 ①短暂、间歇或持续发作；②房室传导比例变动时，心律不恒定，S_1强度变化；③颈静脉α波数目超过听诊心搏次数。

（5）治疗 ①洋地黄中毒引起者：停用洋地黄，补钾，可选利多卡因、苯妥英钠及普萘洛尔等；②非洋地黄引起者：对因治疗；减慢心室率可选用洋地黄、β受体阻滞剂、钙通道阻滞剂；可加用IC类（普罗帕酮、莫雷西嗪）或Ⅲ类（胺碘酮）抗心律失常药物转复心律；药物治疗无效者，可考虑射频消融。

2. 折返性房性心动过速 少见。

（1）电生理检查 ①心房程序刺激能诱发与终止心动过速发作；②发作开始前必须先发生房内传导延迟；③心房激动顺序与窦性P不同；④刺激迷走神经不能终止心动过速的发作，但可产生房室传导阻滞。

（2）治疗 同阵发性室上速。

3. 紊乱性房性心动过速

（1）病因 常发生于慢阻肺或心衰患者，也可见于洋地黄中毒与低钾血症。

（2）心电图特点 ①通常有3种或更多形态各异的P波，P－R间期不同；②心房率100～130次/分；③大多数P波能下传心室，但部分P波因过早发生而受阻，心室律不规则。

（3）治疗 ①肺部疾病患者给予充足的供氧、控制感染；②停用氨茶碱、异丙肾上腺素、麻黄碱等药物；③胺碘酮与维拉帕迷可能有效，补充钾盐和镁盐可抑制心动过速发作。

（三）心房扑动

1. 病因 阵发性可见于正常人，持续性者见于多种心肺疾病（风湿性心脏病、高血压性心脏病、冠心病、心肌病，肺栓塞、慢性充血性心力衰竭及二、三尖瓣狭窄与反流导致心房扩大）；其他疾病：甲亢、酒精中毒、心包炎。

2. 临床表现 心室率不快时可无症状。心室率极快时，可诱发心绞痛与充血性心力衰竭。体检时可见快速的颈静脉扑动。房室传导比例变动时，S_1强度变化，有时可听到心房音。房扑往往有不稳定倾向，可恢复窦性，也可进展为房颤。持续数月、数年。按压颈动脉窦能突然成比例减慢房扑的心室率，停止按压复原心室率。运动、增加交感神经张力或降低迷走神经张力的方法，可使房扑的心室率成倍数加速。

3. ECG检查 ①心房活动呈现规律的锯齿状扑动波，其间等电位线消失，频率一般在250～300次/分；②心室律规则或不规则，取决于房室传导比例是否衡定；③QRS波群与窦性相同。

4. 治疗 ①原发病治疗。②电复律（最有效同步直流电复律）或超速起搏。③控制心室率：β受体阻滞剂（超短效：艾司洛尔esmolol，200μg/kg·min）、钙拮抗剂（维拉帕迷）或洋地黄。④药物复律：注意复律前应用药物减慢心室率。常用药物有ⅠA（奎尼丁）、ⅠC（普罗帕酮）和Ⅲ类（胺碘酮）；合并冠心病、充血性心力衰竭的房扑应用ⅠA、ⅠC类药物容易导致严重的室性心律失常，甚至死亡。⑤射频消融：适用于顽固性者。

（四）心房颤动

1. 病因

（1）阵发性（≤7天，常≤48小时）、持续性（>7天） ①正常人：情绪激动、手术后、运动、酒精中毒。②急性缺氧、高碳酸血症、代谢和血流动力学紊乱：心脏与肺部疾患。③心血管疾病：风湿性心脏病（最常见）、冠心病、高血压性心脏病、慢性肺心病、心肌病、感染性心内膜炎、缩窄性心包炎。④甲状腺功能亢进。⑤老年患者慢－快综合征的心动过速期。

（2）孤立性 多见于无心脏病的中青年人。

2. 临床表现

（1）症状 与心室率快慢有关；HR超过150次/分，可出现心绞痛和充血性心力衰竭。并发体循环栓塞的危险性甚大，二尖瓣狭窄或二尖瓣脱垂合并房颤时，脑栓塞发生率更高。

（2）体征　第一心音强弱不等、心室律不规则、脉搏短绌；颈静脉搏动 α 波消失。

（3）房颤患者心室律变规则的可能情况　①恢复窦性心律；②房速；③房扑并有固定房室传导比例；④交界性心动过速或室速；⑤如心室率极慢并规则，可能是完全性房室传导阻滞。房颤合并交界性或室性心动过速或完全性房室传导阻滞，其最常见原因是洋地黄中毒。

3. ECG 检查　①P 波消失，代之以 f 波，频率 350～600 次/分；②心室律不规则；（R－R间期绝对不等）；③QRS 形态正常。

4. 治疗

（1）急性房颤　初发的且在 24～48 小时以内（首诊房颤）。迅速治疗，最初治疗目标是减慢心室率。静脉注射洋地黄、β 受体阻滞剂、钙通道拮抗剂。预激合并房颤时禁用洋地黄、β 受体阻滞剂。

（2）慢性房颤　阵发性、持续性、永久性。

1）复律　① 患者选择，需综合考虑：房颤持续时间；心房大小；病因。禁忌证：病因未除、心房大、房颤持续时间 >1 年、SSS 无起搏器保护。②复律前的准备：经食管超声心动图确定有无附壁血栓；华法林：前三后四，INR（凝血酶原时间国际标准化比值）控制在 2.0～3.0；肝素：紧急复律时可以应用。③电复律：电转复推荐使用 200J 或者更高；危险主要是栓塞和心律失常。④药物复律：奎尼丁、普罗帕酮（心律平）、胺碘酮。

2）窦性心律的维持　上述复律药物亦可用于窦性心律的维持。

3）控制心室率　①通常情况下，当静息时心室率在 60～80 次/分，中量运动时 90～115 次/分即被认为是心率已经得到控制。②常用药物有：β 受体阻断剂、洋地黄、钙通道拮抗剂、胺碘酮。③AFFIRM 试验结果提示，控制心室率可能比转复窦性心律对患者更有益处。

4）预防血栓栓塞　①除 <60 岁的孤立性房颤外，其他都需抗凝治疗。②禁忌证：安全有效，使 INR 保持在 2.0～3.0。③阿司匹林：不能耐受禁忌证的可给阿司匹林 300mg/d。

四、房室交界区性心律失常

（一）房室交界区性期前收缩

1. ECG 检查　①提前出现 QRS 及逆行 P 波，逆行 P 波可位于 QRS 之前、之中或之后；P 波位于 QRS 之前，P－R 间期 <0.12 秒；P 波可位于 QRS 之后 R－P 间期 <0.20 秒；②QRS 形态正常；③多为完全代偿间歇。

2. 治疗　无须治疗。

（二）房室交界区性逸搏与心律

1. ECG 检查　①较正常 P－P 间期长的间歇后出现一个正常的 QRS 波群，P 波缺失或逆行 P 位于 QRS 之前或之后；②逸搏心律为连续 3 次（或以上）交界区逸搏，频率 40～60 次/分。

2. 治疗　无须治疗。

（三）非阵发性房室交界区性心动过速

1. 病因与发病机制　①病因：最常见病因为洋地黄中毒，其他有下壁心肌梗死、心肌炎、急性风湿热、心瓣膜手术后，也可见于正常人。②机制：房室交界区组织自律性增高或触发活动有关。

2. ECG 检查　①逐渐开始，逐渐中止；②心室率 70～150 次/分；③QRS 波群形态正常。

3. 治疗　主要针对病因。已用洋地黄者立即停药，不可电复律。洋地黄中毒者给予钾盐、利多卡因或 β 受体阻断剂治疗。其他患者可选用Ⅰ A（奎尼丁）、Ⅰ C（普罗帕酮）和Ⅲ类（胺碘酮）药物。

（四）与房室交界区相关的折返性心动过速

1. 病因和发病机制　①病因：通常无器质性心脏病。②发病机制：折返激动是主要发病机制请参见本节概述部分。

2. 临床表现　突发突止，心悸、胸闷、焦虑不安、头晕，少有晕厥、心绞痛、心力衰竭与休克。体征：S_1强度恒定，心室律绝对规则。

3. ECG检查 ①心率150~250次/分；②QRS形态正常；③P波逆行性，常埋藏于QRS中；④突发突止。

4. 治疗

（1）中止发作

1）迷走神经刺激法 ①按压颈动脉窦；②Valsalva动作（深吸气后屏气、再用力做呼气动作）；③压舌根，诱导恶心；④交替按压眼球；⑤将面部浸没于冰水内憋气。

2）药物 腺苷与钙拮抗剂，首选腺苷，其次为维拉帕米，静脉注射；其他药物：胺碘酮、洋地黄（伴心功能不全者首选）、β受体阻滞剂等可用，但不作为常规。

3）食管心房调搏术能有效终止发作。

4）直流电复律 患者血流动力学不稳定时首选。

（2）预防复发 首选射频消融，可以根治。药物首选：洋地黄、长效钙离子拮抗剂和β受体阻滞剂。

（五）预激综合征

心房冲动提前激动心室的一部或全部，或心室冲动提前激动心房的一部或全部。其解剖学基础为房室旁路，或房-希氏术旁路、结室纤维、分支-室纤维。最常见的是Kent束。

1. 病因 无器质性心脏病者男性居多。先天性心脏病：三尖瓣下移畸形、二尖瓣脱垂与心肌病。

2. 临床表现 本身不引起症状。心动过速发生率：1.8%，与房室交界区相关的折返激动性心动过速占80%；房颤：15%~30%；房扑：5%；频率过快的心动过速可恶化为室颤或导致心力衰竭、低血压。预激综合征发生房颤或房扑时，若冲动沿旁路下传，由于其不应期短，会产生极快的心室率，可发生低血压、晕厥甚至猝死。

3. ECG检查 房室旁路典型表现为：①窦性心搏的P-R间期短于0.12秒；②某些导联QRS波群超过0.12秒，起始部分粗钝，称δ波；③ST-T继发性改变。T波与QRS主波方向相反。预激综合征发作房室折返性心动过速，最常见的类型是通过房室结前向传导，经旁路逆传，心电图QRS形态及时限正常；约5%的患者，折返旁路相反，心动过速时QRS宽大畸形，易与室速混淆。

4. 治疗

（1）中止心动过速发作 可参照房室结内折返性心动过速。洋地黄缩短旁路不应期，使心室率加快，故不可单独用于曾经发作过房颤或房扑的患者。预激合并房颤或房扑，有血流动力学改变，应立即电复律。

（2）射频消融术或手术治疗 可根治。

五、室性心律失常

（一）室性期前收缩

是一种最常见的心律失常，指希氏束分叉以下部位过早发生的，提前使心肌除极的心搏。可见于正常人，亦可发生于各种病理状态。临床表现无特异性。

1. ECG检查 ①提前出现QRS，宽大畸形，其前无相关P波，ST-T与主波方向相反；②配对间期恒定；③代偿间歇完全；④规律出现可表现为二联律（每1个窦性心动后出现1个室性期前收缩）、三联律（每2个窦性心动后出现1个室性期前收缩）、四联律（每3个窦性心动后出现1个室性期前收缩），以此类推；连续两个室性期前收缩称成对室性期前收缩。连续三个为室性心动过速；同一导联出现的室性QRS相同，为单形性（单源性）室性期前收缩；形态不同者称多形性（多源性）室性期前收缩；⑤室性并行心律：心室内异位起搏点自行发放冲动，并能阻滞窦房结冲动的入侵。ECG有三个特点：一是配对间期不恒定；二是长的两个异位节律间期是最短的异位节律间期的整倍数；三是当主导冲动与异位冲动几乎同时到达心室时可出现室性融合波。

2. 治疗 ①无器质性心脏病：无须治疗。②急性心肌缺血：仅在出现以下情况时应用抗心律失常药物：频发室早；多源性室早；R-on-T；成对或连续室早。首选药物为利多卡因，β受体阻滞剂可有效减少恶性心律失常发生率。③慢性心脏病变：避免使用I类抗心律失常药；β受体阻滞剂和胺碘酮可以有效减少猝死发生率。

（二）室性心动过速

1. 病因 各种器质性心脏病：冠心病最常见（尤其心梗）；其次为心肌病、二尖瓣脱垂、心瓣膜病等；代谢障碍、电解质紊乱、长QT综合征也可导致室性心动过速的发生。无器质性心脏病患者偶见。

2. 临床表现

（1）症状 症状的轻重与发作时心室率、持续时间、基础心脏病变、心功能状况有关。非持续性室性心动过速通常无症状；持续性室性心动过速发作<30秒，通常无症状，超过30秒常伴有明显的血流动力学障碍与心肌缺血。常见症状有：低血压、晕厥、少尿、气促、心绞痛。

（2）体征 听诊心律不规则、S_1、S_2分裂、收缩期BP随心搏变化。颈静脉出现巨大a波：①间歇出现，提示完全性室房分离；②规律出现时，则提示：心室波动逆传并持续夺获心房。

3. ECG检查 ①3个或以上室早连续出现；②QRS波群宽大畸形，ST－T与主波方向相反；③心室率100～250次/分；④房室分离，偶有心房夺获；⑤突发突止；⑥心室夺获和室性融合波。应注意室速与室上速合并室内差异性传导的鉴别。

4. 治疗 ①中止室速发作：如无血流动力学异常，可静注利多卡因或胺碘酮；如血流动力学不稳定，则首选同步直流电复律。②预防复发：目前除β受体阻滞剂和胺碘酮外，尚无可明确降低心脏性猝死的抗心律失常药物。

5. 特殊类型的室性心动过速

（1）加速性心室自主节律

1）病因与机制 通常发生于心脏病患者，特别是急性心梗再灌注期、心脏手术、心肌病、风湿热、洋地黄中毒。与自律性增加有关。

2）ECG 连续3～10个起源于心室的QRS，频率60～110次/分。

3）治疗 通常无须治疗；阿托品加速窦性频率和起搏可消除本型室速。

（2）尖端扭转型室速

1）病因 发生于先天性、电解质紊乱（低钾、低镁）、抗心律失常药物（ⅠA类、Ⅲ类）、吩噻嗪和三环抗抑郁药、颅内病变、心动过缓（三度房室传导阻滞）。

2）ECG 是多型性室性心动过速的一个特殊类型，发作时QRS的振幅与波峰呈周期性改变，宛如围绕等电位线连续扭转而得名，频率200～250次/分。Q－T间期超过0.5秒，U波显著。

3）治疗 寻找和去除导致Q－T间期延长的病变和停用有关药物。①硫酸镁2g，稀释至40ml缓慢静脉推注，然后8mg/min静滴维持；②临时心房或心室起搏；③先天性长Q－T间期，首选β受体阻滞剂，基础HR缓慢者，可起搏治疗；④药物治疗无效，可考虑左交感神经切断术或置入埋藏式心脏复律除颤器；⑤ⅠA类、Ⅲ类抗心律失常药物不宜应用；⑥利多卡因、苯妥英钠、美西律无效。

（三）心室扑动与心室颤动

1. 病因 常发生于缺血性心脏病患者，抗心律失常药物的使用，特别是使QT延长与尖端扭转的药物，严重缺氧、缺血、预激综合征和并房颤与极快的心室率、电击伤。为致命性心律失常。

2. 临床表现 意识丧失、抽搐、呼吸停顿、甚至死亡；听诊心音消失、血压和脉搏均无法测到。

3. ECG检查

（1）心室扑动呈正弦图形，波幅大而规则，频率150～300次/分（常在200次/分以上）；

（2）心室颤动的图形、波幅与频率均极不规则，QRS、ST、T波无法辨认。

4. 治疗 按心脏骤停处理。

六、心脏传导阻滞

（一）房室传导阻滞

1. 病因

（1）与迷走神经张力增高有关 文氏型房室传导阻滞（Mobitz Ⅰ）。

（2）基本病变　急性心肌梗死、冠脉痉挛、病毒性心肌炎、心内膜炎、心肌病、急性风湿热、钙化性主动脉瓣狭窄、心脏肿瘤、Lyme 病（螺旋体感染、可致心肌炎）、Chages 病（原虫感染，可致心肌炎）、黏液性水肿等。Lev 病（心脏纤维支架的钙化与硬化）与 Lenegre 病（传导系统本身的原发性硬化病变）可能是慢性孤立性心脏传导阻滞的最常见原因。

（3）电解质紊乱、药物中毒。

2. 临床表现　①一度无症状；②二度可有心悸和心搏脱漏感；③三度的症状取决于心室率的快慢与伴随病变。症状包括：疲倦、乏力、头晕、晕厥、心绞痛、心力衰竭。心室率过慢可致脑缺血，出现短暂性意识丧失，甚至抽搐，称 Adams - Strokes 综合征。体征：脉搏、心搏脱漏、大炮音（三度房室传导阻滞）。

3. 治疗　①一度与二度Ⅰ型一般无须治疗；②二度Ⅱ型和三度者，如心室率过于缓慢，则应给予治疗。阿托品、异丙基肾上腺素等药物只能短期使用，且效果不佳，故临时或永久起搏器是首选的治疗。

（二）室内传导阻滞

1. 病因　①右束支阻滞较常见，见于：风湿性心脏病（风心病）、高血压心脏病（高心病）、冠心病、先天性心脏病、心肌病、急性肺梗死、急性心肌梗死后，亦可见于正常人。②左束支阻滞，见于：慢性充血性心力衰竭、急性心肌梗死、急性感染、奎尼丁与普鲁卡因胺中毒、高心病、风心病、冠心病、梅毒性心脏病。左前分支阻滞常见，左后分支阻滞少见。

2. 临床表现　通常无症状。

3. ECG 检查

（1）右束支阻滞　完全性：①QRS≥0.12 秒；②V_{1-2}呈 rsR，R 圆钝；③V_5、V_6呈 qRS，S 波宽阔；④T 波与主波方向相反。不完全性 QRS<0.12 秒。

（2）左束支阻滞　完全性：①QRS≥0.12 秒；②V_5、V_6呈 RS 波宽大，顶部有切迹，其前无 q；③V_1、V_2呈Qs 或 rS；④V_5、V_6T 波与主波方向相反。不完全性 QRS<0.12 秒。

（3）左前分支阻滞　①额面平均 QRS 电轴左偏 -45°~ -90°；②Ⅰ、aVL 呈 qR；③Ⅱ、Ⅲ、aVF 呈 Rs。

（4）左后分支阻滞　①额面平均 QRS 电轴右偏 +90°~ +120°；②Ⅰ呈 rS；③Ⅱ、Ⅲ、aVF 呈 qR，且 RⅢ>RⅡ。确立前应排除引起电轴右偏的病变（右室肥厚、肺气肿、侧壁心梗与正常变异）。

（5）双分支阻滞与三分支阻滞　不同心电图表现；最常见为右束支阻滞合并左前分支阻滞，右束支阻滞合并左后分支阻滞较少见；三分支阻滞表现为完全性房室传导阻滞。

4. 治疗　慢性者，多无须治疗；而急性心梗发生双分支、三分支阻滞，或慢性双分支、三分支阻滞伴有阿斯发作者，需及早安装起搏器。

本章小结

本章介绍的循环系统疾病包括心力衰竭、高血压、冠状动脉粥样硬化性心脏病和心律失常。

心力衰竭可分为急性和慢性两类，以慢性心衰最常见，左心衰以肺循环淤血为主要表现，主要症状按程度和表现形式可分为劳力性呼吸困难、端坐呼吸、夜间阵发性呼吸困难和肺水肿。右心衰以体循环淤血为主要表现，其体征包括发绀、水肿、颈静脉充盈、肝肿大、肝颈反流征阳性。原则包括：利尿、扩血管、强心。

高血压是以体循环动脉压升高为主要表现的临床综合征。定义为收缩压≥140mmHg 和（或）舒张压≥90mmHg，根据血压水平，又进一步将高血压分为 1、2、3 级。高血压的治疗药物分五大类即：利尿剂、β 受体阻滞剂、钙阻滞剂、血管紧张素转化酶抑制剂及血管紧张素Ⅱ受体拮抗剂。

冠心病分五型：①隐匿型或无症状性冠心病；②心绞痛；③心肌梗死；④缺血性心肌病；⑤猝死。五型可独立存在，也可合并存在。本章主要介绍心绞痛和心肌梗死，临床诊断主要依靠心电图，确诊依靠冠脉造影。治疗包括改善生活行为，药物治疗和介入治疗等。

心律失常按发生原理，可分为冲动形成异常和冲动传导异常；按心率快慢，也可分为快速性与缓慢性心律失常。急性房颤应迅速治疗，最初治疗目标是减慢心室率，主要静脉注射洋地黄、β受体阻滞剂、钙通道拮抗剂。

练 习 题

题库

思考题

1. 左心衰的临床症状有哪些？右心衰的体征有哪些？
2. 抗高血压药物有哪些？
3. 如何鉴别心绞痛和急性心肌梗死？
4. 心律失常按发生原理可分为哪两类？常见的心律失常有哪些？
5. 房颤的治疗原则有哪些？

（李文月）

第六章 消化系统疾病

学习导引

知识要求

1. **掌握** 消化性溃疡、肝硬化、肝性脑病的临床表现、诊断要点和治疗原则。

2. **熟悉** 反流性食管炎、胃炎、急性胰腺炎的临床表现、诊断要点、治疗原则和病理生理变化特点，消化性溃疡、肝硬化、肝性脑病的病理生理变化特点。

3. **了解** 反流性食管炎、胃炎、消化性溃疡、急性胰腺炎、肝硬化、肝性脑病的病因、实验室检查及辅助检查的意义。

能力要求

1. 熟练掌握消化系统疾病的诊断及治疗技术。

2. 学会应用临床思维，根据患者的临床症状、体征和实验室及辅助检查结果，解决临床初步诊断的问题。

3. 学会根据患者的具体情况，解决个性化的治疗问题。

人体进行正常的生命活动，必须不断地从外界摄取营养物质。消化系统的主要功能就是对食物进行消化和吸收，为机体的新陈代谢提供所需的物质和能量。消化系统是维持机体生存的重要系统之一，消化系统疾病包括食管、胃、肠、肝、胆、胰以及腹膜等脏器的疾病。该系统疾病在临床上十分常见，其部分临床表现缺乏特异性，既可局限于本系统，也可累及其他系统及全身；而全身或其他系统的疾病和精神神经因素，亦可引起消化系统的疾病和症状。由于消化系统的疾病种类复杂多样，临床表现变化多端，这就要求医生除了需具备扎实的医学基础与临床知识外，还要具备高度负责的工作态度及良好的敬业精神。

第一节 胃食管反流病

PPT

胃食管反流病（gastroesophageal reflux disease，GERD）是指胃十二指肠内容物反流至食管引起烧心等不适症和（或）并发症的疾病。典型症状为烧心和反流，可分为反流性食管炎（reflux esophagitis，RE）以及非糜烂性反流病（nonerosive reflux disease，NERD）。GERD 也可引起咽喉、气道等食管邻近组织的损害。

案例解析

【案例】 患者，女性，41 岁。以反复反酸、烧心半年，加重伴胸痛 3 天为主诉入院。半年前无明显诱因出现反酸、烧心，尤以餐后为重，3 天前，因与朋友进食大量咖啡、巧克力后，上述症状加重，并有剧烈胸痛，遂来诊。查体：T 36.2℃，P 80 次/分，R 18 次/分，BP 120/70mmHg。双肺呼吸音清，未闻及干、湿啰音。听诊心音有力，律齐，无杂音。血、尿、便常规检查均正常，ECG 检查正常，胃镜检查：食管下端黏膜破损，长径小于5mm。问该患者最可能的诊断是什么？

【解析】最可能的诊断为：胃食管反流病。诊断依据为：①女性患者，反复反酸、烧心半年；②3 天前，进食大量咖啡、巧克力后，上述症状加重，并有剧烈胸痛；③胃镜检查：食管下端黏膜破损，长径小于5mm。

一、病因

正常人也可发生胃食管反流，但不会损害食管黏膜且无临床症状，为生理性反应。病理性胃食管反流即 GERD 是由多种因素造成的消化道动力障碍性疾病，其主要发病机制是食管抗反流防御机制减弱和反流物对食管黏膜攻击作用的结果，而直接损伤原因则是胃酸、胃蛋白酶及胆汁等反流物。

二、病理生理

1. 食管抗反流屏障结构和功能异常 食管抗反流屏障是指在食管和胃交接的解剖结构中，其中食管下括约肌（lower esophageal sphincter，LES）功能状态最重要，能防止胃十二指肠内容物反流入食管。一些外界因素可引起 LES 压下降，如某些激素（如缩胆囊素、血管活性肠肽等）、食物（如咖啡、巧克力等）、药物（如钙拮抗剂、地西泮、安定类药物等）等；同时腹内压增高（如妊娠、腹水、呕吐、肥胖等）及胃内压增高也可引起 LES 压相对降低，进而诱发胃食管反流。

2. 食管清除作用障碍 研究表明，食管蠕动和唾液产生的异常参与了胃食管反流病的发生，此外，食管裂孔疝也可引起胃食管反流并降低食管对酸的清除，从而引起 GERD。

3. 食管黏膜屏障防御功能降低 长期吸烟、饮酒以及某些药物等因素均可以引起食管黏膜屏障作用下降，从而不能抵御反流物的破坏。

三、临床表现

GERD 的临床特点是慢性病程，症状反复发作。临床表现复杂多样。

1. 食管症状

（1）典型症状　烧心和反流是本病最常见的症状，烧心是指胸骨后或剑突下的烧灼感，常由胸骨下段向上延伸，是 GERD 的特征性表现，反流是指胃内容物涌入咽部或口腔的感觉，含酸味或仅为酸水时称反酸，少数情况下可为有苦味的胆汁或肠液。

（2）非典型症状　GERD 引起的胸痛是除烧心和反流之外的常见食管症状。由酸性反流物刺激食管黏膜神经末梢或炎症引起，并向后背、肩部、颈部等部位放射。吞咽困难则是在长期烧心的基础上发生的，吞咽困难可呈持续性或进行性加重。

2. 食管外症状 由反流物刺激或损伤食管以外的组织或器官引起，如咽喉炎、慢性咳嗽和哮喘等。部分患者还有可能出现咽部不适，有异物感或堵塞感，但无真正吞咽困难。

四、实验室及辅助检查

1. 内镜检查 是诊断反流性食管炎首选的辅助检查。可直接观察黏膜病变的形态、范围及程度，能判断反流性食管炎的严重程度和有无并发症。

2. 24 小时食管 pH 监测 被认为是确诊 GERD 的重要方法。能详细显示昼夜酸反流，并了解酸反流的程度及其与症状发生的关系。

3. 食管 X 线检查 食管吞钡 X 线检查可显示有无黏膜病变、狭窄、食管裂孔疝等。

4. 食管测压 能反映胃食管交界处的屏障功能，是一种辅助性诊断方法。

五、诊断与鉴别诊断

GERD 诊断的基础是：①有典型的烧心和反流症状；②内镜下可能有反流性食管炎的表现；③食管过度酸反流的客观证据。临床上对疑诊为本病而内镜检查阴性患者也可做实验性治疗。具体方法为质子泵抑制剂（PPI）（如奥美拉唑）每次 20mg，每天 2 次，连用 7～14 天，如有明显效果即可确诊。

GERD 需要与食管炎、贲门失弛缓症、食管癌、消化性溃疡、胆道疾病等相鉴别。GERD 引起的胸痛应与心源性胸痛及非心源性胸痛进行鉴别。GERD 也应注意与功能性疾病做鉴别。

六、治疗

GERD 的治疗目的是控制症状、治愈食管炎、提高生活质量、减少复发和防治并发症。

1. 指导教育 改变生活方式。避免睡前 2 小时内进食，肥胖者应减肥，减少高脂肪、巧克力、咖啡等食物的摄入，禁烟、戒酒。避免应用降低 LES 压的药物及引起胃排空延迟的药物，如抗胆碱能药物、硝酸甘油、肾上腺受体激动剂等。

2. 药物治疗

（1）促胃肠动力药 单独使用此药疗效不佳，因此只适用于轻症患者，或作为与抑酸药合用的辅助治疗。常用促胃肠动力药有：多潘立酮、莫沙必利、依托必利等。

（2）抑酸药 抑制胃酸分泌是目前治疗 GERD 的基本方法。抑制胃酸的药物包括 H_2受体拮抗剂（H_2 receptor antagonist，H_2RA）、质子泵抑制剂（proton pump inhibitor，PPI）等。①H_2RA：如西咪替丁、雷尼替丁、法莫替丁等。适用于轻、中症患者的初始治疗和短期缓解症状，疗程 8～12 周。②PPI：包括奥美拉唑、兰索拉唑、泮托拉唑、雷贝拉唑和埃索美拉唑等。特别适用于症状重、有严重食管炎的患者。

（3）抗酸药 碱性抗酸药仅用于症状较轻患者的临时缓解。常用药物有氢氧化铝。

（4）维持治疗 GERD 停药易复发，为防止食管炎反复复发引起的并发症，需采取维持治疗。维持治疗的药物用量，一般以患者症状消失时所用的最低剂量为最适剂量。

3. 抗反流手术治疗 手术主要适用于：①有严重并发症的患者；②不能忍受长期服药的患者；③引起严重呼吸道疾病的患者；④PPI 疗效欠佳者。

第二节 急性胃炎

PPT

案例解析

【案例】 患者，男性，27 岁。以上腹疼痛伴恶心、呕吐 2 天为主诉入院。2 天前患者与同事饮大量白酒后，开始出现上腹疼痛，并伴有恶心、呕吐，呕吐物为胃内容物，遂来诊。查体：T 36.5℃，P 86 次/分，R 18 次/分，BP 120/80mmHg。心肺检查无异常。腹软，上腹部压痛（+），无反跳痛及肌紧张。胃镜检查：胃窦部可见弥漫分布的多发性糜烂。该患者最可能的诊断是什么？

【解析】 最可能的诊断为：急性胃炎。诊断依据为：①男性患者、饮酒后出现上腹痛伴恶心、呕吐；②查体：上腹部压痛（+）；③胃镜检查：胃窦部可见以弥漫分布的多发性糜烂。

胃炎（gastritis）是胃黏膜对胃内各种刺激因素的炎症反应。常伴有上皮损伤、黏膜炎症和细胞再生，是最常见的消化道疾病之一。根据临床发病缓急和病程长短，可分为急性胃炎和慢性胃炎。另外还有其他特殊类型胃炎。

急性胃炎（acute gastritis）是指由多种病因引起的胃黏膜急性炎症。在内镜下可见胃黏膜充血、水肿、糜烂、出血，可伴有浅表溃疡形成。病理组织学检查表现为胃黏膜固有层可见以中性粒细胞为主的炎症细胞浸润。按照病理改变不同通常将急性胃炎分为急性单纯性胃炎、急性糜烂出血性胃炎、急性腐蚀性胃炎和急性化脓性胃炎。

一、病因

急性应激、乙醇、各种药物、创伤、十二指肠－胃反流、胃血液循环障碍及放射性照射等均可引起急性胃炎。

二、病理生理

1. 应激 急性应激是由全身感染、严重创伤、大手术、严重烧伤、颅内病变、休克及其他严重脏器病变或多器官衰竭等引起的，上述应激原均可刺激交感神经及迷走神经，引起黏膜缺血、缺氧，导致胃黏膜上皮受损，发生糜烂甚至出血。

2. 乙醇 由于乙醇（酒精）具有亲脂性和溶脂能力，可导致胃黏膜糜烂及黏膜出血。

3. 药物 最常见的是服用非甾体抗炎药（non－steroidal anti－inflammatory drug，NSAID）如阿司匹林、吲哚美辛等，这些药物可以阻断胃黏膜生理性的合成前列腺素，降低胃黏膜血流量，影响胃黏膜和碳酸氢盐屏障，并影响胃黏膜上皮的更新。

此外还有抗生素、激素、抗肿瘤药、铁剂和口服氯化钾等均可引起急性胃炎。

4. 其他 十二指肠胃反流、物理损伤、门脉高压、感染等也可导致急性胃炎的发生。

三、临床表现

临床上常见症状包括腹痛、腹胀、恶心、呕吐及纳差等；多数患者症状较轻，仅在胃镜检查时发现。重症患者可有呕血、黑粪、电解质紊乱及酸碱失衡，甚至休克；门脉高压引起的胃病者还可伴有门脉高压或慢性肝病的症状或体征。

四、实验室及辅助检查

内镜下可见以多发性糜烂、出血灶和浅表溃疡为特征的急性胃黏膜损害，由于应激所致急性胃炎患者以胃体、胃底病变为主，而 NSAID 或乙醇所致者则以胃窦为主。如出血量较大，红细胞计数、血红蛋白浓度均可下降，网织红细胞计数则可增高，大便隐血试验呈强阳性；如出血较小，则仅见大便隐血试验阳性。

五、诊断

依据病史及临床表现，可考虑本病的可能性，确诊有赖于急诊胃镜检查。胃镜表现为糜烂及出血病灶。同时还应注意，胃镜检查应在出血后 24～48 小时内进行，因乙醇或 NSAID 引起的病变可在短期内消失，延迟检查可能无法确定诊断。

六、治疗

首先应针对原发疾病和病因采取预防措施，其次，对处于急性应激状态的严重疾病患者，还应常规给予 H_2受体阻滞剂或质子泵抑制剂，也可选择具有黏膜保护作用的硫糖铝、胶体铋等预防出血；对于嗜酒者应戒酒；对于服用 NSAID 的患者应终止服药，并给予 H_2受体阻滞剂或 PPI、米索前列醇等预防出血。

第三节　慢性胃炎

PPT

慢性胃炎（chronic gastritis）是指不同病因所引起的胃黏膜慢性炎性病变。胃镜下可呈现胃黏膜色泽不均匀、颗粒状增殖及黏膜皱襞异常等；组织学以显著炎症细胞浸润、胃腺萎缩及瘢痕形成等为特点。慢性胃炎的分类方法有很多种，基于内镜和病理诊断可将慢性胃炎分为非萎缩性（non - atrophic）和萎缩性（atrophic）两大类。

一、病因

幽门螺杆菌（Hp）是慢性胃炎的最主要病因，此外，自身免疫因素、饮食、环境因素、十二指肠 - 胃反流以及慢性疾病、精神因素、年龄、职业等都可以参与慢性胃炎的发病。

二、病理生理

1. 幽门螺杆菌感染 现已证实幽门螺杆菌是慢性胃炎的最主要病因，Hp 能在胃内穿过黏液层移向胃黏膜黏附定居。Hp 定居后可大量繁殖，并产生空泡毒素 A（vacuolating cytotoxin，VacA），还有其代谢产生的氨也可直接损伤胃黏膜上皮细胞；同时 Hp 还可以分泌细胞毒素相关基因蛋白，诱发炎症反应，其菌体细胞壁还可以作为抗原诱导免疫反应，引起慢性活动性胃炎。部分患者还会发生胃黏膜萎缩。

2. 自身免疫 由自身免疫因素引起的慢性胃炎以胃体黏膜萎缩为主，患者的血清和胃液中可检测出自身抗体如壁细胞抗体（parietal cell antibody，PCA），伴有恶性贫血者还可以检测出内因子抗体（intrinsic factor antibody，IFA）。壁细胞抗原和 PCA 形成免疫复合物，可与补体共同作用并破坏壁细胞；而 IFA 可与内因子结合，从而阻碍维生素 B_{12} 与内因子的结合和吸收，进而导致恶性贫血。

3. 饮食、环境因素 一些不良的生活和饮食习惯可以引起胃黏膜的损伤。摄食粗糙、过热、高盐和刺激性食物，服用非甾体抗炎药、铁剂、氯化钾等都会损伤胃黏膜；酗酒可直接损伤胃黏膜上皮细胞，破坏黏膜屏障作用；新鲜蔬菜水果摄入减少、营养缺乏等也与胃黏膜萎缩、肠化生、炎症慢性化及肠癌的发生有着密切的关系。

4. 其他因素 十二指肠内容物反流入胃，产生炎症、糜烂和出血等变化。吸烟也可以引起十二指肠液反流。某些慢性病可引起慢性萎缩性胃炎，如尿毒症、肝硬化等。其他因素，如精神因素、年龄、职业等也都可以参与慢性胃炎的发病。

三、临床表现

多数慢性胃炎患者无任何症状，有症状者主要表现为消化不良：上腹饱胀不适、无规律疼痛、嗳气、反酸、恶心、呕吐等，如有胃黏膜糜烂者可出现上消化道出血，查体可有上腹部轻压痛。自身免疫性胃炎可出现明显厌食、体重减轻及贫血等临床表现。恶性贫血者有衰弱、疲软、神情淡漠和四肢感觉异常。

四、实验室及辅助检查

1. 胃镜及活组织检查 由于内镜所见与活检的病理表现可能不一致，诊断时应两者结合，在活检的基础上，以病理学诊断为准，此为慢性胃炎的最可靠的诊断方法。

2. Hp 检测 是慢性胃炎病因诊断和治疗的基础，其方法有多种，根据原理可分为侵入性和非侵入性两类方法。侵入性方法主要指通过胃镜获得黏膜标本的方法，包括快速尿素酶实验（RUT）、胃黏膜直接涂片染色镜检、胃黏膜组织切片染色镜检、细菌培养和基因检测法，而非入侵检测方法不依赖内镜检查，包括 ^{13}C 或 ^{14}C 尿素呼气实验（UBT）、粪便 Hp 抗原检测、血清和分泌物抗体检测、基因芯片和蛋白芯片检测等。

3. 血清促胃液素和胃蛋白酶原检测 血清胃泌素 G17、胃蛋白酶原Ⅰ和Ⅱ测定，可判断有无胃黏膜萎缩及部位。

4. 自身免疫性胃炎的相关检查 血清抗壁细胞抗体（PCA）常呈阳性，血清内因子抗体（IFA）阳性率比 PCA 低，如胃液中检测到 IFA，对恶性贫血的诊断帮助很大。

5. 血清维生素 B_{12} 浓度测定及维生素 B_{12} 吸收试验 正常人空腹血清维生素 B_{12} 浓度为 300 ~ 900ng/L，低于 200ng/L 就被定义为维生素 B_{12} 缺乏。维生素 B_{12} 吸收试验可提示维生素 B_{12} 的缺乏是由患者体内有内因子抗体或回盲部病变所致。

6. 其他 可测定基础胃酸分泌量（BAO）、最大胃酸分泌量（MAO）、高峰胃酸分泌量（PAO）和胃液 pH。此外 X 线钡剂造影检查有助于排除消化性溃疡和胃癌等疾病。

五、诊断

确诊必须依赖胃镜及胃黏膜活组织病理学检查，Hp 和血清自身抗体的检测有助于确定病因。怀疑有恶性贫血时，应做血清维生素 B_{12}浓度测定和维生素 B_{12}吸收试验。慢性胃炎的临床表现没有特异性，需要与胆囊炎、消化性溃疡、慢性肝病及胰腺炎等疾病鉴别，尤其是老年人，出现厌食、消瘦、贫血时还需特别排出肿瘤。

六、治疗

慢性胃炎的治疗目的是缓解症状和改善胃黏膜炎症。治疗应遵循个体化原则。

1. 指导教育 首先指导患者应避免食用过于粗糙的、辛辣的食物，忌服用对胃有刺激性的药物。同时应清除口鼻咽部感染灶，戒烟、戒酒，饮食宜软、易消化。Hp 主要在家庭内传播，注意避免导致 Hp 传播的不良饮食习惯。

2. 药物治疗

（1）根除 Hp 感染 成功根除 Hp 可改善胃黏膜组织化学变化、预防消化性溃疡及降低胃癌发生的危险，少部分消化不良的症状也可以得到改善。

（2）抑酸或抗酸治疗 胃黏膜糜烂、出血和以反酸、上腹痛等症状为主者，可选用抗酸剂、质子泵抑制剂或 H_2受体阻断剂等进行治疗。

（3）促动力药、胃黏膜保护剂 有上腹部饱胀者，可使用促动力药；胃黏膜糜烂、出血者，可应用胃黏膜保护药。

（4）抗抑郁或抗焦虑药 对于有明显精神因素的慢性胃炎伴消化不良患者应给予抗抑郁和抗焦虑药物治疗，并同时给予心理疗法。

（5）其他 应给予β-胡萝卜素、维生素 C、维生素 E 等药物治疗；对慢性胃炎伴恶性贫血者需注射维生素 B_{12}及叶酸；当慢性萎缩性胃炎伴重度异型增生或重度肠化时，应采用内镜下胃黏膜切除术，以预防癌变。

第四节 消化性溃疡

PPT

案例解析

【案例】患者，男性，35 岁。以反复上腹疼痛伴反酸、嗳气 4 年，加重 3 天为主诉入院。4 年前，患者无诱因开始出现反复上腹疼痛，并伴反酸、嗳气，尤以空腹时为重，进食后可自行缓解，未系统治疗。3 天前，因与家人吵架后，上述症状加重，遂入院。查体：一般状态尚好，生命体征平稳。心肺检查无异常。腹软，剑突下压痛（+），无反跳痛及肌紧张。胃镜检查：十二指肠溃疡。问该患者需要哪些药物治疗？

【解析】①抑制胃酸的药物：H_2受体拮抗剂（H_2RA）和质子泵抑制剂（PPI）。②胃黏膜保护药：硫糖铝、枸橼酸铋钾和前列腺素（PG）类如米索前列醇等。③根除 Hp 治疗：PPI 联合克拉霉素和甲硝唑或阿莫西林。

消化性溃疡（peptic ulcer，PU）指胃肠黏膜发生的炎性缺损，通常与胃液的胃酸和消化作用有关，病变穿透黏膜肌层或达更深层次。PU 常发生于胃、十二指肠等部位，多见于青壮年。临床上十二指肠溃疡（duodenal ulcer，DU）远较胃溃疡（gasrtric ulcer，GU）多见，前者占 70%，后者占 25%，胃与十二指肠同时发生者称复合性溃疡，约占 5%。

一、病因

胃和十二指肠消化性溃疡的病因及其发病机制还未完全阐明，目前认为主要与 Hp 感染、胃液的消化作用和神经内分泌失调等所导致的胃黏膜自身屏障作用破坏有关。消化性溃疡的发生是各种侵袭作用与黏膜修复防御功能之间失衡的结果。此外，迷走神经功能亢进使胃酸分泌增多，与十二指肠溃疡发生有关；而迷走神经兴奋性降低，胃蠕动减弱，促胃液素和胃酸分泌增加，则有利于胃溃疡形成。其他因素如长期服用非固醇类抗炎药物如阿司匹林等，除直接刺激胃黏膜外，还可抑制胃黏膜前列腺素的合成，影响血液循环；吸烟也损害黏膜血液循环，损害黏膜防御屏障。

二、病理生理

1. Hp 感染 是消化性溃疡的主要病因。Hp 引起消化性溃疡的可能机制为：①Hp释放一种细菌型血小板激活因子，促进胃肠黏膜表面毛细血管内血栓形成，破坏胃十二指肠黏膜防御屏障；②Hp 能分泌尿素酶和蛋白酶，还可产生能破坏黏膜上皮细胞脂质膜的磷酸酯酶，有利于胃酸直接接触并进入黏膜内；③Hp 能促进胃黏膜 G 细胞增生，导致胃酸分泌增加；④Hp 还具有趋化中性粒细胞的作用，诱发消化性溃疡。

2. 胃酸和胃蛋白酶 胃酸和胃蛋白酶是胃液的主要成分，两者对胃肠道黏膜的自身消化作用是消化道溃疡形成的直接原因之一。由于胃蛋白酶原需盐酸激活，因此胃内的 pH 对胃蛋白酶有较大影响。

3. 非甾体抗炎药（NSAID） 有些药物对胃、十二指肠等黏膜有损伤作用，如 NSAID 可以破坏胃黏膜屏障，损伤黏膜防御功能，进而导致消化性溃疡，传统的 NSAID 如阿司匹林、吲哚美辛等减少了前列腺素的合成，进而减弱了黏膜防御修复功能。

4. 其他因素

（1）胃十二指肠运动异常 胃排空加快可使十二指肠酸负荷增加，因此诱发了 DU。胃排空延迟影响食糜向前推进，刺激胃窦部 G 细胞分泌胃泌素，进而增加胃酸分泌。十二指肠 - 胃反流液对胃黏膜有损害作用，可诱发 GU。

（2）胃、十二指肠黏膜屏障功能损伤 生理状况下，胃、十二指肠黏膜具有抵抗各种生物、理化等因素的侵袭作用。当这些屏障受到损害时，其保护黏膜的功能就会降低，进而容易导致溃疡的发生。

（3）应激和心理因素 长期精神紧张、焦虑或情绪波动较大的人易患消化性溃疡。外伤、休克、大手术及严重脏器衰竭等应激情况下，胃酸排出量增加，黏膜血流量下降，进而诱发了溃疡或加重原有消化性溃疡。

此外，遗传因素、环境和饮食因素也都参与了消化性溃疡的发生。长期抽烟者消化性溃疡的发病率比不吸烟者要高，同时吸烟还会影响溃疡的愈合。浓茶、咖啡、烈酒、暴饮暴食、饮食过快等不良饮食习惯均可能与本病的发生有关。

三、临床表现

（一）症状

消化性溃疡的临床表现有以下特点：①慢性过程且反复发作；②发作呈周期性，好发于秋冬和冬春之交；③节律性上腹疼痛；④腹痛可被抑酸或抗酸剂缓解。也有少数患者无任何症状，或以出血、穿孔等并发症为首发症状。

1. 腹痛 上腹痛是消化性溃疡的主要症状，疼痛可为钝痛、刺痛、灼痛或胀痛。DU 疼痛常在两餐之间发生，进食或服用抑制胃酸的药疼痛可缓解；GU 疼痛出现较早，多在餐后0.5～1 小时，经 1～2 小时后逐渐缓解，直至下一餐进食后再出现。溃疡的疼痛还表现出一定的周期性特点，发作与缓解交替进行，可持续数天、数周甚至更久；多发生于秋冬或冬春交替的寒冷季节。

2. 其他症状 消化性溃疡除腹部疼痛外，可伴有反酸、嗳气、腹胀、恶心、呕吐等消化道非特异性症状。

（二）体征

缓解期常无明显体征；发作期可有上腹部局限而固定的压痛，程度较轻。

四、实验室及辅助检查

1. 胃镜检查及活检 胃镜检查是确诊消化性溃疡的主要方法。胃镜检查不仅可对胃及十二指肠黏膜直接观察，确定病变的部位、大小、数目、形态及溃疡周围组织情况，更重要的是可进行活组织检查，进行鉴别诊断。胃镜下良性溃疡呈椭圆形、圆形或者线形，边缘较光滑，基底洁净，周围黏膜可见充血和水肿，有时甚至可见皱襞向溃疡中心集中。

2. X线钡餐检查 X线征象有直接和间接两种。龛影是直接征象，直接征象突出胃及十二指肠壁轮廓，对溃疡有确诊价值。间接征象是溃疡及其周围的炎症、水肿、纤维化等所致的一系列征象，包括局部压痛、胃大弯侧痉挛性切迹、十二指肠球部激惹及变形等。间接征象仅提示有溃疡，不能作为诊断依据。

3. Hp检测 目前已作为消化性溃疡的常规检查项目，详见本章第二节。

4. 便隐血实验 活动性溃疡常有少量渗血，便隐血实验可显示阳性结果。GU患者出现便隐血实验持续阳性，则应警惕有癌变的可能。

5. CT检查 CT检查对于穿透性溃疡或穿孔及幽门梗阻等均有诊断价值。

五、诊断与鉴别诊断

根据慢性病程，反复周期性、节律性上腹部疼痛等特点，可初步诊断消化性溃疡。但应注意，部分患者可无症状，因而单纯地依靠病史难以做出可靠诊断，还需进行胃镜检查或X线钡餐检查，同时尚需排除有关疾病，综合分析。

消化性溃疡主要应与下列疾病相鉴别：①其他原因引起的上腹痛，如慢性肝脏、胆囊或胰腺疾病；②胃癌及促胃液素瘤等。

六、治疗

本病确诊后采用综合性治疗措施。促进溃疡愈合，预防复发和避免并发症。

1. 指导教育 嘱咐患者避免过度劳累和精神紧张；避免服用易导致溃疡的药物，还应戒烟、限酒；要规律饮食，避免食用浓茶、咖啡、辛辣等强刺激的物质，还应避免高盐饮食。

2. 药物治疗 药物治疗是消化性溃疡治疗的主要方式。主要是应用抑制胃酸分泌的药物及胃黏膜保护药，常与根除幽门螺杆菌治疗配合使用。

（1）抑制胃酸的药物　抑制胃酸的治疗主要是为了缓解症状，促进溃疡愈合。主要分为两大类，即H_2受体拮抗剂（H_2RA）和质子泵抑制剂（PPI），后者为首选药。

H_2RA：常用的有西咪替丁、雷尼替丁、法莫替丁等，其抑制胃酸分泌的作用依次增强。不良反应主要为乏力、头痛、嗜睡及腹泻等，血清转氨酶及血清肌酐可能会升高，停药后均可恢复。

PPI：PPI作用于壁细胞中的H^+，K^+-ATP酶，使其不可逆的失去活性，进而抑制胃酸分泌。主要有奥美拉唑、兰索拉唑、泮托拉唑、雷贝拉唑等。PPI的不良反应较少，主要有恶心、腹胀、腹泻等，血清转氨酶、胆红素和胃泌素可升高。

（2）胃黏膜保护药　目前应用于临床的胃黏膜保护药主要有硫糖铝、枸橼酸铋钾和前列腺素（PG）类如米索前列醇。抗酸药（antacids）属弱碱类药物，口服后能直接中和胃酸，有些抗酸药的胶体制剂还能在溃疡面上形成一层保护性胶状薄膜。这类药物目前也被用作黏膜保护药。

（3）根除 Hp 治疗 Hp 感染是侵袭因素的主要组成部分，对 Hp 相关性溃疡，均应进行根除 Hp 治疗。目前尚无单一的药物能有效根除 Hp 感染，必须联合用药。

根除 Hp 推荐以抑制剂或铋剂为基础加上两种抗生素的联合治疗方案。方案中 PPI 联合克拉霉素和甲硝唑或阿莫西林是最有效的治疗方案。但是临床上也仍然会有 10%～20% 的失败率。对于治疗失败后的患者应再次进行治疗，即选用铋剂、PPI 联合两种抗生素，且疗程可适当延长。

3. 外科治疗 手术适应证为：①大量或反复出血经药物、胃镜或介入治疗无效者；②急性穿孔；③器质性或瘢痕性幽门梗阻；④GU 疑有癌变者；⑤正规内科治疗无效的顽固性溃疡。

4. 内镜治疗 消化性溃疡可采用内镜治疗，主要包括溃疡表面药物喷洒、出血点钳夹、热凝固术及出血部位药物注射等方法；此外，内镜下气囊扩张术还可用于治疗消化性溃疡并发幽门梗阻。

第五节 急性胰腺炎

PPT

案例解析

【案例】 患者，男，29 岁，以“发热、上腹疼痛伴恶心、呕吐 1 天”为主诉入院。1 天前患者因饮酒并进食大量油腻食物后，出现上腹疼痛伴恶心、呕吐，腹痛为持续性绞痛，呈阵发性加重，并向腰背部放射，伴有发热。于家中自服退热药后，无好转，遂来我院。入院检查：T 38℃，HR 92 次/分，R 22 次/分，BP 110/70mmHg。神志清楚，心肺查体无异常，腹软，中上腹压痛（+），无反跳痛及肌紧张，肠鸣音减弱。血常规检查：WBC 19.1×10^9/L，中性粒细胞 87%，血淀粉酶 3900U/L（600～1200U/L）。腹部 CT：胰腺体积增大，胰周围边缘不规则，少量液体积聚。问该患者诊断是什么？依据有哪些？

【解析】 患者诊断急性胰腺炎，依据为：①患者具有饮酒并进食大量油腻食物后出现发热、上腹疼痛伴恶心、呕吐等典型临床症状；②中上腹压痛（+），肠鸣音减弱；③WBC 19.1×10^9/L，中性粒细胞 87%，血淀粉酶 3900U/L；腹部 CT：胰腺体积增大，胰周围边缘不规则，少量液体积聚。

急性胰腺炎（acute pancreatitis，AP）是多种病因导致胰腺组织自身消化所致的胰腺水肿、出血及坏死等炎性损伤。临床以急性上腹痛及血淀粉酶升高或血清脂肪酶升高为特点。

一、病因

1. 胆道疾病 胆石症、胆道感染及胆道蛔虫等胆道疾病是急性胰腺炎的主要病因。

2. 饮酒 酒精可促进胰液分泌，引起乳头水肿和 Oddi 括约肌痉挛，当胰管流出道不能充分引流大量胰液时，引发腺泡细胞损伤，酒精常与胆道疾病共同导致胰腺炎。

3. 胰管堵塞 胰管结石、蛔虫、狭窄、肿瘤等也可使胰管阻塞和胰管内压升高。

4. 十二指肠乳头周围病变 穿透性十二指肠溃疡、乳头周围的憩室、息肉、炎性狭窄等，可导致十二指肠腔内压力增高、十二指肠液反流，诱发急性胰腺炎。

5. 手术与创伤 腹腔手术、腹部钝挫伤等损伤胰腺组织，低血容量休克可使胰腺血液灌注不足，均可引起胰腺炎。内镜逆行胰胆管造影术（ERCP）插管时也可引发本病。

6. 代谢障碍 高脂血症与急性胰腺炎有病因学关联，甲状旁腺肿瘤、维生素 D 过多等所致的高钙血症也可能促发本病，糖尿病昏迷和尿毒症患者也可发生急性胰腺炎。

7. 药物 促发急性胰腺炎的药物有：噻嗪类利尿药、硫唑嘌呤、糖皮质激素、磺胺类等，多发生在服药最初2个月内。

8. 感染及全身炎症反应 可继发于急性流行性腮腺炎、甲型流感、肺炎衣原体感染、传染性单核细胞增多症、柯萨奇病毒感染等，随感染痊愈而自行消退。

9. 其他 十二指肠球后穿透溃疡、肠憩室炎等可直接波及胰腺。各种自身免疫性的血管炎、胰腺血管栓塞等也可能导致该病。进食过量，特别是过度进食荤食也可诱发急性胰腺炎。此外还有少数病例为特发性急性胰腺炎。

二、病理生理

急性胰腺炎的发病机制尚未完全阐明，目前主要有胰腺自身消化理论。各种致病因素导致胰管内高压，腺泡细胞内 Ca^{2+} 水平上升，溶酶体在腺泡细胞内提前激活酶原，大量胰酶消化腺自身可激活多条炎症信号通路，导致炎症反应，其下游系列炎症介质可增加血管通透性，导致大量炎性渗出，微循环障碍，胰腺出血、坏死。炎症过程中的众多因素可以正反馈方式相互作用，使炎症逐级放大，当超过机体的抗炎能力时，出现系统性炎症反应综合征及多器官功能障碍。

三、临床表现

AP临床表现主要有急性上腹痛、急性多器官功能障碍与衰竭以及局部或全身并发症。依据AP病情程度的不同，其临床表现也是多种形式。

1. 轻症急性胰腺炎（mild acute pancreatitis，MAP） 急性腹痛，常较剧烈，多位于左上腹、甚至全腹，部分患者腹痛向背部放射。可伴有恶心、呕吐，轻度发热。体征：有腹部深压痛。常有腹胀和肠鸣音减弱，少见腹肌紧张和反跳痛，轻度脱水貌。

2. 重症急性胰腺炎（severe acute pancreatitis，SAP） 在上述症状基础上，腹痛持续不缓解、腹胀逐渐加重，可陆续出现休克、少尿、黄疸、消化道出血、意识障碍甚至猝死等。

3. 中度重症急性胰腺炎（moderately SAP，MSAP） 临床表现介于MAP与SAP之间，多数器官衰竭一般在48小时内恢复，可出现胰瘘或胰周脓肿等局部并发症。

4. 胰腺局部并发症 ①胰瘘：包括胰内瘘与胰外瘘。②胰腺脓肿：胰腺内或胰周的脓液积聚，患者常有发热、腹痛、消瘦等营养不良症状。③左侧门脉高压：胰腺假性囊肿压迫脾静脉或脾静脉栓塞导致胃底静脉曲张破裂出血。

5. 全身并发症 重症胰腺炎常并发不同程度的多器官功能衰竭：急性呼吸衰竭、急性肾衰竭、心力衰竭、消化道出血、胰性脑病、败血症及真菌感染、高血糖、慢性胰腺炎等。

四、实验室及辅助检查

1. 白细胞计数 白细胞增多及中性粒细胞核左移。

2. 血、尿淀粉酶测定 血清淀粉酶在起病后6～12小时开始升高，超过正常值3倍可确诊为本病。尿淀粉酶在发病后12～14小时开始升高，但尿淀粉酶受患者尿量的影响。

3. 血清脂肪酶测定 血清脂肪酶于起病后24～72小时开始升高，持续7～10天。

4. C反应蛋白 对急性胰腺炎诊断不具特异性，用于评估急性胰腺炎的严重程度。

5. 生化检查 暂时性血糖升高常见，血清AST、LDH可增加。暂时性低钙血症（<2mmol/L）常见于重症急性胰腺炎，还可出现高三酯甘油血症。

6. 影像学检查 腹部平片可排除其他急腹症；腹部B超应作为常规初筛检查；CT对急性胰腺炎的诊断和鉴别诊断具有重要价值。增强CT是诊断胰腺坏死的最佳方法。

五、诊断

确定急性胰腺炎：一般应具备下列3条中任意2条：①急性、持续中上腹痛；②血淀粉酶或脂肪酶大于正常值上限3倍；③急性胰腺炎的典型影像学改变。

有以下表现应当按重症胰腺炎处置：①临床症状：烦躁不安、四肢厥冷、皮肤呈斑点状等休克症状；②体征：腹肌强直、腹膜刺激征，Grey－Turner 征或 Cullen 征；③实验室检查：血钙显著下降 2mmol/L 以下，血糖 > 11.2mmol/L（无糖尿病史），血尿淀粉酶突然下降；④腹腔诊断性穿刺有高淀粉酶活性的腹水。

六、治疗

1. 内科治疗

（1）监测　重症者有条件转入 ICU，针对器官功能衰竭采取相应的措施。

（2）补液　应积极补充体液和电解质。长期禁食的患者注意补充维生素制剂。

（3）吸氧　应保持动脉氧饱和度 > 95%。必要时给予正压机械通气。

（4）镇痛　大多数患者在静脉滴注生长抑素或奥曲肽后，腹痛可得到明显缓解。对于严重腹痛者，临床常用哌替啶止痛。胃肠减压可在一定程度上减轻腹胀。

（5）预防和抗感染　胰腺感染后，应选择针对革兰阴性菌和厌氧菌且对胰腺有较好渗透性的抗生素。

（6）减少胰液分泌　①禁食：降低胰液分泌，减轻自身消化。②抑制胃酸：适当抑制胃酸可减少胰液量，缓解胰管内高压。③生长抑素及其类似物：天然生长抑素可抑制胰泌素和缩胆囊素刺激的胰液基础分泌。急性胰腺炎时，可予外源性补充生长抑素或生长抑素类似物奥曲肽持续静脉滴注。

（7）营养支持　对于 MAP 患者，在短期禁食期间可通过静脉补液提供能量即可。SAP 时，在肠蠕动尚未恢复前，应先予肠外营养，采用全营养混合液方式输入。

2. 内镜治疗　对胆总管结石性梗阻、急性化脓性胆管炎、胆源性败血症等引起的急性胰腺炎应尽早行 ERCP。内镜下行 Oddi 括约肌切开术及（或）放置鼻胆管引流。

3. 外科治疗

（1）腹腔灌洗　可用于清除患者腹腔内细菌、内毒素、胰酶、炎性因子等，减少这些物质进入血循环后对全身脏器的损害。

（2）手术治疗　主要用于胰腺假性囊肿、脓肿和脾静脉栓塞等并发症，也是解决急性胰腺炎部分病因的重要方法。

4. 指导教育　对部分病情较重的患者或有并发症者，建议其出院后定期随访。

第六节　肝　硬　化

PPT

肝硬化（hepatic cirrhosis）是一种由多种原因引起的，以肝组织弥漫增生、再生结节和假小叶形成为病理特征的进行性慢性肝病，是各种肝病发展的终末阶段。临床上起病隐匿，早期无明显症状，病情发展缓慢，后期主要表现为肝功能减退和门静脉高压，常累及多器官系统，引起上消化道出血、肝性脑病、感染等并发症。

案例解析

【案例】患者，男，61 岁。患者以反复乏力、腹胀、食欲不振 3 年，呕血、黑便 1 天为主诉入院。患者既往乙型肝炎病史 10 余年，3 年前确诊为肝硬化，1 天前，因进食青椒后出现呕血，并排少量黑便，遂急诊入院。入院查体：一般状态可，体温 36.5℃，HR 110 次/分，R 20 次/分，BP 100/60mmHg。神志清楚，面色黝黑而无光泽，皮肤可见蜘蛛痣。巩膜黄染，结膜苍白。双肺呼吸音清，心率 110 次/分，未闻及杂音。腹软，全腹无压痛、反跳痛及肌紧张。入院后行急诊胃镜检查：食管中下段静脉曲张。患者出现呕血、黑便的原因是什么？还应做哪些辅助检查？

【解析】 患者呕血、黑便的原因：食管胃底静脉曲张破裂出血。诊断依据为：①患者既往乙型肝炎病史10余年，3年前确诊为肝硬化；②查体：面色黝黑而无光泽，皮肤可见蜘蛛痣。巩膜黄染，结膜苍白；③胃镜检查：食管中下段静脉中曲张。

还应进一步检查：血、尿、便常规检查，肝功能检查，凝血酶原时间测定，血清免疫学检查，腹部B超及CT检查。

一、病因

肝硬化病因很多，我国由乙肝病毒感染所致肝硬化最常见，而欧美国家以慢性酒精中毒多见。

1. 病毒性肝炎 乙型肝炎病毒（HBV）感染为最常见病因，其次为丙型肝炎病毒（HCV）和丁型肝炎病毒（HDV）感染。

2. 慢性酒精中毒 乙醇及其氧化代谢产物乙醛对肝脏具有直接毒性作用。长期大量饮酒者经毒性作用引起酒精性肝炎，逐渐发展为肝硬化。

3. 胆汁淤积 任何原因引起肝内、外胆道梗阻，胆汁持续淤积，可最终发展为胆汁性肝硬化。主要是由于胆酸和胆红素的长期刺激引起肝细胞变性、坏死，纤维组织增生。

4. 循环障碍 肝静脉和（或）下腔静脉阻塞综合征、慢性充血性心力衰竭、缩窄性心包炎等可使肝静脉淤血、肝窦内压增高。最终发展为淤血性肝硬化。

5. 药物或毒物 长期服用某些具有肝毒性的药物，如异烟肼、氯丙嗪、四环素；或反复接触某些毒物如四氯化碳、磷、砷等均可引起中毒性肝炎，进而演变为肝硬化，长期服用甲氨蝶呤（MTX）可引起肝纤维化而发展为肝硬化。

6. 免疫疾病 自身免疫性肝炎最终可发展为肝硬化。

7. 寄生虫病 长期或反复感染血吸虫者所导致的肝硬化突出特征为门静脉高压。华支睾吸虫所引起的胆道梗阻及炎症可逐渐进展为肝硬化。

8. 遗传和代谢疾病 由于遗传或先天性酶缺陷，某些代谢产物沉积于肝脏，引起肝硬化。如肝豆状核变性（Wilson病）、血色病、α_1-抗胰蛋白酶（α_1-AT）缺乏症、血友病等。

9. 营养障碍 长期营养不良、多种慢性疾病、肥胖或糖尿病等都可以演变为肝硬化。

10. 原因不明 肝硬化病因不明者占5%～10%，又称为隐源性肝硬化。

二、病理生理

各种因素导致肝细胞变性、坏死，进而纤维结缔组织增生，肝纤维化形成，最终发展为肝硬化。肝纤维化是各种慢性肝病进展为肝硬化的一个重要阶段。细胞外基质（extracellular matrix，ECM）的过度沉积是肝纤维化的基础，而肝星状细胞（hepatic stellate cell）是形成肝纤维化的主要细胞。肝脏受损伤时肝星状细胞被激活，合成ECM增加，肝窦内皮细胞下基底膜形成，内皮细胞上窗孔变小、数量减少，形成弥漫的屏障，称为肝窦毛细血管化。增生的纤维组织包绕再生结节或将残留肝小叶重新分割，改建成为假小叶，形成肝硬化典型形态改变。早期的肝纤维化是可逆的，到后期假小叶形成是不可逆的。肝纤维化发展的同时，伴有异常的血管增殖，肝内门静脉、肝静脉和肝动脉三者分支之间失去正常关系，并且出现交通吻合支等。肝脏血循环紊乱是形成门静脉高压的病理基础，且加重肝细胞缺血缺氧，促进肝硬化病变的进一步发展。

三、临床表现

肝硬化常起病隐匿，病程发展缓慢，早期可无症状或症状轻微，可有乏力、食欲减退、腹胀不适等。临床上将肝硬化大致分为肝功能代偿期和失代偿期。失代偿期肝硬化临床表现明显，可发生多种并发症。

（一）代偿期

大部分患者无症状或症状较轻，可有食欲减退、恶心、乏力、腹胀、腹泻等症状。体征多不明显，可有轻中度脾大，肝功能检查正常或仅有轻度酶学异常。

（二）失代偿期

1. 肝功能减退的表现

（1）全身表现　乏力、体重减轻、消瘦明显、发热、食欲不振或厌食。呈现肝病面容（面色黝黯，无光泽）。

（2）黄疸　皮肤、巩膜黄染，尿色深，肝功能衰竭时黄疸持续加重，多系肝细胞性黄疸。

（3）消化道症状　食欲减退为常见症状，可伴有恶心、呕吐。腹胀亦常见，与胃肠积气、腹水和肝脾大有关。腹泻往往与吸收不良、肠道菌群失调有关。患者可有肝区隐痛，但出现明显腹痛时要注意是否合并自发性腹膜炎、肝癌或肝癌破裂、胆石症等疾病。

（4）出血倾向　常有鼻腔、牙龈出血及皮肤黏膜瘀斑或出血点和消化道出血等，这和患者肝合成凝血因子减少、脾功能亢进导致血小板减少和毛细血管脆性增加有关，患者出现凝血功能障碍。

（5）内分泌紊乱　男性可有性功能减退、男性乳房发育，女性可发生闭经、不孕。肝硬化患者糖尿病发病率增加。严重肝功能减退易出现低血糖。还可有蜘蛛痣及肝掌，这也与雌激素增多有关；患者面部和其他暴露部位的皮肤色素沉着，呈肝病面容，这是由于肝硬化时合成肾上腺皮质激素重要的原料胆固醇酯减少，肾上腺皮质功能减退，促黑素细胞激素增加。

（6）低蛋白血症患者可有双下肢水肿及腹腔积液。

2. 门静脉高压表现　侧支循环的建立和开放、腹腔积液的形成是门静脉高压症的两大临床表现，患者有腹壁皮下静脉曲张，严重者脐周静脉突起呈海蛇头状。腹腔积液是肝硬化最突出的临床表现之一，其发生机制主要与门静脉高压、低蛋白血症、有效循环血容量不足、肝脏对激素灭活作用减弱以及肝脏淋巴量超过了引流的能力等因素有关。

3. 脾功能亢进和脾大　脾大是肝硬化门静脉高压较早出现的体征。脾功能亢进时，患者外周血象呈白细胞减少、贫血和血小板减少。患者有脾周围炎时可有脾脏触痛。

四、实验室及辅助检查

1. 血常规　代偿期多正常，失代偿期可有轻重不等的红细胞和血小板计数减少。脾功能亢进时白细胞、红细胞和血小板计数减少。

2. 尿常规　有黄疸时可出现尿胆红素阳性，并有尿胆原增加。

3. 大便常规　消化道出血时可见黑便或血便，慢性出血时大便隐血试验可呈阳性。

4. 肝功能试验　代偿期大多正常或仅有轻度的酶学异常，失代偿期可出现明显改变。

（1）血清酶学　血清丙氨酸氨基转移酶（AST）和天冬氨酸氨基转移酶（ALT）均升高，以 ALT 升高较明显，肝细胞严重坏死时则 AST 升高更明显。γ－谷氨酰转肽酶（γ－GT）及碱性磷酸酶（ALP）也可有轻至中度升高。

（2）蛋白代谢　肝功能受损后血清白蛋白下降、球蛋白升高、A/G 倒置。

（3）凝血酶原时间　凝血酶原时间是反映肝储备功能的重要预后指标。可出现不同程度延长。

（4）胆红素代谢　出现总胆红素升高，结合胆红素及非结合胆红素均升高，以结合胆红素升高为主。

（5）其他　Ⅲ型前胶原氨基末端肽（PⅢP）、Ⅳ型胶原、透明质酸、层粘连蛋白等指标升高，胆固醇酯下降。

5. 血清免疫学检查

（1）乙、丙、丁病毒性肝炎血清标记物，必要时检测病毒 DNA 或 RNA。

（2）甲胎蛋白（AFP）明显升高提示合并原发性肝细胞癌。

（3）血清自身抗体测定　自身免疫性肝炎引起的肝硬化可检出相应的自身抗体，如抗核抗体、抗平滑肌抗体等。

6. 影像学检查

（1）上消化道钡剂X线检查　食管静脉曲张时行食管吞钡X线检查显示虫蚀样或蚯蚓状充盈缺损，胃底静脉曲张时胃肠钡餐可见菊花瓣样充盈缺损。

（2）腹部超声检查　B型超声见肝表面不光滑或凹凸不平、肝叶比例失调、肝实质回声不均匀等可提示肝硬化。

（3）CT和MRI　CT和MRI对肝硬化的诊断均有较高的价值。

7. 内镜检查　可确定有无食管胃底静脉曲张，内镜检查是消化道曲张静脉及其出血诊断的金标准。在并发上消化道出血时，并进行止血治疗。

8. 肝穿刺活组织检查　具有确诊价值，但要注意掌握好适应证及禁忌证。

9. 腹腔镜检查　能直接观察肝、脾等腹腔脏器及组织，并可在直视下取活检。

10. 腹腔积液检查　腹腔穿刺术以及腹腔积液分析是诊断腹腔积液病因最快、最有效的方法，腹腔积液呈血性还应做细胞学检查以明确有无癌变。

11. 门静脉压力测定　正常多小于5mmHg，大于10mmHg则为门脉高压症。

五、诊断与鉴别诊断

代偿期肝硬化的临床诊断有一定困难，对慢性病毒性肝炎、长期大量饮酒一旦发现肝功能异常或B超检查显示肝实质回声不均等变化，应注意早期肝硬化。

失代偿期肝硬化可依据下列各点做出临床诊断：①有病毒性肝炎、长期大量饮酒等有关病史；②有肝功能减退和门静脉高压的临床表现；③肝功能试验有血清白蛋白下降、血清胆红素升高及凝血酶原时间延长等改变；④B超或CT提示肝硬化、内镜发现食管胃底静脉曲张。肝活组织检查见假小叶形成是诊断本病的金标准。

肝硬化需与腹腔内肿瘤、结核性腹膜炎、缩窄性心包炎及卵巢囊肿等相鉴别，此外，还应与血液系统疾病、肝炎、原发性肝癌及血吸虫病等鉴别。

六、治疗

关键在于阻止肝硬化进一步发展，后期积极防治并发症。

（一）指导教育

1. 代偿期患者要避免过度劳累、保证休息，失代偿期患者需卧床休息。

2. 饮食以易消化、产气少的食物为主。低盐饮食为宜。禁酒，忌用对肝有损害药物。避免进食粗糙、坚硬食物。适当补充营养，视情况输注白蛋白或血浆。

3. 避免感染，注意预防呼吸道及其他系统感染。

（二）保护肝功能

1. 治疗原发病，去除病因　对病毒性肝炎肝硬化患者可予抗病毒治疗。

（1）抗HBV治疗　治疗目标是延缓和降低肝功能失代偿和HCC的发生。常用药物有拉米夫定、阿德福韦酯、恩替卡韦等，无固定疗程，需长期应用。

（2）抗HCV治疗　肝功能代偿的肝硬化患者，为使病情稳定、延缓或阻止并发症的发生，可采用：聚乙二醇干扰素α联合利巴韦林或普通干扰素联合利巴韦林等治疗方案，不能耐受利巴韦林者可单用普通干扰素或聚乙二醇干扰素α。

2. 保护肝细胞　可口服熊去氧胆酸降低肝内鹅去氧胆酸的比例，减少其对肝细胞膜的破坏，也可使用腺苷蛋氨酸等其他保护肝细胞的药物，同时应注意避免使用损伤肝脏的药物。

3. 维护肠内营养　肠内营养对于肝脏功能的维护、防止肠源性感染非常重要，应适当增加肠内营养，减少肠外营养。

（三）腹水的治疗

1. 限制钠水摄入　钠摄入量限制在 500～800mg/d（相当于食盐 1.2～2.0g/d）。摄入水量限制在 500～1000ml/d。

2. 利尿　临床常用的利尿剂为螺内酯和呋塞米。前者为潴钾利尿剂，后者为排钾利尿剂，临床多为联合应用，以避免水、电解质紊乱等不良反应发生。

3. 提高血浆胶体渗透压　可输注白蛋白或血浆来促进腹水消退。

4. 经颈静脉肝内门体分流术（TIPS）　是在肝内的门静脉分支与肝静脉分支间建立肝内门－体分流，可用于治疗门静脉压增高明显的难治性腹水。

5. 自发性腹膜炎　可选用头孢哌酮或喹诺酮类药物口服或静脉用药。

（四）食管胃底静脉曲张破裂出血的治疗

1. 一级预防　主要针对已有食管胃底静脉曲张但尚未出血者，包括对因治疗、口服 PPI 或 H_2受体拮抗剂、非选择性 β 受体拮抗剂、内镜结扎治疗等。

2. 二级预防　指已发生过食管胃底静脉曲张破裂出血，预防其再出血。对已行 TIPS 者，应采用多普勒超声了解分流道情况。对未行 TIPS 者，可选用以下治疗：①以 TIPS 为代表的门－体分流术；②经内镜或血管介入向食管胃底静脉注射栓塞胶等；③部分脾动脉栓塞；④非选择性 β 受体拮抗剂或生长抑素类似物；⑤口服 PPI 或 H_2受体拮抗剂。

（五）肝肾综合征的治疗

防治诱发因素，积极控制感染、及早输注白蛋白。

（六）肝肺综合征的治疗

吸氧及高压氧舱只适用于早期、轻型患者。肝移植为唯一治疗选择。

（七）手术

包括治疗门静脉高压的各种分流、断流及限流术。

（八）肝移植

晚期肝硬化治疗的最佳选择，可提高存活率。

第七节　肝性脑病

微课　PPT

肝性脑病（hepatic encephalopathy，HE）是由严重肝病或门－体分流引起的，以代谢紊乱为基础、中枢神经系统功能失调的综合征，早期可仅有性格改变；进一步发展，可发生精神错乱，行为异常，两手有扑翼样震颤；严重时发展为嗜睡，昏迷。

案例解析

【案例】患者，男，53 岁。确诊肝硬化 10 年，此后，反复住院治疗，此次以嗜睡、言语不清 1 天为主诉入院。1 天前，患者因与朋友聚餐，进食大量高蛋白食物后，出现上述症状，遂被家人送入我院。入院查体：一般状态尚可，嗜睡，问话能答，言语不清，可见肝掌。腹壁静脉可见曲张，脾肋下 2cm。腱反射亢进、肌张力增高、Babinski 征阳性，扑翼样震颤阳性。入院后行血氨测定：156μmol/L（18～72）。入院后经保肝、降血氨、限制蛋白质饮食等对症治疗后，患者病情趋于平稳，神志逐渐恢复正常。复查血氨：53μmol/L。

【问题】患者的诊断是什么，诊断依据是什么？

【解析】患者诊断为：肝性脑病。诊断依据为：①患者确诊肝硬化10年，因进食大量高蛋白食物后，出现嗜睡、言语不清；②查体：嗜睡，言语不清。可见肝掌。腹壁静脉可见曲张，脾肋下2cm。腱反射亢进、肌张力增高、Babinski征阳性，有扑翼样震颤阳性；③血氨测定：156μmol/L。

一、病因

HE的主要病因是由各种原因引起的肝硬化、重症肝炎、暴发性肝功能衰竭、原发性肝癌、严重胆道感染及妊娠期急性脂肪肝。此外，在肝病基础上还需注意一些诱发HE的因素，常见诱因有：上消化道出血、使用大量排钾利尿剂、放腹水、电解质紊乱、高蛋白饮食、催眠镇静药、便秘、外科手术及感染等。

二、病理生理

肝性脑病的发病机制目前尚不十分清楚，目前主要有如下假说。

1. 氨中毒学说 正常血氨的主要来源：①组织代谢过程中形成的氨；②肠道内形成的氨。正常情况下，绝大部分氨在肝脏通过鸟氨酸循环形成尿素，再从肾脏排出和经肠壁渗入肠腔，部分氨与谷氨酸合成谷氨酰胺。肝功能严重受损时，鸟氨酸循环障碍，尿素合成减少，因而血氨水平升高。增多的血氨可通过血-脑屏障进入脑内，干扰脑细胞的代谢和功能，导致肝性脑病。增多的血氨可通过多种途径干扰脑细胞的功能、代谢，并产生神经毒性作用，主要机制可能与下列作用环节有关：①星形胶质细胞与氨的清除：肝功能障碍时，增多的血氨可通过血-脑屏障进入脑内星形胶质细胞，并与谷氨酸合成谷氨酰胺。谷氨酰胺具有渗透分子作用，引起星形胶质细胞水肿。②打破了脑内神经递质间的相互平衡：氨的增加引起脑内谷氨酸、乙酰胆碱等兴奋性神经递质减少，而谷氨酰胺、γ-氨基丁酸等抑制性神经递质增多，从而造成中枢神经系统功能障碍。③干扰脑细胞的能量代谢：氨主要干扰脑细胞的葡萄糖生物氧化过程，引起大脑能量供应不足。④对神经细胞膜的抑制作用。

2. 假性神经递质学说（false neurotransmitter hypothesis） 正常情况下，食物中的蛋白质经消化道水解产生芳香族氨基酸如苯丙氨酸及酪氨酸，在肠道细菌脱羧酶的作用下分别生成苯乙胺与酪胺，在肝脏经单胺氧化酶分解。严重肝功能障碍时，由于肝细胞单胺氧化酶的活性降低，这些胺类不能有效地被分解，因而进入体循环并通过血-脑屏障进入脑组织。苯乙胺和酪胺在脑细胞经羟化分别生成苯乙醇胺（phenylethanolamine）和羟苯乙醇胺（octopamine），这两种物质的化学结构与脑干网状结构中的真正神经递质去甲肾上腺素和多巴胺极为相似，但生理作用却远较去甲肾上腺素和多巴胺弱，因此，将苯乙醇胺和羟苯乙醇胺称为假性神经递质。当脑干网状结构中假性神经递质增多时，则竞争性地取代上述两种正常神经递质而被神经元摄取、储存、释放，但其释放后的生理作用较正常神经递质弱得多，使机体处于昏睡乃至昏迷状态。

3. 氨基酸失衡学说 肝功能衰竭患者血浆支链氨基酸（branched-chain amino acids，BCAA）浓度减少，而芳香族氨基酸（Aromatic amino acid，AAA）浓度及胰岛素浓度增加，血浆支链氨基酸与芳香族氨基酸的比值明显失衡，引起脑内假性神经递质和（或）抑制性神经递质增多，神经传导与觉醒功能因而出现障碍。

4. γ-氨基丁酸（γ-aminobutyric acid，GABA）学说 GABA为中枢神经系统所特有的递质，广泛存在于脑组织，与突触后神经元的特异性受体结合，是中枢神经系统主要的抑制性神经递质。突触后GABA受体是由超分子复合物组成，包括GABA受体、苯二氮䓬（benzediazepine，BZ）受体、巴比妥类受体和氯离子转运通道。当脑内GABA增多时，与突触后神经元的特异性GABA受体结合，引起氯离子通道开放，氯离子进入神经细胞内增多，使神经细胞膜的静息电位处于超极化状态，从而引起突触后的抑制作用，产生肝性脑病。

5. 其他因素　有研究提出：硫醇类、短链脂肪酸及锰离子等物质也参与了肝性脑病的发生。

三、临床表现

肝性脑病的临床表现主要包括高级神经中枢的功能紊乱（如性格改变、智力下降、行为失常、意识障碍等）以及运动和反射异常（如扑翼样震颤、肌阵挛、反射亢进和病理反射等）。根据意识障碍程度、神经系统体征和脑电图改变，可将肝性脑病的临床过程分为五期。

0 期（潜伏期）　又称轻微 HE（SHE），即慢性 HE 的早期。无明显异常表现，只在心理测试或智力测试时有异常。

1 期（前驱期）　轻度性格改变和精神异常。如焦虑、欣快激动、淡漠、睡眠倒错、健忘等。可有扑翼样震颤（flapping tremor），脑电图多正常。此期历时数天至数周，有时临床表现不明显，易被忽略。

2 期（昏迷前期）　前驱期症状进一步加重，睡眠时间倒错、举止反常（如衣冠不整或随地大小便）、言语不清、书写障碍及定向力障碍。可查出腱反射亢进、肌张力增高、踝阵挛及 Babinski 征阳性等，有扑翼样震颤，且脑电图表现异常。

3 期（昏睡期）　以昏睡和精神错乱为主。大部分时间呈昏睡状态，但可唤醒，醒时尚能应答。各种神经体征持续或加重，有扑翼样震颤，腱反射亢进，锥体束征常阳性，脑电图有异常表现。

4 期（昏迷期）　神志完全丧失，昏迷，不能唤醒，因此扑翼样震颤无法引出。浅昏迷时，对疼痛刺激有反应，腱反射仍亢进；深昏迷时，各种反射消失，肌张力降低，可有阵发性抽搐，脑电图明显异常。

四、实验室及辅助检查

（一）血氨

慢性 HE 尤其是门体分流性 HE 患者多有血氨升高，急性肝性脑病患者血氨可以正常。

（二）血浆氨基酸

血浆支链氨基酸浓度减低，芳香氨基酸浓度升高，正常人血中支链氨基酸与芳香氨基酸的比值 >3，门 - 体分流性脑病患者的比值 <1。

（三）脑电图

脑电图的演变与病情严重程度一致，并可判断治疗效果。肝性脑病的脑电图变化并非特异，在所有代谢性脑病时均可出现类似变化。

（四）诱发电位

诱发电位（evoked potentials）是大脑皮质或皮质下层接收到由各种感觉器官受刺激的信息后所产生的电位，可用于轻微肝性脑病的诊断和研究。

（五）临界视觉闪烁频率（critical fricker - fusion frequency）

通过测定临界视觉闪烁频率可辅助诊断 HE，用于检测轻微肝性脑病。

（六）心理智能测验（psychometric test）

将木块图试验、数字连接试验及数字符号试验联合应用可筛选轻微肝性脑病。

（七）影像学检查

慢性肝性脑病患者可发现脑萎缩。急性肝性脑病患者进行头部 CT 或 MRI 检查时可发现脑水肿。磁共振波谱分析（magnetic resonance spectroscopy，MRS）可用来测定慢性肝性脑病患者大脑枕部灰质和顶部皮质胆碱、肌酸等含量变化。

五、诊断与鉴别诊断

肝性脑病的主要诊断依据为：①有严重肝病和（或）广泛门体侧支循环形成的基础；②出现精神紊

乱、昏睡或昏迷，可引出扑翼样震颤；③有肝性脑病的诱因；④反映肝功能的血生化指标明显异常和（或）血氨增高；⑤脑电图异常；⑥心理智能测验、诱发电位及临界视觉闪烁频率异常；⑦头部 CT 或 MRI 排除脑血管意外及颅内肿瘤等疾病。

肝性脑病应与其它引起昏迷的疾病相鉴别：如脑部疾病、糖尿病、尿毒症、低血糖及镇静药物过量使用等，详细询问病史及肝功能检查有助于鉴别诊断。

六、治疗

去除引发肝性脑病的诱因、维护肝脏功能、促进氨代谢清除及调节神经递质是治疗肝性脑病的主要措施。

（一）及早识别及去除 HE 发作的诱因

1. 慎用镇静药及损伤肝功能的药物 肝硬化患者特别是有严重肝功能减退时，应尽量避免使用镇静、催眠、镇痛药及麻醉剂，因上述药物可诱发 HE。

2. 纠正电解质和酸碱平衡紊乱 电解质和酸碱平衡紊乱可诱发 HE。低钾性碱中毒是诱发或加重 HE 的常见原因之一，HE 患者应及时纠正低血钾或碱中毒等。

3. 止血和清除肠道积血 肠道积血要积极清除，可采取生理盐水或弱酸液（如稀醋酸溶液）清洁灌肠，或乳果糖、乳梨醇或 25% 硫酸镁口服或鼻饲导泻。

4. 预防和控制感染 失代偿期肝硬化患者容易合并感染，一旦发现应积极控制。对于肝硬化大量腹水或合并曲张静脉破裂出血者应高度警惕感染的可能性。

5. 其他 保持大便通畅，注意防治便秘。还应避免大量蛋白质饮食，警惕低血糖的发生。

（二）减少肠内氮源性毒物的生成与吸收

1. 清洁肠道 特别适用于上消化道出血或便秘患者。

2. 乳果糖或乳梨醇 乳果糖到达结肠后可被细菌分解为乳酸、乙酸而降低肠道的 pH。可用于各期肝性脑病及轻微肝性脑病的治疗。乳梨醇疗效与乳果糖相似。

3. 口服抗生素 可抑制肠道细菌，减少氨的生成。常用的抗生素有新霉素、甲硝唑、利福昔明等。

4. 益生菌制剂 口服含双歧杆菌、乳酸杆菌的微生态制剂可抑制有害菌的生长，并酸化肠道，对减少氨的生成和有毒物质的吸收可能有一定作用。

（三）促进体内氨的代谢

1. L-鸟氨酸-L-门冬氨酸（ornit hine-aspartate，OA） 是一种鸟氨酸和门冬氨酸的混合制剂，能促进体内的尿素循环而降低血氨。

2. 鸟氨酸-α-酮戊二酸 其降氨机制与 OA 相同，但其疗效较差。

3. 其他 谷氨酸钠或钾、精氨酸等药物以往曾在临床上广泛应用。

（四）调节神经递质

1. GABA/BZ 复合受体拮抗剂 氟马西尼，可以拮抗内源性苯二氮草所致的神经抑制。

2. 减少或拮抗假神经递质 支链氨基酸制剂是一种以亮氨酸、异亮氨酸、缬氨酸等为主的复合氨基酸。口服或静脉给予支链氨基酸为主的氨基酸混合液，可纠正氨基酸代谢不平衡，抑制大脑中假神经递质的形成。

（五）人工肝

可清除肝性脑病患者血液中有毒物质。对肝性脑病有暂时的、一定程度的疗效。

（六）肝移植

肝移植包括原位肝移植和肝细胞移植，是治疗各种终末期肝病的一种有效手段，尤其是持续和反复发作的 HE。严重和顽固性的肝性脑病是肝移植的适应证。

本章小结

消化系统疾病的常见病包括胃食管反流病、胃炎、消化性溃疡、胰腺炎、肝硬化、肝性脑病等。消化系统疾病的病因复杂多样，其常见的临床表现为吞咽困难、恶心、呕吐、反酸、嗳气、烧心感、食欲不振、腹胀、腹痛、腹泻、腹部包块、黄疸、呕血、黑便等，查体既要重视腹部检查，又要注意全身系统检查。常用的辅助检查有：血、尿、便常规、肝功能、内镜、影像学、胃肠动力学等。消化性溃疡是最常见的消化系统疾病之一，而肝炎后肝硬化在我国也有着较高的发病率。

胃食管反流病的治疗以药物治疗和一般治疗为主。胃炎的确诊有赖于胃镜及胃黏膜活组织病理学检查。消化性溃疡是指胃和十二指肠黏膜慢性溃疡病变，病因及其发病机制还未完全阐明，目前认为主要与 Hp 感染、胃液的消化作用和神经内分泌失调等所导致的胃黏膜自身屏障作用破坏有关，胃镜检查是确诊消化性溃疡的主要方法。肝硬化是以肝组织弥漫增生、再生结节和假小叶形成为病理特征的进行性慢性肝病，是各种肝病发展的终末阶段。肝活组织检查见假小叶形成是诊断本病的金标准。现有的治疗方法不能逆转已发生的肝硬化，关键在于阻止肝硬化进一步发展，后期积极防治并发症。

练 习 题

题库

一、选择题

（一）A 型题（单项选择题）

1. 以下哪种药物特别适用于症状重、有严重食管炎的患者（　　）。
   A. 多潘立酮　B. 西咪替丁　C. 莫沙必利　D. 兰索拉唑
   E. 氢氧化铝
2. 对慢性胃炎伴恶性贫血者需选用的药物是（　　）。
   A. 维生素 B_{12} 及乳酸　B. 维生素 B_6 及乳酸
   C. 维生素 B_6 及叶酸　D. 维生素 B_1 及叶酸
   E. 维生素 B_{12} 及叶酸
3. 导致消化性溃疡病的主要病因是（　　）。
   A. 幽门螺杆菌感染　B. 遗传因素
   C. 暴饮暴食　D. 强烈的精神刺激
   E. 吸烟
4. 非甾体抗炎药导致消化性溃疡病的主要机制是（　　）。
   A. 促进胃酸分泌　B. 抑制胃酸分泌
   C. 破坏胃黏膜屏障　D. 影响胃十二指肠的协调运动
   E. 减少十二指肠的碳酸氢盐分泌
5. 下述哪项处理措施不能减少胰液分泌（　　）。
   A. 抑制胃酸　B. 增加进食
   C. 补充生长抑素　D. 奥曲肽静脉滴注
   E. 禁食
6. 引起急性胃炎最常见的药物是（　　）。
   A. 激素　B. 铁剂　C. 阿司匹林　D. 口服氯化钾
   E. 抗肿瘤药

7. 肝硬化失代偿期患者，可出现以下哪项化验结果（　　）。

A. 凝血酶原时间缩短　　B. 总胆红素下降

C. 白蛋白升高　　D. 层粘连蛋白下降

E. 天冬氨酸氨基转移酶升高

8. 肝性脑病患者不宜（　　）。

A. 服用益生菌制剂　　B. 应用抗生素　　C. 肥皂水灌肠　　D. 口服乳果糖

E. 应用精氨酸

（二）B 型题（配伍选择题）

A. 米索前列醇　　B. 氢氧化铝　　C. 兰索拉唑　　D. 法莫替丁

E. 甲硝唑

1. 质子泵抑制剂是（　　）。
2. H_2 受体拮抗剂是（　　）。
3. 胃黏膜保护药是（　　）。
4. 抗幽门螺杆菌的抗菌药是（　　）。
5. 抗酸药是（　　）。

A. 减少肠道内氨的形成和吸收　　B. 纠正氨基酸不平衡

C. 降低门脉压力　　D. 纠正电解质紊乱

E. 纠正酸碱平衡紊乱

6. 肝性脑病口服乳果糖的主要作用是（　　）。
7. 肝性脑病注射支链氨基酸的主要作用是（　　）。

（三）X 型题（多项选择题）

1. 治疗消化性溃疡的抑酸剂包括（　　）。

A. 硫糖铝　　B. 雷贝拉唑　　C. 西咪替丁　　D. 枸橼酸铋钾

E. 法莫替丁

2. 肝硬化肝功能减退的主要临床表现有（　　）。

A. 黄疸　　B. 食欲不振　　C. 牙龈出血　　D. 蜘蛛痣

E. 脾大

3. 急性胰腺炎的临床表现包括（　　）。

A. 腹痛　　B. 恶心、呕吐　　C. 发热　　D. 休克

E. 少尿

二、思考题

1. 患者，女，65 岁，肝硬化病史 12 年。7 天前排黑便 3 次，无呕血。治疗后近 5 天未排便，1 天前出现沉默寡言、反应迟钝、走错卫生间、肢体震颤。该患者可能的诊断是什么？给患者通便时应注意避免使用哪项措施？

2. 患者，男，51 岁，反复胸骨后闷痛 11 年，饱餐后和平卧时易发，有时有烧灼感，无心悸、气促、吞咽困难、消瘦等。体检：血压 160/70mmHg，无明显阳性体征。该患者可能的诊断是什么？应指导患者在生活方式及饮食习惯中注意哪些事项？

（李　骢）

第七章

泌尿系统疾病

学习导引

知识要求

1. **掌握** 原发性肾小球疾病、尿路感染、急性肾损伤、慢性肾衰竭的临床表现、诊断、鉴别诊断及治疗原则。

2. **熟悉** 原发性肾小球疾病的病理分型与临床分型的联系，尿路感染的病因，易感因素及感染途径，急性肾损伤的病因、分类、预后与预防。

3. **了解** 原发性肾小球疾病、急性肾损伤和慢性肾衰竭的发病机制。

能力要求

学会应用泌尿系统疾病基础知识，解决临床诊疗过程中的实际问题。

第一节 急性肾小球肾炎

PPT

案例解析

【案例】 患者，男性，13岁，咽痛2周，突起少尿，肉眼血尿2天。查体：血压150/100mmHg，眼睑水肿，心肺听诊未见异常，腹软，双下肢轻度水肿。辅助检查：尿常规：蛋白（++）、红细胞（++++）、白细胞0~3个/HP，血钠140mmol/L，血氯105mmol/L、血钾3.86mmol/L，血二氧化碳结合力19mmol/L，腹部彩超示：右肾120mm×60mm，左肾116mm×58mm。

【问题】 初步诊断、诊断依据和治疗原则是什么？

【解析】

（1）初步诊断：急性肾小球肾炎。

（2）诊断依据：急性起病，有前驱感染病史，有水肿、血尿、蛋白尿、高血压，彩超肾脏无缩小。

（3）治疗原则：本病为自限性疾病，以休息及对症治疗为主，待其自然恢复；不宜应用糖皮质激素及细胞毒性药物。对症治疗主要包括利尿消肿、降血压，预防心脑并发症的发生。

急性肾小球肾炎（acute glomerulonephritis，AGN）简称急性肾炎，是以急性肾炎综合症状为主要临床表现的一组疾病，临床特点是急性起病，患者出现血尿、蛋白尿、高血压、水肿等症状，可伴有一过性氮质血症。本病有多种病因，以链球菌感染后急性肾炎为最常见。偶可见于其他细菌或病原微生物感染之后。

一、发病机制

本病常因β-溶血性链球菌感染所致，如扁桃体炎、猩红热和脓疱疮等。本病主要是由感染所诱发的免疫反应所致。细菌抗原进入机体激发抗体产生，致使循环中或在原位形成的抗原-抗体复合物沉积于肾小球毛细血管壁上，激活补体，引起肾脏损害。自身免疫反应也可能参与其发病机制。肾小球内的免疫复合物激活补体，导致肾小球内皮及系膜细胞增生，并吸引中性粒细胞和单核细胞浸润，导致肾脏病变。临床上，其他感染引起的急性肾炎很难与链球菌感染后肾小球肾炎相区别。

二、病理

肾脏体积可较正常增大，病变主要累及肾小球。病理类型为毛细血管内增生性肾小球肾炎。

（一）光镜检查

光镜下通常为弥漫性肾小球病变，肾小球中以内皮细胞及系膜细胞增生为主要表现，急性期可见中性粒细胞和单核细胞浸润。病变严重时，增生和浸润的细胞可压迫毛细血管袢使管腔狭窄或闭塞。肾小管病变多不明显，但肾间质可有水肿及灶状炎性细胞浸润。

（二）电镜检查

可见肾小球上皮细胞下有驼峰状大块电子致密物沉积。

（三）免疫荧光

可见IgG及C3呈粗颗粒沉积于系膜区及毛细血管壁。

三、临床表现与实验室检查

急性肾炎多见于儿童，男性多于女性。通常于前驱感染后1~3周起病，相当于抗原免疫后产生抗体的时间。本病起病较急，病情轻重不一，轻者呈亚临床型（仅有尿常规及血清C3异常）；典型者呈急性肾炎综合征表现，重症者可发生急性肾损伤。本病大多预后良好，常在数月内临床自愈，少数患者可转化成慢性肾脏病。

（一）尿异常

绝大多数患者有肾小球源性血尿，约30%患者可见肉眼血尿。可伴有轻、中度蛋白尿，少数患者可有大量蛋白尿。大部分患者起病时尿量减少，少数为无尿，多在1~2周后尿量增多，尿沉渣除红细胞外，可见白细胞和上皮细胞稍增多，并可有颗粒管型和红细胞管型等。

（二）水肿

多数患者有水肿表现，80%的患者晨起眼睑水肿及伴有下肢轻度可凹陷性水肿，少数水肿严重者可表现为全身凹陷性水肿。

（三）高血压

患者可出现一过性轻、中度高血压，常与其钠水潴留有关，利尿后血压可逐渐恢复正常，少数患者可出现严重高血压，甚至高血压脑病、急性左心衰竭。

（四）肾功能异常

患者可有一过性肾功能异常，表现为轻度氮质血症。多于1~2周后尿量渐增，肾功能于利尿后数日可逐渐恢复正常。仅有极少数患者表现为急性肾损伤。

（五）充血性心力衰竭

多出现在老年人及成年人，严重水钠潴留和高血压为重要的诱发因素，循环血容量急骤增加，尤其有心脏病病史的患者更易发生。

（六）脑病

儿童患者多见，可有剧烈头痛、恶心、呕吐、嗜睡、神志不清、黑矇，严重者可出现阵发性惊厥及昏迷。

（七）免疫学检查异常

起病初期血清 C3 及总补体下降，8 周内逐渐恢复正常，对诊断本病意义很大。患者血清抗链球菌溶血素“O”滴度可升高，提示近期内曾有过链球菌感染。另外，部分患者起病早期循环免疫复合物及血清冷球蛋白可呈阳性。

四、诊断依据

1. 起病前 1 ~ 3 周有链球菌感染的证据。
2. 有血尿、蛋白尿、水肿和高血压，甚至少尿及氮质血症等表现。
3. 血清 C3 下降，于发病 8 周内逐渐减轻到完全恢复正常。

五、鉴别诊断

（一）以急性肾炎综合征起病的肾小球疾病

1. 其他病原体感染后急性肾炎 许多细菌、病毒及寄生虫感染均可引起急性肾炎。感染期或感染后 3 ~ 5 天发病，病毒感染后急性肾炎多数临床表现较轻，常不伴血清补体降低，少有水肿和高血压，肾功能一般正常，临床过程自限。

2. 系膜毛细血管性肾小球肾炎 临床上除表现急性肾炎综合征外，经常伴肾病综合征，病变持续无自愈倾向。患者可有持续性低补体血症，且 8 周内不恢复。

3. 系膜增生性肾小球肾炎 部分患者有前驱感染可呈现急性肾炎综合征，患者血清 C3 一般正常，病情无自愈倾向。IgA 肾病患者疾病潜伏期短，可在感染后数小时至数日内出现肉眼血尿，血尿可反复发作，部分患者血清 IgA 升高。

（二）急进性肾小球肾炎

急进性肾小球肾炎多早期出现少尿、无尿，肾功能急剧恶化，必要时可行肾活检以明确诊断。

（三）系统性疾病肾脏受累

系统性红斑狼疮肾炎、过敏性紫癜肾炎、细菌性心内膜炎肾损害、原发性冷球蛋白血症肾损害、血管炎肾损害等也可表现为低补体血症和（或）急性肾炎综合征，可根据其他系统受累的典型临床表现和实验室检查进行鉴别，必要时可肾活检以明确诊断。

六、治疗

本病为自限性疾病。本病治疗以休息及对症治疗为主。不宜应用糖皮质激素及细胞毒性药物。

（一）一般治疗

起病 2 ~ 3 周应卧床休息，待肉眼血尿消失、水肿消退及血压恢复正常后逐步增加活动量。急性期应予低盐饮食。肾功能正常者不需限制蛋白质摄入量，但氮质血症时应限制蛋白质摄入，并以优质动物蛋白为主，明显少尿者应限制液体入量。水分一般以不显性失水加尿量计算供给，同时给予易消化的高糖、低盐、低蛋白饮食，食盐以 60mg/(kg · d)，蛋白质以 0.5g/(kg · d)，尽量满足热能需要。

（二）对症治疗

1. 利尿 控制水摄入量后水肿仍明显者，应加用利尿剂，轻症患者可口服氢氯噻嗪，每次 1 ~ 2mg/kg，每日 1 ~ 2 次，重症患者如少尿及有明显循环充血者可静脉给予呋塞米强力利尿剂，每次 1 ~ 2mg/kg，每日 1 ~ 2 次，再视情况酌增。

2. 降血压 通常在利尿后即可达到控制血压的目的，必要时可用钙通道阻滞剂，如氨氯地平片 5mg，每天1次，口服。

3. 本病急性肾炎发作时感染灶多数已经得到控制，如无现症感染证据，不需要使用抗感染药物。反复发作的慢性扁桃体炎，待病情稳定后（尿蛋白少于+，尿沉渣红细胞少于10个/HP）可考虑做扁桃体摘除。

4. 充血性心力衰竭的治疗 利尿、降压以及应用酚妥拉明或硝普钠静脉滴注，以减轻心脏前后负荷，控制心力衰竭，必要时可使用洋地黄制剂。

（三）透析治疗

少数发生急性肾损伤并有透析指征时，应及时给予透析治疗以帮助患者渡过急性期。由于本病具有自愈倾向，肾功能多可逐渐恢复，一般不需要长期维持透析。

第二节　急进性肾小球肾炎

微课　PPT

案例解析

【案例】 患者，男性，40岁，水肿2周，呕吐伴少尿3天。在当地医院予激素治疗（泼尼松60mg/d），水肿无好转，近3天出现恶心、呕吐，尿量减少（每日尿量约400ml）。体检：血压160/100mmHg，神志清，贫血貌，眼睑轻度水肿，心肺未见异常，腹膨软，无压痛、反跳痛，腹水征阳性，双下肢凹陷性水肿。尿常规：蛋白（+++）、红细胞（+++）、白细胞0~3个/HP。24小时尿蛋白定量5g。血常规：Hb 90g/L，WBC 9.6×10^9/L，PLT 312×10^9/L，血钠140mmol/L，血氯105mmol/L、血钾4.86mmol/L，血二氧化碳结合力16mmol/L，彩超右肾130mm×60mm，左肾125mm×58mm，尿素氮12.8mmol/L，血肌酐450μmol/L。

【问题】 初步诊断、诊断依据和治疗原则是什么？

【解析】

（1）初步诊断：急进性肾小球肾炎。

（2）诊断依据：急性起病，患者有水肿、贫血、恶心、呕吐及蛋白尿、血尿、少尿等表现，肾功能急剧恶化，双肾正常偏大。为进一步明确诊断最好行肾穿刺活检病理检查。

（3）治疗原则：①对症治疗；②强化治疗：包括强化血浆置换疗法和甲泼尼龙与环磷酰胺治疗；③急性肾损伤的患者可行血液透析治疗。

急进性肾小球肾炎（rapidly progressive glomerulonephritis，RPGN）简称急进性肾炎，为一组病情发展快，由蛋白尿、血尿迅速发展为急性肾损伤，预后凶险的肾小球肾炎，病理特征为肾小球囊内细胞增生、纤维蛋白沉积、形成新月体，故又称为新月体肾炎。

一、病因与发病机制

急进性肾炎是由多种原因所致的一组疾病，主要分为3类：①原发性急进性肾小球肾炎；②继发于全身性疾病（如系统性红斑狼疮肾炎、过敏性紫癜、IgA肾病等）的急进性肾小球肾炎；③继发于某些原发性肾小球病（如系膜毛细血管性肾小球肾炎）的基础上形成广泛新月体，即病理类型转化而来的新月体性肾小球肾炎。本节着重讨论原发性急进性肾小球肾炎。

急进性肾炎根据免疫病理可分为三型：①Ⅰ型，又称抗肾小球基底膜（GBM）型肾小球肾炎，由于GBM抗体与GBM抗原相结合激活补体而致病，病理表现为免疫复合物沿GBM呈线样排列；②Ⅱ型，又称免疫复合物型，因肾小球内循环免疫复合物的沉积或原位免疫复合物形成，激活补体而致病，病理表现为免疫复合物沿着肾小球基底膜呈颗粒样沉积；③Ⅲ型，为非免疫复合物沉积型，肾小球内无或仅微量免疫球蛋白沉积。现已证实50% ~80%该型患者为原发性小血管炎肾损害，肾脏可为首发、甚至唯一受累器官或与其他系统损害并存。原发性小血管炎患者血清抗中性粒细胞胞浆抗体（ANCA）常呈阳性。约半数RPGN患者有前驱上呼吸道感染病史。接触某些有机化学溶剂、碳氢化合物如汽油，可能与RPGN Ⅰ型密切相关。丙硫氧嘧啶（PTU）和肼屈嗪等可引起RPGN Ⅲ型。

二、病理

肉眼可见肾脏体积稍增大，肿胀，呈苍白色或暗灰色，可见到瘀点，切面皮质增厚，肾小球呈灰色点状，病理类型为新月体性肾小球肾炎。光镜下通常以广泛（50%以上）的肾小球囊腔内有大新月体形成（占肾小球囊腔50%以上）为主要特征，病变早期为细胞新月体，后期为纤维新月体。另外，Ⅱ型常伴有肾小球内皮细胞和系膜细胞增生，Ⅰ型和Ⅲ型常可见肾小球节段性纤维素样坏死。

三、临床表现

我国以Ⅱ型多见，Ⅰ型好发于青、中年，Ⅱ型及Ⅲ型常见于中、老年患者，男性居多。患者可有前驱呼吸道感染，起病急，有血尿、蛋白尿、尿少、水肿、高血压，病情急骤进展，多在早期出现少尿或无尿，进行性肾功能恶化并发展成尿毒症，为其Ⅰ型临床特征。患者可伴有不同程度贫血。Ⅱ型患者约半数可伴肾病综合征，Ⅲ型患者常有不明原因的发热、乏力、关节痛或咯血等系统性血管炎的表现。

四、实验室检查

免疫学检查异常主要有抗GBM抗体阳性（Ⅰ型）、ANCA阳性（Ⅲ型）。此外，Ⅱ型患者的血循环免疫复合物及冷球蛋白可呈阳性，并可伴血清C3降低。彩超、CT等影像学检查常显示双肾增大。

五、诊断与鉴别诊断

（一）诊断依据

1. 急性起病，有少尿、高血压、水肿、血尿等症状，并伴有进行性肾功能下降。

2. 病理特点为新月体形成，即肾小球囊内细胞增生、纤维蛋白沉积，其标准为：①超过50%肾小球有新月体形成；②新月体面积超过肾小球的50%以上；③形成新月体的细胞或组织不少于3层；④所取肾小球数不少于10个，最好>15个。

（二）鉴别诊断

原发急进性肾炎应与下列疾病鉴别。

1. 引起少尿性急性肾损伤的非肾小球病

（1）急性肾小管坏死　常有明确的肾缺血或肾毒性药物等诱因，临床上以肾小管损害为主，一般无急性肾炎综合征表现。

（2）急性过敏性间质性肾炎　常有明确的用药史及部分患者有药物过敏反应、血和尿嗜酸性粒细胞增加等，必要时依靠肾活检确诊。

（3）梗阻性肾病　患者常突发或急骤出现无尿，但无急性肾炎综合征表现，彩超、膀胱镜检查或逆行尿路造影可确诊。

2. 引起急进性肾炎综合征的其他肾小球病

（1）继发性急进性肾炎　肺出血－肾炎综合征（Goodpasture综合征）、系统性红斑狼疮肾炎、过敏性紫癜肾炎，可依据系统受累的临床表现和实验室特异检查进行鉴别诊断。

（2）原发性肾小球病　有的病理改变并无新月体形成，但病变较重和（或）持续，临床上可呈现急进性肾炎综合征，常需做肾活检协助诊断。

六、治疗

（一）强化治疗

1. 甲泼尼龙冲击联合环磷酰胺 甲泼尼龙0.5～1.0g溶于5%葡萄糖溶液中静脉滴注，每日或隔日1次，3次为一个疗程。必要时间隔3～5天可重复一个疗程，最多不超过3个疗程。环磷酰胺冲击疗法：环磷酰胺0.6～0.8g溶于5%葡萄糖溶液中静脉滴注，每月1次。

2. 血浆置换 每次置换血浆2～4L，每日或隔日一次，直至血清抗体转阴或病情好转，一般需7次以上。血浆置换的同时应口服泼尼松和环磷酰胺，泼尼松1mg/(kg·d)，6～8周后缓慢减量，环磷酰胺2～3mg/(kg·d)，总量一般不超过8g。

（二）替代治疗

出现急性肾损伤且已符合透析指征患者应及时行透析治疗。

知识链接

血浆置换

血浆置换（plasma exchange）是指将全血分离成血浆和细胞成分，然后遗弃患者血浆和用健康人血浆或血浆代用品予以替补。它属于血液净化技术的一部分。其原理是分离血浆，从中清除某些疾病的相关致病因子，同时，改善一些疾病的网状内皮系统功能。主要用于治疗发病机制与免疫反应相关的急危重患者（如重症系统性红斑狼疮）、重症肝炎、急性药物或毒物中毒等。

第三节　慢性肾小球肾炎

PPT

案例解析

【案例】 患者，男性，50岁，反复双下肢水肿伴尿泡沫增多1年余。体检：血压155/100mmHg，轻度贫血貌，眼睑轻度水肿，心肺未见异常，腹软，无压痛、反跳痛，双下肢凹陷性水肿。尿常规：蛋白（++），红细胞（++），白细胞0～3个/HP。24小时尿蛋白定量1.5g。血常规：Hb 85g/L，WBC 9.6×10^9/L，血钠142mmol/L，血氯103mmol/L、血钾4.5mmol/L，血二氧化碳结合力22mmol/L，彩超示：右肾90mm×40mm，左肾89mm×48mm，尿素氮16.8mmol/L，血肌酐420μmol/L。

【问题】 初步诊断、诊断依据和治疗原则是什么？

【解析】

（1）初步诊断：慢性肾小球肾炎，慢性肾功能不全。

（2）诊断依据：①慢性肾病史；②有水肿、高血压和贫血临床表现；③有蛋白尿、血尿、血肌酐升高；④双肾体积偏小。

（3）治疗原则：防止或延缓肾功能的进行性恶化，改善或缓解临床症状及防治严重并发症，尽可能降低尿蛋白。

慢性肾小球肾炎（chronic glomerulonephrits，CGN）简称慢性肾炎，是由多种原因、多种病理类型组成的原发于肾小球的一组疾病。临床特点为病程长，可有一段无症状期，病变呈缓慢进行性进展。尿常规检查显示不同程度的蛋白尿，尿沉渣镜检常可见红细胞，大多数患者有不同程度的高血压和肾功能损害。本病以青中年男性多见，病因多不清楚。

一、病因

仅少数是由急性肾炎迁延发展所致，绝大多数起病即属慢性，慢性肾炎的病因、发病机制和病理类型不尽相同，但起始因素多为免疫介导的炎症。此外，高血压、大量蛋白尿、高血脂等非免疫非炎症因素也起到重要作用。

二、病理

慢性肾炎的病理类型多样，常见类型为系膜增生性肾小球肾炎、系膜毛细血管性肾小球肾炎及膜性肾病和局灶节段性肾小球硬化等。少数非 IgA 系膜增生性肾小球肾炎可由毛细血管内增生性肾小球肾炎转化而来。病变进展至晚期均可有程度不等的肾小球硬化，相应肾单位的肾小管萎缩、肾间质纤维化。晚期肾体积缩小、肾皮质变薄，各病理类型均可发展为硬化性肾小球肾炎。

三、临床表现和实验室检查

多数起病缓慢、隐匿。临床表现多样性，以蛋白尿、血尿、高血压、水肿为其基本临床表现，可有不同程度的肾功能减退。病情迁延、渐进发展为慢性肾衰竭。早期部分患者可无明显症状，有些患者可有乏力、疲倦、腰部疼痛和纳差等，伴或不伴水肿，常不严重。另外，部分患者因感染、劳累或使用肾毒性药物后病情急骤恶化，如能及时去除诱因和适当治疗后病情可有一定程度缓解，但也有可能由此进入不可逆的慢性肾衰竭。多数慢性肾小球肾炎的进展主要与病理类型相关，与合理治疗及认真保养等也有相关性。

四、诊断与鉴别诊断

凡尿液检验异常（蛋白尿、血尿、管型尿）、伴有或不伴有水肿、高血压病史达3个月以上，无论是否有肾功能损害，排除继发性及遗传性肾小球肾炎后，临床上可诊断为慢性肾小球肾炎。

慢性肾小球肾炎主要应与继发性肾小球疾病、Alport 综合征、慢性肾盂肾炎等疾病相鉴别。

五、治疗

治疗目的在于防止或延缓肾功能的进行性恶化，改善或缓解临床症状及防治严重并发症，尽可能降低尿蛋白。

（一）积极控制高血压

控制血压是延缓肾功能恶化的重要措施。应努力将血压控制在理想水平，血压控制在 130/80mmHg 以下。应选择能延缓肾功能恶化、具有保护肾脏作用的降压药物。

有高血压的患者应限盐（ <6g/d）；有水钠潴留的容量依赖性高血压患者可选用噻嗪类利尿剂，如氢氯噻嗪 12.5～50mg/d，单次或分次口服。Ccr $<$ 30ml/min 时，噻嗪类利尿剂无效，应改用袢利尿剂，一般不宜过多和长时间使用。对肾素依赖性高血压患者则首选血管紧张素转换酶抑制剂（ACEI），如卡托普利，起始量 12.5～25mg，每日 2～3 次。或贝那普利 5～20mg，口服；也可选用血管紧张素Ⅱ受体拮抗剂（ARB），如氯沙坦 50～100mg 或缬沙坦 80～160mg，每天1～2次，口服；其次也可选用 β 受体阻滞剂，如美托洛尔或阿替洛尔 12.5～25mg，每天 2 次口服。此外还常用钙通道阻滞剂，如氨氯地平 5～10mg，每天 1 次，口服。顽固性高血压可选用不同类型降压药联合应用。

（二）限制蛋白质和磷的摄入

患者应根据肾功能减退程度控制蛋白入量；给予优质低蛋白饮食［0.6～1.0g/(kg·d)］。在低蛋白饮食2周后可使用必需氨基酸或α-酮酸［0.1~0.2g/(kg·d)］。同时应适当增加碳水化合物以保证机体基本能量需要，防止负氮平衡，给予低磷饮食。

（三）降低蛋白尿

ACEI和ARB除具有降低血压作用外，还有减少蛋白尿和延缓肾功能恶化的肾脏保护作用。可选用任意一种长效ACEI或ARB，尿蛋白的治疗目标为减至1g/d以下。

（四）糖皮质激素和细胞毒性药物

一般不主张应用。但是如果肾功能正常或仅轻度损害，且尿蛋白较多的患者，如果病理类型为轻度系膜增生性肾炎、轻微病变等较轻病变，如无禁忌证可酌情选用糖皮质激素和细胞毒性药物。

（五）避免加重肾脏损害的因素

感染、劳累、妊娠及肾毒性药物均可能损伤肾脏，导致肾功能恶化，应予以避免。

第四节 肾病综合征

PPT

案例解析

【案例】患者，男，52岁，间断眼睑及下肢水肿5个月，加重2周。患者近5个月反复出现眼睑及下肢水肿，伴尿量减少，近2周下肢水肿加重，感觉腹胀，且发现左下肢较右下肢水肿明显。查体：血压正常，颜面及眼睑水肿，心肺无异常，腹软，无压痛，腹水征（+），双下肢凹陷性水肿，左侧大腿直径明显>右侧。尿常规：蛋白（++++），红细胞0~1个/HP，24小时尿蛋白8g，血白蛋白20g/L，胆固醇9mmol/L。

【问题】初步诊断及诊断依据是什么？应与哪些疾病相鉴别？

【解析】

（1）初步诊断：肾病综合征伴左下肢静脉血栓。

（2）诊断依据：根据水肿、大量蛋白尿、低白蛋白血症及高脂血症诊断肾病综合征；根据双下肢水肿不对称，左下肢较右下肢水肿明显，结合血栓栓塞是肾病综合征的并发症之一，初步诊断肾病综合征伴左下肢静脉血栓。

（3）需与糖尿病肾病、高血压肾病、乙肝相关性肾炎、肾淀粉样变性、骨髓瘤性肾病以及系统性红斑狼疮等所致继发性肾病综合征相鉴别。

肾病综合征（nephrotic syndrome，NS）是肾小球疾病的常见表现，是一组由多种病因引起的肾小球基底膜通透性增高、导致大量蛋白尿的临床症候群，以大量蛋白尿、低蛋白血症、高脂血症和明显水肿为特征。

一、病因与分类

肾病综合征可分为原发性及继发性两大类，可由多种不同病理类型的肾小球疾病所引起。

二、病理生理

1. 大量蛋白尿 在正常生理情况下，肾小球滤过膜分子屏障及电荷屏障作用受损，增加肾小球内压力，可导致大量蛋白从尿中丢失。

2. 血浆蛋白减少　肾病综合征时大量白蛋白丢失，肾小管分解蛋白增加，肝脏白蛋白合成增加不足以克服丢失和分解时，导致血浆白蛋白减少。此外，肾病综合征患者因胃肠道黏膜水肿导致食欲减退、蛋白质摄入不足、吸收不良或丢失，进一步加重低蛋白血症。

3. 水肿　肾病综合征时低蛋白血症、血浆胶体渗透压下降，导致水分从血管腔内进入组织间隙，是造成组织水肿的基本原因。此外，约50%患者血容量正常或增加，肾素水平正常或下降，提示水钠潴留、内分泌紊乱等因素在肾病综合征水肿发生机制中起一定作用。

4. 高脂血症　低蛋白血症常和高胆固醇、血清中低密度脂蛋白及极低密度脂蛋白浓度增加、高三酯甘油血症并存，这与肝脏合成脂蛋白增加和脂蛋白分解减弱相关，目前认为后者可能是高脂血症更为重要的原因。

三、原发性肾病综合征的病理类型及其临床特征

引起原发性肾病综合征的肾小球疾病主要病理类型有微小病变型肾病、系膜增生性肾小球肾炎、系膜毛细血管性肾小球肾炎、膜性肾病及局灶性节段性肾小球硬化。它们的病理及临床特征如下。

（一）微小病变型肾病

光镜下肾小球基本正常，免疫病理检查阴性，近曲小管上皮细胞可见脂肪变性。主要诊断依据为电镜下有广泛的肾小球脏层上皮细胞足突融合，无电子致密物沉积。

此种病理类型多见于儿童，占80%～90%，男性多于女性，成人发病率相对较低。临床表现为肾病综合征。约15%的患者伴有镜下血尿，一般无持续性高血压及肾功能损害。严重钠水潴留可导致一过性高血压和肾功能损害。

30%～40%患者可能在发病后数月内自发缓解。90%患者对糖皮质激素治疗敏感，易于达到完全缓解，但本病复发率高达60%，若反复发作或长期大量蛋白尿未得到控制，可发生病理类型的转变，预后欠佳。

（二）系膜增生性肾小球肾炎

光镜下可见肾小球系膜细胞和系膜基质弥漫增生，依其增生程度可分为轻、中、重度。免疫病理检查可将本组疾病分为IgA肾病及非IgA系膜增生性肾炎。电镜下在系膜区可见到电子致密物，其中IgA肾病以IgA沉积为主，非IgA系膜增生性肾炎以IgG或IgM沉积为主，均常伴有补体C3于肾小球系膜区或系膜区及毛细血管壁呈颗粒状沉积。

系膜增生性肾小球肾炎男性多于女性，好发于青少年。IgA肾病几乎均有血尿，约15%的患者出现肾病综合征。非IgA系膜增生性肾小球肾炎者约70%伴有血尿；约50%表现为肾病综合征。随肾脏病变程度由轻至重，肾功能不全及高血压的发生率逐渐增加。本组疾病呈肾病综合征者，对糖皮质激素及细胞毒性药物的治疗反应与其病理改变轻重相关。

（三）系膜毛细血管性肾小球肾炎

光镜下可见系膜细胞和系膜基质弥漫重度增生，可插入到肾小球基底膜（GBM）和内皮细胞之间，使毛细血管袢呈“双轨征”。免疫病理IgG和C3呈颗粒状于系膜区及毛细血管壁沉积。电镜下系膜区和内皮下可见电子致密物沉积。

该病理类型男女比例大致相等，好发于青少年。1/4～1/3患者常在上呼吸道感染后，临床表现为急性肾炎综合征；50%～60%患者表现为肾病综合征，临床上常有血尿，其中少数为发作性肉眼血尿；其余少数患者表现为无症状性血尿和蛋白尿。肾功能损害、高血压及贫血出现早，病情多持续进展。50%～70%病例的血清补体C3持续降低，对提示本病有重要意义。

糖皮质激素及细胞毒性药物治疗该病理类型可能仅对部分儿童患者有效，多数成人患者疗效差。本病预后较差，病情持续进行性发展，约50%患者在10年内发展至终末期肾衰竭。

（四）膜性肾病

光镜下可见肾小球呈弥漫性病变，早期肾小球基底膜上皮侧可见少量散在分布的嗜复红小颗粒，进

而有钉突形成，基底膜逐渐增厚。免疫病理 IgG 和 C3 呈细颗粒状在肾小球毛细血管壁沉积。电镜下早期可见肾小球基底膜上皮侧有排列整齐的电子致密物，常伴有广泛足突融合。

本病男性多于女性，中老年多发，起病隐匿，病情进展缓慢，临床表现多为肾病综合征，约 30% 患者可伴有镜下血尿，一般无肉眼血尿。易于发生血栓栓塞，肾静脉血栓发生率可高达 40% ~50%。因此，膜性肾病患者如有突发性腰痛或肋腹痛，伴血尿、蛋白尿加重，肾功能损害，应注意肾静脉血栓形成。60% ~70% 的早期膜性肾病患者经糖皮质激素和细胞毒性药物治疗后疗效尚可，可达临床缓解。晚期疗效则较差。

（五）局灶性节段性肾小球硬化

光镜下可见病变呈局灶、节段分布，受累节段硬化，相应的肾小管萎缩、肾间质纤维化。免疫病理显示 IgM 和 C3 在肾小球受累节段呈团块状沉积。电镜下可见肾小球上皮细胞足突广泛融合、基底膜塌陷、系膜基质增多、电子致密物沉积。

该病理类型好发于青少年男性，多起病隐匿，部分可由微小病变型肾病转变而来，临床主要特点为大量蛋白尿，约 3/4 患者伴有血尿，部分可见肉眼血尿。可伴有肾性糖尿、氨基酸及磷酸盐尿等近曲小管功能障碍，本病确诊时患者约半数有高血压和约 30% 有肾功能减退。

过去认为局灶性节段性肾小球硬化对糖皮质激素治疗反应较差，近年的研究表明 50% 患者治疗有效，只是起效较慢，平均缓解期为 4 个月。肾病综合征能否缓解与预后密切相关，缓解者预后好，不缓解者 6 ~10年超过半数患者进入终末期肾衰。

四、实验室检查

（一）尿液检查

24 小时尿蛋白定量≥3.5g，尿沉渣常含各种管型，可出现红细胞管型，有时可见脂尿。

（二）生化检查

1. 血脂 总胆固醇、三酯甘油、游离胆固醇、酯化胆固醇及磷脂均可增高。

2. 血清白蛋白 <30g/L。

3. 血清蛋白电泳 可见 α_2 和 β 球蛋白增高。

4. 其他 血浆铜蓝蛋白、转铁蛋白、补体均减少；甲状腺激素水平降低、纤维蛋白原增加等。

五、并发症

1. 感染 与低蛋白血症、免疫功能紊乱及应用糖皮质激素、细胞毒性药物治疗有关。常见感染部位为呼吸道、尿道、皮肤等，由于使用糖皮质激素，其感染的临床征象常不明显，如若治疗不及时或感染未能完全控制，可导致肾病综合征复发和疗效不佳，甚至造成死亡。

2. 血栓、栓塞 由于血液浓缩、高脂血症造成血液黏稠度增加。某些蛋白质丢失及肝代偿性合成蛋白增加导致机体凝血、抗凝和纤溶系统失衡；加之血小板功能亢进、糖皮质激素等均进一步加重高凝状态，利尿剂等因素容易发生血栓形成，血栓栓塞好发于肺血管、下肢静脉、下腔静脉、冠状血管和脑血管，其中以肾静脉血栓最为常见。

3. 急性肾损伤 肾病综合征患者可因有效血容量不足而致肾血流量下降，诱发肾前性氮质血症。少数患者可出现急性肾损伤。

4. 蛋白质及脂肪代谢紊乱 白蛋白的丢失可导致患者营养不良、小儿生长发育迟缓；免疫球蛋白减少造成机体免疫力低下，易致感染；金属结合蛋白丢失可使微量元素缺乏；内分泌素结合蛋白不足可诱发内分泌紊乱。高脂血症增加血液黏稠度，促进血栓、栓塞并发症的发生。还将增加心血管系统并发症，并可促进肾小球硬化和肾小管 - 间质病变的发生，促进肾脏病变的慢性进展。

六、诊断与鉴别诊断

诊断主要包括以下几个方面：①确诊肾病综合征：尿蛋白 >3.5g/d、血浆白蛋白 <30g/L、水肿和血

脂升高，其中大量蛋白尿和低蛋白血症为确诊的两个必备条件。②确认病因：必须首先除外继发性的病因和遗传性疾病，才能诊断为原发性肾病综合征。最好能进行肾活检，做出病理诊断。③判定有无并发症。

需进行鉴别诊断的继发性 NS 主要包括以下几种。

1. 过敏性紫癜肾炎　好发于青少年，有典型的皮肤紫癜，可伴关节痛、腹痛及黑便，多在皮疹出现后 1～4 周出现血尿和（或）蛋白尿，典型皮疹有助于鉴别诊断。

2. 系统性红斑狼疮肾炎　以高龄期女性多见，依据多系统受损的临床表现和免疫学检查可检出多种自身抗体，一般不难明确诊断。

3. 乙型肝炎病毒相关性肾炎　多见于儿童及青少年，以蛋白尿或肾病综合征为主要临床表现，常见的病理类型为膜性肾病，其次为系膜毛细血管性肾小球肾炎等。国内依据以下三点进行诊断：①血清 HBV 抗原阳性；②肾小球肾炎，并可除外狼疮性肾炎等继发性肾小球肾炎；③肾活检切片中找到 HBV 抗原。

4. 糖尿病肾病　好发于中老年，病程 10 年以上的糖尿病患者。早期可发现尿微量白蛋白排出增加，以后逐渐发展成大量蛋白尿。糖尿病病史和特征性眼底改变有助于鉴别诊断。

5. 肾淀粉样变性　好发于中老年，是全身多器官受累的一部分。原发性淀粉样变性主要累及心、肾、消化道（包括舌）、皮肤和神经；继发性淀粉样变性常继发于慢性化脓性感染、结核、恶性肿瘤等疾病，主要累及肾脏、肝和脾等器官。肾受累时体积增大，常呈肾病综合征。肾淀粉样变性常需肾活检确诊。肾活检组织刚果红染色淀粉样物质呈砖红色，偏光显微镜下呈绿色双折光特征。

6. 骨髓瘤性肾病　好发于中老年，男性多见，患者可有多发性骨髓瘤的特征性临床表现，如骨痛、血清单株球蛋白增高、蛋白电泳 M 带及尿本周蛋白阳性，骨髓象显示浆细胞异常增生（占有核细胞的 15% 以上），并伴有质的改变。多发性骨髓瘤累及肾小球时可出现肾病综合征。

七、治疗

（一）一般治疗

1. 休息　凡有严重水肿、低蛋白血症者需卧床休息。水肿消失，一般情况好转后，可起床活动。避免到公共场所和预防感染。

2. 饮食　给予正常量 0.8～1.0g/(kg·d) 的优质蛋白（富含必需氨基酸的动物蛋白）饮食，为减轻高脂血症，应多吃富含多聚不饱和脂肪酸（如植物油、鱼油）及富含可溶性纤维（如燕麦、米糠及豆类）的食物，热量要保证充分，每日每公斤体重不应少于 126～147kJ（30～35kcal）。水肿时应低盐（＜3g/d）饮食。

（二）对症治疗

1. 利尿

（1）噻嗪类利尿剂　常用氢氯噻嗪 25mg，每日 3 次，口服。长期服用应防止低钾血症、低钠血症。

（2）潴钾利尿剂　常与噻嗪类利尿剂合用，常用醛固酮拮抗剂螺内酯 20mg，每日 3 次。长期服用需防止高钾血症，肾功能不全患者慎用。

（3）袢利尿剂　常用呋塞米 20～120mg/d 或布美他尼 1～5mg/d，分次口服或静脉注射。应注意防止低钠血症及低钾、低氯血症性碱中毒发生。

（4）渗透性利尿剂　低分子右旋糖酐 250～500ml 静脉点滴，隔日 1 次，之后加用袢利尿剂可增强利尿效果，但对少尿（尿量＜400ml/d）患者应慎用此类药物，以防急性肾损伤的发生。

（5）提高血浆胶体渗透压　静脉输注血浆或白蛋白均可提高血浆胶体渗透压，再静脉注射呋塞米可获得良好的利尿效果。

利尿治疗的原则是利尿不宜过快过猛，以免血容量锐减，加重血液高黏倾向，形成血栓和栓塞并发症。

2. 减少尿蛋白　持续性大量蛋白尿本身可导致肾小球高滤过、加重肾小管间质损伤、促进肾小球硬化，对有肾小球内高压存在的大量蛋白尿者可使用血管紧张素转换酶抑制剂（ACEI）或血管紧张素Ⅱ受体拮抗剂（ARB），通过降低肾小球内高压而减少尿蛋白。

3. 降脂 有高脂血症的患者可给予降脂药物治疗。

（三）主要治疗——抑制免疫与炎症反应

1. 糖皮质激素（简称激素） 可能是通过抑制炎症反应、免疫反应、醛固酮和抗利尿激素分泌，影响肾小球基底膜通透性等综合作用而发挥其利尿、消除尿蛋白的疗效。使用原则是：①起始足量：常用药物为泼尼松 1mg/(kg·d)，口服 8 周，必要时可延长至 12 周。②缓慢减药：足量治疗后每2~3周减原用量的 10%，当减至 20mg/d 左右时症状易反复，应更加缓慢减量。③长期维持：最后以最小有效剂量（10mg/d）作为维持量，维持半年左右。激素可采取全日量顿服或在维持用药期间两日量隔日一次顿服，水肿严重、有肝功能损害或泼尼松疗效不佳时，可更换为甲泼尼龙（等剂量）口服或静脉滴注。因地塞米松半衰期长，不良反应大，现已少用。

根据患者对糖皮质激素的反应，可将其分为：①激素敏感型：用药 8~12 周内肾病综合征缓解。②激素依赖型：激素减药到一定程度即复发。③激素抵抗型：用药 8~12 周治疗无效。

长期应用激素的患者可出现感染、药物性糖尿病、骨质疏松等不良反应，少数病例还可能发生股骨头无菌性缺血性坏死，需加强监测，及时处理。

2. 细胞毒性药物 细胞毒性药物可用于“激素依赖型”或“激素抵抗型”患者，在应用糖皮质激素治疗的基础上使用，若无激素禁忌，一般不作为首选或单独治疗用药。

（1）环磷酰胺 是国内外最常用的细胞毒性药物，剂量为 2mg/(kg·d)，分 1~2 次口服；或 200mg，静脉给药，隔日一次。累积量达 6~8g 后停药。其不良反应为骨髓抑制、中毒性肝损害、性腺抑制、脱发、胃肠道反应及出血性膀胱炎等。

（2）盐酸氮芥 为最早用于治疗肾病综合征的药物，治疗效果欠佳，因易引起注射部位血管炎或局部组织坏死、严重的胃肠道反应和严重的骨髓抑制，目前临床上较少应用。

3. 钙调神经蛋白抑制剂 选择性抑制 T 辅助细胞及 T 细胞毒效应细胞，作为二线用药用于治疗激素及细胞毒性药物无效的难治性肾病综合征。环孢素（CSA）常用量为 3~5mg/(kg·d)，分两次空腹口服，血浓度谷值为 100~200ng/ml。服药 3 个月后缓慢减量，疗程至少一年。其不良反应有肝毒性、肾毒性、高血压、高尿酸血症、多毛及牙龈增生等。因价格较昂贵及停药后不良反应易复发，使其广泛应用受到限制。他克莫司（FK506）肾毒性小于环孢素，成人起始治疗剂量为 0.05mg/(kg·d)，血药浓度保持在 5~8ng/ml，疗程为 6~12 个月。

4. 麦考酚吗乙酯（mycophenolatemofetil，MMF） 常用量为 1.5~2g/d，分 2 次口服，共用 3~6 个月，减量维持半年。该药对部分难治性肾病综合征有效。

（四）中医药治疗

单纯中医、中药治疗肾病综合征疗效出现较缓慢，一般主张与激素及细胞毒性药物联合应用。

1. 辨证施治 肾病综合征患者多被辨证为脾肾两虚，可给予健脾补肾利水的治疗。

2. 雷公藤多苷片 10~20mg，每日 3 次口服，有降尿蛋白作用，可配合激素应用。主要不良反应为性腺抑制、肝功能损害及外周血白细胞减少等，及时停药后可恢复。

（五）并发症防治

肾病综合征的并发症是影响患者长期预后的重要因素，应积极防治。

1. 感染 通常在激素治疗时无须应用抗生素预防感染，否则可能诱发真菌二重感染。一旦发现感染，应及时选用对致病菌敏感、强效且无肾毒性的抗生素积极治疗，有明确感染灶者应尽快去除。严重感染难控制时应考虑减少或停用激素，但需视患者具体情况决定。

2. 血栓及栓塞 一般认为，当血浆白蛋白低于 20g/L 时，提示存在高凝状态，即应开始预防性抗凝治疗。对已发生血栓、栓塞者应尽早给予尿激酶或链激酶全身或局部溶栓，同时配合抗凝治疗，抗凝药一般应持续应用半年以上。抗凝及溶栓治疗时均应避免药物过量导致出血。

3. 急性肾损伤 ①袢利尿剂：对钠水潴留明显，有心功能不全患者可使用袢利尿剂。②血液透析：

已达到透析指征者，应给血液透析以维持生命，并在补充血浆制品后适当脱水，以减轻肾间质水肿。③原发病治疗：因其病理类型多为微小病变型肾病，应予以积极治疗。④碱化尿液：口服碳酸氢钠碱化尿液，减少管型形成。

4. 蛋白质及脂肪代谢紊乱 在肾病综合征缓解前常难以完全纠正代谢紊乱，但应调整饮食中蛋白和脂肪的量和结构，力争将代谢紊乱的影响减少到最低限度。ACEI 及 ARB 均可减少尿蛋白；中药黄芪可促进肝脏白蛋白合成，并可能兼有减轻高脂血症的作用。降脂药物可选择以降胆固醇为主的羟甲戊二酸单酰辅酶 A 还原酶抑制剂，如洛伐他汀等他汀类药物；或降甘油三酯为主的氯贝丁酯类，如非诺贝特等。肾病综合征缓解后高脂血症可自然缓解，无须再继续药物治疗。

第五节 泌尿系统感染

PPT

案例解析

【案例】 患者，女 27 岁，尿频、尿急、尿痛 1 天，不发热，无腰痛。体查：一般情况良好，腹部平软，膀胱区轻压痛，肾区无叩击痛。泌尿系统彩超检查示：膀胱壁毛糙，余未见异常。尿检示：尿红细胞（+++），白细胞（++++）。

【问题】 初步诊断、诊断依据和治疗原则是什么？

【解析】

（1）初步诊断：急性膀胱炎。

（2）诊断依据：①临床表现为膀胱刺激征；②体格检查发现膀胱区压痛，肾区无叩击痛；③尿常规检查提示血尿、白细胞尿；泌尿系统彩超示膀胱壁毛糙。

（3）治疗原则：①注意休息，多饮水，勤排尿；②可口服碳酸氢钠片，以碱化尿液、缓解症状、抑制细菌生长；③合理使用抗生素治疗。

尿路感染（urinary tract infection，UTI）简称尿感，可分为上尿路感染（主要是肾盂肾炎）和下尿路感染（主要是膀胱炎），肾盂肾炎又有急性和慢性之分。根据患者的基础疾病情况，尿路感染可分为复杂性和非复杂性尿路感染。复杂性尿感指患者同时伴有尿路功能性或结构性异常或免疫低下。非复杂性尿感主要发生在无泌尿生殖系统异常的女性，多数为膀胱炎，在男性中少见。

一、病因

革兰阴性杆菌为尿路感染最常见致病菌，其中以大肠埃希菌最为常见，占非复杂尿路性感染的 75% ~ 90%，其次为变形杆菌、克雷伯杆菌。5% ~15% 的尿路感染由革兰阳性细菌引起，主要是肠球菌和凝固酶阴性的葡萄球菌。大肠埃希菌最常见于无症状性细菌尿、非复杂性尿路感染，或首次发生的尿路感染。医院内感染、复杂性或复发性尿感、尿路器械检查后发生的尿感则多为肠球菌、变形杆菌、克雷伯杆菌和铜绿假单胞菌所致。其中变形杆菌常见于伴有尿路结石者，铜绿假单胞菌多见于尿路器械检查后，金黄色葡萄球菌则常见于血源性尿感。此外，结核分枝杆菌、衣原体、真菌等也可导致尿路感染。

二、发病机制

（一）感染途径

1. 上行感染 最常见感染路径如下：尿道口→尿道→膀胱→输尿管→肾盂→肾盏→肾乳头→肾小

管→肾实质，病原菌经由尿道上行至膀胱，甚至输尿管、肾盂引起的感染称为上行感染，约占尿路感染的95%。

2. 血行感染 指病原菌通过血运到达肾脏和尿路其他部位引起的感染。此种感染途径少见，不足2%。多发生严重的尿路梗阻或机体免疫力极度低下时，常见的病原菌有金黄色葡萄球菌、沙门菌属、假单胞菌属和白色念珠菌属等。

3. 直接感染 肾脏邻近器官炎性瘘管或感染性异物贯穿肾脏，病原菌偶可直接侵入到泌尿系统导致感染。

4. 淋巴道感染 当盆腔和下腹部的器官感染时，细菌可从淋巴道感染泌尿系统。

（二）机体防御功能

是否发生尿路感染除与细菌的数量、毒力有关外，还取决于机体的防御功能。正常情况下，进入膀胱的细菌很快被清除。机体的防御机制包括：①排尿的冲刷作用；②尿道和膀胱黏膜的抗菌能力；③尿液中高浓度尿素、高渗透压和低 pH 等；④前列腺分泌物中含有的抗菌成分；⑤感染出现后，白细胞很快进入膀胱上皮组织和尿液中，起清除细菌的作用；⑥输尿管膀胱连接处的活瓣，具有防止尿液、细菌进入输尿管的功能；⑦女性阴道的乳酸杆菌菌群对限制致病病原体繁殖有重要作用。

（三）易感因素

1. 尿路梗阻 包括器质性或功能性梗阻，如：结石、肿瘤、狭窄、妊娠等均可导致尿液积聚，细菌不易被冲洗清除，而在局部大量繁殖引起感染。尿路梗阻合并感染可使肾组织结构快速破坏，因此及时解除梗阻非常重要。

2. 膀胱输尿管反流及其他尿路畸形 如肾发育不良、肾盂及输尿管畸形。输尿管壁内段及膀胱开口处的黏膜形成阻止尿液从膀胱输尿管口反流至输尿管的屏障，当其功能或结构异常时可使尿液从膀胱逆流到输尿管，甚至肾盂，导致细菌在局部定植，发生感染。

3. 机体免疫力低下 如长期使用免疫抑制剂、糖尿病、长期卧床、严重的慢性病和艾滋病等。

4. 神经源性膀胱 支配膀胱的神经功能障碍，如脊髓损伤、糖尿病、多发性硬化等疾病，因长时间的尿液潴留和（或）应用导尿管引流尿液导致感染。

5. 妊娠 2%～8%的妊娠妇女可发生尿路感染，与孕期输尿管蠕动功能减弱、暂时性膀胱输尿管活瓣关闭不全及妊娠后期子宫增大致尿液引流不畅有关。

6. 性别和性活动 女性尿道较短（约4cm）而宽，距离肛门较近，开口于阴唇下方是女性容易发生尿路感染的重要因素。性生活时可将尿道口周围的细菌挤压入膀胱引起尿路感染。前列腺增生导致的尿路梗阻是中老年男性尿路感染的一个重要原因。包茎、包皮过长是男性尿路感染的诱发因素。

7. 医源性因素 导尿或留置导尿管、膀胱镜和输尿管镜检查、逆行性尿路造影等可致尿路黏膜损伤，将细菌带入尿路，易引发尿路感染。

8. 泌尿系统结构异常 如肾发育不良、肾盂及输尿管畸形、移植肾、多囊肾等，也是尿路感染的易感因素。

9. 遗传因素 越来越多的证据表明宿主的基因影响尿路感染的易感性。

（四）细菌的致病力

细菌的致病力是决定能否引起尿感、疾病类型是膀胱炎或是肾盂肾炎的重要因素。致病性大肠埃希菌还可产生溶血素、铁载体等对人体杀菌作用具有抵抗能力的物质。

三、病理

（一）急性膀胱炎

其主要的病理变化是黏膜、黏膜下组织血管扩张、充血，上皮细胞肿胀，黏膜下组织充血、水肿及炎症细胞浸润，重者可有局部小化脓灶和溃疡。

（二）急性肾盂肾炎

可单侧或双侧肾脏受累，常表现为局限或广泛的肾盂肾盏黏膜充血水肿，表面有脓性分泌物，黏膜下可有细小脓肿，可形成尖端指向肾乳头、基底伸向肾皮质的楔形炎症病灶。

（三）慢性肾盂肾炎

两肾病变常不一致，外形缩小，表面凹凸不平，有肾盂肾盏粘连、变形、狭窄，肾小管萎缩及肾间质淋巴-单核细胞浸润等慢性炎症表现。

四、临床表现

（一）膀胱炎

主要表现为膀胱刺激征，即尿频、尿急、尿痛、膀胱区胀痛不适等，一般无全身感染症状，其发生率较高，占尿路感染的60%，其致病菌多为大肠埃希菌，约占75%以上。

（二）肾盂肾炎

1. 急性肾盂肾炎　可发生于各年龄段，育龄女性最多见。临床表现与感染程度有关，通常起病较急。

（1）全身症状　发热、寒战、头痛、全身酸痛、恶心、呕吐等。

（2）局部症状　尿频、尿急、尿痛，查体还可发现一侧或两侧肋脊角或输尿管点压痛和（或）肾区叩击痛。

（3）实验室检查　血常规可表现为白细胞升高；尿常规可见尿白细胞升高、脓细胞（+++）。血培养：部分患者可表现阳性。尿培养：主要为大肠埃希菌，其次为变形杆菌、克雷伯杆菌等，仅有5%为粪链球菌引起。

2. 慢性肾盂肾炎　临床表现复杂，全身及泌尿系统局部表现均可不典型。一半以上患者可有急性肾盂肾炎病史，后出现程度不同的低热、间歇性尿频、排尿不适、腰部酸痛及肾小管功能受损表现，如夜尿增多、低比重尿等。病情持续可发展为慢性肾衰竭。急性发作时患者症状类似急性肾盂肾炎。

（三）无症状细菌尿

无症状细菌尿是指患者有真性细菌尿，而无尿路感染的症状，可由症状性尿感演变而来或无急性尿路感染病史。致病菌多为大肠埃希菌，患者可长期无症状，尿常规可无明显异常，但尿培养有真性菌尿。

（四）复杂性尿路感染

患者在伴有泌尿系统结构/功能异常或免疫低下时发生的尿路感染。复杂性尿路感染显著增加治疗失败的风险，增加疾病的严重性。

五、实验室及辅助检查

（一）尿液检查

1. 常规检查　可有白细胞尿、血尿、蛋白尿、管型尿等。尿沉渣镜检白细胞>5个/HP称为白细胞尿，对尿路感染诊断意义较大。

2. 细菌学检查　未离心新鲜中段尿沉渣涂片，平均每高倍镜下可见一个以上细菌，提示尿路感染。尿培养：可采用清洁中段尿、导尿及膀胱穿刺尿做培养，其中膀胱穿刺尿培养结果最可靠。清洁中段尿细菌定量培养$\geq 10^5$/ml为阳性。

3. 亚硝酸盐还原试验　其原理为大肠埃希菌等革兰阴性细菌可使尿内硝酸盐还原为亚硝酸盐，革兰阴性杆菌阳性率较高。

4. 白细胞酯酶试验　中性粒细胞可产生白细胞酯酶，因此该试验检测尿中是否存在中性粒细胞，包括已经被破坏的中性粒细胞。

（二）血液检查

1. 血常规　急性肾盂肾炎时血白细胞常升高，中性粒细胞增多，核左移。血沉可增快。

2. 肾功能　慢性肾盂肾炎肾功能受损时可出现肾小球滤过率下降，血肌酐升高等。

（三）影像学检查

影像学检查如腹部泌尿系统彩超、X线腹部平片、静脉肾盂造影（IVP）、排尿期膀胱输尿管反流造影、逆行性肾盂造影等，目的是为了解尿路情况，及时发现有无尿路结石、梗阻、反流、畸形等导致尿路感染反复发作的因素。

六、诊断与鉴别诊断

（一）诊断

有尿路感染症状和体征，如尿路刺激征（尿频、尿急、尿痛），耻骨上方疼痛，腰部疼痛或叩击痛等，尿细菌培养菌落数均≥10^5/ml，即可诊断尿路感染。如尿培养的菌落数不能达到上述指标，但可满足下列指标一项时，也可帮助诊断：①硝酸盐还原试验和（或）白细胞酯酶阳性；②白细胞尿（脓尿）；③未离心新鲜尿液革兰染色发现病原体，且一次尿培养菌落数均≥10^3/ml。

（二）鉴别诊断

症状不典型尿路感染要与下列疾病鉴别。

1. 尿道综合征　常见于女性，患者有尿路刺激症状，但多次检查均无真性细菌尿。部分可能由于逼尿肌与膀胱括约肌功能不协调、妇科或肛周疾病、神经焦虑等引起，也可能是衣原体等非细菌感染造成。

2. 肾结核　本病膀胱刺激症状更为明显，一般抗生素治疗无效，尿沉渣可找到抗酸杆菌，尿培养结核分枝杆菌阳性，而普通细菌培养为阴性。抗结核治疗有效，可资鉴别。

3. 慢性肾小球肾炎　慢性肾盂肾炎后期可出现肾功能减退、高血压，此时需与慢性肾小球肾炎相鉴别。

七、治疗

治疗原则：控制症状、消除病原菌、去除诱因、防止复发。

（一）一般治疗

急性期注意休息，多饮水，勤排尿。发热者给予易消化、高热量、富含维生素饮食。膀胱刺激征和血尿明显者，可口服碳酸氢钠片1g，每日3次，以碱化尿液、缓解症状、抑制细菌生长，避免形成血凝块，对应用磺胺类抗生素者还可以增强药物的抗菌活性并避免尿路结晶形成。尿路感染反复发作者应积极寻找病因，及时祛除诱发因素。

（二）抗感染治疗

用药原则：①选用致病菌敏感的抗生素，无病原学结果前，一般首选对革兰阴性杆菌有效的抗生素，尤其是首发尿感；②抗生素在尿和肾内的浓度要高；③选用肾毒性小，不良反应少的抗生素；④单一药物治疗失败、严重感染、混合感染、耐药菌株出现时应联合用药；⑤对不同类型的尿路感染给予不同治疗时间。

1. 急性非复杂性膀胱炎　初诊可采用3天抗菌疗法。

对于女性急性非复杂性膀胱炎，一线药物推荐SMZ-TMP（复方磺胺甲噁唑）（800mg/160mg，每日2次，疗程3天），呋喃妥因（50mg，每8小时1次，疗程5~7天），磷霉素（3g单剂）。另外如阿莫西林、头孢菌素类、喹诺酮类亦可选用，疗程一般3~7天。

2. 肾盂肾炎　首次发生的急性肾盂肾炎的致病菌80%为大肠埃希菌，在留取尿细菌检查标本后应立即开始治疗，首选对革兰阴性杆菌有效的药物。72小时显效者无须换药；否则应按药敏结果更改抗生素。

（1）病情较轻者　可在门诊口服药物治疗，疗程10~14天。常用药物有喹诺酮类，如氧氟沙星0.2g，每日2次；半合成青霉素类，如阿莫西林0.5g，每日3次；头孢菌素类，如头孢呋辛0.25g，每日2次。治疗14天后，通常90%可治愈。如尿菌仍阳性，应参考药敏试验选用有效抗生素继续治疗4~6周。

（2）严重感染全身中毒症状明显者　需住院治疗，应静脉给药。常用药物，如氨苄西林1.0~2.0g，q4h；头孢曲松钠1.0~2.0g，q12h；左氧氟沙星0.2g，q12h。必要时联合用药。氨基糖苷类抗生素肾毒性大，应慎用。经过上述治疗若好转，可于热退后继续用药3天再改为口服抗生素，完成2周疗程。治疗72小时无好转，应按药敏结果更换抗生素，疗程不少于2周。经此治疗，仍有持续发热者，应注意肾盂肾炎并发症，如肾盂积脓、肾周脓肿、感染中毒症等。

慢性肾盂肾炎治疗的关键是积极寻找并祛除易感因素。急性发作时治疗同急性肾盂肾炎。

3. 再发性尿路感染　再发性尿路感染包括重新感染和复发。

（1）重新感染　治疗后症状消失，尿菌阴性，但在停药6周后再次出现真性细菌尿，菌株与上次不同，称为重新感染。多数病例有尿路感染症状，治疗方法与首次发作相同。

（2）复发　治疗后症状消失，尿菌阴转后在6周内再出现菌尿，菌种与上次相同（菌种相同且为同一血清型），称为复发。复发且为肾盂肾炎者，特别是复杂性肾盂肾炎，在祛除诱发因素（如结石、梗阻、尿路异常等）的基础上，应按药敏选择强有力的杀菌性抗生素，疗程不少于6周。

4. 无症状性菌尿　是否治疗目前有争议，一般认为有下述情况者应予治疗：①妊娠期无症状性菌尿；②学龄前儿童；③曾出现有症状感染者；④肾移植、尿路梗阻及其他尿路有复杂情况者。根据药敏结果选择有效抗生素，主张短疗程用药，如治疗后复发，可选长程低剂量抑菌疗法。

5. 妊娠期尿路感染　宜选用毒性小的抗菌药物，如阿莫西林、呋喃妥因或头孢菌素类等。孕妇的急性膀胱炎治疗时间一般为3～7天。孕妇急性肾盂肾炎应静脉滴注抗生素治疗，可用半合成广谱青霉素或第三代头孢菌素，疗程为2周。反复发生尿感者，可用呋喃妥因行长程低剂量抑菌治疗。

6. 复杂性尿路感染　因基础疾病不同，感染的部位、细菌类型和疾病严重程度不一样，需要个体化对待，尽量根据尿培养结果选择用药。若采用经验治疗，48～72小时后应对疗效进行评估，并根据尿培养结果调整用药。

（三）疗效评定

1. 治愈　症状消失，尿菌阴性，疗程结束后2周、6周复查尿菌仍阴性。

2. 治疗失败　治疗后尿菌仍阳性，或治疗后尿菌阴性，但2周或6周复查尿菌转为阳性，且为同一种菌株。

第六节　急性肾损伤

PPT

案例解析

【案例】患者，女性，25岁，咳嗽、咳痰1周，水肿伴少尿3天。1周前因咳嗽、咳痰于当地医院静脉滴注阿米卡星3天，近3天出现水肿、尿量减少（约100ml/d）。查体：BP 156/90mmHg，呼吸急促，颜面及双下肢水肿，双肺底可闻及湿啰音。辅助检查：血红蛋白121g/L，尿蛋白（＋＋），血肌酐567.6μmol/L，血钾5.8mmol/L，血二氧化碳结合力12mmol/L。彩超检查双肾体积增大。

【问题】初步诊断、诊断依据和治疗原则是什么？

【解析】

（1）初步诊断：急性肾损伤。

（2）诊断依据：急性起病，肾毒性药物使用，临床表现为水肿、少尿、高血压，实验室检查示肾功能异常，血钾升高，血二氧化碳结合力降低，彩超检查双肾体积增大等。

（3）治疗原则：①停用肾毒性药物；②保持水、电解质平衡；③饮食和营养：以碳水化合物、脂肪为主；④纠正代谢性酸中毒；⑤透析疗法。

急性肾损伤（acute kidney injury，AKI），既往称为急性肾衰竭（acute renal failure，ARF），是临床常

见的危重症之一，是由各种病因引起短时间内肾功能快速减退而导致的临床综合征。改善全球肾脏疾病预后组织（Kidney Disease Improving Global Outcomes，KDIGO）在2012年发表了急性肾损伤的临床实践指南，对急性肾损伤的定义、分期和诊治制定了一系列的推荐和建议意见。KDIGO急性肾损伤的定义：48小时内血肌酐增高≥0.3mg/dl（≥26.5μmol/L），或血肌酐增高至≥基础值的1.5倍，且明确或经推断其发生在之前7天之内，或持续6小时尿量<0.5ml/(kg·h)。

一、病因与分类

急性肾损伤病因多样，根据解剖部位的不同，可分为肾前性、肾性和肾后性三类。肾前性急性肾损伤的常见病因包括血容量减少、有效动脉血容量减少和肾内血流动力学改变等。肾后性急性肾损伤的特征是急性尿路梗阻，梗阻可发生从肾盂到尿道的任一水平。肾性急性肾损伤指出现肾实质损伤，以肾缺血和肾毒性药物或毒素导致的急性肾小管坏死（acute tubular necrosis，ATN）最为常见。其他包括肾小球疾病、血管病和小管间质炎症伴有的肾功能突然下降。本节主要以急性肾小管坏死（ATN）为代表进行叙述。

二、发病机制

肾前性急性肾损伤是肾灌注减少导致血流动力学介导的肾小球滤过率（GFR）降低，并无明显的肾实质损伤。如果肾灌注量减少能在6小时内得到纠正，则血流动力学损害可以逆转，肾功能也可迅速恢复。但若低灌注持续，则可发生肾小管上皮细胞明显损伤，继而发展为ATN。双侧尿路梗阻或孤立肾患者单侧尿路梗阻时可发生肾后性急性肾损伤，尿路功能性梗阻主要是指神经源性膀胱等。

ATN常由缺血所致，也可由肾毒性药物引起，常发生在多因素综合作用基础上，如老年、合并糖尿病等。不同病因、不同病理损害类型ATN可有不同始动机制和持续发展机制，但均涉及CFR下降及肾小管上皮细胞损伤两方面。

三、病理

由于病因及病变的严重程度不同，病理改变可有显著差异。肉眼见肾脏增大，质软，剖面可见髓质呈暗红色，皮质肿胀，因缺血而苍白。典型的缺血性急性肾损伤光镜检查见肾小管上皮细胞片状和灶状坏死从基底膜上脱落，肾小管管腔管型堵塞。管型由未受损或变性的上皮细胞、细胞碎片、Tamm－Horsfall黏蛋白和色素组成。肾缺血严重者，肾小管基底膜常遭破坏。如基底膜完整性存在，则肾小管上皮细胞可迅速再生，否则上皮细胞不能再生。

肾毒性急性肾损伤形态学变化最明显的部位在近端肾小管的曲部和直部。肾小管上皮细胞坏死不如缺血性急性肾损伤明显。

四、临床表现

ATN是肾性急性肾损伤最常见的类型，通常按其病因分为缺血性和肾毒性。但临床上常是多因素，如发生在危重疾病时，它包括了脓毒血症、肾脏低灌注和肾毒性药物等因素。

临床病程典型可分为以下三期。

（一）起始期

此期患者常有一些ATN的病因，例如低血压、缺血、脓毒血症和肾毒素等，但尚未发生明显的肾实质损伤，此阶段急性肾损伤是可预防的。但随着肾小管上皮细胞发生明显损伤，GFR突然下降，临床上急性肾损伤综合征的表现变得明显，则进入维持期。

（二）进展期和维持期

又称少尿期。典型的为7～14天，但也可短至数天或长至4～6周。部分患者可出现少尿（≤400ml/d）和无尿（≤100ml/d），但也有尿量在400ml/d以上，称为非少尿型急性肾损伤，其病情大多较轻，预后较好。然而，不论尿量是否减少，随着肾功能减退，临床上均可出现尿毒症一系列表现。主要是尿毒症毒素潴留和水、电解质及酸碱平衡紊乱所致。

1. 急性肾损伤的全身并发症

（1）消化系统症状　食欲减退、恶心、呕吐、腹胀、腹泻等，严重者可发生消化道出血。

（2）呼吸系统症状　除感染的并发症外，因过度容量负荷，尚可出现呼吸困难、咳嗽、憋气、胸痛等症状。

（3）循环系统症状　多因尿少和未控制饮水，以致体液过多，出现高血压及心力衰竭、肺水肿表现；因毒素潴留、电解质紊乱、贫血及酸中毒引起各种心律失常及心肌病变。

（4）神经系统症状　出现意识障碍、躁动、谵妄、抽搐、昏迷等尿毒症脑病症状。

（5）血液系统症状　可有出血倾向及轻度贫血。

（6）感染　是急性肾损伤另一常见而严重的并发症。在急性肾损伤同时或在疾病发展过程中可出现多个脏器衰竭，此类患者病死率可高达70%。

2. 水、电解质和酸碱平衡紊乱　可表现为：①代谢性酸中毒：主要因为肾排酸能力降低，同时又因急性肾损伤常合并高分解代谢状态，使酸性产物明显增多。②高钾血症：除肾排泄钾减少外，酸中毒、组织分解过快也是主要原因。在严重创伤、烧伤等所致横纹肌溶解引起的急性肾损伤，血钾可上升1.0～2.0mmol/（L·d）以上。③低钠血症：主要由水潴留引起的稀释性低钠。

（三）恢复期

肾小管细胞再生、修复，肾小管完整性恢复。肾小球滤过率逐渐恢复正常或接近正常范围。少尿型患者开始出现利尿，可有多尿表现，在不使用利尿剂的情况下，每日尿量可达3000～5000ml，或更多。通常持续1～3周，继而逐渐恢复。与肾小球滤过率相比，肾小管上皮细胞功能（溶质和水的重吸收）的恢复相对延迟，常需数月后才能恢复。少数患者可最终遗留不同程度的肾脏结构和功能缺陷。

五、实验室检查

（一）血液检查

可有轻中度贫血、血肌酐和尿素氮进行性上升，血肌酐每日平均增加≥44.2μmol/L，高分解代谢者上升速度更快，每日平均增加≥176.8μmol/L。血清钾浓度升高，血pH和碳酸氢根离子降低。血清钠浓度正常或偏低。血钙降低，血磷升高。

血浆尿素氮（BUN，mg/dl）与肌酐（Cr，mg/dl）的比值正常为（10～15）：1。肾前性少尿时由于肾小管功能未受损，低尿流速率导致肾小管重吸收尿素增加，使血浆BUN/Cr不成比例增加，可达20：1或更高。BUN/Cr比值增加应注意排除消化道出血及其他应激伴有的尿素氮产生增多的情况。而ATN患者因肾小管重吸收尿素氮的能力下降，该比值小于（10～15）：1。

（二）尿液检查

不同病因所致AKI的尿检异常相差甚大。肾前性AKI时无蛋白尿和血尿，可见少量透明管型。ATN时尿蛋白多为（±～+），常以小分子蛋白为主。尿沉渣检查可见肾小管上皮细胞、上皮细胞管型和颗粒管型及少许红细胞、白细胞等；尿比重降低且较固定，多在1.015以下，因肾小管重吸收功能损害，尿液不能浓缩所致；尿渗透浓度低于350mOsm/kg·H_2O，尿与血渗透浓度之比低于1.1；尿钠含量增高，多在20～60mmol/L；肾衰竭指数常大于1，滤过钠排泄分数（FEna）>1%。

（三）影像学检查

尿路超声显像对排除尿路梗阻很有帮助。如有足够的理由怀疑由梗阻所致且与急性肾炎功能减退有关，可做逆行性或下行性肾盂造影。CT血管造影、MRI或放射性核素检查对检查血管有无阻塞有帮助，但要明确诊断仍需行肾血管造影。

（四）肾活检

肾活检是AKI鉴别诊断的重要手段。在排除肾前性及肾后性原因后，拟诊肾性AKI但不能明确病因时，可行肾活检。

六、诊断与鉴别诊断

急性肾损伤诊断与分期见表7-1。

表7-1 急性肾损伤分期标准

分期	血清肌酐标准	尿量标准
1期	绝对值升高≥0.3mg/dl（≥26.5μmol/L）或较基础值相对升高≥50%，但<1倍	<0.5ml/(kg·h)（≥6h，但<12h）
2期	相对升高≥1倍，但<2倍	<0.5ml/(kg·h)（≥12h，但<24h）
3期	升高至≥4.0mg/d（≥353.6μmol/L）	<0.3ml/(kg·h)（≥24h）
	或相对升高≥2倍	或无尿≥12h
	或开始时肾脏替代治疗	
	或<18岁患者估算肾小球滤过率下降至<35ml/(min·1.73m²)	

在鉴别诊断方面，首先应排除慢性肾脏病（CKD）基础上的急性肾损伤；CKD可从存在双侧肾缩小、贫血、尿毒症面容、肾性骨病和神经病变等得到提示。其次应除外肾前性和肾后性原因。在确定为肾性急性肾损伤后，尚应鉴别是肾小球、肾血管还是肾间质病变引起。急性肾损伤病因不同，其治疗方法不同。

（一）ATN与肾前性少尿鉴别

1. 补液试验 考虑肾前性少尿，可试用输液（5%葡萄糖溶液200～250ml）和注射袢性利尿药（呋塞米40～100mg），以观察输液后循环系统负荷情况。如果补足血容量后血压恢复正常，尿量增加，则支持肾前性少尿的诊断。低血压时间长，特别是老年人伴心功能欠佳时，补液后无尿量增多者应怀疑肾前性氮质血症已过渡为ATN。

2. 尿液诊断指标 见表7-2。

表7-2 鉴别肾前性急性肾损伤及ATN的尿液诊断指标

诊断指标	肾前性急性肾损伤	ATN
尿沉渣	透明管型	棕色颗粒管型
尿比重	>1.020	<1.010
尿渗透压（mOsm/kg·H_2O）	>500	<350
血尿素氮/血肌酐	>20	<10
尿肌酐/血肌酐	>40	<20
尿钠浓度（mmol/L）	<20	>40
肾衰指数	<1	>1
钠排泄分数（%）	<1	>1

注：肾衰指数 $=\frac{\text{尿钠}}{\text{尿肌酐/血肌酐}}$；钠排泄分数 $=\frac{\text{尿钠/血钠}}{\text{尿肌酐/血肌酐}}\times 100\%$

（二）ATN与肾后性尿路梗阻鉴别

有结石、肿瘤或前列腺肥大病史患者，突发完全无尿或间歇性无尿；肾绞痛，肋腹或下腹部疼痛；肾区叩击痛阳性；如膀胱出口处梗阻，则膀胱区因积尿而膨胀，叩诊呈浊音均提示存在尿路梗阻的可能。超声显像和X线检查等可帮助确诊。

（三）ATN 与其他肾性急性肾损伤鉴别

肾性急性肾损伤可见于急进性肾小球肾炎、急性间质性肾炎以及全身性疾病的肾损害如狼疮肾炎、过敏性紫癜性肾炎等。肾病综合征有时亦可引起急性肾损伤。此外，系统性血管炎、血栓性微血管病如溶血尿毒症综合征、恶性高血压及产后急性肾损伤等也会引起。急性肾损伤通常根据各种疾病所具有的特殊病史、临床表现、实验室检查异常及对药物治疗的反应可做出鉴别诊断。肾活检常可帮助鉴别。

（四）与肾小球或肾脏微血管疾病鉴别

患者有肾炎综合征或肾病综合征表现，部分患者可有相应肾外表现（光过敏、咯血、免疫学指标异常等，蛋白尿较严重，血尿及管型尿显著，肾功能减退相对缓慢，常需数周，很少完全无尿。

（五）与 AIN 鉴别

主要依据 AIN 病因及临床表现，如药物过敏或感染史、明显肾区疼痛等。

七、治疗

总体治疗原则是：尽早识别并纠正可逆病因，及时采取干预措施避免肾脏受到进一步损伤，维持水、电解质和酸碱平衡，适当营养支持，积极预防并发症，适时进行肾脏替代治疗。

急性肾损伤的治疗包括非透析治疗和透析治疗。

（一）非透析治疗

1. 维持期（少尿期）

（1）卧床休息。

（2）营养支持治疗　早期蛋白质的摄入量应限制为 0.5g/(kg·d)，保证急性肾损伤患者每日所需热量供给，以减少体内蛋白质的分解。给予 20% 脂肪乳 500ml/d、葡萄糖及各种维生素，并可适当给予胰岛素。每日入液量原则上不超过前一日尿量加500～1000ml。

（3）纠正高钾血症　血钾超过 6.5mmol/L，应予以紧急处理，包括：①钙剂：10% 葡萄糖酸钙 10～20ml，稀释后静脉缓慢注射。②5% 碳酸氢钠 100～200ml 静滴。③50% 葡萄糖溶液 50～100ml 加普通胰岛素 6～12u 缓慢地静脉注射。④口服离子交换（降钾）树脂（15～30g，每日 3 次）。以上措施无效或为高分解代谢型 ATN 的高钾血症患者，透析是最有效的治疗。

（4）纠正酸中毒　应及时治疗，如 HCO_3^- 低于 15mmol/L，可选用 5% 碳酸氢钠 125～250ml 静脉滴注。对于严重酸中毒患者，应立即开始透析。

（5）控制感染　应尽早使用抗生素。根据细菌培养和药物敏感试验选用对肾无毒性或毒性低的药物，并按肌酐清除率调整用药剂量。

（6）纠正心力衰竭　AKI 心力衰竭患者对利尿剂反应差，对洋地黄制剂疗效也差，且易发生洋地黄中毒。药物疗效多以扩血管为主，减轻心脏前负荷。

2. 多尿期　重点仍是维持水、电解质和酸碱平衡，控制氮质血症和防止各种并发症。约 1 周后，BUN 及 Scr 可逐渐降至正常，此时饮食中应该增加蛋白质。

3. 恢复期　一般无特殊治疗，定期监测肾功能、避免使用肾毒性药物，肾功能恢复约半年至 1 年时间。

4. 肾脏替代治疗（RRT）　是 AKI 治疗的重要组成部分，包括腹膜透析、间歇性血液透析和连续性肾替代治疗（CRRT）等。

（二）透析治疗

可选用腹膜透析或血液透析。透析指征：严重高钾血症（>6.5mmol/L）、代谢性酸中毒、容量负荷过重对利尿剂治疗无效者、心包炎和严重脑病等。在急性肾损伤时多强调早透析或预防透析，即在诊断明确尚未出现并发症之前。

知识拓展

血液透析

血液透析（hemodialysis，HD）简称血透，主要替代肾脏对溶质和液体的清除功能，其利用半透膜原理，通过溶质交换清除血液内的代谢废物，维持机体水、电解质和酸碱平衡。血透主要用于治疗急性肾损伤、慢性肾衰竭、急性药物或毒物中毒、充血性心力衰竭、严重电解质紊乱等（如高钾血症）。

第七节　慢性肾衰竭

PPT

案例解析

【案例】男性，65岁，反复浮肿2年，乏力、纳差、恶心3个月。查体：BP 160/100mmHg，贫血貌，颜面及双下肢水肿。辅助检查：血红蛋白70g/L，尿蛋白（++），血肌酐960μmol/L，血钾5.8mmol/L，血二氧化碳结合力12mmol/L，超声检查：双肾缩小。

【问题】初步诊断、诊断依据和治疗原则是什么？

【解析】

（1）初步诊断：慢性肾衰竭。

（2）诊断依据：①中老年，慢性起病；②临床表现为乏力、纳差、恶心、水肿、高血压；③辅助检查示蛋白尿、贫血、肾功能异常，血钾升高、血二氧化碳结合力下降；超声示：双肾缩小。

（3）治疗原则：①降血压治疗；②使用促红细胞生成素和铁剂纠正贫血；③血液透析。

各种原因引起的肾脏结构或功能异常超过3个月，包括肾小球滤过率（glomerular filtration rate，GFR）正常和不正常的病理损伤、血液或尿液成分异常及影像学检查异常，或有肾移植病史，或不明原因的GFR下降（GFR＜60ml/min）超过3个月，称为慢性肾脏病（chronic kidney diseases，CKD）。而广义的慢性肾衰竭（chronic renal failure，CRF）则是指慢性肾脏病引起的肾小球滤过率下降及与此相关的代谢紊乱和临床症状组成的综合征，简称慢性肾衰。慢性肾衰常进展为终末期肾病（end stage renal disease，ESRD），慢性肾衰晚期为尿毒症。

一、病因与分类

（一）原发性

慢性肾小球肾炎、慢性肾盂肾炎及多囊肾等。

（二）继发性

1. 高血压病

2. 代谢性疾病　糖尿病肾病、痛风肾病。

3. 结缔组织病　狼疮性肾炎等。

4. 血管性及遗传性疾病　结节性多动脉炎肾损害、肾动脉狭窄肾损害。

5. 肿瘤性疾病　多发性骨髓瘤、其他部位肿瘤（癌）。

6. 梗阻性肾病

在发达国家，糖尿病肾病、高血压肾小动脉硬化已成为慢性肾衰的主要病因，在发展中国家，这两种疾病在慢性肾衰竭各种病因中仍位居原发性肾小球肾炎之后，但近年也有明显增高趋势。糖尿病肾病导致的慢性肾衰竭有可能成为导致我国慢性肾衰竭的首要病因。

二、发病机制

（一）慢性肾衰进展的机制

1. 肾单位血流动力学改变　有关研究认为，慢性肾衰时肾实质减少后，残余肾单位血流动力学发生改变，表现为肾小球毛细血管内压及流量增加，出现高灌注和高滤过状态是导致肾小球硬化和残余肾单位进一步丧失的重要原因之一。

2. 肾小管高代谢　慢性肾衰竭肾单位减少后，残余肾单位肾小管高代谢状况是肾小管萎缩、间质纤维化和肾单位进行性损害的重要原因之一。

3. 肾组织上皮细胞表型转化的作用　在某些生长因子（如 TGF－β）或炎症因子的诱导下，肾小管上皮细胞、肾小球上皮细胞（如包曼囊上皮细胞或足突细胞）、肾间质成纤细胞均可分化为肌成纤维细胞，在肾间质纤维化、局灶节段性或球性肾小球硬化过程中起重要作用。

4. 某些细胞因子、生长因子的作用　慢性肾衰、肾组织内某些细胞因子和生长因子（如 TGF－β、白细胞介素－1、单个核细胞趋化蛋白－1、血管紧张素Ⅱ、内皮素－1 等），均参与肾小球和小管间质的损伤过程，并在促进细胞外基质增多中起重要作用。

5. 其他　在多种慢性肾病动物模型中发现细胞凋亡可能在慢性肾衰竭进展中起某种作用。此外，醛固酮增多也参与肾小球硬化和间质纤维化的过程。

（二）尿毒症症状的发生机制

目前一般认为，尿毒症的症状及体内各系统损害的原因，主要与尿毒症毒素的毒性作用有关，同时也与多种体液因子或营养素的缺乏有关。

三、临床表现

在慢性肾衰的不同阶段，其临床表现也各不相同。在 CKD 1－3 期，患者可以无任何症状或仅有乏力、腰酸、夜尿增多等轻度不适；少数患者可有食欲减退、代谢性酸中毒及轻度贫血。进入 CKD 3b 期以后，上述症状更趋明显。到 CKD 5 期时，可出现急性心衰、严重高钾血症、消化道出血、中枢神经系统障碍等，甚至有生命危险。

（一）水、电解质代谢紊乱

慢性肾衰时，酸碱平衡失调和各种电解质代谢紊乱相当常见。在这类代谢紊乱中，以代谢性酸中毒和水钠平衡紊乱最为常见。

1. 代谢性酸中毒　在部分轻中度慢性肾衰（GFR＞25ml/min，或 Scr＜350μmol/L）患者中，部分患者由于肾小管分泌氢离子障碍或肾小管 HCO_3^- 的重吸收能力下降，因而发生正常阴离子间隙的高氯血症性代谢性酸中毒，即肾小管性酸中毒。当 GFR 降低至＜25ml/min（Scr＞350μmol/L）时，代谢产物如磷酸、硫酸等酸性物质因肾的排泄障碍而潴留，可发生高氯血症性（或正氯血症性）高阴离子间隙性代谢性酸中毒，即“尿毒症性酸中毒”。

多数患者能耐受轻度慢性酸中毒，但如动脉血 HCO_3^-＜15mmol/L，则可有较明显症状，如食欲不振、呕吐、虚弱无力、呼吸深长等。上述症状可能是因酸中毒时，体内多种酶的活性受抑制有关。

2. 水钠代谢紊乱　水钠平衡紊乱主要表现为水钠潴留。肾功能不全时，肾脏对钠负荷过多或容量过多的适应能力逐渐下降。水钠潴留可表现为不同程度的皮下水肿或（和）体腔积液，这在临床相当常见；

此时易出现血压升高，严重时导致左心衰竭和肺水肿。

水钠平衡紊乱有时也可表现为低血容量和低钠血症。低血容量主要表现为低血压和脱水。低钠血症的原因，既可因缺钠引起（真性低钠血症），也可因水过多或其他因素所引起（假性低钠血症），而以后者更为多见，两者临床情况与处理完全不同，故应注意鉴别。

3. 钾代谢紊乱 当 GFR 降至 20～25ml/min 或更低时，肾脏排钾能力逐渐下降，此时易于出现高钾血症；尤其当钾摄入过多、酸中毒、感染、创伤、消化道出血、溶血、输血等情况发生时，更易出现高钾血症。需要注意的是，某些药物容易引起高钾血症，如 ACEI/ARB、保钾利尿剂等。严重高钾血症（血清钾 >6.5mmol/L）有一定危险，需及时治疗抢救。有时由于钾摄入不足、胃肠道丢失过多、应用排钾利尿剂等因素，也可出现低钾血症。

4. 钙磷代谢紊乱 主要表现为钙缺乏和磷过多。钙缺乏主要与钙摄入不足、活性维生素 D 缺乏、高磷血症、代谢性酸中毒等多种因素有关，明显钙缺乏时可出现低钙血症。

血磷浓度由肠道对磷的吸收及肾的排泄来调节。当肾小球滤过率下降、尿排出减少，血磷浓度逐渐升高。血磷浓度高会与血钙结合成磷酸钙沉积于软组织，导致软组织异位钙化，使血钙降低，并抑制近曲小管产生 1，25 -（OH）$_2$D$_3$（骨化三醇），刺激甲状旁腺激素（PTH）升高。低钙血症、高磷血症、活性维生素 D 缺乏等可诱发继发性甲状旁腺功能亢进（简称甲旁亢）和肾性骨营养不良。

5. 镁代谢紊乱 当 GFR <20ml/min 时，由于肾排镁减少，常有轻度高镁血症，患者常无任何症状。但不宜使用含镁的药物，如含镁的抗酸药、泻药等。低镁血症也偶可出现，与镁摄入不足或过多应用利尿剂有关。

（二）蛋白质、糖类、脂肪和维生素的代谢紊乱

慢性肾衰患者蛋白质代谢紊乱一般表现为蛋白质代谢产物蓄积（氮质血症），也可有血清白蛋白水平下降、血浆和组织必需氨基酸水平下降等。上述代谢紊乱主要与蛋白质分解增多或（和）合成减少、负氮平衡、肾脏排出障碍等因素有关。

糖代谢异常主要表现为糖耐量减低和低血糖症两种情况，前者多见，后者少见。糖耐量减低主要与胰高血糖素升高、胰岛素受体障碍等因素有关，可表现为空腹血糖水平或餐后血糖水平升高，但一般较少出现自觉症状。

慢性肾衰患者中高脂血症相当常见，其中多数患者表现为轻到中度高三酯甘油血症，少数患者表现为轻度高胆固醇血症，或二者兼有。

慢性肾衰患者维生素代谢紊乱相当常见，如血清维生素 A 水平增高、维生素 B$_6$及叶酸缺失等，常与饮食摄入不足及某些酶活性下降有关。

（三）心血管系统表现

心血管病变是 CKD 患者的主要并发症和最常见的死因。尤其是进入终末期肾病阶段，则死亡率进一步增高。近期研究发现，尿毒症患者心血管不良事件及动脉粥样硬化性心血管病比普通人群高 15～20 倍，死亡率进一步增高（占尿毒症患者死因的 45%～60%）。

1. 高血压和左心室肥厚 大部分患者有不同程度的高血压，多由于钠水潴留、肾素 - 血管紧张素水平增高和（或）某些舒张血管的因子不足所致。高血压可引起动脉硬化、左心室肥厚和心力衰竭。贫血和血液透析用的动静脉内瘘，会引起心高搏出量状态，加重左心室负荷和左心室肥厚。

2. 心力衰竭 是尿毒症患者最常见死亡原因。随着肾功能的不断恶化，心衰的患病率明显增加，至尿毒症期可达 65%～70%。其原因大多与水钠潴留、高血压及尿毒症心肌病变有关。

3. 尿毒症性心肌病 其病因可能与代谢废物的潴留和贫血等有关，部分患者可伴有冠状动脉粥样硬化性心脏病。各种心律失常的出现，与心肌损伤、缺氧、电解质紊乱、尿毒症毒素蓄积等因素有关。

4. 心包病变 心包积液在慢性肾衰患者中相当常见，其原因多与尿毒症毒素蓄积、低蛋白血症、心力衰竭等因素有关，少数情况下也可能与感染、出血等因素有关。

5. 血管钙化和动脉粥样硬化 近年发现，由于高磷血症、钙分布异常和“血管保护性蛋白”（如胎

球蛋白 A）缺乏而引起的血管钙化，在心血管病变中亦起着重要作用。动脉粥样硬化往往进展迅速，血液透析患者的病变程度比非透析患者重。除冠状动脉外，脑动脉和全身周围动脉亦同样发生动脉粥样硬化和钙化。

（四）呼吸系统症状

体液过多或酸中毒时均可出现气短、气促，严重酸中毒可致呼吸深长。体液过多、心功能不全可引起肺水肿或胸腔积液。由尿毒症毒素诱发的肺泡毛细血管渗透性增加、肺充血可引起“尿毒症肺水肿”，此时肺部 X 线检查可出现“蝴蝶翼”征。

（五）胃肠道症状

主要表现有食欲不振、恶心、呕吐、口腔有尿味。消化道出血也较常见，其发生率比正常人明显增高，多是由于胃黏膜糜烂或消化性溃疡引起。

（六）血液系统表现

慢性肾衰患者血液系统异常主要表现为肾性贫血和出血倾向以及血栓形成倾向。

（七）神经肌肉系统症状

早期症状可有疲乏、失眠、注意力不集中等。其后会出现性格改变、抑郁、记忆力减退、判断力降低。尿毒症时常有反应淡漠、谵妄、惊厥、幻觉、昏迷、精神异常等。周围神经病变也很常见，感觉神经障碍更为显著，最常见的是肢端袜套样分布的感觉丧失，也可有肢体麻木、烧灼感或疼痛感、深反射迟钝或消失，并可有神经肌肉兴奋性增加，如肌肉震颤、痉挛、不宁腿综合征、肌萎缩、肌无力等。

（八）内分泌功能紊乱

主要表现有：①肾脏本身内分泌功能紊乱，如 1，25 -（OH）$_2$D$_3$、红细胞生成素不足和肾内肾素 - 血管紧张素Ⅱ过多；②下丘脑 - 垂体内分泌功能紊乱，如泌乳素、促黑色素激素（MSH）、促黄体生成激素（FSH）、促卵泡激素（LH）、促肾上腺皮质激素（ACTH）等水平增高；③外周内分泌腺功能紊乱，大多数患者均有继发性甲旁亢，部分患者有轻度甲状腺素水平降低；其他如胰岛素受体障碍、性腺功能减退等也相当常见；④糖耐量异常和胰岛素抵抗：与骨骼肌及外周器官摄取糖能力下降、酸中毒、肾脏降解小分子物质能力下降有关。

（九）骨骼病变

肾性骨营养不良相当常见，包括纤维囊性骨炎（高转化性骨病）、骨生成不良、骨软化症及骨质疏松症。在透析前患者中骨骼 X 线发现异常者约 35%，而出现骨痛、行走不便和自发性骨折相当少见（<10%）。而骨活体组织检查（骨活检）约 90% 可发现异常，故早期诊断要靠骨活检。

四、诊断与鉴别诊断

慢性肾衰竭诊断主要依靠病史、肾功能检查及相关临床表现。

慢性肾衰与急性肾损伤的鉴别，多数情况下并不困难，往往根据患者的病史即可做出鉴别诊断。在患者病史欠详时，可借助于影像学检查（如彩超，CT 等），或肾图检查结果分析，如双肾体积明显缩小（糖尿病肾病、肾淀粉样变性、多囊肾、双肾多发囊肿等疾病肾脏往往不缩小），或肾图提示慢性病变则支持慢性肾衰的诊断。

慢性肾衰有时可发生急性加重或伴发急性肾损伤。如慢性肾衰本身已相对较重，或其病程加重过程未能反映急性肾损伤演变特点，则称之为“慢性肾衰急性加重”。如果慢性肾衰较轻，而急性肾损伤相对突出，且其病程发展符合急性肾损伤演变过程，则可称为“慢性肾衰合并急性肾损伤”，其处理原则基本上与急性肾损伤相同。

五、治疗

慢性肾衰竭早中期治疗的主要目的在于延缓肾功能恶化，保护残余肾功能，并开始肾功能衰竭并发症的预防治疗；晚期以肾替代治疗为主，并积极治疗各种并发症，提高患者的生活质量。

（一）饮食治疗

1. 限制蛋白饮食 蛋白质摄入量应根据 GFR 调整：CKD 1－2 期患者应为 0.8～1.0g/(kg·d)；CKD 3－5 期未透析患者应控制在 0.6～0.8g/(kg·d)；血液透析及腹膜透析患者为 1.0～1.2g/(kg·d)，蛋白质摄入应以优质蛋白为主（50%以上）。

2. 保证足够的能量摄入 一般认为慢性肾衰竭的患者能量摄入应为 125.6～146.5kJ/(kg) ［30～35kcal/（kg·d)］。

3. 其他 有水肿、高血压、少尿者应限制钠盐摄入，每天 3g 左右，根据病情调整；限制磷的摄入，每天不超过 800mg；尿少者应限钾。每天应口服补充叶酸 5mg、维生素 C 0.1g、维生素 B_6 5～10mg。

（二）必需氨基酸的应用

低蛋白饮食超过 3 周，会发生蛋白质营养不良症，须加用必需氨基酸（EAA），或 EAA 与 α－酮酸混合剂，EAA 一般用量为 0.1～0.2g/d。不能口服者可静脉输注。

（三）控制高血压

一般非透析患者应控制血压 130/80mmHg 以下，维持透析患者血压不超过 140/90mmHg。首选血管紧张素转换酶抑制剂（ACEI）或血管紧张素Ⅱ受体拮抗剂（ARB），即使血压不高者，若血肌酐水平在 265μmol/L 以下，也可使用，以降低肾小球内压力。常用的口服制剂有：贝那普利 10～20mg，每天 1 次。缬沙坦 80～160mg，每天 1 次。控制血压尚可用钙通道阻滞剂、β 受体阻滞剂等。

（四）吸附剂使用

包醛氧化淀粉和活性炭制剂。

（五）纠正水、电解质和酸碱失衡

1. 钠、水平衡失调 有水肿者应限盐、限水；指南推荐钠摄入量不应超过 6～8g/d。有明显水肿、高血压者，钠摄入量限制在 2～3g/d（氯化钠摄入量 5～7g/d），个别严重病例可限制为 1～2g/d（氯化钠 2.5～5g/d）。较重者，可用呋塞米（速尿）、布美他尼等，噻嗪类利尿剂和潴钾利尿剂如螺内酯对于中、重度慢性肾衰竭患者应避免使用，因为此时用药疗效很差，并且可导致高血钾、高尿酸及药物的蓄积；已透析者应加强超滤；发展至肺水肿时应紧急透析治疗。

2. 高钾血症 寻找引起高钾血症的诱因，如严重的酸中毒、服用 ACEI 或含钾药物特别是中草药合剂的使用。CKD 3 期以上的患者应适当限制钾的摄入。当 GFR＜10ml/min 或血钾水平＞5.5mmol/L 时，则应更严格地限制钾摄入。若血钾＞6.0mmol/L，心电图有高钾表现或神经肌肉症状时应紧急处理。方法是首先应用 10% 葡萄糖酸钙 20ml，稀释后缓慢静脉注射；继而 5% 碳酸氢钠 100ml 静脉注射，5 分钟注射完毕；然后用 50% 葡萄糖 50～100ml 加普通胰岛素 4～8u 静脉滴注。经上述处理后，还应立即透析治疗。

3. 代谢性酸中毒 不严重者应用碳酸氢钠片 1.5～3.0g/d 口服；中、重度患者 3～15g/d，必要时可静脉补碱。

4. 钙磷平衡失调 高磷血症者应除饮食限磷外，同时积极用肠道磷合剂，如碳酸钙 1～2g/d，每天 3 次，口服；结磷钙（醋酸钙）500～700mg，每天 3 次，口服；酮酸钙疗效更佳。上述制剂在肠道结合清除磷的同时，也能补充体内钙水平。活性维生素 D 能提高肠道钙剂吸收。不含钙的磷结合剂：碳酸镧 1.5～3.0g/d，近年来，正在临床上推广应用，效果良好。拟钙剂如盐酸西那卡塞、Evocalcet 等，可有效降低甲状旁腺激素，从而缓解钙磷代谢紊乱。

（六）慢性肾衰竭贫血的治疗

促红细胞生成素（EPO）疗效显著，用量为每周 80～120U/kg，分 2～3 次（或每次 2000U～3000U，每周 2～3 次）皮下注射，皮下或静脉注射，血红蛋白上升至 110～120g/L 后，EPO 可逐渐减量，但不能完全停药，而应使用维持量，因为完全停药后不久，患者又会再发贫血。不建议后期用药时维持 Hb＞130g/L。用 EPO 时，必须同时补充铁剂，目前国内多用口服制剂，速力菲 0.1～0.2g，每天 3 次。若铁缺乏严重，要考虑静脉用药，如蔗糖铁 100～200mg，静脉滴注，每周 1～2 次。此外尚需补充叶酸、维生素 B_6 等。肾性贫血最新进展——新型缺氧诱导因子脯氨酰羟化酶抑制剂 roxadustat，为患者提供了新的剂型选择。

除非存在快速纠正贫血的并发症（如急性出血、急性冠脉综合征等），慢性肾衰竭贫血患者通常不建议输注红细胞治疗。

（七）肾性骨营养不良症的治疗

慢性肾衰竭早期即应开始，主要措施有纠正钙磷平衡失调，使用骨化三醇，如罗盖全 0.25～0.5μg，每天 1 次，口服；或阿尔法 D_3 0.25～0.5μg，每天 1 次，口服。若 iPTH 明显升高（>500pg/ml）时，如没有高磷高钙，可考虑用骨化三醇冲击治疗。如影像学检查证实有甲状旁腺瘤或增生，可用无水酒精或 1，25－$(OH)_2$维生素 D_3注射剂行局部瘤体注射。甲状旁腺全切加前臂移植术对继发性甲状旁腺亢进治疗效果更佳。

（八）中药治疗

大黄及其制剂能延缓慢性肾衰竭的进展；尿毒清、肾衰宁及其他冬虫夏草制剂可用于慢性肾衰竭的辅助治疗。

（九）肾替代治疗

对于 CKD 4 期以上或预计 6 个月内需要接受透析治疗的患者，建议进行肾脏替代治疗准备。通常对于非糖尿病肾病患者，GFR<10ml/min 并有明显尿毒症症状时和体征，则应进行肾脏替代治疗。对糖尿病肾病患者，可适当提前至 GFR<15ml/min 时安排肾脏替代治疗。肾脏替代治疗包括血液透析、腹膜透析和肾脏移植。血液透析和腹膜透析可替代肾脏部分排泄功能，成功的肾移植可完全恢复肾脏的功能，临床上需根据患者病情选择合适的肾脏替代治疗方式。

1. 血液净化　当肌酐清除率小于 10ml/min，即可行血液净化治疗。常用的血液净化治疗法有血液透析、血液滤过、血液透析滤过、连续性肾替代治疗（CRRT）、腹膜透析等，应根据病情选择合适的治疗技术。关于腹膜透析，近年来出现自动化腹膜透析，利用自动化腹膜透析机自动持续进行各种方式的腹膜透析，同时可自行监测、记录每次的灌流量、停留时间、流出量等指标，操作简单，也降低了感染机会，未来发展前景较好。

2. 肾移植　成功的肾移植可恢复正常肾功能。移植肾供体可来源于尸体或亲属供肾。HLA 配型佳者，移植肾的存活率高。肾移植后须长期服用免疫抑制剂，以防排斥反应。

知识拓展

腹膜透析

腹膜透析（peritoneal dialysis，PD）简称腹透，主要透析原理是利用患者自身腹膜为半透膜的特性，通过向腹腔内灌注腹膜透析液，实现血液与透析液之间的溶质交换，从而达到清除患者机体内代谢废物，维持水、电解质和酸碱平衡的作用。腹膜透析的优点是对血流动力学和残余肾功能影响小，不需要抗凝。

本章小结

肾小球疾病是指一组有血尿和（或）蛋白尿、浮肿、高血压、肾功能不全，病变主要累及肾小球的疾病。可分为原发性、继发性和遗传性。本章主要介绍原发性肾小球疾病：如急性肾小球肾炎、急进性肾小球肾炎、慢性肾小球肾炎和肾病综合征等。它占肾小球疾病的绝大多数，是目前我国引起终末期肾病的主要原因。

尿路感染主要临床表现为尿路刺激征、感染中毒症状和腰痛。治疗措施主要有多饮水、勤排尿，合理选用抗生素。反复发作者应积极寻找病因，及时去除诱发因素。

急性肾损伤是指由多种病因引起的肾功能快速下降而出现的临床综合征。早期诊断、及时干预能最大限度地减轻肾脏损害、促进肾脏功能恢复。治疗措施主要包括纠正可逆病因、维持内环境稳定、营养支持、并发症防治和肾脏替代治疗等。

慢性肾衰竭主要临床表现是以代谢产物潴留，水、电解质及酸碱平衡失调和全身多系统症状。早期诊断、有效治疗原发病和去除导致肾功能恶化的因素是慢性肾衰竭防治的基础，也是保护肾功能和延缓慢性肾脏病进展的关键，主要治疗措施包括纠正水、电解质和酸碱平衡紊乱及肾脏替代治疗。

练习题

题库

思考题

1. 急性肾小球肾炎、急进性肾小球肾炎、肾病综合征和慢性肾炎如何进行鉴别？
2. 试述原发性肾病综合征治疗原则和方法。
3. 试述尿路感染的诊断、鉴别诊断依据及治疗原则。
4. 急性肾损伤与慢性肾衰竭如何鉴别？
5. 如何延缓慢性肾衰竭肾功能进行性恶化？

（尹忠诚　张　颖）

第八章

血液和造血系统疾病

学习导引

知识要求

1. **掌握** 贫血、急性白血病、淋巴瘤、过敏性紫癜和特发性血小板减少性紫癜的临床表现、诊断要点和治疗原则。

2. **熟悉** 贫血、急性白血病、淋巴瘤、过敏性紫癜和特发性血小板减少性紫癜的病理变化特点。

3. **了解** 贫血、急性白血病、淋巴瘤、过敏性紫癜和特发性血小板减少性紫癜的病因、实验室检查及辅助检查的意义。

能力要求

1. 学会应用临床思维，根据患者的临床症状、体征和实验室及辅助检查结果，解决血液和造血系统常见疾病初步诊治的问题。

2. 学会根据病情变化、疾病不同分型、分期，对血液和造血血液系统常见疾病选择个性化治疗方案。

血液系统由血液和造血组织组成。血液由血浆和悬浮于其中的血细胞（红细胞、白细胞和血小板等）组成。造血组织包括骨髓、胸腺、淋巴结、肝脏、脾脏及胚胎和胎儿的造血组织。血液系统疾病系指原发或主要累及血液和造血器官的疾病。根据不同的血细胞系列和发病机制，通常可分为红细胞疾病、粒细胞疾病、单核细胞和巨噬细胞疾病、淋巴细胞和浆细胞疾病、造血干细胞疾病、脾功能亢进、出血性及血栓性疾病。每一类疾病又可因病因和发病机制的不同而包括若干种疾病。

第一节 贫 血

微课 PPT

一、概述

贫血（anemia）系指人体外周血中红细胞容量低于正常范围下限的一种病理状态。临床上常以血红蛋白（hemoglobin，Hb）浓度来反映红细胞容量。在我国非高原地区，成年男性血红蛋白低于120g/L，成年女性血红蛋白低于110g/L，孕妇血红蛋白低于100g/L，可诊断为贫血。

（一）分类

临床上常根据贫血的病因和发病机制分为以下三类。

1. 红细胞生成减少 由骨髓造血功能障碍或造血原料缺乏引起红细胞生成减少所致，包括缺铁性贫血、巨幼细胞贫血、再生障碍性贫血、骨髓病性贫血等。

2. 红细胞破坏过多 由于红细胞内在缺陷或外部因素作用引起红细胞破坏增多而骨髓造血功能不足

以代偿，导致遗传性或获得性溶血性贫血，如遗传性球形细胞增多症，血型不合输血，药物性溶血等。

3. 失血 如创伤、消化性溃疡、痔疮、月经过多等引起的急、慢性贫血。

此外，贫血可根据红细胞形态分为大细胞性贫血、正常细胞性贫血和小细胞低色素性贫血三类（表8-1）。

表8-1 贫血的细胞学分类

类型	MCV（fl）	MCHC（%）	常见疾病
大细胞性贫血	>100	32~35	巨幼细胞贫血、骨髓增生异常综合征、肝脏疾病
小细胞低色素性贫血	<80	<32	缺铁性贫血、地中海贫血、珠蛋白生成障碍性贫血
正常细胞性	80~100	32~35	再生障碍性贫血、急性失血性贫血、溶血性贫血

注：MCV表示红细胞平均体积，MCHC表示红细胞平均血红蛋白浓度

知识拓展

红细胞的免疫黏附作用

免疫黏附是指抗原-抗体复合物与补体C3b结合后，可黏附于灵长目或非灵长目的红细胞与血小板上，这红细胞这一现象统称为“血细胞免疫黏附作用”。红细胞之所以具有免疫黏附作用，是因其表面具有C3b受体。该受体为糖蛋白，分子量为205000。红细胞上的C3b受体占血液循环中C3b受体总数的95%以上。因此，血液循环中的抗原-抗体复合物遇到红细胞比遇到白细胞的机会多500~1000倍。所以，红细胞清除免疫复合物的特性是白细胞和淋巴细胞所不及的。

（二）临床表现

贫血的临床表现取决于贫血的病因、发生的速度和程度、机体对缺氧的代偿能力和耐受能力等。此外，患者的年龄及有无心、脑血管基础疾病亦有一定的影响。

1. 一般表现 疲乏、倦怠是贫血最常见和最早出现症状。皮肤、黏膜苍白是贫血主要的体征，一般以睑结膜、口唇及甲床部位最明显，可伴有毛发干枯、发黄，皮肤粗糙等表现。

2. 神经系统 头晕、耳鸣、头痛、失眠、多梦、记忆减退、注意力不集中等为常见症状。贫血严重者可出现晕厥。

3. 呼吸、循环系统 轻度贫血无明显表现，仅活动后出现气短、心悸、心率加快。随着贫血加重，静息状态也可出现气短。长期的严重贫血，心脏超负荷工作且供氧不足，可引起贫血性心脏病。

4. 消化系统 由于消化道黏膜缺氧，消化液分泌减少及胃肠蠕动失调出现腹胀、食欲减退等。巨幼细胞贫血或恶性贫血可引起舌炎、舌乳头萎缩等。

5. 泌尿生殖系统 贫血严重可出现夜尿增多，低比重尿和轻度蛋白尿，女性患者可有月经异常，男女均有性欲减退。

（三）实验室及辅助检查

1. 血常规检查 血常规检查可以确定有无贫血。红细胞、血红蛋白的改变可初步了解贫血的程度和类型。

2. 网织红细胞计数检查 可对红细胞增生情况和对贫血疗效进行判断。

3. 红细胞平均体积（MCV）及红细胞血红蛋白平均浓度（MCHC）的测定 可反映贫血时红细胞的大小。

4. 骨髓检查 骨髓穿刺涂片检查，反映骨髓细胞的增生程度、细胞成分、比例和形态变化，可提示贫血时造血功能的高低及造血组织是否出现肿瘤性改变，是否纤维化等。此项检查仍不能明确诊断时应做骨髓活检。

5. 其他检查　常根据病因选择其他相关检查，如尿液检查、大便潜血检查及血尿素氮、血肌酐以及肺部 X 线检查等。

（四）诊断

贫血的诊断包括贫血的病因、程度和类型三个方面。在明确病因前，不应盲目用药使病情更加复杂而不易诊断。对贫血患者必须进行详细的病史询问和体格检查，同时有针对性地选择实验室检查项目，包括血常规检查、骨髓检查、贫血的发病机制检查等，并对资料进行综合分析，最后综合做出贫血的正确诊断，尤其要重视贫血的病因诊断，这是彻底纠正贫血的前提。

（五）治疗原则

1. 病因治疗　病因治疗是贫血治疗的根本原则，多数情况下原发病比贫血本身更为重要，因而其治疗也更为重要。随着原发病的改善，贫血常可以缓解。应避免未明确病因前盲目进行贫血治疗，这样不仅不能有效改善贫血，甚至掩盖原发病，丧失根治机会。如慢性失血的患者，应积极寻找失血的原因并加以矫治，以便能彻底治愈；缺铁性贫血补铁及治疗导致缺铁的原发病；巨幼细胞贫血补充叶酸或维生素 B_{12}等。

2. 药物治疗　在病因诊断未明确时切忌滥用补血药。药物治疗必须严格掌握各种药物的适应证，根据贫血的原因和病理机制加以选择。如铁剂仅用于缺铁性贫血，维生素 B_{12}及叶酸适用于治疗巨幼细胞性贫血；糖皮质激素用于治疗自身免疫溶血性贫血；雄激素用于慢性再生障碍性贫血等。

3. 输血　输血能迅速减轻症状和纠正贫血，是治疗贫血的有效方法，但因不良反应和并发症较多，必须严格掌握适应证，避免随意输血。重症贫血的患者，合并心肺功能不全者应输红细胞，急性大量失血者应及时输全血。

4. 脾切除　脾脏是破坏红细胞的重要器官，且与抗体的产生有关。内科治疗无效的自身免疫性溶血性贫血、脾功能亢进所致的贫血、遗传性球形细胞增多症等，脾切除是有效的治疗方法。

5. 造血干细胞移植　包括骨髓移植、外周血干细胞移植、脐血干细胞移植等，是治疗难治性贫血的有效方法。

微课

二、缺铁性贫血

案例解析

【案例】 男，45 岁，主因活动后心悸间断性发作 3 个月，伴面色苍白，头晕，乏力入院。既往有十二指肠溃疡，间断上腹痛和黑便。查体：形体偏瘦，口唇、面色苍白，巩膜无黄染，心肺检查（－），肝脾肋下未触及，腹部无压痛。血常规：RBC 3.3×10^{12}/L，MCV 70fl，Hb 85g/L，WBC 和 PLT 正常。大便隐血（＋），血清铁蛋白和总铁结合力都降低。骨髓增生活跃，骨髓铁染色：内、外铁均缺乏。问题：患者目前诊断是什么？

【解析】 最可能的诊断为缺铁性贫血。诊断依据为：①心悸伴面色苍白，头晕，乏力；②病史：十二指肠溃疡，黑便；③实验室检查：红细胞、血红蛋白都低于正常值；血清铁蛋白和总铁结合力都降低；④骨髓增生活跃，骨髓铁染色：内、外铁均缺乏；⑤大便隐血（＋）。

铁是合成血红蛋白必需的元素，由于体内储备的铁耗竭，导致血红蛋白合成减少而形成的贫血称为缺铁性贫血（iron deficient anemia，IDA）。以小细胞低色素性贫血伴相关的缺铁异常为典型表现。IDA 是最常见的贫血，多见于育龄妇女、婴幼儿和儿童。

（一）病因

人体内铁可分为两部分：①功能状态铁，包括血红蛋白、肌红蛋白、酶和辅因子等所含铁，以及血浆转铁蛋白和乳铁蛋白等结合的铁；②贮存铁，以铁蛋白和含铁血黄素的形式贮存在单核－巨噬细胞系统。这部分铁暂时不参与生理功能，当机体需要时，可向功能状态铁转化。正常人每天造血需20～25mg铁，主要来自衰老的红细胞破坏后释放的铁。每天从食物中摄取1～1.5mg的铁即可维持体内铁的平衡。婴幼儿、青少年、妊娠和哺乳期妇女，铁的需要量相对要大，为2～4mg。铁主要在十二指肠及空肠上段吸收。人体每天排铁不超过1mg，主要通过肠黏膜脱落细胞随粪便排出。

正常情况下，铁的吸收和排泄保持动态平衡。任何原因使铁的摄入减少、需要增加或丢失增多，即可引起缺铁，甚至IDA。

1. 铁摄入不足和需铁量增加 婴幼儿、儿童生长发育速度快，如喂养不合理易发生缺铁性贫血；育龄妇女、月经过多、妊娠期及哺乳期对铁需要量增加，如摄入铁剂不足易致缺铁。

2. 铁吸收障碍 如胃大部切除术后、胃肠吻合术后、萎缩性胃炎、炎性肠病、胃肠道功能紊乱等，均可影响铁的吸收。

3. 铁丢失过多 慢性失血是成年人缺铁性贫血的最常见原因。成年男性消化道出血如消化性溃疡、食管静脉曲张出血、痔出血等可引起慢性失血，老年人应警惕消化道肿瘤的慢性失血，小儿常见钩虫病及反复鼻出血，女性患者月经过多是缺铁性贫血常见的原因。

（二）病理生理

缺铁性贫血的发生是一个缓慢的过程。在早期铁耗减阶段，血清铁蛋白减少，而血清铁正常，并无贫血。随着病情加重，血清铁蛋白和血清铁下降、转铁蛋白饱和度下降、总铁结合力增高、红细胞游离原卟啉增加，红细胞胞质少、体积小，可见小红细胞，称为缺铁红细胞生成期。铁剂进一步缺乏，红细胞游离原卟啉更高，血红蛋白合成明显减少，呈典型的小细胞低色素性贫血，称为晚期缺铁性贫血。缺铁除引起贫血外，还可引起许多酶的活性降低，导致组织细胞代谢功能发生紊乱和神经系统功能障碍，进而影响患者的精神、行为、体力、免疫功能及儿童的生长发育和智力。

（三）临床表现

临床表现与贫血程度和起病缓急有关。缺铁性贫血多数起病隐匿，发展缓慢，早期可无症状。随着病情发展到一定程度、血红蛋白进一步降低、超过代偿能力时，患者才出现明显的临床表现。

1. 缺铁原发病表现 如溃疡、肿瘤或痔疮导致的黑便、血便或腹部不适；妇女月经过多；肿瘤性疾病的消瘦等。

2. 一般贫血表现 常见的症状有面色苍白、乏力、心悸、头晕、眼花、耳鸣、疲倦、活动后气促等。

3. 组织缺铁的表现 注意力不集中、烦躁不安、易怒或表情淡漠；部分患者可出现异嗜癖；个别患者吞咽困难；儿童发育迟缓、智力低下。

皮肤干燥无光泽，毛发干枯易脱落，指甲扁平薄脆、不光整甚至反甲。

（四）实验室及辅助检查

1. 血常规 呈小细胞低色素性贫血，血红蛋白浓度降低的程度比红细胞减少的程度更显著。网织红细胞计数正常或轻度增高，网织红细胞血红蛋白含量降低。白细胞和血小板计数一般无明显变化。

2. 骨髓象 主要表现为红系增生活跃或明显活跃，以中、晚幼红细胞为主，其体积小、核染色质致密、胞质少偏蓝色、边缘不整齐，细胞质的发育落后于细胞核，呈“核老浆幼”现象。骨髓铁染色细胞内、外铁均减少，铁粒幼红细胞少于15%。

3. 生化检查 血清铁蛋白的测定是反映体内铁储存量的一种敏感指标，缺铁性贫血时明显降低（少于12μg/L）。血清铁降至8.95μmol/L以下。总铁结合力增高>64.44μmol/L。转铁蛋白饱和度<15%。红细胞内游离原卟啉（FEP）含量增加，通常大于0.9μmol/L。

（五）诊断

根据病史、症状、体征及血常规检查可反映小细胞和低色素的两大特征，诊断并不困难。其他实验室检查依据有骨髓红系统增生、血清铁蛋白减少、血清铁降低、总铁结合力增高、转铁蛋白饱和度下降、红细胞游离原卟啉增高等。存在铁缺乏的病因，用铁剂治疗有效。

（六）治疗原则

去除病因，治疗原发病和补充铁剂。

1. 病因治疗　去除病因是根治本病、预防其复发的关键。如因营养不足引起的应改善饮食；消化性溃疡和痔疮所致，应积极治疗原发病；月经过多者应积极治疗妇科疾病；寄生虫感染者应驱虫治疗等。

2. 铁剂治疗　铁剂治疗为治疗缺铁性贫血的有效措施。目的是补充足够量的铁，供机体合成血红蛋白，并补足体内贮存铁。常用的铁剂治疗方法有口服铁剂和注射铁剂两类。

（1）口服铁剂　铁剂是治疗缺铁性贫血的有效措施，此方法安全且疗效可靠。常用的有硫酸亚铁、富马酸亚铁、琥珀酸亚铁等。餐后1～2小时服用，胃肠道不良反应少。口服铁剂最好从小剂量开始，以减少药物对胃肠道的刺激。为增加铁的吸收，可同时服用维生素C，禁忌饮茶。治疗4～5天后外周血网织红细胞开始增多，7～12天达高峰，以后逐渐下降。血红蛋白2周后开始上升，一般2个月左右恢复正常。血红蛋白恢复正常后，仍需要继续补充铁剂3～6个月。

（2）注射铁剂　若患者口服铁剂不能耐受或胃肠道疾病，吸收障碍或失血量较大，口服不能补偿丢失铁量，可用注射铁剂。目前临床常用的注射铁剂有：右旋糖酐铁、葡萄糖酸铁和蔗糖铁等。注射铁剂的不良反应主要为注射局部疼痛、发热、荨麻疹等。

三、巨幼细胞贫血

巨幼细胞贫血（megaloblastic anemia，MA）系指因叶酸或维生素B_{12}缺乏，或其他原因导致细胞核的脱氧核糖核酸（DNA）合成障碍所致的贫血。其特点是红细胞体积增大，骨髓中出现巨幼红细胞。我国巨幼细胞贫血以营养性多见，因叶酸缺乏所致的较多，维生素B_{12}缺乏者少见。而在欧美，维生素B_{12}或内因子缺乏者多见。

（一）病因

1. 叶酸缺乏的病因

（1）摄入不足　与摄入新鲜蔬菜少、食物烹饪过度使叶酸被破坏或偏食等有关。

（2）吸收不良　慢性腹泻。

（3）需要量增加　生长发育速度快的婴幼儿及妊娠、哺乳等特殊时期，慢性溶血、恶性肿瘤、甲亢等。

（4）利用障碍　某些药物影响叶酸代谢或吸收，如甲氨蝶呤、甲氧氨苯蝶啶等是二氢叶酸还原酶抑制剂，导致叶酸利用障碍。

2. 维生素B_{12}缺乏的病因

（1）摄入减少。

（2）吸收障碍　这是维生素B_{12}缺乏最常见的原因，如恶性贫血、胃切除等导致内因子缺乏；寄生虫或细菌感染，消耗维生素B_{12}；胃酸和胃蛋白酶缺乏、肠道疾病、药物等影响维生素B_{12}吸收。

（二）病理生理

四氢叶酸和维生素B_{12}都是DNA合成过程中的重要辅酶。叶酸缺乏会导致DNA合成障碍和DNA复制延迟，细胞内RNA/DNA比值增大，造成细胞体积增大，细胞质内RNA不受影响，血红蛋白合成无障碍，出现核浆发育不平衡，胞核发育滞后于胞质，形成巨幼细胞贫血。DNA合成障碍也累及黏膜上皮组织，引起口腔和胃肠道功能改变。

维生素B_{12}在叶酸转变成四氢叶酸时起催化作用，并促进DNA的合成，而DNA是细胞核发育所必需的。维生素B_{12}缺乏使甲硫氨酸合成酶催化反应受阻，引起叶酸代谢障碍而影响DNA的合成。维生素B_{12}缺乏时因甲基丙二酰辅酶A转变成琥珀酰辅酶A减少，影响神经鞘膜的功能，可发生神经系统症状。

（三）临床表现

1. 贫血表现　除一般贫血症状，如乏力、疲倦、心悸、气促、头晕等外，部分患者可出现轻度黄疸。

2. 消化系统症状 舌痛、舌乳头萎缩、舌面光滑、舌质绛红（牛肉舌）、口腔溃疡等。部分患者有食欲不振、消化不良、腹胀、腹泻或便秘。

3. 神经系统症状 见于维生素 B_{12}缺乏，特别是恶性贫血患者。典型表现为周围神经症状，如对称性手足麻木、深感觉障碍，进一步发展为共济失调，步态不稳、椎体束征阳性。中枢神经系统症状有嗜睡、表情呆滞等，也可有味觉、嗅觉异常，痴呆、精神抑郁或妄想等。

（四）实验室及辅助检查

1. 血常规 呈大细胞性贫血。血涂片可见红细胞大小不均，中央淡染区消失，椭圆形的大红细胞较多，中性粒细胞分叶过多。网织红细胞正常或轻度增多。严重者可全血细胞减少。

2. 骨髓象 骨髓增生明显活跃，红系细胞以早幼红细胞和原始红细胞增多为主，各期幼红细胞均呈巨幼变，明显核浆发育不平衡，细胞核发育落后于细胞质，呈“核幼浆老”的现象。巨核细胞体积增大，分叶增多。

3. 生化检查 叶酸和维生素 B_{12}的测定是诊断缺铁性贫血的重要依据。血清叶酸低于 6.81nmol/L，血清维生素 B_{12}低于 74pmol/L。红细胞叶酸测定能较准确反映体内叶酸储备，用于叶酸缺乏巨幼细胞贫血诊断更准确，红细胞叶酸低于 227nmol/L。

如果恶性贫血，还可以进行胃液分析和内因子抗体测定。

（五）诊断

根据病史和临床表现，结合特征性血常规、骨髓象和生化检查，可做出诊断。巨幼细胞贫血确诊后，须进一步明确引起叶酸缺乏或者维生素 B_{12}缺乏的原因。

（六）治疗原则

1. 病因治疗 积极治疗原发病，如营养缺乏者，应合理饮食，加强营养；药物所致者应停药。

2. 药物治疗 迅速补充缺乏的叶酸或维生素 B_{12}。

（1）叶酸 一般选用口服制剂。叶酸 5～10mg 口服，3 次/天，用至贫血表现完全消失。吸收障碍者可改用注射制剂，四氢叶酸钙 3～6 mg，1 次/天，肌内注射，直至血常规指标完全恢复正常。如同时有维生素 B_{12}缺乏，则需同时注射维生素 B_{12}，否则可加重神经系统损伤。

（2）维生素 B_{12} 维生素 B_{12} 100μg 肌内注射，1 次/天，直至血常规指标完全恢复。全胃切除或恶性贫血的患者需要维持终生治疗。

四、再生障碍性贫血

再生障碍性贫血（aplastic anemia，AA）简称再障，是由多种原因引起的骨髓造血功能衰竭，导致外周血中全血细胞减少的一种贫血性疾病。临床主要表现为全血细胞减少、贫血、出血和感染。我国再障年发病率为 7.4/100 万，可发生于各年龄段，男女发病率无明显差异。

（一）病因和病理生理

发病病因不明确，称原发性（特发性）再障，可找到明确病因的再障，称继发性再障，引起继发性再障的常见原因如下。

1. 化学因素 包括药物和化学物质，目前认为，与继发性再障高度相关的有苯及其衍生物和各种抗肿瘤药物，如氮芥、环磷酰胺、6－巯嘌呤、白消安等。在过去，氯霉素是药物引起再障中最常见的原因，但近年来随着该类抗生素应用的减少，它在再障发病中的意义并不突出。苯是常用工业用化学物品，目前认为，苯是非常重要的骨髓抑制毒物。所以，因职业关系长期接触苯的人，患再障的危险性增大，应引起注意。化学物质引起的再障有的与剂量有关，有的与个体敏感性有关。

2. 物理因素 主要是放射线。γ 射线和 X 射线的离子辐射可损伤造血干细胞、损伤造血微环境，通过阻止 DNA 的复制影响干细胞的增殖和分化。损伤程度与接触核辐射剂量有关。

3. 生物因素 再障的发病与多种病毒感染有关，特别是肝炎病毒。肝炎相关性再障多发生于乙型或丙型肝炎之后，可能与病毒抑制造血细胞或者免疫因素有关。其他流感病毒、EB 病毒、微小病毒 B_{19}也可能引起再障。

再障发病机制尚不明确，可能通过造血干细胞缺陷、骨髓造血微环境异常和异常免疫反应三种机制发病。近年来认为免疫异常起主导作用，是再障的主要发病机制，造血微环境与造血干细胞量的改变是异常免疫损伤的结果。

（二）临床表现

再生障碍性贫血主要表现为进行性的贫血、出血和感染。依据临床表现的严重程度、发病急缓、血指标、骨髓指标及预后，将再障分为重型（SAA）和非重型（NSAA）。

1. 重型再生障碍性贫血　起病急，症状重，病情进展快。

（1）贫血　呈进行性加重，苍白、乏力、头晕、心悸和气短等症状明显。

（2）感染　多数患者有发热，体温在39℃以上。以呼吸道感染最常见，致病菌以革兰阴性杆菌、金黄色葡萄球菌和真菌为主，常合并败血症。

（3）出血　常表现为皮肤、黏膜及牙龈出血。可伴有内脏出血，颅内出血常危及患者的生命。

2. 非重型再生障碍性贫血　起病和进展较缓慢，病程长，贫血、感染和出血的程度均较重型再障轻，也较易控制。多数经过积极治疗可缓解，少数可转变为重型再障。

（三）实验室及辅助检查

1. 血常规　全血细胞减少为最主要的特点，属正细胞正色素性贫血。网织红细胞百分数 $<1\%$，淋巴细胞的百分比增高。白细胞 $<20\times10^9/L$，血小板 $<2\times10^9/L$。

2. 骨髓象　多部位骨髓增生减低，粒、红系及巨核细胞明显减少且形态大致正常，淋巴细胞和非造血细胞比例明显增高。骨髓活检显示造血组织均匀减少，脂肪组织增加。

3. 其他检查　主要用于不典型病例诊断。血清 IL－2、TNF 水平增高；中性粒细胞碱性磷酸酶活性增高；骨髓细胞培养显示细胞集落形成单位明显减少。

知识拓展

造血祖细胞

造血干细胞在一定的微环境和某些因素的调节下，增殖分化为各类血细胞的祖细胞，称造血祖细胞（HPCs），它也是一种相当原始的具有增殖能力的细胞，但已失去多向分化能力，只能向一个或几个血细胞系定向增殖分化，故也称定向干细胞。

目前已确认的造血祖细胞有：①红细胞系造血祖细胞，必须在红细胞生成素（EPO，由肾等产生）作用下才能形成红细胞集落，又称红细胞集落生成单位（CFU－E）。②中性粒细胞－巨噬细胞系造血祖细胞，需在粒细胞生成素（由巨噬细胞产生）作用下形成该种细胞的集落，又称粒细胞巨噬细胞系集落生成单位（CFU－GM）。③巨核细胞系造血祖细胞，需在血小板生成素作用下形成巨核细胞集落，又称巨核细胞系集落生成单位（CFU－M）。

（四）诊断

1. 诊断标准

（1）全血细胞减少，网织红细胞百分数 $<1\%$，淋巴细胞比例增高。

（2）一般无肝、脾肿大。

（3）骨髓多部位增生减低，造血细胞减少，非造血细胞比例增高。

（4）除外引起全血细胞减少的其他疾病。

（5）一般抗贫血治疗无效。

典型病例诊断并不困难，对少数不典型病例，可借助实验室检查、骨髓活检等加以鉴别。

2. 分型

（1）重型再障　①SAA：发病急，进行性贫血，伴有严重感染，内脏出血。②血常规：网织红细胞绝对值 $<15\times10^9/L$，中性粒细胞 $<0.5\times10^9/L$，血小板 $<20\times10^9/L$，骨髓增生广泛减低。

（2）非重型再障　指标达不到重型再障诊断标准的再障。

（五）治疗原则

1. 支持治疗　采取保护措施预防感染、避免出血，避免接触对骨髓有抑制作用的物质。严重贫血如血红蛋白低于60g/L，且患者有明显贫血症状时，可输注红细胞，但应避免过多输血。有出血者，可应用止血药物，如酚磺乙胺等；对血小板减少引起的严重出血可输入浓缩血小板。有感染者，及时应用有效的抗菌治疗，并同时做细菌培养和药敏试验以选择敏感的抗生素。

2. 促造血治疗

（1）雄激素治疗　适用于全部再障，作用机制是刺激骨髓造血干细胞增殖，并促进肾脏产生促红素。常用的有丙酸睾酮和司坦唑等。雄激素作用缓慢，故疗程不得少于4～6个月。

（2）造血生长因子　常用有粒－单集落刺激因子和红细胞生成素。

3. 免疫抑制治疗

（1）抗淋巴/胸腺细胞球蛋白（ALG/ATG）　主要用于SAA。用药前续作过敏试验，可与环孢素、雄激素联合使用。

（2）环孢素　适用于全部AA。3～5mg/(kg·d)，疗程一般长于1年。使用时应个体化。

4. 造血干细胞移植　年龄在40岁以下、无感染及其他并发症、有合适供体的SAA患者，可考虑造血干细胞移植。

五、溶血性贫血

溶血性贫血（hemolytic anemia，HA）系指各种原因导致红细胞破坏，寿命缩短，超过骨髓的代偿能力而引起的贫血。如果骨髓能够增加红细胞生成，足以代偿红细胞的生存期缩短，则可以不发生贫血，这种状态称为溶血性疾病。

（一）病因

溶血性贫血红细胞寿命缩短的原因，包括红细胞内在缺陷和外部影响因素两种。

1. 红细胞内在缺陷

（1）遗传性　①红细胞膜的异常：包括遗传性球形细胞增多症、遗传性椭圆形细胞增多症，红细胞膜结构的缺陷造成膜容易破碎。②红细胞酶的异常：有红细胞无氧糖酵解中酶的缺乏和红细胞磷酸己糖旁路中酶的缺乏两类，如丙酮酸激酶缺乏、葡萄糖6－磷酸脱氢酶缺乏等。③珠蛋白生成障碍：如海洋性贫血。

（2）获得性　如阵发性睡眠性血红蛋白尿。

2. 红细胞外部影响因素　此类溶血性贫血通常是获得性的，外来影响因素作用于红细胞使其发生某种改变而易被破坏。

（1）物理性因素　心脏人工瓣膜、大面积烧伤等。

（2）化学或感染因素　如苯、铅、蛇毒或疟原虫、葡萄球菌感染等。

（3）免疫因素　如自身免疫性溶血性贫血、新生儿同族免疫性溶血、血型不合的输血后溶血。

（二）病理生理

红细胞可塑性强，这一特性使红细胞在循环中受到碰撞、挤压等机械性损害，以及通过直径小于自身的微循环血管时，能够维持细胞的完整性而不被破坏。当红细胞由于自身异常使可塑性变形能力降低，或由于内、外因素直接破坏而无法维持其完整性，可引起血红蛋白大量释放而发生溶血。

根据溶血发生的部位，可分为：血管内溶血和血管外溶血。

1. 血管内溶血　常见于血型不合的输血、输入低渗溶液等。红细胞在血液循环中破坏，释放游离血红蛋白入血形成血红蛋白症。

2. 血管外溶血　常见于遗传性球形细胞增多症、自身免疫性溶血性贫血等。起病缓慢，红细胞被脾脏等单核－巨噬细胞系统吞噬消化，释放出的血红蛋白分解为珠蛋白和血红素。

（三）临床表现

溶血性贫血的临床表现主要与溶血的原因、溶血程度及发生的急缓有关。分为急性和慢性两种。

1. 急性溶血　多见于血型不合输血后溶血、输注低渗溶液、感染等因素所致的血管内溶血。起病急骤，突发寒战及高热、腰酸背痛，伴有头痛、呕吐、面色苍白、血红蛋白尿和黄疸。严重者可出现急性肾功能衰竭和循环衰竭。

2. 慢性溶血　多见于血管外溶血。起病缓慢，症状较轻，主要临床表现有贫血、黄疸和脾大三大特征。由于长期高胆红素血症，常并发胆结石和肝功能损害。

（四）实验室及辅助检查

除血常规等贫血的常规实验室检查外，HA 的辅助检查可根据其发病机制分为三个方面。

1. 红细胞破坏增多检查　血清游离胆红素增高；血浆游离血红蛋白增高；血清结合珠蛋白降低；血红蛋白尿，尿呈酱油色；尿含铁血黄素阳性；红细胞寿命缩短。

2. 骨髓红系代偿性增生检查　网织红细胞计数增高；外周血涂片出现有核红细胞；骨髓检查显示红系造血增生旺盛。

3. 红细胞自身缺陷和外部异常的特殊检查　红细胞形态改变；红细胞渗透性试验检查；抗人球蛋白试验（Coombs 试验）；变性珠蛋白小体等。

（五）诊断

首先根据临床表现有贫血、黄疸、脾大，结合实验室检查提示贫血、红细胞破坏增多、骨髓红系代偿性增生的证据，可以诊断为 HA，然后通过 HA 的特殊检查确定溶血的原因和临床类型。

（六）治疗原则

1. 病因治疗　如细菌感染所致的溶血，应积极地进行抗感染治疗；化学和药物引起的溶血，应避免再次接触和使用；继发于其他疾病者，应积极治疗原发病。

2. 糖皮质激素　是治疗自身免疫性溶血性贫血的首选药物，常用泼尼松、氢化可的松。

3. 免疫抑制剂　主要用于糖皮质激素疗效不佳或需大量维持者，可加用免疫抑制剂，常用环磷酰胺、硫唑嘌呤等。

4. 脾切除　适用于红细胞破坏主要发生在脾脏的溶血性贫血，如遗传性球形红细胞增多症、自体免疫溶血性贫血应用糖皮质激素治疗无效者、海洋性贫血伴脾功能亢进者。脾切除虽然不能治愈本病，但可不同程度地缓解症状。

5. 输血　可暂时改善患者的情况，但对某些患者如自身免疫性溶血或阵发性睡眠性血红蛋白尿，可造成严重的不良反应，故应严格掌握适应证。确有必要输血者，最好输红细胞悬液或洗涤红细胞。

第二节　急性白血病

PPT

白血病（leukemia）系指一类造血干、祖细胞的恶性克隆性疾病。因白血病细胞的自我更新增强、增值失控、分化障碍、凋亡受阻而停滞在细胞发育的不同阶段。在骨髓和其他造血组织中，白血病细胞大量增生累积，使正常造血受抑制并浸润其他组织和器官。根据白血病细胞的分化成熟程度和自然病程，将白血病分为急性和慢性两大类。

急性白血病（acute leukemia，AL）是造血干祖细胞的恶性克隆性疾病，发病时骨髓中异常的原始细胞和幼稚细胞大量增殖并抑制正常造血，可广泛浸润肝、脾、淋巴结等各种脏器。主要临床表现为贫血、出血、感染和浸润等征象。

案例解析

【案例】 患者，男，21 岁，因发热、咳嗽 2 天入院，1 个月前无明显诱因出现头晕、乏力、纳差、恶心，自行服用健胃中药，病情好转。2 天前出现发热、咽喉肿痛、流涕，涕中带血丝，伴有咳嗽，为进一步治疗入院。查体：体温 39℃，脉搏 92 次/分，呼吸 23 次/分，血压 105/65mmHg。贫血面容，消瘦，精神欠佳，双侧颈部多发肿大淋巴结，质硬，活动度差，伴轻度压痛。皮肤可见散在出血点。血常规：白细胞 $158.1\times10^9/L$，血红蛋白 73g/L，血小板 $19\times10^9/L$，中性粒细胞 12.1%，淋巴细胞 86.3%。骨髓象：原始淋巴细胞+幼稚淋巴细胞占 87.5%，成熟淋巴细胞占 5.6%，骨髓增生极度活跃，淋巴细胞恶性增生。

【问题】 请分析患者目前的诊断是什么？诊断依据是什么？

【解析】 目前最可能的诊断为急性白血病。诊断依据：①发热、头晕、乏力；②查体：贫血面容，消瘦，双侧颈部多发肿大淋巴结，质硬，活动度差，伴轻度压痛，皮肤可见散在出血点；③血常规：白细胞 $158.1\times10^9/L$；骨髓象：原始淋巴细胞+幼稚淋巴细胞占 87.5%，骨髓增生极度活跃。

一、病因与病理生理

人类白血病的病因至今尚未完全清楚，可能与下列因素有关。

（一）生物因素

主要是病毒感染。病毒感染能引起白血病已在动物实验中得到证实。部分免疫功能异常患者白血病危险度会增加。

（二）物理因素

包括 X 射线、γ 射线等电离辐射。有证据表明接触放射线能引起白血病，如在第二次世界大战中日本的广岛和长崎在遭受原子弹袭击后的幸存者中，白血病的发生率较其他地区的人群高数十倍。

（三）化学因素

多年接触某些化学物质和药物如苯以及含有苯的有机溶剂与白血病发生有关。有些药物如氯霉素、保泰松、抗肿瘤药物中的烷化剂和拓扑异构酶 II 抑制剂等，均被认为与白血病的发病密切相关。

（四）遗传因素

家族性白血病约占白血病的 0.7%。如在单卵孪生子中，如果一个人患白血病，另一个人的发病率为 20%，较双卵孪生子高 12 倍。

（五）其他

某些血液病可最终发展为白血病，如骨髓增生异常综合征、淋巴瘤、多发性骨髓瘤等。

知识拓展

三氧化二砷治疗 APL

APL 是一种特殊类型的急性髓细胞性白血病，具有特征性的 PML－RAR 癌蛋白。1985 年，上海血研所在国际上率先应用全反式视黄酸（ATRA）治疗 APL 患者取得成功，但短期内容易复发。20 世纪 90 年代，在哈尔滨医科大学应用传统中药三氧化二砷治疗 APL 患者取得疗效的基础上，上海血研采用三氧化二砷成功治疗全反式视黄酸耐药复发的 APL 患者，并发现砷剂诱导白血病细胞分化和凋亡的双重药理学机制，即三氧化二砷直接与癌蛋白 PML 端的“锌指”结构中的半胱氨酸结合，诱导蛋白质发生构象变化和多聚化，最终导致白血病细胞走向分化和凋亡。临床证明全反式视黄酸和三氧化二砷联合应用，可以使约 90% 的 APL 患者达到 5 年无病生存，且未见明显长期毒性作用，从而使 APL 成为第一种基本可以被治愈的急性髓细胞性白血病。

二、分类

目前临床并行使用法美英（FAB）分型和世界卫生组织（WHO）分型。

表 8－2　急性白血病的 FBA 分类

分类	分型	骨髓象特征
急性淋巴细胞白血病（ALL）	L_1	原始和幼淋巴细胞以小细胞（直径≥12μm）为主
	L_2	原始和幼淋巴细胞以大细胞（直径≥12μm）为主
	L_3	原始和幼淋巴细胞以大细胞为主，大小较一致，细胞内有明显空泡，胞质嗜碱性，染色深
急性髓细胞白血病（AML）	M_0	急性髓细胞白血病微分化型：骨髓原始细胞＞30%，无嗜天青颗粒及 Auer 小体，核仁明显，光镜下髓过氧化物酶（MPO）及苏丹黑 B 阳性细胞＜3%；在电镜下，MPO 阳性；CD33 或 CD13 等髓系标志可呈阳性，淋系抗原通常为阴性。血小板抗原阴性
	M_1	急性粒细胞白血病未分化型：原粒细胞占骨髓非红系有核细胞的 90% 以上，至少 3% 以上细胞为 MPO 阳性
	M_2	急性粒细胞白血病部分分化型：原粒细胞占骨髓非红系有核细胞的 30%～89%，其他粒细胞＞10%，单核细胞＜20%
	M_3	急性早幼粒细胞白血病：骨髓中以颗粒增多的早幼粒细胞为主，此类细胞占骨髓非红系有核细胞＞30%
	M_4	急性粒－单核细胞白血病：骨髓中原始细胞占非红系有核细胞的 30% 以上，各阶段粒细胞占 30%～80%，各阶段单核细胞＞20%
	M_5	急性单核细胞白血病：骨髓非红系有核细胞中原单核、幼单核及单核细胞≥80%
	M_6	红白血病：骨髓中幼红细胞≥50%，非红系有核细胞中原始细胞≥30%
	M_7	急性巨核细胞白血病：骨髓中原始巨核细胞≥30%。血小板抗原阳性，血小板过氧化物酶阳性

三、临床表现

起病急缓不一。儿童及青年常急性起病，表现为突然高热，严重出血和贫血，全身迅速衰竭。起病缓慢者主要表现为进行性贫血和出血倾向，可因月经过多或拔牙后出血难止而在就医时被发现。

1. 贫血　常为首起表现，呈进行性加重。部分患者因病程短可无贫血。半数患者就诊时已有重度贫血。

2. 发热　半数患者以发热为早期表现。可为低热，亦可高热，伴有畏寒、出汗等。高热往往提示有继发感染。常见感染为口腔炎、牙龈炎、咽峡炎等。最常见致病菌为革兰阴性杆菌。长期应用抗生素者，可出现真菌感染。

3. 出血　近 40% 患者以出血为早期表现。出血可发生在全身各部位，以皮肤瘀斑、鼻出血、牙龈出血、月经过多为多见。眼底出血可致视力障碍。颅内出血时会发生头痛、呕吐、昏迷，常为其致死的原因。

4. 白血病细胞浸润的表现

（1）淋巴结和肝、脾肿大　患者一般都有肝、脾和浅表淋巴结的轻度肿大，淋巴结肿大以 ALL 较多见。纵隔淋巴结肿大常见于 T－ALL。

（2）骨和关节　患者常有胸骨下段局部压痛。儿童以四肢关节痛或骨疼痛多见。

（3）中枢神经系统白血病　由于化疗药物难以通过血－脑屏障，隐藏在中枢神经系统的白血病细胞不能有效被杀灭而引起中枢神经系统白血病（CNSL）。CNSL 可发生在疾病各个时期，但常发生在治疗后缓解期。以儿童 ALL 最常见，临床上轻者表现头痛、头晕，重者有呕吐、颈项强直，甚至抽搐、昏迷。

(4) 其他　白血病细胞浸润口腔黏膜引起牙龈肿胀、口腔溃疡；浸润眼引起眼球突出、视力障碍或失明；浸润皮肤引起蓝灰色斑皮疹、局部皮肤隆起；浸润睾丸引起一侧睾丸无痛性肿大，多见于急性淋巴细胞白血病化疗缓解后的幼儿和青年，是白血病髓外复发的另一根源。此外，还可累及心、肺、胃、肾等组织器官。

四、实验室及辅助检查

（一）血常规

大多数患者白细胞增多，超过 $100\times10^9/L$，称为高白细胞增多性白血病，低者可小于 $1.0\times10^9/L$，称为白细胞不增多性白血病。血涂片分类检查可见原始和幼稚细胞。常伴有不同程度正常细胞性贫血。多数患者血小板减少，低于 $60\times10^9/L$。

（二）骨髓象

是诊断急性白血病的主要依据和必做检查。FAB 分型将原始细胞≥骨髓有核细胞的 30% 定义为 AL 的诊断标准，WHO 分类将骨髓原始细胞≥20% 定义为 AL 的诊断标准。多数 AL 骨髓有核细胞显著增生，以原始细胞为主；少数 AL 骨髓增生低下，称为低增生性 AL。

（三）细胞化学

主要用于形态学鉴别各亚型白血病（见表 8－3）。

表 8－3　三种急性白血病的细胞化学鉴别

细胞化学染色	急淋白血病	急粒白血病	急单白血病
髓过氧化物酶（MPO）	（－）	分化差：（－）～（＋） 分化好：（＋）～（＋＋＋）	（－）～（＋）
糖原染色（PAS）	（＋）	（－）～（＋）	（－）～（＋）
碱性磷酸酶（NAP）	增高	明显降低	正常或增高
非特异性酯酶（NSE）	（－）	（－）～（＋）	（＋），NaF 抑制≥50%

（四）其他检查

免疫学检查：根据白血病细胞表达的系列相关抗原，确定其系列来源。染色体和基因检测：白血病常伴有特异的染色体和基因改变。血液生化检查：血尿酸增高，特别是化疗期间。尿酸排泄量增加，甚至出现尿酸结晶。出现 CNSL 时，脑脊液压力增高，白细胞数量增加，蛋白质增多，而糖定量减少，脑脊液涂片中可找到白血病细胞。

五、诊断

根据临床表现、血常规和骨髓象特点，一般不难诊断。进一步进行 MICM 分型诊断，有助于选择治疗方案及评价预后。

六、治疗原则

（一）一般治疗

1. 紧急处理高白细胞血症　当血中白细胞 $>100\times10^9/L$ 时，应紧急使用血细胞分离机，清除过高的白细胞。

2. 防治感染　感染是白血病常见的并发症，也是其死亡的主要原因，一旦发生感染常来势凶猛，进展迅速，因此，积极预防感染至关重要。对患者应加强护理，注意个人卫生，保持皮肤、黏膜的清洁。

在化疗期间应住单一消毒隔离病房。若已有感染，应速做细菌培养和药敏试验，并给予有效的抗菌药物进行治疗。

3. 成分输血　轻度贫血一般无须处理，重度贫血输血很必要。输血量和次数通常以维持血红蛋白在80g/L以上为目标。单纯纠正贫血可输注浓缩红细胞。

4. 控制出血　严重贫血可吸氧、输浓缩红细胞，维持Hb＞80g/L，白细胞淤滞时，不宜马上输红细胞以免进一步增加血黏度。血小板计数过低会引起出血，应及时输血小板悬液。

5. 防治高尿酸血症性肾病　鼓励患者多饮水，同时静脉补液，并口服别嘌呤300mg/d，分3次服用。出现少尿和无尿时，应按急性肾功能不全处理。

6. 营养支持　化疗和放疗常使患者出现食欲下降、恶心、呕吐及胃肠功能紊乱等，应注意补充营养，维持水、电解质平衡，给患者高蛋白、高热量、易消化食物，必要时经静脉补充营养。

（二）化学治疗

化学治疗是目前治疗急性白血病的主要方法，目的是使白血病患者完全缓解并延长生存期。

1. 化疗原则　急性白血病的化疗应遵循早期、足量、联合、间歇、个体化的原则进行联合化疗。一旦明确诊断应及早用药，选择作用机制不同的药物联合应用，以增强疗效；剂量应充足，尽快使病情达到完全缓解（complete remission，CR）。根据白血病细胞增殖周期的特点间歇用药，白血病细胞增殖周期为5天左右，所以一个疗程须持续7～10天，间歇1～2周后再进行下一个疗程。间歇用药的目的是使骨髓造血功能得到恢复，使处于休止期的白血病细胞进入增值期，在下一疗程时更容易被杀灭。化疗分两个阶段，第一阶段是诱导缓解治疗，目的是迅速减少体内白细胞负荷，使之达到完全缓解；第二阶段是缓解后治疗，目的是消灭体内残存白血病细胞，以防止复发、争取延长无病生存甚至治愈。

2. ALL的化疗　①诱导缓解：目前最基本的化疗为长春新碱和泼尼松组成的VP方案。成人ALL常在VP方案的基础上加上柔红霉素（DNR）组成DVP方案。②缓解后治疗：包括巩固强化治疗和维持治疗两个阶段。一般在诱导缓解治疗取得完全缓解后，间歇1～2周立即进行巩固强化治疗。其方法可采用原诱导缓解方案治疗2～4个疗程或采用其他强有力的化疗方案，也可采取多种药物交替使用的序贯疗法，在巩固强化治疗后要继续维持治疗3年。

3. AML的化疗　①诱导缓解治疗：通常采用蒽环类药物联合标准剂量Ara－C（即3＋7方案）化疗，最常用的是IA方案（I为IDA，即去甲氧柔红霉素）、DA方案和HA方案。②缓解后治疗：目的是尽量消灭残存白血病细胞，减少复发，延长生存期，达到治愈。缓解后治疗方法不一，近年来主张采取早期强化，定期巩固的方法进行治疗。

4. “庇护所”白血病的防治　白血病的“庇护所”是指常规化疗时药物难以渗入并达到有效杀伤浓度的体内盲区，包括中枢神经系统（CNS），睾丸、卵巢、眼眶等。“庇护所”白血病的防治是ALL治疗必不可少的环节。CNSL的预防要贯穿于ALL治疗的全过程，CNSL的预防措施包括颅脊椎照射、鞘内注射化疗和早期高剂量的全身化疗。

5. 造血干细胞移植　根据患者年龄，白血病类型，是否有合适供者综合考虑。

第三节　淋　巴　瘤

PPT

淋巴瘤（lymphoma）系指原发于淋巴结或结外淋巴组织的免疫系统恶性肿瘤。

依据组织病理学特点，淋巴瘤分为霍奇金淋巴瘤（Hodgkin lymphoma，HL）和非霍奇金淋巴瘤（non－Hodgkin lymphoma，NHL）两大类。淋巴瘤可发生在身体的任何部位，淋巴结、脾及骨髓最易受累及。无痛性进行性淋巴结肿大是淋巴瘤最常见的临床表现，常伴有发热、消瘦、盗汗等全身症状。

淋巴瘤在欧美国家及中东地区为高发区。我国淋巴瘤发病率低于欧美各国，男性为1.39/10万，女性为0.84/10万，男性发病率高于女性。在淋巴瘤的两大类型中，我国NHL比例高于HL。

案例解析

【案例】患者，男，72岁，发现颈部淋巴结肿大2个月，伴有盗汗、体重减轻2周入院。查体：颈部淋巴结和锁骨上淋巴结肿大，可活动，无痛感，质中，无融合。心肺均无异常。血常规：WBC $8.0\times10^9/L$，Hb 90g/L，PLT $180\times10^9/L$。骨髓象：骨髓增生活跃。

【问题】请分析患者目前诊断可能是什么病？还需要做哪些检查？

【解析】最可能的诊断为淋巴瘤。诊断依据：①无痛性颈部淋巴结肿大伴有盗汗、体重减轻；②查体：颈部淋巴结和锁骨上淋巴结肿大，可活动，无痛感，质中，无融合；③骨髓象：骨髓增生活跃。需要进一步做淋巴结病理学检查，以确诊并进行分型。

一、病因与病理生理

淋巴瘤的病因尚未完全明确，流行病学研究显示许多危险因素与淋巴瘤的发生密切相关。

（一）感染因素

病毒感染是引起淋巴瘤的重要病因。EB病毒与非洲儿童Burkitt淋巴瘤有密切的病因关系，与霍奇金淋巴瘤也关系密切。人类T淋巴细胞病毒（HTLV）有两种亚型，其中HTLV－1被证明是成人T细胞白血病/淋巴瘤的病因，另一种HTLV－2被认为与T细胞皮肤淋巴瘤（蕈样肉芽肿）的发病有关。

幽门螺杆菌导致的慢性感染与胃黏膜相关性淋巴样组织（MALT）淋巴瘤的发病关系密切，抗幽门螺杆菌治疗可使病情得到不同程度的改善。

（二）免疫因素

免疫功能低下也与淋巴瘤的发病有关。近年来发现遗传性或获得性免疫缺陷伴发淋巴瘤者数量明显上升。

（三）理化因素

电离辐射、某些化学物质或药物（如苯、免疫抑制剂、抗癫痫药及皮质激素等）的长期使用等均可导致淋巴瘤的发病率增加。

二、分类

依据组织病理学淋巴瘤分为霍奇金淋巴瘤（Hodgkin lymphoma，HL）和非霍奇金淋巴瘤（non－Hodgkin lymphoma，NHL）两大类。

（一）霍奇金淋巴瘤（HL）

R－S细胞是霍奇金淋巴瘤的特点。显微镜下的特点是在炎症细胞背景下散在肿瘤细胞，即R－S细胞及其变异型细胞，R－S细胞的典型表现为巨大双核和多核细胞，直径为25～30μm，核仁大而明显，可伴有毛细血管增生和不同程度的纤维化。

依据病理组织的形态学特点将霍奇金淋巴瘤分为结节性淋巴细胞为主型霍奇金淋巴瘤（NLPHL）和经典霍奇金淋巴瘤（CHL）两大类型。在国内，经典HL中混合细胞型最为常见，其次是结节硬化型。HL细胞转移时，通常从原发部位向临近淋巴结依次转移，跳跃性播散较少见。

1. 结节性淋巴细胞为主型霍奇金淋巴瘤 一般呈结节状生长，肿瘤细胞呈爆米花样，而典型的R－S细胞少见，背景主要是淋巴细胞。

2. 经典霍奇金淋巴瘤（CHL） 根据Reed－Sternbeg（R－S）细胞形态特点和反应性细胞的组成，经典霍奇金淋巴瘤分为以下四个亚型。

（1）富于淋巴细胞型 大量成熟淋巴细胞，R－S细胞少见。

(2) 混合细胞型 可见嗜酸性粒细胞、淋巴细胞、浆细胞、原纤维细胞等，在多种细胞成分中出现多个 R-S 细胞伴有坏死。

(3) 结节硬化型 20% ~40% 的 R-S 细胞通常表达 CD20、CD15 和 CD30。光镜下具有双折光胶原纤维束状分隔，病理组织呈结节状和“腔隙性”R-S 细胞三大特点。

(4) 淋巴细胞消减型 淋巴细胞显著减少，大量 R-S 细胞，可有弥漫型纤维化及坏死灶。

四个亚型的临床特点各异，R-S 细胞形态和反应性细胞各有特点，但它们具有相同的免疫表型和共同的分子病理机制。

全部 NLPHL 和 98% 的 CHL 来源于 B 细胞，极少数 CHL 来源于外周 T 细胞。发病机制目前尚不清楚。

(二) 非霍奇金淋巴瘤 (NHL)

非霍奇金淋巴瘤病变的淋巴结切面外观呈鱼肉样，镜下正常淋巴结结构破坏，淋巴滤泡和淋巴窦消失。增生或浸润的淋巴瘤细胞成分单一、排列紧密。NHL 大部分为 B 细胞性，易发生早期远处转移。有的病例在临床确诊时已经播散到全身。侵袭型 NHL 常累及结外淋巴组织，发展迅速，往往跳跃性播散，越过临近淋巴结向远处淋巴结转移。

NHL 是一组具有不同的组织学特点和起病部位的淋巴瘤，易发生早期远处扩散。国际卫生组织 (WHO) 在 2008 年提出了淋巴组织肿瘤分型新方案，该方案包含了各种淋巴瘤和急性淋巴性白血病。

知识拓展

淋巴结的主要生理功能

(1) 过滤淋巴液：病原体侵入皮下或黏膜后，很容易进入毛细淋巴管回流入淋巴结。当淋巴缓慢地流经淋巴窦时，巨噬细胞可清除其中的异物，如对细菌的清除率可达 99%，但对病毒及癌细胞的清除率常很低。清除率常与抗原的性质、毒力、数量以及机体的免疫状态等密切相关。

(2) 进行免疫应答：抗原进入淋巴结后，巨噬细胞和交错突细胞可捕获与处理抗原，使相应特异性受体的淋巴细胞发生转化、识别抗原与细胞间协作的部位在浅层皮质与深层皮质交界处。引起体液免疫应答时，淋巴小结增多增大，髓索内浆细胞增多。引起细胞免疫应答时，副皮质区明显扩大，效应 T 细胞输出增多。淋巴结内的 T 细胞约占淋巴细胞总数的 75%，B 细胞占 25%，大颗粒淋巴细胞极少或无，淋巴结内细胞免疫应答和体液免疫应答常同时发生，以哪一种为主视抗原性质而定。

三、临床表现

无痛性、进行性的淋巴结肿大或局部肿块是淋巴瘤共同的临床表现，可发生在身体的任何部位，因受压迫或浸润的组织、范围和程度不同，引起的症状也不同。霍奇金淋巴瘤多见于青年。非霍奇金淋巴瘤随年龄增长而发病增多，男性较女性为多，且除惰性淋巴瘤外，一般发展迅速。

(一) 全身症状

发热、消瘦、盗汗等为主要的全身症状。可有皮肤瘙痒和疲乏，多见于年轻女性，30% ~40% HL 患者可能出现原因不明的持续发热。非霍奇金淋巴瘤全身症状多见于晚期，皮肤瘙痒较少见。

(二) 淋巴结肿大

60% ~80% 的霍奇金淋巴瘤患者以浅表淋巴结的无痛性、进行性肿大为首发症状，颈部和锁骨上淋巴结肿大最常见，其次为纵隔、腋窝和主动脉周围淋巴结。肿大的淋巴结大小不等，特点多为无痛性，触诊表面光滑，有软骨样感觉，可以活动，也可粘连成块。饮酒后引起淋巴结疼痛是霍奇金淋巴瘤特有的症状。少数霍奇金淋巴瘤可因深部淋巴结肿大出现压迫症状，如纵隔淋巴结肿大可以压迫附近的气管、食管、静脉等，造成咳嗽、呼吸困难、吞咽困难、上腔静脉压迫综合征等。非霍奇金淋巴瘤以颈部和锁骨上淋巴结进行性肿大为首发症状者较霍奇金淋巴瘤少见。

（三）淋巴结外器官受累

非霍奇金淋巴瘤有远处扩散和结外侵犯倾向，对结外器官的压迫和浸润者多于霍奇金淋巴瘤，不同亚型累及部位有一定的器官特性，常以高热或各器官、系统症状为主要临床表现。如咽淋巴环受累可有吞咽困难、鼻塞、鼻出血及颌下淋巴结肿大等；胸部以肺门及纵隔受累最多见，也可引起肺实质、胸膜及心包等浸润；胃肠道以小肠多见，其次为胃，可有腹痛、腹泻、腹部包块等，易出现肠梗阻、肠穿孔、出血等急症，也可有肝、脾肿大、黄疸等；中枢神经系统主要累及脑膜及脊髓，可有头痛、颅内压增高等；皮肤受累表现为肿块、皮下结节、浸润性斑块、溃疡等。此外，骨骼、骨髓、甲状腺等组织器官均可受累而出现相应症状。

四、实验室及辅助检查

（一）病理学检查

病理学检查是淋巴瘤诊断的主要方法。选取较大的淋巴结完整取出，避免挤压，切开后在玻片上做淋巴结印片，然后置固定液中。淋巴结印片 Wright 染色后做细胞病理形态学检查，固定淋巴结经切片和 HE 染色后做组织病理学检查。深部淋巴结可在 B 超或 CT 引导下细针穿刺活检，做细胞病理形态学检查。用免疫组化染色和流式细胞仪测定淋巴瘤细胞的分化抗原，对非霍奇金淋巴瘤的细胞表型进行分析，可为淋巴瘤分型诊断提供依据。染色体显带检查也有助于非霍奇金淋巴瘤的分型诊断。

（二）影像学检查

影像学检查是淋巴瘤诊断的重要手段，包括 X 线、CT、PET、MRI、超声波、放射性核素显像等检查，可发现肺门、纵隔、腹腔、盆腔等处的淋巴结肿大和实质性占位病变等情况。

（三）血液和骨髓象

霍奇金淋巴瘤常有轻或中度贫血，部分患者嗜酸性粒细胞升高。骨髓被广泛浸润或发生脾功能亢进时，可有全血细胞减少。骨髓涂片找到 R－S 细胞是霍奇金淋巴瘤骨髓浸润的依据，活检可提高阳性率。非霍奇金淋巴瘤白细胞数多正常，伴有淋巴细胞绝对和相对增多。晚期并发急性淋巴细胞白血病时，可呈现白血病样血常规和骨髓象。

（四）剖腹探查

一般不易接受。但必须为诊断及临床分期提供可靠依据时，如临床高度怀疑淋巴瘤的发热待查病例，在影像学检查提示有腹腔淋巴结肿大的情况下，为肯定诊断，可以考虑剖腹或腹腔镜对腹腔可疑的肿大淋巴结进行活检。

（五）其他检查

疾病活动期有血沉加快，血清乳酸脱氢酶升高提示预后不良。当血清碱性磷酸酶及血钙增高时，提示有骨骼受累。中枢神经系统累及时，脑脊液中蛋白升高。

五、诊断与分期

（一）诊断

对进行性、无痛性淋巴结肿大，尤其伴发热者应考虑本病，应做淋巴结印片和病理切片或穿刺淋巴结涂片检查，根据组织病理学结果做出淋巴瘤诊断和分类诊断。X 线、CT 等影像学检查有助于确定病变和分布范围，以便于分期和选择治疗方案。

（二）分期

根据组织病理学做出淋巴瘤的诊断和分类分型诊断后，还需要根据淋巴瘤的分布范围，按照 Ann Arbor（1989 年）提出的 HL 临床分期方案进行分期。

Ⅰ期：病变仅限于 1 个淋巴结区（Ⅰ）；或单个结外器官局限受累（ⅠE）。

Ⅱ期：病变累及横膈同侧两个或更多的淋巴结区（Ⅱ）；或病变局限侵犯淋巴结以外器官及横膈同侧 1 个以上淋巴结区（ⅡE）。

Ⅲ期：横膈上下均有淋巴结病变（Ⅲ）；或伴脾累及（ⅢE）；或结外器官局限受累（ⅢS）；或脾与局限性结外器官受累（ⅢES）。

Ⅳ期：一个或多个淋巴结外器官受到广泛性或播散性侵犯，伴或不伴淋巴结肿大。肝或骨髓只要受到累及均属Ⅳ期。

全身症状分组：分为 A、B 两组。

A：无全身症状者。

B：有如下一个或一个以上症状者：①不明原因发热 38℃ 以上；②半年内体重减轻超过 10%；③盗汗。

六、治疗原则

目前多采用以化疗为主的化、放疗结合的综合治疗方案。

（一）化疗为主的综合治疗

1. 霍奇金淋巴瘤　CHL 的治疗取得了长足进步，多数患者可以通过现代的治疗得到完全缓解。

治疗原则：①治愈是 CHL 所有类型的治疗目标；②根据临床分期和预后因素选择治疗方案，进行个体化治疗；③治疗过程中，应定期评价疗效，调整治疗；④放疗仍然是有效的治疗手段，采取放疗和化疗综合治疗模式，尽量减少放疗剂量和缩小受照射面积；⑤ABVD（阿霉素－博莱霉素－长春碱－甲氮咪胺）化疗方案已成为 CHL 的首选治疗方案，其缓解率和 5 年无病生存率均优于 MOPP 方案。

2. 非霍奇金淋巴瘤　非霍奇金淋巴瘤不是沿淋巴结区依次转移，而是跳跃性播散且有较多结外侵犯，这种多中心发生的倾向使其临床分期的价值和扩大照射的治疗作用不如霍奇金淋巴瘤，决定了其治疗策略应以化疗为主。

（1）惰性淋巴瘤　包括源于 B 细胞的小淋巴细胞淋巴瘤、滤泡性淋巴瘤、边缘区淋巴瘤等。T 细胞惰性淋巴瘤指蕈样肉瘤/赛塞里综合征。惰性淋巴瘤发展较慢，化疗、放疗有效，但不易缓解。Ⅰ期和Ⅱ期放疗或化疗后存活可达 10 年，部分患者有自发性肿瘤消退。Ⅲ期和Ⅳ期化疗后会多次复发，但中位生存时间也可达 10 年。因此主张观察和等待的姑息治疗原则。

（2）侵袭性淋巴瘤　包括源于 B 细胞的套细胞淋巴瘤、弥漫性大 B 细胞淋巴瘤、Burkitt 淋巴瘤等。T 细胞侵袭性淋巴瘤包括外周 T 细胞淋巴瘤、血管免疫母细胞性 T 细胞淋巴瘤、原始 T 淋巴细胞淋巴瘤和间变性大细胞淋巴瘤等。侵袭性淋巴瘤不论分期均以化疗为主，对化疗残留肿块、局部巨大肿块或中枢神经系统累及者，可行局部放疗扩大照射作为补充。CHOP（环磷酰胺－多柔比星－长春新碱－泼尼松）方案是治疗侵袭性非霍奇金淋巴瘤的标准方案。

（二）生物治疗

在淋巴瘤领域得到广大应用的是单克隆抗体治疗。大部分 B 细胞非霍奇金淋巴瘤和结节性淋巴细胞为主型霍奇金淋巴瘤表达 CD20。凡 CD20 阳性的 B 细胞淋巴瘤均可用 CD20 单抗（利妥昔单抗）治疗。利妥昔单抗联合 CHOP 方案已经成为多数 B 细胞淋巴瘤治疗的标准方案。

干扰素对蕈样肉芽肿和滤泡性小裂细胞型淋巴瘤有部分缓解作用。抗幽门螺杆菌药物能使部分胃 MALT 淋巴瘤患者症状得以改善。

（三）骨髓或造血干细胞移植

造血干细胞移植是淋巴瘤常规治疗后进一步提高疗效的措施。根据供者不同，造血干细胞移植可分为自体造血干细胞移植（ASCT）和异基因造血干细胞移植（Allo－SCT）。自体造血干细胞移植有治愈的希望，是最常用的移植方式。

（四）手术治疗

合并脾功能亢进者可行脾切除术以提高血常规，为以后化疗创造有利条件。

第四节 过敏性紫癜

PPT

过敏性紫癜（allergic purpura）系指一种常见的血管变态反应性疾病，因机体对某些致敏物质产生变态反应，导致毛细血管脆性及通透性增加，血液外渗，产生紫癜、黏膜及某些器官出血。可同时伴发血管神经性水肿、荨麻疹等其他过敏表现。本病多见于儿童，男性略多于女性，春、秋季发病较多。

一、病因

（一）感染

1. 细菌 以β溶血性链球菌最多见，其次是金黄色葡萄球菌、肺炎球菌等。

2. 病毒 以麻疹、水痘、风疹等多见。

3. 寄生虫 感染以蛔虫常见，其次是钩虫、丝虫等。

（二）食物

主要是人体对异性蛋白过敏，如鱼、虾、蟹、蛋、鸡等。

（三）药物

抗菌药物如青霉素、链霉素、头孢菌素类等；解热镇痛药如水杨酸类、保泰松、吲哚美辛等；其他类药物如磺胺类、阿托品及异烟肼等。

（四）其他

花粉、尘埃、疫苗接种、昆虫叮咬、受凉、寒冷刺激以及遗传因素等。

二、病理生理

1. 大分子致敏原作为抗原，刺激机体产生抗体，抗体与抗原结合成抗原－抗体复合物，沉积于血管内膜，激活补体，导致中性粒细胞游走、趋化及一系列炎性介质的释放，引起血管炎症反应。炎症反应主要见于皮肤、黏膜小动脉和毛细血管，也可累及肠道、肾及关节腔等部位小血管。

2. 小分子致敏原作为半抗原，与人体内某些蛋白质结合构成抗原，刺激机体产生抗体，此类抗体吸附于血管及其周围的肥大细胞，当上述半抗原再次进入体内时，即与肥大细胞上的抗体产生免疫反应，致肥大细胞分泌一系列炎症介质，引起血管炎症反应。

三、临床表现

起病可急可缓，多数患者于发病前1～3周有上呼吸道感染、全身不适、低热、乏力等前驱症状，随之出现典型临床表现，以皮肤紫癜最常见。通常根据病变累及部位所出现的临床表现分为以下类型。

（一）单纯型

最常见的类型。主要表现为皮肤瘀点、瘀斑，分批出现、反复发生、对称分布的特点。主要局限于四肢，尤其是下肢及臀部，躯干极少累及。瘀点大小不等，初呈深红色，按之不褪色，可融合成片形成瘀斑，略高于皮肤表面，随后数日内渐变成紫色、褐色，经7～14日逐渐消退。可伴发皮肤水肿、荨麻疹。

（二）腹型

除皮肤紫癜外，因消化道黏膜及腹膜脏层毛细血管受累而产生一系列消化道症状和体征。主要表现为腹痛，多位于脐周或下腹部，呈阵发性绞痛，可伴有恶心、呕吐、腹泻、便血等。在皮肤紫癜出现之前易被误诊为外科急腹症。幼儿可因肠壁水肿、蠕动增强等导致肠套叠。

（三）关节型

除皮肤紫癜外，还出现关节肿胀、疼痛及功能障碍等表现，多见于膝、踝、肘、腕等大关节，疼痛反复性发作，呈游走性，痊愈后不遗留关节畸形。

（四）肾型

称为紫癜肾，多见于少年，是最严重的类型。发生于皮肤紫癜出现后1周，亦可延迟出现。表现为血尿、蛋白尿及管型尿，有时伴有水肿、高血压及肾衰竭等表现。肾损害多在数周内恢复。少数病例因反复发作而演变为慢性肾炎或肾病综合征。

（五）混合型

皮肤紫癜合并上述两种以上临床表现称为混合型。其中同时有腹型和关节型症状者称为 Henoch－Schonlein 型紫癜。少数病变累及眼部、中枢神经系统、呼吸系统等而出现视神经萎缩、虹膜炎及中枢神经系统相关症状、体征。

四、实验室及辅助检查

1. 尿常规检查　肾型或合并肾型可有血尿、蛋白尿、管型尿。

2. 肾功能检查　肾型或混合型，可有不同程度的肾功能损害，如血尿素氮、血肌酐升高。

3. 毛细血管脆性试验　半数以上患者毛细血管脆性试验阳性。

4. 血小板计数、功能及凝血相关检查　除出血时间可能延长外，其他血小板计数、功能及凝血各项检查均正常。

五、诊断

诊断依据为：①发病前1～3周有低热、咽痛、乏力或上呼吸道感染史；②典型四肢皮肤紫癜，可伴腹痛、关节肿痛及尿血；③血小板计数及凝血相关检查正常；④排除其他原因所致的血管炎及紫癜。

六、治疗原则

（一）病因治疗

寻找并祛除病因和致病因素。如防治感染，驱除肠道寄生虫，避免接触可能致敏性的食物及药物等。

（二）一般治疗

应用抗组胺药如氯雷他定、阿司咪唑等；降低毛细血管通透性及脆性如维生素C、曲克芦丁等。

（三）糖皮质激素

糖皮质激素可抑制抗原抗体反应，改善血管通透性，减轻血管炎作用。常用泼尼松，30mg/d，顿服。重症者可用氢化可的松100～200mg/d或地塞米松5～15mg/d静脉滴注，症状减轻后改为口服。糖皮质激素疗程一般不超过30天，肾型者可酌情延长。

（四）对症治疗

腹痛较重者可予阿托品或山莨菪碱口服；关节痛可酌情用止痛药；伴有呕吐、便血，可用奥美拉唑等治疗。

（五）其他

上述治疗效果不佳或近期内反复发作者，可酌情使用：①免疫抑制剂：如环孢素、环磷酰胺等；②抗凝疗法：适用于肾型患者，肝素钠100～200U/（kg·d）静脉滴注；③中药：以清热凉血、解毒、活血化瘀为主，适用于慢性反复发作或肾型患者。

第五节　特发性血小板减少性紫癜

PPT

特发性血小板减少性紫癜（idiopathic thrombocytopenic purpura，ITP）系免疫介导的外周血小板过度破坏所致的一种出血性疾病，是由复杂的多种机制共同参与的获得性自身免疫性疾病。以广泛出血、血小板减少，骨髓巨核细胞发育、成熟障碍，血小板生存时间缩短及血小板膜糖蛋白特异性自身抗体出现等为特征。2007 年 ITP 国际工作组将本病更名为原发免疫性血小板减少症（immune thrombocytopenia，ITP）。

本病男女发病率相近，育龄期女性发病率高于同年龄段男性。

一、病因与病理生理

病因迄今未明。相关的发病因素有以下几种。

（一）感染

细菌或病毒感染与特发性血小板减少性紫癜的发病密切相关。约 80% 的急性型患者，在发病前 1 ~ 2 周有上呼吸道感染史；慢性型患者常因感染导致病情加重。

（二）免疫因素

50% ~ 70% 患者的血浆和血小板表面可检测到血小板膜糖蛋白特异性自身抗体，主要为 IgG。目前认为与自身抗体结合的血小板被单核 - 巨噬细胞系统过度吞噬破坏是本病发病的主要机制。血小板的减少可刺激骨髓巨核细胞代偿性增生，但巨核细胞具有与血小板相同的抗原性，故自身抗体也可与其结合而阻碍其发育成熟。

（三）脾的作用

是自身抗体产生的主要部位，也是血小板被破坏的重要场所。部分外周血中的血小板滞留于脾，增加了血小板被单核 - 巨噬细胞系统吞噬、清除的可能性。

（四）其他因素

ITP 的发生与遗传因素有关，在一定程度上可能受基因调控，其机制有待进一步研究。雌激素可能有抑制血小板生成和（或）增强单核 - 巨噬细胞系统对结合抗体的血小板的吞噬作用。这可能是育龄期女性发病率较高的原因之一。

二、临床表现

1. 起病　儿童起病急骤，多数患者发病前 1 ~ 2 周有呼吸道感染史，特别是病毒感染史。部分患者可有畏寒、寒战、发热。成人一般起病隐匿。

2. 出血倾向　出血较轻且局限，多表现为反复发生的皮肤、黏膜出血，如瘀点、紫癜、瘀斑及外伤后止血不易等，鼻出血、牙龈出血亦很常见。女性患者常有月经过多，在部分患者可为唯一的临床症状。严重内脏出血较少见。

3. 血栓形成倾向　本病不仅是一种出血性疾病，也是一种血栓前疾病。

4. 其他　乏力是 ITP 的常见症状之一；长期月经过多可导致贫血。

三、实验室及辅助检查

（一）血小板

血小板计数减少，血小板平均体积偏大，出血时间延长，血块收缩不良，血小板的功能一般正常。

（二）骨髓象

①骨髓巨核细胞数量正常或轻度增加；②巨核细胞发育成熟障碍，表现为巨核细胞体积变小，胞质内颗粒减少，幼稚巨核细胞增加；③有血小板形成的巨核细胞显著减少；④红系、粒系及单核系正常。

（三）其他

可有程度不等的正常细胞或小细胞低色素性贫血。90%患者血小板生存时间明显缩短。60%患者PAIg或PAC3阳性，主要抗体成分为IgG，也可为IgM和IgA。

四、诊断

（一）诊断要点

1. 多次检验血小板计数减少。
2. 脾不大或轻度肿大。
3. 骨髓巨核细胞增多或正常，有成熟障碍。
4. 排除其他继发性血小板减少症。

（二）分型

1. 新诊断的ITP　指确诊后3个月以内患者。

2. 持续性ITP　指确诊后3～12个月血小板持续减少的ITP患者。

3. 慢性ITP　指血小板减少持续超过12个月的ITP患者。

4. 重症ITP　指血小板 $<10\times10^9/L$，且就诊时存在需要治疗的出血症状，或常规治疗中发生了新的出血症状，需要用其他升血小板药物治疗或增加现有药物剂量。

5. 难治性ITP　指满足以下三个条件的患者：①经脾切除术治疗无效或复发者；②仍需要治疗以降低出血的危险；③排除了其他引起血小板减少症的原因。

五、治疗原则

（一）一般治疗

血小板超过 $30\times10^9/L$ 且无症状者，不需要治疗。防止外伤，避免使用可能引起血小板减少的药物。出血严重和血小板过低者，应卧床休息。可酌情应用止血药物。

（二）糖皮质激素

糖皮质激素为治疗ITP的首选药物。糖皮质激素能减少抗血小板抗体生成、减轻抗原－抗体反应，抑制单核－巨噬细胞系统对血小板的破坏；改善毛细血管通透性；刺激骨髓造血及血小板向外周血的释放等。常用泼尼松，1mg/(kg·d)，分次或顿服，待血小板恢复接近正常后逐渐减量，小剂量5～10mg/d，维持3～6个月后停药。也可以口服大剂量地塞米松（40mg/d）4天，无效患者半个月后重复一次。

（三）脾切除

脾切除是治疗本病的有效方法之一，近期有效率为60%～80%。适应证：①正规糖皮质激素治疗无效，病程迁延6个月以上；②糖皮质激素维持量需大于30mg/d；③有糖皮质激素使用禁忌证者。

（四）免疫抑制剂

非首选治疗。适用于：①糖皮质激素或脾切除疗效不佳者；②对糖皮质激素治疗及脾切除有禁忌证者；③与糖皮质激素合用以提高疗效及减少糖皮质激素的用量。常用药物有：长春新碱，环磷酰胺，环孢素和硫唑嘌呤。

（五）其他

达那唑为合成的雄性激素，与糖皮质激素有协同作用。中药、血小板生成素、抗CD20单克隆抗体等对提升血小板有一定疗效。

（六）急症的处理

适用于：血小板低于 20×10^9/L 者；有颅内出血或其他严重出血者；近期将实施手术或分娩者。

处理方法：包括静脉输注血小板、免疫球蛋白、大剂量甲泼尼松龙和血浆置换等。

本章小结

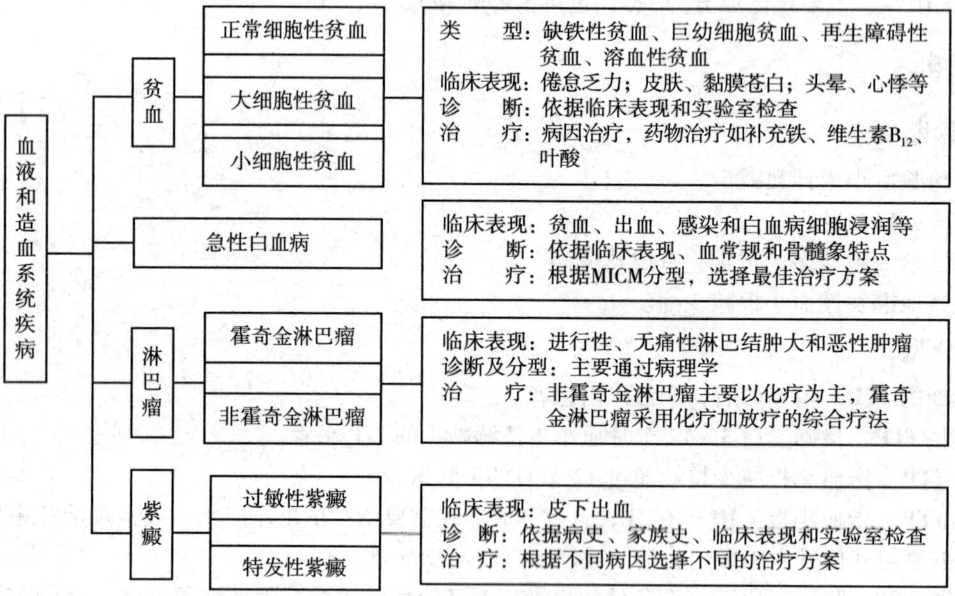

练习题

题库

一、选择题

（一）A1 型题（单项选择题）

1. 下列不属于贫血分类的是（　　）。
   A. 缺铁性贫血　B. 难治性贫血　C. 再生障碍性贫血　D. 巨幼细胞贫血
   E. 溶血性贫血
2. 诊断 AL 的主要依据是（　　）。
   A. 血常规　B. 骨髓象检查　C. 免疫功能　D. 血生化
   E. 临床症状及病史
3. 霍奇金淋巴瘤的典型病理特征是（　　）。
   A. R－S 细胞　B. T 细胞　C. B 细胞　D. 巨噬细胞
   E. 嗜酸性粒细胞
4. 霍奇金淋巴瘤的首发症状是（　　）。
   A. 发热　B. 出血　C. 淋巴结肿大　D. 皮肤瘀斑
   E. 胸闷气促
5. AML 具有独立诊断意义的是（　　）。
   A. Auer 小体　B. R－S 细胞　C. 出血　D. 感染
   E. 贫血

6. 妨碍铁剂在肠道吸收的物质是（　　）。
A. 维生素 C　B. 枸橼酸钠　C. 食物中半胱氨酸　D. 食物中高磷、鞣酸等
E. 稀盐酸
7. 口服铁剂最常见的不良反应是（　　）。
A. 胃肠道反应　B. 便秘　C. 坏死性胃肠炎　D. 血性腹泻
E. 血压下降
8. 巨幼细胞贫血应首选（　　）。
A. 维生素 B_{12}　B. 维生素 B_6　C. 甲酰四氢叶酸钙　D. 叶酸 + 维生素 B_{12}
E. 铁剂
9. 叶酸可用于治疗（　　）。
A. 小细胞低色素性贫血　B. 妊娠期巨幼细胞贫血
C. 溶血性贫血　D. 再生障碍性贫血
E. 乙胺嘧啶所致巨幼红细胞性贫血
10. 铁剂用于治疗（　　）。
A. 溶血性贫血　B. 巨幼细胞贫血
C. 再生障碍性贫血　D. 小细胞低血红蛋白性贫血
E. 恶性贫血

（二）B1 型题（配伍选择题）

A. M_0　B. M_1　C. M_2　D. M_3
E. M_4
1. 急性粒细胞白血病未分化型是指（　　）。
2. 急性早幼粒细胞白血病是指（　　）。
3. 急性粒 - 单核细胞白血病是指（　　）。
4. 急性髓细胞白血病微分化型是指（　　）。
5. 急性粒细胞白血病部分分化型是指（　　）。

（三）X 型题（多项选择题）

1. 引起缺铁性贫血的因素有哪些（　　）。
A. 铁摄入不足，偏食　B. 铁吸收或利用减少
C. 铁丢失增加　D. 铁需求增加
E. 以上都正确
2. 患者，男，35 岁，面色苍白，外周血红细胞计数 2.8×10^{13}/L，血红蛋白 60g/L，血涂片见有核红细胞，在贫血病因诊断时，可能是（　　）。
A. 再生障碍性贫血　B. 恶性肿瘤骨髓转移
C. 溶血性贫血　D. 伴髓外造血的骨髓纤维化
E. 珠蛋白生成障碍性贫血

二、思考题

1. 缺铁性贫血的诊断依据是什么？
2. 急性白血病的临床表现有哪些？
3. 霍奇金淋巴瘤的临床表现有哪些？

（任守忠）

第九章 内分泌系统及代谢性疾病

学习导引

知识要求

1. **掌握** 甲状腺功能亢进症、糖尿病、痛风的主要症状和治疗原则。
2. **熟悉** 甲状腺功能亢进症、糖尿病、痛风的诊断、实验室检查和并发症。
3. **了解** 甲状腺功能亢进症、糖尿病、痛风的病因与发病机制。

能力要求

1. 学会根据患者的临床症状、体征和实验室及辅助检查结果，初步判断内分泌系统常见疾病。
2. 学会根据病情变化选择内分泌系统常见疾病的药物治疗。

人体依赖于神经、内分泌和免疫系统的相互配合和调控，使各器官系统的活动协调一致，共同担负起机体的代谢、生长、发育、生殖、运动、衰老和病态等生命现象。内分泌系统包括内分泌腺（垂体、甲状腺、甲状旁腺、肾上腺、性腺和胰岛）和分布在心血管、胃肠、肾、脂肪组织、下丘脑的内分泌组织和细胞。它们所分泌的激素是其发挥调节作用的物质基础，可通过血液传递（内分泌），也可通过细胞外液局部或邻近传递（旁分泌，paracrine），甚至所分泌的物质直接作用于自身细胞称为胞内分泌（intracrinc）。内分泌系统辅助神经系统将体液性信息物质传递到全身各靶细胞，发挥其对细胞的生物作用。激素通过识别并结合组织细胞上的特异性受体，使受体发生立体构象改变，进而通过第二信使在细胞内进行信号放大和转导，促进蛋白合成和酶促反应，表达其生物学活性。

内分泌学的发展经历了三个阶段：①腺体内分泌学阶段：通过切除内分泌腺，观察切除前、后的生理生化改变，以及再补充激素后的恢复情况，加强对各个内分泌腺的认识。②组织内分泌学阶段：将激素提纯，并制备其相应的抗体，而后进行放射免疫测定，既奠定了微量激素测定的特异性和高度敏感性，又推动了微量检测技术的发展，使微量激素可精确测定。利用抗体与细胞表面或内部高分子（抗原）的特异性结合，免疫荧光显微技术对激素定位研究有重要意义。③分子内分泌学研究：目前内分泌学的研究已从细胞水平进入分子水平研究，通过激素基因、受体克隆、基因表达、转录和翻译的调控、基因点突变、基因缺失和敲除、基因插入的研究，探讨激素作用机制、细胞内信号放大与转录以及细胞代谢、增生、分化、凋亡等热点。

第一节 甲状腺功能亢进症

PPT

案例解析

【案例】女性，28岁。近1个月来心悸、怕热、多汗、食欲佳、食量大，体重减轻5kg，排便、排尿正常。其母患桥本甲状腺炎。体检：T 37.2℃；HR 108 次/分，律齐；R 17 次/分；BP 138/72mmHg。眼球轻度突出，双眼上睑有迟落现象。甲状腺弥漫性Ⅱ度肿大，伴细震颤和血管杂音，双侧腱反射活跃。

【问题】 患者初步诊断是什么？

【解析】 初步诊断为甲状腺功能亢进症。诊断依据：①高代谢综合征：心悸、怕热、多汗、食欲佳、食量大，体重减轻 5 千克，体温升高、脉搏加快；双侧腱反射活跃。②眼征：眼球轻度突出，双眼上睑有迟落现象。③甲状腺弥漫性Ⅱ度肿大，伴细震颤和血管杂音。④家族史：一级亲属母患桥本甲状腺炎。

一、概述

甲状腺功能亢进症（hyperthyroidism，简称“甲亢”）系多种病因导致甲状腺功能增强，合成和分泌甲状腺激素过多所致的一种临床综合征。临床以甲状腺肿大、食欲亢进、体重减轻、心动过速、情绪易于激动、怕热多汗、手抖、突眼等神经、循环、消化系统兴奋性增高和代谢亢进为主要表现。男女均可发病，以女性多见，其发病率较高，近年来似有增长趋势。甲亢按病因分为毒性弥漫性甲状腺肿（Graves 病、突眼性甲状腺肿）、多结节性甲状腺肿伴甲亢、自主高功能性甲状腺结节及甲状腺癌性甲亢。临床上将甲亢分为原发性和继发性两大类。原发性甲亢最为常见，是自体免疫性疾病；继发性甲亢较为少见，是由垂体腺瘤分泌过多的促甲状腺激素（thyroid stimulating hormone，TSH）所致。根据甲状腺功能亢进的程度，又分为临床甲亢（clinical hyperthyroidism）和亚临床甲亢（subclinical hyperthyroidism）。我国临床甲亢的患病率约为 0.8%，主要由 Graves 病引起的。

二、病因与发病机制

Graves 病的确切病因尚不清楚，目前认为 Graves 病是一种器官特异性自身免疫性疾病。患者的淋巴细胞产生了甲状腺刺激免疫球蛋白（TSI），继而兴奋甲状腺滤泡上皮细胞分泌过多的甲状腺激素，从而引起甲亢。Graves 病可能还与发热、睡眠不足、精神压力大等因素有关，但临床上绝大多数患者并不能找到发病的病因。另外，Graves 病存在显著的遗传因素，常合并其他自身免疫病，如桥本甲状腺炎、特发性黏液性水肿、重症肌无力、萎缩性胃炎、恶性贫血、白癜风、脱发、1 型糖尿病等。

甲亢发病的诱因包括：①感染，如感冒、扁桃体炎、肺炎等；②外伤、创伤；③精神刺激，如精神紧张、焦虑等；④过度疲劳；⑤妊娠早期可能诱发或加重甲亢；⑥碘摄入过多：如过多食用海带等海产品或服用胺碘酮等含碘药物所诱发。

三、临床表现

甲状腺疾病有一定的遗传倾向，女性、有家族史、受到精神创伤和感染者发病率较高。Graves 病约占全部甲亢的 80%，男女均可发病，但以中青年女性最多见，20 岁左右居多，男女比例为 1：（4～6）。典型的 Graves 病例常有高代谢综合征、甲状腺肿与突眼症（表 9－1）。

表 9－1　甲亢的临床表现

甲亢的临床表现	具体症状
高代谢症候群	皮肤红润、怕热多汗、心动过速、低热或高热、心悸、食欲明显亢进，但疲乏无力、体重下降、工作效率减低，还有情绪易激动，舌和两手平举向前伸展时有细微震颤
甲状腺肿	弥漫性对称性甲状腺肿大，吞咽时上下移动，质软，甲状腺上下叶外侧可有血管杂音和震颤
突眼症	① 眼球向前突出，我国人群突眼度女性 16mm，男性 18.6mm；②上眼睑退缩，眼睑裂隙增宽；③瞬目运动减少和凝视；④眼向下看时上眼睑因退缩而不能跟随眼球下落（Von Grafe 征）；⑤眼向上看时前额皮肤不能皱起；⑥看近物时，两眼球向内侧辐辏不良

甲亢的特殊临床表现和类型：

1. 甲状腺危象（thyriod crisis） 是甲亢恶化时的严重表现，多见于感染、各种应激或^{131}I治疗早期，病死率较高。临床表现一般为高热（39℃以上），脉率快（140～240次/分），神志焦虑、烦躁不安，大汗淋漓，厌食、恶心、呕吐、腹泻，大量失水虚脱、休克，继而嗜睡、谵妄、昏迷。可伴心力衰竭或肺水肿，偶有黄疸。白细胞总数及中性粒细胞常升高，血T_3、T_4升高。发病确切原因不明，可能与交感神经兴奋，垂体－肾上腺皮质轴应激反应减弱等有关。

2. 甲状腺毒症心脏病（thyrotoxic heart disease） 甲亢患者中10%～22%发生甲状腺毒症心脏病，且随年龄增长而增加，多见于男性结节性甲状腺肿伴甲亢患者。重病例可有心脏增大、心律失常或心力衰竭。在甲亢控制后，心律失常、心脏增大乃至心绞痛等均得以恢复者则可确诊为本病。

3. 淡漠型甲亢（apathetic hyperthyroidism） 多见于老年患者。起病隐袭，症状不典型，眼征、甲状腺肿及高代谢症群均不明显。主要表现为神志淡漠、乏力、嗜睡、反应迟钝、明显消瘦，有时仅有腹泻、厌食等消化系统症状，或仅表现为原因不明的阵发性或持续性心房纤颤，可合并心绞痛、心肌梗死，极易与冠心病混淆。由于甲亢长期未能得到及时诊断与治疗而易发生甲状腺危象。

四、实验室及辅助检查

1. 血清甲状腺激素水平测定 总甲状腺素（TT_4）、总三碘甲腺原氨酸（TT_3）、游离甲状腺素（FT_4）、游离三碘甲腺原氨酸（FT_3）均有不同程度增高。

2. 促甲状腺激素（TSH）测定 血清TSH浓度的变化是反映甲状腺功能最敏感的指标。Graves病患者常有TSH降低。近年用免疫放射度量分析法（IRMA）可测定TSH的微量变化，可检出亚临床期甲亢，对这类患者追踪观察结果显示有部分转为甲亢。

3. 血清促甲状腺素受体抗体（TRAb） 又称为TSH结合抑制免疫球蛋白，未经治疗的Graves患者的阳性率高达98%，已成为诊断Graves病的一线指标。TRAb包括刺激性抗体（TSAb）和抑制性抗体（TSBAb）。

4. 放射性核素检查摄碘率 甲状腺摄^{131}I试验的正常参考值，一般2小时摄碘率为10%～30%，4小时15%～40%，24小时25%～60%，女性多高于男性，儿童及青少年较成人高。正常人甲状腺摄碘率随时间逐渐上升，24小时达到高峰。Graves病患者出现^{131}I摄取率增高并高峰前移。

5. 促甲状腺激素释放激素（TRH）兴奋试验 患者TSH对TRH无反应或反应减弱，则支持本病诊断。

6. 甲状腺扫描 可发现功能性甲状腺结节或结节性甲状腺肿，指导选择手术适应证。

五、诊断与鉴别诊断

甲亢的诊断并不困难，具备以下特点即可确诊：①典型的高代谢症状和体征；②甲状腺肿大；③血清甲状腺激素T_3、T_4、FT_3、FT_4明显升高，但TSH降低。诊断Graves病还有TRAb抗体阳性及眼球突出和其他浸润性眼征等辅助诊断条件。另外，淡漠型甲亢的高代谢症状不明显，仅表现为明显消瘦或房颤。

除了Graves病，临床上还有炎性甲亢，是由于甲状腺炎性反应导致甲状腺滤泡细胞膜通透性发生改变，滤泡细胞中大量甲状腺激素释放入血，引起血液中甲状腺激素明显升高和TSH下降，临床表现和实验室检查结果都酷似甲亢。鉴别Graves病和炎性甲亢十分重要，因为前者需要积极治疗，后者不需治疗（表9－2）。

表9－2 Graves病与炎性甲亢的鉴别

甲亢类型	Graves病	炎性甲亢
常见疾病类型	Graves病	亚急性甲状腺炎甲亢期、无痛性甲状腺炎的甲亢期、产后甲状腺炎的甲亢期和碘致甲亢2型
甲状腺摄^{131}I率	升高或正常	降低
TRAb	阳性	阴性
眼征	常有	无

六、治疗

甲亢治疗有三种方法，抗甲状腺药物治疗、放射碘治疗和手术治疗。抗甲状腺药物的作用是抑制甲状腺激素合成，放射碘和手术治疗是通过破坏性甲状腺组织、减少甲状腺激素的产生。目前尚缺乏针对Graves病的病因治疗方法。

（一）药物治疗

1. 抗甲状腺药物治疗

（1）抗甲状腺药物　包括硫氧嘧啶类和咪唑类，硫氧嘧啶类包括丙硫氧嘧啶（propylthiouracil，PTU）和甲硫氧嘧啶；咪唑类包括甲巯咪唑（methimazole，MMI）和卡比马唑（carbimazole，CMZ）。他们的作用机制相似，通过抑制酪氨酸碘化及偶联，减少甲状腺激素的生物合成。但是对已经合成的激素没有抑制作用。发病年龄轻、病情轻、甲状腺轻度肿大者，应用抗甲状腺药物治疗最为理想。抗甲状腺药物治疗作为术前准备可以减少甲亢危象的发生。抗甲状腺药物治疗的特点见表9－3。

表9－3　甲亢的药物治疗

药物名称	机制	特点	适应证
丙硫氧嘧啶（PTU）	抑制甲状腺激素合成及阻断外周血中T_4向T_3转化	起效快，半衰期短，降低白细胞的不良反应在同类药中最轻	适用于甲亢重症需迅速降低血液循环中T_3浓度者，以及基础白细胞值较低的患者
甲巯咪唑（MMI）	抑制甲状腺内过氧化物酶，从而阻碍甲状腺内碘化物的氧化及酪氨酸的耦联，阻碍T_4和T_3的合成	可同时降低抗微粒体抗体及TSH受体抗体	临床上应用广泛
卡比马唑（CMZ）	CMZ是甲巯咪唑的前体药	起效慢，不良反应较小	不宜用于急重症患者

（2）疗程　抗甲状腺药物治疗一般分为3个阶段，全疗程需1.5～2年（表9－4）。

表9－4　抗甲状腺药物治疗的疗程

疗程	目的	时间
初始阶段	初始剂量治疗直至临床症状得以控制，甲状腺功能恢复正常。一般常用MMI 10～30mg/d，口服每日1次；或PTU 50～150mg/d，口服每日2～3次。治疗期间每4周检测一次甲状腺功能	4～8周
减量阶段	将初剂量逐渐减至维持量，以保持甲状腺功能平衡	每2～4周减量1次，PTU每次减量50～100mg；MMI每次减少5～10mg。此阶段需4～8个月
维持量阶段	以最小维持量使甲状腺功能正常及甲状腺自身免疫稳定，以达到长期缓解的目的。维持剂量MMI 5～10mg/d，口服每日1次；或PTU50～100mg/d，口服每日2～3次。每2个月检测一次甲状腺功能	1～1.5年

（3）抗甲状腺药物的毒性反应　药物治疗有一些不良反应，包括粒细胞减少、药物过敏、肝功能受损、关节疼痛和血管炎，药物治疗初期需要严密监测药物的不良反应，尤其是粒细胞缺乏，发生率约为0.7%，多见于治疗后4～8周内，患者一旦出现发热和（或）咽痛，需要立即检查粒细胞以便明确是否出现粒细胞缺乏，一旦出现中性粒细胞$<1.5\times10^9/L$立即停药急诊。药物治疗另一个缺点是停药后复发率高，大约在50%。

2. 其他药物治疗

（1）复方碘溶液　仅用于术前准备和甲状腺危象。其作用为减少甲状腺充血，抑制T_4、T_3的合成与释放。于给药后2～3周内症状渐减轻，而以后又可使甲亢症状加重，并影响抗甲状腺药物的疗效。

（2）普萘洛尔　作为β受体阻滞剂用于甲亢初治期控制心血管系统兴奋症状（10～40mg，3～4次/天）。同时，由于普萘洛尔还有抑制T_4转换成T_3的作用，显著改善甲亢症状。普萘洛尔可与碘剂等合用于术前准备，也可用于^{131}I治疗前后及甲状腺危象抢救时。哮喘患者禁用。

（二）放射性碘治疗

由于甲状腺对碘选择性摄取，所以蓄积于甲状腺中的^{131}I量数千倍于血中的含量，因此，利用甲状腺高度摄取和浓集碘的能力及^{131}I释放出β射线对甲状腺的生物效应，破坏滤泡上皮而减少甲状腺素的分泌。^{131}I的放射性仅在2mm距离内起作用，因而避免了损坏甲状腺周围组织，为最方便的治疗方法。放射性碘治疗的适应证和禁忌证见表9－5。

表9－5　放射性碘治疗的适应证和禁忌证

适应证	禁忌证
①25岁以上的中度甲亢患者；②对抗甲状腺药物有过敏等反应而不能继续使用，或长期无效，或治疗后复发者；③合并心、肝、肾疾病等不宜手术，或术后复发，或不愿手术者等	①妊娠、哺乳期女性：胎儿及新生儿的甲状腺具有吸碘能力，而母亲体中的^{131}I可经乳汁进入幼儿体内，破坏乳儿的甲状腺组织；②25岁以下；③有严重心、肝、肾功能衰竭或活动性肺结核者；④血白细胞低下者；⑤重度浸润性突眼症；⑥甲亢危象；⑦甲状腺不能摄碘者

^{131}I治疗的并发症：①最大不良反应是永久性甲状腺功能减退。不论^{131}I的剂量大小，随着时间的延长，甲状腺功能减退症发生率逐年增多。治疗后第一年发生率为5%～25%，以后则每年约增加3%。放射性碘治疗后一旦出现甲状腺功能减退表现，则需用甲状腺激素作替代治疗。②放射性甲状腺炎，见于^{131}I治疗后7～10天，个别可诱发甲状腺危象。故^{131}I治疗前必须用抗甲状腺药物治疗，以免发生危象。③^{131}I治疗会加剧甲亢患者的眼病，因而不适合伴有眼病的甲亢患者。

（三）甲状腺次全切除术

甲状腺次全切除术仍为目前国内外使用较普遍的疗法，任何年龄及甲状腺肿的病理类型均可采用，治愈率可达70%以上。手术治疗适合那些甲状腺肿大显著，结节性甲状腺肿高度怀疑甲状腺恶性肿瘤、甲状腺肿大压迫气管引起呼吸困难者，以及长期抗甲状腺药物治疗无效、复发或出现不良反应不能坚持服药者。手术有一定的危险性，较常见的并发症有出血、呼吸困难、空气栓塞、喉上与喉返神经损伤、甲状旁腺功能减退、甲状腺危象、甲状腺功能减退、术后复发等。手术前需要用抗甲状腺药物将甲状腺功能控制在正常范围，术前还需要口服复方碘溶液做术前准备。

（四）甲状腺危象的防治

防治感染和充分的术前准备是防治甲状腺危象发生的关键。一旦发生甲状腺危象则急需抢救。①抑制T_4、T_3合成和由T_4转化为T_3：首选PTU，首次剂量600mg口服或经胃管注入。②抑制T_4、T_3释放：服PTU后1～2小时，再加用复方碘溶液，首剂30～60滴，以后每6～8小时用5～10滴。或用碘化钠0.5～1.0g，加入10%葡萄糖盐水中静脉点滴12～24小时，视病情好转而逐渐减量，一般使用3～7天停药。③降低周围组织对甲状腺激素的反应：心功能正常者可用大量普萘洛尔30～50mg，每6～8小时口服一次，或1mg在1分钟内静脉注射，视需要可间歇给3～5次。④拮抗应激：氢化可的松100mg加入5%～10%葡萄糖盐水中静滴，每6～8小时一次；也可用相当量的地塞米松静脉滴注。⑤对症治疗：高热者给物理降温或药物降温，可用异丙嗪、哌替啶各50mg静脉滴注；吸氧；同时监护心、肾、微循环功能，防治感染及各种并发症。

第二节　甲状腺功能减退症

PPT

案例解析

【案例】女性，40岁，纳差、乏力、毛发脱落，经期延长3年，胸闷憋气1个月，平时怕冷、少言，记忆力减退，便秘，体重无变化。近1个月出现胸闷憋气渐加重，自发病以来，精神弱，食欲减退。查体：体温35.8℃，血压95/65mmHg，声音嘶哑，皮肤干燥，睑结膜苍白，舌体肥大，甲状腺Ⅱ度肿大，质地中等，结节样改变，血管杂音（-），双肺呼吸音粗，心音低钝，心率55次/分，律齐，腹软，双下肢水肿。实验室检查：甲状腺功能T_3降低，T_4降低，TSH升高。

【问题】 该患者初步的诊断是什么？

【解析】 初步的诊断为甲状腺功能减退症。诊断依据：①低基础代谢症状群：患者怕冷，少言，记忆力减退，精神弱，纳差，乏力，食欲减退，体温降低，声音嘶哑，心率减慢，双下肢水肿。②皮肤特征表现：皮肤干燥，毛发脱落。③内分泌紊乱：经期延长。④甲状腺病变：甲状腺Ⅱ度，结节样改变，甲状腺功能T_3降低，T_4降低，TSH升高。

一、概述

甲状腺功能减退症是由于甲状腺激素合成、分泌或生物效应不足或缺少，所致的以甲状腺功能减退为主要特征的疾病。本病临床上并不少见，各年龄均可发病，以中老年妇女多见，男女患病之比为1∶5，发病始于胎儿及新生儿期，表现为生长和发育迟缓、智力障碍，称为呆小症。成人发病表现为全身性代谢减低，细胞间黏多糖沉积，称为黏液性水肿。按其病因分为原发性甲减、继发性甲减及周围性甲减三类。临床上以原发性甲减常见，约占甲减的96%，其中绝大多数系由自身免疫性甲状腺炎、甲状腺放射性碘治疗或甲状腺手术所致。

二、临床表现

甲减的起病一般较隐匿，病程发展缓慢，可长达十余年之久。

1. 低基础代谢症状群　疲乏，行动迟缓，嗜睡，记忆力减退，异常怕冷，无汗。

2. 皮肤　其特征表现为面部、胫前、手、足的非凹陷性水肿。皮肤呈特殊的蜡黄色，且粗糙少光泽，干而厚、冷、多鳞屑和角化。面部呆板，淡漠，面颊及眼睑虚肿，眼睑常下垂，眼裂变小。头发干、粗、易脆、生长缓慢或停止。指（趾）甲生长缓慢、增厚、易脆。鼻、唇增厚，舌大而发音不清，言语缓慢而音调低。

3. 神经精神系统　疲乏无力、无雄心壮志、缺乏活力、焦虑、抑郁、思维欠活跃、反应迟钝、语速减慢、记忆力下降。严重者可有精神失常，呈木僵、痴呆，昏睡状。跟腱反射减退，膝反射多正常。

4. 心血管系统　心动过缓，心输出量减少，血压低，心音低钝，心脏扩大，可并发冠心病，但一般不发生心绞痛与心衰，有时可伴有心包积液和胸腔积液。重症者发生黏液性水肿性心肌病。

5. 消化系统　厌食、腹胀、便秘，重者可出现麻痹性肠梗阻。食欲通常减退，但大多数患者体重增加，体重增加是由于组织中水潴留所致。

6. 运动系统　肌肉软弱无力、疼痛，也可有暂时性强直、痉挛，气温低时更明显。甲状腺激素对骨的正常生长和成熟有重要作用，生命早期缺乏甲状腺激素导致侏儒症，且相对于躯干而言四肢不成比例的缩短。

7. 内分泌系统　青少年甲减导致青春期发育延迟，原发性甲减可导致性早熟和溢乳。伴严重甲减的成年女性可伴有性欲减退、月经过多和月经紊乱。怀孕机会减少，易致流产。男性甲减患者出现性欲低下、阳痿和精子减少。

8. 黏液性水肿昏迷　也可称为甲减危象，是各种原因导致的严重甲减合并多系统并发症的危重阶段，病死率可达50%以上。此种情况常发生在病程长且未经适当治疗的重型甲减患者，可因寒冷、感染、手术、麻醉剂或镇静药使用不当而引起。患者表现为昏迷，或先嗜睡，短时间内逐渐发展为昏迷。低体温为黏液性水肿昏迷的标志和特点，体温不升（35℃以下），部分患者体温低至27℃以下。患者呼吸浅慢，心动过缓，血压降低，四肢肌肉松弛，反射消失。有些患者有精神障碍，如幻觉、妄想及定向障碍等。肠道症状除常见的便秘、腹胀外，可发生麻痹性肠梗阻及腹水。病情严重的患者发生休克及心、肾功能衰竭，如诊断、抢救不及时，常危及生命。

9. 呆小病　于出生时无特异表现，出生后数周内即出现症状。皮肤苍白、增厚、多折皱；口唇厚，舌大常外伸，口常张开多流涎；鼻梁扁塌，两眼距增宽；四肢粗短，手常呈铲形，脐疝多见。

三、实验室检查

血清 FT_3、FT_4降低，而 TSH 显著升高；其中血清 sTSH 和 uTSH 测定是诊断甲减的最主要指标。

其他检验可发现：三酯甘油与胆固醇升高；肌酸激酶、乳酸脱氢酶升高；葡萄糖耐量曲线低平。

课堂互动

黏液性水肿和其他水肿有什么区别？

四、诊断

1. 有地方性甲状腺肿、自身免疫性疾病、甲状腺手术、放射性碘治疗甲亢症，以及用抗甲状腺药物治疗史、甲状腺炎或下丘脑－垂体疾病史等。

2. 典型的临床表现和体征，如无力、嗜睡、畏寒、少汗、反应迟钝、精神不振、记忆力减退，腹胀、便秘、发音低沉、体重增加，经血量多。皮肤干燥、枯黄、粗厚、发凉，非凹陷性黏液性水肿、毛发干枯、稀少、易脱落，手掌姜黄粗糙，体温低、脉率慢、脉压小，跟腱反射迟钝。

3. 血清 FT_4、FT_3水平低于正常下限。

4. 血清 TSH 值显著升高，为诊断甲减的一线指标。

5. 血清甲状腺过氧化物酶抗体（TPOAb）、甲状腺球蛋白抗体（TgAb）强阳性提示为自身免疫性甲状腺疾病，如慢性淋巴细胞性甲状腺炎（又称桥本病）和原发性萎缩性甲状腺炎。

五、治疗原则

甲状腺功能减退症通常都需要终身服用甲状腺激素替代治疗。

1. 甲状腺制剂终身替代治疗　临床上常用有两种制剂。一为甲状腺片，因甲状腺激素含量不稳定，且 T_3 含量过大，因此现已少用。另一种为左甲状腺素钠（$L-T_4$），是目前治疗甲减的首选药物。$L-T_4$替代剂量 50～200g/d，按照公斤体重计算为 1.6～1.8μg/(kg·d)，儿童约 2.0 μg/(kg·d)，老年人约 1.0 μg/(kg·d)。$L-T_4$的半衰期长达 7 天，吸收相对缓慢，每天晨起服药一次即可。从小剂量开始服用，逐渐增加剂量直至每日维持量。

甲状腺功能减退症伴心脏病，尤其是发生过心肌梗死的患者，应从小剂量开始，每隔 2～3 个月后，经过细致的临床和实验室评估后增加剂量。治疗目的是使血 T_3、T_4水平恢复正常，原发性甲减患者血 TSH 水平恢复正常。

2. 黏液性水肿昏迷的治疗　排除其他原因所致昏迷，临床诊断确立后，尽早开始治疗，不必等待实验室检查结果（如甲状腺激素测定）。治疗的目的是提高甲状腺激素水平，控制威胁生命的并发症。

（1）甲状腺激素替代治疗　静脉给予甲状腺素纳 300～500μg，第 2 天用 100μg，第 3 天以后每天给予 50μg，直至患者好转能够口服药物后，减为通常维持剂量。如果最初患者能够口服，也可以给予左旋 T_3，左旋 T_3起效更快。如为下丘脑、垂体引起的甲状腺功能减退，在用甲状腺激素的同时，应该加用肾上腺皮质激素，以免发生肾上腺危象。

（2）对症支持治疗　①纠正缺氧及二氧化碳潴留。②抗休克，应注意甲状腺激素与升压药有协同作用。③控制液体入量：甲状腺功能减退严重者，液体需要量较正常人少，如无发热，每天补液量 500～

1000ml 即可。④纠正低血糖：开始用50%葡萄糖静脉推注，以后用葡萄糖静脉滴注维持。⑤防治感染。⑥糖皮质激素：氢化可的松100~300mg 静脉滴注，持续约1周。⑦对症治疗：注意保温，多数低体温患者，用甲状腺激素治疗可使体温恢复正常。

3. 呆小症的治疗　由于脑的发育在出生后数周内至关重要，因此要非常积极地治疗。理想的替代治疗应该在出生后3周内使甲状腺功能恢复正常，最好是在出生后2周内用 L－T_4 治疗，使血清 FT_4 维持在正常值上限水平，并维持一年。

第三节　糖　尿　病

微课　PPT

糖尿病（diabetes mellitus，DM）是一组以高血糖为特征的代谢性疾病。糖尿病是一种常见的代谢性疾病，因胰岛素绝对或相对不足，或靶细胞对胰岛素敏感性减低，引起以糖代谢紊乱为主，继发脂肪、蛋白质、水、电解质代谢失衡和慢性高血糖。临床上表现为烦渴、多饮、多尿、多食、消瘦等。随着生活水平提高，寿命延长，以及对糖尿病的检测水平提高，世界各国糖尿病的发生率都显著增长，其患病率和死亡率仅次于癌症、冠心病和高血压。

一、糖尿病分型

1. 1型糖尿病（Type1 DM，T_1DM）　主要是胰岛B细胞破坏而导致内生胰岛素或C－肽水平降低，临床上易出现酮症酸中毒等特点，按病因和致病机制不同又可分为自身免疫性和特发性2个亚型。

2. 2型糖尿病（Type2 DM，T_2DM）　约占糖尿病患者总数的90%，分为肥胖和非肥胖两种类型，主要由遗传易感性、高热量饮食、缺少运动、向心性肥胖等复杂的病理生理过程联合作用而致高血糖。病程进展缓慢或反复加重，中晚期常伴有一种或多种慢性并发症，多数患者在早中期可用饮食控制和口服降糖药控制血糖，但有很大一部分患者在中晚期仍需给予外源性胰岛素才能控制血糖。

3. 其他特殊类型糖尿病　包括某些遗传缺陷、胰腺病变（胰腺炎、胰腺创伤、胰腺肿瘤）、内分泌病变（生长激素、肾上腺皮质激素、胰高血糖素、肾上腺素可拮抗胰岛素的作用）等。妊娠糖尿病是妊娠过程中初次发现的任何程度的糖耐量异常。

案例解析

【案例】患者，男性，51岁，1个月前无诱因出现口干，多饮、多尿、多食、易饥，未予重视。近1周上述症状加重，烦渴、多饮，每日饮水量达3000ml 左右，伴明显乏力。查体：T 36.2℃，P 79次/分，R 18次/分，BP 132/83mmHg，身高178cm，体重80kg，BMI 25.2kg/m^2。口中无烂苹果味；无深大呼吸，双肺呼吸音清，未闻及干、湿性啰音；心率79次/分，律齐，双下肢无水肿，双侧足背动脉搏动良好。其姐姐有糖尿病。化验检查：空腹血糖16.48mmol/L，餐后2小时血糖28.16mmol/L；尿常规：尿糖（－），酮体（－）；糖化血红蛋白9.0%。

【问题】该患者初步的诊断是什么？诊断依据有那些？

【解析】初步的诊断为糖尿病。诊断依据：①代谢紊乱表现：无诱因出现口干，多饮、多尿、多食、易饥，烦渴、多饮，伴明显乏力。②超重：BMI 25.2kg/m^2。③血糖升高：空腹血糖、餐后2小时血糖均明显高于正常参考值，糖化血红蛋白9.0%也高于正常参考值。④家族史：一级亲属姐姐有糖尿病。

二、病因与发病机制

糖尿病的病因仍不完全清楚，目前普遍认为是一种遗传性疾病，但遗传的不是糖尿病，而是对糖尿病的易感性。糖尿病存在家族发病倾向，1/4～1/2 患者有糖尿病家族史。T_1DM 有多个 DNA 位点参与发病，其中以 HLA 抗原基因中 DQ 位点多态性关系最为密切。T_1DM 患者存在免疫系统异常，某些病毒如柯萨奇病毒，风疹病毒，腮腺病毒等感染可导致自身免疫反应，破坏胰岛素 B 细胞。近年来，在 T_1DM 患者血中可检出多种自身抗体，如胰岛细胞抗体（ICA）、胰岛素自身抗体（IAA）、胰岛细胞膜抗体（IC-SA）、胰岛素原自身抗体（PAA）和胰岛素受体自身抗体（IRAA）等，故认为自身免疫因素是 T_1DM 的重要发病原因。在 T_2DM 已发现多种明确的基因突变，如胰岛素基因、胰岛素受体基因、葡萄糖激酶基因、线粒体基因等。T_2DM 患者常因多食、肥胖、体力活动少或应激诱发。

三、临床表现

（一）代谢紊乱综合征

许多糖尿病患者并无明显症状，部分患者有口干、多尿。典型症状为“三多一少”：多尿、多饮、多食、体重减轻（表 9－6）。

表 9－6　1 型和 2 型糖尿病的特点

	1 型糖尿病	2 型糖尿病
发病年龄	一般＜40 岁	一般＞40 岁
发病	起病急，病情较重	起病缓慢，病情较轻
症状	较重，三多一少明显，尤其消瘦明显，易出现急性并发症	较轻，三多一少不明显，甚至无，80%肥胖，易发生慢性并发症
发病率	低	高
血浆胰岛素水平	绝对低下	相对低下
胰岛细胞抗体	阳性	阴性
治疗	依赖胰岛素，并配合饮食治疗	饮食治疗或加口服降糖药或加胰岛素

（二）糖尿病并发症和伴发病

1. 糖尿病急性并发症　包括糖尿病酮症酸中毒、高渗性非酮体高血糖症、低血糖症（血糖低于 2.8mmol/L）、糖尿病非酮症高渗昏迷。病情危重，处理不当可引起死亡。

2. 糖尿病慢性并发症

（1）大血管病变　糖尿病患者群中动脉粥样硬化的患病率较高，发病年龄较轻，病情进展较快，主要侵犯主动脉、冠状动脉、脑动脉、肾动脉和肢体外周动脉等，引起冠心病、缺血性和出血性脑血管病、肾动脉硬化或狭窄、肢体动脉硬化等。

（2）微血管病变　主要表现在视网膜、肾、神经和心肌组织，以糖尿病肾病和糖尿病视网膜病变最重要。①糖尿病肾病：多在起病 10～20 年内发生，最终表现有蛋白尿、浮肿、高血压、肾功能减退等。②糖尿病视网膜病变：糖尿病病程超过 10 年，大部分患者有程度不等的视网膜病变，是导致失明的主要原因之一。③糖尿病心肌病：心脏微血管病变和心肌代谢紊乱引起心肌广泛灶性坏死，可诱发心力衰竭、心律失常、心源性休克和猝死。

（3）糖尿病神经病变　糖尿病性神经病变主要由微血管病变所致，其病变部位以周围神经最为常见，通常为对称性，下肢较上肢严重，病情进展缓慢。初始表现为肢端感觉异常，分布如袜子或手套状，伴麻木、针刺、灼热感，有时出现痛觉过敏，如隐痛、刺痛或烧灼样痛，后期可有运动神经受累，出现肌张力、肌力减弱，以至肌萎缩和瘫痪。

（4）眼部病变　除视网膜病变外，糖尿病还可引起白内障、青光眼、屈光改变、虹膜睫状体病变等。

（5）皮肤及其他病变　因糖化血红蛋白增高，组织缺氧引起小血管扩张，面色红润；又因毛细血管脆性增加，易出现皮下出血和瘀斑。皮肤小动脉病变所致供血不足可引起局部皮肤发绀、缺血性溃疡，多见于足部，溃疡不易愈合，常合并感染，甚至继发化脓性骨髓炎，一旦发生，很难治愈，最后往往只能截肢，严重时可致死。

（三）感染

糖尿病患者常反复发生疖、痈等皮肤化脓性感染，皮肤真菌感染如足癣、甲癣、体癣也常见。女性糖尿病患者常见真菌性阴道炎和巴氏腺炎，多为白色念珠菌感染所致。糖尿病合并肺结核的发生率较非糖尿病者高。泌尿系感染中以肾盂肾炎和膀胱炎最常见，尤其多见于女性患者，反复发作可转为慢性。肾乳头坏死是严重的并发症，不多见，典型表现为高热、肾绞痛、血尿、尿中排出坏死的肾乳头组织，病死率很高。

四、实验室检查

1. 尿糖测定　尿糖阳性是诊断糖尿病的重要线索，但尿糖阴性不能排除糖尿病的可能。肾小球硬化症时，肾小球滤过率降低，肾糖阈升高，即使血糖升高，而尿糖仍然可以假阴性。反之，妊娠时肾糖阈降低，虽然血糖正常，但尿糖可呈阳性。每日3餐前和上午9~10点4次尿糖定性检查及24小时尿糖定量可作为判断疗效和调整降血糖药物剂量的指标。

2. 血葡萄糖测定　血糖升高是诊断糖尿病的主要依据，也是判断糖尿病病情和疗效的主要指标。目前多用葡萄糖氧化酶法测定。空腹静脉血糖正常范围为3.9~6.1mmol/L。

3. 葡萄糖耐量试验　当血糖高于正常范围而又未达到诊断糖尿病标准者，须进行口服葡萄糖耐量试验（OGTT）。OGTT应在清晨进行，禁食至少10小时，且在进行OGTT前3天每日进食碳水化合物量不少于200g。WHO推荐成人口服葡萄糖75g，儿童按每千克体重1.75g计算，总量不超过75g。

4. 糖化血红蛋白测定　糖化血红蛋白是人体血液中红细胞内的血红蛋白与血糖结合的产物。血糖和血红蛋白的结合生成糖化血红蛋白是不可逆反应，并与血糖浓度成正比，且保持120天左右，糖化血红蛋白测试通常可以反映患者近8~12周的血糖控制情况。正常参考值<6%，而在血糖控制良好的糖尿病患者应<7%。

5. 血浆胰岛素和C－肽测定　胰岛素分泌入血后，大部分经肝灭活，因此，周围血中胰岛素浓度并非真正胰岛B细胞分泌水平，但仍可作为B细胞分泌胰岛素功能的指标。C－肽是胰岛素从胰岛素原分裂而成的等分子肽类，不被肝酶灭活，故其血中浓度能更准确地反映胰岛B细胞功能。C－肽测定还有不受外来胰岛素影响的优点。血浆胰岛素和C－肽水平测定有助于了解胰岛B细胞功能和指导治疗，但不作为诊断糖尿病依据。

血清胰岛素参考范围：正常成人空腹基础值为35~145pmol/L，放射免疫测定C－肽参考范围：正常成人空腹不小于400pmol/L。

课堂互动

1. 糖化血红蛋白增加有什么临床意义？
2. 糖尿病的诊断标准是什么？

五、诊断与鉴别诊断

（一）诊断标准

1999年WHO糖尿病专家委员会报告提出糖尿病诊断标准，满足下列任意1项即可确诊糖尿病。

1. 有典型糖尿病症状（多饮、多尿和不明原因体重下降等）、任意时间血糖≥11.1mmol/L；
2. 空腹（禁食时间大于8小时）血糖≥7.0mmol/L；

3. OGTT 实验：口服 75g 葡萄糖负荷后 2 小时血糖≥11.1mmol/L。

（二）鉴别诊断

1. 其他原因所致的尿糖阳性

（1）肾性糖尿由肾糖阈降低所致，虽尿糖阳性，但空腹血糖及 OGTT 正常。

（2）甲状腺功能亢进症、胃空肠吻合术后，因碳水化合物在肠道吸收快，可引起进食后 0.5~1 小时血糖过高，出现糖尿，但空腹血糖和餐后 2 小时血糖正常。

（3）弥漫性肝病患者，葡萄糖转化为肝糖原功能减弱，肝糖原贮存减少，进食后 0.5~1 小时血糖高于正常，出现糖尿，但空腹血糖偏低，餐后 2 小时血糖正常或低于正常。

（4）急性应激状态时，胰岛素对抗激素（如肾上腺素、促肾上腺皮质激素、肾上腺皮质激素和生长激素）分泌增加，可使糖耐量降低，出现一过性血糖升高，尿糖阳性，应激过后可恢复正常。

（5）尿糖假阳性反应　某些非葡萄糖的糖尿，如果糖、乳糖、半乳糖等也可与班氏试剂中的硫酸铜呈阳性反应，使尿糖呈假阳性，但葡萄糖氧化酶试剂特异性较高，可加以区别。此外，大量维生素 C、水杨酸盐、青霉素、丙磺舒等药物也可引起尿糖假阳性反应。

2. 药物对糖耐量的影响　噻嗪类利尿药、呋塞米、糖皮质激素、口服避孕药、阿司匹林、吲哚美辛、三环类抗抑郁药等可抑制胰岛素释放或对抗胰岛素的作用，引起糖耐量降低，血糖升高，尿糖阳性。

3. 继发性糖尿病　肢端肥大症、皮质醇增多症、嗜铬细胞瘤均可引起继发性糖尿病或糖耐量异常。

六、治疗

治疗目的是纠正代谢紊乱，缓解症状，维持正常体力，防治各种急、慢性并发症，保证青少年患者正常生长发育。教育、饮食、运动和药物疗法是糖尿病治疗的四大原则。鉴于糖尿病常常是代谢综合征的临床表现之一，所以糖尿病的治疗需要根据患者临床情况进行综合治疗，需要控制血压、血脂，必要时予以抗血小板药和改善微循环药。

（一）一般治疗

饮食干预、体育锻炼和控制体重是血糖控制的基石。其中饮食治疗又是各种糖尿病治疗的基础，对减轻体重、降低血糖和血脂、增强机体对胰岛素的敏感性有重要作用。

（二）药物治疗

1. 口服降糖药治疗　常用治疗药物有磺脲类、双胍类及 α-葡萄糖苷酶抑制剂 3 类，口服降糖药的特点见表 9-7。

表 9-7　口服降糖药的特点

药物	作用机制	适应证	禁忌证	不良反应
磺脲类 甲苯磺丁脲 格列苯脲 格列齐特 格列喹酮	主要是直接刺激胰岛 B 细胞分泌胰岛素，增强周围组织中胰岛素受体的作用以及减少肝糖原输出	T_2DM 糖尿病经饮食及运动治疗后未能有效控制者；与胰岛素联合治疗 T_1DM 糖尿病	糖尿病合并急性代谢紊乱、严重感染、大手术、高热、严重慢性并发症、妊娠、分娩、肝肾功能衰竭、造血系统抑制、对该药物过敏者及青年 T_1DM 糖尿病	低血糖反应、皮肤过敏反应、致畸、胃肠道反应、增强酒精毒性、肝肾及血液系统损害等
双胍类 苯乙双胍 二甲双胍	抑制肠道吸收葡萄糖、抑制糖原异生，促进周围组织分解糖，对正常人不降低血糖，增加靶细胞对胰岛素的敏感性。	适用于 T_2DM 糖尿病经饮食及运动未能控制者，特别适用于肥胖者，与胰岛素合用治疗 T_1DM 糖尿病	同磺脲类	可诱发乳酸性酸中毒，其他不良反应与磺脲类大致相似，但一般不引起低血糖反应

续表

药物	作用机制	适应证	禁忌证	不良反应
α-葡萄糖苷酶抑制剂 阿卡波糖	抑制小肠葡萄糖苷酶活性，抑制多糖、双糖转化为单糖，使食物中糖不易吸收故可降低餐后血糖	可单用或与磺脲类合用于 T_2DM 糖尿病，或与胰岛素合用于 T_1DM 糖尿病	肝肾功能衰竭、肠胃功能紊乱、孕妇、哺乳期妇女和儿童、T_1DM 患者不宜单独使用	胃肠道反应多，肠胀气

2. 胰岛素（insulin）治疗　胰岛素是机体内唯一降低血糖的激素，同时促进糖原、脂肪、蛋白质合成，因此，胰岛素是最有效的降糖药物。

（1）适应证主要有　①T_1DM；②糖尿病酮症酸中毒、高渗性昏迷和乳酸性酸中毒伴高血糖时；③合并重症感染、消耗性疾病、视网膜病变、肾病变、神经病变、急性心肌梗死、脑血管意外；④因伴发病需外科治疗的围手术期；⑤妊娠和分娩；⑥ T_2DM 患者经饮食及口服降糖药治疗未获得良好控制；⑦全胰腺切除引起的继发性糖尿病；⑧营养不良相关糖尿病。

（2）制剂类型　按作用快慢和维持作用时间，胰岛素制剂可分为速（短）效、中效、长（慢）效3类。每种类型又包含不同的种类（表9-8）。

表9-8　胰岛素制剂的分类和特点

类别	制剂名称	起效时间（小时）	维持时间（小时）	给药时间（分钟）
超短效	门冬或赖脯胰岛素	0.10~0.15	4~6	餐前，10
短效	普通胰岛素	0.5~1	3~6	餐前，15~30
中效	低精蛋白胰岛素	2.5~3	13~16	餐前，30~60
长效	精蛋白锌胰岛素	3~4	长达20	早餐前，30~60
超长效	地特胰岛素 甘精胰岛素	3~4 2~3	长达24	睡前，30~60 睡前，30~60
预混（短效+中效）	双时相低精蛋白锌单峰胰岛素	0.5	14~24	

（3）胰岛素的不良反应　主要是低血糖反应，与剂量过大和（或）饮食失调有关，多见于 T_1DM 患者，尤其是接受强化胰岛素治疗者。有少数患者对胰岛素过敏，通常表现为局部过敏反应，继而出现荨麻疹样皮疹，可伴恶心、呕吐、腹泻等胃肠症状。罕见严重过敏反应（如血清病、过敏性休克）。应更换胰岛素制剂种属，并使用抗组胺药物和糖皮质激素，以及脱敏疗法等进行治疗。

第四节　高尿酸血症和痛风

PPT

案例解析

【案例】 患者男性，65岁，患者2天前出现右侧第一跖趾关节疼痛，伴皮肤红肿、发热，无踝、膝、腕、指、肘关节疼痛，其他关节未见明显异常。自患病以来，患者睡眠欠佳，精神尚可，大、小便正常，近期体重无明显变化。体检：T 36.8℃；HR 78次/分，律齐；R 17次/分；BP 138/80mmHg。右侧第一跖趾关节皮肤红肿、发热，有压痛伴活动受限，其他关节未见明显异常。化验检查：血尿酸513μmol/L。

【问题】 该患者初步的诊断是什么？诊断依据是什么？

【解析】初步的诊断为痛风。诊断依据为：①患者男性，右侧第一跖趾关节疼痛，伴皮肤红肿、发热，其他关节未见明显异；②查体：右侧第一跖趾关节皮肤红肿、发热，有压痛；③化验检查：血尿酸 513μmol/L，高于 420μmol/L。

尿酸（uric acid，UA）是嘌呤的终末代谢产物，在正常生理情况下，嘌呤合成与分解处于相对平衡状态，尿酸的生成与排泄也较恒定。嘌呤代谢紊乱导致高尿酸血症。

1. 高尿酸血症（high uric acidemia，HUA） 高尿酸血症是嘌呤代谢紊乱引起的代谢异常综合征。无论男性还是女性，日常饮食下，非同日 2 次血尿酸水平超过 420μmol/L，称之为高尿酸血症。

2. 痛风（gout） 部分高尿酸血症患者随着血尿酸水平的升高，过饱和状态的尿酸钠微小结晶析出，沉积于关节、滑膜、肌腱、肾及结缔组织等组织或器官，形成痛风结石，引发急、慢性炎症和组织损伤，出现关节炎、尿路结石及肾疾病等多系统损害，常伴有高血脂、高血压、糖尿病、动脉硬化及冠心病等。5%～12%的高尿酸血症患者最终发展为痛风。

微课

一、病因与发病机制

高尿酸血症和痛风可分为原发性和继发性两种。

（一）原发性高尿酸血症和痛风

高尿酸血症和痛风是遗传和环境因素共同作用的复杂疾病，是一种多基因相关的疾病，具有一定的家族聚集患病现象。大多数原发性痛风患者其高尿酸血症的产生，主要是由于尿酸排泄不足，而尿酸生成则一般正常。发病有关因素主要有下述两个方面。

1. 肾尿酸排泄减少 主要是由于肾小管分泌减少，也可能伴有肾小球滤出减少、肾小管重吸收增加。此组疾病可能属多基因遗传缺陷，但其确切发病机制未明。

2. 尿酸生成增多 限制嘌呤饮食 5 天后，如每日尿酸排出超过 600mg，可认为尿酸生成增多。痛风患者中仅有少数是由尿酸生成增多所致，一般不超过 10%。嘌呤代谢酶的缺陷为导致尿酸生成增多的原因，为多基因遗传缺陷。

（二）继发性高尿酸血症和痛风

包括下述两种情况。

1. 继发（伴发）于其他疾病 糖原累积病Ⅰ型、骨髓增生性疾病（白血病、多发性骨髓瘤）、肾功能不全、酸中毒、高血压、高血脂、动脉硬化、冠心病、糖尿病、肥胖症等。

2. 药物及其他 噻嗪类利尿剂、胰岛素、青霉素、环孢素、阿司匹林等药物，饮酒、进食高嘌呤食物等，均可引起尿酸排泄减少或生成增多而引起高尿酸血症。

二、临床表现

1. 无症状期 仅有血尿酸持续增高，但是没有疼痛、关节炎等临床表现。从血尿酸增高至症状出现时间可长达数年至数十年，有些可以终生不出现症状。但随着年龄增长，出现痛风的比率增高，其症状出现与高尿酸血症的水平和持续时间有关。

2. 急性痛风性关节炎 血尿酸长期维持在超饱和浓度以上，在局部 H^+ 浓度增高（pH 降低）和温度降低等条件下，尿酸盐可沉淀析出微小结晶。关节组织中血管较少，组织液 H^+ 浓度较血高，故尿酸较易沉积。尿酸盐结晶可引起白细胞趋化，导致急性痛风性关节炎。

临床特点为起病急、病情重、变化快，常在午夜突然发病，最初发作时 90% 侵犯单一关节，以第一跖趾关节为最常见发作部位，其他受累关节根据发生频率依次为足弓、足跟、膝、腕、指和肘等关节。关节出现红、肿、热、痛和活动受限，疼痛剧烈，在 6 小时内可达高峰。患者可有发热，血白细胞计数增多，红细胞沉降率增高。初次发作常呈自限性，一般经过 1～2 天或最多几周后可自然缓解，关节功能恢复。急性期缓解后，患者全无症状，称为间歇期。此期可持续数月或数年，少数患者仅有一次单关节炎，以后不再发作，但多数患者在一年内复发。受寒、劳累、饮酒、食物过敏或进食富含嘌呤的食物、感染、创伤和手术等为发病常见诱因。

3. 慢性关节炎期 多由急性关节炎反复发作发展而来，常见于未经治疗或虽治疗而未达到治疗目的的患者。表现为多关节受累，发作较频，间歇期缩短，疼痛日渐加剧，甚至发作后疼痛亦不完全缓解。痛风石为本期最常见的特征性改变，是因尿酸盐产生的速度超过尿酸盐沉积的速度，最后尿酸盐在软骨、滑膜、肌腱和软组织等处沉积，形成黄白色赘生物，一般常见于耳廓、环趾、指间和掌指等处。痛风石可引起关节结构破坏及软组织、纤维组织、骨质增生，最终导致关节畸形和活动受限。X 线检查可发现在关节软骨及邻近的骨质有圆形或不整齐的穿凿样透光缺损。

4. 痛风性肾病 痛风患者肾尿酸结石的发病率为 25% 左右。尿酸盐结晶形成肾结石，出现肾绞痛或血尿；在肾间质沉积及阻塞肾集合管而形成痛风肾，可出现血尿、蛋白尿、高血压等，如未能及时控制病情发展，最终出现肾功能不全、肾功能衰竭而死亡。因尿酸结石可透 X 射线，需进行肾盂造影始能证实。

三、诊断

日常饮食下，非同日两次空腹血尿酸水平 >420mmol/L 即可诊断 HUA。

根据典型的关节炎发作表现、诱发因素、家族病史、发病年龄，以及泌尿道尿酸结石病史等，可考虑为痛风。结合实验室检查结果可确定诊断：①血尿酸增高，但在急性期血尿酸增高的程度与临床症状不一定平行，甚至少数急性痛风发作的患者其血尿酸水平可以正常；②关节腔穿刺取滑囊液进行旋光显微镜检查，可发现白细胞内有双折光现象的针形尿酸盘结晶；③痛风石活检或穿刺取内容物检查，证实为尿酸盐结晶；④受累关节 X 线片检查，在骨软骨缘邻近关节的骨质，可有圆形或不整齐的穿凿样透亮缺损，系由尿酸盐侵蚀骨质所致，为痛风的 X 线特征；⑤超声检查受累关节及周围肌腱与软组织，较敏感发现尿酸盐沉积征象，尤其是超声检查关节肿胀患者有双轨征时，可有效辅助诊断痛风；⑥血尿酸正常的痛风疑似患者，可使用双源 CT 进行辅助诊断（双源 CT 能够特异性识别尿酸盐结晶）。急性关节炎期诊断有困难者，可用秋水仙碱作诊断性治疗，如为痛风，服秋水仙碱后症状迅速缓解，具有特征性诊断意义。

四、治疗

原发性痛风目前尚无根治方法，但控制高尿酸血症可使病情逆转。HUA 及痛风一经确诊，应立即对患者进行宣教及生活方式干预。患者需要综合和长期的全程管理，按照血尿酸水平及合并的临床症状/体征，决定药物起始治疗时机，并制定相应的治疗目标，进行分层管理。合理的综合治疗能提高其生命质量，减少并发症的发生，改善预后。

（一）一般治疗

调节饮食，防止过胖。不进食高嘌呤食物（动物内脏、沙丁鱼、酵母海鲜、肉汤、干豌豆等），戒烟限酒（啤酒、白酒），加强锻炼，控制体重，每日饮水 2000～3000ml。尿 pH <6.0 时应增加碱性食物的摄取；或者服用碳酸氢钠 3g/d、枸橼酸钠 3g/d 碱化尿液，维持尿液 pH 在 6.0～6.5，以防止发生肾结石。

知识拓展

痛风患者戒吃高嘌呤的食物

痛风患者戒吃高嘌呤的食物：动物内脏（肝、肠、肾、脑）、海产（鲍鱼、蟹、龙虾、三文鱼、沙甸鱼、吞拿鱼、鲤鱼、鲈鱼、鳟鱼、鳕鱼）、贝壳食物、肉类（牛、羊、鸭、鹅、鸽）、黄豆食物、扁豆、菠菜、椰菜花、芦笋、蘑菇、浓汤、麦皮。不可饮酒，尤其是啤酒、绍兴酒。酒精会抑制尿酸的排泄，结果使血中尿酸增加。痛风患者宜吃的食物：高钾质食物，如香蕉、西兰花、西芹等。钾质可减少尿酸沉淀，有助将尿酸排出体外。多摄取充足的碱性食物，如海带、白菜、芹菜、黄瓜、苹果、番茄等蔬果。

（二）药物治疗

药物治疗的目的：①快速终止急性期发作，缓解关节疼痛和炎症，防止复发；②纠正高尿酸血症，使血尿酸浓度保持在正常范围；③防止尿酸结石形成和肾功能损害。根据疾病阶段和并发症的不同采用不同的治疗措施。

1. 无症状期高尿酸血症的处理　如血尿酸经常超出正常范围，经饮食控制而未能恢复正常，即使未出现关节炎，肾结石或肾功能不全等表现，亦需用降尿酸药物，根据血尿酸水平以及是否有合并症决定降尿酸治疗时机和控制目标。使血尿酸维持在正常水平。

2. 急性期处理　绝对卧床休息，抬高患肢，避免受累关节负重。休息应至关节疼痛缓解 72 小时后开始恢复活动。以控制关节炎症（红肿、疼痛）为目的，迅速给予秋水仙碱或非甾体抗炎药、糖皮质激素等。部分痛风患者在急性期时血尿酸水平可以是正常的，与急性期肾脏排泄尿酸增加有关。此期不能使用降尿酸药物。

（1）秋水仙碱　治疗急性痛风的一线药物之一。尽早使用，起始负荷剂量为 1.0mg 口服，1 小时后追加 0.5mg，12 小时后按照 0.5mg、1～3 次/日。不良反应随剂量增加而增加。

秋水仙碱能导致骨髓抑制、肝细胞损害、秃发、精神抑郁、上行性麻痹、呼吸抑制等，使用时应密切观察，血白细胞减少的患者不能使用。

（2）非甾体抗炎药（NSAIDs）　对有剧痛者首选对乙酰氨基酚（胃肠道不良反应小，但是没有抗炎作用）、吲哚美辛或双氯芬酸，次选布洛芬或尼美舒利。本类药物一般在开始治疗时给予接近最大的剂量，而在症状缓解时逐渐减少剂量。如吲哚美辛初始剂量 25～50mg/8h，用药后 4 小时内开始生效，疼痛缓解后改为 25mg，2～3 次/天，直至完全缓解。

（3）糖皮质激素　能迅速缓解急性发作，但停药后往往出现"反跳"现象（复发），因此只在秋水仙碱、非甾体抗炎药治疗无效或有禁忌证时采用。泼尼松剂量为 10mg，3～4 次/天，3～7 天后迅速减量或停药，疗程不超过 2 周。

3. 发作间歇期、慢性期和痛风性肾病期的处理　主要是使用排尿酸或抑制尿酸合成药物，以控制高尿酸血症，使血尿酸维持正常范围，预防急性期的发作及防止痛风结石的形成。急性症状缓解 2 周后方可开始降尿酸治疗。

（1）排尿酸药　适用于血尿酸增高，肾功能尚好，每日尿排出尿酸不多的患者。其作用机制是抑制肾小管对尿酸重吸收，增加尿酸排泄，从而降低血尿酸水平。一般从小剂量开始，逐渐增加剂量，直至血尿酸降至理想水平。服药期间尤需注意大量饮水及碱化尿液。常用药物有丙磺舒（probenecid）及苯溴马隆（benzbromarone）。由于苯溴马隆对胃肠道刺激、皮疹、过敏、骨髓毒性等不良反应均较丙磺舒低，而对有肾功能不全的患者其疗效又优于丙磺舒，因此，近年来较为常用苯溴马隆。①苯溴马隆 25～100mg/d，餐后服用，连续 36 个月。②丙磺舒初始剂量 0.25g，1～2 次/天，2 周内渐增至 0.5g，2～4 次/天，最大剂量 3g/d。在使用排尿酸药时，不宜与水杨酸、噻嗪类利尿药、呋塞米、依他尼酸等抑制尿酸排泄的药物同用。

（2）抑制尿酸合成药　主要有别嘌醇（allopurinol），其作用机制是通过抑制黄嘌呤氧化酶使尿酸生成减少。适用于尿酸生成过多，对排尿酸药过敏或无效，以及不适宜使用排尿酸药的患者。痛风急性期禁用，不仅无抗炎镇痛作用，而且会使组织中的尿酸结晶减少和血尿酸下降过快，促使关节内痛风石表面溶解，形成不溶性结晶而加重炎症反应，引起痛风性关节炎急性发作。通常在痛风发作控制后 2 周开始服用，但对在缓解期已应用的患者在急性发作时可继续应用。剂量为每次 100mg，2～4 次/天，最大剂量每日可用至 600mg，当血尿酸降至 360μmol/L 以下，则逐渐减至能使血尿酸维持至此水平的最适宜剂量。有肾功能不全的患者，别嘌醇的剂量应减半。非布司他：新型选择性黄嘌呤氧化酶抑制剂。因其主要通过肝脏清除，在肾功能不全和肾移植患者中具有较高的安全性，轻中度肾功能不全（G1～3 期）患者无需调整剂量，重度肾功能不全（G4～5 期）患者慎用。不良反应包括肝功能损害、恶心、皮疹等。初始剂量 20～40mg/d，2～5 周后血尿酸不达标者，逐渐加量，最大剂量 80mg/d。

第五节　血脂异常

PPT

血脂异常是指各种原因导致的血浆中总胆固醇（total cholesterol，TC）和（或）三酯甘油（triglyceride，TG）水平升高，也泛指包括低高密度脂蛋白血症在内的各种血脂异常。血脂异常的临床表现主要包括：脂质在真皮内沉积所引起的黄色瘤、脂质在血管内皮沉积所引起的动脉粥样硬化以及角膜弓和脂血症眼底改变。严重的高 TG 血症还可引起急性胰腺炎。大量研究资料表明，血脂异常是脑卒中、冠心病、心肌梗死、心脏猝死独立而重要的危险因素。因此，积极降低血浆胆固醇和（或）三酯甘油水平可显著减少冠心病发病率和死亡率，治疗血脂异常已成为防止冠心病的一项重要措施。

案例解析

【案例】患者，男，55 岁，6 年前发现血压升高，最高达 170/110mmHg，伴头痛及心悸，一直规则服用氨氯地平治疗，血压控制在 130/80mmHg，近 2 天头痛、心悸加重。平时生活饮食规律，吸烟30 年，每天20 支。母亲体健，父亲有高血压病，60 岁时患脑梗死，72 岁时死于脑出血。查体：血压 140/80mmHg，体型肥胖。心脏听诊偶发期前收缩，其余检查均正常。辅助检查：总胆固醇 6.25mmol/L，三酯甘油 4.8mmol/L，低密度脂蛋白胆固醇 4.53mmol/L，高密度脂蛋白胆固醇 0.92mmol/L。

【问题】该患者的初步诊断是什么？可有依据？

【解析】患者的初步诊断是高血压合并血脂异常。诊断依据：①患者血压高于正常参考值；②体检：血压 140/80mmHg，体型肥胖，心脏偶发期前收缩；③总胆固醇、三酯甘油、低密度脂蛋白胆固醇显著升高，高密度脂蛋白胆固醇降低；④一级亲属父亲有高血压、脑梗死、脑出血病史。

一、血脂异常的分型

世界卫生组织（WHO）将血脂异常分为6 型，包括Ⅰ、Ⅱa、Ⅱb、Ⅲ、Ⅳ和Ⅴ型。临床上从实用角度出发，将血脂异常进行了简易分型（表 9-9）。

表 9-9　血脂异常的临床分型

分型	TC	TG	HDL-C	相当于 WHO 表型
高胆固醇血症	↑			Ⅱa
高三酯甘油血症		↑		Ⅳ、Ⅰ
混合型高脂血症	↑	↑		Ⅱb、Ⅲ、Ⅳ、Ⅴ
低高密度脂蛋白血症			↓	

二、血脂异常的危险分层

对心血管系统疾病进行综合危险评价是预防和治疗血脂异常的必要前提。危险分层诊断流程如下。

1. 符合下列任意条件者，可直接列为高危或极高危人群。

（1）极高危　ASCVD 患者，包括急性冠脉综合征（ACS）、稳定性冠心病、血运重建术后、缺血性心肌病、缺血性脑卒中、短暂性脑缺血发作、外周动脉粥样硬化病等。

（2）高危　①LDL－C≥4.9mmol/L 或 TC≥7.2mmol/L。②糖尿病患者 1.8mmol/L≤LDL－C＜4.9mmol/L 或 3.1mmol/L≤TC＜7.2mmol/L 且年龄≥40 岁。

2. 对不符合上述条件者，评估 10 年 ASCVD 的发病风险，评估方法见表 9－10。

表 9－10　10 年 ASCVD 发病风险评估方法

危险因素（个）[a]		血清胆固醇水平分层（mmol/L）		
		3.1≤TC＜4.1 或 1.8≤LDL－C＜2.6	4.1≤TC＜5.2 或 2.6≤LDL－C＜3.4	5.2≤TC＜7.2 或 3.4≤LDL－C＜4.9
无高血压	0～1	低危	低危	低危
	2	低危	低危	中危
	3	低危	中危	中危
有高血压	0	低危	低危	低危
	1	低危	中危	中危
	2	中危	中危	高危
	3	高危	高危	高危

注：[a] 包括吸烟、低 HDL－C 及男性≥45 岁或女性≥55 岁；慢性肾病患者的危险评估及治疗请参见特殊人群血脂异常的治疗；低危＜5%；中危 5%～9%；高危≥10%；ASCVD 动脉粥样硬化性心血管疾病

3. ASCVD 10 年发病危险为中危且年龄＜55 岁者，评估余生危险，具有以下任意 2 项及以上危险因素者，定义为高危。

（1）收缩压≥160mmHg（1mmHg＝0.133kPa）或舒张压≥100mmHg。

（2）非－HDL－C≥5.2mmol/L（200mg/dl）。

（3）HDL－C＜1.0mmol/L（40mg/dl）。

（4）BMI≥28kg/m^2。

（5）吸烟。

微课

三、血脂异常的治疗

1. 血脂异常的治疗原则　饮食治疗和改善生活方式是血脂异常治疗的基础措施。无论是否进行药物调脂治疗都必须坚持控制饮食和改善生活方式，即治疗性生活方式改变（therapeutic life－style change，TLC）。根据血脂异常的类型及治疗需要达到的目的，选择合适的调脂药物。需要定期进行调脂疗效和药物不良反应的监测。

在决定采用药物进行调脂治疗时，需要全面了解患者患冠心病及伴随的危险因素情况（表 9－11）。低危：10 年危险性＜5%；中危：10 年危险性 5%～10%；高危：冠心病（CHD）或 CHD 高危症，或 10 年危险性10%～15%；极高危：冠状动脉粥样硬化（AS）或缺血性心血管病合并糖尿病（DM）。在进行调脂治疗时，应将降低 LDL－C 作为首要目标。临床上在决定开始药物调脂治疗以及拟定达到的目标值时，需要考虑患者是否同时并存其他冠心病的主要危险因素。

表 9－11　血脂异常危险分层以及目标值

危险分层	疾病或危险因素	LDL－C 目标值
极高危	· ASCVD 患者[a]	＜1.8mmol/L
高危	· LDL－C≥4.9mmol/L 或 TC≥7.2mmol/L	＜2.6mmol/L
	· 糖尿病患者 1.8mmol/L≤LDL－C＜4.9mmol/L 或 3.1mmol/L≤TC＜7.2mmol/L 且年龄≥40 岁	
	· 高血压＋2 项及以上危险因素[b]	

续表

危险分层	疾病或危险因素	LDL－C 目标值
中危	·无高血压，2 项及以上危险因素[b]	<3.4mmol/L
	·高血压＋1 项危险因素 b	
低危	·无高血压，0～1 项危险因素[b]	<3.4mmol/L
	·高血压，无危险因素	

注：[a] ASCVD 动脉粥样硬化性心血管疾病，包括急性冠脉综合征（ACS）、稳定性冠心病、血运重建术后、缺血性心肌病、缺血性脑卒中、短暂性脑缺血发作、外周动脉粥样硬化病等；[b] 危险因素有吸烟，年龄（男性>45 岁、女性>55 岁），HDL－C<1.0mmol/L（40mg/dl）

2. 治疗性生活方式改变（therapeutic life－style change，TLC）

（1）基本原则　TLC 是控制血脂异常的基本和首要措施，是针对已明确的可改变的危险因素如饮食、缺乏体力活动和肥胖，采取积极的生活方式改善措施，其对象和内容与一般保健不同（表 9－12）。

（2）主要内容　①减少饱和脂肪酸和胆固醇的摄入；②选择能够降低 LDL－C 的食物（如植物甾醇、可溶性纤维）；③减轻体重；④增加有规律的体力活动；⑤采取针对其他心血管病危险因素的措施，如戒烟、限盐以降低血压等。

表 9－12　生活方式改变基本要素

要素	建议
限制使 LDLC 升高的膳食成分	
饱和脂肪酸	<总能量的 7%
膳食胆固醇	<300mg/d
增加降低 LDLC 的膳食成分	
植物固醇	2～3g/d
水溶性膳食纤维	10～25g/d
总能量	调节到能够保持理想体重或减轻体重
身体活动	保持中等强度锻炼，每天至少消耗 200kcal 热量

注：1kcal＝4.18kj

3. 血脂异常的药物治疗　临床上可供选用的调脂药物有许多种类，大体上可分为两大类：主要降低胆固醇的药物和主要降低 TG 的药物。其中部分调脂药既能降低胆固醇，又能降低 TG。对于严重的高脂血症，常需多种调脂药联合应用，才能获得良好疗效。

（1）他汀类　也称 3 羟基 3 甲基戊二酰辅酶 A（HMG－CoA）还原酶抑制剂，具有竞争性抑制细胞内胆固醇合成早期过程中限速酶的活性，减少胆固醇合成。继而上调细胞表面 LDL 受体，加速血浆 LDL 的分解代谢。因此他汀类药物能显著降低 TC、LDL－C 和 apo B，也降低 TG 水平和轻度升高 HDL－C。此外，他汀类还可能具有抗炎、保护血管内皮功能等作用，这些作用可能与冠心病事件减少有关，他汀是血脂异常治疗的基石。

（2）贝特类　亦称苯氧芳酸类药物，此类药物通过激活过氧化物酶增生体活化受体 α（PPARα），刺激脂蛋白脂酶（LPL）、apoA Ⅰ和 apo AⅡ基因的表达，以及抑制 apo CⅢ基因的表达，增强 LPL 的脂解活性，有利于去除血液循环中富含 TG 的脂蛋白，降低血浆 TG 和提高 HDL－C 水平，促进胆固醇的逆向转运，并使 LDL 亚型由小而密颗粒向大而疏松颗粒转变。临床上可供选择的贝特类药物有非诺贝特、苯扎贝特、吉非贝齐。其适应证为高三酯甘油血症或以 TG 升高为主的混合型高脂血症和低高密度脂蛋白血症。

常见不良反应为消化不良、胆石症等，也可引起肝脏血清酶升高和肌病。绝对禁忌证为严重肾病和严重肝病。吉非贝齐虽有明显的调脂疗效，但安全性不如其他贝特类药物。由于贝特类单用或与他汀类合用时也可发生肌病，应用贝特类药时也须监测肝酶与肌酶，以策安全。

（3）烟酸类　烟酸属B族维生素，当用量超过作为维生素作用的剂量时，可有明显的降脂作用。烟酸的降脂机制尚不十分明确，可能与抑制脂肪组织中的脂解和减少肝脏中VLDL合成和分泌有关。已知烟酸增加apo AⅠ和apo AⅡ的合成。适用于高三酯甘油血症，低高密度脂蛋白血症或以TG升高为主的混合型高脂血症。

烟酸的常见不良反应有颜面潮红、高血糖、高尿酸（或痛风）、上消化道不适等。这类药物的绝对禁忌证为慢性肝病和严重痛风；相对禁忌证为溃疡病、肝毒性和高尿酸血症。缓释型制剂的不良反应轻，易耐受。

（4）胆酸螯合剂　主要为碱性阴离子交换树脂，在肠道内能与胆酸呈不可逆结合，因而阻碍胆酸的肠肝循环，促进胆酸随大便排出体外，阻断胆汁酸中胆固醇的重吸收。通过反馈机制刺激肝细胞膜表面的LDL受体，加速血液中LDL清除，结果使血清LDL－C水平降低。常用的胆酸螯合剂有考来烯胺，考来替泊。胆酸螯合剂常见不良反应有胃肠不适、便秘，影响某些药物的吸收。此类药物的绝对禁忌证为异常β脂蛋白血症和TG＞4.52mmol/L；相对禁忌证为TG＞2.26mmol/L。

（5）胆固醇吸收抑制剂　胆固醇吸收抑制剂依折麦布（ezetimibe）口服后被迅速吸收，且广泛的结合成依折麦布－葡萄糖苷酸，作用于小肠细胞的刷状缘，有效地抑制胆固醇和植物固醇的吸收。由于减少胆固醇向肝脏的释放，促进肝脏LDL受体的合成，又加速LDL的代谢。与他汀类合用对LDL－C、HDL－C和TG的作用进一步增强，未见有临床意义的药物间药代动力学的相互作用，安全性和耐受性良好。最常见的不良反应为头痛和恶心，CK和ALT、AST和CK升高仅见于极少数患者。

（6）高纯度鱼油制剂　鱼油主要成分为n－3脂肪酸即ω－3脂肪酸。主要用于治疗高TG血症。降低TG的剂量为每次1.0g、3次/日。不良反应少见。早期有临床研究显示高纯度鱼油制剂可降低心血管事件，但研究结果不尽一致。

（7）普罗布考　通过掺入LDL颗粒核心中，影响脂蛋白代谢，使LDL易通过非受体途径被清除。主要适用于高胆固醇血症，尤其是HoFH及黄色瘤患者，有减轻皮肤黄色瘤的作用。常用剂量为每次0.5g，2次/日。极为少见严重不良反应为Q－T间期延长。室性心律失常、Q－T间期延长、血钾过低者禁用。

（8）PCSK9抑制剂　PCSK9是肝脏合成的分泌型丝氨酸蛋白酶，可与LDL受体结合并使其降解，从而减少LDL受体对血清LDL－C的清除。PCSK9抑制剂是近年血脂领域的研究热点。通过抑制PCSK9，可阻止LDL受体降解，促进LDL－C的清除。目前已知PCSK9抑制剂具有强大的降胆固醇作用，可降低LDL－C 50%～70%。

（9）调脂药物的联合应用　为了提高血脂达标率，同时降低不良反应的发生率，不同类别调脂药的联合应用是一条合理的途径。由于他汀类药物作用肯定、不良反应少，可降低总死亡率以及有降脂作用外的多效性作用，联合降脂方案多由他汀类药物与另一种降脂药组成。

本章小结

甲状腺功能亢进症、甲状腺功能减退症、糖尿病、高尿酸血症和痛风、高脂血症是内分泌和代谢性疾病中的常见病、多发病。甲状腺功能亢进症的重点在临床表现为高代谢症候群、甲状腺肿大和眼病，抗甲状腺药物的选择和疗程，以及甲状腺危象的临床表现和抢救措施。甲状腺功能减退症的重点在临床表现为低基础代谢症状群和黏液性水肿，药物治疗则以甲状腺制剂终身替代治疗为特点。糖尿病的分型和典型临床表现为“三高一低”，临床并发症，口服降糖药的种类及适应证，胰岛素制剂的类型和适应证都是需要掌握的重点内容。高尿酸血症和痛风的重点在于其发病因素，典型临床表现和分期，以及抗痛风药物的种类和适应证。高脂血症的重点是分型和危险分层方案，以及治疗性生活方式改变。

练 习 题

题库

思考题

1. 抗甲状腺药物治疗的适应证有哪些？
2. 甲状腺功能减退症有哪些主要临床表现？
3. 糖尿病的慢性并发症有哪些？
4. 抗痛风药物的分类及其适应证是什么？
5. 什么是高脂血症的危险分层方案？

（刘洪瑞　李征锋）

第十章

脑血管疾病

学习导引

知识要求

1. **掌握** 短暂性脑缺血发作、脑梗死、脑出血和蛛网膜下腔出血的诊断、鉴别诊断和治疗原则。
2. **熟悉** 脑的血液供应和主要血管闭塞后的症状。
3. **了解** 急性脑血管病的分类。

能力要求

1. 熟练掌握短暂性脑缺血发作、脑梗死、脑出血和蛛网膜下腔出血的诊断技能。
2. 学会应用临床思维，根据患者的临床症状、体征和实验室及辅助检查结果解决临床初步诊断的问题。

脑血管疾病（cerebrovascular disease）是指脑血管病变所引起的脑功能障碍。脑血管病变包括由于栓塞和血栓形成导致的血管腔闭塞、血管破裂、血管壁损伤或通透性发生改变、凝血机制异常、血液黏度异常或血液成份异常变化等引起的疾病。

第一节 概 述

微课 PPT

一、脑血管疾病的分类

中华医学会神经病学分会和脑血管病学组结合 1995 年中国脑血管病分类方法及近年来国内外对脑血管病分类的新认识，对以往的脑血管病分类经过多次讨论及修订，重新改写成了《中国脑血管疾病分类 2015》，见表 10－1。

表 10－1 2015 年中国脑血管疾病分类

一、缺血性脑血管病	（2）大脑前动脉闭塞综合征
（一）短暂性脑缺血发作	（3）大脑中动脉闭塞综合征
1. 颈动脉系统	（4）大脑后动脉闭塞综合征
2. 椎－基底动脉系统	（5）椎－基底动脉闭塞综合征
（二）脑梗死（急性缺血性脑卒中）	（6）小脑后下动脉闭塞综合征
1. 大动脉粥样硬化性脑梗死	（7）其他
（1）颈内动脉闭塞综合征	2. 脑栓塞

续表

二、出血性脑血管病	（三）静脉性血管畸形
（一）蛛网膜下腔出血	（四）颈内动脉海绵窦瘘
1. 动脉瘤破裂	（五）毛细血管扩张症
2. 脑血管畸形	（六）脑－面血管瘤病
3. 中脑周围非动脉瘤性蛛网膜下腔出血	（七）颅内－颅外血管交通性动静脉畸形
4. 其他原因	（八）硬脑膜动静脉瘘
5. 原因未明	（九）其他
（二）脑出血	七、脑血管炎
1. 高血压脑出血	（一）原发性中枢神经系统血管炎
2. 脑血管畸形或动脉瘤脑出血	（二）继发性中枢神经系统血管炎
3. 淀粉样脑血管病脑出血	1. 感染性疾病导致的脑血管炎
4. 药物性脑出血	2. 免疫相关性脑血管炎
5. 瘤卒中	3. 其他
6. 脑动脉炎脑出血	八、其他脑血管疾病
7. 其他原因脑出血	（一）脑底异常血管网症（moyamoya 病）
8. 原因未明脑出血	（二）肌纤维发育不良
（三）其他颅内出血	（三）脑淀粉样血管病
1. 硬膜下出血	（四）伴有皮质下梗死及白质脑病的常染色体显性遗传性脑动脉病和伴有皮质下梗死及白质脑病的常染色体隐性遗传性脑动脉病
2. 硬膜外出血	
三、头颈部动脉粥样硬化、狭窄或闭塞（未导致脑梗死）	（五）头颈部动脉夹层
1. 头颈部动脉粥样硬化	（六）可逆性脑血管收缩综合征
2. 颈总动脉狭窄或闭塞	（七）其他
3. 颈内动脉狭窄或闭塞	九、颅内静脉系统血栓形成
4. 大脑前动脉狭窄或闭塞	（一）脑静脉窦血栓形成
5. 大脑中动脉狭窄或闭塞	1. 上矢状窦血栓形成
6. 大脑后动脉狭窄或闭塞	2. 横窦、乙状窦血栓形成
7. 椎动脉狭窄或闭塞	3. 直窦血栓形成
8. 基底动脉狭窄或闭塞	4. 海绵窦血栓形成
9. 多发性脑动脉狭窄或闭塞	（二）脑静脉血栓形成
10. 其他头颈部动脉狭窄或闭塞	1. 脑浅静脉血栓形成
	2. 脑深静脉血栓形成
四、高血压脑病	（三）其他
五、颅内动脉瘤	十、无急性局灶性神经功能缺损症状的脑血管病
（一）先天性动脉瘤	（一）无症状性脑梗死
（二）动脉粥样硬化性动脉瘤	（二）脑微出血
（三）感染性动脉瘤	十一、脑卒中后遗症
（四）假性动脉瘤	（一）脑梗死后遗症
（五）其他（夹层动脉瘤等）	（二）蛛网膜下腔出血后遗症
六、颅内血管畸形	（三）脑出血后遗症
（一）脑动静脉畸形	十二、血管性认知障碍
（二）海绵状血管瘤	（一）非痴呆性血管性认知障碍

续表

（二）血管性痴呆	4. 低灌注性痴呆
1. 多发梗死性痴呆	5. 出血性痴呆
2. 关键部位的单个梗死痴呆（如丘脑梗死）	6. 其他
3. 脑小血管病性痴呆	十三、脑卒中后情感障碍

二、脑血管的解剖特点

脑动脉壁较薄，中膜和外膜均较相同管径的颅外动脉壁薄。颈内动脉和椎动脉经颅底入颅，左右椎动脉合并为基底动脉，在脑底连成脑底动脉环（Willis 环），由动脉环发出分支入脑，由颅底向脑室方向辐射分布。供应大脑皮质的动脉先在皮质表面反复分支形成软膜小动脉丛，再由该丛发出皮质和髓质动脉进入脑实质。脑血管系统具有两个显著的特点。一方面，通过长期的进化，脑部形成了十分有效的血液供应和代偿保障机制，当一侧颈内动脉或大脑中动脉完全闭塞时可以全无症状；另一方面，由于存在脑血管的先天变异或发育不良，侧支循环开放的可能性和有效程度因人而异，在不同的患者中，同一支动脉闭塞可以引起不同的症状，因此仅凭借临床表现来判定病变的血管是很困难的。

三、脑的血液循环

（一）脑的动脉系统

1. 颈内动脉系统 颈内动脉系统又称前循环。颈内动脉约于甲状软骨上缘或平第四颈椎起自颈总动脉。颈内动脉的主要分支有眼动脉（主要供应眼部血液）、脉络膜前动脉（主要供应苍白球大部和内囊后肢、大脑脚、海马结构、视束和外侧膝状体等处）、后交通动脉（沟通颈内动脉和椎-基底动脉两大系统血流的主要动脉）、大脑前动脉和大脑中动脉。颈内动脉主要供应眼部和大脑半球前3/5部分（额叶、颞叶、顶叶和基底节）的血液。

2. 椎-基底动脉系统 椎-基底动脉系统又称后循环，主要供应大脑半球后2/5部分、丘脑、脑干和小脑的血液。椎动脉在颈根部起自锁骨下动脉第一段，向上穿行5~6个颈椎横突孔，经枕骨大孔入颅，至脑桥下缘，与对侧椎动脉汇合形成基底动脉。椎动脉的主要分支有脊髓后动脉、脊髓前动脉、延髓支和小脑后下动脉等。

3. 大脑动脉环（circle of Willis）（Willis 环） Willis 环由双侧大脑前动脉、双侧颈内动脉、双侧大脑后动脉、前交通动脉和双侧后交通动脉组成，前交通动脉使两侧大脑前动脉互相沟通，后交通动脉使颈内动脉或大脑中动脉与大脑后动脉沟通。该环对颈内动脉与椎-基底动脉系统之间，特别是两侧大脑半球的血液供应有重要的调节和代偿作用。

（二）脑的静脉

脑的静脉包括大脑浅静脉和大脑深静脉。大脑浅静脉可分为3组，即大脑上静脉、大脑中静脉和大脑下静脉，它们收集大脑半球的静脉血液后流入上矢状窦、海绵窦及横窦。重要的大脑深静脉有大脑内静脉、基底静脉和大脑大静脉，主要引流大脑半球深部结构、脑室脉络丛和间脑的静脉血。深、浅两组静脉的血液最后经乙状窦由颈内静脉出颅，回流至右心房。颅内主要的静脉窦有海绵窦、上矢状窦、下矢状窦、岩上窦、岩下窦、直窦、横窦和乙状窦。

（三）脑血流量的调节

脑是人体最重要的器官，虽然脑重量仅占体重的2%~3%，但正常成人全脑血流量为800~1000ml/min，占每分心搏出量的20%，葡萄糖和氧耗量占全身供给量的20%~25%。脑组织中几乎无葡萄糖和氧的储备，当脑血供中断导致脑缺氧时，2分钟内脑电活动停止，5分钟后脑组织出现不可逆性损伤。因此，足够的脑血液供应对保持正常的脑部功能极为重要。

第二节　短暂性脑缺血发作

微课　PPT

案例解析

【案例】患者，女，68 岁，1 天前卧床时突发言语含糊、口角歪斜、左侧肢体无力，持续约 15 分钟后症状自行缓解，家属立即将其送到就近的医院。急查头颅 CT：“未见异常”，头颅磁共振：“未见 DWI 异常病灶”。检查后上述症状再发 1 次，持续约 5 分钟症状缓解。查体：BP：150/96mmHg，神经系统未见阳性体征。既往“高血压病”5 年。

【问题】如何考虑该患者的诊断？

【解析】老年女性突然出现局灶性脑损害症状（口角歪斜、偏瘫等），符合颈内动脉系统及其分支缺血后的表现，持续数分钟或数小时，24 小时内完全恢复，头颅 CT、磁共振未见明显责任病灶，考虑 TIA（颈内动脉系统）。

短暂性脑缺血发作（transient ischemic attack，TIA）是由颅内动脉病变引起的一过性或短暂性、局灶性脑或视网膜功能障碍，临床症状一般持续 10 ~ 15 分钟，多在 1 小时内恢复，不超过 24 小时。不遗留神经功能缺损症状和体征，影像学（CT、MRI）检查无责任病灶。

一、病因与发病机制

有关 TIA 的病因和发病机制的学说很多，主要有以下几方面。

1. 血流动力学改变　在脑血管壁动脉粥样硬化或管腔狭窄的基础上，当出现低血压或血压波动时，引起病变血管的血流减少，发生一过性脑缺血症状，当血压回升后，局部脑血流恢复正常，TIA 的症状消失。

2. 微栓塞　来源于颈部和颅内大动脉，尤其是动脉分叉处的动脉粥样硬化斑块、附壁血栓或心脏的微栓子脱落，随血液流入脑中，可引起颅内相应动脉闭塞，产生临床症状。而当微栓子崩解或向血管远端移动后，局部血流恢复，症状使消失。

3. 其他　颅内动脉炎和脑盗血综合征也会引起一过性脑缺血发作。当无名动脉和锁骨下动脉狭窄或闭塞时，上肢活动可能引起椎动脉的锁骨下动脉盗血现象，导致椎 - 基底动脉系统 TIA。脑血管痉挛或受压也可引起脑缺血发作。

二、临床表现

TIA 好发于 50 ~ 70 岁，男性多于女性，患者多伴有高血压、动脉粥样硬化、心脏病、糖尿病和血脂异常等脑血管病的危险因素。起病突然，迅速出现局灶性神经系统或视网膜的功能缺损，一般持续 10 ~ 15 分钟，多在 1 小时内恢复，最长不超过 24 小时，不遗留神经功能缺损体征。多有反复发作的病史，每次发作时的临床表现基本相似。

（一）颈内动脉系统 TIA

1. 常见症状　病变对侧发作性的肢体单瘫、偏瘫和面瘫，病变对侧单肢或偏身麻木。

2. 特征性症状　病变侧单眼一过性黑矇或失明，对侧偏瘫及感觉障碍（眼动脉交叉瘫）；同侧 Horner 征，对侧偏瘫（Horner 征交叉瘫）；优势半球受累可出现失语，非优势半球受累可出现体象障碍。

3. 可能出现的症状　病灶对侧同向性偏盲（大脑中 - 后动脉皮质支分水岭区缺血，颞 - 枕交界区受累所致）。

（二）椎-基底动脉系统TIA

1. 常见症状 最常见的症状是眩晕、恶心和呕吐，大多数不伴有耳鸣，为脑干前庭系统缺血的表现。少数伴有耳鸣，是迷路动脉缺血的症状。

2. 特征性症状 脑干网状结构缺血可引起跌倒发作（drop attack），表现为突然出现双下肢无力而倒地，但可随即自行站起，整个过程中意识清楚；短暂性全面遗忘症（transient global amnesia，TGA）：TGA是一种突然起病的一过性记忆丧失，伴时间、空间定向力障碍，无意识障碍，患者的自知力存在，较复杂的皮层高级活动如书写、计算和对话等保留完整，无神经系统其他的异常表现，症状持续数分钟或数小时后缓解，大多不超过24小时，遗留有完全的或部分的对发作期事件的遗忘（颞叶、海马等部位的缺血所致）；大脑后动脉缺血致枕叶视皮层受累可出现一侧或两侧视力障碍或视野缺损。

3. 可能出现的症状 脑干和小脑缺血也可引起下列症状，包括复视（眼外肌麻痹）、交叉性感觉障碍（延髓背外侧综合征，即Wallenberg综合征）、眼震、脑神经交叉性瘫痪（Weber、Millard-Gubler、Foville和Dejerine综合征）、吞咽困难和构音障碍（真性或假性球麻痹）、共济失调及平衡障碍（小脑或小脑-脑干联系纤维损害）、意识障碍（脑干网状结构受损）等。

除上述常见的症状外，颈内动脉系统及椎-基底动脉系统TIA还可表现有精神症状、意识障碍、半侧舞蹈样发作或偏身投掷等。

课堂互动

椎-基底动脉系统的组成及其供应范围如何？

三、辅助检查

一般头部CT和MRI检查可正常。SPECT和PET检查可发现局部脑血流量减少和脑代谢率降低。MRA和CTA是无创性血管成像技术，可以初步了解脑部血管狭窄等情况；DSA检查是评估颅内外血管病变最为准确的诊断方法，其严重并发症的发生率为0.5%～1.0%。

四、诊断

多数TIA患者就诊时临床症状已经消失，故诊断主要依靠病史。中老年人突然出现局灶性脑损害症状，符合颈内动脉系统与椎-基底动脉系统及其分支缺血后的表现，持续数分钟或数小时，24小时内完全恢复，多不超过1小时，应高度怀疑TIA的诊断。头部CT和MRI正常或未显示责任病灶，在排除其他疾病后，即可诊断TIA，新近的神经影像学检测技术，如DWL、PWI和SPECT等有助于TIA的早期诊断。

五、鉴别诊断

1. 癫痫的部分性发作 一般表现为局部肢体抽动，多起自一侧口角，然后扩展到面部或一侧肢体，或者表现为肢体麻木感和针刺感等，一般持续时间更短。EEG可有异常。部分性癫痫大多由脑部局灶性病变引起，头部CT和MRI可能发现病灶。

2. 梅尼埃病（Meniere disease） 好发于中年人，表现为反复发作性眩晕伴恶心、呕吐，每次持续数小时，一侧耳鸣，耳内胀满感，随着发作次数的增多，逐渐出现听力减退。除自发性眼震，中枢神经系统检查正常。冷热水试验可见前庭功能减退或消失。

3. 偏头痛 首次发病在青年或成人早期，多有家族史。头痛前可有视觉先兆，表现为亮点、闪光等，先兆消退后出现头痛。有的患者以偏头痛发作为主要表现。神经系统无阳性体征，麦角胺制剂止痛有效。

4. 其他 某些疾病偶尔也可出现发作性症状，应注意鉴别，如多发性硬化的发作性症状可表现有构音障碍、共济失调等，类似于 TIA；某些颅内接近于皮层或皮层内的占位性病变，如脑膜瘤和脑转移瘤等，也会引起近似于 TIA 的症状；低血糖、低血压、慢性硬膜下血肿和小灶性脑出血也可以出现 TIA 的症状，对这些疾病要注意鉴别。

课堂互动

1. TIA 的危险因素有哪些？
2. TIA 和脑梗死的主要区别点是什么？

六、治疗

TIA 是急症，发病后 2～7 天内为卒中的高风险期，对患者进行紧急评估与干预可以减少卒中的发生。临床医师还应提前做好有关的准备工作，一旦 TIA 转变成脑梗死，不要因等待凝血功能等结果而延误溶栓治疗。

（一）TIA 短期卒中风险评估

常用的 TIA 危险分层工具为 ABCD2 评分，见表 10－2。症状发作在 72 小时内并存在以下情况之一者，建议入院治疗：①ABCD2 评分＞3 分；②ABCS 评分 0～2 分，但门诊不能在 2 天之内完成 TIA 系统检查；③ABCD2 评分 0～2 分，并有其他证据提示症状由局部缺血造成，如 DWI 已显示对应小片状缺血灶。

表 10－2 TIA 的 ABCD2 评分

TIA 的临床特征		得分
年龄（A）	＞60 岁	1
血压（B）	收缩压＞140 或舒张压＞90mmHg	1
临床症状（C）	单侧无力	2
	不伴无力的言语障碍	1
症状持续时间（D）	≥60 分钟	2
	10～59 分钟	1
糖尿病（D）	有	1

（二）药物治疗

1. 抗血小板聚集药物 非心源性栓塞性 TIA 推荐抗血小板治疗。发病 24 小时内，具有卒中高复发风险 ABCD2 评分≥4 的急性非心源性栓塞性 TIA 或者轻型缺血性脑卒中患者 NIHHS 评分≤3 分，应尽早给予阿司匹林联合氯吡格雷治疗 21 天。发病 30 天内伴有症状性颅内动脉严重狭窄（狭窄率 70%～99%）的 TIA 患者，应尽早给予阿司匹林联合氯吡格雷治疗 90 天。其他 TIA 或小卒中一般单独使用：①阿司匹林（50～325mg/d）；②氯吡格雷（75mg/d）；③阿司匹林和缓释的双嘧达莫（分别为 25mg 和 200mg，2 次/天）。

2. 抗凝治疗 抗凝治疗不应作为 TIA 患者的常规治疗，对于伴发心房颤动（包括阵发性）、风湿性二尖瓣病变、二尖瓣关闭不全、有人工机械瓣膜的缺血性脑卒中和 TIA 患者（感染性心内膜炎除外），建议使用华法林口服抗凝治疗，目标剂量是国际标准化比值（international normalized ratio，INR）在 2.0～3.0。

3. 钙拮抗剂 能阻止细胞内钙超载，防止血管痉挛，改善微循环，如尼莫地平、盐酸氟桂利嗪等。

4. 其他 可应用中医中药，也可用改善循环药物。如患者血纤维蛋白原明显增高，可以考虑应用降纤药物如巴曲酶、降纤酶、蚓激酶等。

（三）病因治疗

对 TIA 患者要积极查找病因，针对可能存在的脑血管病危险因素如高血压、糖尿病、血脂异常、心脏疾病等进行积极有效的治疗。高血压患者在考虑高龄、基础血压、平时用药、可耐受性的情况下，降压目标一般应达到140/90mmHg，合并糖尿病患者理想目标应达到≤130/80mmHg。低密度脂蛋白水平降至2.59mmol/L以下，或下降幅度达到30%～40%，伴有大动脉易损斑块、冠心病、糖尿病等多种危险因素的应控制在1.80mmol/L以下，或下降幅度达到50%。同时应建立健康的生活方式，合理运动，避免酗酒，适度降低体重等，病因治疗是预防TIA复发的关键。

（四）手术和介入治疗

常用方法包括颈动脉内膜切除术（CEA）和颈动脉血管成形和支架置入术（carotid angioplasty and stenting，CAS），对于有或无症状，单侧的重度颈动脉狭窄>70%，或经药物治疗无效者可考虑行CEA或CAS治疗。

七、预后

TIA患者发生卒中的概率明显高于一般人群。一次TIA后1个月内发生卒中的概率为4%～8%，1年内发生概率12%～13%，5年内发生概率则达24%～29%。TIA患者发生卒中在第1年内较一般人群高13～16倍，5年内也达7倍之多，不同病因的TIA患者预后不同。

第三节 脑 梗 死

PPT

案例解析

【案例】患者，男，70岁，2小时前进食中突发右侧肢体无力，右手持物困难，不能行走，言语含糊，口角歪斜。无神志不清，无大小便失禁，由120急诊当地医院。查体：BP 170/100mmHg，心率80次/分，神志清楚，右侧鼻唇沟浅，伸舌右偏，右侧肢体肌力1级，右侧肢体肌张力减低，右侧偏身针刺痛觉减退，右侧巴宾斯基征阳性。辅助检查：头颅MR：核磁共振弥散加权成像DWI可见左侧基底节区异常高信号，ADC低信号，T1加权像低信号，T2加权像高信号，大小约3mm×4mm。头颅+颈动脉CTA：左侧颈内动脉起始段中度狭窄，左侧大脑中动脉重度狭窄，右侧颈动脉起始段多发轻-中度狭窄伴软斑块形成。既往有“高血压病、冠心病”病史4年。

【问题】如何考虑该患者的诊断？TOAST病因分型？

【解析】老年男性突然出现局灶性脑损害症状口角歪斜、右侧偏瘫，符合左侧大脑中动脉及其分支缺血后的表现，结合头颅MR，考虑急性脑梗死（左侧基底节区）。TOAST病因分型考虑大动脉粥样硬化。

脑梗死（cerebral infarction）又称缺血性脑卒中（cerebral ischemic stroke），是指因脑部血液循环障碍，缺血、缺氧所致的局限性脑组织的缺血性坏死或软化。脑梗死是卒中最常见类型，占70%～80%。

缺血性卒中的分型方法很多，当前国际广泛使用TOAST病因分型分为5种类型：①大动脉粥样硬化型；②心源性栓塞型；③小动脉闭塞型；④其他病因型（指除以上3种明确病因的分型外，其他少见的病因，如各种原因血管炎、血管畸形、夹层动脉瘤、肌纤维营养不良等所致的脑梗死）；⑤不明原因型，包括两种或多种病因、辅助检查阴性未找到病因和辅助检查不充分等情况。尽管临床上进行了全面和仔细的评估，约30%的脑梗死患者仍然病因不明。对缺血性脑卒中患者进行病因分型有助于判断预后、指导治疗和选择二级预防措施。

课堂互动

脑梗死的病因有哪些?

一、大动脉粥样硬化型脑梗死

（一）病因与发病机制

动脉粥样硬化是本病的根本病因。脑动脉粥样硬化主要发生在管径 50μm 以上的动脉，以动脉分叉处多见，如颈总动脉与颈内、外动脉分叉处，大脑前、中动脉起始段，椎动脉在锁骨下动脉的起始部，椎动脉进入颅内段，基底动脉起始段及分叉部。脑动脉粥样硬化的病理变化，从动脉内中膜增厚，形成粥样硬化斑块，到斑块体积逐渐增大，血管狭窄，甚至闭塞。粥样硬化斑块分为易损斑块和稳定斑块两种类型。易损斑块又称不稳定斑块，或“罪犯斑块”。其特点为斑块表面溃疡、破裂、血栓形成，斑块内出血，薄纤维帽，大脂质核，及严重血管狭窄等。目前认为易损斑块破裂是动脉粥样硬化导致血栓栓塞事件的重要原因。脑动脉阻塞后是否导致脑梗死，与缺血脑组织的侧支循环和缺血程度有关，也与缺血持续时间和缺血脑组织对缺血的耐受性有关。大动脉粥样硬化型脑梗死有多种发病机制：①原位血栓形成；②动脉－动脉栓塞；③斑块内破裂出血；④低灌注；⑤载体动脉病变堵塞穿支动脉。

课堂互动

大动脉粥样硬化脑梗死的病理生理机制有哪些?

（二）病理生理

颈内动脉系统脑梗死占 80%，椎－基底动脉系统脑梗死占 20%。局部血液供应中断引起的脑梗死多为白色梗死（即贫血性梗死）。如果闭塞的血管再开通，再灌流的血液可经已损害的血管壁大量渗出，使白色梗死转变成红色梗死（即出血性梗死）。脑梗死 12～24 小时后首先表现为凝固性坏死，然后是坏死组织液化，7～14 天后形成囊腔，3～4 周后，小病灶形成胶质瘢痕，大病灶可形成中风囊。

局部脑缺血由中心坏死区及周围缺血半暗带（ischemic penumbra）组成。中心坏死区由于脑缺血非常严重，已达到致死性缺血缺氧程度，因而脑细胞很快出现死亡；缺血半暗带的神经功能受损，且随着缺血时间延长和缺血程度加重，将会进一步发生梗死；但如果能在短时间内，迅速恢复缺血半暗带血供或采用其他有效治疗，则该区脑组织的损伤是可逆的，神经细胞有可能存活并恢复功能。一般中心坏死区定义为血流量在“膜泵衰竭”的血流阈值以下［即 rCBF＜10ml/（100g·min）］的缺血区域；而缺血半暗带为“突触传递衰竭”的血流阈值以下［即 rCBF＜20ml/(100g·min)］的缺血区域。缺血半暗带具有动态的病理生理学过程。大部分缺血半暗带存活的时间仅有数小时，因此急性脑梗死的治疗必须在发病早期进行。

有效挽救缺血半暗带脑组织的治疗时间，称为治疗时间窗（therapeutic time window，TTW）。目前研究表明，在严格选择病例的条件下，急性缺血性脑卒中溶栓治疗的时间窗一般不超过 6 小时；机械取栓的治疗时间窗一般不超过 8 小时，个别患者可延长至 24 小时。如果血运重建的时间超过其 TTW，则不能有效挽救缺血脑组织，甚至可能因再灌注损伤和继发脑出血而加重脑损伤。

（三）临床表现

1. 一般特点　多见于中老年，常在安静或睡眠中发病，部分病例有 TIA 前驱症状如肢体麻木、无力等，局灶性体征多在发病后 10 余小时或 1～2 日达到高峰，临床表现取决于梗死灶的大小和部位，以及侧支循环和血管变异。

2. 不同脑血管闭塞的临床特点

（1）颈内动脉闭塞的表现　严重程度差异较大。症状性闭塞可表现为大脑中动脉和（或）大脑前动脉缺血症状。当大脑后动脉起源于颈内动脉而不是基底动脉时，这种血管变异可使颈内动脉闭塞时出现整个大脑半球的缺血。颈内动脉缺血可出现单眼一过性黑朦，偶见永久性失明（视网膜动脉缺血）或Horner征（颈上交感神经节后纤维受损）颈部触诊可发现颈动脉搏动减弱或消失，听诊有时可闻及血管杂音，高调且持续到舒张期的血管杂音提示颈动脉严重狭窄，但血管完全闭塞时血管杂音消失。

（2）大脑中动脉闭塞的表现

1）主干闭塞　导致三偏症状，即病灶对侧偏瘫（包括中枢性面舌瘫和肢体瘫痪）、偏身感觉障碍及偏盲（三偏），伴双眼向病灶侧凝视，优势半球受累出现失语，非优势半球受累出现体象障碍，并可以出现意识障碍，大面积脑梗死继发严重脑水肿时，可导致脑疝，甚至死亡。

2）皮质支闭塞　上部分支闭塞导致病灶对侧面部、上下肢瘫痪和感觉缺失，但下肢瘫痪较上肢轻，而且足部不受累，双眼向病灶侧凝视程度轻，伴Broca失语（优势半球）和体象障碍（非优势半球），通常不伴意识障碍；下部分支闭塞较少单独出现，导致对侧同向性上四分之一视野缺损，伴Wernicke失语（优势半球），急性意识模糊状态（非优势半球），无偏瘫。

3）深穿支闭塞　最常见的是纹状体内囊梗死，表现为对侧中枢性均等性轻偏瘫、对侧偏身感觉障碍，可伴对侧同向性偏盲。优势半球病变出现皮质下失语，常为底节性失语，表现为自发性言语受限、音量小、语调低、持续时间短暂。

（3）大脑前动脉闭塞的表现

1）分出前交通动脉前的主干闭塞　可因对侧动脉的侧支循环代偿而不出现症状，但当双侧动脉起源于同一个大脑前动脉主干时，就会造成双侧大脑半球的前、内侧梗死，导致双下肢截瘫、二便失禁、意志缺失、运动性失语和额叶人格改变等。

2）分出前交通动脉后的大脑前动脉远端闭塞　导致对侧的足和下肢的感觉运动障碍，而上肢和肩部的瘫痪轻，面部和手部不受累。感觉丧失以辨别觉丧失为主，也可不出现。可以出现尿失禁（旁中央小叶受损）、淡漠、反应迟钝、欣快和缄默等（额极与胼胝体受损），对侧出现强握及吸吮反射和痉挛性强直（额叶受损）。

3）皮质支闭塞　导致对侧中枢性下肢瘫，可伴感觉障碍（胼周和胼缘动脉闭塞）；对侧肢体短暂性共济失调、强握反射及精神症状（眶动脉及额极动脉闭塞）。

4）深穿支闭塞　导致对侧中枢性面舌瘫、上肢近端轻瘫（内囊膝部和部分内囊前肢受损）。

（4）大脑后动脉闭塞的表现　因血管变异多和侧支循环代偿差异大，故症状复杂多样。主干闭塞可以出现皮质支和穿支闭塞的症状，但其典型临床表现是对侧同向性偏盲、偏身感觉障碍，不伴有偏瘫，除非大脑后动脉起始段的脚间支闭塞导致中脑大脑脚梗死才引起偏瘫。

1）单侧皮质支闭塞　引起对侧同向性偏盲，上部视野较下部视野受累常见，黄斑区视力不受累（黄斑区的视皮质代表区为大脑中、后动脉双重供应）。优势半球受累可出现失读（伴或不伴失写）、命名性失语、失认等。

2）双侧皮质支闭塞　可导致完全型皮质盲，有时伴有不成形的视幻觉、记忆受损（累及颞叶）、不能识别熟悉面孔（面容失认症）等。

3）大脑后动脉起始段的脚间支闭塞　可引起中脑中央和下丘脑综合征，包括垂直性凝视麻痹、昏睡甚至昏迷；旁正中动脉综合征，主要表现是同侧动眼神经麻痹和对侧偏瘫，即Weber综合征（病变位于中脑基底部，动眼神经和皮质脊髓束受累）；同侧动眼神经麻痹和对侧共济失调、震颤，即Claude综合征（病变位于中脑被盖部，动眼神经和结合臂）；同侧动眼神经麻痹和对侧不自主运动和震颤，即Benedikt综合征（病变位于中脑被盖部，动眼神经、红核和结合臂）。

4）大脑后动脉深穿支闭塞　丘脑穿通动脉闭塞产生红核丘脑综合征，表现为病灶侧舞蹈样不自主运动、意向性震颤、小脑性共济失调和对侧偏身感觉障碍；丘脑膝状体动脉闭塞产生丘脑综合征（丘脑的感觉中继核团梗死），表现为对侧深感觉障碍、自发性疼痛、感觉过度、轻偏瘫、共济失调、手部痉挛和舞蹈-手足徐动症等。

（5）椎-基底动脉闭塞的表现　血栓性闭塞多发生于基底动脉起始部和中部，栓塞性闭塞通常发生在基底动脉尖。基底动脉或双侧椎动脉闭塞是危及生命的严重脑血管事件，引起脑干梗死，出现眩晕、呕吐、四肢瘫痪、共济失调、肺水肿、消化道出血、昏迷和高热等。脑桥病变出现针尖样瞳孔。

1）闭锁综合征（locked-in syndrome）　基底动脉的脑桥支闭塞致双侧脑桥基底部梗死，临床表现为双侧面瘫、球麻痹、四肢瘫、不能讲话，但因脑干网状结构未受累，患者意识清楚，能随意睁闭眼，可通过睁闭眼或眼球垂直运动来表达自己的意愿。

2）脑桥腹外侧综合征（mllard-gubler syndrome）　基底动脉短旋支闭塞，表现为同侧面神经、展神经麻痹和对侧偏瘫。

3）脑桥腹内侧综合征（foville syndrome）　又称"福维尔综合征"，基底动脉的旁中央支闭塞，同侧周围性面瘫、对侧偏瘫和双眼向病变同侧同向运动不能。

4）基底动脉尖综合征（top of the basilar syndrome）　基底动脉尖端分出小脑上动脉和大脑后动脉，闭塞后导致眼球运动障碍及瞳孔异常、觉醒和行为障碍，可伴有记忆力丧失、对侧偏盲或皮质盲。中老年卒中，突发意识障碍并较快恢复，出现瞳孔改变、动眼神经麻痹、垂直凝视麻痹，无明显运动和感觉障碍，应想到该综合征的可能，如有皮质盲或偏盲、严重记忆障碍更支持该诊断。CT 及 MRI 显示双侧丘脑、枕叶、颞叶和中脑多发病灶可确诊。

5）延髓背外侧综合征（wallenberg syndrome）　由小脑后下动脉或椎动脉供应延髓外侧的分支动脉闭塞所致。临床表现为眩晕、恶心、呕吐和眼球震颤（前庭神经核受损）；声音嘶哑、吞咽困难及饮水呛咳（舌咽、迷走神经、疑核受累）；病灶侧小脑性共济失调（绳状体或小脑损伤）；交叉性感觉障碍：即病灶同侧面部痛、温觉减退或消失（三叉神经肯束核受损），病灶对侧偏身痛、温觉减退或消失（对侧交叉的脊髓丘脑束受损）；病灶同侧 Horner 征（交感神经下行纤维损伤）。由于小脑后下动脉的解剖变异很大，除上述症状外，还可能有一些不典型的临床表现，需仔细识别。

3. 特殊类型的脑梗死

（1）大面积脑梗死　通常由颈内动脉主干、大脑中动脉主干或皮质支闭塞所致，表现为病灶对侧完全性偏瘫、偏身感觉障碍及向病灶对侧凝视麻痹。病程呈进行性加重，易出现明显的脑水肿和颅内压增高征象，甚至发生脑疝死亡。

（2）分水岭脑梗死（cerebral watershed infarction，CWSI）　是由相邻血管供血区交界处或分水岭区局部缺血导致，也称边缘带（border zone）脑梗死，多因血流动力学原因所致。典型病例发生于颈内动脉严重狭窄伴全身血压降低时。此时，局部缺血脑组织的血供严重依赖于血压，小的血压波动即可能导致卒中或 TIA。通常症状较轻，纠正病因后病情易得到有效控制。可分为以下类型。

1）皮质前型　见于大脑前、中动脉分水岭脑梗死，病灶位于额中回，可沿前后中央回上部带状走行，直达顶上小叶。表现为以上肢为主的偏瘫及偏身感觉障碍，伴有情感障碍、强握反射和局灶性癫痫，优势侧半球病变还可出现经皮质运动性失语。

2）皮质后型　见于大脑中、后动脉或大脑前、中、后动脉皮质支分水岭区梗死，病灶位于顶、枕、颞交界区。常见偏盲、象限盲，以下象限盲为主，可有皮质性感觉障碍，无偏瘫或瘫痪较轻。约半数病例有情感淡漠、记忆力减退或 Gerstmann 综合征（优势半球角回受损）。优势半球侧病变出现经皮质感觉性失语，非优势半球侧病变可见体象障碍。

3）皮质下型　见于大脑前、中、后动脉皮质支与深穿支分水岭区梗死或大脑前动脉回返支（Heubner 动脉）与大脑中动脉豆纹动脉分水岭区梗死，病灶位于大脑深部白质、壳核和尾状核等。表现为纯运动性轻偏瘫或感觉障碍、不自主运动等。

（3）出血性脑梗死　由于脑梗死灶内的动脉自身滋养血管同时缺血，导致动脉血管壁损伤、坏死，在此基础上如果血管腔内血栓溶解或其侧支循环开放等原因使已损伤血管血流得到恢复，则血液会从破损的血管壁漏出，引发出血性脑梗死，常见于大面积脑梗死后。

（4）多发性脑梗死（multiple infarction）　指两个或两个以上不同供血系统脑血管闭塞引起的梗死。当存在高黏血症和高凝状态时，患者的多个脑动脉狭窄可以同时形成血栓，导致多发性脑梗死。一般由反复多次发生脑梗死所致。

（四）辅助检查

1. 血液化验及心电图 血液化验包括血常规、血流变、肾功能、离子、血糖及血脂。这些检查有利于发现脑梗死的危险因素。

2. 头颅 CT 对于急性卒中患者，头颅 CT 平扫是最常用的检查，它对于发病早期脑梗死与脑出血的识别很重要。脑梗死发病后的 24 小时内，一般无影像学改变，在 24 小时后，梗死区出现低密度病灶。在脑梗死的超早期阶段（发病 6 小时内），CT 可以发现一些轻微的改变：大脑中动脉高密度征；皮质边缘（尤其是岛叶）以及豆状核区灰白质分界不清楚；脑沟消失等。灌注 CT 可区别可逆性与不可逆性缺血，因此可识别缺血半暗带，其在指导急性脑梗死治疗方面有一定作用。

3. 头颅 MRI 脑梗死发病数小时后，即可显示 T1 低信号 T2 高信号的病变区域。与 CT 相比，MRI 可以发现脑干、小脑梗死及小灶梗死。功能性 MRI，如弥散加权成像（DWI）和灌注加权成像（PWI），可以在发病后的数分钟内检测到缺血性改变，DWI 与 PWI 显示的病变范围相同区域，为不可逆性损伤部位，DWI 与 PWI 的不一致区，为缺血性半暗带。功能性 MRI 对超早期溶栓治疗提供了科学依据。

4. 血管造影 数字减影血管造影（DSA）、CT 血管造影（CTA）和磁共振动脉成像（MRA）可以显示脑部大动脉的狭窄、闭塞和其他血管病变，如血管炎、纤维肌性发育不良、颈动脉或椎动脉壁分离及 moyamoya 病等。作为无创性检查，MRA 的应用非常广泛，但对于小血管显影不清，尚不能替代 DSA 及 CTA。

（五）诊断及鉴别诊断

1. 诊断 第一步，需明确是否为卒中。中年以上的患者，急性起病，迅速出现局灶性脑损害的症状和体征，并能用某一动脉供血区功能损伤解释，排除非血管性病因，临床应考虑急性脑卒中。第二步，明确是缺血性还是出血性脑卒中。CT 或 MRI 检查可排除脑出血和其他病变，帮助进行鉴别诊断。当影像学检查发现责任病灶时，即可明确诊断。当缺乏影像学责任病灶时，如果症状或体征持续 24 小时以上，也可诊断急性脑梗死。第三步，需明确是否适合溶栓治疗。卒中患者首先应了解发病时间及溶栓治疗的可能性。若在溶栓治疗时间窗内，应迅速进行溶栓适应证筛查，对有指征者实施紧急血管再灌注治疗。此外，还应评估卒中的严重程度（如 NIHSS 卒中量表），了解脑梗死发病是否存在低灌注及其病理生理机制，并进行脑梗死病因分型。

大动脉粥样硬化型脑梗死的 TOAST 分型诊断标准：①血管影像学检查证实有与脑梗死神经功能缺损相对应的颅内或颅外大动脉狭窄 >50% 或闭塞，且血管病变符合动脉粥样硬化改变；或存在颅内或颅外大动脉狭窄 >50% 或闭塞的间接证据，如影像学（CT 或 MRI）显示大脑皮质、脑干、小脑或皮质下梗死灶的直径 >1.5cm，临床表现主要为皮质损害体征，如失语、意识改变、体象障碍等，或有脑干、小脑损害体征。②有至少一个以上动脉粥样硬化卒中危险因素（如高龄、高血压、高血脂、糖尿病、吸烟等）或系统性动脉粥样硬化（如斑块、冠心病等）证据。③排除心源性栓塞所致脑梗死。

2. 鉴别诊断 主要需与以下疾病相鉴别。

（1）与脑出血、蛛网膜下腔出血、脑栓塞鉴别，详见表 10-3。

表 10-3 常见脑血管病鉴别诊断表

	缺血性脑血管病		出血性脑血管病	
	脑血栓形成	脑栓塞	脑出血	蛛网膜下腔出血
发病年龄	老年人（60 岁以上）多见	青壮年多见	中老年（50-65 岁）多见	各年龄组均见，以青壮年多
常见病因	动脉粥样硬化	各种心脏病	高血压及动脉硬化	动脉瘤（先天性、动脉硬化性）、血管畸形
TIA 史	较多见	少见	少见	无
起病时状态	多在静态时	不定，多由静态到动态时	多在动态（激动、活动）时	多在动态（激动、活动）时

续表

	缺血性脑血管病		出血性脑血管病	
	脑血栓形成	脑栓塞	脑出血	蛛网膜下腔出血
起病缓急	较缓（以时、日计）	最急（以秒、分计）	急（以分、时计）	急骤（以分计）
意识障碍	无或轻度	少见、短暂	多见、持续	少见、短暂
头痛	多无	少有	多有	剧烈
呕吐	少见	少见	多见	最多见
血压	正常或增高	多正常	明显增高	正常或增高
瞳孔	多正常	多正常	患侧有时大	多正常
眼底	动脉硬化	可见动脉栓塞	动脉硬化，可见视网膜出血	可见玻璃体膜下出血
偏瘫	多见	多见	多见	无
脑膜刺激征	无	无	可有	明显
脑脊液	多正常	多正常	压力增高，含血	压力增高，血性
CT 检查	脑内低密度灶	脑内低密度灶	脑内高密度灶	蛛网膜下腔高密度影

（2）硬膜下血肿或硬膜外血肿　多有头部外伤史，病情进行性加重，出现急性脑部受压的症状，如意识障碍、头痛、恶心、呕吐等颅内高压症状，瞳孔改变及偏瘫等。某些硬膜下血肿，外伤史不明确，发病较慢，老年人头痛不重，应注意鉴别。头部 CT 检查在颅骨内板的下方，可发现局限性梭形或新月形高密度区，骨窗可见颅骨骨折线、脑挫裂伤等。

（3）颅内占位性病变　颅内肿瘤（特别是瘤卒中时）或脑脓肿等也可急性发作，引起局灶性神经功能缺损，类似于脑梗死、脑脓肿，可有身体其他部位感染或全身性感染的病史。头部 CT 及 MRI 检查有助于明确诊断。

（六）治疗

微课

挽救缺血半暗带，避免或减轻原发性脑损伤，是急性脑梗死治疗的最根本目标。“时间就是大脑”，对有指征的患者，应力争尽早实施再灌注治疗。临床医师应重视卒中指南的指导作用，根据患者发病时间、病因、发病机制、卒中类型、病情严重程度、伴发的基础疾病、脑血流储备功能和侧支循环状态等具体情况，制定适合患者的最佳个体化治疗方案。

1. 一般处理

（1）吸氧和通气支持　必要时可给予吸氧，以维持氧饱和度 >94%。

（2）心脏监测和心脏病变处理　脑梗死后 24 小时内应常规进行心电图检查，有条件者可根据病情进行 24 小时或更长时间的心电监护，以便早期发现阵发性心房纤颤或严重心律失常等心脏病变。

（3）体温控制　对体温 >38.0℃的患者应给予退热措施。体温升高可以增加脑代谢耗氧及自由基产生，从而增加卒中患者死亡率及致残率。对中枢性发热患者，应以物理降温为主（冰帽、冰毯或乙醇擦浴），必要时予以人工亚冬眠治疗，如存在感染应给予抗生素治疗。

（4）血压控制　约 70% 脑梗死患者急性期血压升高，主要原因是病前存在高血压、疼痛、恶心呕吐、颅内压增高、尿潴留、焦虑、卒中后应激状态等。多数患者在卒中后 24 小时内血压自发降低。病情稳定而无颅内高压或其他严重并发症的患者，24 小时后血压水平基本可反映其病前水平。

急性脑梗死血压的调控应遵循个体化、慎重、适度原则。①准备溶栓者，血压应控制在收缩压 <180mmHg，舒张压 <100mmHg。②发病 72 小时内，通常收缩压≥200mmHg 或舒张压≥110mmHg，或伴有急性冠脉综合征、急性心衰、主动脉夹层、先兆子痫、子痫等其他需要治疗的合并症，才可缓慢降压治疗，且在卒中发病最初 24 小时内降压一般不应超过原有血压水平的 15%。可选用拉贝洛尔、尼卡地平等静脉药物，避免使用引起血压急剧下降和不易调控血压的药物，如舌下含服短效硝苯地平。③卒中后若

病情稳定，血压持续≥140mmHg/90mmHg，可于发病数天后恢复发病前使用的降压药物或开始启动降压治疗。④对卒中后低血压和低血容量，应积极寻找和处理原因，必要时采用扩容升压措施，可静脉输注0.9%氯化钠溶液纠正低血容量，纠正可能引起心输出量减少的心律失常。

课堂互动

急性脑梗死的降压目标和时机?

（5）控制血糖　血糖超过10mmol/L时应给予胰岛素治疗，并加强血糖监测，注意避免低血糖，血糖值可控制在7.7～10mmol/L之间。发生低血糖（<3.36mmol/L）时，可用10%～20%的葡萄糖口服或静脉注射纠正。

（6）营养支持　卒中后呕吐、吞咽困难等可引起脱水及营养不良，导致神经功能恢复减慢。应重视卒中后液体及营养状况评估。急性脑卒中入院7天内应开始肠内营养，对营养不良或有营养不良风险的患者可使用营养补充剂。不能正常经口进食者可鼻饲，持续时间长者（>2周）可行经皮内镜下胃造口术（PEG）管饲补充营养。

2. 特异性治疗　指针对缺血损伤病理生理机制中某一特定环节进行的干预。

（1）静脉溶栓　是目前最主要的恢复血流措施，rt－PA和尿激酶（urokinase）是我国目前使用的主要溶栓药。

1）rt－PA静脉溶栓　发病3小时内或3～4.5小时，应按照适应证和禁忌证严格筛选患者，尽快给予rt－PA静脉溶栓治疗。使用方法：rt－PA 0.9mg/kg（最大剂量90mg）静脉滴注，其中10%在最初1分钟内静脉推注，其余持续滴注1小时。溶栓药用药期间及用药24小时内应严密监护患者，定期进行血压和神经功能检查。如出现严重头痛、高血压、恶心和呕吐，或神经症状体征明显恶化，考虑合并脑出血时，应立即停用溶栓药物并行脑CT检查。

发病3小时rt－PA静脉溶栓，适应证：①有急性脑梗死导致的神经功能缺损症状；②症状出现<3小时；③年龄≥18岁；④患者或家属签署知情同意书。禁忌证：①既往有颅内出血史；②近3个月有重大头颅外伤史或卒中史；③可疑蛛网膜下腔出血；④已知颅内肿瘤、动静脉畸形、动脉瘤；⑤近1周内有在不易压迫止血部位的动脉穿刺，或近期颅内、椎管内手术史；⑥血压升高：收缩压≥180mmHg，或舒张压≥100mmHg；⑦活动性内出血；⑧急性出血倾向，包括血小板计数低于100×10^9/L或其他情况，如48小时内接受过肝素治疗（APTT超出正常范围上限）；已口服抗凝药，且INR>1.7或PT>15秒；目前正在使用凝血酶抑制剂或Xa因子抑制剂，各种敏感的实验室检查异常（如APTT、INR、血小板计数、ECT、TT或恰当的Xa因子活性测定等）；⑨血糖<2.7mmol/L；⑩CT提示多脑叶梗死（低密度影>1/3大脑半球）。相对禁忌证：①轻型卒中或症状快速改善的卒中；②妊娠；③痫性发作后出现的神经功能损害症状；④近2周内有大型外科手术或严重外伤；⑤近3周内有胃肠道或泌尿系统出血；⑥近3个月内有心肌梗死史。

国内外卒中指南对发病3～4.5小时rt－PA标准静脉溶栓疗法均给予了最高推荐，适应证：①有急性脑梗死导致的神经功能缺损症状；②症状持续时间在发病3～4.5小时；③年龄18～80岁；④患者或家属签署知情同意书。禁忌证同3小时内rt－PA静脉溶栓。相对禁忌证：①年龄>80岁；②严重卒中（NIHSS>25）；③口服抗凝药（不考虑INR水平）；④有糖尿病和缺血性卒中病史。

2）尿激酶静脉溶栓　我国"九五"攻关课题研究结果表明，尿激酶静脉溶栓治疗发病6小时内的急性脑梗死相对安全、有效。如没有条件使用rt－PA：且发病在6小时内，对符合适应证和禁忌证的患者，可考虑静脉给予尿激酶。使用方法：尿激酶100万～150万IU，溶于0.9%氯化钠溶液100～200ml，持续静脉滴注30分钟。适应证：①有急性脑梗死导致的神经功能缺损症状；②症状出现<6小时；③年龄18～80岁；④意识清楚或嗜睡；⑤脑CT无明显早期脑梗死低密度改变；⑥患者或家属签署知情同意书。禁忌证同3小时内rt－PA静脉溶栓。

课堂互动

脑梗死静脉溶栓的适应证和禁忌证有哪些？

（2）血管内介入治疗　包括动脉溶栓、桥接、机械取栓、血管成形和支架术等。采用 rt－PA 标准静脉溶栓治疗，大血管闭塞的血管再通率较低（ICA＜10%，MCA＜30%），疗效欠佳。对 rt－PA 标准静脉溶栓治疗无效的大血管闭塞患者，在发病6小时内给予补救机械取栓，每治疗3～7个患者，就可多1个临床良好结局。对最后看起来正常的时间为6～24小时的前循环大血管闭塞患者，在特定条件下也可进行机械取栓。对非致残性卒中患者（改良 Rankin 量表评分0～2），如果有颈动脉血运重建的二级预防指征，且没有早期血运重建的禁忌证时，应在发病48小时～7天之间进行颈动脉内膜切除术（CEA）或颈动脉血管成形和支架置入术（CAS），而不是延迟治疗。

（3）抗血小板治疗　常用的抗血小板聚集剂包括阿司匹林和氯吡格雷。未行溶栓的急性脑梗死患者应在48小时之内尽早服用阿司匹林（150～325mg/d），但在阿司匹林过敏或不能使用时，可用氯吡格雷替代。一般2周后按二级预防方案选择抗栓治疗药物和剂量。如果发病24小时内，患者 NIHSS 评分≤3，应尽早给予阿司匹林联合氯吡格雷治疗21天，以预防卒中的早期复发。由于目前安全性还没有确定，通常大动脉粥样硬化型脑梗死急性期不建议阿司匹林联合氯吡格雷治疗，在溶栓后24小时内也不推荐抗血小板或抗凝治疗，以免增加脑出血风险。合并不稳定型心绞痛和冠状动脉支架置入是特殊情况，可能需要双重抗血小板治疗，甚至联合抗凝治疗。

（4）抗凝治疗　一般不推荐急性期应用抗凝药来预防卒中复发、阻止病情恶化或改善预后。但对于合并高凝状态、有形成深静脉血栓和肺栓塞风险的高危患者，可以使用预防剂量的抗凝治疗。对于大多数合并房颤的急性缺血性脑卒中患者，可在发病后4～14天之间开始口服抗凝治疗，进行卒中二级预防。

知识链接

新型口服抗凝药 NOAC

1. NOAC 的研发倾向于抑制凝血瀑布中的单一凝血因子，大致分为两类：①直接 Xa 因子抑制剂（利伐沙班、阿哌沙班、依度沙班）；②直接凝血酶抑制剂（希美加群、达比加群）。

2. NOAC 具有显著优势，其抗凝效果应不劣于华法林或优于华法林，出血并发症不多于华法林，脑出血并发症少于华法林，具有良好安全性。

3. 它的药物食物相互作用较少，无需频繁检测，服用方法简单，无需调整剂量。

4. NOAC 的劣势一是价格较贵，二是新型抗凝药缺乏直接的拮抗剂。

5. 2014年加拿大心房颤动管理指南强调，具有口服抗凝药物适应证的机械瓣膜、风湿性二尖瓣狭窄、肾小球滤过率15～30ml/(min·1.73m^2）的患者，首选华法林。

（5）脑保护治疗　脑保护剂包括自由基清除剂、阿片受体阻断剂、电压门控性钙通道阻断剂、兴奋性氨基酸受体阻断剂、镁离子和他汀类药物等，大多数脑保护剂在动物实验中显示有效，但目前还没有一种脑保护剂被多中心、随机双盲的临床试验研究证实有明确的疗效。他汀类药物在内皮功能、脑血流、炎症等方面发挥神经保护作用，近来研究提示脑梗死急性期短期停用他汀与病死率和致残率增高相关。推荐急性脑梗死病前已服用他汀的患者，继续使用他汀。

（6）扩容治疗　纠正低灌注，适用于血流动力学机制所致的脑梗死。

（7）其他药物治疗　①降纤治疗：疗效尚不明确。可选药物有巴曲酶（batroxobin）、降纤酶（deR－brase）和安克洛酶（ancrod）等，使用中应注意出血并发症。②中药制剂：临床上常应用丹参、川芎嗪、三七和葛根素等，以通过活血化瘀改善脑梗死症状，但目前尚缺乏大规模临床试验证据。③针灸：中医也有应用针刺治疗急性脑梗死，但其疗效尚需高质量大样本的临床研究进一步证实。④丁基苯酞、人尿激肽原酶是近年国内开发的两个新药，对脑缺血和微循环均有一定改善作用。

3. 急性期合并症处理

（1）脑水肿和颅内压增高　治疗目标是降低颅内压、维持足够脑灌注（脑灌注压 > 70mmHg）和预防脑疝发生。推荐床头抬高 20°～45°，避免和处理引起颅内压增高的因素，如头颈部过度扭曲、激动、用力、发热、癫痫、呼吸道不通畅、咳嗽、便秘等。可使用药物如 20% 甘露醇、呋塞米、甘油果糖等。对于恶性大脑中动脉梗死伴严重颅内压增高患者，施行去骨瓣减压术是有效挽救生命的措施。

（2）梗死后出血　脑梗死出血转化发生率为 8.5%～30%，其中有症状的为 1.5%～5%。症状性出血转化应停用抗栓治疗等致出血药物，无症状性脑出血转化一般抗栓治疗可以继续使用。需抗栓治疗时，应权衡利弊，一般可于症状性出血病情稳定后数天或数周后开始抗血小板治疗；对于再发血栓风险相对较低或全身情况较差者，可用抗血小板药物代替华法林。除非合并心脏机械瓣膜，症状性脑出血后至少 4 周内应避免抗凝治疗。

（3）癫痫　不推荐预防性应用抗癫痫药物。孤立发作一次者或急性期痫性发作控制后，不建议长期使用抗癫痫药物。卒中后 2～3 个月再发的癫痫，按常规进行抗癫痫长期药物治疗。

（4）感染　脑卒中患者（尤其存在意识障碍者）急性期容易发生呼吸道、泌尿系等感染，感染是导致病情加重的重要原因。应实施口腔卫生护理以降低卒中后肺炎的风险。患者采用适当的体位，经常翻身叩背及防止误吸是预防肺炎的重要措施。肺炎的治疗主要包括呼吸支持（如氧疗）和抗生素治疗。尿路感染主要继发于尿失禁和留置导尿，尽可能避免插管和留置导尿，间歇导尿和酸化尿液可减少尿路感染。一旦发生感染应及时根据细菌培养和药敏试验应用敏感抗生素。

（5）上消化道出血　高龄和重症脑卒中患者急性期容易发生应激性溃疡，建议应用静脉抗溃疡药；对已发生消化道出血患者，应进行冰盐水洗胃、局部应用止血药（如口服或鼻饲云南白药、凝血酶等）；出血量多引起休克者，必要时输注新鲜全血或红细胞成分输血及进行胃镜下止血或手术止血。

（6）深静脉血栓形成（deep vein thrombosis，DVT）和肺栓塞（pulmonary embolism，PE）　高龄、严重瘫痪和房颤均增加 DVT 风险，DVT 增加 PE 风险。应鼓励患者尽早活动，下肢抬高，避免下肢静脉输液（尤其是瘫痪侧）。对发生 DVT 和 PE 风险高的患者可给予较低剂量的抗凝药物进行预防性抗凝治疗，如低分子肝素 4000IU 左右，皮下注射，1 次/日。

（7）吞咽困难　约 50% 的卒中患者入院时存在吞咽困难。为防治卒中后肺炎与营养不良，应重视吞咽困难的评估与处理。患者开始进食、饮水或口服药物之前应筛查吞咽困难，识别高危误吸患者。对怀疑误吸的患者，可进行造影、光纤内镜等检查来确定误吸是否存在，并明确其病理生理学机制，从而指导吞咽困难的治疗。

（8）心脏损伤　脑卒中合并的心脏损伤是脑心综合征的表现之一，主要包括急性心肌缺血、心肌梗死、心律失常及心力衰竭。应密切观察心脏情况，必要时进行动态心电监测和心肌酶谱检查，及时发现心脏损伤，并及时治疗。措施包括：减轻心脏负荷，慎用增加心脏负担的药物，注意输液速度及输液量，对高龄患者或原有心脏病患者甘露醇用量减半或改用其他脱水剂，积极处理心脏损伤。

4. 早期康复治疗　应制定短期和长期康复治疗计划，分阶段、因地制宜地选择治疗方法。卒中发病 24 小时内不应进行早期、大量的运动。在病情稳定的情况下应尽早开始坐、站、走等活动。卧床者注意肢位摆放，尽量减少皮肤摩擦和皮肤受压，保持良好的皮肤卫生，防止皮肤皲裂，使用特定的床垫、轮椅坐垫和座椅，直到恢复行走能力。应重视语言、运动和心理等多方面的康复训练，常规进行卒中后抑郁的筛查，并对无禁忌证的卒中后抑郁患者进行抗抑郁治疗，目的是尽量恢复患者日常生活自理能力。

5. 早期开始二级预防　不同病情患者卒中急性期长短有所不同，通常规定卒中发病 2 周后即进入恢复期。对于病情稳定的急性卒中患者，应尽可能早期安全启动卒中的二级预防，并向患者进行健康教育。

（七）预后

本病发病 30 天内的病死率为 5%～15%，致残率达 50% 以上。存活者中 40% 以上复发，且复发次数越多病死率和致残率越高。预后受年龄、伴发基础疾病、是否出现合并症等多种因素影响。

二、心源性脑栓塞

微课

脑栓塞（cerebral embolism）是指各种栓子随血流进入脑动脉，使血管急性闭塞或严重狭窄，导致局部脑组织缺血、缺氧性坏死，而迅速出现相应神经功能缺损的一组临床综合征。脑栓塞栓子来源可分为心源性、非心源性和来源不明性三种。

（一）病因与发病机制

心源性脑栓塞的栓子通常来源于心房、心室壁血栓及心脏瓣膜赘生物，少数来源于心房黏液瘤，也见于静脉栓子经未闭合的卵圆孔和缺损的房间隔迁移到脑动脉（称为反常栓塞）。导致脑栓塞的病因有：非瓣膜性心房颤动（atrial fibrillation，AF，简称房颤）、风湿性心脏病、急性心肌梗死、左心室血栓、充血性心力衰竭、人工心脏瓣膜、扩张性心肌病及其他较少见的原因，如感染性心内膜炎、非细菌性血栓性心内膜炎、病态窦房结综合征、左心房黏液瘤、房间隔缺损、卵圆孔未闭、心房扑动、二尖瓣脱垂、二尖瓣环状钙化、心内膜纤维变性等。非瓣膜性心房颤动是心源性脑栓塞最常见的病因，约占心源性脑栓塞50%的栓子主要来源于左心耳。其主要发病机制是房颤导致血流缓慢淤滞，在低剪切率和其他因素作用下激活凝血级联反应，最后形成红细胞－纤维蛋白血栓（红色血栓），导致脑栓塞。

（二）临床表现

心源性脑栓塞可发生于任何年龄，风湿性心脏病引起的脑栓塞以青年女性为多，非瓣膜性心房颤动、急性心肌梗死引起的脑栓塞以中老年人为多。典型脑栓塞多在活动中急骤发病，无前驱症状，局灶性神经功能缺损体征在数秒至数分钟即达到高峰。

临床神经功能缺损和脑实质影像学表现与大动脉粥样硬化型脑梗死基本相同，但可能同时出现多个血管支配区的脑损害。因大多数栓子阻塞大脑中动脉及分支，临床常表现为上肢瘫痪重，下肢瘫痪相对较轻，感觉和视觉功能障碍不明显。栓子移动可能最后阻塞皮质分支，表现为单纯失语或单纯偏盲等大脑皮质功能缺损症状。不同部位血管栓塞会造成相应的血管闭塞综合征，详见大动脉粥样硬化型脑梗死部分。

心源性脑栓塞容易复发和出血。病情波动较大，病初严重，主干动脉阻塞或继发血管痉挛时，可在发病早期出现意识障碍，但因为血管的再通，部分病例临床症状可迅速缓解；有时因并发出血，临床症状可急剧恶化；有时因栓塞再发，稳定或一度好转的局灶性体征可再次加重。发病时出现头痛或癫痫发作相对多见。

反常栓塞多在促进右向左分流的活动过程中发病，如用力排便、咳嗽、喷嚏、性交等。患者常有久坐、近期手术等诱发下肢深静脉血栓形成的因素，或存在脱水、口服避孕药等导致高黏血症或高凝状态的原因，有些患者在发生脑栓塞的前后并发了肺栓塞（表现为气急、发绀、胸痛、咯血和胸膜摩擦音等）。

近1/6卒中由房颤导致，房颤引起的心源性脑栓塞是80岁以上人群脑梗死的首要病因。阵发性房颤患者在房颤出现时容易引起脑栓塞，总体发生脑栓塞的风险与持续性房颤和永久性房颤相似。单纯风湿性二尖瓣关闭不全引起脑栓塞相对较少，而二尖瓣狭窄则较多，但房颤导致栓子脱落仍是二尖瓣狭窄引起脑栓塞的主要原因。约2%急性心肌梗死在发病3月内发生心源性脑栓塞，发病1～2周内栓塞风险最高。大多数心脏附壁血栓在急性心肌梗死发病2周内形成；前壁心肌梗死导致左室射血分数＜40%的患者约18%出现左心室血栓，而左室射血分数较高的心肌梗死患者左心室血栓形成率低于10%。

感染性心内膜炎常见于各种心脏瓣膜病、先天性心脏病、阻塞性肥厚型心肌病，以及风湿免疫性疾病而长期服用糖皮质激素患者，发生脑栓塞主要在抗生素治疗之前或第1周内。脑栓塞并发颅内感染，常出现头痛、发热和弥漫性脑部症状（如记忆力下降、嗜睡、谵妄等）。有时感染性心内膜炎发生脑出血或蛛网膜下腔出血，颅内出血发生前数小时或数天可出现TIA或缺血性卒中（感染性栓子栓塞所致）。

大多数心源性脑栓塞患者伴有房颤、风湿性心脏病、急性心肌梗死等提示栓子来源的病史。大约1%心源性脑栓塞同时并发全身性栓塞，出现肾栓塞（腰痛、血尿等）、肠系膜栓塞（腹痛、便血等）和皮肤栓塞（出血点或瘀斑）等疾病表现。

（三）辅助检查

有关卒中的常规辅助检查部分详见本节大动脉粥样硬化型脑梗死。

患者有发热和白细胞增高时，应进行血培养，排除感染性心内膜炎。有卵圆孔未闭和不明原因的脑梗死时，应探查下肢深静脉血栓等静脉栓子来源，化验蛋白 C、蛋白 S、抗凝血酶Ⅲ等筛查高凝状态。经胸超声心动图（TTE）、经食管超声心动图（TEE）以及经颅多普勒超声发泡实验可用于探查卵圆孔未闭和右向左分流通道。心电图检查可作为确定心肌梗死、房颤和其他心律失常的依据。阵发性房颤有时可能需要长时程连续动态心电图监测才能发现。

探查心脏栓子的来源首选 TTE 和 TEE，但心脏 MRI 优于超声心动图检查。一般心脏 MRI 检查指征：①TTE 诊断可疑左心室血栓；②进一步评估 TTE 发现的心脏肿块；③TEE 检查结果不一致；④不能耐受或不能进行 TEE 检查。

（四）诊断与鉴别诊断

心源性脑栓塞是由不同疾病导致的一个临床综合征。除了明确脑梗死和心源性脑栓塞的诊断外，还需明确导致心源性脑栓塞的病因。有关脑梗死的诊断详见本节大动脉粥样硬化型脑梗死章节。

心源性脑栓塞的诊断主要基于：①有潜在的心源性栓子来源，要求至少存在一种高度或中度心源性脑栓塞危险因素；②已排除大动脉粥样硬化型脑梗死、小动脉闭塞型脑梗死以及明确的其他原因脑梗死；③临床表现和神经影像学改变支持脑栓塞诊断。

心源性脑栓塞高度危险因素：二尖瓣狭窄伴心房颤动、心房颤动（非孤立）、机械心脏瓣膜、病态窦房结综合征、4 周内心肌梗死、左心房或左心耳血栓、左心室血栓、扩张型心肌病、左室壁节段性运动异常、左心房黏液瘤、感染性心内膜炎。心源性脑栓塞中度危险因素：二尖瓣脱垂、二尖瓣环状钙化、二尖瓣狭窄不伴心房颤动、房间隔缺损、卵圆孔未闭、心房扑动、孤立性心房颤动、生物心脏瓣膜、非细菌性血栓性心内膜炎、充血性心力衰竭、4 周 ~6 个月的心肌梗死等。

根据骤然起病，数秒至数分钟达到高峰，出现偏瘫、失语等局灶性神经功能缺损，既往有栓子来源的基础疾病，如房颤、风湿性心脏病等病史，CT 或 MRI 检查排除脑出血和其他病变，即可初步做出心源性脑栓塞诊断。脑梗死发病时出现意识障碍，或主要神经功能缺损症状在发病早期迅速改善，则更支持诊断。血管影像学检查证实没有与脑梗死神经功能缺损相对应的颅内或颅外大血管动脉粥样硬化性狭窄（>50%），或同时出现多个血管支配区的梗死灶，或合并身体其他脏器栓塞，则可明确诊断。

（五）治疗

1. 脑栓塞治疗 与大动脉粥样硬化型脑梗死治疗原则基本相同（详见本节有关内容）。心源性脑栓塞急性期一般不推荐抗凝治疗，急性期的抗凝不比抗血小板更有效，但显著增加了脑出血和全身出血的风险。对大部分房颤导致的卒中患者，可在发病 4 ~ 14 天开始口服抗凝治疗，预防卒中复发。存在出血转化的高危患者（如大面积梗死、早期影像学出血转化表现、血压控制不佳或出血倾向），抗凝一般推迟到 14 天以后。无症状性脑出血转化的抗凝或抗血小板治疗一般不受影响。症状性出血转化或合并脑出血时，应权衡利弊，一般可在病情稳定后数天或数周后启动抗血小板治疗，除非心脏机械瓣膜，症状性脑出血发病至少 4 周内应避免抗凝治疗，但下肢深静脉血栓和肺栓塞的高危患者可在脑出血停止后 1 ~ 4 天开始给予预防剂量的抗凝治疗。

2. 原发病治疗 针对性治疗原发病有利于脑栓塞病情控制和防止复发。有心律失常者，应予以纠正。对感染性栓塞应使用抗生素，并禁用溶栓和抗凝治疗，防止感染扩散；对非细菌性血栓性心内膜炎，口服抗凝剂（如华法林）治疗其高凝状态的疗效欠佳，可采用肝素或低分子肝素治疗。心房黏液瘤可行手术切除。反常栓塞在卵圆孔未闭和深静脉血栓并存的情况下，可以考虑经导管卵圆孔封堵术治疗。

（六）预后

总体来说，心源性脑栓塞比其他类型脑梗死预后差，致残率高。这主要与来源于心房和心室腔的血栓较大有关。急性期病死率为 5% ~ 15%，多死于严重脑水肿、脑疝、肺部感染和心力衰竭。如栓子来源不能消除，10% ~ 20% 的脑栓塞患者可能在病后 1 ~ 2 周内再发，再发病死率更高。

三、小动脉闭塞型脑梗死

小动脉闭塞型脑梗死又称腔隙性缺血性脑卒中（lacunar ischemic stroke），是指大脑半球或脑干深部的小穿通动脉，在长期高血压等危险因素基础上，血管壁发生病变，最终管腔闭塞，导致动脉供血区脑组织发生缺血性坏死（其梗死灶直径<1.5~2.0cm），从而出现急性神经功能损害的一类临床综合征。约占全部脑梗死的20%~30%。腔隙性脑梗死（lacunar infarct）主要指小动脉闭塞型脑梗死，累及的部位包括脑深部白质、基底核、丘脑和脑桥等。脑内无症状性小腔隙很多见，患病率是有症状者的5~6倍，不属于小动脉闭塞型脑梗死范畴。

（一）病因与发病机制

目前认为小动脉硬化是其主要病因。小动脉硬化为年龄相关或血管危险因素相关的小血管病。高龄、高血压、糖尿病、吸烟和家族史是本病发病的主要危险因素，而高胆固醇血症、过量饮酒、既往卒中病史等因素，与本病的发病相关性较小。脑的深部小梗死灶或皮质下小梗死是单个小穿通动脉闭塞引起的。小穿通动脉通常直径小于500μm，从大脑中动脉主干、Willis环血管（大脑前动脉A1段、前交通动脉、大脑后动脉P1段、后交通动脉）、椎-基底动脉等发出，深入到大脑或脑干的灰质和白质。这些穿通动脉靠近主干动脉且血管较小，在高血压等因素的作用下容易出现脂质透明变性（lipohyali-nosis）和微粥样硬化斑（microatheroma）等小动脉硬化病理改变。早先认为脂质透明变性是导致小穿通动脉闭塞的主要原因。但现在认为微粥样硬化斑才是导致小穿通动脉闭塞或狭窄的最主要原因。其他发病机制还有载体动脉粥样硬化病变或血栓形成累及小穿通动脉开口。当小穿通动脉狭窄时，低灌注是导致脑组织缺血坏死的重要机制。偶尔，责任小穿通动脉的组织病理学检查显示没有明显的血管病变，推测动脉-动脉栓塞或心源性栓塞阻塞小穿通动脉可能是其发病机制。

（二）临床表现

1. 一般特点　多见于中老年患者，男性多于女性。中国人发病率较白种人高。本病首次发病的平均年龄为65岁，随着年龄增长发病逐渐增多。半数以上的病例有高血压病史，突然或逐渐起病，出现偏瘫或偏身感觉障碍等局灶症状。通常症状较轻、体征单一、预后较好，一般无头痛、颅内压增高和意识障碍等表现。

2. 常见的腔隙综合征　Fisher根据临床和病理学资料，将本病归纳为21种临床综合征，其中常见的5种如下。

（1）纯运动性轻偏瘫（pure motor hemiparesis，PMH）　是最常见类型，约占60%，病变多位于内囊、放射冠或脑桥。表现为对侧面部及上下肢大体相同程度轻偏瘫，无感觉障碍、视觉障碍和皮质功能障碍（如失语等），多不出现眩晕、耳鸣、眼震、复视及小脑性共济失调等。常常突然发病，数小时内进展，许多患者遗留受累肢体的笨拙或运动缓慢。

（2）纯感觉性卒中（pure sensory stroke，PSS）　较常见，特点是偏身感觉缺失，可伴感觉异常，如麻木、烧灼或沉重感、刺痛、僵硬感等；病变主要位于对侧丘脑腹后外侧核。

（3）共济失调性轻偏瘫（ataxic-hemiparesis）　病变对侧轻偏瘫伴小脑性共济失调，偏瘫下肢重于上肢（足踝部明显），面部最轻，共济失调不能用无力来解释，可伴锥体束征。病变位于脑桥基底部、内囊或皮质下白质。

（4）构音障碍-手笨拙综合征（dysarthric-clumsy hand syndrome，DCHS）　约占20%，起病突然，症状迅速达高峰，表现为构音障碍、吞咽困难、病变对侧中枢性面舌瘫、面瘫侧手无力和精细动作笨拙（书写时易发现），指鼻试验不准，轻度平衡障碍。病变位于脑桥基底部、内囊前肢或膝部。

（5）感觉运动性卒中（sensorimotor stroke，SMS）　以偏身感觉障碍起病，再出现轻偏瘫，病灶位于丘脑腹后核及邻近内囊后肢，是丘脑膝状体动脉分支或脉络膜后动脉丘脑支闭塞所致。

腔隙状态（lacunar state）是本病反复发作引起多发性腔隙性梗死，累及双侧皮质脊髓束和皮质脑干束，出现严重精神障碍、认知功能下降、假性延髓性麻痹、双侧锥体束征、类帕金森综合征和尿、便失禁等。

（三）辅助检查

辅助检查同大动脉粥样硬化型脑梗死，详见本章节的相关内容。神经影像学检查是确诊的主要依据。CT可见内囊基底核区、皮质下白质单个或多个圆形、卵圆形或长方形低密度病灶，直径<2.0cm，边界清晰，无占位效应。MRI呈T1低信号、T2高信号，可较CT更为清楚地显示腔隙性脑梗死病灶。

（四）诊断及鉴别诊断

1. 诊断 中老年发病，有长期高血压、糖尿病等危险因素病史，急性起病，出现局灶性神经功能缺损症状，临床表现为腔隙综合征，即可初步诊断本病。如果CT或MRI检查证实有与神经功能缺失一致的脑部腔隙病灶，梗死灶直径 <1.5cm，且梗死灶主要累及脑的深部白质、基底核、丘脑和脑桥等区域，符合大脑半球或脑干深部的小穿通动脉病变，即可明确诊断。

2. 鉴别诊断 需与小量脑出血、感染、囊虫病、moyamoya病、脑脓肿、颅外段颈动脉闭塞、脑桥出血、脱髓鞘病和转移瘤等鉴别。

（五）治疗

本类型脑梗死与大动脉粥样硬化型脑梗死治疗类似，详见本章节的有关内容。少数脑梗死患者发病早期表现为小卒中，但实际最后是严重卒中，甚至是致死性卒中，临床上难以区别。溶栓治疗对这些患者同样是至关重要的。近来的研究表明，对于神经系统症状轻微或快速自发缓解的急性脑梗死患者，溶栓治疗也有较好的疗效。虽有研究提示严重脑白质病变和微出血及多发性腔隙性脑梗死是溶栓后脑出血的独立危险因素，但不是溶栓治疗的禁忌证。对发病24小时内、NIHSS评分≤3分的急性脑梗死患者，阿司匹林短期联合氯吡格雷较单用阿司匹林有更好的疗效；但长期联合抗血小板治疗增加出血风险，没有益处。高血压是小动脉闭塞型脑梗死最重要的危险因素，降压治疗能有效预防卒中复发和认知功能衰退，尤其要强调积极控制高血压。

（六）预后

小动脉闭塞型脑梗死比其他类型脑梗死一般预后好，死亡率和致残率较低。

第四节　脑　出　血

微课　PPT

案例解析

【案例】患者，45岁，入院前3小时因“与他人吵架”后出现头痛，呕吐，左侧肢体无力，不能言语，而后神志不清，家属立即送我院急诊科。既往：有“高血压病”史，间断服药，血压控制不详。有“吸烟”史15年，平均20支/天。查体：BP：208/105mmHg，昏睡，查体不配合，双侧瞳孔等大、等圆，直径3mm，对光反射灵敏，左侧肢体肌力2级，右侧肢体肌力5级，左侧肢体肌张力低，左侧巴宾斯基征阳性。辅助检查：头颅CT示：右侧基底区异常高密度灶，大小约6cm×5cm。

【问题】如何考虑该患者的诊断？

【解析】中年男性情绪激动中迅速出现局灶性神经功能缺损症状以及头痛、呕吐等颅内高压症状，结合头颅CT表现，考虑右侧基底节区脑出血。

脑出血（intracerebral hemorrhage，ICH）是指非外伤性脑实质内出血，发病率为每年（60~80）/10万，在我国占全部脑卒中的20%~30%。虽然脑出血发病率低于脑梗死，但其致死率却高于后者，急性期病死率为30%~40%。

一、病因与发病机制

（一）病因

最常见病因是高血压合并细小动脉硬化，其他病因包括动-静脉血管畸形、脑淀粉样血管病变、血液病（如白血病、再生障碍性贫血、血小板减少性紫癜、血友病、红细胞增多症和镰状细胞病等）、抗凝或溶栓治疗等。

（二）发病机制

高血压脑出血的主要发病机制是脑内细小动脉在长期高血压作用下发生慢性病变破裂所致。颅内动脉具有中层肌细胞和外层结缔组织少及外弹力层缺失的特点。长期高血压可使脑细小动脉发生玻璃样变性、纤维素样坏死，甚至形成微动脉瘤或夹层动脉瘤，在此基础上血压骤然升高时易导致血管破裂出血。豆纹动脉和旁正中动脉等深穿支动脉，自脑底部的动脉直角发出，承受压力较高的血流冲击，易导致血管破裂出血，故又称出血动脉。非高血压性脑出血，由于其病因不同，故发病机制各异。

课堂互动

脑出血主要诱因有哪些？

知识链接

颅内动脉瘤分型

依据颅内动脉瘤的不同特点，可将其分为不同类型，具体如下。

1. 根据发生部位可分为：颈眼动脉瘤、后交通动脉瘤、前交通动脉瘤等。

2. 根据病因分为：原发性动脉瘤、炎性动脉瘤或假性动脉瘤等。

3. 根据大小不同分为：小型动脉瘤（<1cm）、中型动脉瘤（1～2cm）、巨大型动脉瘤（>2cm），标准并非固定不变。

二、临床表现

（一）一般表现

ICH 常见于50岁以上患者，男性稍多于女性，寒冷季节发病率较高，多有高血压病史。多在情绪激动或活动中突然发病，发病后病情常于数分钟至数小时内达到高峰。少数也可在安静状态下发病。前驱症状一般不明显。ICH 患者发病后多有血压明显升高。由于颅内压升高，常有头痛、呕吐和不同程度的意识障碍，如嗜睡或昏迷等。

（二）限性定位表现

取决于出血量和出血部位。

1. 基底核区出血

（1）壳核出血　最常见，占 ICH 病例的50%～60%，系豆纹动脉尤其是其外侧支破裂所致，可分为局限型（血肿仅局限于壳核内）和扩延型。常有病灶对侧偏瘫、偏身感觉缺失和同向性偏盲，还可出现双眼球向病灶对侧同向凝视不能，优势半球受累可有失语。

（2）丘脑出血　占 ICH 病例的10%～15%，系丘脑膝状体动脉和丘脑穿通动脉破裂所致，可分为局限型（血肿仅局限于丘脑）和扩延型。常有对侧偏瘫、偏身感觉障碍，通常感觉障碍重于运动障碍。深浅感觉均受累，而深感觉障碍更明显。可有特征性眼征，如上视不能或凝视鼻尖、眼球偏斜或分离性斜视、眼球会聚障碍和无反应性小瞳孔等。小量丘脑出血致丘脑中间腹侧核受累可出现运动性震颤和帕金森综合征样表现；累及丘脑底核或纹状体可呈偏身舞蹈－投掷样运动；优势侧丘脑出血可出现丘脑性失语、精神障碍、认知障碍和人格改变等。

(3) 尾状核头出血　较少见，多由高血压动脉硬化和血管畸形破裂所致，一般出血量不大，多经侧脑室前角破入脑室。常有头痛、呕吐、颈强直、精神症状，神经系统功能缺损症状并不多见，故临床酷似蛛网膜下腔出血。

2. 脑叶出血　占脑出血的5% ~10%，常由脑动静脉畸形、血管淀粉样病变、血液病等所致。出血以顶叶最常见，其次为颞叶、枕叶、额叶，也有多发脑叶出血的病例。如额叶出血可有偏瘫、尿便障碍、Broca失语、摸索和强握反射等，颞叶出血可有 Wernicke 失语、精神症状、对侧上象限盲、癫痫；枕叶出血可有视野缺损；顶叶出血可有偏身感觉障碍、轻偏瘫、对侧下象限盲，非优势半球受累可有构象障碍。

3. 脑干出血

(1) 脑桥出血　约占脑出血的10%，多由基底动脉脑桥支破裂所致，出血灶多位于脑桥基底部与被盖部之间。大量出血（血肿 >5ml）累及双侧被盖部和基底部，常破入第四脑室，患者迅即出现昏迷、双侧针尖样瞳孔、呕吐咖啡样胃内容物、中枢性高热、中枢性呼吸障碍、眼球浮动、四肢瘫痪和去大脑强直发作等。小量出血可无意识障碍，表现为交叉性瘫痪和共济失调性偏瘫，两眼向病灶侧凝视麻痹或核间性眼肌麻痹。

(2) 中脑出血　少见，常有头痛、呕吐和意识障碍，轻症表现为一侧或双侧动眼神经不全麻痹、眼球不同轴、同侧肢体共济失调，也可表现为 Weber 或 Benedikt 综合征；重症表现为深昏迷，四肢弛缓性瘫痪，可迅速死亡。

(3) 延髓出血　更为少见，临床表现为突然意识障碍，影响生命体征，如呼吸、心率、血压改变，继而死亡。轻症患者可表现不典型的 Wallenberg 综合征。

4. 小脑出血　占脑出血的 10%，多由小脑上动脉分支破裂所致。常有头痛、呕吐，眩晕和共济失调，起病突然，可伴有枕部疼痛。出血量较少者，主要表现为小脑受损症状，如患侧共济失调、眼震和小脑语言等，多无瘫痪；出血量较多者，尤其是小脑蚓部出血，病情迅速进展，发病时或病后 12 ~24 小时内出现昏迷及脑干受压征象，双侧瞳孔缩小至针尖样、呼吸不规则等。暴发型则常突然昏迷，在数小时内迅速死亡。

5. 脑室出血　占脑出血的3% ~5%，分为原发性和继发性脑室出血。原发性脑室出血多由脉络丛血管或室管膜下动脉破裂出血所致，继发性脑室出血是指脑实质出血破入脑室。常有头痛、呕吐，严重者出现意识障碍如深昏迷、脑膜刺激征、针尖样瞳孔、眼球分离斜视或浮动、四肢弛缓性瘫痪及去脑强直发作、高热、呼吸不规则、脉搏和血压不稳定等症状。临床上易误诊为蛛网膜下腔出血。

课堂互动

1. 脑出血与脑梗死的鉴别?
2. 脑出血病情严重程度与哪些因素相关?

三、辅助检查

（一）CT 和 CTA 检查

颅脑 CT 扫描是诊断 ICH 的首选方法，可清楚显示出血部位、出血量大小、血肿形态、是否破入脑室以及血肿周围有无低密度水肿带和占位效应等。

（二）MRI 和 MRA 检查

对发现结构异常，明确脑出血的病因很有帮助。MRI 对检出脑干和小脑的出血灶和监测脑出血的演进过程优于 CT 扫描，对急性脑出血诊断不及 CT。

（三）脑脊液检查

脑出血患者一般无需进行腰椎穿刺检查，以免诱发脑疝形成，如需排除颅内感染和蛛网膜下腔出血，可谨慎进行。

（四）DSA

脑出血患者一般不需要进行 DSA 检查，除非疑有血管畸形、血管炎或 moyamoya 病又需外科手术或血管介入治疗时才考虑进行。DSA 可清楚显示异常血管和造影剂外漏的破裂血管及部位。

四、诊断与鉴别诊断

（一）诊断

中老年患者在活动中或情绪激动时突然发病，迅速出现局灶性神经功能缺损症状以及头痛、呕吐等颅内高压症状应考虑脑出血的可能，结合头颅 CT 检查，可以迅速明确诊断。

（二）鉴别诊断

1. 首先应与其他类型的脑血管疾病如急性脑梗死、蛛网膜下腔出血等相鉴别。

2. 对发病突然、迅速昏迷且局灶体征不明显者，应注意与引起昏迷的全身性疾病如中毒（乙醇中毒、镇静催眠药物中毒、一氧化碳中毒）、代谢性疾病（低血糖、肝性脑病、肺性脑病和尿毒症等）相鉴别。

3. 有外伤史者应与外伤性颅内血肿相鉴别。

五、治疗

治疗原则为安静卧床、脱水降颅压、调整血压、防治继续出血、加强护理防治并发症，以挽救生命，降低死亡率、残疾率和减少复发。

（一）内科治疗

1. 一般处理　一般应卧床休息 2～4 周，保持安静，避免情绪激动和血压升高。有意识障碍、消化道出血者宜禁食 24～48 小时，必要时应排空胃内容物。注意水、电解质平衡，预防吸入性肺炎和早期积极控制感染。明显头痛、过度烦躁不安者，可酌情适当给予镇静止痛剂；便秘者可选用缓泻剂。

2. 降低颅内压　脑水肿可使颅内压增高，并致脑疝形成，是影响脑出血死亡率及功能恢复的主要因素。积极控制脑水肿、降低颅内压（intracranial pressure，ICP）是脑出血急性期治疗的重要环节。不建议应用激素治疗减轻脑水肿。

3. 调整血压　一般认为 ICH 患者血压升高是机体针对 ICP 为保证脑组织血供的一种血管自动调节反应，随着 ICP 的下降血压也会下降，因此降低血压应首先以进行脱水降颅压治疗为基础。但如果血压过高，又会增加再出血的风险，因此需要控制血压。调控血压时应考虑患者的年龄、有无高血压史、有无颅内高压、出血原因及发病时间等因素。

一般来说，当收缩压 >200mmHg 或平均动脉压 >150mmHg 时，要用持续静脉降压药物积极降低血压；当收缩压 >180mmHg 或平均动脉压 >130mmHg 时，如果同时有疑似颅内压增高的证据，要考虑监测颅内压，可用间断或持续静脉降压药物来降低血压，但要保证脑灌注压 >60mmHg；如果没有颅内压增高的证据，降压目标则为 160/90mmHg 或平均动脉压 110mmHg。在没有急性降压禁忌证情况下，部分患者根据情况收缩压降压至 140mmHg 可能是安全的，并可改善患者功能预后。降血压不能过快，要加强监测，防止因血压下降过快引起脑低灌注。脑出血恢复期应积极控制高血压，尽量将血压控制在正常范围内。

4. 止血治疗　止血药物如氨基己酸、氨甲苯酸、巴曲酶等对高血压动脉硬化性出血的作用不大。如果有凝血功能障碍，可针对性给予止血药物治疗，例如肝素治疗并发的脑出血可用鱼精蛋白中和，华法林治疗并发的脑出血可用维生素 K 拮抗。

5. 亚低温治疗　是脑出血的辅助治疗方法，可能有一定效果，可在临床当中试用。

6. 其他　抗利尿激素分泌异常综合征，又称稀释性低钠血症，可发生于约 10% 的 ICH 患者。因经尿排钠增多，血钠降低，从而加重脑水肿。应限制水摄入量在 800～1000ml/d，补钠 9～12g/d。脑耗盐综合征系因心钠素分泌过高所致的低钠血症，治疗时应输液补钠。低钠血症宜缓慢纠正，否则可导致脑桥中央髓鞘溶解症。中枢性高热大多采用物理降温，有学者提出可用多巴胺能受体激动剂如溴隐亭进行治疗。下肢深静脉血栓形成高危患者，一般在ICH出血停止、病情稳定和血压控制良好的情况下，可给予小剂量的低分子肝素进行预防性抗凝治疗。

（二）外科治疗

严重脑出血危及患者生命时内科治疗通常无效，外科治疗则有可能挽救生命。主要手术方法包括：去骨瓣减压术、小骨窗开颅血肿清除术、钻孔血肿抽吸术和脑室穿刺引流术等。一般认为手术宜在早期（发病后6～24小时内）进行。通常下列情况需要考虑手术治疗：①基底核区中等量以上出血（壳核出血≥30ml，丘脑出血≥15ml）；②小脑出血≥10ml或直径≥3cm，或合并明显脑积水；③重症脑室出血（脑室铸型）；④合并脑血管畸形、动脉瘤等血管病变。

（三）康复治疗

脑出血后，只要患者的生命体征平稳、病情不再进展，宜尽早进行康复治疗。早期分阶段综合康复治疗对恢复患者的神经功能、提高生活质量有益。

六、预后

与脑出血部位、出血量及是否有合并症有关。

第五节　蛛网膜下腔出血

微课　PPT

案例解析

【案例】患者，男性，29岁，入院前1小时工地作业中出现爆炸样头痛，呕吐，家属立即送当地医院。查体：BP 135/87mmHg，神志清楚，双侧瞳孔等大等圆，直径3mm，对光放射灵敏，四肢肌力5级，双侧巴宾斯基征阴性，颈部稍抵抗。辅助检查：头颅CT示：右侧侧裂池及环池可见异常高密度影。

【问题】如何考虑该患者的诊断？

【解析】患者青年男性，活动中突然发生的剧烈头痛、呕吐、脑膜刺激征阳性及头颅CT相应改变可诊断为蛛网膜下腔出血。

蛛网膜下腔出血（subarachnoid hemorrhage，SAH）是指脑底部或脑表面血管破裂后，血液流入蛛网膜下腔引起相应临床症状的一种脑卒中，又称为原发性蛛网膜下腔出血。继发性蛛网膜下腔出血指脑实质内出血、脑室出血、硬膜外或硬膜下血管破裂血液流入蛛网膜下腔者。本节内容仅叙述原发性蛛网膜下腔出血。蛛网膜下腔出血占所有脑卒中的5%～10%，年发病率为（6～20）/10万。

一、病因与发病机制

1. 颅内动脉瘤　是最常见的病因（占75%～80%）。其中囊性动脉瘤占绝大多数，还可见高血压、动脉粥样硬化所致梭形动脉瘤、夹层动脉瘤及感染所致的真菌性动脉瘤等。囊性动脉瘤可能与遗传和先天性发育缺陷有关。

2. 血管畸形　约占SAH病因的10%，其中动静脉畸形（AVM）占血管畸形的80%。其是发育异常形成的畸形血管团，血管壁薄弱处于破裂临界状态，激动或不明显诱因可导致破裂。

3. 其他　如moyamoya病（占儿童SAH的20%）、颅内肿瘤、垂体卒中、血液系统疾病、颅内静脉系统血栓和抗凝治疗并发症等。此外，约10%患者病因不明。

课堂互动

自发性蛛网膜下腔出血的病因主要有哪些?

二、临床表现

（一）性别、年龄

各年龄段男女均可发病，青壮年更常见，女性多于男性。

（二）起病情况

突然起病，以数秒或数分钟速度发生的头痛是常见的起病方式。患者常能清楚地描述发病时间和情景。情绪激动，剧烈运动，如用力、咳嗽、排便、性生活等是常见的发病诱因。

（三）临床表现

突然发生剧烈头痛，呈胀痛或爆裂样疼痛，难以忍受。可为局限性或全头痛，有时上颈段也可出现疼痛，持续不能缓解或进行性加重；多伴有恶心、呕吐；可有意识障碍或烦躁、谵妄、幻觉等精神症状；少数出现部分性或全面性癫痫发作；也可以头晕、眩晕等症状起病。

发病数小时后可见脑膜刺激征（颈强直、Kernig征、Brudzinski征）阳性，部分患者眼底镜检查可发现玻璃体膜下出血、视乳头水肿或视网膜出血，少数可出现局灶性神经功能缺损体征如动眼神经麻痹、轻偏瘫、失语或感觉障碍等。

部分患者，特别是老年患者头痛、脑膜刺激征等临床表现常不典型，精神症状可较明显。原发性中脑周围出血患者症状较轻，CT表现为中脑或脑桥周围脑池积血，血管造影未发现动脉瘤或其他异常，一般不发生再出血或迟发性血管痉挛等情况，临床预后良好。

（四）主要并发症

本病常见的并发症为再出血、脑血管痉挛、脑积水等。

1. 再出血　是一种严重的并发症。再出血的病死率约为50%。发病后24小时内再出血的风险最大，以后4周内再出血的风险均较高。累计再出血率于病后14天为20%～25%，1个月时为30%，6个月时为40%，以后每年为2%～4%。临床表现为：在病情稳定或好转的情况下，突然发生剧烈头痛、恶心呕吐、意识障碍加深、抽搐、原有症状和体征加重或重新出现等。确诊主要根据上述临床表现、CT显示原有出血的增加或腰椎穿刺脑脊液含血量增多等。入院时昏迷、高龄、女性及收缩压超过170mmHg的患者再出血的风险较大。

2. 脑血管痉挛　20%～30%的SAH患者出现脑血管痉挛，引起迟发性缺血性损伤，可继发脑梗死。血管痉挛一般于蛛网膜下腔出血后3～5天开始，5～14天为高峰期，2～4周后逐渐减少。缺血症状的发生与初期CT显示脑池积血的量有关。临床表现为意识改变、局灶性神经功能损害体征（如偏瘫）或两者均有。动脉瘤附近脑组织损害的症状通常最严重。

3. 脑积水　15%～20%的患者可出现急性梗阻性脑积水，多发生于出血后1周内，因蛛网膜下腔和脑室内血凝块堵塞脑脊液循环通路所致。有学者报道，SAH急性期CT显示脑室扩大的患者达35%～70%。轻者表现为嗜睡、精神运动迟缓和近记忆损害，重者出现头痛、呕吐、意识障碍等。急性梗阻性脑积水大部分可因出血被吸收而好转，仅3%～5%的患者在SAH后遗留交通性脑积水，表现为精神障碍或痴呆、步态异常和尿失禁，脑脊液压力正常，故也称为正常颅压脑积水。头颅CT或MRI显示脑室扩大。

4. 其他　SAH后，5%～10%的患者出现癫痫发作，其中2/3发生于1个月内，其余发生于1年内。

5%～30%的患者出现低钠血症。主要由抗利尿激素分泌改变和游离水潴留引起。少数严重患者因丘脑下部损伤可出现神经源性心功能障碍和肺水肿，与儿茶酚胺水平波动和交感神经功能紊乱有关。

课堂互动

1. 脑出血与蛛网膜下腔出血如何鉴别？
2. 自发性蛛网膜下腔出血的主要并发症有哪些？

三、辅助检查

（一）头颅 CT

是诊断 SAH 的首选方法，CT 对蛛网膜下腔出血诊断的敏感性在 24 小时内为 90%～95%，3 天为 80%，1 周为 50%。但出血量较少时，CT 扫描显示不清。

（二）头颅 MRI

当病后数天 CT 的敏感性降低时，MRI 可发挥较大作用。由于血红蛋白分解产物如去氧血红蛋白和正铁血红蛋白的顺磁效应，4 天后，T1 像能清楚地显示外渗的血液。T1 像血液的高信号表现可持续至少 2 周，在 FLAIR 像则持续更长时间。

（三）脑脊液检查

CT 检查已确诊者，腰椎穿刺不作为常规检查。但如果出血量少或距起病时间较长，CT 检查无阳性发现时，临床疑为蛛网膜下腔出血而且病情允许时，则需行腰椎穿刺检查脑脊液（CSF）。

（四）脑血管造影

是确诊 SAH 病因特别是颅内动脉瘤最有价值的方法。

（五）CT 血管成像（CTA）和 MR 血管成像（MRA）

是无创性的脑血管显影方法，但敏感性和准确性不如 DSA。主要用于有动脉瘤家族史或有动脉瘤破裂先兆者的筛查、动脉瘤患者的随访以及急性期不能耐受 DSA 检查的患者。

（六）经颅多普勒（TCD）

可动态检测颅内主要动脉流速，发现脑血管痉挛倾向和痉挛程度。

四、诊断

根据突然发生的剧烈头痛、呕吐、脑膜刺激征阳性及头颅 CT 相应改变可诊断为蛛网膜下腔出血。如果 CT 未发现异常或没有条件进行 CT 检查时，可根据临床表现结合腰椎穿刺脑脊液呈均匀一致血性、压力增高等特点考虑蛛网膜下腔出血的诊断。

确定蛛网膜下腔出血的诊断后，应进一步进行病因诊断，例如安排脑血管造影、MRI 及血液等检查，以便进行病因治疗。

五、鉴别诊断

1. 蛛网膜下腔出血与其他脑卒中的鉴别　见表 10－3。

2. 蛛网膜下腔出血与脑膜炎相鉴别　结核性、真菌性、细菌性或病毒性脑膜炎均可出现头痛、呕吐和脑膜刺激征。尤其是 SAH 发病后 1～2 周，脑脊液黄变，白细胞增多，因吸收热体温可达 37～38℃，更应与脑膜炎，特别是结核性脑膜炎相鉴别。根据脑膜炎发病一般不如 SAH 急骤，病初先有发热、脑脊液有相应的感染性表现、头颅 CT 无蛛网膜下腔出血表现等特点可以鉴别。

3. 其他　如偏头痛、颈椎疾病、鼻窦炎、酒精中毒、CO 中毒等由于部分症状与 SAH 类似，容易造成误诊。特别是某些老年 SAH 患者，头痛、呕吐不显著，以突发精神障碍为主要症状，临床工作中应予注意。

六、治疗

治疗目的是防治再出血、血管痉挛及脑积水等并发症，降低死亡率和致残率。

（一）一般处理及对症治疗

SAH 患者应作为急诊收入医院并进行密切监护，监测生命体征和神经系统体征变化。保持气道通畅，维持稳定的呼吸、循环系统功能。安静休息，避免情绪激动和用力（如咳嗽或用力大便），保持大便通畅。烦躁者可给予地西泮类药物镇静，镇痛、镇咳药物可用于有相应症状者。注意液体出入量平衡，纠正水、电解质紊乱。慎用阿司匹林等可能影响凝血功能的非甾体类消炎镇痛药物或吗啡、哌替尼等可能影响呼吸功能的药物。痫性发作时可以短期应用抗癫痫药物如地西泮、卡马西平或丙戊酸钠。

（二）降低颅内压

对有颅内压增高者，适当限制液体入量，防治低钠血症等有助于降低颅内压。临床常用脱水剂降颅压，可用甘露醇、呋塞米、甘油果糖，也可以酌情选用白蛋白。伴发体积较大的脑内血肿时，可手术清除血肿，降低颅内压以抢救生命。

（三）防治再出血

1. 安静休息　绝对卧床 4～6 周，减少探视，最好能保持环境安静和避光。避免用力和情绪波动。及时应用镇静、镇痛、镇吐、镇咳等药物。

2. 调控血压　去除疼痛等诱因后，如果平均动脉压 > 120mmHg 或收缩压 > 180mmHg，可在密切监测血压下使用短效降压药物，保持血压稳定在正常或起病前水平。可选用钙离子通道阻滞剂、β 受体阻滞剂或 ACEI 类等。避免突然将血压降得太低。

3. 抗纤溶药物　为防止动脉瘤周围的血块溶解引起再出血，可酌情选用抗纤维蛋白溶解剂。①氨基己酸（EACA），初次剂量 4～6g，溶于 100ml 0.9% 氯化钠或 5% 葡萄糖液中，静脉滴注，15～30 分钟内完成；以后静滴 1g/h，维持 12～24 小时；之后 12～24g/d，持续 7～10 天，逐渐减量至 8g/d，共用 2～3 周。②氨甲苯酸，也称止血芳酸（PAMBA），0.1～0.2g 加入生理盐水或 5% 葡萄糖液 100ml 中，静脉滴注，每日 2～3 次，共用 2～3 周。应注意该类药物引起脑缺血性病变的可能性，一般与尼莫地平联合使用。

4. 外科手术　动脉瘤的消除是防止动脉瘤性 SAH 再出血最好的方法。诊断为蛛网膜下腔出血后，应请脑外科会诊，确定有无手术指征。可选择手术夹闭动脉瘤或介入栓塞动脉瘤。早期（3 天内）或晚期病情稳定后手术，何者更好，尚无充分的研究证据，目前多主张早期手术。临床常用 Hunt 和 Hess 分级法（表 10－4），对动脉瘤性蛛网膜下腔出血的临床状态进行分级以选择手术时机和判断预后。

表 10－4　Hunt 和 Hess 分级法

分类	标准
0 级	未破裂动脉瘤
Ⅰ级	无症状或轻微头痛
n 级	中至重度头痛、脑膜刺激征、脑神经麻痹
m 级	嗜睡、意识混乱、轻度局灶性神经体征
Ⅳ级	昏迷、中或重度偏瘫、有早期去脑强直或自主神经功能紊乱
Ⅴ级	深昏迷、去大脑强直、濒死状态

（四）防治脑血管痉挛

1. 维持血容量和血压　避免过度脱水。在动脉瘤处理后，血压偏低者，应首先去除诱因，如减少或停用脱水和降压药物；亦可予以胶体溶液（白蛋白、血浆等）扩容升压，必要时使用升压药物如多巴胺静脉滴注。血压偏高者给予降压治疗。3H 疗法即高血容量（hypervolemia）、升高血压（hypertension）和血液稀释（hemodilution）疗法在国外较多应用于治疗 SAH 后的脑血管痉挛。但应注意 3H 疗法的并发症包括颅内压升高诱发动脉瘤破裂、心脏负荷增加、电解质紊乱和肺水肿等。

2. 早期使用钙通道阻滞剂 常用尼莫地平静脉或口服使用，应注意其低血压等不良反应。

3. 早期手术 通过去除动脉瘤、移除血凝块，避免了血凝块释放致动脉痉挛的物质，从而防止脑动脉痉挛。

（五）防治脑积水

1. 药物治疗 轻度的急、慢性脑积水可药物治疗，给予乙酰唑胺 0.25g，每日 3 次，减少 CSF 分泌。还可选用甘露醇、呋塞米等药物。

2. 脑室穿刺 CSF 外引流术 CSF 外引流术适用于 SAH 后脑室积血扩张或形成铸型出现急性脑积水，经内科治疗后症状仍进行性加剧，伴有意识障碍者；或因年老，有心、肺、肾等内脏严重功能障碍，不能耐受开颅手术者。紧急脑室穿刺 CSF 外引流术可以降低颅内压、改善脑脊液循环、减少梗阻性脑积水和脑血管痉挛的发生，可使 50% ~80% 的患者临床症状改善。

3. CSF 分流术 慢性脑积水经内科治疗多数可以逆转。如果内科治疗无效、CT 或 MRI 显示脑室明显扩大者，可行脑室 - 心房或脑室 - 腹腔分流术，以免加重脑损害。

本章小结

本章主要讲述短暂性脑缺血发作、脑梗死、脑出血、脑栓塞和蛛网膜下腔出血的诊断、鉴别诊断和治疗原则等内容。短暂性脑缺血发作是由颅内动脉病变引起的一过性或短暂性、局灶性脑或视网膜功能障碍，临床症状一般持续 10 ~15 分钟，多在 1 小时内恢复，不超过 24 小时。不遗留神经功能缺损症状和体征，影像学（CT、MRI）检查无责任病灶。脑梗死又称缺血性脑卒中，是指因脑部血液循环障碍，缺血、缺氧所致的局限性脑组织的缺血性坏死或软化。脑梗死是卒中最常见类型，占 70% ~80%。当前国际广泛使用 TOAST 病因分型，TOAST 分型按病因分为 5 种类型：①大动脉粥样硬化型；②心源性栓塞型；③小动脉闭塞型；④其他病因型；⑤不明原因型。对缺血性脑卒中患者进行病因分型有助于判断预后、指导治疗和选择二级预防措施。脑出血是指非外伤性脑实质内出血，发病率为每年（60 ~80）/10 万，在我国占全部脑卒中的 20% ~30%。脑出血预后与脑出血部位、出血量和是否有合并症有关。蛛网膜下腔出血是指脑底部或脑表面血管破裂后，血液流入蛛网膜下腔引起相应临床症状的一种脑卒中，又称为原发性蛛网膜下腔出血，动脉瘤性 SAH 较非动脉瘤性 SAH 预后差。

练习题

题库

一、选择题

（一）A 型题（单项选择题）

1. 短暂性脑缺血发作临床症状一般持续多长时间（　　）。

A. 10 分钟以下　B. 10 ~20 分钟　C. 30 ~40 分钟　D. 1 小时

E. 2 小时

2. 脑出血首选的检查是（　　）。

A. 血常规　B. 头颅 X 线　C. 头颅 CT　D. 头颅 MRI

E. 脑血管造影

3. 脑卒中最强的不可控性单一危险因素是（　）。

A. 高血压　B. 高龄　C. 糖尿病　D. 心脏病

E. 吸烟

4. 下述疾病中起病最急的是（　）。

A. 脑血栓形成　B. TIA　C. 脑出血　D. 蛛网膜下腔出血

E. 脑栓塞

5. 下列关于脑梗死急性期药物治疗的说法，正确的是（　）。

A. 急性脑梗死的溶栓治疗时间窗是48小时

B. 血小板计数 $<100\times10^9/L$ 时应禁用溶栓药

C. 甘油果糖脱水作用较甘露醇强且快

D. 应在使用溶栓药的同时联合使用阿司匹林

E. 应在使用溶栓药的同时联合使用抗凝药

6. 阿司匹林用于短暂性脑缺血发作的抗栓治疗，建议服用剂量是（　）。

A. 5~25mg/d　B. 25~50mg/d　C. 50~75mg/d　D. 75~150mg/d

E. 150~300mg/d

7. 大脑半球出血的临床表现一般不包括（　）。

A. 冬春季多发　B. 急性起病　C. 头痛　D. 平衡障碍

8. 原发性蛛网膜下腔出血的诱因不包括（　）。

A. 情绪激动　B. 剧烈运动　C. 高血压　D. 咳嗽

E. 用力排便

9. 原发性蛛网膜下腔出血的常见病因为（　）。

A. 脑血管畸形　B. 高血压性动脉硬化　C. 颅内动脉瘤　D. 动脉炎

E. 颅内肿瘤

10. 出血性脑血管病的内科治疗不包括（　）。

A. 一般治疗　B. 手术治疗　C. 防治脑血管痉挛　D. 降低颅内压

E. 控制血压

（二）B型题（配伍选择题）

A. rt-PA　B. 华法林　C. 阿司匹林　D. 氯吡格雷

E. 阿托伐他汀

1. 心源性栓塞所致脑梗死二级预防选用药物（　）。

2. 脑梗死静脉溶栓选用药物（　）。

（三）X型题（多项选择题）

1. 短暂性脑缺血发作的特点（　）。

A. 持续时间短　B. 起病突然

C. 临床表现取决于受累血管的分布　D. 恢复完全，不遗留神经功能缺损体征

E. 多数病例就诊前有反复发作病史

2. TIA是卒中的高危因素，对其的药物治疗有（　）。

A. 抗胆碱能药　B. 抗血小板聚集药

C. 抗凝药　D. 溶栓治疗

E. 降纤药物

3. 缺血性脑卒中的病程可分为（　）。

A. 反应期　B. 急性期　C. 恢复期　D. 后恢复期

E. 后遗症期

4. 以下关于缺血性脑卒中分期治疗策略的叙述，正确的是（　　）。

A. 急性缺血性脑卒中的最佳溶栓治疗时间窗是3小时内

B. 腔隙性脑梗死主要改善脑循环，不宜脱水

C. 大、中梗死应用甘露醇、呋塞米等药物抗脑水肿、降颅压，防止脑疝形成

D. 恢复期与后遗症期进行心脑血管疾病的二级预防

E. 溶栓治疗时间窗内应用阿替普酶静脉溶栓可以显著减少患者死亡

5. 原发性蛛网膜下腔出血的临床表现有（　　）。

A. 恶心　　B. 呕吐　　C. 剧烈头痛　　D. 昏迷

E. 烦躁、谵妄

6. 以下关于出血性脑血管病的治疗，描述正确的有（　　）。

A. 昏迷患者可酌情应用抗菌药物预防感染

B. 脑出血不急于降血压，先应降颅内压

C. 降低颅内压首先以高渗脱水为主

D. 尽早使用止血药物

E. 蛛网膜下腔出血宜早期使用钙通道阻滞剂

7. 蛛网膜下腔出血的常见并发症有（　　）。

A. 再出血　　B. 脑血管痉挛　　C. 脑萎缩　　D. 脑积水

E. 脑疝

二、思考题

1. 患者，男，76岁，突发右侧肢体无力、言语含糊2小时。查体：BP 165/100mmHg，心率70次/分，神志清楚，右侧鼻唇沟浅，伸舌右偏，右侧肢体肌力1级，右侧肢体肌张力减低，右侧偏身针刺痛觉减退，右侧巴宾斯基征阳性。辅助检查：颅脑CT未见明显异常。

该患者诊断脑梗死，应首选的治疗药物是什么？

2. 患者，男，56岁，突发头痛、呕吐、左侧肢体无力3小时。查体：BP 175/100mmHg，心率60次/分，神志呈昏睡状态，右侧侧瞳孔3.5mm，对光反射迟钝，左侧瞳孔3mm，对光反射存在，右侧鼻唇沟浅，颈部抵抗，双侧克氏征（+），右侧肢体肌力坠落试验（+），右侧巴宾斯基征（+）。辅助检查：颅脑CT：右侧基底节区高密度灶3cm×4cm。

该患者诊断脑出血，应首选的治疗药物是什么？

（刘昌云）

第三篇

外科疾病

第十一章

外科基本问题

学习导引

知识要求

1. 掌握 无菌术的概念，手术进行中的无菌原则；各型缺水的诊断，低钾血症和高钾血症的诊断和治疗，代谢性酸中毒的诊断和治疗；休克的概念、临床表现、诊断和治疗要点；脓毒症的概念，全身感染的临床表现、诊断和治疗要点；肠外营养和肠内营养的适应证，肠外营养和肠内营养制剂；麻醉、全身麻醉、局部麻醉、蛛网膜下隙阻滞、硬脊膜外间隙阻滞的概念，全身麻醉的实施和维持。

2. 熟悉 手术器械、物品的灭菌、消毒法；各型缺水的病因、临床表现和治疗，低钾血症及高钾血症的病因和临床表现，代谢性碱中毒、呼吸性酸中毒、呼吸性碱中毒的诊断和治疗；休克的病理生理和一般监测；疖、痈、急性蜂窝织炎的病因、病理、临床表现、诊断和防治，全身性感染的病因、实验室检查；肠外营养和肠内营养的并发症及防治；全身麻醉药，常用局麻药，局麻方法，气管内插管术，麻醉期间的监测管理。

3. 了解 手术人员和患者手术区域的准备，手术室的管理；代谢性酸中毒、代谢性碱中毒、呼吸性酸中毒、呼吸性碱中毒的病因和临床表现；休克的分类，休克的特殊监测；甲沟炎临床表现、诊断及治疗；肠外营养液的配制，肠外营养和肠内营养途径选择，肠外营养液和肠内营养的输注；麻醉机的基本结构和应用，局麻药的不良反应，椎管内麻醉的解剖基础，椎管内麻醉的机制及生理。

能力要求

通过本章的学习培养由基础医学向临床医学过渡的能力。

第一节 无 菌 术

PPT

课堂互动

1. 芽孢是一种细菌吗？
2. 纯酒精能用于消毒吗？

无菌术（asepsis）是临床医学的一个基本操作规范。人体和周围环境普遍存在着各种微生物。在手术、穿刺、插管、注射及换药等过程中，必须采取一系列严格措施，防止微生物通过接触、空气或飞沫进入伤口或组织，以免引起感染。无菌术就是针对微生物及感染途径所采取的一系列操作规范。灭菌（sterilization）是指杀灭一切活的微生物，包括芽孢。消毒（disinfection）则是指杀灭病原微生物和其他有害微生物，但并不要求清除或杀灭所有微生物。从临床角度，无论灭菌或消毒，都必须杀灭所有致病微生物，达到临床无菌术的要求。通常对应用于手术区域或伤口的物品按灭菌要求处理，即预先用物理或化学方法把相关物品上所有的微生物彻底消灭掉；患者皮肤、手术人员手臂、某些特殊手术器械、手术室内空气等按消毒标准进行处理，去除有害微生物。无菌术内容不仅涉及各种灭菌和消毒方法，相关操作规则及管理制度也非常重要。医务人员在医疗护理操作过程中，需遵循一套操作规程，保持无菌物品、无菌区域不被污染，防止病原微生物侵入人体。所有医护人员都必须自觉遵守、严格执行这些规则及制度，确保无菌术的实施。

一、物品的灭菌、消毒法

（一）高压蒸汽法

高压蒸汽灭菌是目前医院内应用最多的灭菌法，效果可靠。高压蒸汽灭菌器分为下排气式和预真空式两种，参数见下表（表 11－1）。当蒸汽压力达到 104.0～137.3kPa，温度可达 121～126℃，维持 30 分钟，即能杀灭包括细菌芽孢在内的一切微生物。高压蒸汽灭菌法用于能耐高温的物品。高压蒸汽法适用于大多数医用物品的灭菌，包括手术器械、消毒衣巾及布类敷料等。

表 11－1　压力蒸汽灭菌器灭菌参数

设备类别	物品类别	温度	所需最短时间	压力
下排气式	敷料	121℃	30 分钟	102.9kPa
	器械	121℃	20 分钟	102.9kPa
预真空	器械、敷料	132～134℃	4 分钟	205.8kPa

（二）煮沸法

此法适用于金属器械、玻璃制品及橡胶类物品。在水中煮沸至 100℃并持续 15～20 分钟，一般细菌即可被杀灭，但带芽孢的细菌至少需煮沸 1 小时才能被杀灭。

（三）干热灭菌法

适用于耐热、不耐湿且蒸汽或气体不能穿透的物品灭菌。如玻璃、粉剂、油剂等物品的灭菌。干热温度达到 160℃，最短灭菌时间为 2 小时，170℃为 1 小时，180℃为 30 分钟。

（四）药液浸泡法

锐利手术器械、内镜等还可以采用化学药液浸泡达到消毒目的。目前临床上大多采用 2% 中性戊二醛作为浸泡液，30 分钟达到消毒效果，灭菌时间为 10 小时。用于消毒的其他浸泡液还有 10% 甲醛溶液、70% 酒精溶液、1：1000 苯扎溴铵溶液和 1：1000 氯己定溶液等。

（五）化学气体灭菌法

这类方法适用于不耐高温、湿热的医疗材料灭菌，如电子仪器、光学仪器、内镜及其专用器械、心导管、导尿管及其他橡胶制品等。目前主要采用环氧乙烷气体灭菌法、过氧化氢等离子体低温灭菌法和甲醛蒸气灭菌法等。

（六）电离辐射法

属于工业化灭菌法，主要应用于无菌医疗耗材（如一次性注射器、丝线）和某些药品，常用 ^{60}Co 释放的 γ 射线或者加速器产生的电子射线起到灭菌作用。

二、手术人员和患者手术区域的准备

（一）手术人员的术前准备

手术人员需要按照一定规程进行术前准备，以保证手术在无菌条件下进行。

1. 一般准备　手术人员进入手术室后，先要换穿手术室准备的清洁鞋和衣裤，戴好帽子和口罩。帽子要盖住全部头发，口罩要盖住鼻孔。剪短指甲，并去除甲缘下积垢。手或臂部有破损或有化脓性感染时，不能参加手术。

2. 外科手消毒 包括清洁和消毒两个步骤。先用皂液或洗手液，按“七步洗手法”彻底清洗手臂，去除表面各种污渍，然后用消毒剂做皮肤消毒。外科手消毒最常用的刷洗法，按一定顺序刷洗手臂 3 分钟，可达到外科手消毒标准。传统的手臂消毒法有肥皂水刷洗、乙醇浸泡法，需要 15 分钟才能完成，现在已很少使用。新型手消毒剂的出现使消毒过程逐渐简化。

3. 穿无菌手术衣和戴手套的方法 手臂消毒完成后，需要按无菌术的要求，穿无菌手术衣，戴无菌手套。

（二）患者手术区的准备

除局部麻醉外，手术前皮肤消毒应在麻醉后进行。消毒规范：涂擦消毒剂时，应由手术区中心部向四周涂擦。如为感染部位手术或为肛门区手术，则应从手术区外周涂向感染处或会阴肛门处。已经接触污染部位的药液纱布，不应再返擦清洁处。②手术区皮肤消毒范围要包括手术切口周围 15cm 的区域。如切口有延长的可能，应相应扩大皮肤消毒范围。

手术区消毒后，需铺设无菌巾单，目的是遮盖除显露手术切口所必需的最小皮肤区以外的非手术区，尽量减少手术中污染，为手术操作提供充分的无菌平面。除手术切开部位外，手术切口周围必须覆盖四层或四层以上无菌巾。铺巾原则是：先铺相对不洁区（如下腹部、会阴部），最后铺靠近操作者的一侧，并用布巾钳将交角夹住，以防移动。无菌巾铺设完成，不可随便移动，如果位置不准确，只能由手术区向外移，不能由外向内移动。

三、手术进行中的无菌原则

在手术开始之际，手术器械物品均已灭菌消毒，手术人员完成手臂消毒、穿手术衣、戴手套，患者手术区也已消毒并覆盖无菌巾单。这一切已为手术提供了一个无菌操作的环境。但是在手术过程中，如果没有一定的规章制度来保持这种无菌环境，则已经灭菌和消毒的物品或手术区域很有可能受到污染，以致引发伤口甚至深部感染。所有参加手术的人员都应该认真执行以下无菌操作规则。

1. 手术人员穿手术衣和戴手套后，个人的无菌空间为肩部以下、腰部以上的身前区（至腋中线）、双侧手臂。手不能接触背部、腰部以下和肩部以上部位，这些区域属于有菌地带；同样，也不要接触手术台边缘以下的布单。如发生意外污染，需要立即更换或重新消毒。

2. 不可在手术人员背后传递手术器械及用品，坠落到无菌巾或手术台边以外的器械、物品，按污染处理，不准拾回再用。

3. 手术中如果手套破损或接触到有菌的地方，应更换无菌手套。如果前臂或肘部触碰到有菌的地方，应更换无菌手术衣或加套无菌袖套。如果无菌巾、布单等已被浸湿，其无菌隔离作用已不再完整，应加盖干的无菌布单。

4. 在手术过程中，同侧手术人员如需调换位置，一人应先退一步，背对背转身到达另一位置，以防触及对方背部非无菌区。

5. 术前清点器械、敷料。手术结束时，检查胸、腹等体腔，待核对器械、敷料数无误后，才能关闭切口。

6. 切口边缘应以无菌大纱布垫遮盖。例如腹部手术在进腹后将无菌巾与腹膜缝合，保护腹壁切口。现已有工业化生产的切口保护装置问世，开腹后将切口保护器置入腹腔，其无菌薄膜外翻后即可覆盖整个切口，对切口有良好的保护作用。

7. 做皮肤切口以及缝合皮肤之前，需用 70% 酒精再涂擦消毒皮肤一次。

8. 切开空腔脏器前，要先用纱布垫保护周围组织，以防止或减少污染。

9. 参观手术人员不能太多，应与手术人员和无菌器械台保持 30cm 以上距离，并尽量减少在手术间走动。

10. 术中不应开窗通风或用电扇，室内空调机风口不能吹向手术台。

11. 所有参加手术人员必须严格遵守无菌制度，人人应对无菌原则保持高度的责任感。对于可疑被污染的物品，一概按污染处理。

12. 特殊感染手术后，手术室的消毒方法（铜绿假单胞菌、破伤风杆菌、乙肝病毒）。

（1）铜绿假单胞菌　先用乳酸进行空气消毒，1～2小时后进行扫除，用1∶1000苯扎溴铵溶液擦洗室内用品后，开窗通风1小时。

（2）破伤风杆菌　用40%甲醛溶液消毒手术室（按每立方米甲醛溶液2ml和高锰酸钾1g），12小时后开窗通风。

（3）乙肝病毒　可喷洒0.1%次氯酸钠水溶液，30分钟后清扫和清拭；或可用5%碘伏清拭；或用紫外线消毒手术室空气。

四、手术室的管理

手术室需要有严格的管理制度以保证其环境洁净。相关制度包括消毒、卫生制度，灭菌消毒物品的保存和监测，以及特殊感染患者所用器械物品的处理等。

知识拓展

电离辐射灭菌

电离辐射灭菌是指利用丙种（γ）射线或高能量电子束（阴极射线）进行的灭菌，是一种适用于忌热物品的常温灭菌方法，又称之为“冷”灭菌。该灭菌方法不使物品升温，穿透力强，操作简便，成本低。适用于忌热物品的灭菌，如一次性医疗塑料物品、精密器械、生物制品、药品、食品等。

第二节　外科患者的体液失调

PPT

人体新陈代谢在体液环境中进行，疾病和外界环境变化常引起水、电解质及酸碱平衡异常，从而导致体液容量、分布、电解质浓度变化以及酸碱平衡失调，这些失调若得不到及时纠正，常会引起严重后果，甚至危及生命。

一、脱水

脱水（dehydration）是指人体由于饮水不足或消耗、丢失大量水而无法及时补充，导致细胞外液减少而引起新陈代谢障碍的一组临床综合征。脱水常伴有血钠和渗透压变化，根据其伴有的血钠和渗透压变化，脱水分为等渗性脱水、低渗性脱水和高渗性脱水。

（一）等渗性脱水

等渗性脱水（isotonic dehydration）即细胞外液减少而血钠正常，其特点是水钠成比例丢失，血容量减少，但血清Na^+浓度和血浆渗透压仍在正常范围内。

1. 病因　任何等渗性液体大量丢失所造成的血容量减少，短时间内均属等渗性脱水。临床上常见病因有：①消化液急性丧失，如肠外瘘、大量呕吐、腹泻等；②体液丧失在感染区或软组织内，如腹腔内或腹膜后感染、肠梗阻等；③大量抽放胸水、腹水，大面积烧伤等。等渗性脱水如不及时处置，患者可以通过不显性蒸发或呼吸等途径不断丢失水分而转变成高渗性脱水。如果补充过多低渗液体则可转变为低渗性脱水和低钠血症。

2. 临床表现 临床症状有恶心、厌食、乏力、少尿等，但不口渴。体征包括：舌干燥，眼窝凹陷，皮肤干燥、松弛等。若在短期内体液丧失量达到体重的5%，即丧失25%细胞外液，患者则会出现脉搏细速、肢端湿冷、血压不稳定或下降等血容量不足之症状。当体液继续丧失达体重的6%～7%时（相当于丧失细胞外液的30%～35%），则出现更严重的休克表现。

3. 诊断 多数患者有消化液或其他体液大量丧失的病史，失液量越大、失液持续时间越长则症状越明显。因此，依据病史和临床表现常可确定诊断。实验室检查可发现血液浓缩现象，包括红细胞计数、血红蛋白量和血细胞比容均明显增高。血清 Na^+、Cl^- 等一般无明显降低，尿比重增高，动脉血血气分析可判别是否有酸、碱平衡失调存在。

4. 治疗 原发病治疗十分重要，若能消除病因，则脱水将很容易纠正。等渗性脱水治疗可静脉输注平衡盐溶液或等渗盐水，使血容量得到尽快补充。对已有脉搏细速和血压下降等血容量不足表现者，需从静脉快速输注以恢复其血容量。另外，静脉快速输注上述液体时必须监测心脏功能，包括心率、中心静脉压或肺动脉楔压等。

（二）低渗性脱水

低渗性脱水（hypotonic dehydration）即细胞外液减少合并低血钠，特点是失钠多于失水，血清 Na^+ 浓度 <135mmol/L，血浆渗透压 <280mOsm/L，伴有细胞外液量减少。

1. 病因 ①大量消化液丢失而只补充水，这是最常见原因。如大量呕吐、长期胃肠减压引流导致大量含 Na^+ 消化液丢失而只补充水或仅输注葡萄糖溶液。②液体在第三间隙集聚：如腹膜炎、胰腺炎形成大量腹水，肠梗阻导致大量肠液在肠腔内集聚，胸膜炎形成大量胸水等。③长期连续应用排钠利尿剂如呋塞米、依他尼酸（利尿酸）、噻嗪类等。肾上腺功能不全，醛固酮分泌不足，肾小管对 Na^+ 重吸收减少。此外，肾实质性疾病或肾小管中毒等均可引起 Na^+ 排出增加。④经皮肤丢失：如大量出汗、大面积烧伤等均可导致体液和 Na^+ 大量丢失，若只补充水则可造成低渗性脱水。

2. 临床表现 低渗性脱水的临床表现随缺钠程度而不同。一般均无口渴感，常见症状有恶心、呕吐、头晕、视觉模糊、软弱无力、起立时容易晕倒等。当循环血量明显下降时，肾滤过量相应减少，以致体内代谢产物潴留，可出现神志淡漠、肌肉痉挛性疼痛、腱反射减弱、呼吸困难和昏迷等。

根据缺钠程度，低渗性脱水可分为三度：①轻度缺钠者血钠浓度在135mmol/L以下，患者感觉疲乏、头晕、手足麻木，尿 Na^+ 减少；②中度缺钠者血钠浓度在130mmol/L以下，患者除有上述症状外，尚有恶心、呕吐、脉搏细速，血压不稳定或下降，脉压变小，浅静脉萎陷，视力模糊，站立性晕倒，尿量少，尿中几乎不含钠和氯；③重度缺钠者血钠浓度在120mmol/L以下，患者神志不清，肌肉痉挛性抽痛，腱反射减弱或消失；出现木僵、呼吸困难甚至昏迷，常发生低血容量性休克。

3. 诊断 如患者有上述体液丢失病史和临床表现，可初步诊断为低渗性脱水。进一步检查包括：①尿液检查：尿比重常在1.010以下，尿 Na^+ 和 Cl^- 常明显减少。②血钠测定：血钠浓度 <135mmol/L，血钠浓度越低，病情越重。③红细胞计数、血红蛋白量、血细胞比容及血尿素氮值均增高。

4. 治疗 首先应积极处理致病原因。针对低渗性脱水时细胞外液缺钠多于缺水的血容量不足情况，应静脉输注含盐溶液或高渗盐水，以纠正细胞外液低渗状态和补充血容量。治疗原则是根据血钠降低速度、程度及症状进行，出现急性症状特别是有严重神经症状时必须处理。低渗性脱水补钠量可按下列公式计算：需补充钠量(mmol) = [血钠正常值(mmol/L) - 血钠测得值(mmol/L)] × 体重(kg) × 0.6(女性为0.5)。总输入量应分次完成，一般先补充缺钠量的一部分，以解除急性症状，然后再根据临床表现及血 Na^+、Cl^- 浓度、动脉血血气分析等指标完成剩余量。重度缺钠出现休克者，应先补足血容量，以改善微循环和组织器官灌注，可应用晶体液（复方乳酸氯化钠溶液、等渗盐水）、白蛋白及血浆等胶体溶液。输注高渗盐水时应严格控制滴速，每小时不应超过100～150ml，随后根据病情及血钠浓度再调整治疗方案。

（三）高渗性脱水

高渗性脱水（hypertonic dehydration）者体内总体钠是减少的，只不过失水多于失钠，故在纠正脱水过程中，应适当补充钠。

1. 病因 ①摄入水分不足，临床上多见于进食和饮水困难等情况，如食管癌致吞咽困难、重危患者给水不足等。②水丧失过多，如高热、大量出汗、甲状腺功能亢进及大面积烧伤，均可通过皮肤丢失大量低渗液体。③呕吐、腹泻及消化道引流等可导致等渗或含钠低的消化液丢失。④中枢性或肾性尿崩症时均可经肾排出大量低渗性尿液，使用大量脱水剂如甘露醇、葡萄糖等高渗溶液，以及昏迷患者鼻饲浓缩的高蛋白饮食，均可因为溶质性利尿而导致失水。⑤任何原因引起的过度通气，可经呼吸道黏膜不显性蒸发加强，丢失不含电解质的水分。

2. 临床表现　缺水程度不同，症状亦不同。可将高渗性脱水分为三度：①轻度缺水者除口渴外，无其他症状，缺水量为体重2%～4%；②中度缺水者有极度口渴、乏力、尿少、唇舌干燥、皮肤失去弹性、眼窝下陷、烦躁不安、肌张力增高、腱反射亢进等，缺水量为体重4%～6%；③重度缺水者除上述症状外，出现躁狂、幻觉、错乱、谵妄、抽搐、昏迷甚至死亡。缺水严重者有心动过速、体温上升、血压下降等症状。

3. 诊断　病史和临床表现有助于高渗性脱水诊断。实验室检查异常包括：①尿比重和尿渗透压高；②红细胞计数、血红蛋白量、血细胞比容轻度升高；③血清 Na^+ 浓度 >150mmol/L 或血浆渗透压 >310m0sm/L。

4. 治疗原则　积极治疗原发病，控制钠摄入，纠正细胞外液容量异常，若有液体持续丢失应予以持续性补充。严重症状性高钠血症通常分两个阶段治疗，首先快速纠正细胞外液容量缺乏以改善组织灌注、休克，然后再逐步纠正水缺乏，包括补充持续的水丢失。所需补充液体量应根据临床表现，估计丧失水量占体重百分比，然后按每丧失体重1%补液400～500ml计算，总补水量还应该包括不显性失水、尿和胃肠道失水量。能进食者可以口服，无法口服患者，可静脉输注5%葡萄糖溶液。纠正高渗性脱水速度不宜过快，一般不超过0.5～1.0mmol/(L·h)，以避免快速扩容导致脑水肿。治疗期间应监测全身情况及血钠浓度，酌情调整后续补给量。高渗性脱水者体内总体钠是减少的，只不过失水多于失钠，故在纠正脱水过程中，应适当补充钠。

二、体内钾异常

（一）低钾血症

血清钾浓度低于3.5mmol/L称为低钾血症（hypokalemia）。

1. 病因　低钾血症常见原因：①消化道梗阻、长期禁食、昏迷、神经性厌食等导致钾摄入不足；②严重呕吐、腹泻、持续胃肠减压、肠瘘等，从消化道途径丧失大量钾；③长期应用呋塞米或噻嗪类利尿剂，肾小管性酸中毒，急性肾衰竭多尿期，以及盐皮质激素过多使肾排出钾过多；④长期输注不含钾盐的液体，或肠外营养液中钾补充不足；⑤钾向组织内转移，见于大量输注葡萄糖和胰岛素，或代谢性、呼吸性碱中毒者。

2. 临床表现　最早的临床表现是肌无力，先是四肢软弱无力，以后可延及躯干和呼吸肌。还可有软瘫、腱反射减退或消失。患者有厌食、恶心、呕吐和腹胀、肠蠕动消失等肠麻痹表现。心脏受累主要表现为窦性心动过速、传导阻滞和节律异常。低钾血症典型心电图改变为早期出现ST段压低、T波降低、增宽或倒置，随后出现Q－T间期延长和U波，严重者出现P波幅度增高、QRS增宽、室上性或室性心动过速、房颤。

3. 诊断　根据详细的病史、临床表现以及实验室检查即可做出低钾血症的诊断，血清钾浓度低于3.5mmol/L有诊断意义，心电图检查可作为辅助性诊断手段。

4. 治疗　通过积极处理造成低钾血症的病因，较易纠正低钾血症。补钾主要是根据血清钾浓度、是否存在低钾的症状和体征以及是否有钾持续丢失而进行。轻度低钾血症者可鼓励其进食含钾丰富的食物，如橘子、香蕉、咖啡等，或以口服氯化钾为佳。无法进食的患者需经静脉补给，补钾量可参考血清钾浓度的降低程度，每天补钾40～80mmol。以每克氯化钾相等于13.4mmol钾计算，约每天补氯化钾3～6g。静脉补钾有浓度及速度限制，通常浓度为每升输液中含钾量不宜超过40mmol（相当于氯化钾3g），溶液应缓慢滴注，输注速度应控制在20mmol/h以下。如果含钾溶液输入过快，血清钾浓度可能在短期内快速增高，将有致命的危险。对于少数出现危及生命的严重低血钾、心律失常或瘫痪患者，可进行更高浓度和速度的补钾，需通过中心静脉并且应用输注泵给予，必须严密监测血清钾浓度、肌张力并进行持续性心电监护。必须指出的是，快速补钾仅限于极其严重、危及生命的低血钾患者，一旦危情纠正，应减慢补钾速度。对于伴有休克的患者，应先尽快恢复其血容量，待尿量超过40ml/h后再静脉补钾。值得注意的是，临床上补钾后血清钾浓度上升只是暂时的，因为大多数补充的钾将进入细胞内以补充细胞内钾缺失，因此补钾过程中应密切进行血清钾浓度监测。

（二）高钾血症

血清钾浓度高于5.5mmol/L称为高钾血症（hyperkalemia）。

1. 病因 高钾血症常见原因：①进入体内钾太多，如口服含钾药物或静脉输入过多钾，以及大量输入保存期较久的库存血等；②肾排钾功能减退，如急、慢性肾衰竭；应用保钾利尿剂如螺内酯、氨苯蝶啶等，以及盐皮质激素不足等；③细胞内钾的移出，如溶血、组织损伤（如挤压综合征），以及酸中毒等。

2. 临床表现 高钾血症时肌肉轻度震颤，手足感觉异常，肢体软弱无力，腱反射减退或消失，甚至出现延缓性麻痹。高钾血症可以引起窦性心动过缓、房室传导阻滞或快速性心律失常，最危险的是心室颤动或心搏骤停。高钾血症常有心电图异常变化，早期改变为T波高而尖，Q－T间期缩短，QRS波增宽伴幅度下降，P波波幅下降并逐渐消失。

3. 诊断 有引起高钾血症原因的患者，当出现无法用原发病解释的上述临床表现时，应考虑到有高钾血症的可能。血清钾浓度超过5.5mmol/L即可确诊，心电图有辅助诊断价值。

4. 治疗 高钾血症有导致患者心搏骤停的危险，因此一经诊断，应予积极治疗，首先应立即停用一切含钾药物或溶液。为降低血清钾浓度，可采取下列几项措施。

（1）促使K转入细胞内 ①10%葡萄糖酸钙溶液10～20ml稀释后缓慢静脉注射，该方法起效快但持续时间短；②5% $NaHCO_3$溶液250ml静脉滴注，既可增加血容量而稀释血清K^+，又能促使K^+移入细胞内或由尿排出，同时还有助于酸中毒的治疗；③10U胰岛素加入10%葡萄糖溶液300～500ml中静脉滴注，持续1小时通常可以降低血钾0.5～1.2mmol/L。

（2）利尿剂 常用袢利尿剂如呋塞米40～100mg或噻嗪类利尿剂，可促使钾从肾排出，但对肾功能障碍者疗效差。

（3）阳离子交换树脂 可用降钾树脂15g口服，每日2～3次，无法口服的患者可灌肠，经消化道排出钾离子。

（4）透析疗法 为最快速有效地降低血钾方法，有血液透析和腹膜透析两种，前者对钾的清除速度明显快于后者，可用于上述治疗仍无法降低血清钾浓度或者严重高钾血症患者。

知识链接

水中毒

水中毒又称稀释性低钠血症。临床上较少发生，系指机体的摄入水总量超过了排出水量，以致水分在体内潴留，引起血浆渗透压下降和循环血量增多。病因：各种原因所致的抗利尿激素分泌过多；肾功能不全排尿能力下降；机体摄入水分过多或接受过多的静脉输液。

三、酸碱平衡的失调

正常生物体内的pH相对稳定，这主要依靠体内各种缓冲系统以及肺、肾的调节来实现。机体这种处理酸碱物质的含量和比例以维持pH在恒定范围的过程称为酸碱平衡。临床上，许多因素可以引起酸碱负荷过度或调节机制障碍，导致体液酸碱度稳定性破坏，称为酸碱平衡失调。酸碱平衡失调很多情况下是某些疾病或疾病过程的继发性变化，但酸碱平衡失调又会使病情加重或更加复杂，甚至危及患者生命。

因此，及时发现和正确处理往往是治疗成败的关键。

（一）代谢性酸中毒

代谢性酸中毒（metabolic acidosis）是指细胞外液 H^+ 增加和（或）HCO_3^- 丢失引起的 pH 下降，以血浆原发性 HCO_3^- 减少为特征，是临床上最常见的酸碱平衡失调类型。

1. 病因　①碱性物质丢失过多：严重腹泻、肠瘘、胰瘘、胆道引流等。②肾脏排酸保碱功能障碍：肾衰竭、肾小管中毒时体内固定酸由尿中排出障碍，HCO_3^- 在近曲小管重吸收下降。③酸性物质产生过多：任何原因引起的缺氧和组织低灌注；糖尿病、严重饥饿或酒精中毒时，体内脂肪分解加速，产生大量酮体，引起酮症酸中毒。④外源性固定酸摄入过多，如大量摄入阿司匹林、长期服用氯化铵、盐酸精氨酸或盐酸赖氨酸等药物。⑤高钾血症：各种原因引起细胞外液 K^+ 增高，K^+ 与细胞内 H^+ 交换，引起细胞外 H^+ 增加，导致代谢性酸中毒。

2. 临床表现　轻度代谢性酸中毒可无明显症状。重症患者可有疲乏、眩晕、嗜睡，感觉迟钝或烦躁。最明显的表现是呼吸加快加深，典型者称为 Kussmaul 呼吸。

3. 诊断　根据患者病史和呼吸深快等临床表现，结合动脉血气分析及血生化检测可以明确诊断。

4. 治疗　代谢性酸中毒治疗最重要是针对原发病治疗，对血浆 HCO_3^- 低于 10mmol/L 的重症酸中毒患者，应立即输液和用碱性药物治疗。常用的碱性药物为碳酸氢钠溶液，临床上根据酸中毒严重程度，首次可静脉输注 5% $NaHCO_3$ 溶液 100～250ml，用后 2～4 小时复查动脉血血气分析及血浆电解质浓度，根据测定结果再决定是否需继续给药及用量。治疗原则为边治疗边观察，逐步纠正酸中毒。

（二）代谢性碱中毒

代谢性碱中毒（metabolic alkalosis）是指细胞外液碱增多和（或）H^+ 丢失引起 pH 升高，以血浆 HCO_3^- 原发性增多为特征

1. 病因　①酸性物质丢失过多。②碱性物质摄入过多。③低钾血症。肾小管细胞内缺钾，K^+-Na^+ 交换减少，代之 H^+-Na^+ 交换增加，H^+ 排出及 HCO_3^- 重吸收增加，尿液呈酸性，称为反常性酸性尿。

2. 临床表现　轻度代谢性碱中毒一般无明显症状。进一步加重则表现为烦躁不安、精神错乱或谵妄等中枢神经兴奋的表现，面部及肢体肌肉抽动、腱反射亢进及手足抽搐。碱中毒抑制呼吸中枢可导致呼吸变浅变慢，换气量减少。碱中毒可引起各种心律失常、心脏传导阻滞、血压下降甚至心搏骤停。

3. 诊断　根据病史可做出初步诊断，血气分析可确定诊断及其严重程度。

4. 治疗　①治疗原发病。②酸性药物应用：补充盐酸精氨酸，低钾时补给氯化钾。严重碱中毒时（血浆 HCO^- 45～50mmol/L，pH > 7.65），为迅速中和细胞外液中过多的 HCO_3^-，可应用稀盐酸溶液，0.1mol/L 或 0.2mol/L 的盐酸溶液用于治疗重症、顽固性代谢性碱中毒。

（三）呼吸性酸中毒

呼吸性酸中毒（respiratory acidosis）是指 CO_2 排出障碍或吸入过多引起的 pH 下降，以血浆 H_2CO_3 浓度原发性升高为特征。

1. 病因　①颅脑损伤、脑血管意外、呼吸中枢抑制剂或麻醉药物用量过大，呼吸机使用不当使得 CO_2 排出障碍。②喉头痉挛或水肿、异物堵塞气管、溺水等可引起急性呼吸性酸中毒；慢性阻塞性肺部疾病、支气管哮喘、严重胸廓畸形、呼吸肌麻痹、气胸或胸腔积液等均可引起慢性呼吸性酸中毒。③心源性急性肺水肿、重度肺气肿、严重肺炎、肺广泛纤维化等均可引起通气障碍。④环境中 CO_2 浓度过高，吸入 CO_2 过多。

2. 临床表现　表现为呼吸急促、呼吸困难、头痛、视野模糊、烦躁不安、震颤、神志不清、心律失常、血压下降、昏迷等。

3. 诊断　患者多有呼吸功能受影响的病史，又出现上述症状，即应怀疑有呼吸性酸中毒。呼吸性酸中毒的血气分析 $PaCO_2$ 增高，pH 降低。

4. 治疗　改善通气功能，提高换气功能。

（四）呼吸性碱中毒

呼吸性碱中毒（respiratory alkalosis）是由于肺泡通气过度，体内生成的 CO_2 排出过多，以致血

$PaCO_2$ 降低，最终引起低碳酸血症，血 pH 上升。

1. 病因 各种原因引起的通气过度。

2. 临床表现 呼吸急促、心率加快，手、足和口周麻木和针刺感，肌震颤、手足搐搦、眩晕、神志淡漠、意识障碍等。

3. 诊断 结合病史和临床表现常可做出诊断。呼吸性碱中毒的血气分析参数 $PaCO_2$ 降低，pH 升高。

4. 治疗 ①积极治疗原发病。②增加呼吸道无效腔。③可用药物抑制自主呼吸，由呼吸机进行适当的辅助呼吸。

第三节 外科休克

PPT

休克（shock）是机体有效循环血容量减少、组织灌注不足，细胞代谢紊乱和功能受损的病理过程，它是一个由多种病因引起的综合征。

一、分类

通常将休克分为低血容量性（包括失血性及创伤性）休克、感染性休克、心源性休克、神经源性休克和过敏性休克五类。低血容量性休克和感染性休克在外科常见。

二、病理生理

有效循环血容量锐减及组织灌注不足，以及产生炎症介质是各类休克共同的病理生理基础。一方面创伤、失血、感染等可以直接引起组织灌注不足；另一方面其产生细胞炎症反应，引起一系列炎症应答，又加重组织灌注的不足，从而促进休克的进展。

1. 微循环的变化 分为微血管收缩期、微血管扩张期、微循环衰竭期。

2. 代谢改变 主要包括无氧代谢引起代谢性酸中毒和能量代谢障碍。

3. 炎症介质释放和缺血再灌注损伤 严重创伤、感染、出血等可刺激机体释放过量炎症介质，形成“瀑布样”连锁放大反应。炎症介质包括白介素、肿瘤坏死因子、集落刺激因子、干扰素和血管扩张剂一氧化氮（NO）等。活性氧代谢产物可引起脂质过氧化和细胞膜破裂。

三、临床表现

按照休克的发病过程可分为休克代偿期和失代偿期，也称休克早期和休克期。

1. 休克代偿期 表现为精神紧张、兴奋或烦躁不安、皮肤苍白、四肢厥冷、心率加快、脉压小、呼吸加快、尿量减少等。

2. 休克失代偿期 神情淡漠、反应迟钝，甚至可出现意识模糊或昏迷；出冷汗、口唇肢端发绀；脉搏细速、血压进行性下降。严重时，全身皮肤、黏膜明显发绀，四肢厥冷，脉搏摸不清、血压测不出，尿少甚至无尿。若皮肤、黏膜出现瘀斑或消化道出血，提示病情已发展至弥散性血管内凝血阶段。若出现进行性呼吸困难、脉速、烦躁、发绀，一般吸氧而不能改善呼吸状态，应考虑并发急性呼吸窘迫综合征。表 11－2 列出休克的分期及特点。

四、诊断

关键是早期发现并准确分期：①凡遇到严重损伤、大量出血、重度感染以及过敏患者和有心脏病史者，应想到并发休克的可能；②临床观察中，对于有出汗、兴奋、心率加快、脉压小或尿少等症状者，应疑有休克；③若患者出现神志淡漠、反应迟钝、皮肤苍白、呼吸浅快、收缩压降至 90mmHg 以下及尿少或无尿者，则标志患者已进入休克失代偿期。

表 11-2 休克的分期及特点

分期	程度	神志	口渴	皮肤黏膜		脉搏	血压	体表血管	尿量	估计失血量*
				色泽	温度					
休克代偿期	轻度	神志清楚，伴有痛苦表情，精神紧张	口渴	开始苍白	正常，发凉	100次/分以下，尚有力	收缩压正常或稍升高，舒张压增高，脉压缩小	正常	正常	20%以下（800ml以下）
休克失代偿期	中度	神志尚清楚，表情淡漠	很口渴	苍白	发冷	100～200次/分	收缩压为90～70mmHg，脉压小	表浅静脉塌陷，毛细血管充盈迟缓	尿少	20%～40%（800～1600ml）
	重度	意识模糊，甚至昏迷	非常口渴，可能无主诉	显著苍白，肢端青紫	厥冷（肢端更明显）	速而细弱，或摸不清	收缩压在70mmHg以下或测不到	毛细血管充盈非常迟缓，表浅静脉塌陷	尿少或无尿	40%以上（1600ml以上）

*成人的低血容量性休克

五、休克的监测

通过监测不但可了解患者病情变化和治疗反应，并为调整治疗方案提供客观依据。

（一）一般监测

1. 精神状态 是脑组织血液灌流和全身循环状况的反映。

2. 皮肤温度、色泽 是体表灌流情况的标志。

3. 血压 通常认为收缩压 < 90mmHg，脉压 < 20mmHg 是休克存在的表现；血压回升、脉压增大则是休克好转的征象。

4. 脉率 脉率是休克监测中的又一重要生理指标。

5. 尿量 反映肾血液灌注情况的重要指标。尿少通常是早期休克和休克复苏不完全的表现。尿量 < 25ml/h、比重增加者表明仍存在肾血管收缩和供血量不足，当尿量维持在30ml/h以上时，则休克已纠正。

（二）特殊监测

包括以下多种血流动力学监测（hemodynamic monitoring）项目。

1. 中心静脉压（CVP） 中心静脉压代表右心房或者胸腔段腔静脉内压力变化，可反映全身血容量与右心功能之间的关系。

2. 动脉血气分析 通过监测动脉血气的动态变化有助于了解休克时酸碱平衡情况。碱缺失（BD）可反映全身组织酸中毒情况，反映休克的严重程度和复苏状况。

3. 动脉血乳酸盐测定 组织灌注不足可引起无氧代谢和高乳酸血症，监测乳酸盐水平有助于估计休克及复苏的变化趋势。正常值为1～1.5mmol/L，危重患者有时会达到4mmol/L。乳酸的水平与患者的预后密切相关，持续的高乳酸血症往往表明患者死亡率增加。

4. DIC 的检测 对疑有DIC的患者，应测定其血小板的数量和质量、凝血因子的消耗程度及反映纤溶活性的多项指标，包括：①血小板计数低于 $80 \times 10^9/L$；②凝血酶原时间比对照组延长3秒以上；③血浆纤维蛋白原低于1.5g/L或呈进行性降低；④3P（血浆鱼精蛋白副凝）试验阳性；⑤血涂片中破碎红细胞超过2%等。该5项检查中出现3项以上异常，结合临床上有休克及微血管栓塞症状和出血倾向时，便可诊断DIC。

5. 应用 Swan-Ganz 漂浮导管 可测得心排血量（CO），并计算心脏指数（CI），反映心排血量及外周血管阻力，同时也可测得肺动脉压（PAP）和肺毛细血管楔压（PCWP），可反映肺静脉、左心房和左心室的功能状态。但肺动脉导管技术是一项有创性检查，有发生严重并发症的可能（发生率为3%～5%），故应当严格掌握适应证。

六、治疗

应当针对引起休克的原因和休克不同发展阶段的重要生理紊乱采取下列相应治疗，其中重点是恢复灌注和对组织提供足够的氧，目的是防止多器官功能不全综合征发生。

（1）紧急治疗　包括积极处理引起休克的原发伤病，如创伤制动、大出血止血、保证呼吸道通畅等。采取头和躯干抬高20°～30°、下肢抬高15°～20°体位，以增加回心血量。及早建立静脉通路，并用药物维持血压。早期予以鼻管或面罩吸氧。注意保温。在对重症或创伤患者的处理中，应掌握以下原则：①保证呼吸道通畅；②及时控制活动性出血；③手术控制出血的同时予血制品及一定量的晶体液扩容。

（2）补充血容量　是纠正休克引起的组织低灌注和缺氧的关键。晶体液仍然是容量复苏时的第一线选择，大量液体复苏时可联合应用人工胶体液，必要时进行成分输血。

（3）积极处理原发病　外科疾病引起的休克，有时应在积极抗休克的同时进行手术，以免延误抢救时机。

（4）纠正酸碱平衡失调　酸性内环境对心肌、血管平滑肌和肾功能均有抑制作用。

（5）血管活性药物的应用　在容量复苏的同时应用血管活性药物可以迅速升高血压和改善循环，尤其是在感染性休克患者。理想的血管活性药物应能迅速提高血压，改善心脏和脑血流灌注，又能改善肾和肠道等内脏器官血流灌注。

血管收缩剂　有多巴胺、去甲肾上腺素和间羟胺等。多巴胺是最常用的血管活性药，兼具兴奋α、β_1和多巴胺受体作用，其药理作用与剂量有关。去甲肾上腺素是以兴奋α受体为主、轻度兴奋β受体的血管收缩剂，能兴奋心肌，收缩血管，升高血压及增加冠状动脉血流量，作用时间短。间羟胺（阿拉明）间接兴奋α、β受体，对心脏和血管的作用同去甲肾上腺素，但作用弱，维持时间约30分钟。

血管扩张剂　分α受体阻滞剂和抗胆碱能药两类。前者包括酚妥拉明、酚苄明等，能解除去甲肾上腺素所引起的小血管收缩和微循环淤滞并增强左心室收缩力；后者包括阿托品、山莨菪碱和东莨菪碱。临床上较常用的是山莨菪碱（人工合成品为654－2），可使血管舒张，从而改善微循环。还可通过抑制花生四烯酸代谢，降低白三烯、前列腺素的释放而保护细胞，是良好的细胞膜稳定剂。多用于感染性休克的治疗。

强心药　包括兴奋α和β受体兼有强心功能的药物，如多巴胺和多巴酚丁胺等，其他还有强心苷如毛花苷C（西地兰），可增强心肌收缩力，减慢心率。

（6）治疗DIC改善微循环。

（7）应用皮质类固醇和其他药物。

知识链接

暖休克与冷休克

感染性休克按血流动力学变化分为高动力型和低动力型。高动力型又称为高排低阻型，主要表现为外周血管扩张、阻力降低，心排量正常或增高，有血流分布异常和动静脉短路开放增加，细胞代谢障碍和能量生成不足，患者皮肤比较温暖干燥，被称之为暖休克。低动力型又称为低排高阻型，外周血管收缩，微循环淤滞，大量毛细血管渗出致血容量和心排量减少，患者皮肤湿冷，被称之为冷休克。临床上，暖休克较少见，仅为部分革兰阳性菌感染引起的早期休克；而冷休克较多见，主要由革兰阴性菌感染引起。暖休克加重后可转变为冷休克。

第四节　外科感染

PPT

课堂互动

1. 外科感染和内科感染有何不同？
2. 怎样看待当前的细菌耐药问题？
3. 外科感染不是有败血症吗，为什么现在不提了？

一、概述

感染是病原体入侵机体引起的局部或全身炎症反应，在外科领域中十分常见。外科感染（surgical infection）通常指需要外科处理的感染，包括与创伤、烧伤、手术相关的感染。外科感染常分为非特异性感染和特异性感染。非特异性感染又称化脓性感染或一般性感染，常见如疖、痈、丹毒、急性乳腺炎、急性阑尾炎等，常见致病菌有金黄色葡萄球菌、大肠埃希菌、铜绿假单胞菌、链球菌等。特异性感染如结核、破伤风、气性坏疽、念珠菌病等，因致病菌不同，可有独特的表现。

二、浅部组织细菌性感染

（一）疖与痈

1. 病因和病理　疖（furuncle）和痈（carbuncle）都是毛囊及其周围组织急性细菌性化脓性炎症，大多为金黄色葡萄球菌感染，偶可因表皮葡萄球菌或其他病菌致病。疖只累及单个毛囊和周围组织，与局部皮肤不洁、擦伤、毛囊与皮脂腺分泌物排泄不畅或机体抵抗力降低有关。因金黄葡萄球菌多能产生血浆凝固酶，可使感染部位的纤维蛋白原转变为纤维蛋白，从而限制了细菌的扩散，炎症多为局限性且有脓栓形成。痈是多个相邻毛囊及其周围组织同时发生的急性化脓性炎症，或由多个相邻疖融合而成。炎症常从毛囊底部开始，并向阻力较小的皮下组织蔓延，再沿深筋膜浅层向外周扩散，进入毛囊群而形成多个脓头。痈的炎症范围比疖大，病变累及深层皮下结缔组织，表面皮肤血运障碍甚至坏死；自行破溃常较慢，全身反应较重，甚至发展为脓毒症。

2. 临床表现　初始局部皮肤有红、肿、痛的小硬结（直径 <2cm 左右）。数日后肿痛范围扩大、小硬结中央组织坏死、软化，出现黄白色脓栓，触之稍有波动；继而大多脓栓可自行脱落、破溃，待脓液流尽后炎症逐步消退愈合。有的疖无脓栓称为无头疖，其炎症则需经抗炎处理后消退。

3. 诊断与鉴别　本病易于诊断，痈病变范围较疖大，可有数个脓栓，除有红、肿、疼痛外，全身症状也较重。如有发热等全身反应，应行血常规检查；老龄、疖病和痈的患者还应检查血糖和尿糖、血清白蛋白水平，需抗生素治疗者应做脓液细菌培养及药敏试验。需鉴别的病变有皮脂囊肿（俗称粉瘤）感染、痤疮感染等。

4. 预防和治疗　保持皮肤清洁，婴儿要避免表皮受伤。

（1）局部处理　疖在红肿阶段可选用热敷、超短波、红外线等理疗，也可敷贴莫匹罗星软膏、夫西地酸乳膏或鱼石脂软膏。痈在初期仅有红肿时，可用50%硫酸镁湿敷或外敷上述中药和理疗，争取病变范围缩小。已出现多个脓点、表面紫褐色或已破溃流脓时，需要及时切开引流。在静脉麻醉下做“+”或“++”形切口切开引流，切口线应达到病变边沿健康组织，深度须达到痈的基底部（深筋膜层），清除已化脓和尚未成脓但已失活的组织，在脓腔内填塞生理盐水、碘伏或凡士林纱条，外加干纱布绷带包扎（图11－1）。术后注意创面渗血，渗出液过多时应及时更换敷料。术后应每天更换敷料一次，注意创面抗感染，待炎症控制后可使用生肌散促使肉芽组织生长，促进创面收缩愈合。较大的创面皮肤难以覆盖者，可在肉芽组织长好后行植皮修复。

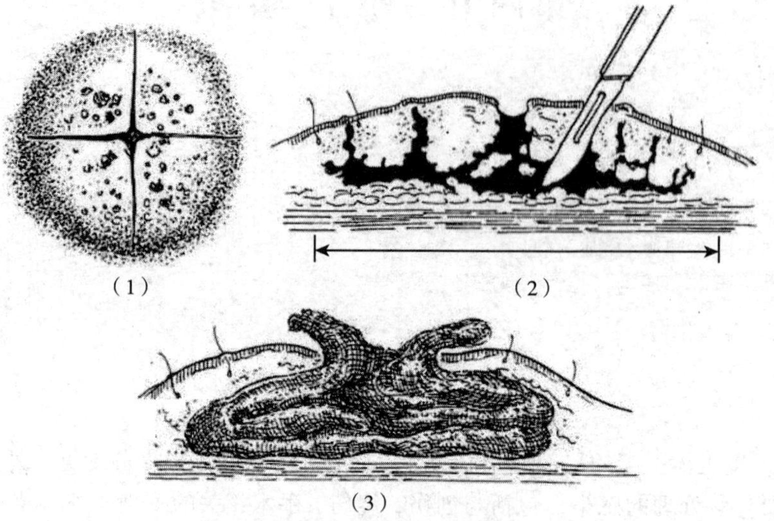

图 11－1　痈的切开引流

（1）十字切口；（2）切口长度要超过炎症范围少许，深达筋膜；（3）伤口内填塞纱布条止血

（2）药物治疗　痈和出现发热、头痛、全身不适等症状的疖，特别是面部疖和唇痈，并发急性淋巴结炎、淋巴管炎时，可选用青霉素类或头孢菌素类抗菌药物，应用清热解毒中药方剂。有糖尿病病史者应给予胰岛素或降血糖类药物。

（二）急性蜂窝织炎

1 病因和病理　急性蜂窝织炎（acute cellulitis）是发生在皮下、筋膜下、肌间隙或深部蜂窝组织的急性、弥漫性、非化脓性感染。

2. 临床表现　通常分表浅和深部。表浅者初起时患处红、肿、热、痛，继之炎症迅速沿皮下向四周扩散，肿胀明显，疼痛剧烈。此时局部皮肤发红、指压后可稍褪色，红肿边缘界限不清楚，可出现不同大小的水疱，病变部位的引流淋巴结常有肿痛。病变加重时，皮肤水疱溃破出水样液，部分肤色变褐。深部急性蜂窝织炎皮肤病症不明显，常因病变深在而影响诊治，多有寒战、高热、头痛、乏力等全身症状；严重时体温极高或过低，甚至有意识改变等严重中毒表现。

3. 诊断与鉴别诊断　根据病史、体征、白细胞计数增多等表现，诊断多不困难。浆液性或脓性分泌物涂片可检出致病菌，血和脓液的细菌培养与药物敏感试验有助诊断与治疗。鉴别诊断：①新生儿皮下坏疽初期有皮肤质地变硬时，应与硬皮病区别。后者皮肤不发红，体温不增高。②小儿颌下蜂窝织炎引起呼吸急促、不能进食时，应与急性咽峡炎区别。后者颌下肿胀稍轻，而口咽内红肿明显。③产气性皮下蜂窝织炎应与气性坏疽区别。后者发病前创伤常累及肌肉，病变以产气荚膜梭菌引起的坏死性肌炎为主，伤口常有某种腥味，X 线检查肌肉间可见气体影。脓液涂片检查可大致区分病菌形态，细菌培养有助确认致病菌。

4. 预防和治疗　重视皮肤卫生，防治皮肤受伤。婴儿和老年人的抵抗力较弱，要重视生活护理。

（1）抗菌药物　可用青霉素或头孢菌素类抗生素，疑有厌氧菌感染时加用甲硝唑。根据临床治疗效果或细菌培养与药物敏感试验结果调整用药。

（2）局部处理　早期急性蜂窝织炎，可用 50% 硫酸镁湿敷，或敷莫匹罗星软膏、鱼石脂软膏等。若形成脓肿应及时切开引流；口底及颌下急性蜂窝织炎则应尽早切开减压，以防喉头水肿压迫气管；其他各型皮下蜂窝织炎，为缓解皮下炎症扩展和减少皮肤坏死，也可在病变处做多个小的切口减压；产气性皮下蜂窝织炎必须及时隔离，伤口可用 3% 过氧化氢液冲洗、碘伏湿敷等处理。

（3）对症处理　注意改善患者全身状态和维持内环境的稳定，高热时可选用冷敷物理降温，进食困难者输液维持营养和体液平衡，呼吸急促时给予吸氧等辅助通气。

三、手部急性化脓性细菌感染

1. 病因和病理 甲沟炎是皮肤沿指甲两侧形成的甲沟及其周围组织的化脓性细菌感染，常因微小刺伤、挫伤、逆剥或剪指甲过深等引起。脓性指头炎为手指末节掌面皮下化脓性细菌感染，多因甲沟炎加重或指尖、手指末节皮肤受伤后引起。致病菌多为金黄色葡萄球菌。

2. 临床表现 常先发生在一侧甲沟皮下，先为局部红、肿、热、痛，发生化脓后甲沟皮下出现白色脓点，有波动感，但不易破溃，可以蔓延至甲根或另一侧甲沟，形成半环形脓肿；向下蔓延形成甲下脓肿，继续向深层蔓延则会导致指头炎或慢性甲沟炎。感染加重时常有疼痛加剧和发热等症状。

3. 预防与治疗 甲沟炎尚未化脓时，局部可给予鱼石脂软膏、莫匹罗星软膏外敷或超短波、红外线等理疗并口服敏感抗菌药物。脓肿形成者应行手术，沿甲沟旁纵行切开引流。甲根脓肿则需要分离拔出部分甚至全部指甲，术中需注意避免损伤甲床，以利于指甲再生。不可在病变邻近处采用指神经阻滞麻醉，以免感染扩散。

知识链接

破伤风

破伤风是常和创伤相关联的一种特异性感染。除了可能发生在各种创伤后，还可能发生于不洁条件下分娩的产妇和新生儿。病菌是破伤风梭菌，为专性厌氧，革兰染色阳性。破伤风梭菌以芽孢状态广泛分布于自然界，尤以土壤中常见。创伤时，破伤风梭菌可污染深部组织，如果伤口外口小，伤口内有坏死组织、血块充塞，或填塞过紧、局部缺血等，就形成了一个适合该细菌生长繁殖的缺氧环境，导致破伤风发病。

四、全身性外科感染

（一）脓毒症

脓毒症（sepsis）常继发于严重的外科感染，是机体对感染的反应失调而导致危及生命的器官功能障碍。临床上常使用菌血症（bacteremia）概念描述血培养阳性者，应注意与脓毒症概念相区别。

1. 病因 导致脓毒症的原因包括致病菌数量多、毒力强和机体免疫力低下。它常继发于严重创伤后的感染和各种化脓性感染。

2. 临床表现 脓毒症常见表现包括：①发热，可伴寒战；②心率加快、脉搏细速，呼吸急促或呼吸困难；③神志改变，如淡漠、谵妄、昏迷；④肝脾可肿大，可出现皮疹。

3. 诊断 在原发感染灶的基础上出现典型的脓毒症临床表现，可初步诊断。致病菌的检出对脓毒症确诊和治疗具有重要意义。

4. 治疗 根据2016版脓毒症与脓毒症休克国际处理指南，脓毒症治疗可大致分为以下四个部分。

（1）早期复苏 对确诊为脓毒症或脓毒症休克患者，应立即进行液体复苏。

（2）抗微生物治疗 对确诊为脓毒症或脓毒症休克患者，应在1小时内启动静脉抗生素治疗。对于早期的抗生素治疗，建议经验性地使用一种或几种广谱抗生素，以期覆盖所有可能的病原体（包括潜在的真菌或病毒）；一旦致病菌和药敏结果明确，建议使用针对性的窄谱抗生素进行治疗。

（3）感染源控制 感染原发灶应尽早明确，并及时采取相应措施控制感染源。

（4）其他辅助治疗 早期复苏成功后，应重新评价患者血流动力学状态，酌情补液和使用血管活性药物。当患者血红蛋白低于70g/L时，给予输血。对于无急性呼吸窘迫综合征（ARDS）的脓毒症患者，建议使用小潮气量（6ml/kg）辅助通气。对于高血糖者，应给予胰岛素治疗，控制血糖上限低于

10mmol/L。对于无禁忌证的患者建议使用低分子肝素预防静脉血栓。对于存在消化道出血风险的患者，建议给予质子泵抑制剂预防应激性溃疡。对于能够耐受肠内营养的患者，应尽早启动肠内营养。

（二）菌血症

菌血症（bacteremia）是脓毒症中的一种，即血培养检出病原菌者，多指临床有明显感染症状的菌血症。

全身性感染中病菌及其产物，如内毒素、外毒素等和它们介导的多种炎症介质均对机体产生损害。可因炎症介质失控，导致严重的全身性炎症反应综合征（SIRS），脏器受损和功能障碍，严重者可致感染性休克、多器官功能障碍综合征（MODS）。

1. 病因 常继发于严重创伤后的感染和各种化脓性感染、静脉导管感染（catheter - related infection）、肠源性感染（gut derived infection）等。

2. 临床表现 ①骤起寒战，继以发热可达 40～41℃，或低温，起病急，病情重，发展迅速。②头痛、头晕、恶心、呕吐、腹胀，面色苍白或潮红，出冷汗，神志淡漠或烦躁、谵妄和昏迷。③心率加快、脉搏细速，呼吸急促或呼吸困难。④肝脾可增大，严重者出现黄疸或皮下出血瘀斑等。

3. 实验室检查 ①白细胞计数明显增高，一般常可达（20～30）$\times 10^9$/L 以上，或降低、左移、幼稚型增多，出现毒性颗粒。②可有不同程度的酸中毒、氮质血症、溶血，尿中出现蛋白、血细胞、酮体等，代谢失衡和肝、肾受损征象。③寒战发热时抽血进行细菌培养，较易发现细菌。

4. 诊断 在原发感染灶的基础上出现典型脓毒症的临床表现，可初步诊断。确定致病菌应做体液和分泌物的细菌培养。

5. 治疗 全身性感染应用综合性治疗，特别是处理原发感染灶。

（1）原发感染灶的处理 首要的是明确感染的原发灶，做及时、彻底的处理。

（2）抗菌药物的应用 选用覆盖面广的抗生素，再根据细菌培养及抗生素敏感试验结果，调整抗菌药物。对真菌性脓毒症，应尽量停用广谱抗生素，改用必需的窄谱抗生素，并全身应用抗真菌药物。

（3）支持疗法 补充血容量、纠正低蛋白血症等。

（4）对症治疗 如控制高热、纠正电解质紊乱和维持酸碱平衡等。

知识拓展

抗菌药物联合应用的指证

①病因未明的严重感染。②单一抗菌药物难以控制的混合感染或严重感染。③单一抗菌药物不能有效控制的感染性心内膜炎或脓毒症等重症感染。④需长程治疗，但病菌易对某些抗菌药物产生耐药性的感染。

第五节 外科患者的营养治疗

PPT

临床营养支持治疗是20世纪临床医学中的重大进展之一，已经成为危重患者救治中不可缺少的重要措施。人体在正常生命活动过程中需要不断摄取各种营养物质，通过转化和利用以维持机体的新陈代谢。外源性营养底物包括碳水化合物、脂肪、蛋白质、水、电解质、微量元素和维生素，这些营养物质进入人体后，参与体内一系列代谢过程，通过氧化过程产生能量，成为机体生命活动必不可少的能源，通过合成代谢使人体结构得以生长、发育、修复及再生。

外科患者由于疾病和手术创伤，机体会发生明显的代谢改变，此时如果得不到及时、足够的营养补充，易导致营养不良，影响组织、器官的结构和功能以及机体的康复过程，严重者将会导致多器官功能衰竭，从而影响患者的预后。临床营养支持已经成为重症患者救治中不可缺少的重要措施。充分了解机体各种状况下的代谢变化，有效地提供合适的营养底物，选择正确的喂养途径和时机，可降低应激状况下机体的分解代谢，维护重要脏器功能，提高救治成功率，改善患者临床结局。

课堂互动

1. 请谈一谈营养治疗在外科疾病治疗过程中的意义？
2. 什么是要素饮食？

一、肠外营养

肠外营养（parenteral nutrition，PN）是指通过胃肠道以外途径（即静脉途径）提供营养支持的方式。肠外营养是肠功能衰竭患者必不可少的治疗措施，挽救了大量危重患者的生命，疗效确切。凡是需要营养支持，但又不能或不宜接受肠内营养支持的患者均为肠外营养支持的适应证。具体为：①1周以上不能进食或胃肠道功能障碍不能耐受肠内喂养者；②通过肠内营养无法达到机体需要的目标量时应该补充肠外营养。

（一）肠外营养制剂

肠外营养由碳水化合物、脂肪乳剂、氨基酸、水、维生素、电解质及微量元素等基本营养素组成，以提供患者每日所需的能量及各种营养物质，维持机体正常代谢。

1. 碳水化合物制剂　葡萄糖是肠外营养中最主要的能源物质，肠外营养时葡萄糖的供给量一般为3～3.5g/(kg·d)，供能约占总热卡的50%。应激状态下的患者，葡萄糖供给量降至2～3g/(kg·d)，以避免摄入过量所致的代谢不良反应。

2. 氨基酸制剂　氨基酸是肠外营养氮源物质，是机体合成蛋白质所需的底物。由于各种蛋白质由特定的氨基酸组成，因此，输入的氨基酸液中各种氨基酸配比应该合理，才能提高氨基酸利用率，有利于蛋白质合成。肠外营养理想的氨基酸制剂是含氨基酸种类较齐全的平衡型氨基酸溶液，包括所有必需氨基酸。肠外营养时推荐的氨基酸摄入量为1.2～2.0g/(kg·d)，严重分解代谢状态下需要量增加。

3. 脂肪乳剂制剂　脂肪乳剂是肠外营养中较理想的能源物质，可提供能量、生物合成碳原子及必需脂肪酸。一般情况下肠外营养中脂肪乳剂占30%～40%总热量，剂量为0.7～1.3g三酯甘油/(kg·d)。严重应激状态下，脂肪乳剂摄入量可占50%非蛋白热量，其摄入量可增至15g三酯甘油/(kg·d)。脂肪乳剂的输注速度为1.2～1.7mg/(kg·min)。存在高脂血症（血三酯甘油>4.6mmol/L）的患者，脂肪乳剂摄入量应减少或停用。

临床上常用的脂肪乳剂有长链脂肪乳剂、中/长链脂肪乳剂、含橄榄油的脂肪乳剂以及含鱼油的脂肪乳剂，不同脂肪乳剂各有其特点。

4. 电解质制剂　电解质对维持机体水、电解质和酸碱平衡，保持人体内环境稳定，维持各种酶的活性和神经、肌肉的应激性均有重要作用。

5. 维生素及微量元素制剂　维生素及微量元素是维持人体正常代谢和生理功能所不可缺少的营养素。肠外营养时需要添加水溶性维生素和脂溶性维生素以及微量元素制剂，以避免出现维生素及微量元素缺乏症。

（二）肠外营养液的配制

为使输入的营养物质在体内获得更好的代谢、利用，减少污染等并发症的机会，肠外营养时应将各种营养制剂混合配制后输注，称为全合一（all-in-one，AIO）营养液系统。肠外营养液配制所需的环境、无菌操作技术、配制流程、配制顺序均有严格的要求。

（三）肠外营养途径选择

肠外营养的输注途径主要有中心静脉和周围静脉途径。中心静脉途径适用于需要长期肠外营养和需要高渗透压营养液的患者。常用的中心静脉途径有：①颈内静脉途径；②锁骨下静脉途径；③经头静脉或贵要静脉插入中心静脉导管（PICC）途径。周围静脉途径是指浅表静脉，大多数是上肢末梢静脉，适用于短期（<2 周）肠外营养支持的患者。

（四）肠外营养液的输注

肠外营养液的输注有持续输注法和循环输注法两种。持续输注是指一天营养液在 24 小时内持续均匀输入体内；循环输注法是持续输注营养液稳定的基础上缩短输注时间，使患者有一段不输液时间。此方法适合于病情稳、需长期肠外营养而且肠外营养量无变化者。

（五）肠外营养的并发症及防治

肠外营养并发症主要有静脉导管相关并发症、代谢性并发症、脏器功能损害及代谢性骨病等。

1. 静脉导管相关并发症　非感染性并发症主要有气胸、空气栓塞、血管损伤、神经损伤以及导管脱出、导管折断、导管堵塞。感染性并发症主要有中心静脉导管相关感染。周围静脉则可发生血栓性静脉炎。

2. 代谢性并发症　如高血糖、低血糖、氨基酸代谢紊乱、高脂血症、电解质及酸碱代谢失衡、必需脂肪酸缺乏、再喂养综合征、维生素及微量元素缺乏症等。

3. 脏器功能损害　长期肠外营养可引起肝脏损害，此外，长期禁食可引发肠源性感染。

4. 代谢性骨病　骨钙丢失、骨质疏松、血碱性磷酸酶增高、高钙血症、尿钙排出增加、四肢疼痛，甚至出现骨折等表现，称之为代谢性骨病。

二、肠内营养

肠内营养（enteral nutrition，EN）是指通过胃肠道途径提供营养的方式，它具有符合生理状态，能维持肠道结构和功能的完整性，具有费用低、使用和监护简便、并发症较少等优点，因而是临床营养支持首选的方法。临床上，肠内营养的可行性取决于患者的胃肠道是否具有吸收所提供的各种营养素的能力，以及胃肠道是否耐受肠内营养制剂。只要具备上述两个条件，在患者因原发疾病或因治疗的需要而不能或不愿经口摄食，或摄食量不足以满足机体合成代谢需要时，均可采用肠内营养。

（一）肠内营养制剂

1. 非要素型制剂　也称整蛋白型制剂，该类制剂以整蛋白或蛋白质游离物为氮源，渗透压接近等渗，口感较好，口服或管饲均可，使用方便，耐受性强。适于胃肠道功能较好的患者，是应用最广泛的肠内营养制剂。

2. 要素型制剂　该制剂是氨基酸或多肽类、葡萄糖、脂肪、矿物质和维生素的混合物。

3. 组件型制剂　该制剂是仅以某种或某类营养素为主的肠内营养剂，是对完全型肠内营养制剂进行补充或强化，以适合患者的特殊需要。

4. 疾病专用型制剂　糖尿病、肝病、肿瘤、婴幼儿、肺病、肾病、创伤等专用制剂。肠内营养制剂有粉剂及溶液两种。

（二）肠内营养途径选择

1. 鼻胃、鼻十二指肠、鼻空肠置管　通过鼻胃或鼻肠置管进行肠内营养简单易行，是临床上使用最多的方法。适合于需短时间（<2 周）营养支持的患者。

2. 胃及空肠造口　用于需要较长时间进行肠内喂养患者。

（三）肠内营养的输注

肠内营养的输注方式有一次性投给，间歇性重力滴注和连续性经泵输注三种。

知识链接

氮平衡

氮平衡是评价机体蛋白质营养状况可靠和常用的指标。氮平衡 = 摄入氮 − 排出氮。若氮的摄入量大于排出量，为正氮平衡；若氮的摄入量小于排出量，为负氮平衡；若氮的摄入量与排出量相等，则维持氮的平衡状态。机体处于正氮平衡时，合成代谢大于分解代谢，意味着蛋白净合成。而负氮平衡时，分解代谢大于合成代谢。

（四）肠内营养的并发症及防治

1. 机械性并发症　鼻、咽及食管损伤，喂养管堵塞，喂养管拔出困难，造口并发症等。

2. 胃肠道并发症　恶心、呕吐、腹泻、腹胀、肠痉挛等症状是临床上常见的消化道并发症。

3. 代谢性并发症　代谢方面的并发症主要有水、电解质及酸碱代谢异常，糖代谢异常，微量元素、维生素及脂肪酸的缺乏，各脏器功能异常。

4. 感染性并发症　主要与营养液的误吸和营养液污染有关。吸入性肺炎是肠内营养最严重的并发症。

第六节　麻　　醉

PPT

麻醉（anesthesia）一词来源于希腊文，其原意是感觉丧失，即指应用药物或其他方法使患者整体或局部暂时失去感觉，从而消除手术时的疼痛。

麻醉学是临床医学的一个重要学科，现代麻醉学的理论和技术是随着基础医学、临床医学和医学生物工程等现代科学技术综合发展而形成的，它主要包括临床麻醉、重症治疗、急救复苏和疼痛治疗四个部分，其中临床麻醉是现代麻醉学的主要部分。在围术期，麻醉医师使用各种监测技术最为频繁，尤其是对呼吸、循环及中枢神经系统功能的监测；对呼吸道的控制和呼吸管理最为熟悉，包括呼吸模式的观察、人工呼吸、机械通气等；术中经常进行大量、快速输液、输血，使用多种血管活性药物及其他强效、速效药物。麻醉学的理论和技术，包括术前对患者的评估、人工气道的建立、器官功能的监测、心肺复苏和疼痛治疗等，不仅应用于手术中，而且广泛应用于手术室以外的诊疗工作中。对于临床医学生来说，无论将来从事何种专业，都可以应用麻醉学的基本理论和操作技术来处理各种临床问题。因此，学好麻醉学不仅可以拓宽临床思路，并可在临床工作中增强发现问题、分析问题和解决问题的能力。

课堂互动

1. 全身麻醉会影响智力吗？
2. 麻醉危险有多大？
3. 麻醉技术对现代外科学的发展有哪些促进作用？

一、全身麻醉

（一）全身麻醉药

根据用药途径和作用机制，全身麻醉药可分为吸入麻醉药和静脉麻醉药。此外，肌松药和麻醉性镇痛药也是全麻术中不可或缺的药物。

1. 吸入麻醉药（inhalation anesthetics） 是指经呼吸道吸入进入人体内并产生全身麻醉作用的药物。

（1）理化性质与药理性能

1）吸入麻醉药的强度以最低肺泡浓度（minimum alveolar concentration，MAC）衡量。

2）MAC 是指某种吸入麻醉药在一个大气压下与纯氧同时吸入时，能使 50% 患者在切皮时不发生摇头、四肢运动等反应时的最低肺泡浓度。

3）吸入麻醉药的强度与油/气分配系数（即脂溶性）成正比关系。

4）吸入麻醉药的可控性与血/气分配系数（即药物在血液中的溶解度）相关。

吸入麻醉药的理化性质见表 11－3。

表 11－3　吸入麻醉药的理化性质

药物	分子量	油/气	血/气	代谢率（%）	MAC（%）
乙醚	74	65	12	2.1～3.6	1.9
氧化亚氮	44	1.4	0.47	0.004	105
氟烷	197	224	2.4	15～20	0.75
恩氟烷	184	98	1.9	2～5	1.7
异氟烷	184	98	1.4	0.2	1.15
七氟烷	200	53.4	0.65	2～3	2.0
地氟烷	168	18.7	0.42	0.02	6.0

（2）影响肺泡药物浓度即肺泡浓度（FA）的因素　通气效应、浓度效应、心排血量（CO）、血/气分配系数、麻醉药在肺泡和静脉血中的浓度差。

（3）常用吸入麻醉药　氧化亚氮（笑气，nitrous oxide，N_2O）、七氟烷（七氟醚，sevoflurane）、地氟烷（地氟醚，desflurane）等。

2. 静脉麻醉药（intravenous anesthetics） 是指经静脉注射进入体内，通过血液循环作用于中枢神经系统而产生全身麻醉作用的药物。常用静脉麻醉药有氯胺酮（ketamine）、依托咪酯（乙咪酯，etomidate）、丙泊酚（异丙酚，propofol）、米达唑仑（midazolam）、右旋美托咪定（dexmedetomidine）。

（1）肌松弛药（muscle relaxants）　简称肌松药，能阻断神经－肌肉传导功能而使骨骼肌松弛。肌松药只能使骨骼肌麻痹，而不产生麻醉作用，不能使患者的神志和感觉消失，也不产生遗忘作用。肌松药主要分为两类，即去极化肌松药（depolarizing muscle relaxants）和非去极化肌松药（nondepolarizing muscle relaxants）。去极化肌松药以琥珀胆碱为代表，非去极化肌松药以筒箭毒碱为代表。常用肌松药有琥珀胆碱、泮库溴铵、维库溴胺、阿曲库胺等。

（2）麻醉性镇痛药　常用麻醉性镇痛药为阿片类药物（opioids），与体内阿片受体结合。阿片受体主要分布在脑内和脊髓内痛觉传导区以及与情绪行为相关区域，主要分为 μ、κ 和 σ 受体 3 型，激动不同受体，产生不同效应。常用药物有吗啡（morphine）、哌替啶、芬太尼、瑞芬太尼、舒芬太尼。

（二）全身麻醉的实施及维持

1. 全身麻醉的诱导（induction of anesthesia） 患者接受全麻药后，由清醒状态到神志消失，并进入全麻状态后进行气管内插管，这一阶段称为全麻诱导期，诱导前应准备好麻醉机、气管插管用具及吸引器等，开放静脉和胃肠减压管，测定血压和心率的基础值，并监测心电图和 SpO_2。全麻诱导方法有吸入诱导法和静脉诱导法。

2. 全身麻醉的维持

（1）吸入麻醉药维持　经呼吸道吸入一定浓度的吸入麻醉药，以维持适当的麻醉深度。目前吸入的气体麻醉药为氧化亚氮，挥发性麻醉药为氟化类麻醉药，如异氟烷、七氟烷等。

（2）静脉麻醉药维持　为全麻诱导后经静脉给药以维持适当麻醉深度的方法。

（3）复合全身麻醉　是指两种或两种以上的全麻药或（和）麻醉方法复合应用，彼此取长补短，以达到最佳临床麻醉效果。根据给药的途径不同，复合麻醉（combined anesthesia）可大致分为全静脉麻醉和静脉与吸入麻醉药复合的静-吸复合麻醉。

（4）全身麻醉时常见反流与误吸，尤其以产科和小儿外科患者的发生率较高。还可见呼吸道梗阻，如舌后坠、口腔内分泌物及异物阻塞、喉头水肿、喉痉挛等。还要注意心律失常及高热、惊厥等。

3. 全身麻醉的并发症　①反流与误吸；②呼吸道梗阻，如舌后坠、口腔内分泌物或血液及异物阻塞、喉头水肿及喉痉挛、支气管痉挛、气管导管扭折、导管斜面堵塞、分泌物或误吸物堵塞气管及支气管等；③通气量不足；④低氧血症；⑤低血压；⑥高血压；⑦心律失常；⑧高热、抽搐和惊厥，常见于小儿麻醉。

二、局部麻醉

用局部麻醉药暂时阻断某些周围神经的冲动传导，使这些神经所支配的区域产生麻醉作用，称为局部麻醉（local anesthesia），简称局麻。局麻是一种简便易行、安全有效、并发症较少的麻醉方法，并可保持患者意识清醒，适用于较表浅、局限的手术，但也可干扰重要器官的功能。因此，施行局麻时应熟悉局部解剖和局麻药的药理作用，掌握规范的操作技术。

（一）常用局麻药

1. 普鲁卡因　是一种弱效、短时效但较安全的常用局麻药。成人一次限量为1g。

2. 丁卡因　是一种强效、长时效的局麻药。成人一次限量表面麻醉40mg、神经阻滞为80mg。

3. 利多卡因　是中等效能和时效的局麻药。成人一次限量表面麻醉为100mg，局部浸润麻醉和神经阻滞为400mg。

4. 布比卡因　是一种强效和长时效局麻药。常用于神经阻滞、腰麻及硬膜外阻滞，成人一次限量为150mg。使用时应注意其心脏毒性。左旋布比卡因的基本药理性能和临床使用与布比卡因相似，但其心脏毒性弱于布比卡因。

5. 罗哌卡因　是一新的酰胺类局麻药，其成人一次限量为150mg。适用于硬膜外镇痛，如术后镇痛和分娩镇痛。

（二）局麻方法

1. 表面麻醉　将穿透力强的局麻药施用于黏膜表面，使其透过黏膜而阻滞位于黏膜下的神经末梢，使黏膜产生麻醉现象，称表面麻醉。

2. 局部浸润麻醉　将局麻药注射于手术区的组织内，阻滞神经末梢而达到麻醉作用，称局部浸润麻醉。基本操作方法：先在手术切口线一端进针，针的斜面向下刺入皮内，注药后形成橘皮样隆起，称皮丘。将针拔出，在第一个皮丘的边缘再进针，如法操作行成第二个皮丘，如此在切口线上形成皮丘带。再经皮丘向皮下组织注射局麻药，即可切开皮肤和皮下组织。

3. 区域阻滞　包围手术区，在其四周和底部注射局麻药，阻滞通入手术区的神经纤维，称区域阻滞。适用于肿块切除术，如乳房良性肿瘤的切除术、头皮手术等。用药同局部浸润麻醉。

4. 神经阻滞　在神经干、丛、节的周围注射局麻药，阻滞其冲动传导，使所支配的区域产生麻醉作用，称神经阻滞（nerve block）。常用神经阻滞有肋间、眶下、坐骨、指（趾）神经干阻滞，颈丛、臂神经丛阻滞，以及诊疗用的星状神经节和腰交感神经节阻滞等。

三、椎管内麻醉

椎管内有两个可用于麻醉的腔隙，即蛛网膜下隙和硬脊膜外间隙。根据局麻药注入的腔隙不同，分为蛛网膜下隙阻滞（简称腰麻）、硬膜外间隙阻滞（epidural block）及腰麻-硬膜外间隙联合阻滞（combined spinal-epidural block，CSE），统称椎管内麻醉。

（一）椎管内麻醉的解剖基础

1. 脊柱和椎管脊柱　由脊椎重叠而成。脊椎由位于前方的椎体和后方的椎弓所组成，中间为椎孔，所有上下椎孔连接在一起即成椎管。椎管上起枕骨大孔，下止于骶裂孔。正常脊柱有4个生理弯曲，即颈、胸、腰和骶尾弯曲（图11－2），颈曲和腰曲向前突，胸曲与骶曲向后突。患者仰卧时，C_3和L_3所处位置最高，T_5和S_4最低，这对腰麻时药液的分布有重要影响。

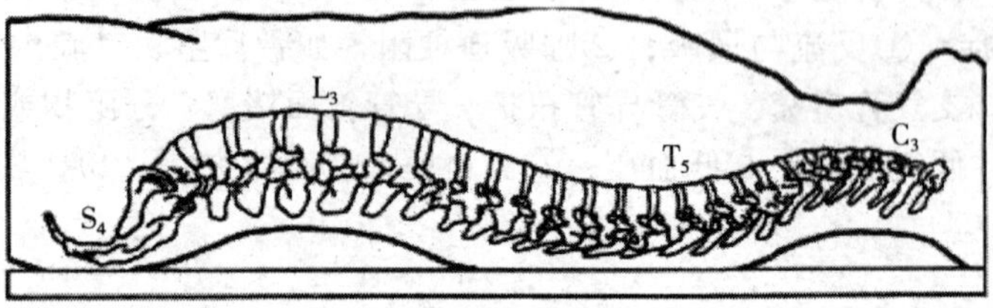

图11－2　脊柱弯曲图

2. 韧带　连接椎弓的韧带与椎管内麻醉关系密切。从外至内分别是棘上韧带、棘间韧带和黄韧带。棘上韧带连接脊椎棘突尖端，质地较坚韧，老年人常发生钙化。棘间韧带连结上下两棘突，质地较疏松。黄韧带连接上下椎板，覆盖着椎板间孔，几乎全由弹力纤维构成，组织致密坚韧，针尖穿过时有阻力，穿过后有落空感。做椎管内麻醉时，穿刺针经过皮肤、皮下组织、棘上韧带、棘间韧带和黄韧带，即进入硬膜外间隙，如再刺过硬脊膜和蛛网膜即至蛛网膜下隙。

3. 脊髓、脊膜与腔隙　椎管内有脊髓和三层脊髓被膜。脊髓下端成人一般终止于L_1椎体下缘或L_2上缘，新生儿在L_3下缘，并随年龄增长而逐渐上移。故成人作腰椎穿刺应选择L_2以下的椎间隙，而儿童则在L_3以下间隙。

脊髓的被膜从内至外为软膜、蛛网膜和硬脊膜。硬脊膜由坚韧的结缔组织形成，血供较少，刺破后不易愈合。软膜和蛛网膜之间的腔隙称蛛网膜下隙，上与脑蛛网膜下隙沟通，下端止于S_2水平，内有脑脊液。在S_2水平，硬脊膜和蛛网膜均封闭而成硬膜囊。硬脊膜与椎管内壁（即黄韧带和骨膜）之间的腔隙为硬膜外间隙，内有脂肪、疏松结缔组织、血管和淋巴管（图11－3）。硬膜外间隙在枕骨大孔处闭合，与颅腔不通，其尾端止于髓裂孔。硬脊膜和蛛网膜之间有一潜在腔隙，称为硬膜下间隙。

4. 根硬膜、根蛛网膜和根软膜　硬脊膜、蛛网膜和软膜均沿脊神经根向两侧延伸，包裹脊神经根，故分别称为根硬膜、根蛛网膜和根软膜（图11－4）。

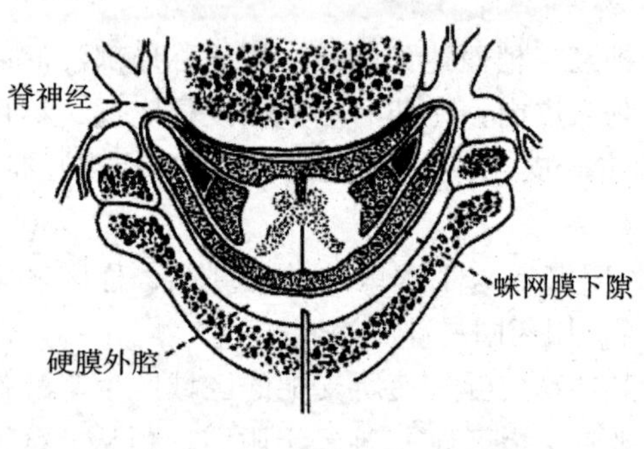

图11－3　椎管横断面图

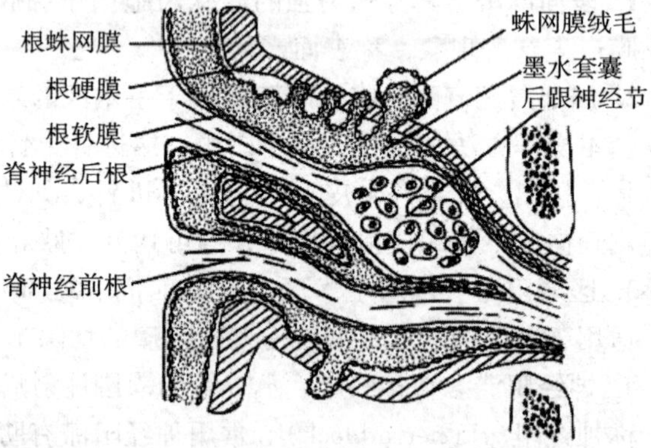

图11－4　根硬膜、根部蛛网膜和根软膜示意图

5. 骶管　骶管内有稀疏结缔组织、脂肪和丰富的静脉丛，容积为25～30ml。

6. 脊神经　脊神经共31对：颈神经（C）8对，胸神经（T）12对，腰神经（L）5对，骶神经（S）5对和尾神经（Co）1对。

（二）椎管内麻醉的机制及生理

1. 脑脊液　成人总容积为120～150ml，其中脊蛛网膜下隙内仅25～30ml。脑脊液透明澄清，侧卧位时压力为0.69～1.67kPa，坐位时为1.96～2.94kPa。脑脊液在腰麻时起稀释和扩散局麻药的作用。

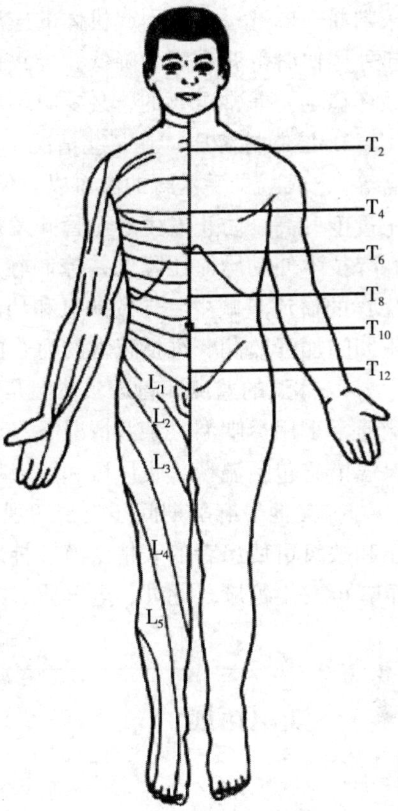

图 11－5　脊神经在体表的节段分布

2. 药物作用部位　腰麻时，局麻药直接作用于脊神经根和脊髓表面。

3. 麻醉平面与阻滞作用　麻醉平面是指感觉神经被阻滞后，用针刺法测定皮肤痛觉消失的范围。交感神经被阻滞后，能减轻内脏牵拉反应；感觉神经被阻断后，能阻断皮肤和肌肉的疼痛传导；运动神经被阻滞后，能产生肌松弛。由于神经纤维的粗细不同，交感神经最先被阻滞，且阻滞平面一般要比感觉神经高 2～4 个节段；运动神经最后被阻滞，其平面比感觉神经要低 1～4 个节段。各脊神经节段在人体体表的分布区见图 11－5 所示。

4. 椎管内麻醉对生理的影响

（1）对呼吸的影响　取决于阻滞平面的高度，尤以运动神经被阻滞的范围更为重要。

（2）对循环的影响　低血压、心动过缓。

（3）对其他系统的影响　椎管内麻醉下，迷走神经功能亢进，胃肠蠕动增加，容易诱发恶心、呕吐；对肝、肾功能有一定影响；也可能引起尿潴留。

（三）蛛网膜下隙阻滞

局麻药注入到蛛网膜下隙，阻断部分脊神经的传导功能而引起相应支配区域的麻醉作用称为蛛网膜下隙阻滞。根据给药方式、麻醉平面和局麻药药液的比重分类。

1. 给药方式　可分为单次法和连续法。

2. 麻醉平面　阻滞平面达到或低于 T_{10} 为低平面，高于 T_{10} 但低于 T_4 为中平面，如高至 T_4 或以上为高平面腰麻（须警惕其安全可控性差）。

3. 局麻药液的比重　根据所用药液的比重高于、等于、低于脑脊液比重情况，分别称为重比重、等比重、轻比重腰麻。

（四）硬膜外阻滞

将局麻药注射到硬脊膜外间隙，阻滞部分脊神经的传导功能，使其所支配区域的感觉或（和）运动功能消失的麻醉方法，称为硬脊膜外间隙阻滞，又称硬膜外阻滞或硬膜外麻醉。有单次法和连续法两种，临床常用连续法。

四、麻醉期间的监测管理

患者在手术麻醉期间，由于外科疾病或并存疾病的影响，麻醉方法和药物的影响，手术创伤及失血，以及体位的改变等因素，都可对生理功能带来不同程度的影响，严重者可危及患者的生命。因此，麻醉期间应主动采取措施预防严重生理变化的发生，密切观察患者各种生理功能的变化，力求及早发现和及时纠正，以避免发生严重并发症。

1. 呼吸监测和管理　麻醉期间最容易和最先受到影响的是呼吸功能。麻醉期间保持呼吸功能正常是一项十分重要的任务。呼吸功能正常是指能维持动脉血氧分压（PaO_2）、二氧化碳分压（$PaCO_2$）和血液 pH（同时受代谢因素的影响）在正常范围内。麻醉期间必须持续监测 SpO_2，全麻控制呼吸的患者还应监测潮气量、呼吸频率、气道压以及 $P_{ET}CO_2$，必要时检查动脉血气分析，以保证患者的呼吸功能正常。

2. 循环监测和管理　麻醉期间维持循环功能的稳定在麻醉管理中占有重要地位，麻醉期间维持充足的有效循环血容量是非常重要的，血压降低往往与绝对或相对的血容量不足有关。应根据术前心、肾功能及禁食、脱水等情况，对术中失血及围术期体液丢失量进行补充。建立必要的循环监测措施有助于临床判断。麻醉过浅可引起机体的应激反应，使血压升高、心率增快；麻醉过深可抑制心肌收缩功能，引起外周血管舒张和阻力降低，导致血压降低。因此，根据病情和手术要求及时调节麻醉深度，对于维持循环稳定是非常重要的，必要时可应用血管活性药物来支持循环功能。

3. 控制性降压 在某些情况下，为了降低血管张力、便于施行手术（例如动脉导管未闭、颅内动脉瘤等），或减少手术野的渗血以方便手术操作、减少失血量（例如脊柱手术、后颅窝手术等），或控制血压过度升高、防止发生心血管并发症（例如心肌缺血、急性肺水肿等），麻醉期间需要利用药物和（或）麻醉技术使动脉血压降低并控制在一定水平，称为控制性降压。血压降低有可能使重要器官（脑、心、肾）的血流量减少，导致缺氧和功能障碍的危险。因此，必须严格掌握适应证和血压控制标准，并在降压期间加强监测，维持正常的血管内容量，维持各重要器官的组织灌注和氧供在正常范围。

4. 体温的监测和管理 体温是重要的生命体征之一，因此术中的体温监测十分必要。术中的体温监测通常采用鼻咽温，某些情况下（例如体外循环）还应监测中心体温（食管或直肠温度）。常用的术中保温措施包括温毯、暖风机和输液加温等。

5. 其他 麻醉期间还应密切观察患者的全身情况。非全麻患者应注意神志和表情的变化，严重低血压和缺氧可使患者的表情淡漠、神志突然丧失。发生局麻药毒性反应时，患者可出现精神兴奋症状，严重者可发生惊厥。此外，电解质、酸碱平衡、血糖、凝血功能的监测和维持正常也非常重要。

知识拓展

体外循环

体外循环（extracorporeal circulation，ECC）是指使用特殊装置将人体静脉血引出体外，进行人工气体交换、温度调节和过滤等处理，再泵入人体动脉的一项生命支持技术，又称为心肺转流术。其目的是暂时取代人体心、肺功能，维持全身重要组织器官的血液供应和气体交换。体外循环技术是心脏外科、某些特殊疾病手术以及重症抢救的保障条件。

局麻药毒性反应时，可出现精神兴奋症状，严重者可发生惊厥。体温监测十分必要，特别是小儿。体温过高可使代谢增快，耗氧量增加，严重者可引起代谢性酸中毒和高热惊厥。体温降低时，患者对麻醉的耐受能力也降低，容易发生麻醉过深而引起循环抑制，麻醉后苏醒时间也延长。术中应监测中心体温，以监测食管或直肠温度为好。

本章小结

外科基本问题主要包括无菌术、外科患者的体液失调、外科休克、外科感染、外科患者的营养治疗和麻醉等。

无菌术的内容包括灭菌、消毒法、操作规则和管理制度。

外科患者体液失调主要包括水和钠的代谢紊乱、体内钾异常和酸碱平衡的失调。

休克临床过程分为休克代偿期和休克失代偿期。休克代偿期血压可以正常或偏高，休克失代偿期血压则明显下降，收缩压低于90mmHg。因而休克代偿期的诊断更为重要，做到早诊断、早治疗，防止重要器官缺血、缺氧。

外科感染分为非特异性感染和特异性感染两类。常见的非特异性感染有疖、痈、丹毒、急性乳腺炎、急性阑尾炎等。特异性感染如结核病、破伤风、气性坏疽等。全身性外科感染主要表现为脓毒症，根据临床表现及细菌学检查即可诊断脓毒症。脓毒症的治疗主要包括原发感染灶的处理、抗菌药物的应用、支持疗法和对症治疗等。

外科患者的营养治疗主要包括肠外营养和肠内营养治疗。

麻醉的目的是消除手术疼痛，保障患者安全，并为手术创造条件。根据麻醉作用部位和所用药物的不同，可将临床麻醉分为全身麻醉、局部麻醉、椎管内麻醉。

练习题

题库

思考题

1. 低钾血症的补钾原则是什么？
2. 休克的主要临床表现是什么？
3. 什么是脓毒症？简述脓毒症的临床表现及治疗要点。
4. 局部麻醉的方法有哪些？

（张庆富）

第十二章 损伤与腺体疾病

学习导引

知识要求

1. **掌握** 创伤的概念和分类，创伤的诊断；烧伤面积估算，烧伤深度判断，烧伤休克，烧伤治疗原则；腹部损伤分类，腹部损伤的诊断；单纯性甲状腺肿临床表现，亚急性甲状腺炎临床表现，急性乳腺炎的临床表现。

2. **熟悉** 创伤的治疗；烧伤致伤因素，热力烧伤的临床特点，烧伤严重程度分类，具体治疗方法，治疗注意事项，电烧伤临床特点；腹部损伤病因，腹部损伤的临床表现；单纯性甲状腺肿的病因和诊断，亚急性甲状腺炎的诊断；急性乳腺炎的治疗。

3. **了解** 创伤病理；电烧伤原因及分类，电烧伤概述；腹部损伤的治疗；单纯性甲状腺肿的治疗，亚急性甲状腺炎治疗。

能力要求

1. 学会运用临床思维，根据患者的症状、体征等临床表现，结合实验室及辅助检查结果，解决外科损伤、腺体疾病的初步诊断问题。

2. 学会应用本章所学知识对外科损伤与腺体疾病进行初步的治疗。

第一节 创　伤

PPT

课堂互动

1. 切口伤属创伤范畴吗?
2. 手术是创伤吗?

一、创伤概述

（一）概念和分类

狭义的创伤是指机械性致伤因素作用于人体所造成的组织结构完整性的破坏或功能障碍；而广义上讲，物理、化学、心理等因素对人体造成的伤害也可称为创伤。按致伤机制分类可分为：挫伤、擦伤、刺伤、切割伤、挤压伤、撞击伤、火器伤等。按受伤部位分类一般分为：头部伤、颌面部伤、颈部伤、胸（背）部伤、腹（腰）部伤、骨盆伤、脊柱脊髓伤、四肢伤和多发伤等。按伤后皮肤或黏膜完整性分类：皮肤或黏膜完整无伤口者称闭合伤（closed injury），如挫伤（contusion）、挤压伤（crush injury）、扭伤（sprain）、震荡伤（concussion）、关节脱位和半脱位、闭合性骨合性内脏伤等；有皮肤或黏膜破损者称开放伤（opened injury），如擦伤（abrasion）、撕裂伤（laceration）、切割伤、砍伤和刺伤等。按伤情轻重分类一般分为轻度、中度和重度伤。

（二）创伤病理

1. 全身反应　是致伤因素作用于人体后引起的一系列神经内分泌活动增强并由此而引发的各种功能和代谢改变的过程，是一种非特异性应激反应，不仅包括神经内分泌系统和物质能量代谢，还涉及凝血系统、免疫系统、重要的生命器官和一些炎症介质及细胞因子等。

2. 组织修复和创伤愈合　组织修复的基本方式是由伤后增生的细胞和细胞间质再生增殖、充填、连接或替代损伤后的缺损组织。理想的修复是组织缺损完全由原来性质的细胞来修复，恢复原有的结构和功能，称为完全修复。创伤后多为不完全修复，即组织损伤不能由原来性质的细胞修复，而是由其他性质细胞（如成纤维细胞）增生替代来完成。

（1）组织修复的基本过程　大致分为：①局部炎症反应阶段；②细胞增殖分化和肉芽组织生成阶段；③组织塑形阶段。

（2）创伤愈合的类型　①一期愈合：组织修复以原来的细胞为主，仅含少量纤维组织，局部无感染、血肿或坏死组织，再生修复过程迅速，结构和功能修复良好。②二期愈合：以纤维组织修复为主，不同程度地影响结构和功能恢复，多见于损伤程度重、范围大、坏死组织多，且常伴有感染而未经合理的早期外科处理的伤口。

（3）影响创伤愈合的因素　伤口感染是最常见的局部因素，局部血液循环障碍也是重要的局部因素，采取的处理措施不当造成组织继发性损伤也不利于愈合。全身因素主要有营养不良、大量使用细胞增生抑制剂（如皮质激素等）、免疫功能低下及全身性严重并发症。

（4）创伤并发症　主要有：①感染；②休克；③脂肪栓塞综合征；④应激性溃疡；⑤凝血功能障碍；⑥器官功能障碍等。

二、创伤的诊断与治疗

（一）创伤的诊断

诊断创伤主要是明确损伤的部位、性质、程度、全身性变化及并发症，特别是原发损伤部位相邻或远处内脏器官是否损伤及其程度。

1. 受伤史　主要应了解受伤的经过、症状及既往疾病史等。

2. 体格检查　首先应从整体上观察伤员状态，判断伤员的一般情况，区分伤情轻重。对生命体征平稳者，可做进一步仔细检查，伤情较重者，可先着手急救，在抢救中逐步检查。

3. 辅助检查

（1）实验室检查　血常规、尿常规、血细胞比容、血电解质、血气分析等。对疑有肾脏损伤者，可进行肾功能检查；疑有胰腺损伤时，应做血或尿淀粉酶测定等。

（2）穿刺和导管检查　诊断性穿刺是一种简单、安全的辅助方法。放置导尿管或灌洗可诊断尿道或膀胱的损伤；监测中心静脉压可辅助判断血容量和心功能；心包穿刺可证实心包积液和积血。

（3）影像学检查　X线平片检查可明确骨折类型及损伤情况，可明确气胸、血气胸、肺病变或腹腔积气、确定伤处某些异物的大小、形状和位置等。超声检查可发现胸、腹腔的积血和肝、脾的包膜内破裂等。CT用于诊断颅脑损伤和某些腹部实质器官及腹膜后的损伤。选择性血管造影可帮助确定血管损伤和某些隐蔽的器官损伤。

4. 创伤检查的注意事项　①发现危重情况如窒息、大出血、心搏骤停等，必须立即抢救不能单纯为了检查而耽误抢救时机；②检查步骤尽量简捷，询问病史和体格检查可同时进行，检查动作必须谨慎轻柔，切勿因检查而加重损伤；③重视症状明显的部位，同时应仔细寻找比较隐蔽的损伤；④接收批量伤员时，切勿忽视异常安静的患者，这些患者往往是更重的患者；⑤难以即刻诊断清楚的损伤，应在对症处理过程中密切观察，争取尽早确诊。

（二）创伤的治疗

1. 急救 心跳、呼吸骤停，窒息、大出血、张力性气胸和休克等紧急病症必须优先抢救。主要包括复苏、通气、止血、包扎、固定和搬运等。

（1）复苏 心跳、呼吸骤停时，应立即行体外心脏按压及口对口人工呼吸；有条件时用面罩给氧或气管插管接呼吸机支持呼吸；在心电监测下电除颤，紧急时可开胸心脏按压；药物除颤，兼顾脑复苏。

（2）通气 呼吸道阻塞是伤员死亡的主要原因之一，故抢救时必须争分夺秒解除各种阻塞原因，维持呼吸道的通畅。必要时进行气管插管、环甲膜穿刺或切开、气管切开插管等。

（3）止血 出血性休克是伤员的主要死亡原因之一，因此，止血是创伤救治的主要抢救技术。常用的止血方法有指压法、加压包扎法、填塞法和止血带法。

（4）包扎 包扎的目的是保护伤口、减少污染、压迫止血、固定骨折并止痛。最常用的材料是绷带、三角巾和四头带。

（5）固定 骨关节损伤时必须固定制动，以减轻疼痛，避免骨折端损伤血管和神经，并有利于防治休克和搬运护送。

（6）搬运 伤员经过初步处理后，需从现场送到医院进一步检查和治疗。正确的搬运可减少伤员痛苦，避免继发损伤。多采用担架或徒手搬运。

2. 进一步救治

（1）判断伤情 ①第一类：致命性创伤，如危及生命的大出血、窒息、开放性或张力性气胸。对这类伤员，只能做短时的紧急复苏，就应手术治疗。②第二类：生命体征尚属平稳的伤员，如不会立即影响生命的刺伤、火器伤或胸腹部伤，可观察或复苏 1 ~ 2 小时，争取时间做好交叉配血及必要的检查，并同时做好手术准备。③第三类：潜在性创伤，性质尚未明确，有可能需要手术治疗，应继续密切观察，并做进一步检查。

（2）呼吸支持 维持呼吸道通畅和吸氧。张力性气胸穿刺排气或闭式引流；开放性气胸封闭伤口后行闭式引流。如有多根肋骨骨折引起反常呼吸时，先用加垫包扎或肋骨牵引限制部分胸廓浮动，再行肋骨固定。发生外伤性膈疝时，可先插入气管导管行人工呼吸，再行手术整复。另外，应保持足够有效的氧供。

（3）循环支持 主要是抗休克。对循环不稳定或休克伤员应建立一条以上静脉输液通道，必要时可考虑做锁骨下静脉或颈内静脉穿刺，或周围静脉切开插管。应尽快恢复有效循环血容量，维持循环稳定。在扩充血容量的基础上，可酌情使用血管活性药物。髂静脉或下腔静脉损伤以及腹膜后血肿者，禁止经下肢静脉输血或输液，以免伤处出血增加。对心搏骤停者，应立即胸外心脏按压及电除颤起搏。心脏压塞者应立即行心包穿刺抽血。

（4）镇静止痛和心理治疗 剧烈疼痛可诱发或加重休克，故在不影响病情观察的情况下选用药物镇静止痛。无昏迷和瘫痪的伤员可皮下或肌内注射哌替啶（度冷丁）75 ~ 100mg 或盐酸吗啡 5 ~ 10mg 止痛。

（5）防治感染 遵循无菌术操做原则，使用抗菌药物。开放性创伤需注射破伤风抗毒素。

（6）密切观察 严密注视伤情变化，特别是对严重创伤怀疑有潜在性损伤的患者，必要时进行生命体征的监测和进一步检查。发现病情变化，应及时处理。

（7）支持治疗 主要是维持水、电解质和酸碱平衡，保持重要脏器功能，并给予营养支持。

3. 急救程序 基本原则是先救命，后治伤。可分为五个步骤进行：①把握呼吸、血压、心率、意识和瞳孔等生命体征，视察伤部，迅速评估伤情；②对生命体征的重要改变迅速做出反应，如心肺复苏、抗休克及外出血的紧急止血等；③重点询问受伤史，分析受伤情况，仔细体格检查；④实施各种诊断性穿刺或安排必要的辅助检查；⑤进行确定性治疗，如各种手术等。

4. 闭合性创伤的处理 软组织挫伤多因钝性外力碰撞或打击导致部分组织细胞受损，微血管破裂出血，继而发生炎症。临床表现为局部疼痛、肿胀、触痛，或有皮肤发红，继而转为皮下青紫瘀斑。常用物理疗法，如伤后初期局部可用冷敷，12 小时后改用热敷或红外线治疗，或包扎制动，还可服用云南白药等。少数挫伤后有血肿形成时，可加压包扎。如挫伤系由强大暴力所致，须检查深部组织器官有无损伤，以免因漏诊和延误治疗而造成严重后果。

5. 开放性创伤的处理　擦伤、表浅的小刺伤和小切割伤，可用非手术疗法。其他的开放性创伤均需手术处理，目的是为了修复断裂的组织，但必须根据具体的伤情进行选择。清洁伤口可以直接缝合。开放性创伤早期为污染伤口可行清创术，直接缝合或者延期缝合。感染伤口先要引流，然后再做其他处理。较深入体内的创伤在手术中必须仔细探查和修复。伤口或组织内存有异物，应尽量取出；如果异物数量多，或者摘取可能造成严重的再次损伤，处理时必须衡量利弊。污染和感染伤口还要根据伤情和感染程度考虑使用抗菌药。

6. 康复治疗　主要包括物理治疗和功能练习，特别是对骨折和神经损伤者更属必要。

知识拓展

创伤后应激障碍

创伤后应激障碍是指个体经历、目睹或遭遇到一个或多个涉及自身或他人的实际死亡，或受到死亡的威胁，或严重受伤，或躯体完整性受到威胁后，所导致的个体延迟出现和持续存在的精神障碍。创伤后应激障碍的发病率报道不一，女性比男性更易发展为创伤后应激障碍。

第二节　烧　　伤

PPT

课堂互动

1. 怎么理解“烧伤病”的概念?
2. 有没有不留瘢痕的烧伤外用药?
3. 有没有烧伤深度判断的金标准?

指由火焰、热液、高温气体、激光、炽热金属液体或固体等所引起的组织损害，为通常所称的或狭义的烧伤（临床上也有将热液、蒸汽所致的烧伤称之为烫伤）。由电、化学物质等所致的损伤，也属烧伤范畴。

真皮深层烧伤为深Ⅱ度，全层皮肤、皮下脂肪甚至肌肉、骨骼等烧伤为Ⅲ度。各类烧伤深度的临床表现见表12－1。

表12－1　各类烧伤深度的临床表现

深度分类	损伤深度	临床表现
Ⅰ度（红斑型）	表皮层	红斑，轻度红、肿、热、痛，感觉过敏，无水疱，干燥
Ⅱ度（水疱型）		
浅Ⅱ度	真皮浅层	剧痛，感觉过敏，水疱形成，壁薄个大，基底潮红，明显水
深Ⅱ度	真皮深层	小水疱，去除表皮见基底较湿，红白相间或苍白，有红色出血点，水肿明显，痛觉迟钝，数日后如无感染，可出现网状栓塞
Ⅲ度（坏死型）	全层皮肤累及皮下组织或更深	皮革样，蜡白或焦黄、焦炭化，感觉消失，干燥，痂下水肿，可出现树枝状静脉栓塞

一、烧伤诊断

1. 烧伤面积估算 常用烧伤面积的估算方法有两种，即中国新九分法和手掌法。

（1）中国新九分法 成人大面积烧伤可用“中国新九分法”来估算烧伤面积，12岁以下的儿童有头大腿小的特点，估算面积时需校正（表12－2）。

（2）手掌法 小面积烧伤可采用“手掌法”，即患者自己的手掌五指并拢为体表的1%。当全身大部分被烧伤时，“手掌法”可用于估算健康皮肤面积，全身体表面积（100%）减去健康皮肤面积，即为烧伤面积。

表12－2 中国新九分法

部位			占成人体表面积（%）		占儿童体表面积（%）
头颈	发部	3	9×1	（9%）	9+（12－年龄）
	面部	3			
	颈部	3			
双上肢	双上臂	7	9×2	（18%）	9×2
	双前臂	6			
	双手	5			
躯干	躯干前	13	9×3	（27%）	9×3
	躯干后	13			
	会阴	1			
双下肢	双臀	5	9×5+1	（46%）	9×5+1－（12－年龄）
	双大腿	21			
	双小腿	13			
	双足	7			

2. 烧伤深度判断 一般采用三度四分法（图12－1）。

（1）Ⅰ度烧伤 仅伤及表皮浅层，生发层健在。表面红斑状、干燥，烧灼感。再生能力强，3～7天脱屑痊愈，短期内可有色素沉着。

（2）浅Ⅱ度烧伤 伤及表皮的生发层和真皮乳头层。局部红肿明显，有大小不一的水疱形成，内含淡黄色澄清液体，水疱皮如剥脱，创面红润、潮湿、疼痛明显。如无感染，创面可于1～2周内愈合，一般不留瘢痕，但可有色素沉着。

（3）深Ⅱ度烧伤 伤及真皮乳头层以下，但仍残留部分网状层，深浅不尽一致，也可有水疱，但去疱皮后，创面微湿，红白相间，痛觉较迟钝。如无感染，可通过上皮小岛扩展融合修复，需时3～4周。但常有瘢痕增生。

（4）Ⅲ度烧伤 又称为焦痂型烧伤。全层皮肤烧伤，可深达肌肉甚至骨骼、内脏器官等。创面蜡白或焦黄，甚至炭化。硬如皮革，干燥，无渗液，发凉，针刺和拔毛无痛觉。可见粗大栓塞的树枝状血管网（真皮下血管丛栓塞）。由于皮肤及其附件全部被毁，3～4周后焦痂脱落形成肉芽创面，创面修复有赖于植皮，较小创面也可由创缘健康皮肤上皮生长修复。愈合后多形成瘢痕，且常造成畸形。

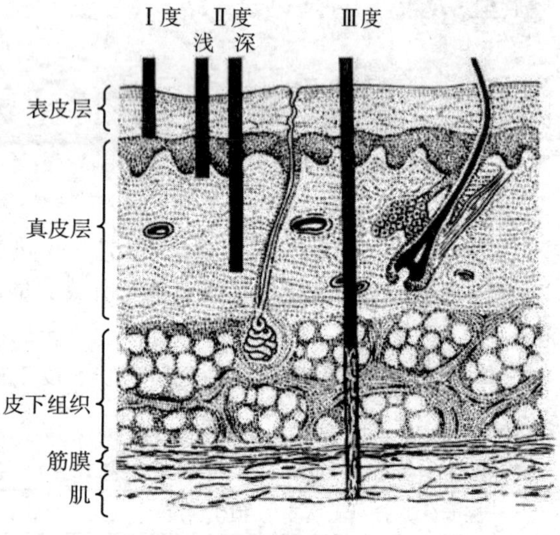

图12－1 热烧伤深度分度示意图

3. 烧伤严重程度分度 为了对烧伤严重程度有一基本估计，作为设计治疗方案的参考，我国常用下列分度法。

（1）轻度烧伤　Ⅱ度烧伤面积10%以下。

（2）中度烧伤　Ⅱ度烧伤面积11%～30%，或Ⅲ度烧伤但面积不足10%

（3）重度烧伤　烧伤总面积31%～50%；或Ⅱ度烧伤面积11%～20%；或Ⅱ度、Ⅲ度烧伤面积虽不到上述百分比，但已发生休克、合并较重的吸入性损伤和复合伤等。

特重烧伤：烧伤总面积50%以上；或Ⅲ度烧伤20%以上。

二、烧伤病理生理与临床分期

根据烧伤病理生理特点，一般将烧伤临床发展过程分为四期。

1. 体液渗出期（休克期） 伤后迅速发生的变化为体液渗出。体液渗出速度一般以伤后6～12小时内最快，持续24～36小时，严重烧伤可延至48小时以上。较大面积烧伤，防治休克是此期的关键。

2. 感染期 急性体液渗出期过后马上进入水肿回吸收，感染即成为主要矛盾。感染是对烧伤患者的严重威胁之一。防治感染是此期的关键。

3. 创面修复期 创面修复过程在伤后不久即开始。浅度烧伤（Ⅰ°、浅Ⅱ°）可经换药愈合，不留瘢痕。深Ⅱ°烧伤经换药瘢痕愈合，Ⅲ°烧伤主要通过手术植皮及换药愈合，留有不同程度瘢痕，甚至功能障碍。大面积深度烧伤修复期持续时间长。此期的关键是加强营养，扶持机体修复功能和抵抗力，积极消灭创面和防治感染。

4. 康复期 深度创面愈合后形成的瘢痕，严重者影响外观和功能，需要康复锻炼、药物治疗、压力治疗和整形以期恢复；某些器官功能损害及心理异常也需要一恢复过程。

三、治疗原则

小面积浅度烧伤按外科原则，及时给予清创、保护创面，大多能自行愈合。大面积深度烧伤的全身反应重、并发症多、死亡率和伤残率高，治疗原则是：①早期及时补液，迅速纠正休克，维持呼吸道通畅。②使用有效抗生素，及时有效地防治全身性感染。③尽早切除深度烧伤组织，用自、异体皮移植覆盖，促进创面修复，减少感染来源。④积极治疗严重吸入性损伤，采取有效措施防治脏器功能障碍。⑤实施早期救治与功能恢复重建一体化理念，早期重视心理、外观和功能的康复。

四、现场急救、转送与初期处理

（一）现场急救、转送

现场抢救应尽快去除致伤原因，脱离现场和对危及生命的情况采取救治措施。

1. 迅速去除致伤原因 包括尽快扑灭火焰、脱去着火或沸液浸渍的衣服。及时冷疗能防止热力继续作用于创面使其加深，并可减轻疼痛、减少渗出和水肿，越早效果越好。

2. 注意有无心跳及呼吸停止、复合伤 对大出血、窒息、开放性气胸、骨折、严重中毒等危及患者生命的情况应先施行相应的急救处理。

3. 妥善保护创面 在现场附近，创面只求不再污染、不再损伤。

4. 保持呼吸道通畅 火焰烧伤常伴烟雾、热力等吸入性损伤，应注意保持呼吸道通畅。合并CO中毒者应移至通风处，有条件者应吸入氧气。

5. 其他救治措施 ①严重口渴、烦躁不安者常提示休克严重，应迅速建立静脉通道加快输液。②安慰和鼓励患者，使其情绪稳定。疼痛剧烈可酌情使用地西泮、哌替啶（度冷丁）等。

6. 转送 严重大面积烧伤早期应避免长途转送，烧伤面积较大者，如不能在伤后1～2小时内送到附近医院，应在原单位积极抗休克治疗或气管切开，待休克被控制后再转送。必须转送者应建立静脉输液通道，途中继续输液，保证呼吸道通畅，途中最好有医护人员陪同。

（二）入院后初期处理

1. 轻度烧伤 主要为创面处理，采取包扎疗法或暴露疗法。使用抗生素和破伤风抗毒素。

2. 中、重度烧伤 应按下列程序处理：①简要了解受伤史后，记录血压、脉搏、呼吸，注意有无吸入性损伤及其他合并伤，严重吸入性损伤应及早行气管切开。②立即建立静脉输液通道，按照补液公式输液防治休克。③留置导尿管，观察每小时尿量、比重、pH，并注意有无血红蛋白尿。④清创，估算烧伤面积和深度（应绘图示意）。特别应注意肢体、躯干有无Ⅲ度环状焦痂的压迫，如影响血液循环或呼吸，应行焦痂切开减张术。⑤按烧伤面积、深度和补液反应，调整制定第一个24小时的输液计划。⑥广泛大面积深度烧伤一般采用暴露疗法。⑦注射破伤风抗毒素血清，并用抗生素治疗防治感染。

五、烧伤休克的防治

1. 休克防治 补液治疗是防治烧伤休克最重要的措施，常根据患者的烧伤面积和体重按下述公式计算补液量。伤后第1个24小时补液量：成人每1%Ⅱ度、Ⅲ度烧伤面积每千克体重补充电解质液1ml和胶体液0.5ml（电解质与胶体比例为2∶1），另加基础水分2000ml。伤后前8小时内输入一半，后16小时补入另一半。伤后第2个24小时补液量：胶体及电解质均为第1个24小时实际输入量的一半，5%葡萄糖溶液补充水分2000ml（小儿另按年龄、体重计算）。广泛深度烧伤者与小儿烧伤胶体及电解质比例可改为1∶1。第二个24小时，胶体和电解质液为第一个24小时的一半，水分补充仍为2000ml。上述补液公式，只是估计量，应仔细观察患者尿量［应达1ml/(kg·h)］、精神状态、皮肤黏膜色泽、血压和心率、血液浓缩等指标，有条件者可监测肺动脉压、肺动脉楔压、中心静脉压和心排血量，随时调整输液的量与质。

延迟复苏患者第一个24小时需要的液体量多，补液速度快，应非常慎重，特别是幼儿。应在严密监护下进行，防止发生补液过多过快所致的并发症。此外，广泛深度烧伤者，常伴有较严重的酸中毒和血红蛋白尿，为纠正酸中毒和避免血红蛋白降解产物在肾小管的沉积，在输液成分中可增配1.25%碳酸氢钠。

2. 休克监测 观察指标是：①每小时尿量每千克体重每小时不低于1ml；②患者安静，无烦躁不安；③无明显口渴；④脉搏、心跳有力，脉率在120次/分以下；⑤收缩压维持在90mmHg以上、脉压维持在20mmHg以上；⑥呼吸平稳；⑦有条件者可检测中心静脉压、血气、血乳酸等。如出现血压低、尿量少、烦躁不安等现象，则应加快输液速度。同时，应特别注意保持呼吸道的通畅。

六、电烧伤

电烧伤分为电弧烧伤、电烧伤、雷击伤。

临床表现

1. 全身性损害 轻者有恶心、心悸、头晕或短暂的意识障碍；重者昏迷，呼吸、心搏骤停，少数患者以后可发生白内障，多见于电流通过头部者。

2. 局部损害 电流通过人体有“入口”和“出口”，入口处较出口处重。入口处常炭化，形成裂口或洞穴，烧伤常深达肌肉、肌腱、骨骼，损伤范围常外小内大；没有明显的坏死层面；局部渗出较一般烧伤重，包括筋膜腔内水肿；由于邻近血管的损害，经常出现进行性坏死，伤后坏死范围可扩大数倍。

知识链接

冻伤

冻伤是低温寒冷侵袭所引起的组织损伤。分两类：一类是非冻结性冻伤，由10摄氏度以下至冰点以上的低温加以潮湿条件所造成，如冻疮、战壕足、水浸足、水浸手等。另一类称冻结性冻伤，由冰点以下的低温所造成，分局部冻伤（又称冻伤）和全身冻伤（又称冻僵）。

第三节　腹部损伤

PPT

课堂互动

1. 脾破裂是常见的腹部外伤吗?
2. 闭合性腹部外伤的肝破裂出血能作为自体血回输吗?

一、概述

（一）分类

根据损伤是否穿透腹壁以及腹腔是否与外界相通，腹部损伤（abdominal injury）可分为开放性和闭合性两大类。

（二）病因

开放性损伤常由刀刃、枪弹、弹片等利器所引起，闭合性损伤常系坠落、碰撞、冲击、挤压、拳打脚踢、棍棒等钝性暴力所致。无论开放或闭合，都可导致腹部内脏损伤。常见受损内脏在开放性损伤中依次是肝、小肠、胃、结肠、大血管等；在闭合性损伤中依次是脾、肾、小肠、肝、肠系膜等。

（三）临床表现

一般单纯腹壁损伤的症状和体征较轻，可表现为受伤部位疼痛，局限性腹壁肿胀、压痛，或有时可见皮下瘀斑。如为内脏挫伤，可有腹痛或无明显症状。严重者主要的病理变化是腹腔内出血和腹膜炎。

实质性脏器或大血管损伤主要表现为腹腔内（或腹膜后）出血，包括面色苍白、脉率加快，严重时脉搏微弱，血压不稳，甚至休克。腹痛呈持续性，一般不剧烈，腹膜刺激征也不严重。但肝破裂伴有较大肝内胆管断裂时，因有胆汁沾染腹膜；胰腺损伤若伴有胰管断裂，胰液溢入腹腔，可出现明显的腹痛和腹膜刺激征。体征最明显处一般即是损伤所在。肩部放射痛提示肝或脾的损伤。肝、脾包膜下破裂或肠系膜、网膜内出血可表现为腹部肿块。移动性浊音虽然是内出血的有力证据，但已是晚期体征。肾脏损伤时可出现血尿。

空腔脏器破裂的主要临床表现是弥漫性腹膜炎。除胃肠道症状及稍后出现的全身性感染的表现外，最突出的是腹部腹膜刺激征，其程度因空腔器官内容物不同而异，通常是胃液、胆汁、胰液刺激最强，肠液次之，血液最轻。伤者有时可有气腹征，而后可因肠麻痹而出现腹胀，严重时发生感染性休克。腹膜后十二指肠破裂的患者有时可出现睾丸疼痛、阴囊血肿和阴茎异常勃起。空腔脏器破裂处也可有某种程度的出血，但出血量一般不大，除非有合并邻近大血管损伤。如果两类脏器同时破裂，则出血和腹膜炎表现可以同时存在。

（四）诊断

依据外伤史和临床表现可初步诊断腹部损伤。有下列情况之一者，应考虑有腹内脏器损伤：①早期出现休克征象者，尤其是出血性休克；②有持续性甚至进行性加重的腹部剧痛伴恶心、呕吐等消化道症状者；③有明显腹膜刺激征者；④有气腹表现者；⑤腹部出现移动性浊音者；⑥有便血、呕血或血尿者；⑦直肠指诊发现前壁有压痛或波动感，或指套染血者。腹部损伤患者如发生顽固性休克，首先考虑腹部内脏伤所致，其次考虑是否有其他部位的合并伤。

1. 辅助检查　诊断性腹腔穿刺术和腹腔灌洗术、X 线检查、超声检查、CT 检查、诊断性腹腔镜检查、选择性血管造影、MRI 检查、MRCP 检查等可辅助诊断腹腔内脏器和组织的损伤。

2. 剖腹探查 以上方法未能排除腹内脏器损伤或在观察期间出现以下情况时，应考虑有内脏损伤，及时手术探查。①全身情况有恶化趋势，出现口渴、烦躁、脉率增快，或体温及白细胞计数上升，或红细胞计数进行性下降。②腹痛和腹膜刺激征进行性加重或范围扩大。③肠鸣音逐渐减弱、消失或腹部逐渐膨隆。④膈下有游离气体，肝浊音界缩小或消失，或者出现移动性浊音。⑤积极抗休克后病情未见好转或继续恶化。⑥消化道出血。⑦腹腔穿刺抽出气体、不凝血、胆汁、胃肠内容物等。⑧直肠指诊有明显触痛。

（五）治疗

知识链接

脾切除术

脾切除术广泛应用于脾破裂、游走脾（异位脾）、脾局部感染或肿瘤、囊肿、肝内型门静脉高压症合并脾功能亢进等引起充血性脾肿大等疾病。脾脏是人体内最大的周围淋巴器官，能够产生多种免疫活性细胞因子，是机体储血、造血、滤血、毁血的主要器官，具有重要的免疫调节、抗感染、抗肿瘤、内分泌等作用。基于目前对脾脏功能的了解以及切脾后所导致患者对感染的易感性增加的后果，在条件及疾病允许的情况下，尽量行脾保留手术。

腹壁闭合性损伤和非贯通伤的处理原则与其他软组织的相应损伤是一致的。穿透性开放损伤和闭合性腹内损伤多需手术。对于已确诊或高度怀疑腹内脏器损伤者，处理的原则是做好紧急术前准备，力争尽早手术。

心脏骤停、窒息、大出血、休克、张力性气胸等危及生命的情况要优先抢救。有腹腔内出血时，开腹后应立即吸出积血，清除凝血块，迅速查明出血来源进行相应处理。决定腹腔探查顺序时可以参考两点：①根据术前诊断或判断，首先探查受伤的脏器。②凝血块集中处一般即是出血部位。若出血猛烈，危及生命，一时又无法判明来源时，可用手指压迫腹主动脉穿过膈肌处，暂时控制出血，争得时间补充血容量，查明原因再作处理。

如果没有腹腔内大出血，则应对腹腔脏器进行系统、有序的探查，做到既不遗漏伤情，又避免不必要的重复探查。探查次序原则上应先探查肝、脾等实质性器官，同时探查膈肌、胆囊等有无损伤；接着从胃开始，逐段探查十二指肠第一段、空肠、回肠、大肠以及其系膜，然后探查盆腔脏器，再后则切开胃结肠韧带显露网膜囊，检查胃后壁和胰腺；如有必要，最后还应切开后腹膜探查十二指肠二、三、四段。探查过程中发现的出血性损伤或脏器破裂，应随时进行止血或夹闭破口。探查次序也可根据切开腹膜时所见决定探查顺序，如有气体逸出，提示胃肠道破裂，如见到食物残渣应先探查上消化道，见到粪便先探查下消化道，见到胆汁先探查肝外胆道及十二指肠等。纤维蛋白沉积最多或网膜包裹处往往是穿孔所在部位。探查结束应对伤情做全面估计，然后按轻重缓急逐一处理。原则上应先处理出血性损伤，后处理空腔器官破裂伤；对于空腔器官破裂伤，应先处理污染重的损伤，后处理污染轻的损伤。

关腹前应彻底清除腹腔内残留的液体和异物，恢复腹腔内脏器的正常解剖关系；用0.9%氯化钠溶液冲洗腹腔，污染严重的部位应反复冲洗；根据需要选用乳胶管引流或双套管负压吸引；腹壁切口污染不重者，可以分层缝合，污染较重者，可在皮下放置乳胶片引流，或暂不缝合皮肤和皮下组织，留作延期处理。

知识拓展

经内镜逆行性胰胆管造影术

经内镜逆行性胰胆管造影术（ERCP）是指将十二指肠镜插至十二指肠降部，找到十二指肠乳头，由活检管道内插入造影导管至乳头开口部，注入造影剂后X线摄片，以显示胰胆管的技术。ERCP具有不开刀、创伤小、手术时间短、并发症少、住院时间短等优点，深受患者欢迎。

第四节　腺体外科疾病

PPT

案例解析

【案例】刘某，女，26岁，妊娠后哺乳1月余，左侧乳房胀痛3天，外上象限局部红肿，并伴有压痛性肿块。T 39℃、P 130次/分、R 22次/分、BP 125/80mmHg，情绪烦躁。血常规：WBC 14.5×10^9/L，NE 9.01×10^9/L，HGB 120g/L，PLT 131×10^9/L。

【问题】该患者初步诊断是什么？诊断依据有哪些？

【解析】初步诊断为急性乳腺炎。诊断依据：①女性妊娠后哺乳期；②左侧乳房胀痛3天；查体：外上象限局部红肿，并伴有压痛性肿块；③体温升高，情绪烦躁；④血常规：白细胞计数升高。

一、单纯性甲状腺肿

（一）病因

单纯性甲状腺肿的病因可分为以下三类。

1. 甲状腺素原料（碘）缺乏　环境缺碘是引起单纯性甲状腺肿（simple goiter）的主要因素。又称"地方性甲状腺肿"。由于碘的摄入不足，无法合成足够量的甲状腺素，便反馈性地引起垂体TSH分泌增高并刺激甲状腺增生和代偿性肿大。

2. 甲状腺素需要量增高　青春发育期、妊娠期或绝经期的妇女，由于对甲状腺素的需要量暂时性增高，有时也可发生轻度弥漫性甲状腺肿，叫做生理性甲状腺肿。

3. 甲状腺素合成和分泌的障碍

（二）临床表现

女性多见，一般无全身症状。甲状腺不同程度地肿大，能随吞咽上下活动。病程早期，甲状腺呈对称、弥漫性肿大，腺体表面光滑，质地柔软，随吞咽上下移动。随后，在肿大腺体的一侧或两侧可扪及多个（或单个）结节；通常存在多年，增长缓慢。单纯性甲状腺肿体积较大时可压迫气管、食管和喉返神经，出现气管弯曲、移位和气道狭窄。开始只在剧烈活动时感觉气促，发展严重时，甚至休息睡觉也有呼吸困难。少数喉返神经或食管受压的患者可出现声音嘶哑或吞咽困难。甲状腺肿向胸骨后延伸生长形成胸骨后甲状腺肿，易压迫气管和食管，还可能压迫颈深部大静脉，引起头颈部静脉回流障碍。此外，结节性甲状腺肿可继发甲亢，也可发生恶变。

（三）诊断

检查发现甲状腺肿大或结节比较容易，但临床上更需要判断甲状腺肿及结节的性质，这就需要仔细收集病史，认真检查，对于居住于高原山区缺碘地带的甲状腺肿患者或家属中有类似病情者，常能及时做出地方性甲状腺肿的诊断。

（四）预防

全国各地已普遍进行了甲状腺肿的普查和防治工作，发病率已大大降低。在流行地区，甲状腺肿的集体预防极为重要，一般补充加碘盐。

（五）治疗原则

1. 生理性甲状腺肿，不予用药，宜多食含碘丰富的食物。

2. 对20岁以下的弥漫性单纯甲状腺肿患者可给予小量甲状腺素或优甲乐，以抑制腺垂体TSH分泌，缓解甲状腺的增生和肿大。

3. 有以下情况时，应及时施行甲状腺大部切除术：①因气管、食管或喉返神经受压引起临床症状者；②胸骨后甲状腺肿；③巨大甲状腺肿影响生活和工作者；④结节性甲状腺肿继发功能亢进者；⑤结节性甲状腺肿疑有恶变者。

4. 手术方式常采用甲状腺次全切除术。

二、亚急性甲状腺炎

亚急性甲状腺炎（subacute thyroiditis）又称De Quervain甲状腺炎或巨细胞性甲状腺炎。常继发于病毒性上呼吸道感染，是颈前肿块和甲状腺疼痛的常见原因。

（一）临床表现

多数表现为甲状腺突然肿胀、发硬、吞咽困难及疼痛，并向患侧耳颞处放射。常始于甲状腺的一侧，很快向腺体其他部位扩展。患者可有发热、血沉增快。病程约为3个月，愈后甲状腺功能多不减退。

（二）诊断

病前1～2周有上呼吸道感染史。病后1周内因部分滤泡破坏可表现基础代谢率略高，血清T_3、T_4浓度升高，但甲状腺摄取^{131}I量显著降低（分离现象）和泼尼松实验治疗有效有助于诊断。

（三）治疗

泼尼松每日4次，每次5mg，2周后减量，全程1～2个月；同时加用甲状腺干制剂，效果较好。停药后如果复发，则给予放射治疗，效果较持久。

三、急性乳腺炎

急性乳腺炎（acute mastitis）是乳腺的急性化脓性感染，多为产后哺乳的妇女，尤以初产妇更为多见，往往发生在产后3～4周。

（一）病因

1. 乳汁淤积 乳汁是理想的培养基，乳汁淤积将有利于入侵细菌的生长繁殖。

2. 细菌入侵 乳头破损或皲裂，使细菌沿淋巴管入侵。

（二）临床表现

乳房疼痛、局部红肿、发热。重者寒战、高热、脉搏加快，常有患侧淋巴结肿大、压痛，白细胞计数明显增高。一般起初呈蜂窝织炎样表现，数天后可形成脓肿，脓肿可以是单房或多房性。脓肿可向外溃破，深部脓肿还可穿至乳房与胸肌间的疏松组织中，形成乳房后脓肿。感染严重者，可并发脓毒症。

（三）治疗

原则是消除感染、排空乳汁。

早期呈蜂窝织炎未形成脓肿之前，应用抗生素可获得良好的效果，因主要病原菌为金黄色葡萄球菌，可不必等待细菌培养的结果，应用青霉素治疗，或用耐青霉素酶的苯唑西林钠（新青霉素Ⅱ），或头孢一代抗生素如头孢拉定。对青霉素过敏者，则应用红霉素。

知识链接

乳腺囊性增生病

是女性多发病，常见于中年女性。其病理形态呈多样性表现，增生可发生于腺管周围并伴有大小不等的囊肿形成，囊内含淡黄色或棕褐色液体；或腺管内表现为不同程度的乳头状增生，伴乳管囊性扩张，也有发生于小叶实质者，主要为乳管及腺泡上皮增生。

脓肿形成后，主要治疗措施是及时做脓肿切开引流。患侧乳房停止哺乳，并以吸乳器吸尽乳汁，促使乳汁通畅排出。可口服溴隐亭 1.25mg，每日 2 次，服用 7 ~ 14 天，或己烯雌酚 1 ~ 2mg，每日 3 次，共 2 ~ 3日，或肌内注射苯甲酸雌二醇。每次 2mg，每日 1 次，至乳汁停止分泌为止。

本章小结

创伤是指机械性因素作用于人体所造成的组织结构完整性的破坏或功能障碍。创伤诊断要依据受伤史、体格检查、辅助检查进行综合判断。创伤的急救主要有复苏、通气、止血、固定、搬运等。

由热力、电能、化学物质、放射线等所致的组织损伤通称为烧伤。目前主要使用中国新九分法结合手掌法估算烧伤面积，用三度四分法判断烧伤深度。烧伤严重程度为轻度、中度、重度、特重四级。烧伤治疗包括院前急救和入院后的救治。

腹部损伤包括开放性和闭合性两大类。根据外伤史及临床表现，结合化验、超声、CT 等检查，可对腹部损伤进行诊断。对上述诊断仍不能确诊的严重腹部损伤者，应及时手术剖腹探查。

单纯性甲状腺肿常发生在缺碘地区，依据病史及临床表现，易于诊断。亚急性甲状腺炎常继发于病毒性上呼吸道感染，是颈前肿块和甲状腺疼痛的常见原因。急性乳腺炎是乳腺的急性化脓性感染，诊断较为容易，常采用抗感染治疗，脓肿形成后需切口引流。

练 习 题

题库

思考题

1. 创伤主要并发症有哪些？
2. 简述深Ⅱ度、Ⅲ度烧伤的临床表现。
3. 简述腹部损伤剖腹探查的手术指征。
4. 简述急性乳腺炎的主要临床表现。

（张庆富）

第十三章

外科常见疾病

学习导引

知识要求

1. **掌握** 急性阑尾炎、胃十二指肠溃疡穿孔、胆道感染、胆石症、肠梗阻的主要临床表现和治疗原则。

2. **熟悉** 急性阑尾炎的病因及病理分型，良性前列腺增生症的主要症状和治疗原则。

3. **了解** 肠梗阻、尿石症、胆道感染、胆石症的病因。

能力要求

1. 学会外科常见疾病的诊断方法和手术操作技能。

2. 学会应用临床思维，根据患者的临床症状、体征和实验室及辅助检查结果，解决外科常见疾病初步诊断的问题。

第一节 急性阑尾炎

PPT

课堂互动

1. 急性阑尾炎必须手术吗？
2. 急性阑尾炎的诊断要点是什么？

一、病因

1. 阑尾管腔梗阻 目前已确定阑尾腔梗阻是急性阑尾炎（acute appendicitis）最常见的病因。阑尾管腔梗阻的最常见原因有：阑尾淋巴滤泡增生、粪石阻塞、阑尾炎反复发作致瘢痕形成管腔狭窄、阑尾扭曲、寄生虫或虫卵阻塞等。阑尾腔开口端阻塞后，阑尾黏膜分泌的液体积聚，导致阑尾腔内压力增加，引起黏膜缺血，黏膜的屏障功能丧失，腔内细菌过度繁殖并移位，引起阑尾炎症、水肿，甚至坏死。

2. 细菌感染 细菌侵入阑尾壁可以是细菌直接入侵、血源性感染或邻近感染累及。在术中未发现有阑尾管腔梗阻时，需考虑此类因素。致病菌多为各种革兰阴性杆菌和厌氧菌。

3. 其他 阑尾先天畸形，如阑尾过长、过度扭曲、管腔细小、血运不佳等都是急性炎症的病因，胃肠道功能障碍引起内脏神经反射，导致肠管肌肉和血管痉挛，黏膜受损，细菌入侵而致急性炎症。

二、分类

根据急性阑尾炎的临床过程和病理解剖学变化，可分为四种病理类型。

1. 急性单纯性阑尾炎　属轻型阑尾炎或病变早期。炎症局限于阑尾黏膜及黏膜下层，逐渐扩展至肌层、浆膜层。阑尾外观轻度水肿，浆膜充血，质地稍变硬，常有少量纤维素性渗出物。镜下阑尾壁可见中性粒细胞浸润，黏膜面可能出现小的出血点和溃疡。

2. 急性化脓性阑尾炎　亦称蜂窝织炎性阑尾炎。阑尾远端血运严重受阻。炎症发展到阑尾壁全层，阑尾外观明显肿胀，浆膜面重度充血，附着脓性渗出物，并与周围组织或大网膜粘连，邻近腹腔内有脓性渗出液。此时镜下阑尾壁各层均有大量中性粒细胞浸润，壁内有小脓肿形成，黏膜坏死脱落或溃疡，腔内充满脓液。

3. 急性坏疽性或穿孔性阑尾炎　属重型阑尾炎。阑尾壁出现全层坏死，变薄而失去组织弹性，坏死部分呈暗紫色或黑色，黏膜几乎全部糜烂脱落，阑尾腔内有血性脓液，呈黑褐色而带有明显臭味，阑尾周围有脓性渗出，此时的阑尾极易破溃穿孔，穿孔部位多在阑尾根部和尖端，穿孔后可引起局限性腹膜炎，严重者可引起中毒性休克等。

4. 阑尾周围脓肿　急性阑尾炎化脓或坏疽时，大网膜下移将阑尾包裹，形成粘连，便形成阑尾周围脓肿，脓肿在非手术治疗下可被吸收，但感染亦可能扩大，发展为急性弥漫性腹膜炎。

以上各型阑尾炎，如能得到及时治疗，能在不同阶段上得到控制，趋向好转或痊愈。

三、临床表现

1. 症状

（1）腹痛　典型的腹痛发作一般始于上腹或脐周，疼痛位置不固定，呈阵发性。数小时（6～8 小时）后疼痛转移并局限在右下腹，呈持续性疼痛，70%～80%的患者具有这种典型的转移性右下腹疼痛，部分病例发病初始即出现右下腹痛。不同类型的阑尾炎其腹痛也有差异，如单纯性阑尾炎表现为轻度隐痛；化脓性阑尾炎呈阵发性胀痛或剧痛；坏疽性阑尾炎呈持续性剧烈腹痛；阑尾穿孔后因阑尾腔压力骤减，腹痛可暂时减轻，但出现腹膜炎后，腹痛又会持续加剧。不同位置的阑尾炎，其腹痛部位也有区别，急性阑尾炎的疼痛部位亦随之变化，临床上需仔细判断。

（2）胃肠道症状　急性阑尾炎患者中恶心、呕吐、腹泻、便秘等胃肠道症状较为常见，其中，恶心、呕吐症状的发生率仅次于腹痛，可能是由于反射性的胃痉挛所致，见于该病早期，临床上有许多急性阑尾炎患者常因为胃肠道症状突出而被误诊为急性胃肠炎。疾病后期，弥漫性腹膜炎可致麻痹性肠梗阻，腹胀、排气排便减少。

（3）全身症状　多数患者有发热，达 38℃左右，大多有呼吸急促、心率增快，血压一般无明显变化。化脓性、坏疽性阑尾炎合并穿孔后，可达 39℃以上。如发生门静脉炎，可伴有寒战、高热和轻度黄疸。

2. 体征

（1）视诊　急性面容，表情痛苦，烦躁不安。常表现为强迫仰卧位或弯腰站立位，并以双手轻按在腹部疼痛位置，借以减轻腹部肌肉的紧张程度。

（2）辅助诊断的其他体征

1）结肠充气试验　患者仰卧位，用一手按压左下腹，再用另一手挤压近侧结肠，使结肠内气体传至盲肠和阑尾，引起右下腹疼痛者为阳性。如结肠内有粪块阻塞，或者阑尾根部已经穿孔时，结肠充气试验可为阴性。

2）腰大肌试验　患者左侧卧位，使右大腿后伸，引起右下腹疼痛者为阳性；提示阑尾为盲肠后位或腹膜后位。

3）闭孔内肌试验　患者仰卧位，使右髋和右大腿屈曲，然后被动向内旋转，引起右下腹疼痛者为阳性。提示阑尾为盆位，炎症刺激闭孔内肌而引起疼痛。

4）直肠指检　引起炎症阑尾所在位置压痛。指检直肠右前壁有触痛，提示阑尾为盆位。如为坏疽性阑尾炎穿孔时，指检直肠周围可有饱满感，提示有局部积脓。当形成阑尾周围脓肿时，可触及痛性肿块。

3. 辅助检查

（1）实验室检查大多数急性阑尾炎患者的白细胞计数和中性粒细胞比例增高。白细胞计数升高到（10～20）$\times 10^9$/L，可发生核左移。部分患者白细胞可无明显升高，多见于单纯性阑尾炎或老年患者。尿检查一般无阳性发现，如尿中出现少数红细胞，说明炎性阑尾与输尿管或膀胱相靠近。

（2）影像学检查

1）腹部X线检查　腹部X线检查可见盲肠扩张或液气平面，有助于排除空腔脏器穿孔、肠梗阻等急腹症类疾病。

2）B超检查　单纯性急性阑尾炎时，其诊断价值并不高。可发现肿大的阑尾或脓肿。

3）CT和MRI检查　当急性阑尾炎并发周围炎性肿块或脓肿时，CT或MRI具有较高的敏感性，尤其有助于阑尾周围脓肿的诊断。

四、诊断

主要依靠病史、临床表现和辅助检查进行诊断。临床具备典型的转移性右下腹痛、阑尾部位局限性压痛和白细胞升高这三项特征，是确立急性阑尾炎诊断的重要依据。对于症状和体征不明显的患者，可利用影像学检查进行鉴别诊断。

需要与急性阑尾炎鉴别的常见疾病有：胃十二指肠溃疡穿孔，右侧输尿管结石，异位妊娠破裂，急性肠系膜淋巴结炎，回盲部肿瘤、Crohn病、Meckel憩室炎或穿孔、小儿肠套叠等。

五、治疗

（一）治疗原则

急性阑尾炎确诊后，应尽早手术治疗。早期外科手术既安全、简单又可防止复发，减少并发症的发生。

（二）治疗方法

1. 非手术治疗　不同意手术的单纯性阑尾炎患者，或发病已超过72小时，已形成炎性肿块等有手术禁忌证者，年老体弱伴有严重心肺功能不全不能耐受手术者，可采用中西医结合非手术治疗。非手术治疗方法包括禁食、胃肠减压、抗炎补液及中医药治疗。急性阑尾炎非手术治疗过程中，要严密观察病情变化。如在治疗过程中，症状、体征反而加重，应考虑为坏疽性阑尾炎或阑尾脓肿有增大趋势，应立即手术。

2. 手术治疗　绝大多数急性阑尾炎一旦确诊，应早期施行开腹阑尾切除术或腹腔镜阑尾切除术。早期手术系指阑尾炎症还处于管腔阻塞或仅有充血水肿时就手术切除，此时手术操作较简易，术后并发症少。如化脓坏疽或穿孔后再手术，不但操作困难且术后并发症会明显增加。术前即应用抗生素，有助于防止术后感染的发生。

知识链接

腹腔镜阑尾切除术

随着腹腔镜设备和技术的发展，腹腔镜阑尾切除术具有安全、疗效好，减少术后疼痛，功能恢复快及术后肠粘连少等优越性。适应证有：①老年人及小儿阑尾炎；②肥胖；③急性化脓性阑尾炎、坏疽性穿孔性阑尾炎合并腹膜炎者；④不能完全排除腹部外科疾病及女性生殖系统疾病者。

第二节　胃十二指肠溃疡穿孔

PPT

案例解析

【案例】 患者，男，38岁，因“上腹部突发刀割样疼痛6小时”入院。患者曾有十二指肠溃疡病史。查体：血压100/60mmHg，心率100次/分，面色苍白、肢冷、出汗。全腹压痛、反跳痛，腹肌紧张，以上腹部为显著，肠鸣音消失，肝浊音界明显缩小。急诊查血常规示：白细胞计数 $16.8\times10^9/L$，中性粒细胞百分比89%；腹部X线检查见膈下游离气体。

【问题】

（1）患者患有何种疾病？诊断依据是什么？

（2）该患者应如何治疗？

【解析】（1）诊断为：胃十二指肠溃疡穿孔。诊断依据：因“上腹部突发刀割样疼痛6小时”入院，查体腹膜炎体征，肠鸣音消失，肝浊音界明显缩小。辅助检查示：白细胞计数 $16.8\times10^9/L$，中性粒细胞百分比89%；腹部X线检查见膈下游离气体。

（2）治疗：急诊剖腹探查术，行十二指肠球部穿孔修补术。

一、病因与病理

十二指肠溃疡穿孔多发生在球部前壁。而胃溃疡穿孔多见于胃小弯。溃疡穿孔后酸性的胃内容物流入腹腔，引起化学性腹膜炎。腹膜受到刺激产生剧烈腹痛和渗出。6~8小时后细菌开始繁殖，逐渐形成化脓性腹膜炎。常见病菌为大肠埃希菌、链球菌。大量液体丢失加上细菌毒素吸收，可以造成休克。胃十二指肠后壁溃疡穿孔，可在局部导致粘连包裹，形成慢性穿透性溃疡。

二、临床表现

患者多有溃疡病史，部分患者有服用阿司匹林等非甾体抗炎药或皮质激素病史。患者在穿孔发生前常有溃疡症状加重或有过度疲劳、精神紧张等诱发因素。患者突发上腹部剧痛，呈“刀割样”，腹痛迅速波及全腹。患者面色苍白、出冷汗，常伴有恶心、呕吐，严重时可伴有血压下降。患者的临床表现与其穿孔的大小、时间、部位，是否空腹以及年龄和全身状况密切相关。

体检见患者表情痛苦，取屈曲体位，不敢移动。腹式呼吸减弱或消失，全腹压痛，但以穿孔处最重。腹肌紧张呈“板状腹”，反跳痛明显。肠鸣音减弱或消失。叩诊肝浊音界缩小或消失，可闻及移动性浊音。实验室检查白细胞计数升高，立位X线检查膈下可见新月状游离气体影。

三、诊断与鉴别诊断

既往有溃疡病史，突发上腹部刀割样剧痛，加上典型的“板状腹”腹部体征和X线检查的膈下游离气体，可以确定诊断。高龄、体弱以及空腹小穿孔患者的临床表现和腹部体征可以表现不典型，需要详细询问病史和仔细体格检查进行鉴别。

鉴别诊断需要除外下列疾病。

1. 急性胆囊炎 表现为右上腹绞痛或持续性疼痛伴阵发加剧，疼痛向右肩放射，伴畏寒发热。右上腹局部压痛、反跳痛，可触及肿大的胆囊，Murphy 征阳性。胆囊坏疽穿孔时有弥漫性腹膜炎表现，但 X 线检查膈下无游离气体。超声检查提示胆囊炎或胆囊结石。

2. 急性胰腺炎 急性胰腺炎的腹痛发作一般不如溃疡急性穿孔者急骤，腹痛多位于上腹部偏左并向背部放射。腹痛有一个由轻转重的过程，肌紧张程度相对较轻。血清、尿液和腹腔穿刺液淀粉酶明显升高。X 线检查膈下无游离气体，CT、超声检查提示胰腺肿胀，周围渗出。

3. 急性阑尾炎溃疡穿孔 穿孔后消化液沿右结肠旁沟流到右下腹，引起右下腹痛和腹膜炎体征，可与急性阑尾炎相混。但阑尾炎一般症状比较轻，体征局限于右下腹，无腹壁板样强直，X 线检查无膈下游离气体。

四、治疗

急性胃十二指肠溃疡穿孔以穿孔缝合术为主要术式，穿孔缝合术后仍需正规的抗溃疡药物治疗。彻底性手术可以选择胃大部切除术，以一次性解决穿孔和溃疡两个问题。迷走神经切断术已很少应用。穿孔时间短，估计腹腔污染轻微者可选择腹腔镜方式；穿孔时间长，估计腹腔污染重者应选择开腹方式。行胃溃疡穿孔缝合术时，如操作无困难可先楔形切除溃疡，然后再行贯穿缝合，以期望对合缘为正常胃组织。但十二指肠溃疡穿孔因肠腔窄小，为避免造成流出道狭窄，则不宜采取此方式。

第三节 胆道感染

PPT

胆道感染主要是胆囊炎和不同部位的胆管炎，分为急性、亚急性和慢性炎症。胆道感染主要因胆道梗阻、胆汁淤滞造成，胆道结石是导致梗阻的最主要原因，而反复感染可促进结石形成并进一步加重胆道梗阻。

课堂互动

急性梗阻性化脓性胆管炎需要做哪些检查？如何治疗？

一、急性胆囊炎

（一）病因

主要原因有胆囊管梗阻和细菌感染。

（二）临床表现

1. 症状 急性发作主要是上腹部疼痛。开始时仅有上腹胀痛不适，逐渐发展至呈阵发性绞痛；夜间发作常见，饱餐、进食肥腻食物常诱发发作。疼痛放射到右肩、肩胛和背部。伴恶心、呕吐、厌食、便秘等消化道症状。

2. 体征 右上腹胆囊区域可有压痛，Murphy 征阳性。

3. 辅助检查 血液学检查，患者可出现白细胞升高，血清丙氨酸转移酶、碱性磷酸酶常升高。超声检查可见胆囊增大、胆囊壁增厚（>4mm），明显水肿时见“双边征”，胆囊结石显示强回声，其后有声影；对急性胆囊炎的诊断准确率为 85%～95%。必要时可做 CT、MRI 检查。

（三）治疗

因本病易坏疽穿孔，一经诊断，应及早手术治疗。可选用胆囊切除、胆囊造口术或超声引导下经皮经肝胆囊穿刺引流术（percutaneous transhepatic gallbladder drainage，PTGD）治疗。未能确诊或病情较轻者，应在严密观察下行积极的非手术治疗，一旦病情恶化，及时实施手术。

二、慢性胆囊炎

慢性胆囊炎（chronic cholecystitis）是胆囊持续的、反复发作的炎症过程，超过90%的患者有胆囊结石。

（一）病理

特点是黏膜下和浆膜下的纤维组织增生及单核细胞浸润，随着炎症反复发作，可使胆囊与周围组织粘连，囊壁增厚并逐渐瘢痕化，最终导致胆囊萎缩，完全失去功能。

（二）临床表现

常不典型，多数患者有胆绞痛病史。患者常在饱餐、进食油腻食物后出现腹胀、腹痛，疼痛程度不一，多在上腹部，可牵涉右肩背部，较少出现畏寒、高热或黄疸，可伴有恶心、呕吐。腹部检查可无阳性体征，或仅有上腹部轻压痛，Murphy 征或呈阳性。

（三）诊断

右上或中上腹腹痛反复发作合并胆囊结石者，应考虑慢性胆囊炎的诊断。超声检查可显示胆囊壁增厚，胆囊排空障碍或胆囊内结石。

（四）治疗

确诊为慢性胆囊炎者应行胆囊切除术。不能耐受手术者可选择非手术治疗，方法包括应用抗生素等。

三、急性梗阻性化脓性胆管炎

急性梗阻性化脓性胆管炎（acute obstructive suppurative cholangitis，AOSC）是急性胆管炎的严重阶段，也称急性重症胆管炎（acute cholangitis of severe type，ACST）。本病的发病基础是胆道梗阻及细菌感染。

（一）病因

在我国，最常见的病因是肝内外胆管结石，其次为胆道寄生虫和胆管狭窄。

（二）临床表现

本病除有急性胆管炎的 Charcot 三联征外，还有休克、神经中枢系统受抑制表现，称为 Reynolds 五联征。

本病发病急骤，病情进展迅速。可分为肝外梗阻和肝内梗阻两种，肝外梗阻腹痛、寒战高热、黄疸均较明显；肝内梗阻主要表现为寒战高热，可有腹痛，黄疸较轻。常伴有恶心、呕吐等消化道症状。神经系统症状主要表现为神情淡漠、嗜睡、神志不清，甚至昏迷；合并休克可表现为烦躁不安、谵妄等。

1. 体格检查　体温常呈弛张热或持续升高达39～40℃，脉搏快而弱，血压降低。嘴唇发绀，指甲床青紫，全身皮肤可能有出血点和皮下瘀斑。剑突下或右上腹有压痛，可有腹膜刺激征。肝常肿大并有压痛和叩击痛。胆总管梗阻者胆囊肿大。

2. 实验室检查　白细胞计数升高。肝功能有不同程度的损害，凝血酶原时间延长。动脉血气分析常见有代谢性酸中毒。

3. 影像学检查　应根据病情选择简单、实用、方便的检查方法。超声能及时了解胆道梗阻部位、肝内外胆管扩张情况及病变性质。可行 CT 或 MRCP 检查。对需要同时行经皮经肝胆管引流（percutaneous transhepatic cholangio-drainage，PTCD）或经内镜鼻胆管引流术（endoscopic naso-biliary drainage，ENBD）减压者可行 PTC 或 ERCP 检查。

（三）治疗

原则是立即解除胆道梗阻并引流。当胆管内压降低后，患者情况常能暂时改善，有利于争取时间继续进一步治疗。

1. 非手术治疗主要包括 ①维持有效的输液通道，尽快恢复血容量。②联合应用足量抗生素。③纠正水、电解质紊乱和酸碱失衡，常见为等渗或低渗性缺水及代谢性酸中毒。④对症治疗如降温、使用维生素和支持治疗。⑤应用血管活性药物以提高血压、肾上腺皮质激素保护细胞膜和对抗细菌毒素，应用抑制炎症反应药物，吸氧纠正低氧状态。⑥经以上治疗病情仍未改善，应在抗休克的同时紧急行胆道引流治疗。

2 手术治疗

（1）胆囊造口术　适用于高危患者或局部解剖关系不清的胆囊炎患者。造口术中有结石应取出，如患者恢复后，可于3个月后再行胆囊切除术。

（2）胆囊切除术　适用于多数胆囊炎和胆囊结石患者。手术方式包括开腹胆囊切除术（OC）和腹腔镜下胆囊切除术（LC），对于非急性期胆囊炎患者首选LC。

（3）胆总管探查、T型管引流术　适用于急性胆管炎、胆总管结石，可达到取出结石，引流胆汁的目的。一般同时切除胆囊，对于病情危重者可仅做胆总管探查。

3. 后续治疗　急诊胆管减压引流一般不可能完全去除病因。如患者一般情况恢复，宜在1~3个月后根据病因选择彻底的手术治疗。

第四节　胆　石　症

PPT

胆石症（cholelithiasis）包括发生在胆管和胆囊的结石，是常见病和多发病。红外光谱分析发现，胆石中包含的化学成分是有差异的，据此将其分为以下三类。

1. 胆固醇类结石　包括混合性结石和纯胆固醇性结石，80%以上胆囊结石属于此类。X线检查多不显影。

2. 胆色素类结石　分为胆色素钙结石和黑色素结石。前者为游离胆色素与钙等金属离子结合而成，并含有脂肪酸、胆汁酸、细菌、黏蛋白等成分，其质软易碎呈棕色或褐色，故又称棕色石，主要发生在肝内外各级胆管。黑色素结石不含细菌，质较硬，由不溶性的黑色胆色素多聚体、各种钙盐和黏液糖蛋白组成，几乎均发生在胆囊内。

3. 其他结石　此外，还有碳酸钙、磷酸钙或棕榈酸钙为主要成分的少见结石。如果结石钙盐含量较多，X线检查常可显影。

案例解析

【案例】 患者，女性，58岁，因“持续性右上腹痛，阵发性加剧6小时”入院，伴寒战、高热、恶心、呕吐且有黄疸。患者曾有胆石症病史。查体：血压100/60mmHg，心率110次/分，面色苍白、肢冷、出汗。全腹压痛、反跳痛，腹肌紧张，以上腹部为显著，肠鸣音正常。急诊查血常规示：白细胞计数 18.8×10^9/L，中性粒细胞百分比91%。B超提示胆囊结石、胆总管结石伴胆总管扩张。

【问题】

（1）患者患有何种疾病？诊断依据是什么？

（2）该患者应如何治疗？

【解析】

（1）诊断为：急性梗阻性化脓性胆管炎，胆石症。诊断依据：因“持续性右上腹痛，阵发性加剧6小时”入院，伴寒战、高热、恶心、呕吐，且有黄疸。查体：血压100/60mmHg，心率110次/分，面色苍白、肢冷、出汗。全腹压痛、反跳痛，腹肌紧张，以上腹部为显著，肠鸣音正常。急诊查血常规示：白细胞计数 18.8×10^9/L，中性粒细胞百分比91%；B超提示胆囊结石、胆总管结石伴胆总管扩张。

（2）治疗　①抗感染：选用对革兰阴性菌及厌氧菌有效的抗生素，主张联合、足量用药，对急性梗阻性化脓性胆管炎应给予足量的广谱抗生素并做术前准备；②完善各种检查，手术治疗。

一、胆囊结石

（一）胆石分类

胆囊结石（cholecystolithiasis）主要为胆固醇结石或以胆固醇为主的混合性结石和黑色素结石。

（二）临床表现

大多数患者无症状，称为无症状胆囊结石。胆囊结石的典型症状为胆绞痛，主要有以下临床表现。

1. 胆绞痛　典型的发作是在饱餐、进食油腻食物后或睡眠中体位改变时。疼痛位于右上腹或上腹部，呈阵发性或持续疼痛阵发性加剧，可向右肩胛部和背部放射，可伴有恶心、呕吐。

2. 上腹隐痛　多数患者仅在进食过多、吃油腻食物、工作紧张或休息不好时感到上腹部或右上腹隐痛，或者有饱胀不适、嗳气、呃逆等，常被误诊为“胃病”。

3. 胆囊积液　胆囊结石长期嵌顿或阻塞胆囊管但未合并感染时，胆囊黏膜吸收胆汁中的胆色素，并分泌黏液性物质，导致胆囊积液。积液呈透明无色，称为白胆汁。

4. 其他　①极少引起黄疸，即使黄疸也较轻。②小结石可通过胆囊管进入并停留于胆总管内成为胆总管结石。③进入胆总管的结石通过Oddi括约肌可引起损伤或嵌顿于壶腹部导致胰腺炎，称为胆源性胰腺炎。④因结石压迫引起胆囊炎症慢性穿孔，可造成胆囊十二指肠瘘或胆囊结肠瘘，大的结石通过瘘管进入肠道偶尔可引起肠梗阻称为胆石性肠梗阻。⑤结石及炎症的长期刺激可诱发胆囊癌。

5. Mirizzi综合征　是特殊类型的胆囊结石，临床特点是胆囊炎及胆管炎反复发作及黄疸。胆道影像检查可见胆囊增大、肝总管扩张、胆总管正常。

（三）诊断

临床典型的绞痛病史是诊断的重要依据，影像学检查可帮助确诊。首选超声检查，其诊断准确率接近100%。

（四）治疗

对于有症状和（或）并发症的胆囊结石，首选胆囊切除术治疗。腹腔镜胆囊切除（laparoscopic cholecystectomy）已是常规手术，具有损伤小、恢复快、疼痛轻、瘢痕不易发现等优点。下列情况应考虑手术治疗：①结石数量多及结石直径≥2cm；②胆囊壁钙化或瓷性胆囊（porcelain gallbladder）；③伴有胆囊息肉≥1cm；④胆囊壁增厚（>3mm）即伴有慢性胆囊炎。

行胆囊切除时，有下列情况应同时行胆总管探查术：①术前病史、临床表现或影像检查提示胆总管有梗阻，包括梗阻性黄疸，胆总管结石（choledocholithiasis），反复发作胆绞痛、胆管炎、胰腺炎；②术中证实胆总管有病变；③胆总管扩张直径超过1cm，胆囊壁明显增厚，发现胰腺炎或胰头肿物，胆管穿刺抽出脓性、血性胆汁或泥沙样胆色素颗粒；④胆囊结石小，有可能通过胆囊管进入胆总管。术中应争取行胆道造影或胆道镜检查，避免使用金属胆道探子盲目的胆道探查造成不必要的并发症。胆总管探查后一般需置T管引流。

二、肝内胆管结石

（一）病因病理

肝内胆管结石又称肝胆管结石（hepatolithiasis），是我国常见而难治的胆道疾病。其病因复杂，主要与胆道感染、胆道寄生虫（蛔虫、华支睾吸虫）、胆汁淤滞、胆管解剖变异、营养不良等有关。

（二）临床表现

此病常见的临床表现是急性胆管炎引起的寒战、高热和腹痛，严重者出现急性梗阻性化脓性胆管炎、全身脓毒血症或感染性休克。反复胆管炎可导致多发的肝脓肿，形成较大的脓肿可穿破膈肌和肺形成胆管支气管瘘，咳出胆砂或胆汁样痰；长期梗阻甚至导致肝硬化，表现为黄疸、腹水、门静脉高压和上消化道出血、肝衰竭。

（三）实验室检查

急性胆管炎时白细胞升高、分类中性粒细胞增高并左移，肝功能酶学检查异常。糖链抗原（CA19－9）或CEA明显升高应高度怀疑恶变。

（四）诊断

超声检查可显示肝内胆管结石及部位。CT或MRI对肝硬化或癌变者有重要诊断价值。

（五）治疗

无症状的胆管结石可不治疗，仅定期观察、随访即可。临床症状反复出现者应手术治疗，原则为尽可能取净结石、解除胆道狭窄及梗阻、去除结石部位和感染病灶、恢复和建立通畅的胆汁引流、防止结石的复发。手术方法包括：

1. 胆管切开取石　是最基本的方法。

2. 胆肠吻合术

3. 肝切除术

4. 术中的辅助措施　术中胆道造影、超声等检查可帮助确定结石的数量和部位。胆道镜可用于术中诊断、碎石和取石。

5. 残留结石的处理　肝胆管结石手术后结石残留较常见，治疗措施包括术后经引流管窦道胆道镜取石、激光、超声、等离子碎石等。

知识链接

ERCP

ERCP经内镜逆行胰胆管造影是将纤维十二指肠镜插至十二指肠降部，找到十二指肠大乳头（下简称乳头），由活检管道内插入塑料导管至乳头开口部，注入造影剂后X线摄片，以显示胰胆管。本法于1968年由mccunne氏首先报道，后由大井等人使本法日趋完善，近十年来，随着器械及插管技术的不断进步ERCP成功率逐年提高，目前已达90%左右，成为诊断胰腺和胆道疾病的重要手段。

三、肝外胆管结石

肝外胆管结石分为原发性结石和继发性结石。原发性结石多为棕色胆色素类结石。继发性结石主要是胆囊结石排进胆管并停留在胆管内，故多为胆固醇类结石或黑色素结石。少数可能来源于肝内胆管结石。

（一）临床表现

1. 症状　一般无症状或仅有上腹部不适，当结石造成胆管梗阻时可出现反复腹痛或黄疸；可出现典型的 Charcot 三联征（腹痛、寒战高热和黄疸）。

（1）腹痛　发生在剑突下或右上腹，多为绞痛，呈阵发性发作或为持续性疼痛阵发性加剧，可向右肩或背部放射，常伴恶心、呕吐。

（2）寒战高热　胆管梗阻继发感染导致胆管炎，胆管壁炎症水肿，加重梗阻致胆管内压升高，细菌及毒素逆行经毛细胆管入肝窦至肝静脉，再进入体循环引起全身感染。

（3）黄疸　胆管梗阻后可出现黄疸。出现黄疸时常伴有尿色加深，粪色变浅，完全梗阻时大便呈陶土样，患者可出现皮肤瘙痒。

2. 体格检查　平日无发作时无阳性体征，或仅有剑突下和右上腹深压痛。如合并胆管炎时，可有不同程度的腹膜炎征象，主要在右上腹。如有广泛渗出或穿孔，也可出现弥漫性腹膜炎体征。胆囊或可触及，有触痛。

3. 实验室检查　血清总胆红素及结合胆红素升高，血清转氨酶和碱性磷酸酶升高，尿中胆红素升高，尿胆原降低或消失，粪中尿胆原减少。当合并胆管炎时，外周血白细胞及中性粒细胞升高。

4. 影像学检查　除含钙的结石外，X 线平片难以观察到结石。超声可作为首选的检查方法，能发现结石并明确大小和部位。内镜超声（EUS）检查可不受影响，对胆总管远端结石的诊断有重要价值。PTC 及 ERCP 为有创性检查，能清楚显示结石及部位。CT 扫描能发现胆管扩张和结石部位。MRCP 是无损伤的检查方法，可以发现胆管梗阻的部位。

（二）诊断

根据临床表现及影像学检查，一般不难诊断。ERCP 或 MRCP 和 CT 检查有助于诊断。EUS 检查对鉴别诊断有较大帮助。

（三）治疗

肝外胆管结石仍以手术治疗为主。术中应尽量取尽结石，解除胆道梗阻，术后保持胆汁引流通畅。非手术治疗的治疗措施包括：①应用抗生素应根据敏感细菌选择用药，主要针对革兰阴性细菌的抗生素；②解痉；③利胆；④纠正水、电解质及酸碱平衡紊乱；⑤加强营养支持和补充维生素；⑥护肝及纠正凝血功能异常。争取在胆道感染控制后才行择期手术治疗。

胆总管切开取石、T 管引流术：可采用腹腔镜或开腹手术。适用于单纯胆总管结石，胆管上下端通畅，无狭窄或其他病变者。放置 T 管后应注意：①观察胆汁引流的量和性状，术后 T 管引流胆汁 200～300ml/d，较澄清，如 T 管无胆汁引出，应检查 T 管有无脱出或扭曲；如胆汁过多，应检查 T 管下端有无梗阻；如胆汁浑浊，应注意有无结石遗留或胆管炎症未控制。②术后 10～14 天可行 T 管造影，造影后应继续引流 24 小时以上，再试行闭管。常用的吻合方式为胆管空肠 Roux－en－Y 吻合，为防止胆道逆行感染，Y 形吻合的引流襻应超过 40cm。胆肠吻合术后，胆囊已不能发挥其功能，故应同时将其切除。吻合口无类似 Oddi 括约肌的功能。嵌顿在胆总管开口的结石不能取出时，可通过内镜或手术行 Oddi 括约肌切开取石。

第五节　肠　梗　阻

PPT

任何原因引起的肠内容物不能正常运行、顺利通过肠道称为肠梗阻（intestinal obstruction）。

一、病因与分类

1. 按肠梗阻发生的基本原因可以分为以下三类。

（1）机械性肠梗阻　最常见类型。是由于各种原因致肠管狭窄，使肠内容物通过发生障碍。原因：

①肠壁病变，如肠管肿瘤、先天性肠道闭锁、炎症狭窄等；②肠管受压，如粘连带压迫、肠扭转、肿瘤推挤和嵌顿疝卡压等；③肠腔内堵塞，如粪石、异物堵塞等。

（2）动力性肠梗阻　是由于毒素刺激或神经反射致肠蠕动丧失或肠管痉挛，肠内容物不能正常运行通过。常见于急性腹膜炎、腹部大手术、腹膜后血肿或全身严重感染引起的麻痹性肠梗阻。痉挛性肠梗阻少见，出现于肠道功能紊乱病及慢性铅中毒的患者。

（3）血运性肠梗阻　是由于肠系膜血管出现栓塞或血栓形成，使肠管血运发生障碍，肠内容物不能正常运行。

案例解析

【案例】患者男性，46岁，因"腹部阵发性绞痛伴呕吐、腹胀，肛门停止排便、排气2天"入院。患者2天前无明显诱因出现脐周阵发性绞痛，伴恶心、呕吐，吐出胆汁及粪样物，腹部疼痛时自诉有气块移动，腹胀逐渐加重。患者近2天未解大便，肛门未排气。患者3年前曾行阑尾切除术。查体：体温38.5℃，腹部膨隆，右下腹可见手术瘢痕。肚脐右侧可触及胀气肠袢，腹肌紧张，腹部压痛、反跳痛阳性，移动性浊音阳性，听诊有气过水声和高调肠鸣音。诊断性腹穿抽出血性液体。血常规：白细胞计数13.6×10^9/L，中性粒细胞百分比86%。X线片示：右侧腹部孤立胀大肠袢，伴多个气液平。

【问题】

（1）患者患有何种疾病？诊断依据是什么？

（2）该患者应如何治疗？

【解析】

（1）诊断为：绞窄性肠梗阻。诊断依据：因"腹部阵发性绞痛伴呕吐、腹胀，肛门停止排便、排气2天"入院。体温38.5℃，腹部膨隆，右下腹可见手术瘢痕。肚脐右侧可触及胀气肠袢，腹肌紧张，腹部压痛、反跳痛阳性，移动性浊音阳性，听诊有气过水声和高调肠鸣音。诊断性腹穿抽出血性液体。血常规：白细胞计数13.6×10^9/L，中性粒细胞百分比86%。X线片示：右侧腹部孤立胀大肠袢，伴多个气液平。

（2）治疗：急诊剖腹探查，行粘连松解，肠切除肠吻合术。

2. 按肠管壁有无引起血运障碍，分为两类。

（1）单纯性肠梗阻　指肠内容物通过受阻，但肠管无血运障碍。

（2）绞窄性肠梗阻　指肠内容物通过受阻3同时伴有肠壁血运障碍。

3. 按梗阻发生的部位分为高位（如空肠上段）和低位（如回肠末段、结肠）两种。

4. 按梗阻的程度分为完全性肠梗阻和不完全性肠梗阻。

5. 按梗阻的发展速度分为急性肠梗阻和慢性肠梗阻。闭袢性肠梗阻是指一段肠袢两端完全梗阻，如肠扭转、结肠肿瘤。

二、病理生理

（一）局部变化

机械性肠梗阻一旦发生，梗阻以上肠蠕动增加，肠腔内因气体和液体的积聚而膨胀。梗阻以下肠管则瘪陷、空虚或仅存积少量粪便。扩张肠管和塌陷肠管交界处即为梗阻所在。肠腔压力不断升高，可使肠壁静脉回流受阻，肠壁充血水肿，液体外渗。同时肠壁及毛细血管通透性增加，肠壁上有出血点，并有血性渗出液渗入肠腔和腹腔。在闭袢型肠梗阻，肠内压可增加至更高点。肠内容物和大量细菌渗入腹腔，引起腹膜炎。最后肠管可因缺血坏死而溃破穿孔。

（二）全身变化

1. 水、电解质和酸碱失衡　肠梗阻时，胃肠道分泌的液体不能被吸收返回全身循环而积存在肠腔，同时肠壁继续有液体向肠腔内渗出，导致体液在第三间隙的丢失。高位肠梗阻由于不能进食同时出现的大量呕吐更易出现脱水。同时丢失大量的胃酸和氯离子，故有代谢性碱中毒；低位小肠梗阻丢失大量的碱性消化液加之组织灌注不良，酸性代谢产物剧增，可引起严重的代谢性酸中毒。

2. 血容量下降　肠膨胀可影响肠壁静脉回流，大量血浆渗出至肠腔和腹腔内，如有肠绞窄则更易丢失大量血浆和血液。此外，肠梗阻时蛋白质分解增多，肝合成蛋白的能力下降等，都可加剧血浆蛋白的减少和血容量下降。

3. 休克　严重的缺水、血容量减少、电解质紊乱、酸碱平衡失调、细菌感染、中毒等，可引起休克。当肠坏死、穿孔，发生腹膜炎时，全身中毒尤为严重。最后可引起严重的低血容量性休克和中毒性休克。

4. 呼吸和心脏功能障碍　肠膨胀时腹压增高，横膈上升，影响肺内气体交换；腹痛和腹胀可使腹式呼吸减弱；腹压增高和血容量不足可使下腔静脉回流量减少，心排血量减少，而致呼吸、循环功能障碍。

三、临床表现

肠梗阻由于梗阻的原因、部位、病变程度、发病急慢不同，临床表现会有所不同，但肠内容物不能顺利通过肠腔是相同的，它们有着以下共同的临床表现。

（一）症状和体征

1. 腹痛　机械性肠梗阻时，梗阻以上的肠腔因积液积气而膨胀，肠蠕动反应性增强，表现为阵发性绞痛。疼痛的部位多在腹中部，也可偏梗阻部位。腹痛时可伴有高调肠鸣音及气过水声，自觉有“气块”在腹部游动。同时可见肠型与蠕动波，如果腹痛的间隙不断缩短，以至呈剧烈的持续性腹痛，应该警惕绞窄性肠梗阻的发生。

2. 呕吐　梗阻位置愈高，呕吐出现愈早、愈频繁，呕吐物为胃及十二指肠内容物；位置愈低，呕吐出现愈晚，呕吐物少而呈粪样。呕吐物呈血性或棕褐色是肠管血运障碍的表现。麻痹性肠梗阻时，呕吐多呈溢出性。

3. 腹胀　与梗阻的部位高低有关，高位梗阻腹胀不明显，低位梗阻和麻痹性肠梗阻腹胀明显，遍及全腹。腹部隆起不均匀对称，是肠扭转等闭袢性梗阻的特点。

4. 肛门停止排气、排便　肛门停止排气、排便程度与梗阻程度、梗阻位置有关，完全性肠梗阻多不再排气、排便。梗阻的位置愈高，梗阻远端储存的粪便愈多，便闭时间相对愈迟。某些绞窄性肠梗阻，可排出血性黏液样粪便。

单纯性肠梗阻早期全身情况无明显变化。晚期因呕吐、脱水及电解质紊乱可出现唇干舌燥、眼窝内陷、皮肤弹性减退、脉搏细弱等。绞窄性肠梗阻患者可出现全身中毒症状及休克。

腹部视诊：机械性肠梗阻常可见肠型和蠕动波。肠扭转时腹胀多不对称；麻痹性肠梗阻则腹胀均匀。触诊：单纯性肠梗阻因肠管膨胀，可有轻度压痛，但无腹膜刺激征；绞窄性肠梗阻时，可有固定压痛和腹膜刺激征，压痛的肿块常为有绞窄的肠袢。叩诊：绞窄性肠梗阻时，腹腔有渗液，移动性浊音可呈阳性。听诊：肠鸣音亢进，有气过水声或金属音，为机械性肠梗阻表现。麻痹性肠梗阻时，则肠鸣音减弱或消失。

（二）辅助检查

1. 化验检查　单纯性肠梗阻早期变化不明显，随着病情发展，由于失水和血液浓缩，白细胞计数、血红蛋白和血细胞比容都可增高。尿比重也增高。呕吐物和粪便检查，有大量红细胞或隐血阳性，应考虑肠管有血运障碍。

2. X 线检查　一般在肠梗阻发生 4～6 小时，X 线检查即显示出肠腔内气体，摄片可见气胀肠袢和液平面。肠梗阻的部位不同，X 线表现也各有其特点：空肠黏膜的环状皱襞在肠腔充气时呈鱼骨刺状；回肠扩张的肠袢多，可见阶梯状的液平面；结肠胀气位于腹部周边，显示结肠袋形。当疑有肠套叠、肠扭转或结肠肿瘤时，可做钡剂灌肠或CT检查以协助诊断。

四、诊断

首先根据肠梗阻临床表现的共同特点，确定是否为肠梗阻，进一步确定梗阻的类型和性质，最后明确梗阻的部位和原因。这是诊断肠梗阻不可缺少的步骤。

1. 是否肠梗阻 根据腹痛、腹胀、呕吐，肛门停止排气、排便四大症状和X线检查，一般可做出诊断。而早期的诊断则需要与输尿管结石、卵巢囊肿蒂扭转、急性坏死性胰腺炎等相鉴别。密切观察四大症状和腹部体征，必要时行X线复查，能及时确诊肠梗阻。

2. 是机械性还是动力性梗阻 机械性肠梗阻肠蠕动亢进，腹痛呈阵发性绞痛，早期腹胀不显著。麻痹性肠梗阻肠蠕动减弱或消失，腹痛呈持续性胀痛，腹胀显著。X线、CT检查，麻痹性肠梗阻大、小肠全部充气扩张，机械性肠梗阻只有梗阻上段肠管扩张，晚期并发肠绞窄和麻痹，结肠也不会全部胀气。

3. 是单纯性还是绞窄性肠梗阻 绞窄性肠梗阻必须及早进行手术治疗。以下情况提示肠绞窄可能：①腹痛转为持续性绞痛或阵发性绞痛间隙仍有持续性疼痛，肠鸣音不再亢进，可出现腰背部疼痛，呕吐频繁；②病情发展迅速，早期出现休克，抗休克治疗后，病情改善不明显；③呕吐物、胃肠减压抽出物、粪便为血性，腹穿抽出血性液体；④出现明显的腹膜炎体征和中毒症状；⑤腹胀不对称，腹部有固定压痛和隆起的包块；⑥经积极非手术治疗，症状体征改善不明显；⑦X线检查见孤立、胀大的肠袢，不因时间改变位置，或有假肿瘤症，腹腔积液。

4. 高位还是低位肠梗阻 高位小肠梗阻地特点是呕吐早而频繁，腹胀较轻；低位小肠梗阻腹胀明显，呕吐迟而少，呕吐物呈粪样。X线检查高位梗阻扩张肠管少，低位梗阻扩张肠管多，结肠梗阻扩张的结肠分布在腹部周围，可见结肠袋。

5. 是完全性还是不完全性肠梗阻 完全性肠梗阻呕吐频繁，肛门完全停止排气、排便，X线检查见梗阻上段肠管扩张明显，梗阻下段肠管无气体；不完全性肠梗阻呕吐与腹胀都较轻，X线检查肠管胀气不明显，梗阻远端肠管仍有气体，肛门仍有少量气体及粪便排出。

6. 什么原因引起梗阻 可根据年龄、病史、体征、X线、CT等影像学检查综合分析。

五、治疗

肠梗阻的治疗原则是纠正因肠梗阻引起的全身生理紊乱和解除梗阻。治疗方法的选择要根据肠梗阻的原因、性质、部位以及全身情况和病情严重程度而定。

（一）非手术治疗

1. 胃肠减压 是肠梗阻治疗的重要方法之一，吸出胃肠道的气体和液体，可以减轻腹胀，降低肠管压力，减少细菌繁殖和毒素产生，改善肠壁血液循环。

2. 纠正水、电解质紊乱和酸碱平衡 根据呕吐情况、缺水体征、电解质、血气分析、胃肠减压引流量，综合计算，给予胃肠外静脉营养，必要时补充血浆等胶体，以维持内环境稳定。

3. 防治感染 肠梗阻后，肠壁血液循环有障碍，肠黏膜屏障功能受损而有肠道细菌移位，或是肠腔内细菌直接穿透肠壁至腹腔内产生感染。同时，膈肌升高影响肺部气体交换与分泌物排出，易发生肺部感染。

4. 其他治疗 腹胀可影响肺的功能，患者宜吸氧。为减轻胃肠道的膨胀可给予生长抑素（somatostatin）以减少胃肠液的分泌量。止痛剂的应用应遵循急腹症治疗的原则。

手术治疗手术是治疗肠梗阻的一个重要措施，手术目的是解除梗阻、去除病因，手术的方式可根据患者的全身情况与梗阻的病因、性质、部位等加以选择。

（二）单纯解除梗阻的手术

如粘连松解术，肠切开取除肠石、蛔虫等，肠套叠或肠扭转复位术等。

1. 肠切除肠吻合术　对肠管因肿瘤、炎症性狭窄，或局部肠袢已经失活坏死，则应做肠切除肠吻合术。

2. 对于绞窄性肠梗阻　应争取在肠坏死以前解除梗阻，恢复肠管血液循环。有下列表现则表明肠管已无生机：①肠壁已呈紫黑色并已塌陷。②肠壁已失去张力和蠕动能力，对刺激无收缩反应。③相应的系膜终末小动脉无搏动。手术中肠袢生机的判断常有困难，小段肠袢当不能肯定有无血运障碍时，以切除为安全。但当有较长段肠袢尤其全小肠扭转，贸然切除将影响患者将来的生存。可在纠正血容量不足与缺氧的同时，用盐水纱布热敷，或在肠系膜血管根部注射1%普鲁卡因等药物以缓解血管痉挛，观察15～30分钟后，如仍不能判断有无生机，可将肠管回纳腹腔后暂时关腹，严密观察，24小时内再次进腹探查，最后确认无生机后始可考虑切除。

3. 肠短路吻合术　当梗阻的部位切除有困难，为解除梗阻，可分离梗阻部远近端肠管做短路吻合，旷置梗阻部。但应注意旷置的肠管尤其是梗阻部的近端肠管不宜过长，以免引起盲袢综合征（blind loop syndrome）。

4. 肠造口或肠外置术　肠梗阻部位的病变复杂或患者情况很差，不允许行复杂的手术，可用这类术式解除梗阻，即在梗阻近端肠管做肠造口术以减压，解除因肠管高度膨胀而带来的生理紊乱。主要适用于低位肠梗阻，如急性结肠梗阻，如已有肠坏死或肠肿瘤，可切除坏死或肿瘤肠段，将两断端外置做造口术，以后再行二期手术重建肠道的连续性。

第六节　尿　石　症

PPT

案例解析

【案例】患者，男性，36岁。因“右侧腰部疼痛伴血尿8小时”入院。患者8小时前无明显诱因突然出现右腰部绞痛，伴恶心、呕吐，呈间断性发作。伴血尿，无发热。查体：右肾区叩击痛，右侧输尿管走行区有明显深压痛，膀胱区无明显隆起，无压痛。彩超提示右肾内有0.4cm×0.7cm的强回声光团，后方有声影，右侧肾盂输尿管连接部有1.2cm×1.5cm的强回声光团，后方有声影。尿常规提示红细胞20个/HP。

【问题】

（1）患者患有何种疾病？诊断依据是什么？

（2）该患者应如何治疗？

【解析】

（1）诊断为：右肾结石、右肾盂输尿管连接部结石。诊断依据：因“右侧腰部疼痛伴血尿8小时”入院，彩超提示右肾内有0.4cm×0.7cm的强回声光团，后方有声影，右侧肾盂输尿管连接部有1.2cm×1.5cm的强回声光团，后方有声影。尿常规提示红细胞20个/HP。

（2）治疗：输尿管肾镜取石或碎石术及经皮肾镜取石术。

一、上尿路结石

肾和输尿管结石又称上尿路结石，其临床表现与结石部位、结石大小、是否活动及有无损伤、感染、梗阻等因素有关。

（一）临床表现

主要症状是疼痛和血尿。其程度与结石部位、大小、活动与否及有无损伤、感染、梗阻等有关。

1. 症状

（1）疼痛　肾盂及肾盏内大结石可无疼痛，若结石引起肾盏颈部梗阻或肾盂结石移动不大时，可引起上腹或腰部钝痛。结石引起肾盂输尿管连接处或输尿管完全性梗阻时，出现肾绞痛。疼痛剧烈难忍，为阵发性，患者辗转不安，伴大汗、恶心呕吐。如梗阻在肾盂输尿管连接处或上段输尿管，疼痛常位于腰部或上腹部，并沿输尿管放射到会阴部或大腿内侧。如结石梗阻在输尿管中段，疼痛会放射到中下腹部。当结石位于输尿管末端时常有排尿终末痛及尿频、尿急的症状及尿道和阴茎头部放射痛。

（2）血尿　多为镜下血尿，亦可以出现肉眼血尿。血尿的多寡与结石引起黏膜损伤程度有关。

（3）恶心、呕吐　是由于输尿管和肠有共同的神经支配。

2. 膀胱刺激症状　结石伴感染或输尿管膀胱壁段结石时，可有尿频、尿急、尿痛。结石并发急性肾盂肾炎或肾积脓时，可有畏寒、发热、寒战等全身症状。结石所致肾积水，可在上腹部扪及增大的肾。双侧上尿路结石引起双侧尿路完全性梗阻或孤立肾上尿路完全性梗阻时，可导致无尿，出现尿毒症。小儿上尿路结石以尿路感染为重要的表现。

3. 辅助检查

（1）实验室检查　①尿常规检查：镜下血尿或肉眼血尿，感染时可有脓尿。②感染时尿细菌培养阳性。③肾功能测定。

（2）影像学检查　①B 型超声检查：结石显示为特殊声影，亦能评价肾积水引起的肾包块或肾实质萎缩等，可发现泌尿系平片不能显示的小结石和透 X 线结石。②泌尿系平片：95% 以上结石能在平片中发现。③排泄性尿路造影：可显示结石所致肾结构和功能改变，透 X 线的尿酸结石可表现为充盈缺损。④CT 检查：能发现平片、排泄性尿路造影和超声检查不能显示的结石。⑤逆行肾盂造影：仅适用于其他方法不能确定时。

（3）内镜检查　当腹部平片未显示结石，排泄性尿路造影有充盈缺损而不能确定诊断时，做此检查能明确诊断并可进行治疗。

（二）诊断

1. 病史和体检　与活动有关的疼痛和血尿，有助于此病的诊断，尤其是典型的肾绞痛。疼痛发作时常有肾区叩击痛。

2. 实验室检查

（1）血液分析　应检测血钙、尿酸、肌酐。

（2）尿液分析　常能见到肉眼或镜下血尿；伴感染时有脓尿，感染性尿路结石患者应行尿液细菌及真菌培养。

（3）结石成分分析　是确定结石性质的方法，也是制定结石预防措施和选用溶石疗法的重要依据。

3. 影像学检查

（1）超声　属于无创检查，应作为首选影像学检查，能显示结石的高回声及其后方的声影，亦能显示结石梗阻引起的肾积水及肾实质萎缩等，可发现尿路平片不能显示的小结石和 X 线阴性结石。

（2）X 线检查　①尿路平片：能发现 90% 以上的 X 线阳性结石。②静脉尿路造影：可以评价结石所致的肾结构和功能改变，有无引起结石的尿路异常如先天性畸形等。若有充盈缺损，则提示有 X 线阴性结石或合并息肉、肾盂癌等可能。若查明肾盂、肾盂输尿管连接处和输尿管的解剖结构异常有助于确定治疗方案。③逆行或经皮肾穿刺造影：属于有创检查，一般不作为初始诊断手段，往往在其他方法不能确定结石的部位或结石以下尿路系统病情不明需要鉴别诊断时采用。④平扫 CT 能发现以上检查不能显示的或较小的输尿管中、下段结石。

（3）磁共振水成像（MRU）　MR 不能显示尿路结石，因而一般不用于结石的检查。

（4）放射性核素肾显像　放射性核素检查不能直接显示泌尿系结石，主要用于确定肾功能，评价治疗前肾功能情况和治疗后肾功能恢复状况。

（5）内镜检查　通常在尿路平片未显示结石，静脉尿路造影有充盈缺损而不能确诊时，借助于内镜可以明确诊断和进行治疗。

（三）治疗

由于尿路结石复杂多变，结石的性质、形态、大小、部位不同，患者个体差异等因素，治疗方法的选择及疗效也大不相同，有的仅多饮水就自行排出结石，有的却采用多种方法也未必能取尽结石。因此，对尿路结石的治疗必须实施患者个体化治疗，有时需要综合各种治疗方法。

1. 病因治疗　少数患者能找到形成结石的病因，如甲状旁腺功能亢进（主要是甲状旁腺瘤），只有切除腺瘤才能防止尿路结石复发；尿路梗阻者，只有解除梗阻，才能避免结石复发。

2. 药物治疗　结石<0.6cm、表面光滑、结石以下尿路无梗阻时可采用药物排石治疗。还需增加液体摄入量，包括大量饮水，以增加尿量。中药和针灸对结石排出有促进作用。肾绞痛是泌尿外科的常见急症，需紧急处理。肾绞痛的治疗以解痉止痛为主，常用的止痛药物包括非甾体类镇痛抗炎药物如双氯芬酸钠及阿片类镇痛药如哌替啶、曲马多等，解痉药如 M 型胆碱受体阻断剂、钙通道阻滞剂、黄体酮等。

3. 体外冲击波碎石（extracorporeal shock wave lithotripsy，ESWL）　通过 X 线或超声对结石进行定位，利用高能冲击波聚焦后作用于结石，使结石裂解，直至粉碎成细砂，随尿液排出体外。它是一种安全而有效的非侵入性治疗，且大多数的上尿路结石可采用此方法治疗。

适应证：适用于直径≤2cm 的肾结石及输尿管上段结石。禁忌证：结石远端尿路梗阻、妊娠、出血性疾病、严重心脑血管病、主动脉或肾动脉瘤、尚未控制的泌尿系感染等。过于肥胖、肾位置过高、骨关节严重畸形、结石定位不清等，由于技术性原因而不适宜采用此法。

> **知识链接**
>
> **ESWL**
>
> ESWL 是目前国际上治疗结石的一种先进技术，是一种治疗人体内结石病的新的非手术治疗方法，通过 X 线或者 B 超对结石进行定位，利用高能冲击波聚焦后作用于结石，使结石裂解，直至粉碎成细砂，随尿液排出体外。这样，就可使结石患者不用手术治疗，碎石后，自然随尿液排出体外。

碎石效果：与结石部位、大小、性质、是否嵌顿等因素有关。并发症：碎石后多数患者出现一过性肉眼血尿，一般无须特殊处理。肾周围血肿形成较为少见，可保守治疗。碎石排出过程中，由于结石碎片或颗粒排出可引起肾绞痛。若碎石过多地积聚于输尿管内，可引起“石街”，患者腰痛或不适，有时可合并继发感染等。为了减少并发症应采用低能量治疗，限制每次冲击次数。若需再次治疗，间隔时间 10～14 天为宜，推荐 ESWL 治疗次数不超过 5 次。

4. 手术治疗

（1）经皮肾镜碎石取石术（percutaneous nephrolithotomy，PCNL），输尿管镜碎石取石术（ureteroscope lithotripsy，URL），属腔内手术，对于复杂性肾结石，可与体外冲击波碎石术联合应用。

（2）开放手术治疗　肾盂切开取石术、肾实质切开取石术、肾部分切除术、肾切除术、输尿管切开取石术。

双侧上尿路结石手术治疗原则：①双侧输尿管结石，应尽可能同时解除梗阻。②一侧肾结石，另一侧输尿管结石时，先处理输尿管结石。③双侧肾结石时，在尽可能保留肾的前提下，先处理容易取出且安全的一侧。若肾功能极差，梗阻严重，全身情况不良，宜先行经皮肾造瘘。待患者情况改善后再处理结石。④孤立肾上尿路结石或双侧上尿路结石引起急性完全性梗阻无尿时，一旦诊断明确，只要患者全身情况许可，应及时施行手术。若病情严重不能耐受手术，亦应试行输尿管插管，通过结石后留置导管引流。

（四）预防

尿路结石发病率和复发率高，因而合适的预防十分重要。因而采用合适的预防措施有重要意义。

1. 大量饮水 稀释尿液，增加尿量，使成人 24 小时尿量达 2000ml 以上。

2. 调节饮食 高钙摄入者应减少含钙食物的摄入量，少用牛奶、豆制品、巧克力、坚果类食品。磷酸钙结石者，少食肉和蛋黄，可用维生素 C 酸化尿液。草酸盐结石患者少食浓茶、菠菜、番茄、花生等，可口服维生素 B_6 以减少草酸盐排出。高尿酸盐的患者少食肝、肾等富含嘌呤的食物，可服用碳酸氢钠片碱化尿液。

3. 特殊性预防 ①草酸盐结石患者可口服维生素 B_6，以减少草酸盐排出；口服氧化镁可增加尿中草酸溶解度。②尿酸结石患者可口服别嘌呤醇和碳酸氢钠，以抑制结石形成。③有尿路梗阻、尿路异物、尿路感染或长期卧床者，应及时去除这些结石诱因。

二、下尿路结石

下尿路结石包括膀胱结石和尿道结石，此处只讲述膀胱结石。

（一）临床表现

典型症状为排尿突然中断，疼痛放射至阴茎、阴茎头和会阴部，伴排尿困难和膀胱刺激症状，常有终末血尿。结石位于膀胱憩室内时，常无上述症状，表现为尿路感染。由于排尿时结石对膀胱颈口的反复撞击，会导致局部黏膜损伤、炎症和恶变。膀胱区 X 线平片能显示绝大多数结石。B 超检查能显示强光团及声影，可同时发现膀胱憩室、前列腺增生症等。

（二）诊断

根据典型症状和影像学检查可做出诊断。前尿道结石可沿尿道扪及，后尿道结石经直肠指检可触及，较大的膀胱结石可经直肠－腹壁双合诊被扪及。

常用辅助诊断方法：①超声检查，能发现膀胱及后尿道强光团及声影，还可同时发现膀胱憩室、良性前列腺增生等；②X 线检查，能显示绝大多数结石，怀疑有尿路结石可能时，还需做尿路平片及排泄性尿路造影；③膀胱尿道镜检查，能直接见到结石，并可发现膀胱及尿道病变。

（三）治疗

膀胱结石采用手术治疗，并应同时治疗病因。膀胱感染严重时，应用抗菌药物；若有排尿困难，则应先留置导尿，以利于引流尿液及控制感染。

1. 经尿道膀胱镜取石或碎石 大多数结石可应用碎石钳机械碎石，并将碎石取出，适用于结石 $<3cm$ 者。较大的结石需采用超声、激光或气压弹道碎石。

2. 耻骨上膀胱切开取石术 为传统的开放手术方式。合并严重尿路感染者，应待感染控制后再行取石手术。适合于巨大膀胱结石或膀胱结石合并膀胱颈梗阻或膀胱瘤者。

第七节　良性前列腺增生症

PPT

良性前列腺增生（benign prostatic hyperplasia，BPH），也称前列腺增生症，是引起男性老年人排尿障碍原因中最为常见的一种良性疾病，主要表现为组织学上的前列腺间质和腺体成分的增生、解剖学上的前列腺增大、尿动力学上的膀胱出口梗阻，临床表现为下尿路症状（lower urinary tract symptoms，LUTS）及相关并发症。

案例解析

【案例】患者，男性，70岁。因“排尿困难伴尿频、尿急3年”入院。患者3年前无明显诱因逐渐出现排尿困难，有尿频、尿急、尿流变细、尿无力、尿分叉、尿后滴沥、间断尿中断。夜尿4次，每次尿量少，排尿需等待。3年来上述症状进行性加重，近5天着凉后，症状更加明显。查体：双肾区无叩痛，双侧输尿管走行区无明显压痛，膀胱区无明显隆起，叩诊无浊音。直肠指诊：直肠前方可触及约鸭蛋大小的前列腺，上极不能触及，中央沟消失，质地较硬，无压痛，未触及包块及结节。泌尿系B超提示：前列腺大小为5cm×4cm×6cm。

【问题】

（1）患者患有何种疾病？诊断依据是什么？

（2）该患者应如何治疗？

【解析】

（1）诊断为良性前列腺增生症。诊断依据：因“排尿困难伴尿频、尿急3年”入院。直肠指诊：直肠前方可触及约鸭蛋大小的前列腺，上极不能触及，中央沟消失，质地较硬，无压痛，未触及包块及结节泌尿系B超提示：前列腺大小为5cm×4cm×6cm。

（2）治疗：经尿道前列腺电切术（TURP）。

一、病因

有关良性前列腺增生发病机制的研究很多，但病因至今仍不完全清楚。目前一致公认老龄和有功能的睾丸是前列腺增生发病的两个重要因素，二者缺一不可。BPH的发病率随年龄的增大而增加。前列腺的正常发育有赖于雄激素，随着年龄增大体内性激素平衡失调以及雌、雄激素的协同效应等，可能是前列腺增生的重要病因。

二、病理

前列腺腺体增生开始于围绕尿道的腺体，这部分腺体称为移行带，未增生之前仅占前列腺组织的5%。前列腺其余腺体由中央带（占25%）和外周带（占70%）组成。中央带似楔形并包绕射精管。外周带组成前列腺的背侧及外侧部分，是前列腺癌最常发生的部位（图13－1）。前列腺增生主要发生于前列腺尿道周围移行带，增生组织呈多发结节，并逐渐增大。增生的腺体将外周的腺体挤压萎缩形成前列腺外科包膜，与增生腺体有明显界限，手术中易于分离。

排尿困难是前列腺增生最重要的症状，病情发展缓慢。典型表现是排尿迟缓、断续、尿流细而无力、射程短、终末滴沥、排尿时间延长。当梗阻加重达一定程度时，残余尿逐渐增加，继而发生慢性尿潴留及充溢性尿失禁。

前列腺增生合并感染或结石时，可出现明显尿频、尿急、尿痛症状。增生腺体表面黏膜较大的血管破裂时，亦可发生不同程度的无痛性肉眼血尿，应与泌尿系肿瘤引起的血尿鉴别。梗阻引起严重肾积水、肾功能损害时，可出现慢性肾功能不全，如食欲缺乏、恶心、呕吐、贫血、乏力等症状。长期排尿困难导致腹压增高，还可引起腹股沟疝、内痔与脱肛等。

前列腺增生多在50岁以后出现症状，60岁左右症状更加明显。

尿频是前列腺增生最常见的早期症状，夜间更为明显。尿频的原因，早期是因增生的前列腺充血刺激引起。随着病情发展，梗阻加重，残余尿量增多，膀胱有效容量减少，尿频逐渐加重。此外，梗阻诱发逼尿肌功能改变，膀胱顺应性降低或逼尿肌不稳定，尿频更为明显，并出现急迫性尿失禁等症状。

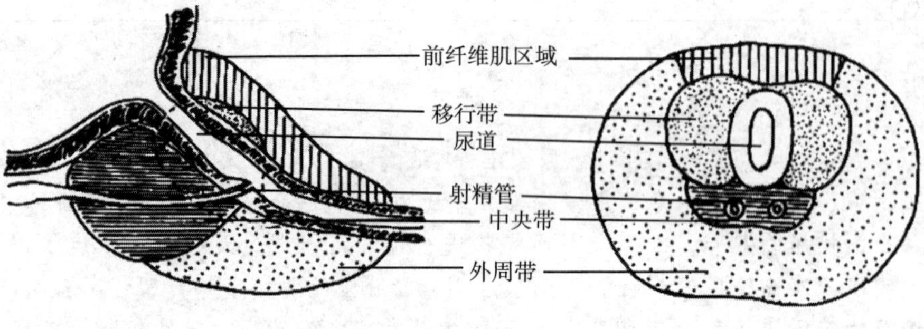

图 13-1 前列腺正常解剖

三、诊断

50 岁以上男性出现尿频、排尿不畅等临床表现，须考虑有前列腺增生症的可能。

1. 直肠指检 是重要的检查方法，前列腺增生症患者均需做此项检查。多数患者可触到增大的前列腺，表面光滑，质韧、有弹性，边缘清楚，中间沟变浅或消失。

2. 超声 采用经腹壁或直肠途径进行。经腹壁超声检查时膀胱需要充盈，扫描可清晰显示前列腺体积大小，增生腺体是否突入膀胱，了解有无膀胱结石以及上尿路继发积水等病变。

3. 尿流率检查 一般认为排尿量在 150～400ml/时，如最大尿流率 <15ml/s 表明排尿不畅；如 <10ml/s 则表明梗阻较为严重。

4. 血清前列腺特异性抗原（prostate specific antigen，PSA） 对排除前列腺癌，尤其前列腺有结节时十分必要。

此外，IVU、CT、MRI 和膀胱镜检查等，可以除外合并有泌尿系统结石、肿瘤等病变。放射性核素肾图有助于了解上尿路有无梗阻及肾功能损害。

四、治疗

1. 观察等待 前列腺增生的症状较轻的患者可以等待观察，不予治疗，但必须定期随访，如症状加重，则采取适宜的治疗方法。

2. 药物治疗 治疗前列腺增生的药物很多，常用的有 α 受体阻滞剂和 5α－还原酶抑制剂。α 受体阻滞剂可以降低膀胱颈部及前列腺的平滑肌张力，减少尿道阻力，改善排尿功能。可用盐酸坦索罗辛或盐酸特拉唑嗪口服，用药过程中须注意防止体位性低血压。5α－还原酶抑制剂通过阻止体内睾酮转变为双氢睾酮，从而使前列腺体积缩小，改善排尿症状，可用非那雄胺片。

3. 手术治疗 前列腺增生梗阻严重，残余尿量较多，症状明显而药物治疗无效，身体状况能耐受手术者，应考虑手术治疗。对肾功能不全者或有尿路感染和心、肺、肝疾患者，应先导尿或膀胱造瘘引流，待全身情况改善后再手术。

手术方式：①开放性手术：耻骨上前列腺切除术、耻骨后前列腺切除术、经会阴前列腺切除术。②经尿道手术：经尿道前列腺电切术（TURP）、经尿道等离子前列腺切除术（TUBVP）经尿道激光前列腺切除术（HOLBP）等。

4. 其他疗法 经尿道球囊扩张术、前列腺尿道支架以及经直肠高强度聚焦超声（HIFU）等对缓解前列腺增生引起的梗阻症状均有一定疗效，适用于不能耐受手术的患者。

本章小结

本章主要介绍了外科常见疾病：胃十二指肠溃疡穿孔、胆道感染、胆石症、肠梗阻、良性前列腺增生症的主要临床表现的病因、主要临床表现、诊断和治疗。

典型的转移性右下腹痛、阑尾部位局限性压痛和白细胞升高这三项特征，是确立急性阑尾炎诊断的重要依据。治疗宜早期行阑尾切除术。有溃疡病史，近期突然发作上腹部持续性剧烈疼痛，并发展至全腹，体检可见明显腹膜刺激征，肝浊音界缩小或消失为胃十二指肠溃疡穿孔的重要诊断依据；如 X 线检查膈下有游离气体可以确诊。必要时可行腹腔穿刺检查。胆道感染常有反复发作史，突出的症状是腹痛、发热，右上腹有压痛和腹肌紧张，急性胆管炎多以黄疸为其特点。肝外胆管结石的典型临床表现为腹痛、寒战高热和黄疸，称为 Charcot 三联征，应取积极的手术治疗。肝内胆管结石的临床表现不典型。根据腹痛、腹胀、呕吐、肛门停止排气排便四大症状和 X 线检查，一般可做出肠梗阻的初步诊断，必要时可手术治疗。尿石症的主要临床表现为局部损害、梗阻和感染。与活动有关的血尿和疼痛，应首先考虑为上尿路结石。良性前列腺增生症的临床表现为尿频、排尿困难、尿潴留、梗阻后并发症；结合其 B 超检查可明确诊断；治疗可行手术治疗和药物治疗。

练 习 题

题库

思考题

1. 试述阑尾炎的临床类型。
2. 试述胃十二指肠溃疡穿孔的临床表现和诊断要点。
3. 如何鉴别单纯性肠梗阻和绞窄性肠梗阻？
4. 良性前列腺增生症的手术适应证是什么？
5. 双侧上尿路结石采用手术治疗时应掌握哪些原则？

（张庆富）

第四篇

妇产科疾病

第十四章 妇产科基础

学习导引

知识要求

1. **掌握** 女性外、内生殖器官的组成；早期、中期及晚期妊娠的诊断。
2. **熟悉** 女性骨盆的结构；女性内生殖器与邻近器官的关系；分娩有关解剖特点。
3. **了解** 胎姿势、胎产式、胎先露和胎方位的概念。

能力要求

学会应用临床思维，根据患者的临床症状、体征和实验室及辅助检查结果做出早期、中期或晚期妊娠的诊断。

第一节 女性生殖系统解剖

PPT

女性生殖系统解剖包括：内、外生殖器官及其相关组织。本节主要讲述女性内、外生殖器的器官构成。

一、外生殖器

女性外生殖器（external genitalia）指生殖器官的外露部分，又称为外阴（vulva），位于两股内侧间，前为耻骨联合，后为会阴，包括阴阜、大阴唇、小阴唇、阴蒂和阴道前庭。

（一）阴阜

阴阜（mons pubis）为耻骨联合前方的皮肤隆起，皮下脂肪组织丰富。青春期该部开始生长呈倒三角形分布的阴毛。

（二）大阴唇

大阴唇（labium majus）为两股内侧一对纵行隆起的皮肤皱襞。外侧面为皮肤，内侧面似黏膜。皮下为疏松结缔组织和脂肪组织，含丰富血管、淋巴管和神经，外伤后易形成血肿。

（三）小阴唇

小阴唇（labium minus）系位于两侧大阴唇内侧一对薄皮肤皱襞。两侧小阴唇前端融合，并分为前后两叶，前叶形成阴蒂包皮，后叶形成阴蒂系带。

（四）阴蒂

阴蒂（clitoris）位于两小阴唇顶端下方，由海绵体构成，可勃起。阴蒂分为阴蒂头、阴蒂体和阴蒂脚3部分。

（五）阴道前庭

阴道前庭（vaginal vestibule）为小阴唇之间的一菱形区域，在此区域内有前庭球、前庭大腺、尿道外口和阴道口四种结构。其中前庭大腺位于大阴唇后部，被球海绵体肌覆盖，如黄豆大，左右各一。腺管细长（1～2cm），向内侧开口于阴道前庭后方小阴唇与处女膜之间的沟内，正常情况下不能触及该腺体。若腺管口闭塞，可形成前庭大腺囊肿，若伴有感染可形成前庭大腺脓肿。尿道外口位于阴蒂头后下方。阴道口位于尿道外口后方的前庭后部，其周缘覆盖有一层较薄的黏膜皱襞，称为处女膜。

课堂互动

1. 女性外阴骑跨伤后最易形成血肿的部位？为什么？
2. 前庭大腺什么情况下可触及？

二、内生殖器

女性内生殖器（internal genitalia）位于真骨盆内，包括阴道、子宫、输卵管和卵巢。

（一）阴道

阴道（vagina）是性交器官，也是月经血排出及胎儿娩出的通，位于真骨盆下部中央，为一上宽下窄的管道，前与膀胱和尿道相邻，后壁与直肠贴近，上端包绕子宫颈阴道部，下端开口于阴道前庭后部。宫颈与阴道间的圆周状隐窝，称为阴道穹窿，其中后穹窿最深，与盆腔最低的直肠子宫陷凹紧密相邻，临床上可经此穿刺或引流。阴道壁自内向外由黏膜、肌层和纤维组织膜构成。

（二）子宫

子宫（uterus）是孕育胚胎、胎儿和产生月经的器官。

1. 形态 子宫是有腔壁厚的肌性器官，呈前后略扁的倒置梨形。容量约5ml，分为子宫体和子宫颈两部分。子宫前临膀胱，后临直肠。子宫体与子宫颈之间形成最狭窄的部分，称为子宫峡部，在非孕期长约1cm，其上端称为解剖学内口，下端称为组织学内口。妊娠期子宫峡部逐渐伸展变长，妊娠末期可达7～10cm，形成子宫下段，成为软产道的一部分。

2. 组织结构 子宫体壁由浆膜层、肌层和子宫内膜层3层组织构成。

（1）子宫肌层 非孕时厚约0.8cm，由大量平滑肌束和少量弹力纤维组成，分3层，呈外纵内环中交叉排列。

（2）子宫浆膜层 在子宫前面，形成膀胱子宫陷凹。在子宫后面，形成直肠子宫陷凹。

（3）子宫内膜层 表面2/3为致密层和海绵层，统称为功能层，受卵巢性激素影响，发生周期变化而脱落。内1/3为基底层，不受卵巢性激素影响，不发生周期变化。

（4）子宫颈 主要由结缔组织构成，含少量平滑肌纤维、血管及弹力纤维。

3. 子宫韧带 共有4对。

（1）圆韧带 起自宫角的前面、输卵管近端的稍下方，经腹股沟管止于大阴唇前端。

（2）阔韧带 自子宫侧缘向两侧延伸达盆壁而成的双层腹膜皱襞。

（3）主韧带 横行于宫颈两侧和骨盆侧壁之间。

（4）宫骶韧带 起自子宫体和子宫颈交界处后面的上侧方，向两侧到达第2、第3骶椎前面的筋膜。

（三）输卵管

输卵管（fallopian tube，oviduct）为一对细长而弯曲的肌性管道，位于阔韧带上缘内，为卵子与精子结合场所及运送受精卵的通道。内侧与子宫角相连通，外端游离呈伞状，与卵巢相近，全长8～14cm。根据输卵管的形态由内向外分为4部分：间质部、峡部、壶腹部和伞部。间质部潜行于子宫壁内，长约1cm，管腔最窄；峡部在间质部外侧，细而较直，管腔较窄，长2～3cm；壶腹部在峡部外侧，壁薄，管腔宽大且弯曲，长5～8cm，内含丰富皱襞，受精常发生于此；伞部在输卵管最外侧端，长1～1.5cm，开口于腹腔，管口处有许多指状突起，有拾卵作用。

输卵管由外向内分为浆膜层、平滑肌层和黏膜层3层。上皮细胞分为纤毛细胞、无纤毛细胞、楔状细胞和未分化细胞4种。输卵管肌肉的收缩和黏膜上皮细胞的形态、分泌及纤毛摆动，均受性激素的影响而有周期性变化。

（四）卵巢

卵巢（ovary）为一对扁椭圆形的性腺。由骨盆漏斗韧带和卵巢固有韧带悬于盆壁与子宫之间。神经血管通过骨盆漏斗韧带经卵巢系膜在卵巢门出入卵巢。育龄期妇女卵巢约4cm×3cm×1cm大小，重5～6g，灰白色。卵巢是产生与排出卵子，并分泌甾体激素的性器官。

卵巢实质分为皮质和髓质，皮质由大小不等的各级发育卵泡、黄体等组织组成；髓质由疏松结缔组织及丰富的血管、神经、淋巴管等组织构成。

第二节　妊娠诊断

PPT

妊娠期全过程从末次月经的第一天开始计算，约为280日，即40周。临床上分为3个时期：早期妊娠（停经开始到13周末）、中期妊娠（14周到27周末）、晚期妊娠（28周及其后）。

案例解析

【案例】女性患者，23岁。患者平素月经规律，末次月经2015年5月12日，量、色同前。停经32天自测尿妊娠试验阳性，停经42天出现恶心、呕吐等症状。妇科查体：阴道黏膜和宫颈阴道不充血呈紫蓝色，双合诊感觉宫颈和宫体似不相连。患者现停经49天，来我院行超声检查提示宫内可见圆形妊娠囊，可见胎心胎芽。

【问题】问该患者最可能的诊断是什么？

【解析】诊断为早期妊娠。诊断依据为：①停经49天，恶心、呕吐7天。②妇科查体：阴道黏膜和宫颈阴道不充血呈紫蓝色，双合诊黑加征阳性。③超声检查提示宫内可见圆形妊娠囊，可见胎心胎芽。尿妊娠试验阳性。

一、早期妊娠的诊断

（一）症状和体征

1. 停经　生育期且有性生活史的健康女性平时月经周期规律，一旦月经过期，应考虑到妊娠。停经10天以上应高度怀疑妊娠。

2. 早孕反应　指停经6周左右出现的畏寒、头晕、乏力、嗜睡、厌恶油腻、恶心、晨起呕吐等症状。

3. 尿频　前倾增大的子宫在盆腔内压迫膀胱所致。

4. 乳房变化　乳腺周围皮脂腺增生出现深褐色结节，称为蒙氏结节。

5. 妇科检查　阴道黏膜及宫颈阴道部充血呈紫蓝色，子宫逐渐增大变软，呈球形。由于子宫峡部变软，双合诊检查时，感觉宫颈与宫体似乎不相连，称之为黑加征。

（二）辅助检查

1. 妊娠试验　受精卵着床后不久，即可用放射免疫法测出受检者血液中hCG水平升高，临床上多用

“早早孕”试纸法检测受检者尿液，结果阳性结合临床表现可以诊断为妊娠。

2. 超声检查 确定宫内妊娠，估计孕龄，排除异位妊娠和滋养细胞疾病，排除盆腔肿块或子宫异常，妊娠35日时，宫腔内可见妊娠囊；妊娠6周时，可见到胚芽和原始心管搏动。妊娠11至13周$^{+6}$测量胎儿头臀长度能较准确地估计孕周，校正预产期，同时检测胎儿颈项透明层厚度和胎儿鼻骨等，可作为早孕期染色体疾病筛查的指标。妊娠9至13周$^{+6}$超声检查可以排除严重的胎儿畸形，如无脑儿。

课堂互动

1. 停经后多久能测出血hCG升高？停经多久后能经超声看到宫内妊娠囊？
2. 最简单确诊早期宫内妊娠的检查是什么？

二、中晚期妊娠的诊断

（一）病史与症状

有早期妊娠的经过，感到腹部逐渐增大、自觉胎动。

（二）体征和检查

子宫增大，胎动，腹壁触及胎体，妊娠12周可听及胎心（表14－1）。

表14－1　不同妊娠周期的子宫底高度

妊娠周期	手测子宫底高度
妊娠12周末	耻骨联合上2～3横指
妊娠16周末	耻骨联合与脐之间
妊娠20周末	脐下1横指
妊娠24周末	脐上1横指
妊娠28周末	脐上3横指
妊娠32周末	脐与剑突之间
妊娠36周末	剑突下2横指
妊娠40周末	脐与剑突之间或略高

（三）辅助检查

1. 超声检查 超声检查不仅能显示胎儿数目、胎产式、胎先露、胎方位、有无胎心搏动、胎盘位置及其与宫颈内口的关系、羊水量、评估胎儿体重，还能测量胎头双顶径、头围、腹围和股骨长度等多条径线，以了解胎儿生长发育情况。在妊娠20～24周，可采用超声进行胎儿系统检查，筛查胎儿结构畸形。

2. 彩色多普勒超声 可检测子宫动脉、脐动脉和胎儿动脉的血流速度和波形。妊娠中期子宫动脉血流舒张期早期切迹可评估子痫前期的风险，妊娠晚期的脐动脉搏动指数和阻力指数可评估胎盘血流，胎儿大脑中动脉的收缩期峰值流速可判断胎儿贫血的程度。

三、胎姿势、胎产式、胎先露、胎方位

（一）胎姿势

胎姿势（fetal attitude）是指胎儿在子宫内的姿势。正常胎姿势为胎头俯屈，颏部贴近胸壁，脊柱略前弯，四肢屈曲交叉于胸腹前，其体积及体表面积均明显缩小，整个胎体成为头端小、臀端大的椭圆形。

（二）胎产式

胎产式（fetal lie）是指胎体纵轴与母体纵轴的关系。两纵轴平行者称为纵产式，两纵轴垂直者称为横产式，两纵轴交叉者称为斜产式。

（三）胎先露

最先进入骨盆入口的胎儿部分称为胎先露（fetal presentation）。纵产式有头先露（head presentation）和臀先露（breech presentation）；横产式为肩先露（shoulder presentation）。

（四）胎方位

胎方位是胎儿先露部位指示点与母体骨盆的关系，称为胎方位（fetal position）。枕先露以枕骨、臀先露以骶骨、肩先露以肩胛骨为指示点。每个指示点与母体骨盆入口左、右、前、后、横而有不同胎位。如枕先露时，胎头枕骨位于母体骨盆的左前方，应为枕左前位。

本章小结

女性外生殖器指生殖器官的外露部分，包括阴阜、大小阴唇、阴蒂和阴道前庭。女性内生殖器位于真骨盆内，包括阴道、子宫、输卵管和卵巢。早期妊娠的诊断根据：停经病史、早孕反应、乳房变化等及妊娠试验阳性及超声检查等。

练 习 题

题库

思考题

1. 子宫韧带有几对？分别是什么？
2. 早期妊娠的诊断依据有哪些？

（李 彤）

第十五章

妇产科常见疾病

学习导引

知识要求

1. **掌握** 妇产科常见疾病的临床表现、早期诊断方法及治疗原则。

2. **熟悉** 输卵管妊娠的处理原则；子宫肌瘤及子宫内膜癌早期诊断方法和临床分期；前置胎盘的病理、临床表现及分类；胎膜早破的诊断及治疗。

3. **了解** 异位妊娠的概念和分类；子宫肌瘤及子宫内膜癌的预后；子宫颈癌的病因及病理变化；前置胎盘的病因及对母儿的危害；胎膜早破的预防。

能力要求

1. 学会应用临床思维，根据患者的临床症状、体征和实验室及辅助检查结果，解决妇产科常见疾病的临床初步诊断的问题。

2. 学会根据病情变化选择分娩方式及终止妊娠时机。

第一节 输卵管妊娠

PPT

异位妊娠（ectopic pregnancy）受精卵着床于子宫体腔以外，称为异位妊娠，习惯称为宫外孕。输卵管妊娠（tubal pregnancy）占异位妊娠95%，其中以壶腹部妊娠最多见。

一、病因

输卵管炎症、输卵管妊娠或手术史、输卵管发育不良或功能异常、辅助生殖技术等。

二、病理生理

（一）输卵管改变

1. 输卵管妊娠流产 多见于输卵管壶腹部或伞部妊娠，发病多在妊娠8～12周。经伞端排出至腹腔。

2. 输卵管妊娠破裂 多见于妊娠6周左右输卵管峡部妊娠胚泡绒毛侵蚀肌层和浆膜，形成破裂。

3. 输卵管妊娠胚胎停止发育并吸收 常被诊断为未知部位妊娠（pregnancy of unknown location，PUL）。

4. 陈旧性宫外孕 机化包块可存在多年，甚至钙化形成石胎。

5. 继发性腹腔妊娠 从输卵管排入腹腔内或阔韧带内的胚胎多数死亡，偶尔存活者形成继发性腹腔妊娠。

课堂互动

1. 输卵管妊娠就是“宫外孕”的说法对吗？为什么？
2. 输卵管妊娠均需手术治疗吗？为什么？

（二）子宫改变

子宫增大变软，子宫内膜出现脱膜反应，胚胎受损死亡过程中蜕膜剥离，发生阴道流血。

三、临床表现

典型症状为停经、腹痛与阴道流血，即异位妊娠三联征。

（一）症状

1. 停经　有6~8周停经史。

2. 腹痛　输卵管妊娠患者就诊的主要症状。输卵管妊娠发生流产或破裂之前，由于胚胎在输卵管内逐渐增大，输卵管膨胀而常表现为一侧下腹部隐痛或酸胀感。当发生输卵管流产或破裂时，患者突感一侧下腹部撕裂样疼痛，常伴有恶心、呕吐。若血液局限于病变区，主要表现为下腹部疼痛，当血液积聚于直肠子宫陷凹处时，出现肛门坠胀感。

3. 阴道流血　胚胎死亡后，常有不规则阴道流血，色暗红或深褐，量少呈点滴状。

4. 晕厥与休克　由于腹腔急性内出血及剧烈腹痛，轻者出现晕厥，严重者出现失血性休克。

5. 腹部包块　输卵管妊娠流产或破裂时所形成的血肿时间较久者，由于血液凝固并与周围组织或器官粘连形成包块，包块较大或位置较高者，腹部可扪及。

（二）体征

1. 一般情况　腹腔内出血较多时，呈贫血貌。大量出血时，患者可出现面色苍白、脉搏快而细弱、心率快和血压下降等休克表现。

2. 腹部检查　下腹有明显压痛及反跳痛，尤以患侧为著，腹肌紧张轻微。

3. 妇科检查　阴道内常有来自宫腔的少许血液。输卵管妊娠未发生流产或破裂者，除子宫略大较软外，仔细检查可触及胀大的输卵管及轻度压痛。输卵管妊娠流产或破裂者，阴道后穹窿饱满，有触痛。宫颈举痛或摇摆痛明显。子宫稍大而软。内出血多时，检查子宫有漂浮感。子宫一侧或其后方可触及肿块，其大小、形状、质地常有变化，边界多不清楚，触痛明显。

案例解析

【案例】 患者，女，25岁。以停经55天，阴道不规则流血13天，下腹痛1天为主诉入院。查体：P 110次/分，BP 111/59mmHg，下腹部压痛阳性，反跳痛阳性，无肌紧张，移动性浊音阳性。妇科查体：外阴发育正常，阴道通畅，阴道内可见少量陈旧血迹，宫颈常大，光滑，宫颈举摆痛阳性，子宫漂浮感，双附件未触及明显异常，右附件区压痛阳性。盆腔彩超：右附件区包块6.3cm×2.8cm，盆腔积液深约6.2cm。血hCG 3785IU/L。血常规：HGB 75g/L。

【问题】 问该患者最可能的诊断是什么？下一步如何处理？

【解析】 诊断为右附件区包块（异位妊娠可能性大），中度贫血。诊断依据为：①停经55天，阴道不规则流血13天，下腹痛1天；②查体：P 110次/分，BP 111/59mmHg，下腹部压痛阳性，反跳痛阳性，移动性浊音阳性。妇科查体：阴道内可见少量陈旧血迹，宫颈举摆痛阳性，子宫漂浮感，右附件区压痛阳性；血hCG 3785IU/L；血常规：HGB 75g/L；③盆腔彩超：右附件区包块

6.3cm×2.8cm，盆腔积液深约6.2cm。

下一步处理：建立静脉通路，心电监测，完善备血、入院相关检查，行阴道后穹窿穿刺明确诊断，急诊术前准备，急诊手术。

四、诊断

（一）血hCG及孕酮的测定

血或尿hCG测定对早期诊断异位妊娠至关重要。超过99%的异位妊娠患者hCG阳性。单一的血清hCG浓度测定无法判断妊娠活性与部位，应结合患者的病史、临床表现和超声检查以协助诊断异位妊娠。血清hCG超声阈值：是当血清hCG水平超过一特定界值时超声检查可显示正常宫内妊娠，此界值即为血清hCG超声阈值。如果血清hCG超声阈值应用于异位妊娠的诊断，那么阈值提高至3500U/L以避免潜在的误诊以及可能的正常宫内妊娠终止。血hCG阳性，若经阴道超声未能在宫内或宫外见到孕囊或胚芽，则为未知部位妊娠（PUL），需警惕异位妊娠的可能。血清hCG值有助于对PUL进一步明确诊断，若大于等于3500U/L，则应怀疑异位妊娠存在。若小于3500U/L，则需继续观察hCG的变化，如果hCG持续上升，复查阴道超声明确妊娠部位；如果hCG没有上升或上升缓慢，可以刮取内膜做病理检查。连续的血清hCG测定有助于区分正常妊娠与异常妊娠。另外妊娠部位血清与静脉血清hCG比值有助于诊断输卵管妊娠。血清孕酮水平无法诊断异位妊娠。

（二）超声检查

超声检查对诊断异位妊娠必不可少。阴道B超检查较腹部B超检查准确性高。异位妊娠的声像特点：子宫虽增大但宫腔内空虚，宫旁出现低回声区，若查出胚芽及原始心管搏动，可确诊异位妊娠。超声检查与血hCG测定相结合，对异位妊娠的诊断帮助更大。

（三）阴道后穹窿穿刺

是一种简单可靠的诊断方法。适用于疑有腹腔内出血的患者。已知腹腔内出血最易积聚在直肠子宫陷凹，即使血量不多，也能经阴道后穹窿穿刺抽出血液。抽出暗红色不凝固血液，说明有血腹症存在。阴道后穹隆穿刺阴性不能排除输卵管妊娠。

（四）腹腔镜检查

腹腔镜检查不再是异位妊娠诊断的“金标准”。

（五）诊断性刮宫

很少应用，适用于与不能存活的宫内妊娠的鉴别诊断和超声检查不能确定妊娠部位者。将宫腔排出物或刮出物做病理检查，仅见蜕膜未见绒毛，有助于诊断异位妊娠。

五、鉴别诊断

异位妊娠的鉴别诊断见表15－1。

表15－1 异位妊娠的鉴别诊断

	输卵管妊娠	流产	急性输卵管炎	急性阑尾炎	黄体破裂	卵巢囊肿蒂扭转
停经	有	有	无	无	无	无
腹痛	突然撕裂样剧痛	下腹中央阵发性坠痛	两下腹持续性疼痛	转移性右下腹痛	下腹一侧突发性疼痛	下腹一侧突发性疼痛

续表

	输卵管妊娠	流产	急性输卵管炎	急性阑尾炎	黄体破裂	卵巢囊肿蒂扭转
阴道流血	量少，暗红色有蜕膜管型排出	开始量少，后增多，鲜红色有小血块或绒毛排出	无	无	无	无
休克	程度与外出血不成比例	程度与外出血成比例	无	无	无	无
体温	正常，有时低热	正常	升高	升高	正常	稍高
盆腔检查	宫颈举痛，直肠子宫陷凹有肿块	宫口稍开，子宫增大变软	举宫颈时两侧下腹疼痛	无肿块触及，直肠指检右侧高位压痛	一侧附件压痛	宫颈举痛，卵巢肿块边缘清晰，蒂部触痛明显
阴道后穹窿穿刺	可抽出不凝血液	阴性	可抽出渗出液或脓液	阴性	可抽出血液	阴性
hCG 检查	阳性	阳性	阴性	阴性	阴性	阴性
B 超	一侧附件低回声区，其内有妊娠囊	宫内可见妊娠囊	两侧附件低回声区	子宫附件区无异常回声	一侧附件低回声区	一侧附件低回声区，边缘清晰，有条索蒂状

六、治疗原则

（一）药物治疗

采用化学药物治疗，主要适用于病情稳定的输卵管妊娠患者及保守性手术后发生持续性异位妊娠者。化疗必需用于异位妊娠确诊和排除了宫内妊娠的病情稳定患者，并且无甲氨蝶呤治疗的绝对禁忌证。甲氨蝶呤可全身用药，亦可局部用药。

（二）手术治疗

1. 输卵管切除术　对输卵管妊娠，特别是出血量多并发休克的患者，一般采用输卵管切除的方法。

2. 输卵管保留手术　一般用于有生育要求的年轻女性。对于输卵管伞部妊娠，可以将妊娠物挤压出来；对于壶腹部妊娠，可以切开壶腹部将妊娠物取出来；峡部妊娠可以将病变部位切除，然后行输卵管断端吻合。

（三）期待治疗

适用于病情稳定、血清 hCG 水平较低（小于1000至2000U/L）且呈下降趋势、输卵管肿块直径不超过30mm且没有心管搏动，患者知情同意。

知识拓展

输卵管间质部妊娠

间质部妊娠更靠近输卵管黏膜，临床上与宫角妊娠易混淆，而宫角妊娠位于宫腔的侧上方，间质部妊娠血运丰富，一旦破裂，出血较多，短时间内易出现失血性休克。治疗方式建议行患侧输卵管切除术及宫角楔形切除术，必要时行子宫切除术。

第二节　前置胎盘

PPT

案例解析

【案例】孕妇，27岁，G3P1，既往月经规律，LMP：2008年1月21日，EDC：2008年10月28日，于9月10日8时因"阴道出血2小时"为主诉收入我院。患者自述于晨6时无原因突然出现阴道出血，无腹痛。该孕妇曾于8月19日时也出现过无痛性出血，入院治疗4天后出血停止出院。2003年4月自然分娩一活女婴，出生后2天因为严重的先心病死亡，2005年6月自然流产一次。

入院时孕妇BP 100/70mmHg，P 86次/分，胎心145次/分，无宫缩，有少量的阴道流血，血色鲜红。

【问题】该患者的初步诊断是什么？诊断依据是什么？

【解析】目前诊断：G3P1妊娠33周$^{+1}$，前置胎盘。诊断依据为：①高危因素：有流产史，分娩史；②具妊娠晚期无痛性无诱因阴道出血的病史；③耻骨联合上可闻及胎盘血管杂音。

前置胎盘（placenta previa）：孕28周后若胎盘附着于子宫下段，甚至胎盘下缘达到或覆盖宫颈内口，其位置低于胎先露部，称前置胎盘。

一、病因

1. 子宫内膜病变与损伤　如产褥感染、多产、人工流产、引产、刮宫、剖宫产等，引起子宫内膜炎或子宫内膜受损，使子宫蜕膜生长不全，当受精卵着床后，血液供给不足。

2. 辅助生殖技术　促排卵药物的应用，改变了体内激素水平，造成子宫内膜与胚胎发育不同步。

3. 胎盘异常　如副胎盘、膜状胎盘。

4. 受精卵滋养层发育迟缓

二、分类

1. 前置胎盘　胎盘完全或部分覆盖子宫颈内口。包括既往的完全性和部分性前置胎盘。

2. 低置胎盘　胎盘附着于子宫下段，胎盘边缘距子宫颈内口的距离小于20mm。包括既往的边缘性前置胎盘和低置胎盘。

课堂互动

1. 妊娠晚期产后出血都是指前置胎盘吗？为什么？
2. 前置胎盘均需剖宫产终止妊娠吗？为什么？

三、诊断

（一）高危因素

既往有多次流产史、宫腔操作史、产褥感染史、高龄、剖宫产史、多孕产次等。

（二）临床表现

1. 症状　妊娠晚期或临产后无诱因、无痛性阴道流血是典型的临床表现。前置胎盘阴道流血往往发生在妊娠32周前，可反复发生，量逐渐增多，也可一次就发生大量出血。低置胎盘者阴道流血多发生在妊娠36周以后，出血量较少或中等。有不足10%的孕妇至足月仍无症状。对于无产前出血的前置胎盘孕妇，要考虑胎盘植入的可能性。

2. 体征　孕妇全身情况与前置胎盘的出血量及出血速度密切相关。反复出血可呈贫血貌，急性大量出血可致失血性休克。腹部检查：子宫软，无压痛，轮廓清楚，子宫大小与妊娠周数相符。胎位清楚，由于胎盘位置低于胎儿先露部，常伴有胎先露高浮或臀位、横位等异常胎位。应采用超声检查确定胎盘位置，如前置胎盘诊断明确，不必再行阴道检查。只针对低置胎盘或产前没有明确诊断、在分娩过程中需通过阴道检查以明确诊断或选择分娩方式时，可在输液、备血及可立即行剖宫产术的条件下进行。禁止肛门检查。

（三）影像学检查

1. 超声检查　必须要明确胎盘的位置、与子宫颈内口的关系、覆盖子宫颈内口处胎盘的厚度、子宫颈管的长度等，称为超声检查的四要素。

2. 磁共振检查　怀疑合并胎盘植入者，磁共振检查可协助评估植入的深度、宫旁侵犯、与周围器官的关系等情况，对凶险性的诊断更有帮助。

四、治疗原则

（一）期待疗法

期待疗法是在母儿安全的前提下，延长孕周，提高胎儿存活率。适用于一般情况良好，胎儿存活，阴道流血不多，无需紧急分娩的前置胎盘孕妇。对于有阴道流血或子宫收缩的孕妇，推荐住院治疗。包括：一般处理、纠正贫血、宫缩抑制剂的使用、糖皮质激素的使用、子宫颈环扎术及预防血栓。

（二）终止妊娠

1. 终止妊娠时机及方式　终止妊娠的时机取决于孕周、胎儿大小、阴道流血情况、胎盘植入的严重程度、是否合并感染、是否已临产、妊娠期合并症及并发症等诸多因素。应根据产前症状个体化确定分娩时间。无症状的前置胎盘孕妇，推荐妊娠36～38周终止妊娠；有反复阴道流血史、合并胎盘植入或其他相关高危因素的前置胎盘或低置胎盘孕妇，考虑妊娠34至37周终止妊娠。无症状、无头盆不称的低置胎盘者，尤其是妊娠35周后经阴道超声测量胎盘边缘距子宫颈内口为11～20mm的孕妇可考虑自然分娩。剖宫产术是前置胎盘终止妊娠的主要方式。择期剖宫产是首选，同时注意避免过早干预。

2. 紧急剖宫产指征　前置胎盘孕妇可出现大出血甚至休克；在期待过程中，出现胎儿窘迫等产科指征，胎儿可存活；临产后诊断的前置胎盘，阴道流血较多，估计短时间内不能自然分娩者，需行紧急剖宫产终止妊娠。

第三节　胎膜早破

PPT

临产前发生胎膜破裂，称为胎膜早破（premature rupture of membrane，PROM）。妊娠达到及超过37周发生者称足月胎膜早破。妊娠未达到37周在临产前发生胎膜破裂者称未足月胎膜早破（preterm premature rupture of the membranes，PPROM）。

一、病因

常是多因素相互作用的结果。

1. 生殖道感染 病原微生物上行性感染，可引起胎膜炎。感染是胎膜早破的最重要原因。

2. 羊膜腔压力增高 双胎妊娠、羊水过多、巨大儿等使宫内压力增加，覆盖于宫颈内口处的胎膜成为薄弱环节而容易发生破裂。

3. 胎膜受力不均 胎膜受力不均常见于头盆不称和胎位异常。

4. 营养因素 孕早期孕妇维生素C、锌及铜，可使胎膜抗张能力下降，易引起胎膜早破。

5. 其他 创伤和机械性刺激，如妊娠晚期的性生活频繁，羊膜穿刺不当，反复阴道检查和人工剥膜引产等均有可能导致胎膜早破。

案例解析

【案例】患者，女，27岁，以“停经9个月，胎动4个月，阴道流液6小时”为主诉入院。平素月经规律，呈5天/30日型，LMP：2008－8－22。今晨6时无明显诱因出现阴道流液，无腹痛，无腹部紧缩感入院。既往史：孕3产1自然分娩1次。查体：腹略膨隆，阴道流液。产科检查：呈纵产式腹型，宫高27cm，腹围93cm，胎心率130次/分，臀位，跨耻征阴性。窥器视诊：有液体自宫口流出。消毒内诊：宫颈管未消，宫口容一指尖，先露臀，S^{-3}骨产道未及异常。彩超：BpD 9.3cm，FL 6.8cm，羊水深1.5cm。提示晚期妊娠，单胎，臀位，羊水少。

【问题】该患者最可能的诊断是什么？诊断依据是什么？

【解析】最可能的诊断为孕4产2妊娠40周，单胎，臀位，胎膜早破。诊断依据如下。①明确停经史、胎动史及阴道流液史。②产检：宫高27cm，腹围93cm，胎心率130次/分，LOA。窥器视诊：有液体自宫口流出。③消毒内诊：宫颈管未消子宫口未开，宫口容一指尖，先露臀，S^{-3}彩超：提示晚期妊娠，单胎，臀位，羊水少。

二、临床表现

典型症状是孕妇突感较多液体自阴道流出，增加腹压时阴道流液增多。足月胎膜早破时检查触及不到前羊膜囊，上推胎儿先露时阴道流液量增多，可见胎脂和胎粪。

三、诊断

（一）胎膜早破的诊断

1. 临床表现 孕妇自述阴道流液或感外阴湿润等。

2. 辅助检查

（1）窥阴器检查 见液体自宫颈口内流出或后穹隆有液体池形成。

（2）超声检查 发现羊水量较破膜前减少。

（3）阴道液pH测定 正常妊娠阴道液pH为3.8～4.5，羊水pH为7.1～7.3，阴道液pH≥6.5时支持胎膜早破的诊断但，但血液、尿液、宫颈黏液、精液及细菌污染可出现假阳性。

（4）阴道液涂片检查 可见到羊齿植物状结晶。

（5）宫颈阴道液生化检查 包括胰岛素生长因子结合蛋白－1检测、可溶性细胞间黏附分子－1检测等。

（二）绒毛膜羊膜炎的诊断

1. 临床表现 ①母体温度大于等于38℃；②阴道分泌物异味；③胎心率增快或母体心率增快；④母体外周血白细胞计数$\geq 15\times10^9$/L；⑤子宫呈激惹状态，宫体有压痛。母体体温升高的同时伴有上述②～

⑤任何一项表现可诊断绒毛膜羊膜炎。

2. 辅助检查　包括超声引导下羊膜腔穿刺抽取羊水检查，临床上少用；胎盘、胎膜或脐带组织病理检查，如结果提示感染或炎症，有助于绒毛膜羊膜炎的诊断。

四、对母儿的影响

（一）对母体影响

胎膜早破对母体的影响主要为感染、胎盘早剥及剖宫产率增加。

（二）对围产儿影响

胎膜早破对围产儿的影响主要是早产、感染、脐带脱垂和受压以及胎肺发育不良和胎儿受压。

五、治疗

（一）足月胎膜早破的处理

应评估母胎状况，包括有无胎儿窘迫、绒毛膜羊膜炎、胎盘早剥和脐带脱垂等。随着破膜时间延长，宫内感染风险增加，破膜超过12小时应预防应用抗生素，同时尽量避免频繁阴道检查。妊娠37周及以上无分娩禁忌证的PROM孕妇尽管可适当进行短时间期待治疗，如未自然临产，应建议引产。若孕妇选择期待治疗，则应充分告知胎膜破裂后存在的风险，在确认母胎安全的情况下，给予12～24小时的期待治疗是合理的。

（二）未足月胎膜早破的处理

应根据孕周、母胎状况、当地新生儿救治水平及孕妇和家属的意愿进行综合决策；如果终止妊娠的益处大于期待治疗，则应考虑终止妊娠。分娩时机：妊娠小于34周的PPROM，如无母胎禁忌证，应选择期待治疗。妊娠34～36^{+6}周之间的PPROM孕妇，无论是期待治疗还是立即终止妊娠都是合理的选择。常规处理：PPROM的期待疗法一般包括住院并定期评估感染、胎盘早剥、脐带压迫、胎儿状况和临产情况。宫缩抑制剂：给予产前糖皮质激素治疗的PPROM孕妇可使用宫缩抑制剂，尤其是在孕周较小或宫内转运的情况下。如有感染或胎盘早剥的迹象，应避免使用。此外，对妊娠34～36^{+6}周的PPROM孕妇不推荐使用宫缩抑制剂治疗。硫酸镁的应用：妊娠小于32周有即将分娩风险的PPROM孕妇，应考虑使用硫酸镁对胎儿进行神经保护治疗。抗生素的应用：在妊娠小于34周的PPROM孕妇的期待治疗期间推荐先使用静脉滴注氨苄西林联合红霉素，随后口服阿莫西林和红霉素总疗程7天。胎儿存活能力的PPROM孕妇，均应行分娩期B族链球菌预防治疗，以防垂直传播。

六、预防

1. 尽早治疗下生殖道感染　妊娠期应及时治疗滴虫性阴道炎、细菌性阴道病、宫颈沙眼衣原体感染、淋病奈瑟菌感染等。

2. 加强围生期卫生宣教与指导　妊娠后期禁止性生活，避免突然腹压增加。

3. 注意营养平衡　补充足量的维生素、钙、锌及铜等营养素。

4. 治疗宫颈内口松弛　宫颈内口松弛者，妊娠12～14周行宫颈环扎术并卧床休息。

第四节　子宫肌瘤

PPT

子宫肌瘤（uterine myoma）是女性生殖器最常见的良性肿瘤，由平滑肌及结缔组织组成。多见于30～50岁妇女，根据尸检资料，30岁以上妇女约20%有子宫肌瘤。

课堂互动

1. 子宫肌瘤有恶变的概率吗？子宫肌瘤恶变称为什么变性？
2. 子宫肌瘤的主要临床表现是什么？均需手术治疗吗？

一、发病相关因素

确切病因尚不明了，高危因素为年龄大于40岁、初潮年龄小、未生育、晚育、肥胖、多囊卵巢综合征、激素补充治疗、黑色人种及子宫肌瘤家族史等，这些因素均与子宫肌瘤的发病风险增加密切相关。子宫肌瘤的发病机制可能与遗传易感性、性激素水平和干细胞功能失调相关。

二、分类

（一）按肌瘤生长部位分类

分为宫体肌瘤和宫颈肌瘤。

（二）按肌瘤与子宫肌壁的关系分类

1. 肌壁间肌瘤 肌瘤位于子宫肌壁内，周围均被肌层包围。占60%～70%。

2. 浆膜下肌瘤 肌瘤向子宫浆膜面生长，突起在子宫表面。

3. 黏膜下肌瘤 肌瘤向子宫黏膜方向生长，突出于宫腔，仅由黏膜层覆盖，称为黏膜下肌瘤。占10%～15%。

4. 阔韧带肌瘤 肌瘤位于子宫体侧壁向宫旁生长突出于阔韧带两叶之间，称为阔韧带肌瘤。

案例解析

【案例】患者，女，51岁。以"经量增多、经期延长3年"为主诉入院。妇科查体：子宫前位，子宫约孕3个月大小，质硬，表面凹凸不平，活动度良，无压痛。双附件区未及明显异常。盆腔彩超：子宫前倾位，大小约为9.0cm×6.5cm×5.6cm，前壁可见2.0cm×1.2cm×1.6cm、1.1cm×0.8cm×0.6cm的低回声团，边界清，后壁可见5.5cm×4.5cm×3.6cm中低回声团，边界清。血常规：Hb 56g/L，HCT 20%。

【问题】问该患者最可能的诊断是什么？诊断依据是什么？

【解析】最可能的诊断为子宫多发肌瘤，继发重度贫血。诊断依据为：①经量增多、经期延长3年；②妇科查体：子宫约孕3个月大小，质硬，表面凹凸不平，活动度良，无压痛。血常规：Hb 56g/L，HCT 20%。③盆腔彩超提示：子宫多发肌瘤。

治疗原则：手术治疗，患者如无生育要求，建议行全子宫切除术。

三、病理

1. 巨检 肌瘤为实质性球形结节，表面光滑，与周围肌组织有明显界限。肌瘤周围的子宫肌层受压形成假包膜，其与肌瘤间有一层疏松网隙区域，切开包膜后肿瘤会跃出，手术时容易剥出。肌瘤呈白色，质硬，切面呈漩涡状结构。

2. 镜检 主要由梭形平滑肌细胞和不等量纤维结缔组织构成。极少情况下有一些特殊的组织学类型，如富细胞性、奇异型、核分裂活跃、上皮样平滑肌瘤及静脉内和播散性腹膜平滑肌瘤等，这些特殊类型平滑肌瘤的性质及恶性潜能尚有待确定。

四、肌瘤变性

1. 玻璃样变　又称透明变性，最常见。漩涡状结构消失，被均匀的透明样物质取代。

2. 囊性变　继发于玻璃样变，肌细胞坏死液化即可发生囊性变。

3. 红色变　多见于妊娠期或产褥期，为一种特殊类型的坏死，患者可有剧烈腹痛伴恶心、呕吐、发热，白细胞计数升高，检查肌瘤发现压痛增大等。肌瘤创面呈暗红色，如半熟的烤牛肉，质软，漩涡状结构消失。

4. 肉瘤变　肌瘤恶变即为肉瘤变。少见，国内资料发病率为0.4%～0.8%。多见于绝经后子宫肌瘤伴疼痛和出血的患者。若绝经后妇女肌瘤增大，更应警惕发生恶变。肌瘤恶变后，组织变软且脆，切面灰黄色，似生鱼肉状，与周围组织界限不清。

5. 钙化　多见于蒂部狭小、血供不足的浆膜下肌瘤及绝经后妇女的肌瘤。

五、临床表现

（一）症状

1. 经量增多，经期延长　为最常见的症状。多见于大的肌壁间肌瘤及黏膜下肌瘤。

2. 腹部包块　肌瘤增大超过妊娠3个月大小于下腹部可以触及。

3. 白带增多　多见于黏膜下肌瘤，表现为白带增多，如合并感染，可有脓性或血性分泌物。

4. 压迫症状　前壁肌瘤压迫膀胱者表现为尿频、尿急。后壁肌瘤压迫直肠者表现为盆腔后部坠胀，大便不畅。

5. 疼痛　多见于子宫肌瘤红色变性或合并感染者。

（二）妇科检查

子宫体部肌瘤表现为子宫增大，肌瘤局部向外突出，子宫表面凸凹不平。子宫浆膜下肌瘤表现为子宫表面实性肿物，需注意与卵巢肿瘤鉴别。黏膜下肌瘤位于宫腔内者子宫呈均匀性增大，表面光滑。若黏膜下肌瘤脱出宫颈外口，可见宫颈口处粉红色肿物。

六、诊断与鉴别诊断

（一）诊断

根据病史、体征和超声检查，诊断多无困难。若有需要还可选择磁共振、宫腔镜、腹腔镜、子宫输卵管造影等协助诊断。

（二）鉴别诊断

本病需与妊娠子宫、卵巢肿瘤、子宫腺肌病及子宫恶性肿瘤相鉴别。

1. 妊娠子宫　肌瘤囊性变可误诊为妊娠子宫。妊娠者有停经史及早孕反应，子宫增大变软，借助血、尿hCG测定、超声检查可确诊。

2. 卵巢肿瘤　一般无月经改变，多为偏于一侧的囊性肿块，能与子宫分开。实质性卵巢肿瘤可被误认为是带蒂浆膜下肌瘤；肌瘤囊性变可被误诊为卵巢囊肿。

3. 子宫腺肌病　可使子宫增大，经量增多，但子宫腺肌病时，子宫常均匀性增大，子宫肌瘤则表现子宫有局限性、质硬的结节状突起。超声检查及外周血CA125检测有助于鉴别。

4. 子宫恶性肿瘤　如子宫肉瘤、子宫内膜癌及子宫颈癌。分别借助超声、磁共振检查、诊刮或宫腔镜检查及HPV检测、宫颈脱落细胞学检查、宫颈活检、宫颈管搔刮等协助鉴别。

七、治疗

（一）观察期待

若肌瘤小且无症状，通常不需治疗，尤其近绝经年龄患者。

（二）药物治疗

适用于症状轻、近绝经年龄或全身情况不宜手术者。由于子宫肌瘤是性激素依赖性肿瘤，可采用激素药物治疗。这些药物包括促性腺激素释放激素类似物 GnRH－a、米非司酮等。

（三）手术治疗

适应证：月经过多继发贫血，药物治疗无效；严重腹痛，性交痛或慢性腹痛；压迫症状；因肌瘤造成不孕、反复流产或疑有肉瘤变。手术可经腹、经阴道或经宫腔镜及腹腔镜进行。

1. 肌瘤切除术 适用于保留生育功能的患者。

2. 子宫切除术 适用于不要求保留生育功能或疑有恶变者。

（四）其他治疗

为非主流治疗方法，主要适用于不能耐受或不愿手术者，包括子宫动脉栓塞术、高能聚焦超声及子宫内膜切除术。

第五节 子宫内膜癌

PPT

子宫内膜癌（endometrial carcinoma）是指发生于子宫内膜的一组上皮性恶性肿瘤，以来源于子宫内膜腺体的腺癌最常见。为女性生殖道三大恶性肿瘤之一，占女性全身恶性肿瘤的7%，占女性生殖道恶性肿瘤的20%～30%。平均发病年龄为60岁。

案例解析

【案例】 患者，女，53岁。以“绝经3年，阴道不规则流血两个半月”为主诉入院。妇科检查：子宫前位，稍大，质中，无压痛，双附件区未触及包块，无压痛。盆腔彩超：子宫前位，大小约8.7cm×5.9cm×5.7cm，内膜厚1.0cm，宫腔内回声不均。诊断性刮宫病理回报：子宫内膜腺癌（中分化）。

【问题】 该患者的初步诊断及诊断依据是什么？

【解析】 最可能的诊断为子宫内膜癌。诊断依据为：①绝经3年，阴道不规则流血两个半月；②妇科检查：子宫前位，稍大，质中，无压痛；③盆腔彩超：子宫前位，大小约8.7cm×5.9cm×5.7cm，内膜厚1.0cm，宫腔内回声不均；④诊断性刮宫病理回报：子宫内膜腺癌（中分化）是确诊依据。

一、发病相关因素

子宫内膜癌有两种发病类型，即Ⅰ型和Ⅱ型。

1. Ⅰ型 雌激素依赖型，占子宫内膜癌的大多数，均为子宫内膜样癌，患者较年轻、高血压、常伴有肥胖、高血压、糖尿病、不孕不育及绝经延迟，或伴有无排卵性疾病、长期服用他莫昔芬等病史，肿瘤分化较好，雌孕激素受体阳性率高，预后好。

2. Ⅱ型 非激素依赖型，发病与雌激素无明确关系，较少见，包括：透明细胞癌、子宫内膜浆液性癌、癌肉瘤等，多见于老年妇女，在癌灶周围可以是萎缩的子宫内膜，肿瘤恶性度高，分化差，雌孕激素受体多呈阴性或低表达，预后不良。

二、病理

（一）巨检

分为以下两种类型。

1. 弥散型 子宫内膜大部或全部为癌组织侵犯，并突向宫腔，常伴有出血、坏死。

2. 局灶型 多见于宫腔底部或宫角部，癌灶小，呈息肉或菜花状，易浸润肌层。

（二）镜检及病理类型

1. 内膜样腺癌 占80%～90%、内膜腺体高度异常增生，上皮复层，并形成筛孔状结构。根据细胞分化程度或实性成分所占比例分为三级，高分化（G1）、中分化（G2）和低分化（G3），低分化肿瘤的恶性度高。

2. 癌肉瘤 较少见，是一种由恶性上皮和恶性间叶成分混合组成的子宫恶性肿瘤，常见于绝经后妇女。

3. 浆液性癌 占1%～9%。恶性程度高，预后极差。

4. 黏液性癌 约占5%，生物学行为与内膜样癌相似，预后较好。

5. 透明细胞癌 不足5%，恶性程度高，易早期转移。

三、转移途径

1. 直接蔓延 癌灶直接转移至周围的器官组织，如子宫角，输卵管；宫颈管及阴道；也可向肌层浸润，穿透子宫肌层累及子宫浆膜层，广泛种植腹腔。

2. 淋巴转移 淋巴转移为子宫内膜癌的主要转移途径。

3. 血行转移 晚期患者经血行转移至全身各器官，常见部位为肺、肝、骨等。

四、分期

子宫内膜癌的分期采用国际妇产科联盟（FIGO，2018 年）修订的手术病理分期，见表 15－2，不进行手术者可采用临床分期（FIGO，1971 年）。

表 15－2 子宫内膜癌手术病理分期（FIGO，2018 年）

期别	肿瘤浸润范围
Ⅰ期	肿瘤局限于子宫体
$Ⅰ_A$	无肌层浸润或浸润 < 1/2 肌层
$Ⅰ_B$	浸润≥1/2 肌层
Ⅱ期	肿瘤侵犯宫颈间质，但未延伸到子宫外
Ⅲ期	肿瘤局部伴或不伴区域扩散
$Ⅲ_A$	肿瘤侵及浆膜层和/或附件
$Ⅲ_B$	阴道和/或宫旁受累
$Ⅲ_C$	累及盆腔淋巴结和/或腹主动脉旁淋巴结
$Ⅲ_{C1}$	仅累及盆腔淋巴结
$Ⅲ_{C2}$	腹主动脉旁淋巴结阳性伴或不伴盆腔淋巴结阳性
Ⅳ期	肿瘤侵及膀胱和/或直肠黏膜，伴或不伴有远处转移
$Ⅳ_A$	肿瘤侵及膀胱和/或直肠黏膜
$Ⅳ_B$	远处转移，包括腹腔内和/或腹股沟淋巴结转移

五、临床表现

（一）症状

约 90% 的患者出现阴道流血或阴道排液症状。

1. 阴道流血 主要表现为绝经后阴道流血，量一般不多。尚未绝经者可表现为经量增多等月经异常。

2. 阴道排液 多为血性液体或浆液性分泌物。

3. 下腹疼痛及其他 若癌肿累及宫颈内口，可引起宫腔积脓，出现下腹胀痛及痉挛样疼痛。晚期浸润周围组织或压迫神经可引起下腹及腰骶部疼痛。

（二）体征

早期患者妇科检查可无异常发现。晚期可有子宫明显增大，合并宫腔积脓时可有明显压痛，宫颈管内偶有癌组织脱出，触之易出血。癌灶浸润周围组织时，子宫固定或在宫旁扪及不规则结节状物。

六、诊断

除根据临床表现及体征外，确诊依据是病理组织学检查。

1. 病史及临床表现 对于绝经后阴道流血、绝经过渡期月经紊乱，均应排除内膜癌后再按良性疾病处理。有以下情况的异常阴道流血妇女要警惕子宫内膜癌：有子宫内膜癌发病高危因素如肥胖、不育、绝经延迟者；有长期应用雌激素、他莫昔芬或雌激素增高疾病史者；有乳腺癌、子宫内膜癌家族史。

2. 影像学检查 经阴道 B 超检查可了解子宫大小、宫腔形状、宫腔内有无赘生物、子宫内膜厚度、肌层有无浸润及深度，为临床诊断及处理提供参考。磁共振成像对肌层浸润深度和宫颈间质浸润有较准确的判断，CT 可协助判断有无子宫外转移及淋巴结情况。

3. 诊断性刮宫 常用并有价值的诊断方法，分段诊刮。

4. 宫腔镜检查 可直接观察宫腔及宫颈管内有无癌灶存在，癌灶大小及部位，直视下取材活检，减少对局灶型子宫内膜癌的漏诊。

5. 其他 包括血清 CA125 测定，有子宫外转移者或浆液性癌，血清 CA125 值可升高。其也可作为疗效观察指标；子宫内膜微量组织学或细胞学检查操作方法简便，国外文献报导其诊断的准确性与诊断性刮宫相当。

七、鉴别诊断

绝经后及绝经过渡期阴道流血为子宫内膜癌最常见的症状。子宫内膜癌应与引起阴道流血的各种疾病相鉴别。

1. 萎缩性阴道炎 主要表现为血性白带。检查时可见阴道黏膜变薄、充血或有出血点、分泌物增多等表现。超声检查宫腔内无异常发现，治疗后可好转，必要时可治疗后再做诊断性刮宫。

2. 子宫黏膜下肌瘤或内膜息肉 有月经过多或不规则阴道流血，可行 B 超检查、宫腔镜检查以及诊断性刮宫以明确诊断。

3. 内生型子宫颈癌、子宫肉瘤及输卵管癌 均可有阴道排液增多或阴道不规则流血。分段诊刮及影像学检查可协助鉴别。

八、治疗

应根据肿瘤累及范围及组织学类型，结合患者年龄及全身情况制定适宜的治疗方案。早期患者以手术治疗为主，术后根据高危因素选择辅助治疗。晚期则采用手术、放射、药物等综合治疗。对于影像学评估病灶局限于子宫内膜的高分化的年轻子宫内膜样癌患者，可考虑采用孕激素治疗为主的保留生育功能治疗。

（一）手术治疗

手术治疗为首选治疗方法。手术目的：一是进行手术 - 病理分期，确定病变范围及预后相关因素，二是切除病变子宫及其他可能存在的转移病灶。手术可经腹或腹腔镜途径进行。切除的标本应常规进行病理学检查，癌组织还应行雌、孕激素受体检测，作为术后选用辅助治疗的依据。病灶局限于子宫体者的基本术式是筋膜外全子宫切除及双附件切除术，但对年轻、无高危因素者，可考虑保留卵巢；对于伴有高危因素者应同时行盆腔和腹主动脉旁淋巴结切除，也可以考虑前哨淋巴结绘图活检，以避免系统淋巴结切除引起的并发症。病变侵犯宫颈间质者行改良广泛性子宫切除、双附件切除及盆腔和腹主动脉旁淋巴结切除。病变超出子宫者实施肿瘤细胞减灭术，以尽可能切除所有肉眼可见病灶为目的。

（二）放疗

放疗是治疗子宫内膜癌有效方法之一，分近距离照射及体外照射两种。单纯放疗：仅用于有手术禁忌证的或无法手术切除的晚期患者。对一期、高分化者选用单纯腔内近距离照射外，其他各期均应采用腔内联合体外照射治疗。放疗联合手术：二期、三C期和伴有高危因素的一期（深肌层浸润、G3）患者术后应辅助放疗，可降低局部复发，改善无瘤生存期。对三期和四期病例，通过手术、放疗和化疗联合应用，可提高疗效。

（三）孕激素治疗

孕激素治疗主要用于保留生育功能的早期子宫内膜癌患者，也可作为晚期或复发子宫内膜癌患者的综合治疗方法之一。以高效、大剂量、长期应用为宜，至少应用12周以上方可评定疗效。孕激素受体阳性者有效率可达80%。长期使用可有水钠潴留或药物性肝炎等不良反应，停药后可恢复。有血栓性疾病史者慎用。

（四）化疗

化疗为全身治疗，适用于晚期或复发子宫内膜癌，也可用于术后有复发高危因素患者的治疗，以期减少盆腔外的远处转移。子宫浆液性癌术后应常规给化疗，方案同卵巢上皮性癌。

知识拓展

术中注意事项：输尿管易损伤部位

1. 髂总动脉、卵巢动静脉交叉处。
2. 子宫动脉、输尿管交叉处。
3. 输尿管隧道处。

第六节　子宫颈癌

PPT

子宫颈癌（cervical cancer）是我国最常见的妇科恶性肿瘤，高发年龄为50～55岁。

课堂互动

1. 妇科检查宫颈表面光滑就能除外宫颈癌的说法对吗？为什么？
2. 子宫颈癌的早期诊断方法和处理原则是什么？

一、病因

子宫颈癌与人乳头瘤病毒（humanpapilloma virus，HPV）感染、多个性伴侣、吸烟、性生活过早性传播疾病、经济状况低下、口服避孕药和免疫抑制等因素相关。

二、组织发生与发展

子宫颈鳞状上皮内病变（cervicalsquamous intraepithelial lesion，SIL）形成后继续发展，突破上皮下基底膜，浸润间质，形成子宫颈浸润癌。

三、病理

（一）浸润型鳞状细胞癌

1. 巨检

（1）外生型　最常见。癌灶向外生长，呈菜花状或乳头状。

（2）内生型　向宫颈深部组织浸润，宫颈段膨大如桶状。

（3）溃疡型　上述两型继续发展，癌组织坏死脱落形成凹陷性溃疡或空洞样形如火山口。

（4）颈管型　癌灶发生于宫颈管内，常侵入子宫颈管及子宫下部供血层及转移至盆腔淋巴结。

2. 显微镜检

（1）微小浸润性鳞状细胞癌　指在高级别鳞状上皮内病变（HSIL）即宫颈上皮内瘤样病变（CIN3）基础上镜检发现小滴状、锯齿状癌细胞团突破基底膜，浸润间质。

（2）浸润性鳞状细胞癌　指癌灶浸润间质范围超出微小浸润癌，多呈网状或团块状浸润间质。分为角化型和非角化型。

（二）腺癌

1. 巨检　癌灶向宫颈管内生长，宫颈外观完全正常，宫颈管膨大呈桶状。

2. 镜检

（1）普通型宫颈腺癌　最常见的组织学亚型，约占宫颈腺癌的90%。该亚型绝大部分呈高－中分化。

（2）黏液性腺癌　该亚型的特征是细胞内可见明确黏液，又进一步分为胃型、肠型、印戒细胞样和非特指型。其中，高分化的胃型腺癌，虽然分化非常好，但几乎是所有宫颈腺癌中预后最差的一种亚型，5年生存率仅为普通宫颈腺癌的一半。

（3）其他　少见类型如腺鳞癌、腺样基底细胞癌等。

案例解析

【案例】患者，女，41岁。以“接触性出血2年”为主诉入院。妇科检查：宫颈肥大，宫颈下唇可见菜花样赘生物，质硬，有接触性出血，表面可见活检创面。子宫前位，常大，质中，活动性可，双附件区触诊软。三合诊左侧宫旁组织稍增厚，未达盆壁，右侧宫旁组织未及明显增厚。双侧主韧带未及增厚，无压痛。宫颈活检病理：宫颈浸润性鳞状细胞癌。

【问题】该患者初步诊断及诊断依据是什么？

【解析】诊断为宫颈癌。诊断依据为：①接触性出血2年；②妇科检查：宫颈肥大，宫颈下唇可见菜花样赘生物，质硬，有接触性出血，表面可见活检创面。③宫颈活检病理：宫颈浸润性鳞状细胞癌为确诊依据。

四、转移途径

1. 直接蔓延　最常见。

2. 淋巴转移　癌灶侵入淋巴管，形成瘤栓，随淋巴液引流进入局部淋巴结。淋巴转移Ⅰ级组包括子宫旁、闭孔、髂内、髂外、髂总、骶前淋巴结；Ⅱ级组包括腹股沟深浅淋巴结、腹主动脉旁淋巴结。

3. 血行转移　极少见，晚期可转移至肺、肝或骨骼等。

五、宫颈癌的分期

宫颈癌的手术分期见表 15－3。

表 15－3　FIGO 子宫颈癌手术分期（2018）

分期	标准
Ⅰ期	子宫颈癌局限在子宫颈（不考虑扩散至宫体）
$Ⅰ_A$	镜下浸润癌，浸润深度＜5mm
$Ⅰ_{A1}$	间质浸润深度＜3mm
$Ⅰ_{A2}$	间质浸润深度≥3mm，＜5mm
$Ⅰ_B$	肿瘤局限于子宫颈，镜下最大浸润深度≥5mm
$Ⅰ_{B1}$	浸润深度≥5mm，最大径线＜2cm
$Ⅰ_{B2}$	最大径线≥2cm，＜4cm
$Ⅰ_{B3}$	最大径线≥4cm
Ⅱ期	肿瘤超越子宫．但未达阴道下 1/3 或未达骨盆壁
$Ⅱ_A$	侵犯上 2/3 阴道，无宫旁浸润
$Ⅱ_{A1}$	癌灶最大径线＜4cm
$Ⅱ_{A2}$	癌灶最大径线≥4cm
$Ⅱ_B$	有宫旁浸润，未达骨盆壁
Ⅲ期	肿瘤累及阴道下 1/3 和（或）扩展到骨盆壁和（或）引起肾盂积水或肾无功能和（或）累及盆腔和（或）主动脉旁淋巴结
$Ⅲ_A$	肿瘤累及阴道下 1/3，没有扩展到骨盆壁
$Ⅲ_B$	肿瘤扩展到骨盆壁和（或）引起肾盂积水或肾无功能
$Ⅲ_C$	不论肿瘤大小和扩散程度，累及盆腔和（或）主动脉旁淋巴结［注明$Ⅲ_{C1r}$（影像学）或$Ⅲ_{C1p}$（病理）证据］
$Ⅲ_{C1}$	仅累及盆腔淋巴结
$Ⅲ_{C2}$	主动脉旁淋巴结转移
Ⅳ期	肿瘤侵犯膀胱黏膜或直肠黏膜（活检证实）和（或）超出真骨盆（泡状水肿不分为Ⅳ期）
$Ⅳ_A$	侵犯盆腔邻近器官
$Ⅳ_B$	远处转移

六、临床表现

（一）症状

早期子宫颈癌常无明显症状，随病变发展可出现以下症状。

1. 阴道流血　常表现为接触性出血，即性生活或妇科检查后阴道流血。也可表现为不规则阴道流血，或经期延长、经量增多。

2. 阴道排液　多为白色或血性、稀薄如水样或米泔状、有腥臭味的阴道排液。晚期患者因癌组织坏死斑感染，可有大量米泔样或脓性恶臭白带。

3. 晚期症状　根据癌灶累及范围出现不同的继发性症状如尿频、便秘、下肢肿痛等。

（二）体征

病变早期，宫颈光滑或轻度糜烂。外生型呈息肉状或乳头状，进一步形成菜花状。内生型可见宫颈肥大、质硬，宫颈管膨大如桶状，宫颈表面光滑或有浅表溃疡。阴道及宫旁浸润，阴道壁有赘生物，宫旁两侧增厚，结节状。浸润达盆壁时，形成冰冻骨盆。

七、诊断

早期病例的诊断应采用子宫颈细胞学检查和（或）高危型人乳头瘤病毒（human papillomavirus，HPV）DNA 检测、阴道镜检查、子宫颈活组织检查的“三阶梯”程序。确诊依据为组织学诊断。对子宫颈活检为 HSIL 但不能除外浸润癌者、或活检为可疑微小浸润癌需要测量肿瘤范围或除外进展期浸润癌者，需要行子宫锥切术。确诊后根据具体情况选择胸部 X 线或 CT 平扫、直肠镜检查、超声检查及盆腔或腹腔增强 CT 或磁共振、PET－CT 等影像学检查。

八、治疗

根据临床分期、患者年龄、生育要求、全身情况、医疗技术水平及设备条件等，综合考虑制定适当的个体化治疗方案。采用手术和放疗为主、化疗为辅的综合治疗。

（一）手术治疗

手术的优点是年轻患者可保留卵巢及阴道功能。主要用于早期子宫颈癌患者。

（二）放射治疗

包括根治性放疗、辅助放疗及姑息放疗。分为体外照射及腔内放疗。

（三）全身治疗

包括全身化疗和靶向治疗、免疫治疗。化疗主要用于晚期、复发转移患者和根治性同期放化疗，也可用于手术前后的辅助治疗。靶向药物主要是贝伐珠单抗，常与化疗联合应用。

九、预后

与临床期别、病理类型有关。有淋巴结转移者预后差。

十、随访

治疗后 2 年内应每 3～6 个月复查 1 次；3～5 年内每 6 个月复查 1 次；第 6 年开始每年复查 1 次。随访内容包括妇科检查、阴道脱落细胞学检查、胸部 X 线摄片、血常规及子宫鳞状细胞癌抗原、超声、CT 或磁共振等。

十一、预防

子宫颈癌是可以预防的肿瘤。HPV 预防性疫苗接种是一级预防；普及、规范子宫颈癌筛查，早期发现 SIL 是二级预防；及时治疗高级别病变，阻断子宫颈浸润癌的发生是三级预防。

知识链接

宫颈癌根治术范围

广泛子宫切除包括子宫、宫旁组织、主韧带、骨盆漏斗韧带、骶骨韧带、圆韧带、阴道上段；盆腔淋巴清扫包括上至髂总动静脉旁下至腹股沟深，底至闭孔，两侧分别至腰大肌、输尿管。

本章小结

产科常见疾病如胎膜早破、前置胎盘等可依据病史、查体及盆腔彩超辅助检查等做出初步诊断。胎膜早破处理原则：分为足月 PROM 和 PPROM 的处理。足月 PROM 孕妇孕 37 周及以上无分娩禁忌证且未临产，应建议引产；PPROM孕妇选择分娩时机，妊娠小于34周如无母胎禁忌证，应选期待治疗；妊娠34～36周$^{+6}$之间的PPROM孕妇无论是期待治疗还是终止妊娠都是合理的。前置胎盘处理原则为：期待治疗是在母儿安全的前提下，延长孕周，提高胎儿存活率；终止妊娠的时机取决于孕周、胎儿大小、阴道流血情况、胎盘植入的严重程度、是否合并感染、是否已临产、妊娠期合并症及并发症等诸多因素。

妇科常见疾病如异位妊娠、子宫肌瘤、宫颈癌、子宫内膜癌可依据病史、妇科查体及盆腔彩超辅助检查等做出初步诊断。治疗原则为一般保守治疗和手术治疗等，恶性肿瘤需放化疗等。

练　习　题

题库

一、选择题

（一）A型题（单项选择题）

1. 女性外阴部损伤后最易发生血肿的部位是（　　）。

A. 阴阜　B. 阴蒂　C. 大阴唇　D. 小阴唇

E. 会阴部

2. 胎方位是指（　　）。

A. 最先进入骨盆入口的胎儿部分　B. 胎儿先露部的指示点与母体骨盆的关系

C. 胎儿纵轴与母体纵轴的关系　D. 胎儿身体各部分的相互关系

E. 胎儿先露部与胎儿身体各部分的相互关系

3. 26岁未产妇，停经50日后出现阴道少量流血伴右下腹隐痛。今晨起床时突然"右下腹撕裂样疼痛"，检查：血压90/60mmHg，面色苍白，下腹稍膨隆，右下腹压痛明显，肌紧张不明显，叩诊移动性浊音阳性。妇科检查：子宫稍大稍软，右附件区触及一包块，有压痛，界限不清，阴道后穹隆稍饱满，有触痛。化验检查：Hb 96g/L，本例最可能的诊断是（　　）。

A. 输卵管妊娠流产　B. 输卵管间质部妊娠破裂

C. 急性阑尾炎　D. 急性输卵管炎

E. 右侧卵巢肿瘤蒂扭转

4. 26岁初孕妇，孕38周，晚10时突然无痛性阴道大出血入院，血压80/60mmHg，子宫软。胎位枕左前，胎心160次/分，此时的最佳处理是（　　）。

A. 立即输血，纠正休克　B. 输血同时行剖宫产术

C. 输血同时行阴道检查及人工破膜　D. 立即做B超检查

E. 行无应激试验

5. 经产妇，宫内妊娠40周，妊2产1，头位。规律宫缩5小时，自然破水，羊水10ml，Ⅲ度污染。胎心140～150次/分。重要的处理是（　　）。

A. 持续吸氧、左侧卧位　B. 加强宫缩争取短时间内阴道分娩

C. 胎心监护　D. 消毒后内诊检查了解宫口扩大情况

E. 抗生素预防感染

6. 43岁妇女，阴道不规则流血3个月。检查见宫颈后唇菜花状赘生物并侵及阴道后穹隆达1cm，双侧主韧带不增厚，子宫正常大。宫颈活检为鳞状细胞癌。本例正确治疗方法应是（　　）。

A. 子宫全切除及双附件切除术　B. 根治性子宫切除术及盆腔淋巴结切除术

C. 化疗后行子宫全切除术　D. 化疗后放疗

E. 单纯放疗

7. 与子宫肌瘤的临床表现无明显相关的是（　　）。

A. 不孕　　B. 反复早期流产　　C. 排便困难　　D. 尿频、尿急、尿痛
E. 贫血

8. 42 岁已婚妇女，因月经周期缩短、经期延长及经量增多 1 年余就诊。查宫颈光滑，宫体如孕 3 个月大，表面凹凸不平，质硬。本例恰当处理应是（　　）。
A. 随访观察，每 3～6 个月一次　　B. 雄激素治疗
C. 肌瘤切除术　　D. 子宫全切术
E. 全子宫及双附件切除术

9. 诊断子宫内膜癌最可靠的方法是（　　）。
A. 阴道后穹隆吸取物涂片细胞学检查　　B. 涂片细胞学检查
C. 宫腔镜检查　　D. 宫腔碘油造影
E. 分段刮宫

（二）B 型题（配伍选择题）

A. 宫骶韧带　　B. 圆韧带　　C. 主韧带　　D. 阔韧带
E. 骨盆漏斗韧带

1. 起自宫角前面、输卵管近端下方，止于大阴唇前端（　　）。
2. 位于子宫两侧呈翼状的双层腹膜皱褶，由覆盖子宫前后壁的腹膜自子宫侧缘 向两侧延伸达盆壁而成（　　）。
3. 在阔韧带下部，横行于宫颈两侧和骨盆侧壁之间（　　）。
4. 起自宫体宫颈交界处后面上侧方，止于第 2、3 骶椎前面筋膜（　　）。

（三）X 型题（多项选择题）

1. 子宫内膜癌做分段诊刮时应注意（　　）。
A. 刮出物应分瓶送病理学检查
B. 应将子宫腔内组织尽量刮干净
C. 操作小心，以免穿孔
D. 刮出物疑为内膜癌时，只要足够送病理学检查即停止操作
E. 诊刮可判断肌壁的浸润深度

2. 早期妊娠的诊断依据为（　　）。
A. 停经　　B. 早孕反应　　C. Hegar sign　　D. B 超检查
E. 胎儿心电图

二、思考题

一位 30 岁妇女来我院急诊，主诉：停经 50 天，阴道不规则流血 11 天，突发下腹痛 1 天。既往史：孕 2 产 1 人流 1 次。一般查体：血压 90/60mmhg，脉搏 102 次/分。腹膨隆，下腹部压痛及反跳痛阳性，无肌紧张。物理检查：血 hCG 14000IU/L。提问：妇科最常见的急腹症包括哪些？本例疾病可能诊断是什么？为明确诊断还需要做哪些检查？本例疾病的诊断依据有哪些？

（李　彤）

第五篇

儿科疾病

第十六章

儿科概论

学习导引

知识要求

1. **掌握** 儿科病史采集及体格检查方法。
2. **熟悉** 母乳喂养的优点和辅食添加原则。
3. **了解** 儿童计划免疫种类及实施程序。

能力要求

1. 学会应用儿科疾病治疗原则和儿科药物治疗原则进行儿科疾病的治疗。
2. 熟练掌握儿科病史采集及体格检查方法；儿童计划免疫接种和婴儿喂养方法。

第一节 概 述

PPT

一、儿科病史采集和体格检查

儿科学属于临床医学范畴中的二级学科，其研究对象是自受精卵到青春期的儿童。与其他临床学科相比，儿科学最大的特点在于儿童的成长性。这对儿科医生和从事儿科临床药师在学习系统医学知识、掌握基本技能及培养正确的临床思维方面提出了更高要求。而规范的病史采集、系统全面的体格检查、正确完善病案书写，对培养临床综合能力和建立疾病的正确诊断是必不可少的。

儿科病史采集和体格检查及记录的内容、方法、程序均与成人不同。掌握有关的方法和技巧，是进行儿科临床工作的基础。

儿童的病史采集难于成人。在对年长儿询问病史过程中，要注意态度和蔼，语言易懂，重点突出。对年幼儿，因其信息来自家长或监护人的观察及陈诉，更需认真听，重点问，从中获取与疾病诊断有关的线索。切不可先入为主，禁止使用暗示的语言诱导患儿及家长按询问者的主观期望回答，给诊断造成困扰。对于急危重症患儿，应及时抢救，边检查边询问，待患儿病情稳定再详细询问完善病史。

（一）病史采集的内容

1. 一般项目 正确记录患儿的姓名、性别、年龄（要求采用实际年龄：新生儿记录天数，婴儿记录月数，1岁以上记录几岁几月）、种族、父母或抚养人的姓名、职业、年龄、文化程度、家庭住址和联系方式，病史叙述者与患儿的关系及病史可靠程度。

2. 主诉 用病史提供者的语言概括本次就诊的主要症状和（或）体征及其持续时间。主诉多于一项时，应按先后次序列出，并记录每个症状的持续时间。主诉文字要简明精炼，除特殊情况外，不宜用诊断或检查结果代替症状。主诉应能导致第一诊断。主诉原则上不得少于6个字，不得多于20字。

3. 现病史 为病历的主要部分，详细描述此次患病情况，应围绕主诉描述。主要内容应包括：

（1）起病情况 患病时间，发病缓急，前驱症状，可能的病因及诱因。

（2）主要症状的特点 询问主要症状的部位、性质、持续时间及程度。

（3）病情的发展和演变 包括起病后病情是持续性还是间歇性，是进行性加重还是逐渐好转，缓解或加重的因素等。如咳嗽的询问应包括：持续性或间断性；剧烈或轻咳；单声或连续、阵发性咳嗽；有无鸡鸣声；有无痰液及其性状，咳嗽有无昼轻夜重。

（4）伴随症状及诱因 各种伴随症状出现的时间、特点及演变过程，各伴随症状之间，特别是与主要症状之间的相互关系。

（5）记录有鉴别意义的有关症状，包括相关阴性资料也要询问并记录在病史中。

（6）一般情况 患儿病后的精神状态，吃奶或饮食情况，大小便及睡眠情况。

（7）诊疗经过 何时、何处就诊；已做过的检查及结果；已经进行治疗的患儿应询问用药情况，包括药物名称、剂量、疗程、疗效及有无不良反应等。

4. 个人史 3岁以下婴幼儿应从以下几方面询问：包括出生史、喂养史、生长发育史。不同年龄和不同疾病在询问时应各有侧重。

（1）出生史 母亲孕期及分娩情况；患儿胎产次，胎龄，出生体重，出生方式，出生时有无窒息或产伤，Apgar评分情况等。新生儿和小婴儿怀疑有中枢神经系统发育不全或智能发育迟缓的，应详细询问围生期有关情况。

（2）喂养史 婴幼儿应了解喂养方式是母乳喂养、人工喂养或混合喂养；乳品的配制、哺乳次数及哺乳量；添加辅食情况及断奶时间。消化功能紊乱者应重点描述。年长儿应了解有无挑食、偏食及吃零食的习惯。

（3）生长发育史 包括体格生长和行为发育。常用的生长发育指标为体重及身高增长情况。

婴幼儿应询问前囟闭合和乳牙萌出的时间；何时抬头、翻身、独坐、站立和走路；何时会有意识喊爸妈。学龄儿童应询问在校成绩及行为表现。内分泌疾病、神经系统疾病和遗传代谢性疾病患儿该部分应重点描述。

5. 既往史 包括既往患病史和预防接种史。

（1）既往患病史 询问既往健康状况和所患疾病的患病时间和治疗结果。着重了解有无急、慢性传染病史；有无药物及食物过敏史；有无外伤、手术史；有无血制品使用史。年长儿或病程较长的疑难病例应进行系统回顾。

（2）预防接种史 对常规接种的疫苗应逐一询问接种时间、次数，有无不良反应并记录。非常规接种也需记录。

6. 家族史 应询问家庭成员及密切接触者（保姆、保育员等）的健康状况；家庭经济状况；居住环境等。家族中有无遗传性、过敏性或急、慢性传染病患者；如有此类患者，应详细了解患者的治疗经过及转归，患儿与该传染病患者的接触方式及时间。父母年龄及是否近亲婚配，母亲分娩情况，同胞健康状况。

（二）体格检查

为获取准确的体格检查资料，需要创造自然轻松的氛围，尽量取得患儿及其家长配合，医生的行为是决定父母和孩子是否合作的重要因素。

1. 体格检查的注意事项

（1）询问病史时就应该开始和患儿建立良好的关系，体检时应态度和蔼，注意观察患儿精神状态以及对外界的反应。

（2）为增加患儿安全感，检查时应让家长在场，顺应患儿舒适体位，减少和消除患儿的恐惧，取得家长的信任与配合。

（3）灵活掌握体检顺序，安静时先听心肺，心率；腹部触诊易受哭闹影响，应在开始检查时进行；易于观察的部位随时检查；口腔、咽部最后检查。

(4) 检查中动作要轻柔，注意保暖；注意保护年长儿的自尊心及隐私。

(5) 对急危重抢救病例，应先重点检查生命体征和与疾病有关的部位，全面体检应在病情相对稳定后进行，也可边抢救边检查。

(6) 小儿免疫力差，体检时应注意手卫生及检查用具的消毒，防止交叉感染。

2. 检查方法

(1) 一般情况　在询问病史过程中，注意观察患儿的营养发育情况，神志、表情、皮肤颜色、体位、行走姿态及对周围环境事物的反应和语言能力等。

(2) 一般测量　包括体温、呼吸、脉搏、血压、体重、身高、头围、胸围等。

1) 体温　根据患儿年龄和病情选用适合的测温方式。①腋下测温法：最安全、最常用，保持至少5分钟，36～37℃为正常。②口腔测温法：准确、方便，保持时间3分钟，37℃为正常，用于神志清楚而且配合的6岁以上小儿。③肛门内测温：测温时间短，准确。小儿取侧卧位，下肢屈曲，将涂满液状石蜡的肛表轻轻插入肛门内3～4cm，测温3～5分钟，36.5～37.5℃为正常，用于1岁以内小儿、不合作的儿童以及昏迷、休克的患儿。④耳内测温法：准确、快速，不会造成交叉感染，目前多使用于家庭。

2) 呼吸、脉搏　在患儿安静状态下进行。小儿呼吸频率可通过听诊或观察腹部起伏得到，同时观察呼吸的节律和深浅。检测脉搏时年长儿可选择较浅的动脉（如桡动脉），婴幼儿可检查股动脉或通过心脏听诊对比检测。检测脉搏需注意速率、节律、强弱及紧张度。各年龄小儿呼吸脉搏正常值见表16－1。

表16－1　各年龄小儿呼吸脉搏正常值

年龄	呼吸（次/分）	脉搏（次/分）	呼吸：脉搏
新生儿	40～45	120～140	1∶3
<1岁	30～40	110～130	1∶3～1∶4
1～3岁	25～30	100～120	1∶3～1∶4
4～7岁	20～25	80～100	1∶4
8～14岁	18～20	70～90	1∶4

3) 血压　测量血压时应根据患儿年龄选择不同宽度的袖带，袖带宽度通常应为上臂长度的1/2～2/3。袖带过宽时测得血压较实际值偏低，过窄时则较实际值为高。新生儿多采用多普勒超声监听仪或心电监护仪测量血压。年龄越小，血压越低。不同年龄小儿血压正常值可用公式推算：收缩压（mmHg）=80+[年龄（岁）×2]；舒张压应该为收缩压的2/3。mmHg测定值÷7.5=kPa值。

(3) 皮肤和淋巴结　在光线充足和温暖的环境下仔细观察皮肤颜色，有无苍白、黄染、发绀、潮红、皮疹、瘀斑（点）、脱屑、色素沉着，毛发有无异常；皮肤弹性、皮下组织及脂肪厚度，有无水肿。在检查浅表淋巴结时，应注意淋巴结的大小、数目、活动度、质地、有无粘连和压痛。颈部、耳后、枕部、腹股沟等部位要认真检查，正常情况下在这些部位可触及质地柔软的黄豆大小的淋巴结，活动、无压痛。

(4) 头部

1) 头颅　观察头颅大小、形状，必要时测量头围；检查前囟大小、有无凹陷或隆起；小婴儿观察有无枕秃、颅骨软化、血肿或颅骨缺损。

2) 面部　有无特殊面容，眼距宽窄，鼻梁高低，注意双耳的位置及形状。

3) 眼、耳、鼻　有无眼睑水肿、下垂，眼球有无突出，有无斜视，结膜有无充血、分泌物，巩膜有无黄染，瞳孔大小及对光反射情况；耳廓有无畸形，双侧外耳道有无分泌物，有无外耳牵拉痛，听力是否正常。疑似中耳炎时，需用耳镜观察鼓膜情况；观察鼻形，注意有无鼻翼扇动、鼻腔分泌物及通气情况。

4) 口腔　有无畸形（唇、腭裂），口唇有无苍白、发绀、干燥，口角有无糜烂、疱疹，口腔内颊黏膜、牙龈、硬腭有无充血、溃疡、黏膜斑、鹅口疮，腮腺开口有无红肿及分泌物，牙齿数目及龋齿情况，舌质、舌苔颜色。

咽部检查应放在最后，利用患儿反射性张口暴露咽部的瞬间，迅速观察扁桃体是否肿大，有无充血、分泌物、脓点、假膜及咽部有无溃疡，充血、滤泡增生、咽喉壁脓肿等。

（5）颈部　颈部是否柔软，有无斜颈、短颈、颈蹼畸形；颈部活动情况；甲状腺有无肿大；气管位置；颈静脉充盈情况；有无颈肌张力增高或弛缓等。

（6）胸部

1）胸廓　注意有无鸡胸、肋骨串珠、肋膈沟、肋缘外翻等佝偻病的体征，胸廓两侧是否对称，心前区有无隆起，有无桶状胸、漏斗胸，肋间隙有无饱满、凹陷、增宽或变窄等。

2）肺

视诊：注意呼吸频率及节律，观察呼吸深浅情况及有无呼吸困难。吸气性呼吸困难时可出现吸气性三凹，即锁骨上窝、胸骨上窝、肋间隙和剑突下在吸气时向内凹陷；呼气性呼吸困难可出现呼气相延长。

触诊：小儿胸壁薄可利用啼哭或说话时进行，注意有无语颤增强、减弱及胸膜摩擦感。

叩诊：可采用直接叩诊法，用两个手指直接叩击胸壁，正常小儿肺部叩诊为清鼓音。

听诊：小儿呼吸音较成人响，呈支气管肺泡呼吸音，注意腋下、肩胛间区及肩胛下区听诊，因肺炎时这些部位易于听到固定湿性啰音。听诊时尽量保持小儿安静，小儿啼哭后深吸气时容易闻及细湿啰音。

3）心脏

视诊：观察心前区是否隆起，心尖搏动强弱和搏动范围，正常小儿心尖搏动范围在2～3cm^{2}内，肥胖小儿不易看到心尖搏动。

触诊：检查心尖搏动位置及有无震颤，并注意出现的部位及性质（收缩期、舒张期或连续性）。

叩诊：了解心脏大小、形状及在胸腔的位置，心界叩诊用力要轻才能分辨清、浊音界限。3岁以内婴幼儿只叩心脏左右界；叩左界从心尖搏动点左侧向右叩，听到浊音改变即为左界，记录为第几肋间左乳线外或内几厘米；叩右界先叩肝脏浊音界，然后从上一肋间自右向左叩，有浊音出现即为右界，以胸骨外缘几厘米记录。

各年龄小儿心脏相对浊音界见表16－2。

表16－2　各年龄小儿心界

年龄	左界	右界
<1岁	左乳线外1～2cm	沿右胸骨旁线
1～4岁	左乳线外1cm	右胸骨旁线与右胸骨线之间
5～12岁	左乳线上或乳线内0.5～1cm	接近右胸骨线
>12岁	左乳线内0.5～1cm	右胸骨线

听诊：小儿心脏听诊应在安静的环境下进行。注意检查心率、心律、心音和杂音。注意心律规则与否，与呼吸周期有无关系。小婴儿第一、第二心音强度几乎相等；随着年龄增长，第一心音强于第二心音，但在心底部第二心音超过第一心音。小儿肺动脉瓣区第二心音强于主动脉区第二心音（$P_2>A_2$），可出现吸气性第二心音分裂。学龄及学龄前期儿童在肺动脉瓣区或心尖部可听到生理性收缩期杂音或窦性心律不齐。

（7）腹部

视诊：注意有无腹部膨隆及腹壁静脉怒张。新生儿应注意脐部有无分泌物、出血、红肿及脐疝，新生儿和消瘦儿可见肠型和蠕动波。

触诊：触诊腹部有无压痛时要注意患儿表情，不可依赖其回答。正常婴幼儿肝脏可在肋缘下1～2cm触及，6～7岁后在肋下不可触及。小婴儿脾脏偶可触及。

叩诊：可采用直接叩诊法或间接叩诊法，检查内容与成人相同。

听诊：小儿腹部听诊有时可闻及肠鸣音亢进。如闻及血管杂音应注意杂音的性质、强弱及部位。

（8）脊柱和四肢　注意脊柱四肢有无畸形，躯干与四肢比例是否得当。有无佝偻病的体征。

（9）会阴、肛门和外生殖器　观察有无生殖器畸形，女孩有无异常阴道分泌物；男孩有无隐睾、鞘膜积液或疝。

（10）神经系统

1）一般检查　观察神志、精神、面部表情、语言及动作、对外界刺激反应。

2）神经反射　新生儿期特有的吸吮、拥抱、握持反射是否存在；新生儿及小婴儿提睾反射及腹壁反射不易引出；2 岁以下 Babinski 征可以阳性，但单侧阳性有临床意义。

3）脑膜刺激征　颈部有无抵抗、Kernig 征和 Brudzinski 征在小儿不易准确检查，需反复多次。

对体检结果的判定需根据年龄全面考虑。

3. 体格检查记录方法　体检操作顺序可前可后，但记录时应按上述顺序书写，在详细记录阳性体征的同时，不可漏记重要阴性体征及结果。

二、儿童计划免疫接种

计划免疫是根据免疫学原理和小儿免疫特点，以及对传染病疫情监测和人群免疫状况的分析，按照规定的免疫程序，有计划地利用生物制品进行预防接种，以提高人群免疫水平，达到控制以致最终消灭相应传染病的目的。

预防接种与计划免疫是不同概念。预防接种是计划免疫工作的组成部分，它泛指利用人工制备的抗原或抗体通过适宜的途径接种于人体，使个体或群体产生对某种传染病特异性的自动或被动免疫。计划免疫是预防传染病最经济、有效、简便、易行的方法。

课堂互动

1. 什么是主动免疫与被动免疫？
2. 百白破混合制剂预防哪三种传染病？

（一）免疫的种类

免疫反应的分类有多种。在计划免疫中往往按产生免疫的方法分为人工自动免疫和人工被动免疫。

1. 人工自动免疫　通过免疫接种将抗原物质（疫苗）接种于人体，使机体产生特异性抗体为自动免疫。这种免疫力出现缓慢（1～4 周），但维持时间长（数月或数年），从而达到预防疾病的目的。计划内免疫疫苗多属此类（包括减毒活疫苗和灭活疫苗）。

2. 人工被动免疫　将含有特异性抗体的免疫血清（或免疫球蛋白）、转移因子等接种于人体，使被接种者立即获得免疫力，达到治疗或应急预防某种传染病的目的。其特点是见效快，维持时间短。

3. 自动被动联合免疫　此种免疫方法可获得快速和长效的双重免疫效果。如对 HBsAg 阳性的孕妇所生新生儿采用抗乙型肝炎免疫球蛋白及乙型肝炎疫苗联合免疫，可成功阻断母婴传播，保护率高达 70% 甚至 90% 以上。

（二）计划免疫程序

1. 制定免疫程序的依据　制定免疫程序应考虑以下影响因素。

（1）疾病流行病学特征　如流行强度、发病率、死亡率、发病季节性，尤其是受威胁的年龄。

（2）机体的免疫应答能力　决定于机体免疫系统发育完善程度和来自母体抗体的消失时间。

（3）疫苗本身的生物学特征和免疫效果。

（4）实施的具体条件。

2. 具体免疫程序　按照我国国家卫生健康委员会的规定，婴儿必须在 1 岁内完成卡介苗、脊髓灰质炎三价混合疫苗、百日咳、白喉、破伤风类毒素混合制剂、麻疹减毒疫苗及乙型肝炎病毒疫苗接种的基础免疫（表 16－3）。此外，根据流行地区、季节、家长意愿，可进行乙型脑炎疫苗、流行性脑脊髓膜炎疫苗、风疹疫苗、流感疫苗、腮腺炎疫苗、甲型肝炎病毒疫苗、水痘疫苗、肺炎疫苗、轮状病毒疫苗等的预防接种。

表 16－3　我国儿童计划内免疫程序

年龄	接种疫苗	
出生	卡介苗	乙肝疫苗
1 个月		乙肝疫苗
2 个月	脊髓灰质炎三价混合疫苗	
3 个月	脊髓灰质炎三价混合疫苗	百白破混合制剂
4 个月	脊髓灰质炎三价混合疫苗	百白破混合制剂
5 个月		百白破混合制剂
6 个月		乙肝疫苗
8 个月	麻疹疫苗	
1.5～2 岁		百白破混合制剂复种
4 岁	脊髓灰质炎三价混合疫苗复种	
6 岁	麻疹疫苗复种	百白破混合制剂复种

（三）预防接种注意事项

1. 卡介苗

（1）禁忌证　免疫缺陷病、接受免疫抑制剂治疗、结核病、急性传染病、肾炎、心脏病、湿疹及其他严重皮肤病患儿，对疫苗任一成分过敏的儿童均不能接种卡介苗。

（2）暂缓接种　早产儿、出生体重＜2500g 及明显先天畸形的新生儿、发热或腹泻的患儿暂缓接种卡介苗。

（3）接种 3 个月内避免接触结核患者。

2. 乙肝疫苗

（1）禁忌证　过敏体质者。

（2）暂缓接种　患有发热、严重急性或慢性疾病患儿暂缓接种乙肝疫苗。

（3）对 HBsAg 和 HBeAg 阳性母亲的新生儿，出生后除接种乙肝疫苗外，需注射乙肝免疫球蛋白。

（4）严禁使用注射过卡介苗的注射器接种乙肝疫苗。

3. 脊髓灰质炎三价混合疫苗

（1）禁忌证　免疫缺陷病、发热、急性传染病、接受免疫抑制剂治疗者忌服。

（2）暂缓接种　严重腹泻的患儿。

（3）需用冷开水喂服，忌用热开水或人奶喂服，以免影响效果。

4. 百白破混合疫苗

（1）禁忌证　有惊厥和（或）脑损伤的患儿禁用。

（2）暂缓接种　患有发热、急性或慢性疾病者暂缓接种。

5. 麻疹减毒活疫苗

（1）禁忌证　有严重疾病、对鸡蛋过敏的儿童。

（2）暂缓接种　发热、有急性或慢性感染的患儿。

（3）近期注射免疫球蛋白的儿童，推迟 6 个月接种麻疹疫苗。

（四）接种反应及处理

1. 正常接种反应

（1）卡介苗　接种后 2 周左右局部出现红肿，8～12 周结痂。若出现化脓、溃疡、腋下淋巴结肿大，可局部处理，以防感染扩散，但不可切开引流。

（2）乙肝疫苗　可有发热或局部疼痛，不需处理。

（3）脊髓灰质炎疫苗　少数出现腹泻，一般不需处理。

（4）百白破混合制剂　局部红肿，可出现低热、轻微皮疹；若全身反应严重，应及时就诊。

（5）麻疹疫苗　少数人在6～10天内产生轻微麻疹，予以对症处理。

2. 异常接种反应

（1）晕厥　少见，发生在空腹或精神紧张儿童。予平卧，注意生命体征，多在短时间可恢复正常。

（2）过敏性休克　极少见，一旦发生，立即皮下注射1∶1000肾上腺素，剂量为每次0.01～0.03mg/kg，同时使用肾上腺皮质激素等抢救。

三、儿科疾病治疗原则

儿童为生长发育个体，不同年龄阶段儿童的生理、病理和心理特点各异，其发病原因、疾病过程和转归与成人不尽相同。因此在疾病诊疗过程中应充分考虑年龄因素。小儿起病急、变化快，病变易于累及多个器官或系统，故要求在儿科疾病诊疗过程中，治疗措施要适时、全面，细致、突出重点，任何不当处理都可能造成较长或终身影响。

（一）护理原则

儿童缺乏自理能力，生活起居需要别人照顾，病情变化需要别人去发现，因此在儿科疾病诊疗过程中，护理人员及家属的悉心观察对及时发现患儿病情变化尤为重要。同样，良好的护理对患儿康复有着巨大作用。儿科是一门面临特殊群体的学科，它要求儿科医师熟悉儿科疾病的护理常识，医护配合，以提高疗效。

1. 细致的临床观察　儿童年龄越小，临床表现越不典型。小婴儿特别是新生儿对疾病的反应差，疾病时常表现为不哭、不动、不吃、体温不升，而缺乏定位症状和体征；患儿有任何不适均可以哭闹为表现形式（特别是腹痛时），是生理性哭闹还是病理性哭闹，需护理人员及临床医师仔细甄别。

2. 合理安排病室　儿科病室要求整洁、安静、舒适、温度适宜。为提高治疗和护理质量，应按年龄、病种、病情轻重和护理要求病房及病区：①按年龄分区：分为新生儿、早产儿病室，小婴儿病室，年长儿病室。②按病种分区：将同类疾病患儿集中管理；传染病应按病种，采取相应的隔离措施。③按病情分区：重危患儿收入抢救监护室，恢复期患儿集中在普通病房。

3. 规律的休养生活　定时进餐，按时睡觉，观察病情应尽量轻柔，以保证患儿充足睡眠。

4. 预防医源性疾病　儿科医护人员应注重无菌操作，所用物品及时清理，预防医源性疾病。注意拉好护栏，防止坠床。儿科肠道传染病应注意床边隔离及手卫生。

（二）饮食治疗原则

适当饮食有助于疾病的治疗康复，否则可使病情加重，甚至危及生命。大多数情况原母乳喂养儿可继续哺乳。

1. 乳品选择　小婴儿在不同疾病状态下，需采用不同的乳品喂养。稀释奶适用于早产儿与新生儿及部分腹泻小婴儿；免乳糖奶粉主要用于乳糖不耐受，部分轮状病毒性肠炎及长期腹泻患儿；豆奶适用于乳糖不耐受和牛奶过敏患儿；低苯丙氨酸奶粉仅用于确诊为苯丙酮尿症患儿。

2. 一般饮食　①普通饮食：指易于消化、营养丰富、热能充足的饮食。②软食：此类食物烹调至细、软、烂，介于普食和半流之间，适用于消化能力及咀嚼功能差的患儿。③半流质饮食：呈半流体状，介于软食和流质之间，适用消化力弱，不能咀嚼吞咽大块食物的患儿。④流质饮食：全部为液体，不需咀嚼即可吞咽，适用于高热、消化系统疾病、急性感染、胃肠道手术后患儿，宜于鼻饲。

3. 特殊饮食　①少渣饮食：纤维素含量低，对胃肠道刺激小，适用于胃肠感染。②无盐或少盐饮食：无盐饮食每日食物中含氯化钠3g以下，膳食不再加盐；少盐饮食每天额外供给1g氯化钠，适用于心、肝、肾疾病导致的水肿患儿。③贫血饮食：每日增加含铁食物。④高蛋白饮食：在日常食物中添加富含蛋白质的食物，如蛋、肉、豆制品等。⑤低脂饮食：膳食中禁用油脂、肥肉等，适用于肝病患儿。⑥低蛋白饮食：膳食中减少蛋白质含量，适用于尿毒症、肝性脑病和急性肾炎的少尿期。⑦低热能饮食：减少脂肪及糖类的摄入，但要保证蛋白质和维生素的需要量，用于单纯性肥胖症。⑧代谢病专用饮食：不含乳糖食物用于半乳糖血症，低苯丙氨酸奶用于苯丙酮尿症，糖尿病特殊饮食。

4. 禁食　因消化道出血或术后不能进食者，应注意静脉供给热量，注意水、电解质平衡。

（三）心理治疗原则

儿童心理治疗是根据传统及现代心理分析与治疗理论建立的体系，用于治疗儿童心理及行为障碍的方法。儿童心理治疗分为个体心理治疗、群体治疗和家庭治疗等。儿童心理、情绪及行为问题、精神性疾病和心身性疾病均在此范围。

随着社会发展，儿童心理性疾病发病率明显增高，一些年长儿在患有神经、内分泌、消化、循环和泌尿系统疾病过程中，易于产生心理、情绪障碍，这些变化可使病情加重或影响疾病的治疗效果，心身疾病往往是器质病变与心理因素共同交织的结果，可使病情复杂化。

常用的心理治疗包括：支持疗法、行为疗法、疏泄法。在与儿童的交流中，亲切的语言和积极的鼓励是改善患儿病情的关键。

（四）伦理学原则

患者应享有治疗权、知情权、不受伤害权、自主权和隐私权。保护和实现患者权益是医学道德和伦理学的基本要求。

在儿科疾病治疗过程中，医务人员必须注重患儿和家属的心理需要，注意儿童与成人的区别，从伦理学的视角出发，本着对患儿终身负责的精神，做好各项医疗护理工作。

1. 自主原则与知情同意　现代儿科学强调儿童在医疗选择上的自主权。伦理学认为：一个行为个体是否具有医疗选择的自主权，不取决于行为个体的年龄，而取决于其是否具有行为能力。儿童有愿望，有能力体现个人自主权时，医师有责任在诊疗、预防及科研领域予以尊重。

2. 体检的伦理学问题　青春期是儿童发育的特殊阶段。青春期的少年具备一定的行为能力，躯体、心理处在逐渐成熟的过程，儿科医务人员不能忽视其心理要求，对青春期儿童的治疗过程需更具人性化，尊重其自主权，保护其个人隐私。体检中，应避免暴露与检查无关部位。对异性和畸形患儿体检时，医生要注意态度庄重。

四、儿科药物治疗原则

药物治疗是儿科疾病治疗的重要手段。但药物可产生过敏反应、不良反应和毒性作用。儿童处于生长发育期，各器官功能均不成熟，对药物的毒副作用敏感，易于造成损伤。儿童疾病起病急，变化快，选择药物要慎重，用药前必须掌握药物的性能、作用机制、毒副作用、适应证和禁忌证，药物剂量需精准。这需要儿科医师和临床药师的密切配合。

（一）儿科药物治疗特点

药物在体内分布与药物的分子量、体液 pH、细胞膜通透性、药物与转运蛋白的结合程度、肝脏代谢功能和肾脏排泄功能等密切相关。因此，在儿童（尤其是新生儿）药物治疗过程中应注意以下几点。

1. 药物与蛋白质结合能力低下　新生儿期氨苄西林、氯霉素、吗啡、苯巴比妥、阿托品等药物与血清蛋白质的结合力差，其药物疗效较差。

2. 药物在组织内分布因年龄而异　苯巴比妥和吗啡在幼儿易于透过血 - 脑屏障，故吗啡、巴比妥类、四环素在婴幼儿脑组织的浓度明显高于年长儿。

3. 对药物的反应因年龄而异　吗啡对新生儿呼吸中枢的抑制作用明显高于年长儿，而麻黄碱使血压升高的作用在未成熟儿较弱。

4. 肝肾功能发育不完善　新生儿及早产儿肝酶系统发育不完善且肾脏排泄功能不成熟，使药物半衰期延长，增加了药物的血液浓度，使其毒副作用增加。如地西泮的半衰期在早产儿为 54 小时，成人为 18

小时。

5. 先天遗传因素 在用药中，要考虑家族中有特殊遗传史的患儿对某些药物可能产生的先天性异常反应；家族中有药物过敏史（如青霉素、头孢类、磺胺类）者，要禁用或慎用。

6. 对生长发育的影响 长期使用肾上腺皮质激素可造成儿童生长发育迟缓，性激素可促进骨骼生长，使骨骺与骨干过早融合影响儿童最终身高。

（二）药物选择

药物的选择应依据患儿年龄、病种和病情轻重，同时考虑患儿对药物的特殊反应和药物对患儿的远期影响。

1. 抗生素 儿科疾病以感染性疾病居多，抗生素是儿科治疗中的常用药物。儿科医师及临床药师在用药前，要详细询问既往用药史及有无药物过敏史，严格掌握抗生素的药理作用及适应证，注意用药的个体化原则，重视药物的毒副作用，尽量避免因抗生素引起机体微生态紊乱。联合用药时，注意药物间有无协同或拮抗作用。

2. 肾上腺皮质激素 皮质激素短疗程用于过敏性疾病及重症感染，长疗程用于肾病综合征、血液病、免疫系统疾病等，哮喘则提倡局部给药。

在使用肾上腺皮质激素过程中应注意其以下不良反应。

（1）短期大剂量可掩盖病情。

（2）长期使用可抑制骨骼生长，引起水电解质失衡，影响蛋白质及脂肪代谢，长期使用可导致肾上腺皮质萎缩，降低机体免疫力，使病灶扩散。

（3）水痘时用皮质激素可使病情加重。

（4）结核菌素试验阳性患儿，避免使用肾上腺皮质激素，因其他疾病必需使用时最好加服抗结核药物。

（5）长期使用皮质激素者一定时间内不可进行预防接种。

3. 退热、止惊、镇静药 儿科医生在使用退热药时应掌握以下原则。

（1）用退热止惊药前应寻找病因，以免影响诊断。

（2）根据年龄、病情选用适当品种、剂型和剂量。儿童退热常用对乙酰氨基酚和布洛芬，剂量不宜过大。阿司匹林因可引起 Reye 综合征不宜使用。儿科镇静止惊时可使用苯巴比妥、水合氯醛、地西泮等。

4. 新生儿、早产儿用药 小婴儿肝、肾功能不成熟，药物的毒副作用较明显。磺胺类药、维生素 K 可引起高胆红素血症，氯霉素可引起“灰婴综合征”。

（三）药物剂量及给药途径

1. 给药途径 根据年龄、病种及病情选择适当的剂型、给药途径。尽量选择患儿及家长可以接受的方式给药。口服用于病情较轻者和年长儿，小婴儿喂药时应注意体位，防止呛咳，病情需要时可鼻饲给药。肌内注射可造成肌挛缩，影响下肢功能，非病情所需不宜采用。静脉推注用于抢救时。静脉滴注应根据年龄、病情及心肺功能情况控制滴数。

2. 药物剂量 儿童用药剂量要求准确，计算方法如下：

（1）按体重计算 最常用、最基本的计算方法。

以此计算每日或每次需用量：

每日（次）剂量 = 患者体重（kg）× 所需药量/每千克体重。

患者体重应按实际测得值为准。年长儿按体重计算药量超过成人剂量时，则以成人量为上限。

（2）按体表面积计算 此法更为准确。其与基础代谢、肾小球滤过率等有关。

小儿体表面积计算公式如下：

如体重 ≤30kg，小儿的体表面积（m^2）= 体重（kg）×0.035 + 0.1

如体重 >30kg，小儿的体表面积（m^2）=［体重（kg）− 30］×0.02 + 1.05

（3）按年龄计算　简便易行，用于不需要精确计算的药物，如营养药物等。

（4）按成人剂量折算　仅用于未提供小儿剂量的药物。

小儿剂量＝成人剂量×小儿体重（kg）/50

第二节　婴儿喂养方法

PPT

婴儿喂养方法有母乳喂养、混合喂养和人工喂养。其中母乳喂养为最理想的喂养方式。

一、母乳喂养

母乳是满足婴儿生理和心理发育的天然食品，对婴儿健康发育有着不可替代的作用。健康母亲的乳汁可提供足月儿正常生长到6个月所需营养素、能量和液体量。

（一）母乳成分变化

1. 初乳　指产后4～5天内的乳汁，量少，微黄色黏稠状，碱性，比重1.040～1.060，含脂肪少，所含蛋白质以免疫球蛋白为主，适合新生儿需要。初乳中维生素A、牛磺酸和矿物质含量丰富。

2. 过渡乳　指产后5～14天的乳汁，脂肪含量最高，蛋白质和矿物质含量逐渐减少。

3. 成熟乳　指产后14天～9个月的乳汁，分泌量随婴儿年龄增长而增加，蛋白质含量减少。

4. 晚乳　指10个月后的乳汁，分泌量逐渐减少，营养成分下降，远不能满足儿童生长需要。

（二）母乳喂养的优点

1. 营养丰富　母乳营养生物效价高，易被婴儿利用。

（1）蛋白质、脂肪、碳水化合物的比例适宜，必需氨基酸比例适宜，适合婴儿生长所需。

（2）酪蛋白少，含磷少，凝块小，乳清蛋白含量高，利于消化；乳清蛋白含大量乳铁蛋白、免疫球蛋白和溶菌酶，具有抗微生物作用；母乳喂养很少出现过敏反应。

（3）含不饱和脂肪酸多，含丰富的亚油酸、卵磷脂、鞘磷脂和牛磺酸，有利于小婴儿脑发育。

（4）乳糖含量丰富，利于双歧杆菌和乳酸杆菌生长，减少腹泻发生；钙磷比例合适（2∶1），利于钙磷吸收。

（5）母乳中电解质含量低，蛋白质分子小，适宜婴儿未成熟的肾发育水平。

（6）母乳pH 3.6，对酸碱缓冲力小，不影响胃液酸度，利于消化酶发挥作用。

2. 增强婴儿免疫力　母乳中含大量免疫球蛋白。其中以分泌型IgA（SIgA）为主，可增加婴儿肠道及呼吸道抵抗力，乳铁蛋白可抑制大肠埃希菌和白色念珠菌生长，母乳中含有大量免疫活性细胞及免疫活性成分，故母乳喂养儿传染病发病率低。

3. 经济、方便　母乳温度适宜，喂养方便，不易污染、变质。

4. 增进母婴感情　母乳喂养时，母婴直接接触有利于使婴儿获得安全感和愉悦感，有利于婴儿心理和智力发育，有利于乳母产后恢复。

（三）建立良好的母乳喂养方法

成功的母乳喂养是母子双方积极参与并感到满足。建立良好的母乳喂养有三个条件：①孕母能分泌充足的乳汁；②哺乳时出现有效的射乳反射；③婴儿有力的吸吮。

世界卫生组织和我国卫生健康委员会制定的《婴幼儿喂养策略》建议生后6个月内完全接受母乳喂养。

1. 产前准备　健康孕妇都具有哺乳能力。保证孕妇营养，适当增加体重，贮存足够脂肪，以供哺乳能量消耗。

2. 尽早开奶、按需哺乳　吸吮是促进泌乳的关键。产后2周是建立母乳喂养的关键期。尽早开奶

（产后15分钟至2小时），可减轻新生儿生理性黄疸，减轻生理性体重下降，减少低血糖的发生。

3. 乳母心情愉悦和正确的哺乳方法 与泌乳有关的多种激素分泌受下丘脑调节，下丘脑功能与情绪密切相关。乳母充足的睡眠和身心愉快是保证母乳喂养的重要前提。正确的哺乳姿势、哺乳时间及技巧，对母乳喂养的顺利进行非常重要。

二、混合喂养

混合喂养又称部分母乳喂养，是指母乳与兽乳或配方乳混合使用的一种喂养方式。混合喂养的具体方法分为补授法和代授法。

（一）补授法

单纯母乳喂养婴儿体重增长不理想或因其他原因不能完全母乳喂养时，每次先哺母乳，然后补充牛乳或其他代乳品，适合4个月以内的婴儿。因采用补缺方式，故有利于刺激母乳分泌。补授时，母乳喂哺次数一般不变。

（二）代授法

母亲乳量足，但因故不能按时哺乳，可用牛乳或其他代乳品每天一至数次代替母乳。但母乳次数不应少于每日三次，以防母乳分泌减少。

三、人工喂养

人工喂养是指4~6个月婴儿母亲因各种原因不能哺喂，必须用兽乳或配方奶喂养婴儿的方法。

（一）牛乳及牛乳制品

1. 鲜牛乳 蛋白质含量高，以酪蛋白为主；脂肪含量与母乳相似，但不饱和脂肪酸较少，缺乏乳脂酶；乳糖甲型乳糖，有利于大肠埃希菌生长，易患腹泻；矿物质含量高，加重婴儿肾脏负荷；牛乳缺乏免疫因子，易受病原菌污染。

（1）鲜牛乳的配制 因牛奶中乳糖少，吸收率低，通过加糖使三大营养素达到正常比例有利于吸收，一般每100ml牛奶中加糖5~8g。小婴儿消化力弱，为避免蛋白质凝块形成，需将牛奶进行稀释，新生儿生后2周内应采用2∶1奶（即2份牛奶加1份水），并逐渐过渡到3∶1或4∶1奶，满月后可喂全牛奶。

（2）婴儿奶量计算 100ml全牛奶供给能量67kcal（280.33kJ），含8%糖牛奶100ml供能为100kcal（418.4kJ）。婴儿每日需总能量100 kcal（418.4kJ）/kg，需水量150ml/kg。

2. 牛乳制品

（1）全脂奶粉 由鲜牛乳经浓缩、喷雾、干燥制成，较鲜牛奶易于消化，在哺喂时，按重量1∶8（1g奶粉加8g水）或按容量比1∶4（1勺奶粉加4勺水）调成全牛奶。

（2）婴儿配方奶粉 以牛乳为基础改造的奶制品，降低了酪蛋白、饱和脂肪酸、矿物质的含量，添加不饱和脂肪酸、乳糖、乳清蛋白和婴儿生长所需的微量元素，使成分接近母乳。

（二）正确的喂哺方法

人工喂养需要正确的喂哺技巧，包括正确的哺喂姿势，唤起婴儿最佳进奶状态，并要特别注意奶具的清洁、奶液的温度等。

四、婴儿食物转换

婴儿随着月龄增长及生长发育的逐渐成熟，食物需要从出生时的纯乳类向成人固体类食物转化过渡。过渡时期的食物称之为辅食。在食物转换过程中，要注意培养儿童对各类食物的喜爱和自我进食能力。

（一）不同喂养方式婴儿的食物转换

婴儿的食物转换过程是使婴儿逐渐适应各种食物味道，培养婴儿对非乳类食物兴趣，逐渐由以乳类为主转换为以进食固体食物为主的过程。

不同喂养方式的婴儿在食物转换中所采用的喂养模式略有不同。母乳喂养儿的食物转换是帮助婴儿逐渐用配方奶或兽乳完全代替母乳，同时添加其他食物；部分母乳喂养和人工喂养婴儿的食物转换是逐渐引入其他食物。辅食添加的顺序为：4～6个月泥状食物，7～9个月沫状食物，10～12个月碎食物。

（二）过渡期食物（辅食）的添加

辅食是除母乳或配方奶外，为过渡到成人固体食物所添加的富含能量和各种营养素的半固体食物。给婴儿引入食物的时间和过程应适应婴儿的接受能力，保证食物的结构和口味能被婴儿接受。

（三）过渡期食物（辅食）添加的原则

应遵循由少到多、由稀到稠、由细到粗、由一种到多种的原则。添加的食品应单独制作，不能用成人食物代替；天气炎热或婴儿患病时，应减少或避免添加新辅食，以免消化不良。

本章小结

儿科病史的采集和体格检查方法难于成人，对于年幼儿，信息主要来源于家长及监护人的，须认真听、重点问。对于危重患儿，应及时抢救，边检查边询问，待患儿病情稳定后再详细询问完善。儿童计划免疫接种是预防传染病的最经济、有效、简便、易行的方法。

儿科疾病治疗要及时、全面、细致、突出重点。药物的选择要考虑患儿的年龄、病情和病种等因素。尽量选择患儿及家长易接受的方式给药，用药剂量要准确。婴儿喂养方法有母乳喂养、混合喂养和人工喂养，其中母乳喂养为最理想的喂养方式。

练习题

题库

思考题

1. 儿科病史采集的内容有哪些？
2. 母乳喂养的优点是什么？
3. 儿科药物治疗的原则是什么？

（赵向阳　王舒悦）

第十七章

儿科常见疾病

学习导引

知识要求

1. **掌握** 腹泻病的病因、临床表现、诊断与治疗原则；新生儿生理与病理黄疸的鉴别。
2. **熟悉** 新生儿用药特点；营养不良的诊断、预防。

能力要求

指导家长正确预防儿童维生素 D 缺乏性佝偻病。

第一节 新生儿黄疸

PPT 微课

案例解析

【案例】 患儿，女，3 天，因“皮肤黄染 15 小时”入院。患儿系 G1P1（即胎次 1，产次 1）足月产，无胎膜早破，生后 3 小时开奶，进奶尚可。15 小时前家长发现其面部皮肤巩膜黄染，渐至全身，精神可，其母血型为“O”型。体格检查：反应欠佳，前囟平，皮肤及巩膜黄染，心肺无异常，生理反射存在。辅助检查：①血清总胆红素 256μmol/L，未结合胆红素 216μmol/L；②血细胞分析 Hb 11.5g/L，RBC 3.5×10^{12}/L；③血型鉴定：“A”型，Rh 阳性。

【问题】 该患儿的初步诊断、诊断依据及治疗方案是什么？

【解析】

（1）初步诊断：新生儿 ABO 溶血症。

（2）诊断依据：①足月新生儿，出生 3 天内出现黄疸，反应可；②实验室检查，轻度贫血，母子血型不合，血清非结合胆红素升高。

（3）治疗方案：①光疗；②维持水电解质平衡，避免高渗液体等；③必要时换血治疗。

新生儿黄疸（neonatal jaundice）是新生儿期最常见的表现之一，是因胆红素在体内积聚出现皮肤、巩膜和黏膜黄染。当新生儿血清胆红素超过 85μmol/L，出现肉眼可见的黄疸。非结合胆红素增高是新生儿黄疸最常见的表现形式，新生儿黄疸分为生理性和病理性两种。严重者可引起胆红素脑病，造成神经系统永久损害。

一、新生儿胆红素代谢特征

（一）胆红素生成过多

新生儿每日生成的胆红素明显高于成人，其原因：①胎儿红细胞数量过多，出生后血氧分压升高，过多红细胞破坏；②新生儿红细胞寿命偏短（早产儿低于70天，足月儿约80天，成人为120天），血红蛋白分解速度为成人的2倍；③旁路和其他组织来源的胆红素增加。

（二）血浆白蛋白联结胆红素能力不足

胆红素在血液中需与血浆中白蛋白结合后，转运至肝脏代谢。刚出生新生儿常有不同程度的酸中毒，可减少胆红素与白蛋白联结；早产儿胎龄越小，白蛋白联结胆红素量越少；而游离的非结合胆红素为脂溶性，易于透过血－脑屏障，引起胆红素脑病。

（三）肝细胞处理胆红素的能力差

新生儿Y、Z蛋白缺乏（Y蛋白生后含量极微，生后5～10天达正常），肝细胞摄取非结合胆红素能力差，肝内葡萄糖醛酸转移酶（UDPGT）含量低活性差，生成结合胆红素能力差；同时，肝细胞排泄结合胆红素能力不足，尤其早产儿，可出现暂时性肝内胆汁淤积。

（四）胆红素肝肠循环增加

新生儿肠道正常菌群尚未完全建立，肠道内β－葡萄糖醛酸苷酶活性相对较高，可将结合胆红素转化为非结合胆红素，增加肝肠循环，引起非结合胆红素升高。胎粪含胆红素较多，如排泄延迟，也可引起胆红素重吸收增加。

二、新生儿黄疸的分类

（一）新生儿生理性黄疸

1. 一般状况良好。

2. 足月儿生后2～3天出现，4～5天达高峰，5～7天消退，最迟不超过2周；早产儿黄疸多于生后3～5天出现，5～7天达高峰，7～9天消退，最长可延迟到3～4周。

3. 血清总胆红素值尚未超过小时胆红素曲线（Bhutani曲线）（图17－1）的第95百分位数，或未达到相应日龄、胎龄及相应危险因素下的光疗干预标准。

4. 每日血清胆红素升高＜85μmol/L（5mg/dl）或每小时＜0.85μmol/L（0.5mg/dl）。

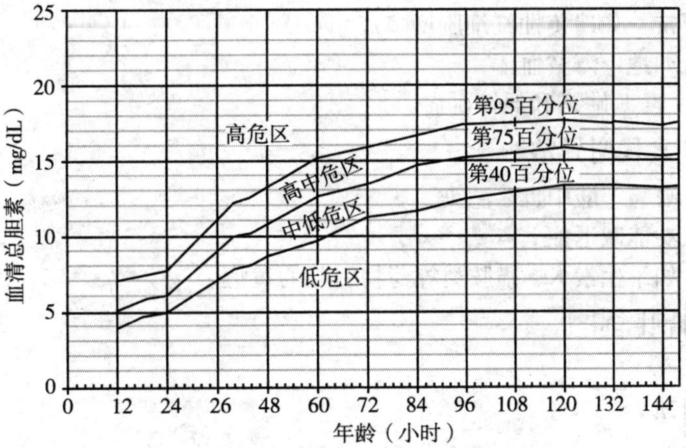

图17－1　生后时龄胆红素风险评估曲线（Bhutani曲线）

（二）新生儿病理性黄疸

1. 黄疸在24小时内出现。

2. 每日血清胆红素升高 >85μmol/L（5mg/dl）或每小时 >0.85μmol/L（0.5mg/dl）。

3. 黄疸持续时间延长（早产儿 >4 周，足月儿 >2 周）。

4. 黄疸退而复现或进行性加重。

5. 血清总胆红素值已达到相应日龄及相应危险因素下的光疗干预标准（图 17-2），或超过小时胆红素风险曲线的第 95 百分位数。

6. 皮肤黄染伴有一般情况差，伴有原发病症状者。

具备前 5 项中任何 1 项即可诊断为病理性黄疸。

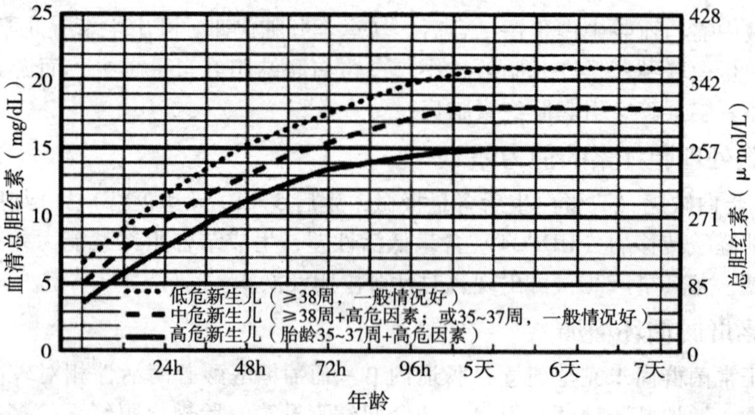

图 17-2　>35 周新生儿不同胎龄及不同高危因素的生后小时龄光疗标准

三、新生儿病理性黄疸的病因

（一）胆红素生成过多

1. 红细胞增多　母-胎或胎-胎输血。

2. 各种出血性疾病

3. 同族免疫性溶血　如新生儿溶血症。

4. 感染性疾病　如新生儿败血症。

5. 肠肝循环增加　如先天性胆道闭锁、先天性幽门肥厚。

6. 母乳性黄疸

7. 红细胞酶缺陷　如葡萄糖-6-磷酸脱氢酶（G-6-PD）缺陷。

8. 红细胞形态异常　如遗传性红细胞增多症。

9. 血红蛋白病　如地中海贫血。

10. 其他　如维生素 E 缺乏和低锌血症。

（二）肝脏胆红素代谢异常

1. 新生儿窒息、缺氧、酸中毒、感染。

2. 先天性甲状腺功能减退症。

3. 药物性黄疸，如维生素 K、磺胺类等药物引起的黄疸。

（三）胆红素排泄障碍

1. 新生儿肝炎。

2. 先天性胆道闭锁。

3. 胆汁黏稠综合征。

四、辅助检查

（一）血清胆红素检测

是新生儿黄疸诊断的重要指标。血清 TSB 水平对个体的危害性受机体状态和内环境等多种因素影响，不能简单地用一个固定的界值作为干预标准。目前一般认为：血清总胆红素水平在小时列线图的40百分位以下为低危区；40~75百分位为中低危区；75~95百分位为中高危区；95百分位以上为高危区，可诊断为高胆红素血症，应予以干预。

（二）血细胞分析和网织红细胞检测

红细胞减少，血红蛋白减低，网织红细胞增多。有感染存在时，可出现白细胞总数增高，中性粒细胞增高，严重感染时可有血小板计数减低，甚至凝血功能障碍。

（三）血培养

新生儿败血症时血培养可出现阳性，但血培养阴性不能排除败血症诊断。

（四）血生化

窒息、缺氧、感染等病情严重时往往伴有肝功能损害及心肌酶升高；以结合胆红素升高为主的肝炎综合征除肝功能异常外可伴有脾功能亢进。

（五）母婴血型鉴定

检查母婴ABO和Rh血型，证实存在血型不合。

（六）溶血三项试验

改良直接抗人球蛋白试验（改良Coombs试验）、抗体稀释试验及游离抗体试验阳性，其中前两项为确诊试验。

（七）超声检查

感染病情严重和肝炎综合征，可出现肝脏和（或）脾肿大。

五、诊断

（一）详细询问病史

有高危分娩的高危儿，要查明有无溶血、感染及围产因素。

（二）血清胆红素测定

判定黄疸是“生理”还是“病理”的，血清胆红素最高界值，受个体差异、种族、地区、遗传和喂养方式等因素的影响。目前，采用日龄和小时龄胆红素值进行评估被多数学者接受。临床应综合高危因素评估和判断。

影响新生儿黄疸的高危因素有：溶血、窒息、缺氧、酸中毒、脓毒血症、高热、低体温、低蛋白血症、低血糖等。

六、治疗

（一）蓝光治疗

是降低血清非结合胆红素的有效方法。

1. 原理 通过光疗，将未结合胆红素转化为水溶性异构体，经胆汁和尿液排泄。

2. 指征 当血清总胆红素水平增高时，根据胎龄、患儿是否存在高危因素及生后日龄，对照光疗干预列线图，当达到光疗标准时即可进行。

3. 注意事项 患儿双眼佩戴黑色眼罩，防止视网膜损伤；尿布遮盖会阴、肛门部；供给充足的液体。

4. 不良反应 可出现发热、腹泻、皮疹和青铜症等。

（二）药物治疗

1. 肝酶诱导剂 增加肝脏处理胆红素能力。苯巴比妥5mg/(kg·d)，分2~3次口服，连用4~5天。

2. 白蛋白及血浆 增加与未结合胆红素的连接，预防胆红素脑病的发生。每次白蛋白1g/kg，或血浆10~20ml/kg。

3. 碳酸氢钠 纠正酸中毒，以利于未结合胆红素与白蛋白联结。

4. 静注人免疫球蛋白 多采用一次大剂量疗法 1g/kg 于 6～8 小时内静脉滴注，以阻断单核－巨噬细胞系统 Fc 受体，抑制吞噬细胞破坏致敏红细胞。

（三）换血疗法

1. 作用 换出血中游离抗体及致敏红细胞，减少红细胞破坏；换出未结合胆红素，防止其透过血－脑屏障，阻断胆红素脑病的发生；纠正贫血，改善缺氧。

2. 指征 符合以下条件之一即应考虑换血。

（1）产前明确诊断为新生儿溶血症，出生时脐血总胆红素 >76μmol/L（4.5mg/dl），血红蛋白 <110g/L，同时伴有水肿、肝脾肿大及心力衰竭者。

（2）出生胎龄 35 周以上的早产儿和足月儿可参照图 17－3，在准备换血的同时先给予患儿强光疗 4～6小时，若 TSB 水平未下降甚至持续上升，或对于免疫性溶血患儿在光疗后 TCB 下降幅度未达到 2～3mg/dl（34～50umol/l）立即给予换血。

（3）已出现胆红素脑病早期表现。

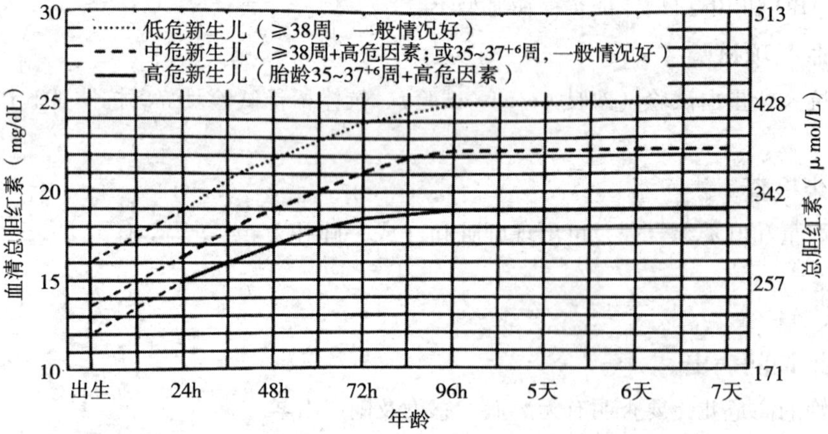

图 17－3 胎龄 35 周以上早产儿以及足月儿换血参考标准

3. 方法

（1）血源 ABO 溶血选用 AB 型血浆和 O 型红细胞的混合血；Rh 溶血选用 Rh 系统与母亲同型，ABO 系统与患儿同型的血液。

（2）换血量 一般为患儿血量的 2 倍（150～180ml/kg）。

（3）途径 采用外周动、静脉同步换血。

（四）其他治疗

原发病治疗及对症处理。包括防治低血糖、低血钙，纠正贫血、缺氧、水肿、电解质紊乱及心力衰竭等。

第二节 蛋白质——能量营养不良

PPT

课堂互动

1. 营养不良的诊断分型和分度？
2. 皮下脂肪的消失顺序？

蛋白质－能量营养不良（protein－energy malnutrition，PEM，）简称营养不良，是一种因能量和（或）蛋白质不足引起的营养缺乏症。多见于3岁以下婴幼儿，特征为体重不增或下降、渐进性消瘦或水肿、皮下脂肪减少或消失，伴有全身各组织器官不同程度的功能低下及新陈代谢失常。蛋白质－能量营养不良可导致儿童生长障碍、抵抗力下降、智力发育迟缓、学习能力下降，对儿童成年后的发展产生不利影响。

一、病因

（一）摄入不足

喂养不当是导致营养不良的重要原因。母乳不足又未及时添加辅食；长期奶粉冲调过稀；饮食结构不合理；偏食、挑食等不良习惯均可造成蛋白质或能量摄入不足。

（二）疾病影响

先天性消化道畸形，某些遗传代谢性疾病，各种原因引起的消化功能异常均可导致营养缺乏。

（三）需要量增加

生长发育的快速增长期，急、慢性传染病的恢复期，双胎、多胎或早产的追赶性生长，消耗性疾病等均可导致营养需要量相对增加而出现营养不良。

二、临床表现

（一）症状

蛋白质－能量营养不良患儿最早的表现为体重不增。长时间营养失调体重下降明显，身高增长缓慢，严重时身高明显低于同龄儿。皮下脂肪厚度是判断营养不良程度的重要指标之一。消瘦、皮下脂肪逐渐减少甚至消失为营养不良的临床特点。皮下脂肪消失的顺序为腹部→躯干→臀部→四肢→面部。严重者可以出现皮肤苍白，弹性差。重度营养不良可以出现重要脏器功能损害，同时造成免疫功能低下，易患各种传染病。

（二）临床分型

根据临床表现分为3型。

1. 消瘦型　以能量缺乏为主，消瘦为主要特征，体重下降，皮下脂肪减少，身高增长减慢。

2. 水肿型　以蛋白质缺乏为主，水肿为特征，外观虚胖，下肢出现可凹型水肿。可有体重下降，但身高正常，肌肉萎缩明显。

3. 消瘦－水肿型　兼有上述两型特点，皮下脂肪减少，肌肉萎缩，明显消瘦，伴有凹陷型水肿。

三、辅助检查

营养不良早期缺乏特异性的诊断标准，血清白蛋白减低为该病的特征性改变，血浆胰岛素样生长因子－1是蛋白质营养不良早期诊断灵敏而可靠的指标。可以出现某些血清酶活性降低、血糖下降等。

四、诊断

根据患儿年龄、喂养史，临床表现、实验室检查，可做出营养不良的诊断。诊断营养不良的基本测量指标为体重和身高。诊断明确后应进行分型、分度。

5岁以下儿童营养不良的诊断分型分度如下：

1. 体重低下　其体重低于同年龄、同性别参照人群均值－2SD为体重低下，体重在－2SD～－3SD为中度，在均值－3SD以下者为重度。该指标主要反映慢性或急性营养不良。

2. 生长缓慢　其身长（高）低于同年龄、同性别参照人群均值－2SD，在均值－2SD～－3SD为中度，在均值－3SD以下者为重度。该指标反映慢性长期营养不良。

3. 消瘦　其体重低于同性别、同身高参照人群均值－2SD，体重在均值－2SD～－3SD为中度，在均

值 -3SD 以下者为重度。此项指标主要反映近期、急性营养不良。

临床需综合上述指标以判断营养不良的类型及程度。

五、治疗

营养不良的治疗原则为：加强护理，祛除病因，调整饮食，治疗并发症。

（一）加强护理

保证充足的睡眠，安排好户外活动，减少感染机会，定期进行体格检查。

（二）祛除病因

积极治疗原发病，如矫正消化道畸形，控制感染，治疗消化道及各种消耗性疾病。

（三）调整饮食

根据患儿病情轻重，消化功能及对食物耐受情况，逐渐调整饮食。患儿所需蛋白质及热量的供给应遵从循序渐进的原则。

1. 能量供给 轻度营养不良者，消化功能及对食物的耐受与正常儿童相仿，仅需供给足够的能量。中、重度营养不良患儿因消化功能减退，对食物的耐受力差，突然供给高能量饮食易于造成消化功能紊乱，甚至出现一些并发症，故在原有膳食基础上从小剂量、低热卡开始。水肿型患者需多补充蛋白质，消瘦型多补充能量。

2. 食物选择 应选择易于消化、高热卡、高蛋白的食物，适当补充各种维生素、微量元素和矿物质。食物性状应从流质、半流质逐步过渡为普食，辅食添加应从单一向多种过渡。

3. 喂养方式 进食困难和重症患儿可先用鼻饲，病情好转后改为滴管或直接口饲。

（四）促进消化

可口服消化酶和微生态调节剂，必要时可给予蛋白同化类药物，适当补充锌制剂。

（五）并发症治疗

积极治疗并发症，及时纠正水、电解质紊乱，注意补液量及补液速度，防止心力衰竭发生。同时治疗维生素及微量元素缺乏症。

（六）支持疗法

严重贫血者可予全血；合并严重感染时可输注免疫球蛋白；进食困难时可鼻饲要素饮食。

六、预防

营养不良的预防应采用以下综合措施。

1. 合理喂养 提倡母乳喂养；对非母乳喂养加强指导，纠正不良饮食习惯；保证儿童饮食中蛋白质及能量供给。

2. 合理安排作息 坚持户外活动，保证充足睡眠，保持良好的卫生习惯。

3. 纠正消化道畸形、防治传染病 手术矫正消化道先天性畸形；按时进行预防接种。

4. 推广应用生长发育监测图 定期体检，将体重值标在生长发育监测图上，发现体重增长缓慢，尽快查明原因，及时纠正。

第三节　维生素 D 缺乏

PPT

维生素 D 缺乏性佝偻病（rickets of vitamin D deficiency）是由于儿童体内维生素 D 不足使钙、磷代谢紊乱，产生以骨骼病变为特征的慢性营养性疾病，多发于 2 岁以下儿童，是我国重点防治的儿童四病之一。

维生素D是维持机体钙稳态的重要生物调节因子。维生素D是一组具有生物活性的脂溶性类固醇衍生物，包括维生素D_2和维生素D_3两种。维生素D_2存在于植物中，维生素D_3由人体或动物皮肤中7-脱氢胆固醇经紫外线光化学作用转化而来，是人体维生素D的主要来源。维生素D必须在体内通过肝脏、肾脏的两次羟化才能发挥生物学效应。经肝脏羟化后的25-羟维生素D_3是维生素D在循环中的主要形式，反映体内维生素D的营养状况。经肝、肾两次羟化后的1，25-$(OH)_2D_3$是维持钙、磷代谢平衡的主要激素，通过其核受体发挥调节基因表达作用。1，25-$(OH)_2D_3$形成受血钙、磷浓度、甲状旁腺素（PTH）、降钙素及自身反馈等多种因素调节。

案例解析

【案例】 患儿，男，11个月，哭闹、多汗、睡眠不安2个月。患儿早产，生后人工喂养，8个月起添加辅食，以饼干为主，缺乏户外活动，近2个月来易激惹，多汗，夜啼。体格检查：头发稀疏，前囟大，方颅，可见肋串珠和肋膈沟，轻度鸡胸，心肺听诊未见异常，四肢无畸形。X线检查：尺、桡骨远端呈毛刷样及杯口样改变，干骺端骨皮质疏松，临时钙化带消失。

【问题】 该患儿的初步诊断、诊断依据和治疗原则是什么？

【解析】

（1）初步诊断：维生素D缺乏性佝偻病（激期）。

（2）诊断依据：①早产，人工喂养，未添加钙剂及鱼肝油；②户外活动少，日照不足；③哭闹、多汗，方颅，前囟大，鸡胸；④腕部X线片提示佝偻病激期。

（3）治疗原则：①维生素D治疗：维生素D治疗期间同时补充钙剂；②坚持每日户外活动，注意加强营养。

一、病因

1. 围生期维生素D不足　孕母妊娠期，特别是妊娠后期体内维生素D不足，如母亲严重营养不良、肝肾疾病、慢性腹泻。早产或双胎可使婴儿体内维生素D贮存不足。

2. 日光照射不足　日光中的紫外线必须直接照在皮肤上才能产生维生素D，雾霾、高层建筑的玻璃阻挡、北方日照时间短都可造成紫外线照射不足，影响内源性维生素D生成。或户外活动时过度的阳光隔绝，如衣物覆盖及高指数防晒霜的使用，亦可影响部分内源性维生素D生成。

3. 食物中维生素摄入不足　婴儿食物中包括母乳，含维生素D很少或比例不当，影响钙、磷的吸收。单纯谷物喂养时，因含有大量植物酸，易与小肠中钙、磷结合形成不溶解的植物钙，影响钙、磷吸收。

4. 生长过速、需要量增加　婴幼儿生长发育快，尤其是早产儿、低体重儿、双胎儿，体内贮存维生素D不足，追赶式生长期需要量增加，易发生佝偻病。重度营养不良患儿生长迟缓，发生佝偻病的不多。

5. 疾病因素　慢性腹泻、婴儿肝炎综合征、胆道扩张、胆汁淤滞、广泛肝实质性病变等，因影响维生素D吸收和羟化，造成1，25-$(OH)_2D_3$缺乏。

6. 药物影响　长期服用抗惊厥药物如苯巴比妥、苯妥英钠，可刺激肝细胞微粒体的氧化酶系统活性增加，使维生素D加速分解为无活性的代谢产物。糖皮质激素可对抗维生素D的钙转运。

二、临床表现

不同年龄儿童的骨骼生长速度不同，因此维生素D缺乏性佝偻病的临床表现因年龄而异。维生素D佝偻病临床分为以下四期。

（一）初期（早期）

多见于6个月以内，特别是3个月以内的小婴儿。主要表现为神经兴奋性升高，如易激惹、烦躁、摇头，但无特异性，仅作为临床早期诊断的参考指标。此期血清$25-(OH)D_3$下降，PTH升高。一过性血钙降低、血磷降低，碱性磷酸酶可正常或稍高，骨骼X线可正常或临时钙化带模糊。

（二）活动期（激期）

早期患者未经治疗，病情加重，出现PTH功能亢进和钙、磷代谢异常的典型骨骼改变和运动发育落后。佝偻病骨骼改变往往出现在生长较快的部位。

1. 骨骼改变

（1）头部　①颅骨软化：多见于6个月以内的婴儿，用手指轻压顶骨的后部或枕骨时出现乒乓球样感觉。低出生体重儿易患佝偻病并伴有颅骨软化，6个月后即使病情进展，颅骨软化亦消失。②方颅：见于7～9个月的患儿，由于骨样组织增生致额骨及顶骨双侧出现对称性隆起，形成“方颅”“鞍状颅”“十字颅”。③前囟增大或闭合延迟：严重者可延迟至2～3岁。④出牙延迟：可延迟至1岁出牙，3岁出齐，易患釉质发育不良。

（2）胸廓畸形　多见于1岁左右儿童。①肋骨串珠：肋骨和肋软骨交界处可触及圆形隆起，系肋骨干骨后端增生膨大。②肋膈沟：因肋骨软化，膈肌长期牵拉使膈肌附着部位内陷，形成横沟，称肋膈沟或郝氏沟，同时伴肋缘外翻。③鸡胸或漏斗胸：由于胸骨及邻近的软骨向前突起，形成鸡胸，如胸骨剑突部内陷，则形成漏斗胸，胸廓畸形严重者影响呼吸功能。

微课

（3）四肢、脊柱畸形　①腕踝畸形：见于6个月以上儿童，手腕、脚踝处因长骨干骺端增生肥大，形成钝圆环状突起，称“手镯征”或“脚镯征”。②下肢畸形：见于小儿开始行走后，因骨质软化和肌肉关节松弛，出现股骨、胫骨、腓骨弯曲，形成膝内外翻（“X”形腿和“O”形腿）。③脊柱：久坐出现脊柱后凸。

2. 全身肌肉松弛　低磷使肌肉糖代谢障碍，肌张力低下，韧带松弛，表现为头颈软弱无力，坐、立、行等运动发育落后，腹肌张力低下可出现蛙状腹。

3. 其他系统　大脑皮质功能障碍，条件反射形成缓慢；免疫力低下，易患感染。

4. 血生化改变　活动期患儿血清钙降低，血磷减低，钙磷乘积<30，碱性磷酸酶明显增高，$1,25-(OH)_2D_3$减低。

5. X线改变　腕部X线正位片出现以下改变：①干骺端临时钙化带模糊，呈毛刷样改变，骨样组织向干骺端四周伸出呈杯口状；②长骨骨骺软骨盘增宽，与干骺端的距离加大；③骨质稀疏，骨密度减低，可出现骨干弯曲或青枝骨折。

（三）恢复期

以上两期患儿经治疗及日光照射，临床症状及体征逐渐减轻或消失。血钙、磷逐渐恢复正常，碱性磷酸酶需1～2个月降至正常，治疗2～3周骨骼X线改变，出现不规则的钙化线，以后钙化带增厚，骨骺软骨盘逐渐恢复正常。

（四）后遗症期

见于2岁以后的儿童或较严重的佝偻病，留下不同程度的骨骼畸形，此期无任何临床症状，血生化正常，X线检查骨骼干骺端病变消失，无须治疗。

三、诊断

正确的诊断依赖于维生素D缺乏的病因、临床表现、血生化及骨骼X线检查。初期的神经兴奋性增高无明显特异性，骨骼的X线表现可靠，血清$25-(OH)D_3$水平是最可靠的诊断标准，但目前大多数医院仍以血生化和骨骼X线的检查作为诊断的“金标准”。

四、治疗

治疗目的在于控制活动期，防止骨骼畸形。

（一）补充维生素 D

不主张采用大剂量维生素 D 治疗，治疗以口服为主。一般剂量为每日 50～100μg（2000～4000IU），持续 4～6 周后，改为 400～800IU/d，同时补充多种维生素，治疗 1 个月后应复查疗效。如临床症状无改善，血生化和骨骼 X 线改变无恢复迹象，应与抗维生素 D 佝偻病相鉴别。

（二）补充钙剂

主张从膳食中补充钙、磷，只要有足够的牛奶摄入（500ml/d）无须补充钙剂。仅在有低血钙表现、严重佝偻病和营养不良时才需补充钙剂。

（三）其他辅助治疗

1. 加强营养，保证足够的乳品摄入，及时添加转乳期食品。
2. 坚持每日户外活动。

五、预防

维生素 D 缺乏性佝偻病为自限性疾病。一旦婴幼儿有足够的户外活动，可以自愈。研究表明日光照射和给予生理剂量的维生素 D（400IU）可治疗佝偻病。确保儿童每天获得维生素 D 400IU 是治疗和预防本病的关键。

（一）胎儿期的预防

1. 孕母增加户外活动，多晒太阳，食物中富含维生素 D、钙、磷和蛋白质。
2. 防止妊娠并发症，对有低钙血症或骨软化症的孕妇要积极治疗。
3. 冬、春季妊娠或体弱多病者，妊娠后期可补充维生素 D 和钙剂预防先天性佝偻病。预防量为每天 400IU～800IU 分次口服，同时服用钙剂。

（二）新生儿期的预防

1. 提倡母乳喂养，尽早户外活动。
2. 对早产、双胎、低出生体重的婴儿进行药物预防，出生后 1 周开始口服，补充维生素 D 800IU/d，3 个月后改为预防量（400IU/d）如果用早产儿配方奶粉者可口服维生素 D 制剂 400IU/d；足月儿生后 2 周开始补充维生素 D 400IU/d；补充至2 岁。

（三）婴幼儿期的预防

1. 提倡母乳喂养，及时添加辅食。
2. 多晒太阳，保证每日户外活动时间在 1～2 小时。
3. 体弱或冬、春季节预防性服用维生素 D。

（四）儿童期预防

4 岁后至青春期可出现晚发性佝偻病。对经常易于疲劳、乏力、两腿酸软，腿疼，关节痛而无其他原因解释者应进一步检查并给予防治。

知识拓展

维生素 D 的代谢与功能

人体维生素 D 有两种来源：外源性和内源性维生素 D。内源性维生素 D 需依赖于日光中的紫外线照射皮肤，使皮肤中的 7－脱氢胆固醇生成维生素 D_3，植物中的麦角固醇经紫外线照射后，形成维生素 D_2。维生素 D_2 和维生素 D_3 均无生物学活性，均需由α－球蛋白转运至肝脏、肾脏进行二次羟化，形成具有生物学活性的 1，25－$(OH)_2D_3$，与甲状旁腺素、降钙素共同维持机体的钙磷平衡，促进小肠对钙磷的重吸收，促进骨样组织钙化，使血中钙、磷向骨骼生长部位沉着，形成新骨。

第四节 小儿腹泻

PPT

案例解析

【案例】患儿，女，10个月，因“发热伴呕吐腹泻3天”入院。患儿3天前开始发热，体温达38.6℃，伴呕吐腹泻，大便黄色稀水便，无脓血，小便量少。体格检查：体温38.4℃，精神萎靡，皮肤弹性差，前囟凹陷，哭时泪少，心音低，律齐，两肺听诊无异常，肠鸣音活跃。大便常规：白细胞0~3个/HP，无红细胞；血电解质：K^+ 3.75mmol/L，Na^+ 136mmol/L，Cl^- 120mmol/L。

【问题】该患儿的初步诊断、诊断依据及治疗原则是什么？

【解析】

(1) 初步诊断：急性肠炎（腹泻病）伴重度等渗性脱水。

(2) 诊断依据：①发热、腹泻、呕吐、尿量减少，重度脱水貌；②血钠 Na^+ 136mmol/L 提示等渗性脱水。

(3) 治疗原则：①扩容、补液，纠正水、电解质紊乱及酸碱失衡；②合理调整饮食，免乳糖喂养；③微生态疗法；④使用肠黏膜保护剂。

腹泻病（diarrhea）是一组由多病原、多因素引起的以大便次数增多和性状改变为特点的消化道综合征。6个月至2岁发病率高，是造成儿童营养不良、生长发育障碍的主要原因。

一、病因

引起婴幼儿腹泻的病因分为感染性因素和非感染性病因素。

（一）感染性因素

肠道内感染可以由病毒、细菌、真菌、寄生虫引起。

1. 病毒感染 寒冷季节的婴幼儿腹泻80%由病毒感染引起。病毒性肠炎主要病原为轮状病毒、诺如病毒、肠道腺病毒、柯萨奇病毒、冠状病毒等。

2. 细菌感染

(1) 致腹泻大肠埃希菌 根据此类细菌不同致病性，已知菌株分为5组：①致病性大肠埃希菌（EPEC）；②产毒性大肠埃希菌（ETEC）；③侵袭性大肠埃希菌（EIEC）；④出血性大肠埃希菌（EGEC）；⑤黏附-集聚性大肠埃希菌（EAEC）。

(2) 空肠弯曲菌

(3) 耶尔森菌

(4) 其他 ①鼠伤寒和其他非伤寒、副伤寒沙门菌；②难辨梭状芽孢杆菌；③金黄色葡萄球菌；④铜绿假单胞菌；⑤变形杆菌。

3. 真菌 引起腹泻的真菌有念珠菌、曲霉菌、毛菌，婴儿以白色念珠菌多见。

4. 寄生虫 有蓝氏贾第鞭毛虫、阿米巴原虫等，现已少见。

5. 肠道外感染 呼吸道感染、泌尿系感染、中耳炎、皮肤感染和传染病时，因发热、感染源释放毒素等可产生腹泻。

6. 抗生素相关性腹泻 因使用抗生素降低碳水化合物转运和乳糖酶水平，同时抗生素引起肠道菌群失调，出现耐药性金黄色葡萄球菌、难辨梭状芽孢杆菌或念珠菌感染，引起药物难以控制的腹泻。

（二）非感染性因素

1. 饮食因素 ①喂养不当多见于人工喂养者，因喂养时间不定，食物品种变化，过早添加辅食所致；②过敏性腹泻，牛奶、大豆蛋白可引起过敏性腹泻；③原发或继发性双糖酶（主要是乳糖酶）缺乏或活性减低，肠道对糖消化不良引起腹泻。

2. 气候因素 冬秋季气候突然变化，腹部受凉，使肠蠕动增加；夏季消化液分泌减少或由于口渴过饮诱发消化系统功能紊乱引起腹泻。

二、临床表现

不同病因引起的腹泻具有不同临床特点和不同临床过程。

（一）按病程分类

1. 连续病程在2周以内为急性腹泻。
2. 病程2周至2个月为迁延性腹泻。
3. 病程在2个月以上者为慢性腹泻。

（二）腹泻的共同临床表现

1. 轻型 多由饮食因素及肠道外感染引起。起病可缓可急，以胃肠道症状为主，表现为食欲不振，呕吐，排便次数增多，但每次便量较少，呈黄色稀便，多无脱水症状，数日内痊愈。

2. 重型 多由肠道内感染引起，急性起病，除胃肠道症状外，有明显的脱水、电解质紊乱和全身感染中毒症状，如发热或体温不升、精神烦躁、萎靡、嗜睡、甚至意识障碍、昏迷、休克。

（1）胃肠道症状 有食欲低下、呕吐、频繁腹泻，大便次数可达每日十余次，为水样或蛋花汤样，可含黏液或脓血。

（2）水电解质紊乱 吐、泻丢失和摄入量不足，使体液总量，尤其是细胞外液量减少，导致不同程度脱水。因丢失的水和电解质比例不同，脱水分为等渗性脱水、低渗性脱水和高渗性脱水。患儿脱水时表现为眼窝凹陷、泪少、皮肤干燥、弹性下降、尿少，甚至因血容量不足引起末梢循环障碍及休克。

（3）酸碱平衡紊乱 重症腹泻常伴有代谢性酸中毒、低钾血症等。

腹泻伴代谢性酸中毒的原因有：①腹泻丢失大量碱性物质；②进食少，肠道吸收不良，热卡供给不足，脂肪分解增加，产生大量酮体；③脱水时血容量减少，血液浓缩，血流缓慢，组织缺氧，无氧酵解增加，乳酸堆积；④脱水使肾血流量不足，使酸性代谢产物滞留体内。

低钾血症原因：①胃肠液中含钾量多，呕吐、腹泻造成钾丢失；②进食少，钾摄入不足；③肾脏保钾功能较差，缺钾时仍有排钾，故腹泻患儿存在不同程度的低钾。

低血钾的症状有：精神萎靡，肌无力，腱反射消失，腹胀，肠鸣音减弱，心律失常，心电图出现u波。

（4）低钙血症和低镁血症 腹泻丢失钙、镁，进食少，钙、镁吸收不良。在脱水、酸中毒时，离子钙可正常，不出现低钙症状，待脱水及酸中毒纠正后出现手足搐搦或惊厥等低钙症状。输液后出现震颤、惊厥，补钙无效时，应考虑低镁。

（三）几种常见类型肠炎的临床特点

1. 轮状病毒肠炎 是秋、冬季婴幼儿腹泻最常见病因。呈散发或小流行，粪－口传播或通过呼吸道感染致病。潜伏期为1～3天。起病急，伴有发热和上呼吸道感染症状，无明显中毒症状。病初发生呕吐，随后出现腹泻，大便次数及水分多，呈黄色或蛋花汤样，含少许黏液，无脓血及腥臭味。常伴有脱水、酸中毒及电解质紊乱。轮状病毒可侵犯多个脏器，导致神经、呼吸、心脏、肝胆、血液等多系统病变。本病为自限性疾病，自然病程3～8天。

2. 诺如病毒肠炎 全年散发，高峰见于寒冷季节，近年有流行趋势。该病毒是集体机构急性暴发性胃肠炎的首要致病原，常因暴发而形成突发性公共卫生问题。潜伏期为12～36小时。起病急，阵发性腹痛、恶心、呕吐、腹泻，全身症状明显，有头痛，发热，乏力和肌痛。可有呼吸道症状。频繁吐泻可发生脱水、酸中毒和低钾。该病为自限性疾病，症状持续 12 ~ 72 小时。

3. 产毒性细菌引起的肠炎 发生在夏季，潜伏期 1 ~ 2 天。起病急，轻者仅大便次数增多，性状轻微改变，重者频繁腹泻，大便呈水样或蛋花汤样，混有黏液，量多。常发生水、电解质紊乱及酸中毒，为自限性疾病，自然病程 3 ~ 7 天。

4. 侵袭性细菌引起的肠炎 包括侵袭性大肠埃希菌、空肠弯曲菌、耶尔森菌，鼠伤寒沙门菌等引起的肠炎。全年均可发病，夏季多发，潜伏期长短不一，临床症状与志贺杆菌相似。起病急，全身中毒症状重，如高热、烦躁、甚至昏迷和惊厥。大便呈黏液样或脓血便，有腥臭味；有恶心、呕吐、腹痛、里急后重，腹痛剧烈，伴有脓血便，易误诊为阑尾炎或肠套叠。鼠伤寒沙门菌多发生在新生儿和 1 岁以下婴儿，易在新生儿室流行。

5. 出血性大肠埃希菌肠炎 大便次数增多，起初为黄色水样便，后转为血水便，有特殊臭味，伴腹痛，个别病例可伴发溶血尿毒综合征和血小板减少性紫癜。

6. 抗生素相关性腹泻 多发生在持续使用抗生素 2 ~ 3 周后。

（1）金黄色葡萄球菌肠炎 多继发于使用大量抗生素后。临床表现为发热、恶心、呕吐、腹泻、不同程度的脱水、电解质紊乱和全身中毒症状，甚至休克。大便特点为暗绿色，量多含黏液，有腥臭味，少数为血便。

（2）假膜性小肠结肠炎 由难辨梭状芽孢杆菌引起，多种抗生素可诱发。主要症状为腹泻，轻者停抗生素后可自愈，重者腹泻频繁，为黄绿色水样便，可有假膜排出，大便带血，可出现水、电解质紊乱及酸中毒，伴有腹痛及全身中毒症状，可有意识障碍甚至休克。

（3）真菌性肠炎 为白色念珠菌所致。主要症状为解黄色稀便，泡沫多含黏液，有时见豆腐渣样细块，病程迁延，伴鹅口疮。

（四）迁延性和慢性腹泻

病因复杂，感染、食物过敏、酶缺陷、免疫缺陷、药物因素、先天性畸形均可引起，其中以急性腹泻治疗不当迁延不愈最为常见。营养不良的婴幼儿发病率较高，其常见原因有：①重度营养不良胃黏膜萎缩，胃液酸度降低，胃杀菌屏障功能减弱，有利于肠道细菌大量繁殖；②营养不良时十二指肠和空肠绒毛萎缩、变性，细胞脱落增加，小肠吸收面积减少，营养素吸收不良；③重度营养不良免疫功能低下，对病原易感性增加；④对食物抗原耐受力差，腹泻易于迁延，持续腹泻又加重营养不良；⑤营养不良致肠动力改变；⑥长期使用抗生素引起肠道菌群失调。

三、辅助检查

（一）大便常规

大便常规检查包括大便性状和显微镜检查，不同病因引起的腹泻便常规检查结果不同。

1. 非感染性腹泻 除大便性状改变为稀便或水样便外，一般镜检除有脂肪球外，多无其他改变。

2. 病毒性肠炎 粪便常规检查除性状改变外，镜检偶见少量白细胞。

3. 产毒性细菌肠炎 粪便常规检查无白细胞。

4. 侵袭性细菌肠炎 粪便镜检可见大量白细胞和数量不等的红细胞。

5. 金黄色葡萄球菌肠炎 大便镜检见大量脓细胞和成簇的革兰阳性球菌。

6. 真菌性肠炎 粪便镜检可见真菌孢子和假菌丝。

（二）粪便培养

1. 侵袭性细菌肠炎 大便培养可找到相应致病菌。

2. 金黄色葡萄球菌肠炎 粪便培养可见金黄色葡萄球菌生长，凝固酶阳性。

3. 假膜性肠炎 厌氧菌培养或组织培养法检测到细胞毒素可协助确诊。

4. 真菌性肠炎 真菌培养阳性。

（三）血生化改变

各种原因引起的腹泻均可引起不同程度的水电解质平衡紊乱及酸碱失衡。血生化可出现低钠、低钾、低钙、低镁等。严重者可出现脏器损害，引起肝肾功能及心肌酶改变。

（四）影像学检查

对于伴有剧烈腹痛、便血、腹胀者，应及时进行腹部立、卧位X线片，腹部彩超乃至腹部CT检查，以排除外科并发症。

四、诊断

首先根据流行季节、病史、临床表现和大便性状做出腹泻初步诊断；同时进行粪便常规及培养送检，寻找腹泻的病因；判定有无脱水，查血气分析和血生化，了解脱水的性质、酸碱失衡及电解质紊乱情况。

腹泻病病因复杂，从临床诊断和治疗考虑，在未明确病原前，可先根据大便常规检查结果将腹泻分为以下两组。

1. 粪便镜检无或偶见少量白细胞　为侵袭性细菌以外的病因，如病毒、非侵袭性细菌、喂养不当等，此类腹泻多为水泻，偶伴有脱水。除感染外需注意下列情况。

（1）生理性腹泻　见于6个月以内的婴儿，外观虚胖，伴有湿疹，生后不久出现腹泻，除排便次数增多外，无其他症状，发育良好。添加辅食后大便恢复正常，此类腹泻可能与乳糖不耐受有关。

（2）引起小肠消化吸收障碍的疾病　双糖酶缺乏和过敏性腹泻等。

2. 粪便镜检有较多白细胞　镜检发现大量白细胞表示结肠和回肠末端有侵袭性病变，由各种侵袭性细菌感染所致，临床表现相似，要明确病原有赖于粪便的细菌培养和血清学检测。需要鉴别的疾病如下。

（1）细菌性痢疾　有流行病学史，起病急，全身症状重，便次多，量少，脓血便，伴里急后重，大便镜检有较多脓细胞、红细胞及吞噬细胞，大便培养有志贺痢疾杆菌生长可确诊。

（2）坏死性肠炎　全身中毒症状严重，腹痛、腹胀、频繁呕吐、高热、大便呈暗红色糊状，渐出现赤豆汤样血便，常伴有休克。腹部X线示小肠局部充气扩张，肠壁积气，肠间隙增宽。

五、治疗

腹泻病的治疗原则：调整饮食，预防和纠正脱水，合理用药，预防并发症。

腹泻病治疗视病程长短各有侧重，急性腹泻需注意维持水、电解质平衡；迁延性及慢性腹泻应调整肠道菌群，注重饮食疗法。

（一）急性腹泻

1. 饮食疗法　腹泻时进食减少，肠道吸收功能降低，但肠道黏膜的修复、发热时的分解代谢加强，侵袭性肠炎的蛋白丢失均需要增加营养素供给，过度控制饮食可造成酸碱失衡和电解质紊乱，甚至营养不良。腹泻时应根据个体情况，制定合理的饮食方案。严重呕吐者可暂时禁食4～6小时，病情好转后尽快恢复喂养。病毒性肠炎存在双糖酶缺乏，可暂停乳类喂养，改用免乳糖喂养。腹泻停止后，强调继续进食，补充生理需要量，补充疾病消耗，缩短康复时间。

2. 纠正水、电解质紊乱及酸碱失衡

（1）口服补液　适合腹泻时脱水的预防及轻、中度脱水治疗。选用口服补液盐（ORS），口服液量为轻度脱水50～80ml/kg，中度脱水80～100ml/kg少量顿服，8～12小时内将累积损失量补足。脱水纠正后，可将ORS溶液用等量水稀释，根据病情需要随时口服。新生儿和明显呕吐、腹胀、休克或有其他严重并发症患儿不宜口服补液。

（2）静脉补液　适用于中度以上脱水、吐泻严重或腹胀的患儿。

第一天补液：①定量：总量包括累积损失量、继续损失量和生理需要量。根据脱水程度确定。一般轻度脱水补液总量为90～120ml/kg，中度脱水为120～150ml/kg，重度脱水为150～180ml/kg。②定性：根据脱水性质选用不同张力的液体，一般等渗性脱水用1/2张含钠液；低渗性脱水选用2/3张含钠液；高渗性脱水选1/3张含钠液；如临床难以判断脱水性质，又无血生化支持时，可按等渗性脱水处理。③定速：根据脱水程度、继续损失的量和速度确定；对重度脱水伴循环衰竭者应尽快扩容，用2∶1等张含钠液20ml/kg（总量<300ml）于30～60分钟内快速输入；累积损失量（扣除扩容液量）在6～12小时内补完，补液速度为8～10ml/(kg·h)；继续损失和生理需要于12～16小时补完。补液速度为5ml/(kg·h)。④纠正酸中毒：轻、中度酸中毒因液体中含有碱性液体无须特殊处理，重度酸中毒可用1.4%碳酸氢钠扩容，兼有补充血容量和纠正酸中毒的作用；有条件时，应根据血气分析结果补充碱性液体。⑤纠正低钾血症：有尿或补液前6小时有尿方可补钾，静脉补钾浓度应≤0.3%。切忌钾盐静脉推注；补钾时间一般持续4～6天。⑥纠正低钙低镁：输液中出现惊厥、手足搐搦等低钙表现时，用10%葡萄糖酸钙1～2ml/kg（最大量≤10ml）加等量葡萄糖溶液稀释后缓慢静脉推注。补钙后手足搐搦反而加重时，应考虑低镁，可用25%硫酸镁深部肌内注射。

第二天以后补液：补充继续丢失量和生理需要量，继续补钾，保证热卡供给。

3. 药物治疗

（1）控制感染　①非感染因素或病毒感染所致，一般无须使用抗生素；应积极调整饮食，维持水电解质平衡，选用微生态制剂和黏膜保护剂。对于重症患儿、新生儿、免疫功能低下者应选用抗生素；②脓血便患儿多为侵袭性细菌感染，先根据临床经验选用抗生素，之后根据大便培养药敏试验结果调整用药，大肠埃希菌、空肠弯曲菌、鼠伤寒沙门菌、耶尔森菌感染者常选用抗革兰阴性杆菌或大环内酯类抗生素，金黄色葡萄球菌肠炎、假膜性肠炎和真菌性肠炎立即停用原抗生素，改用万古霉素、利福平、甲硝唑或抗真菌药物。

（2）肠道微生态疗法　选用双歧杆菌、嗜酸乳杆菌制剂，有助于肠道正常菌群生态平衡。

（3）肠黏膜保护剂　蒙脱石散。能吸附病原体和毒素，维持肠细胞的吸收和分泌功能，与肠液中糖蛋白相互作用，增加肠道屏障功能，阻止病原侵入。

（4）避免使用止泻剂　此类药物抑制肠蠕动，增加细菌繁殖和毒素吸收，对控制感染不利。

（5）补锌治疗　WHO建议，对急性腹泻患儿，补充元素锌，有缩短病程作用。

（二）迁延性和慢性腹泻

迁延性和慢性腹泻多伴有营养不良和其他并发症，病情复杂，需采取综合治疗措施。

1. 寻找病程迁延的原因　针对病因治疗，维持水电解质及酸碱平衡，切忌滥用抗生素，避免造成医源性菌群失调。

2. 营养治疗

（1）调整饮食　母乳喂养可继续哺乳，人工喂养应调整饮食。乳糖不耐受患儿可改用免乳糖配方奶；如采用去乳糖喂养后病情不见改善，应考虑食物过敏，改用其他饮食和水解蛋白配方饮食。

（2）要素饮食　由氨基酸、葡萄糖、中链三酯甘油、多种维生素和微量元素组合而成，是肠黏膜损伤时的理想食物。

（3）静脉营养　少数不耐受口服营养素时，采用静脉营养。推荐方案为：脂肪乳2～3g/(kg·d)，复方氨基酸2～2.5 g/(kg·d)，葡萄糖12～15 g/(kg·d)，电解质及多种微量元素适量，液体120～150ml/(kg·d)，热量50～90kcal/kg，病情好转改口服。

3. 药物治疗

（1）仅用于分离出特异病原的感染者，根据药敏试验选用。

（2）补充微量元素和维生素。

（3）应用微生态调节剂和肠黏膜保护剂。

六、预防

1. 提倡母乳喂养，及时添加辅食，适时断奶，人工喂养者选择合适代乳品。
2. 养成良好的卫生习惯，饭前便后洗手。
3. 增强体质、预防疾病，适当增加户外活动，增强体质。

4. 避免长期滥用广谱抗生素，长期使用抗生素时，即使没有消化道症状，也应加用微生态制剂，防止菌群失调发生。

本章小结

儿童阶段各种疾病的发生、发展及临床诊疗均有其特殊性。儿童常见的营养障碍性疾病有：蛋白质-能量营养不良，维生素D缺乏性佝偻病等。营养不良临床以体重下降、皮下脂肪减少及水肿为特征；佝偻病病变以骨骼改变为特征；前者治疗原则为祛除病因，调整饮食，促进消化；后者为控制活动期，防止骨骼畸形。

新生儿黄疸是新生儿期最常见的表现，鉴别新生儿生理和病理黄疸对临床至关重要，严重的病理性黄疸可引起胆红素脑病，造成神经系统永久损害。病理性黄疸的治疗主要有光疗、药物治疗及换血疗法。儿童消化系统功能发育不完善，无论肠道内外感染或菌群紊乱、气候及饮食不当非感染因素均可引起腹泻，小儿肾脏保水保钠功能差，腹泻时易发生酸碱失衡及水电解质紊乱。儿童腹泻的治疗以调整饮食、预防和纠正脱水、合理用药、预防并发症为原则。

练习题

题库

一、选择题

（一）A型题（单项选择题）

1. 小儿体格检查顺序灵活，最后检查的部位是（　　）。
   A. 心　B. 头部　C. 口腔　D. 神经系统
   E. 腹部
2. 新生儿期应给接种（　　）。
   A. 脊髓灰质炎疫苗　B. 卡介苗　C. 百白破三联疫苗　D. 流脑疫苗
   E. 麻疹疫苗
3. 全脂奶粉稀释成鲜牛奶按体重计算为（　　）。
   A. 1∶7　B. 1∶5　C. 1∶6　D. 1∶7
   E. 1∶8
4. 引起婴儿佝偻病发病的主要原因是（　　）。
   A. 缺钙　B. 缺乏维生素D
   C. 甲状旁腺功能不全　D. 食物中热量和蛋白质不足
   E. 食物中钙磷比例不当
5. 营养不良患儿皮下脂肪首先消失的部位是（　　）。
   A. 面颊　B. 胸背　C. 腹部　D. 四肢
   E. 臀部
6. 患儿生后6小时即发现皮肤有黄染，应首先考虑的诊断是（　　）。
   A. 生理性黄疸　B. 败血症
   C. CMV感染　D. 新生儿病理性黄疸
   E. 新生儿窒息
7. 小儿迁延性腹泻的病程是（　　）。
   A. 1周以内　B. 2周至2个月　C. 2个月以上　D. 半年以上

E. 以上均不对

（二）B 型题（配伍选择题）

有关小儿疫苗接种时间

A. 新生儿 B. 2 个月 C. 3 个月 D. 8 个月
E. 4 岁

1. 脊髓灰质炎疫苗开始接种的时间是（ ）。
2. 乙肝疫苗开始接种的时间是（ ）。
3. 麻疹疫苗开始接种的时间是（ ）。
4. 百白破混合疫苗开始接种的时间是（ ）。

A. 肋膈沟 B. 肋骨串珠 C. 乒乓头 D. 手足搐搦症
E. 枕秃

5. 骨样组织增生（ ）。
6. 骨质疏松及受力可致（ ）。
7. 血钙降低显著（ ）。

不同肠炎的大便特点是

A. 大便呈暗绿色，有腥臭，便常规有大量脓细胞
B. 大便为黏液脓血便，有腥臭，便常规有大量红细胞，白细胞
C. 大便稀黄，泡沫较多，有时呈豆腐渣样，便常规可见多量白细胞
D. 夏季起病，大便呈蛋花汤样，有腥臭，便常规偶见白细胞
E. 秋季起病，大便呈蛋花汤样，无腥臭，便常规偶见白细胞

8. 轮状病毒性肠炎（ ）。
9. 金黄色葡萄球菌肠炎（ ）。
10. 产毒性大肠杆菌肠炎（ ）。

（三）X 型题（多项选择题）

1. 儿科病历的个人史主要包括（ ）。
A. 出生史 B. 喂养史 C. 生长发育史 D. 预防接种史
E. 以上都不是
2. 营养不良可出现的症状是（ ）。
A. 食欲不振 B. 体重不增 C. 身高减低 D. 脂肪消减
E. 肌肉松弛
3. 维生素 D 缺乏性佝偻病的病因包括（ ）。
A. 日光照射不足 B. 维生素 D 摄入不足
C. 肾小管性酸中毒 D. 生长发育速度快
E. 经常慢性腹泻
4. 新生儿胆红素代谢特点是（ ）。
A. 胆红素生成过多 B. 肝细胞摄取胆红素能力差
C. 肝脏酶系统发育不完善 D. 肠壁吸收胆红素增加
E. 易发生感染
5. 轮状病毒肠炎的大便特点是（ ）。
A. 水样或蛋花汤样 B. 无腥臭味
C. 便中可有大量病毒 D. 粪便镜检偶有少量的白细胞
E. 病初常伴上感症状
6. 产毒性大肠杆菌特点是（ ）。
A. 多发生于夏季 B. 潜伏期 1 ~ 2 天

C. 脓血便　　D. 常有明显脱水及电解质紊乱

E. 以上都不是

二、思考题

1. 女婴，4 个月，体重 5kg，腹泻 3 天，每日 7～8 次，蛋花汤样、无腥臭，进食后呕吐 2 次。面色稍苍白，精神略差，皮肤较干燥，眼窝、前囟凹陷，皮肤弹性较差，哭时有泪。四肢末梢较冷，血清钠 128mmol/L。该患儿的诊断是什么？

2. 4 个月男儿，因摇头多汗来就诊。查体：精神、面色可，前囟 2cm×2cm，平坦，头发稀疏，有枕秃，左枕部的乒乓球感，心肺（－），腹软，肝肋下 2cm，四肢活动可，查血钙 2.8mmol/L，血磷 1.2mmol/L；此患儿可能的诊断是什么？

（赵向阳　王舒悦）

第六篇

传染病与性传播疾病

PPT

第十八章

传染病与性传播疾病概述

学习导引

知识要求

1. 掌握　传染病的概念、流行过程的基本条件、传染病的基本特征。
2. 熟悉　感染的概念、感染过程中病原体的作用、某些传染病的特有体征、传染病的预防。
3. 了解　传染病的治疗原则。

能力要求

通过总论的学习熟练掌握传染病流行过程的基本条件、传染病的基本特征、传染病的分类管理，将这些理论运用到各论中，起到触类旁通作用。

一、传染病的概念

传染病是指由病原微生物，如朊粒、立克次体、支原体、衣原体、螺旋体、病毒、细菌、真菌等和寄生虫，如原虫、蠕虫、医学昆虫感染人体后产生的具有传染性，在一定条件下可造成流行的疾病。感染性疾病是指由病原体感染所致疾病，包括传染病和非传染性感染性疾病。

二、传染病的流行过程及影响因素

传染病的流行过程是指传染病在人群中发生、发展和转归的过程。流行过程的发生需要三个基本条件（传染源、传播途径、易感人群）和两个因素（社会因素、自然因素）。

案例解析

【案例】 患儿，女，5岁。以发热、咽痛2天，皮疹1天为主诉就诊。患儿2天前出现发热，体温38.5℃，无寒战。伴有咽痛，为吞咽痛。家属给予服用退热药和阿莫西林治疗，今日出现皮疹，略感瘙痒。查体：T 38.9℃，神清，皮肤可见粟粒样皮疹。咽部充血，扁桃体Ⅲ度肿大，无脓苔，充血明显，舌质红，覆白苔。血常规：白细胞15.5×10^9/L，中性粒细胞87%。患儿确诊为猩红热。

【问题】 本病应该如何进行预防？

【解析】 猩红热是呼吸道传播疾病，首先对患者需要进行上报，同时进行治疗，其次要对患者进行隔离，隔离期为发热后1周。采用室内通风换气、空气消毒和戴口罩的预防措施。

（一）流行过程的基本条件

1. 传染源 指体内有病原体生长、繁殖、并能将病原体排出体外的人和动物，传染源包括四个方面：患者、隐性感染者、病原携带者、受感染的动物。

2. 传播途径 病原体从传染源排出后，经过一定的方式到达并侵入其他易感者所经过的途径为传播途径。一种传染病可以有一种或多种传播途径。主要传播途径包括：呼吸道传播、消化道传播、接触传播、虫媒传播、血液和体液传播、母婴传播。

3. 易感人群 对某种传染病缺乏特异性免疫且容易发生感染的人群，称为易感人群。对某种传染病缺乏特异性免疫力的个体称为易感者。

（二）影响流行过程的因素

1. 自然因素 包括地理因素（地区性）、气候因素（季节性）、生态环境，影响传染病流行的发生。

2. 社会因素 社会制度、经济和生活条件、文化水平对流行过程有决定性影响。

课堂互动

1. 患者患急性细菌性痢疾后还能再患吗？为什么？
2. 如果患儿患麻疹后还用接种麻疹疫苗吗？为什么？

三、传染病的特征

（一）基本特征

传染病与其他感染性疾病的主要区别在于其具有下列四个基本特征。

1. 病原体 每一种传染病都是由特定的病原体引起。病原体可以是微生物、寄生虫或朊粒等。随着研究水平的不断深入和提高，逐渐有新的病原体不断被发现。同时，随着治疗和预防水平的提高，一些病原体已经消亡，如天花。

2. 传染性 是传染病与其他感染性疾病的主要区别。传染病患者有传染性的时期称为传染期。每一种传染病的传染期相对固定，可以作为隔离患者的依据之一。

3. 流行病学特征 每种传染病发生都具有流行性，可分为散发、暴发、流行和大流行。传染病发生率在时间上（季节分布）、空间上（地区分布）、不同人群（年龄、性别、职业）中的分布也是流行病学特征。

4. 感染后免疫 感染后免疫是指免疫功能正常的人体经显性或隐性感染某种病原体后，能产生针对该病原体及其产物（如毒素）的特异性免疫。感染后免疫的持续时间在不同传染病中有很大差异，例如细菌性痢疾免疫时间较短，麻疹免疫时间较长。

（二）临床特点

1. 病程发展的阶段性 急性传染病的发生、发展和转归，通常分为以下四个阶段。

（1）潜伏期 从病原体侵入人体起，至开始出现临床症状为止的时期，称为潜伏期。每一个传染病的潜伏期都有一个范围（最短、最长），并呈常态分布，是检疫工作观察、留验接触者的重要依据。

（2）前驱期 从起病至症状明显开始为止的时期称为前驱期。在前驱期中临床现通常是非特异性的，如头痛、发热、疲乏、食欲下降和肌肉酸痛等，与病原体繁殖产生的毒性物质有关，为许多传染病所共有，一般持续 1～3 天。前驱期已具有传染性。起病急骤者，可无前驱期。

（3）症状明显期 急性传染病患者度过前驱期后，某些传染病，如麻疹、水痘往往转入症状明显期。在此期间该传染病特有的症状和体征都通常获得充分的表现，如具有特征性的皮疹、黄疸、肝脾肿大和脑膜刺激征等。

（4）恢复期 当机体的免疫力增长至一定程度，体内病理生理过程基本终止，患者的症状及体征基本消失，临床上称为恢复期。在此期间，体内可能还有残余病理改变（如伤寒）或生化改变（如病毒性肝炎），病原体尚未能完全清除（如霍乱、痢疾），但食欲和体力均逐渐恢复，血清中的抗体效价亦逐渐上升至最高水平。

2. 常见的症状与体征

（1）发热 大多数传染病都可引起发热，如流行性感冒、恙虫病、结核病和疟疾等。

（2）发疹 许多传染病在发热的同时伴有发疹，称为发疹性传染病。发疹时可出现皮疹，分为外疹和内疹（黏膜疹）两大类。出疹时间、部位和先后次序对诊断和鉴别诊断有重要参考价值。

（3）毒血症状 病原体的各种代谢产物，包括细菌毒素在内，可引起除发热以外的多种症状，如疲乏，全身不适，厌食，头痛，肌肉、关节和骨骼疼痛等。严重者可有意识障碍、谵妄、脑膜刺激征、中毒性脑病、呼吸衰竭及休克等表现，有时还可引起肝、肾功能的改变。

（4）单核－吞噬细胞系统反应 在病原体及其代谢产物的作用下，单核－吞噬系统可出现充血、增生等反应，临床上表现为肝、脾和淋巴结肿大。

3. 临床类型 根据传染病临床过程的长短可分为急性、亚急性和慢性型；按病情轻重可分为轻型、典型（也称中型或普通型）、重型和爆发型。

四、传染病的诊断

早期明确传染病的诊断有利于患者的隔离和治疗。传染病的诊断要综合分析三个方面的资料。

（一）临床资料

1. 详细询问病史，包括起病诱因、病程、起病缓急、热型、皮疹的有无、出疹的日期以及伴随症状，对传染病的诊断至关重要。

2. 仔细的查体，发现传染病特有的体征，如皮疹的疹型和分布、麻疹的科氏斑、破伤风的牙关紧闭、流脑的瘀点瘀斑、肾综合征出血热的酒醉貌和腋下针尖样出血点等对传染病的诊断有重要意义。

（二）流行病学资料

流行病学资料在传染病的诊断中占有特殊地位。可以通过对患者的生活工作地区、环境的了解，结合患者发病季节、年龄、职业对传染病的诊断有很重要的意义。此外，了解传染病的接触史、既往传染病史及旅居史、预防接种史对传染病的诊断也有辅助作用。

（三）实验室检查

实验室检查对于传染病的诊断具有特殊的意义。病原体的发现、分离及特异性抗体的检出对确立诊断有决定性作用，一般实验室检查对于早期诊断和判断疾病严重程度有很大的帮助。

1. 一般实验室检查 包括血常规检查、尿常规检查、粪便常规检查以及血液生化检查，有助于疾病的诊断和病情的判断。

2. 病原体检查 根据病原体的不同有四种检查方法可检查到病原体：直接检查病原体、分离培养病原体、检测特异抗原、检测特异性核酸。是确定诊断的主要手段。

3. 特异性抗体检测 特异性抗体检测又称血清学检查，在急性期及恢复期双份血清检测抗体由阴性转为阳性，或抗体滴度 4 倍以上升高有重要诊断意义；特异性 IgM 型抗体的检出有助于现存或近期感染的诊断；特异性 IgG 型抗体的检出表示既往感染，可以作为个人和群体免疫状态的评价。

4. 其他检查 包括内镜（支气管镜、胃镜、肠镜）检查、超声检查、CT 检查、MRI 检查以及活体组织检查，对于疾病程度的评估、并发症的发现及治疗效果的评估是不可或缺的。

五、传染病的治疗

1. 治疗原则 传染病治疗的目的不仅在于促进患者的康复，而且在于控制传染源，防止疾病的传播和流行。以综合治疗为原则，即治疗与护理、隔离与消毒并重，一般治疗、对症治疗与病原并重的原则。

2. 治疗方法 一般治疗包括按传播途径进行隔离，良好的护理，心理治疗；支持和营养饮食治疗包括适当营养、适量液体和电解质，足够维生素和必要的血制品。

3. 病原治疗 是传染病治疗的关键。对于细菌引起的疾病应积极进行抗菌治疗，首先根据适应证、抗菌活性、药代动力学特点、不良反应和患者的生理、病理特点进行经验性治疗。尽快尽早确立病原学，进行目标治疗。对于病毒感染引起的疾病选择广谱抗病毒药、抗 RNA 病毒药物、抗 DNA 病毒药物（核苷和核苷酸类似物）进行抗病毒治疗。对于寄生虫的感染需要应用化学药物进行驱虫治疗。

4. 对症支持疗法 在病原治疗的基础上，免疫制剂的应用对于一些传染病具有辅助治疗和预防治疗并重的作用。同时对症的药物治疗也是治疗中必不可少的。为了减轻患者的感染中毒损伤，稳定溶酶体酶活性，采用肾上腺皮质激素疗法对于重症患者也是非常必要的。此外，对于神经系统损伤所致的后遗症需要适时进行针灸、功能锻炼等康复治疗。

5. 中医药疗法 中医、中药对于调整患者各系统的功能起相当重要的作用，某些中药还有一定的抗微生物功能。

六、传染病的预防

1. 传染源管理 传染病报告制度是早期发现和预防传染病的重要措施，必须严格遵守。

根据《中华人民共和国传染病防治法》传染病共分三类 40 种。甲类为强制管理的传染病，包括鼠疫和霍乱，乙类为严格管理的传染病，包括：病毒性肝炎、细菌性痢疾和阿米巴性痢疾、伤寒和副伤寒、艾滋病、淋病、梅毒、脊髓灰质炎、麻疹、百日咳、白喉、流行性脑脊髓膜炎、猩红热、流行性出血热、狂犬病、钩端螺旋体病、布氏菌病、炭疽、流行性乙型脑炎、血吸虫病、疟疾、登革热、肺结核、新生儿破伤风、传染性非典型肺炎、人感染 H7N9 禽流感、人感染高致病性禽流感、新型冠状病毒肺炎、甲型 H1N1 流感；丙类为监测管理的传染病，包括：丝虫病、麻风病、流行性感冒、流行性腮腺炎、风疹、黑热病、包虫病、手足口病、感染性腹泻、急性出血性结膜炎、斑疹伤寒。发现传染病后要求必须在规定时间上报有关卫生防疫机构。甲类在 2 小时内，乙类和丙类为 24 小时。

发现传染病后患者要早期隔离、早期治疗，接触者进行检疫、药物预防或预防接种，病原携带者应进行治疗，调整工作岗位，动物为传染源视经济价值治疗、宰杀或消灭处理。

2. 切断传播途径 切断传播途径是预防疾病的关键环节。对于消化道、虫媒传染病及寄生虫病加强爱国卫生运动，搞好水源、食品、个人卫生非常重要。对于经呼吸道传播的疾病，更应注意通风换气、空气消毒和戴口罩。医疗部门应用一次性物品减少经血液 - 体液传播的疾病。搞好环境卫生，做好必要的杀虫、防虫、驱虫工作，减少虫媒传播疾病的发生。

3. 保护易感人群 提高人群的非特异性免疫力，营养均衡、加强锻炼、提高生活水平。关键还是要增强特异性免疫力，接种各种疫苗、菌苗、类毒素。

本章小结

本章讲述传染病的总论重点为传染病的概念、传染病与感染性疾病的区别、各种传染病流行过程的基本条件和传染病的基本特征是重点内容，与各论息息相关，要求学生必须掌握。对于感染的概念、感染过程中病原体的作用、某些传染病的特有体征、传染病的预防的内容对于传染病的诊断和预防也有相辅相成的作用，学生应该熟练掌握。对于传染病的治疗原则可做了解，对各论的学习有极大的帮助。

练 习 题

题库

思考题

1. 传染病的传播途径有几种？举例说明。
2. 传染病与感染性疾病的主要区别是什么？
3. 传染病的治疗关键是什么？

（连建奇）

第十九章

常见传染病与性传播疾病

学习导引

知识要求

1. **掌握** 病毒性肝炎、艾滋病的传播途径、临床表现和诊断。
2. **熟悉** 病毒性肝炎、艾滋病的治疗及预防。
3. **了解** 病毒性肝炎、艾滋病的病原学。

能力要求

1. 通过学习病毒性肝炎、艾滋病，应用所学知识能够对病毒性肝炎、艾滋病做出初步诊断。
2. 学会确定病毒性肝炎、艾滋病的治疗原则、基本治疗方案和进行预防的方法。

第一节 病毒性肝炎

微课 PPT

病毒性肝炎（viral hepatitis）是由多种肝炎病毒引起的，以肝脏损害为主的一组全身性传染病。临床表现相似，以疲乏、食欲减退、肝功能异常为主要表现，部分病例出现黄疸，严重者甚至发生多器官功能衰竭。按病原学分类目前有甲、乙、丙、丁、戊五型病毒性肝炎，甲型和戊型肝炎病毒主要引起急性感染，经粪-口途径传播，可引起暴发流行。乙、丙、丁型病毒性肝炎大部分表现为慢性病程，主要经血液、体液传播，多为散发，少数可发展为肝硬化和肝细胞癌。

案例解析

【案例】 某男，46岁，既往无肝炎病史。以“乏力、食欲不振、尿色加深3周，加重伴目黄2周”为主诉入院，近4天逐渐出现腹胀加重，尿量减少，昨日出现神志恍惚。查体：神志清楚，计算力、定向力下降，皮肤巩膜明显黄染，心肺未见异常，腹软，肝脾未触及，移动性浊音阳性，扑翼样震颤阳性。辅助检查：白蛋白28g/L，ALT 238U/L，AST 322U/L，TBiL 488μmol/L，凝血酶原活动度（PTA）21%，凝血酶原国际标准化比值（INR）3.2，戊肝抗体IgM阳性。

【问题】 该患者目前考虑的诊断是什么？请简述诊断依据

【解析】 患者最可能的诊断是病毒性肝炎，戊型，亚急性重型；肝性脑病。诊断依据：①患者既往无肝炎病史，急性起病，病程>15天，乏力，有明显的消化道症状，尿色加深，继而出现目黄，神志改变。②查体：计算力、定向力下降，皮肤、巩膜黄染，扑翼样震颤阳性。③化验肝功异常，胆红素明显升高，PTA<40%，INR>1.5，戊肝抗体阳性。

一、病原学

目前已经证实的有甲、乙、丙、丁、戊型肝炎病毒是病毒性肝炎主要病原体，其他病毒如巨细胞病毒（CMV）、EB病毒、单纯疱疹病毒、黄病毒、风疹病毒、新型冠状病毒等也可引起严重肝损伤，但不属于病毒性肝炎范畴。

（一）甲型肝炎病毒

甲型肝炎病毒（hepatitis A virus，HAV）属于微小RNA病毒科中的嗜肝RNA病毒属。HAV可分为7个基因型，我国已分离到的均为I型。能感染人的血清型只有1个，因此HAV只有1个抗原－抗体系统。HAV对紫外线、氯、甲醛等消毒剂敏感，100℃ 1分钟可以完全使其灭活。

（二）乙型肝炎病毒

乙型肝炎病毒（hepatitis B virus，HBV）属嗜肝脱氧核糖核酸（DNA）病毒科、正嗜肝DNA病毒属的一员。在电镜下，感染者血清中存在三种形式的颗粒：①大球形颗粒，又称Dane颗粒；②小球形颗粒；③丝状或核状颗粒。血清中小球形颗粒最多，Dane颗粒最少。HBV基因组又称HBV DNA，由不完全的环状双链DNA组成，分为长的负链（L）和短的正链（S）两股。有4个开放读码框架（S、C、P、X区）。S区编码HBsAg，C区编码HBeAg和HBcAg，P区编码多聚酶，X区编码X蛋白，故存在三对抗原－抗体系统：HBsAg与抗－HBs、HBeAg与抗－HBe和HBcAg与抗－HBc。HBV的抵抗力很强，对热、低温、干燥、紫外线及一般浓度的消毒剂均能耐受。但对0.2%苯扎溴铵、0.5%过氧乙酸敏感。100℃ 10分钟、65℃ 10小时或高压蒸汽消毒可使HBV灭活。

（三）丙型肝炎病毒

丙型肝炎病毒（hepatitis C virus，HCV）属黄病毒科、丙型肝炎病毒属。HCV基因组为单股正链RNA，具有显著的异质性，同一基因组不同区段变异程度有显著差别。根据基因序列的差异，目前可将HCV分为6型11个亚型，我国以1b型为主。HCV对有机溶剂、紫外线、高温敏感，100℃ 5分钟可使其灭活。

（四）丁型肝炎病毒

丁型肝炎病毒（hepatitis D virus，HDV）是一种缺陷病毒，其复制、表达病毒抗原及引起肝损伤需要HBV的辅佐。HDV基因组为单股环状闭合负链RNA。HDVAg是HDV唯一的抗原成分，仅有一个血清型。

（五）戊型肝炎病毒

戊型肝炎病毒（hepatitis E virus，HEV）是α病毒亚组的成员。HEV基因组为单股正链RNA病毒。目前HEV可分为4个基因型，基因1型和2型只感染人，基因3型和4型可感染人和多种动物。HEV在碱性环境下稳定，对高温、三氯甲烷、氯化铯敏感。

二、流行病学

我国甲型肝炎人群流行率约为80%；全球约有2.57亿慢性HBV感染者，我国约有7000万例；全球慢性HCV感染者约有7100万，我国约有1000万；丁型肝炎人群流行率约为1%；戊型肝炎约为20%。

（一）甲型肝炎

1. 传染源　急性期患者和隐性感染者。粪便排毒期为起病前2周至血清丙氨酸氨基转移酶高峰期后1周传染性最强，少数可延长至起病后30天。

2. 传播途径　主要经粪－口途径传播，粪便污染水源、食物、玩具等可引起流行。

3. 易感人群　抗－HAV阴性者。在我国大多为幼儿、儿童、青少年期获得感染，至成人80%可检出抗HAV IgG。

4. 流行特征　儿童和青少年为好发年龄，发病率与居住条件、卫生习惯及教育程度密切相关。感染后可产生持久免疫。

（二）乙型肝炎

1. 传染源 主要是急性、慢性乙型肝炎患者和病毒携带者，慢性患者和病毒携带者作为传染源意义最大，传染性与体液中乙型肝炎病毒 DNA 含量成正相关。

2. 传播途径 因含 HBV 体液或血液进入机体而获得感染。

（1）母婴传播 分为宫内传播、围生期传播、分娩后传播，其中围生期传播是母婴传播的主要方式。

（2）血液、体液传播 血液中 HBV 含量较高，微量污染的血液进入人体即可造成感染，例如输血及血制品，注射、手术、针刺、共用剃刀和牙刷、血液透析、器官移植等均可传播。

（3）性传播 与 HBV 阳性者发生无防护的性接触。

3. 易感人群 抗 HBs 阴性者均易感。

4. 流行特征 世界性分布，但有地区差异，按流行的严重程度分为低、中、高度三种流行地区。我国 HBsAg 阳性率为 7.18%，属中度流行区。有家庭聚集现象，无明显季节性。

（三）丙型肝炎

1. 传染源 主要为急、慢性患者，以慢性患者尤为重要。

2. 传播途径

（1）经输血及血制品传播 我国自 1993 年对献血者筛查抗－HCV，减少了经此途径传播 HCV。

（2）经破损的皮肤黏膜传播 包括使用非一次性注射器和针头、未经严格消毒的牙科器械、内镜等。共用剃须刀、共用牙刷、文身和穿耳环孔等也是 HCV 潜在的经血传播方式。静脉药瘾共用注射器和不安全注射是目前新发感染最主要的传播方式。

（3）性传播 与 HCV 感染者发生无防护的性接触。

3. 易感人群 凡未感染过 HCV 者均易感。经常使用血制品者、器官移植者、长期接受血液透析治疗患者、静脉药瘾者、多个性伴侣及同性恋等均属高危人群。

4. 流行特征 呈全球分布，无明显地理界限，不同性别、年龄、种族人群均对 HCV 易感。

（四）丁型肝炎

1. 传染源 急性或慢性丁型肝炎患者，HDV 及 HBV 携带者。

2. 传播途径 类似乙型肝炎，以血液传播、体液传播、性接触传播、母婴垂直传播为主。

3. 易感人群 普遍易感。共同感染：指 HBV 和 HDV 同时感染，感染对象是正常人群或未受 HBV 感染的人群。重叠感染：指在慢性 HBV 感染的基础上感染 HDV，感染对象是已受 HBV 感染的人群。

4. 流行特征 全球性分布，以散发为主。我国西南地区感染率较高，在 HBsAg 阳性人群中超过 3%。

（五）戊型肝炎

1. 传染源 患者及隐性感染者。

2. 传播途径 粪－口途径传播是主要的传播途径。

3. 易感人群 未受过 HEV 感染者普遍易感。原有慢性 HBV 感染者或晚期孕妇感染 HEV 后病死率高，儿童发病率较低。

4. 流行病学特征 主要见于亚洲、非洲和美洲的一些发展中国家，有明显的季节性，多散发于雨季后。

三、临床表现

微课

不同肝炎病毒引起临床表现具有共同特征。临床上分为急性肝炎（急性黄疸型和急性无黄疸型）、慢性肝炎（轻、中、重度）、重型肝炎（急性、亚急性、慢性、慢加急性）、淤胆型和肝炎后肝硬化。甲肝与戊肝表现相似，多为急性，发热多，可有重型和淤胆型，不转为慢性。乙肝和丙肝临床表现相似，丙肝略轻，起病缓，转为慢性后，可发展为肝硬化和肝癌。

（一）潜伏期

各型肝炎的潜伏期：甲型肝炎平均30天（15～45天）；乙型肝炎平均70天（30～180天）；丙型肝炎平均50天（15～150天）；丁型肝炎常为重叠或混合感染，潜伏期30～150天；戊型肝炎平均40天（10～70天）。

（二）临床经过

1. 急性肝炎 各型肝炎病毒均能引起。成人急性乙型肝炎约10%转为慢性，丙型50%、丁型70%转为慢性。急性肝炎分为急性无黄疸型肝炎和急性黄疸型肝炎，临床表现相似，两者区别主要在于胆红素是否升高，总病程1～4个月。黄疸型患者常表现为三期，黄疸前期表现为发热同时伴有全身疲乏无力、食欲下降、恶心、厌油、尿色加深，血清ALT水平升高；黄疸期患者自觉症状有好转，发热消退，但尿色进一步加深，似浓茶样尿，且出现皮肤、巩膜黄染，部分患者存在一过性大便颜色变浅和灰白便、皮肤瘙痒、心动过缓等梗阻性黄疸表现，肝脏肿大伴有压痛，ALT升高及血清胆红素均有升高；恢复期症状逐渐消失，黄疸渐退，肝、脾回缩，肝功能恢复正常。无黄疸型肝炎起病较缓，无黄疸，其余症状与黄疸型相似，但症状较轻，恢复较快。无黄疸型发病率远高于黄疸型。

2. 慢性肝炎 常见于乙、丙、丁型肝炎。急性肝炎病程超过6个月，或原有乙型、丙型、丁型肝炎急性发作再次出现肝炎症状、体征及肝功能异常者，或无明确肝炎病史和携带肝炎病毒史，但肝组织学检查证实肝脏存在慢性炎症者。根据临床症状和实验室检查可分为轻、中、重度。

3. 重型肝炎（肝衰竭） 所有肝炎病毒均能引起。是病毒性肝炎中最严重的一种类型，发生率0.2%～0.5%，病死率高。临床表现为一系列肝衰竭症候群：极度乏力，严重消化道症状，神经、精神症状（嗜睡、性格改变、烦躁不安、昏迷等）；明显出血现象（鼻衄、齿龈出血、呕血、黑便等），凝血酶原时间（PT）显著延长，INR >1.5及凝血酶原活动度（PTA）<40%；黄疸进行性加深，总胆红素每天上升≥17.1μmol/L或大于正常上限10倍；可出现中毒性鼓肠，腹水，肝肾综合征等；可出现扑翼样震颤及病理反射，肝浊音界进行性缩小；胆酶分离，血氨升高。根据病理组织学特征和病情发展速度，重型肝炎（肝衰竭）可分为四类：急性重型肝炎、亚急性重型肝炎、慢性重型肝炎和慢加急性（亚急性）重型肝炎。

4. 淤胆型肝炎 以肝内胆汁淤积为主要表现的一种特殊临床类型，又称为毛细胆管炎型肝炎。急性淤胆型肝炎起病类似急性黄疸型肝炎，但自觉症状较轻，大多数患者可恢复，可有皮肤瘙痒、粪便颜色变浅、肝大等特点。肝功能检查：血清胆红素升高以直接胆红素为主，ALT轻度增高，而γ-谷氨酰转肽酶（GGT）、碱性磷酸酶（ALP）升高更明显，总胆汁酸和胆固醇升高，PT无明显延长，PTA >60%。在慢性肝炎或肝硬化基础上发生上述表现者，为慢性淤胆型肝炎。

5. 肝炎肝硬化 根据肝脏炎症情况分为静止性和活动性两型。根据肝组织病理及临床表现分为代偿性和失代偿性肝硬化。

四、实验室检查

（一）肝功能检查

1. 血清酶

（1）ALT 是目前临床上反映肝细胞炎症的常用指标。急性肝炎时ALT升高明显，慢性肝炎和肝硬化时ALT轻、中度升高或反复异常；重型肝炎患者往往表现“酶黄分离”现象。

（2）AST 在肝病时AST升高，提示肝细胞线粒体损伤，表明疾病较重且较持久。AST/ALT比值越高预后越差。

（3）ALP 当肝内外出现胆汁排泄受阻时，肝组织表达的ALP不能排出体外而回流入血，导致ALP水平升高。是肝内外胆汁淤积的主要指标。

（4）γ-GT 酒精性、自身免疫性肝病患者，肝硬化、肝癌患者有显著升高，在胆管阻塞时升高更加明显。

（5）胆碱酯酶（CHE） 主要由肝细胞合成，其活性降低提示肝细胞损伤明显，所以CHE越低病情越重。

2. 血清蛋白 主要由白蛋白、球蛋白组成。白蛋白半衰期约21天，急性肝炎时白蛋白往往正常，中度以上慢性肝炎、肝硬化、重型肝炎时白蛋白有不同程度下降，球蛋白升高，白/球比值下降甚至倒置。

3. 血清胆红素 血清胆红素水平是肝细胞损伤程度的重要指标。直接胆红素在总胆红素中的比例升高也可以反映淤胆的程度。

4. PT、PTA、INR PT与肝脏损伤程度成正比，PTA < 40% 和 INR > 1.5 是重型肝炎诊断的主要依据，也是判断预后的敏感指标。

5. 血氨 肝衰竭和终末期肝病时，肝脏清除氨的能力减退或丧失，导致血氨升高。血氨明显升高常见于重型肝炎和肝性脑病患者。

6. 血糖 超过40%的重型肝炎患者有血糖降低。

7. 血浆胆固醇 60% ~80%的血浆胆固醇来自肝脏。肝细胞严重损伤时，胆固醇合成减少，故血浆胆固醇越低，肝病预后越差。梗阻性黄疸是时胆固醇升高。

（二）肝炎病毒标志物检测

1. 甲型肝炎 甲型肝炎IgM型抗体是近期感染的标志，阳性为现症感染或隐性感染；IgG型抗体是既往感染的标志，阳性为既往隐性感染或接种过甲型肝炎疫苗，属于保护性抗体。

2. 乙型肝炎 HBsAg阳性为HBV感染的指标之一，但是阴性不能除外HBV感染。抗-HBs IgG是保护性抗体，阳性见于急性感染的恢复期、既往感染及乙肝疫苗接种后。HBcAg存在于肝细胞核内，血清中检测不到。抗-HBc IgM阳性对急性乙型肝炎诊断非常有帮助，部分慢性肝炎活动期也会呈现阳性。抗-HBc IgG在血清中可长期存在，高滴度的抗-HBc IgG表示现症感染，常与HBsAg并存；低滴度的抗-HBc IgG表示既往感染，常与抗-HBs并存。HBeAg阳性是病毒复制活跃和有传染性的指标，抗-HBe阳性意味病毒复制水平下降，传染性减低，无论在自然病程中还是治疗过程中E抗原血清转换（E抗原转为阴性，E抗体转为阳性）都是病情趋于平稳的标志。HBV DNA水平的高低标志乙肝病毒复制程度和传染性的强弱，定量检测用于判断抗病毒药物的疗效。

3. 丙型肝炎 抗-HCV IgM和抗-HCV IgG阳性均提示HCV的感染，不是保护性抗体。HCV RNA阳性提示病毒复制和具有传染性，也是抗病毒治疗的指征和抗病毒药物疗效判定的指标。

4. 丁型肝炎 HDVAg阳性和抗-HDV IgM阳性均是HDV感染的直接证据。HDV RNA是HDV感染的最直接的证据，也是病毒复制和具有传染性的标志。

5. 戊型肝炎 抗-HEV IgM和抗-HEV IgG阳性均是近期感染的标志。少数戊型肝炎患者始终不产生抗-HEV IgM和抗-HEV IgG，两者均阴性不能完全除外戊型肝炎。

（三）肝脏影像学检查

彩超、CT、MRI影像检查是诊断肝硬化和肝内肿瘤的主要手段。

（四）肝活体组织检查

对于明确诊断、判断肝脏炎症及纤维化的程度、评估疗效有重要价值。尤其对乙肝病毒携带者病情评估尤为重要。

（五）其他实验室检查

急性肝炎时血常规中白细胞可以下降，肝细胞黄疸时尿常规中尿胆红素及尿胆原均为阳性，肝硬化伴脾功能亢进时白细胞、红细胞和血小板均可以降低。甲胎蛋白（AFP）是筛选和早期诊断原发性肝细胞癌（HCC）的重要标志物。

五、并发症

肝内并发症有脂肪肝、肝硬化、肝细胞癌。肝外并发症包括胆道炎症、胰腺炎、糖尿病、甲状腺功能异常、再生障碍性贫血、肾小球肾炎、肾小管酸中毒等。重型肝炎严重并发症有：肝性脑病、上消化道出血、感染、肝肾综合征。

六、诊断与鉴别诊断

病毒性肝炎的诊断必须考虑三方面的依据：流行病学资料、临床表现和实验室检查（尤其是病原学检查）。

（一）流行病学资料

疑是甲型肝炎应注意收集地区流行史、有无进食未熟海产品史及引用污水史的资料，发病多见于儿童。乙、丙型肝炎应注意询问有无输血、不洁注射史，母亲是否为乙肝病毒携带者，有助于乙型肝炎的诊断。

（二）临床诊断

1. 急性肝炎 急性发病，常有发热、乏力等全身症状，同时伴有食欲不振、恶心、呕吐、上腹部不适等症状，逐渐出现尿黄和眼黄。肝脏增大，有触痛，ALT 明显升高，黄疸型肝炎可有黄疸前期、黄疸期、恢复期三期经过，病程不超过 6 个月。

2. 慢性肝炎 病程超过 6 个月、乙肝病毒携带者、有慢性肝病体征或肝脏病理检查符合慢性肝炎改变，患者常出现不同程度的乏力、食欲不振、肝区不适症状。可以有面色晦暗、肝掌、蜘蛛痣等慢性肝病体征。根据病情轻重分为轻、中、重三度。

3. 重型肝炎 急性重型肝炎病程在 2 周内，伴有Ⅱ度以上肝性脑病；亚急性重型肝炎病程在 15 天~24 周内；慢性重型肝炎是在慢性肝炎或肝硬化基础上出现肝衰竭。

4. 淤胆型肝炎 起病类似急性黄疸型肝炎，但黄疸持续时间长，症状轻，有梗阻性黄疸的症状和实验室检查。

5. 肝炎肝硬化 多有慢性肝炎病史，出现腹胀、尿少、脾大、腹水、下肢水肿、白蛋白降低、白细胞下降、血小板下降、食管胃底静脉曲张等肝功能受损和门脉高压表现，肝脏影像提示肝损伤或肝硬化。

（三）病原学诊断

1. 甲型肝炎 下述任何一项阳性均提示甲型肝炎现症感染：抗 HAV IgM 阳性、粪便中检出 HAV 颗粒或抗原或 RNA、抗 - HAV IgG 病初阴性，恢复期阳性。

2. 乙型肝炎 下述任何一项阳性均提示 HBV 感染：血清中 HBsAg 阳性或 HBV DNA 阳性；肝组织中 HBV DNA 或 HBcAg、HBsAg 阳性。感染类型需依据临床症状、体征、肝功能及肝脏组织学来确定。

3. 丙型肝炎 抗 - HCV 阳性或 HCV RNA 阳性均可确诊为丙型肝炎。

4. 丁型肝炎 有 HBV 感染同时有下述任何一项阳性均提示丁型肝炎感染：HDV Ag 阳性、抗 - HDV IgM 阳性、抗 - HDV IgG 高滴度、HDV RNA 阳性，或肝组织中 HDV Ag 阳性或 HDV RNA 阳性。

5. 戊型肝炎 急性肝炎患者无论抗 HEV IgM 还是抗 HEV IgG 阳性、血清或粪便中 HEV RNA 阳性均为急性戊型肝炎。无症状为隐性感染者。

（四）鉴别诊断

黄疸出现时需与溶血性黄疸、梗阻性黄疸鉴别；如果肝功能异常需与其他原因引起的肝脏损伤鉴别，如巨细胞病毒、EBV 感染、药物性肝损伤、酒精性肝损伤、自身免疫性肝炎等。

七、治疗

病毒性肝炎的治疗应根据不同病原、不同临床类型区别对待。各型肝炎的治疗原则均以适当休息、合理营养为主，辅以恰当用药，避免饮酒、过劳和应用肝损伤药物。

（一）急、慢性肝炎和肝硬化的治疗

急性肝炎一般为自限性，以一般治疗和对症治疗为主；慢性肝炎采用综合治疗方案，以抗病毒为主，以休息、营养、心理平衡、改善和恢复肝功能、调节机体免疫、抗纤维化为辅；肝硬化的治疗采用抗病毒为主，控制和治疗并发症并重的治疗方案。

1. 改善和恢复肝功能 ①非特异性护肝药：多种维生素、还原型谷胱甘肽、葡萄糖醛酸内酯。②降

酶药：五味子类（双环醇、联苯双酯）、山豆根类（苦参碱）、甘草提取物（甘草酸苷）。③降黄药物：腺苷蛋氨酸、门冬氨酸钾镁、丹参等。

2. 免疫调节 胸腺素或胸腺肽等。

3. 抗纤维化 主要有丹参、冬虫夏草、核仁提取物等。

4. 抗病毒 抗病毒治疗目的是长期抑制病毒复制，减少传染性，改善肝功能，减轻肝组织病变，提高生活质量，减少或延缓肝硬化、肝衰竭、肝癌发生，延长生存时间，应尽早、尽可能进行抗病毒治疗。

（1）抗病毒治疗的一般适应证

1）慢性 HBV 感染 ① HBsAg 阳性者，若为失代偿肝硬化、肝衰竭、原发性肝细胞癌、肝移植、免疫抑制剂应用、丙型肝炎 DAA 治疗，应抗病毒治疗。② HBsAg 阳性、HBV DNA 阳性者，ALT 升高并排除其他原因后，应抗病毒治疗；ALT 正常，符合下列条件之一者，应抗病毒治疗：a. 肝脏组织学 G≥2 和（或）S≥2；b. 有乙型肝炎肝硬化或乙型肝炎 HCC 家族史且年龄 >30 岁；c. 年龄 >30 岁，肝纤维化无创判断技术或肝组织学检查，提示肝脏炎症或纤维化；d. HBV 相关肝外表现；e. 代偿期肝硬化。

2）丙型肝炎 HCV RNA 阳性者，应抗病毒治疗。

（2）抗病毒治疗的药物

1）慢性 HBV 感染 ①核苷（酸）类似物（NAs），首选强效低耐药药物，包括恩替卡韦（ETV）、富马酸替诺福韦酯（TDF）和富马酸丙酚替诺福韦（TAF）；②干扰素 α，首选聚乙二醇干扰素 α（Peg－IFN－α）。

2）HCV 感染 ①直接抗病毒药物（DAA）；② Peg－IFN－α；③ 利巴韦林（RBV）。

不同患者抗病毒药物的选择和疗程应根据病情、伴随疾病、病毒基因型等因素综合决定。

（二）重型肝炎的治疗

原则是以支持和对症疗法为基础的综合治疗，促进肝细胞再生，预防和治疗各种并发症。如通过综合治疗病情仍恶化的病例，需要进行人工肝支持，争取尽早进行肝移植。

1. 一般和支持治疗 患者保持绝对卧床休息，密切观察生命体征和病情的变化，预防院内感染发生；适量蛋白饮食［<0.5g/(kg·d)］，保证每日热量，可给予 10%～25% 的葡萄糖、白蛋白、新鲜血浆、维生素 K 和维生素 C。维持水、电解质和酸碱平衡。

2. 促进肝细胞再生 肝细胞生长因子，前列腺素 E1，肝细胞及肝干细胞或干细胞移植。

3. 并发症治疗

（1）上消化道出血 分析出血原因，针对病因治疗。

（2）肝性脑病 减少肠道产氨，降低血氨，增强氨代谢；恢复正常神经递质；维持氨基酸平衡，治疗脑水肿，积极消除其诱因。

（3）继发感染 常见胆道感染和自发性细菌性腹膜炎。

（4）肝肾综合征 避免使用肾损伤药物，注意血容量的补充。

4. 抗病毒治疗 可选择核苷类似物进行抗病毒治疗。

5. 人工肝支持系统 非生物型人工肝支持系统，包括血浆置换（PE）、血液灌流（HP）、血液滤过（HF）、血液透析（HD）、双重血浆分子吸附系统（DPMAS）等。主要作用是清除患者血中毒性物质及补充生物活性物质，对早期重型肝炎有一定疗效，对晚期重型肝炎有助于争取时间等待肝移植。生物型人工肝研究进展缓慢。

6. 肝移植 是晚期重型肝炎患者主要治疗手段。

（三）淤胆型肝炎的治疗

早期治疗同急慢性肝炎，若黄疸持续不降，可选择加用肾上腺皮质激素。

（四）肝硬化治疗

长期进行抗病毒治疗的同时主要治疗并发症。

（五）慢性携带者的治疗

根据肝活检中肝脏炎症和纤维化程度确定是否进行治疗。

八、预防

（一）管理传染源

做好患者和携带者的治疗和隔离工作，现症感染者不准献血、不准从事餐饮业、不准从事托幼工作。

（二）切断传播途径

甲肝和戊肝预防要搞好环境卫生、个人卫生，加强粪便、水源、食品的管理。乙肝、丙肝、丁肝预防需严格筛查献血源，提倡使用一次性注射用具，严格消毒。对HBV育龄期及妊娠母亲做好管理，阻断HBV母婴传播。

（三）保护易感人群

HAV和HBV未感染者均应常规接种甲肝疫苗和乙肝疫苗，戊肝疫苗也于2012年获批用于预防戊型肝炎。HBV感染的母亲所生新生儿应在出生12小时内尽早注射乙型肝炎免疫球蛋白（HBIG），同时在不同部位接种乙肝疫苗，并在1月龄和6月龄时分别接种第2针和第3针乙肝疫苗。

第二节　艾　滋　病

PPT

案例解析

【案例】 患者李某，男，43岁，因食欲不振、尿黄半个月为主诉入院。患者于半月前出现发热，体温38℃，伴有乏力及食欲下降，尿色加深，3～4天后热退，但乏力不适症状无好转，恶心，时有呕吐，出现眼黄及皮肤黄染。外院确诊急性黄疸型乙型肝炎。为进一步治疗转入我院。既往近半年大便次数增多，每天3～4次，体重下降约7kg。入院后查体：消瘦状，皮肤巩膜明显黄染，颈部及腋下有肿大淋巴结，肝脾未触及。化验：ALT 858U/L，TBiL 78μmmol/L，乙肝表面抗原阳性，乙肝核心抗体IgM和IgG均阳性，抗HIV抗体阳性。$CD4^+$T淋巴细胞280/μl。追问病史患者有同性性行为。

【问题】 该患者应该如何诊断？

【解析】 患者急性起病，有明显的病毒血症过程和消化道症状，并出现黄染，化验肝功明显异常，乙肝病毒标志物阳性，尤其核心抗体IgM阳性，符合急性黄疸型乙型肝炎诊断。但是在检查中发现患者抗HIV阳性，且患者有腹泻、体重下降表现，淋巴结肿大，$CD4^+$T淋巴细胞计数明显下降，符合AIDS诊断。

艾滋病全称为获得性免疫缺陷综合征（acquired immune deficiency syndrome，AIDS），是由人免疫缺陷病毒（human immunodeficiency virus，HIV）所引起的慢性传染病，主要通过性接触、血液和母婴传播。病毒主要侵犯和破坏辅助性T淋巴细胞（$CD_4{}^+$T淋巴细胞），使机体免疫细胞功能受损或缺陷，最终并发各种严重的机会性感染和肿瘤。具有传播迅速、发病缓慢、病死率高的临床特征。

一、病原学

HIV为单链RNA病毒，属于反转录病毒科，慢病毒属中的人类慢病毒组。直径为100～120nm的球形颗粒，由核心和包膜两部分组成，核心包括两条正链RNA。病毒复制要多种物质，包括反转录酶、整合酶和蛋白酶、RNA酶H和互补DNA、病毒蛋白R。核心蛋白P24、蛋白P6及P9等将上述成分包裹其中，膜与核心之间的基质由基质蛋白 P17 组成。病毒的最外层为类脂包膜，其中嵌有外膜糖蛋白 gp120 和跨膜糖蛋白 gp41，还包含其他多种宿主蛋白，与 HIV 感染进入宿主细胞密切相关。HIV 主要感染 $CD4^+$T 细胞及表达有 CD4 分子的宿主细胞。

根据 HIV 基因的差异，目前可将 HIV 分为 HIV－1 和 HIV－2。全球主要流行的毒株是 HIV－1。HIV－2 主要局限于非洲西部和西欧，北美也有少量报告，传染性和致病性均较低。我国以 HIV－1 为主要流行株。

HIV 是一种变异性很强的病毒，HIV－1 分为 3 个亚型组 13 个亚型，HIV－2 至少有 7 个亚型。HIV－1 基因组长 9181bp，HIV－2 基因组长 10359bp。HIV 基因除包括两端长末端重复序列（LTR）外，中间有 9 个开放性读框（ORF）。HIV 基因编码的蛋白行使不同的功能。

HIV 对外界抵抗力低，对热敏感，56℃ 30 分钟能使 HIV 在体外对人的 T 淋巴细胞失去感染性，但不能完全灭活血清中的 HIV；100℃ 20 分钟可将 HIV 完全灭活。能被 75% 乙醇、0.2% 次氯酸钠及含氯石灰灭活。0.1% 甲醛、紫外线和 γ 射线均不能灭活 HIV。HIV 侵入人体可刺激产生抗体，但并非中和抗体。

二、流行病学

课堂互动

如果你的同事中有 HIV 感染者，你应该如何对待他？不与其同室工作、同一食堂就餐是预防感染的方法，对吗？

1. 传染源 艾滋病患者和 HIV 感染者。病毒主要存在于血液、精液和阴道分泌物中，唾液、眼泪、乳汁中也含有病毒，具有传染性，但病毒含量较少。

2. 传播途径 性接触是主要传播途径，其次为输血注射传播途径，第三是母婴传播，还有其他传播途径，如器官移植、人工授精。一般接触不会传播艾滋病，如工作、劳动、握手、拥抱以及公用餐具、厕所、电话、浴池等。

3. 易感人群 普遍易感。15～49 岁发病者占 80%，高危人群为男－男同性性行为者、多性伴人群、静脉注射毒品者和多次输血者。

4. 流行状况 HIV 为全球感染的疾病。联合国艾滋病署公布的报告提示，随着抗病毒和机会性感染防治措施的普及，每年因艾滋病死亡的人数有所下降，截至 2017 年底，全球现存活 HIV/AIDS 患者 3960 万例。2016 年新感染 HIV 人数为 180 万，较 2010 年以后下降了 16%。

三、临床表现

微课

潜伏期平均 9 年，可短至数月或长达 15 年。根据我国有关艾滋病的诊疗标准和指南，将艾滋病分为急性期、无症状期和艾滋病期。

1. 急性期 通常发生在初次感染 HIV 的 2～4 周，部分感染者出现 HIV 病毒血症和免疫系统急性损伤所产生的临床症状，持续 1～3 周后缓解。临床表现以发热最为常见，可伴有全身不适、头痛、盗汗、恶心、呕吐、腹泻、咽痛、肌痛、关节痛、皮疹、淋巴结肿大以及神经系统症状等。此期血清可检出 HIV RNA 及 P24 抗原，HIV 抗体则在感染后 2 周左右才出现。$CD4^+$T 淋巴细胞计数一过性减少，$CD4^+$/$CD8^+$ 比例也可倒置。部分患者可有轻度白细胞和（或）血小板减少及肝功能异常。快速进展者在此期可能出现严重感染或者中枢神经系统症状体征及疾病。

2. 无症状期 可从急性期进入此期，也可无明显的急性期症状而直接进入此期。此期持续时间一般为 6～8 年，其时间长短与感染病毒的数量、病毒类型、感染途径、机体免疫营养状况、卫生条件和生活习惯等因素有关，感染者可出现淋巴结肿大，但一般不易引起重视。HIV 在感染者体内不断复制，具有传染性，感染者免疫系统受损，$CD4^+$ T 淋巴细胞计数逐渐下降。

3. 艾滋病期 为感染 HIV 后的最终阶段。患者 $CD4^+$T 淋巴细胞计数明显下降，多 $<200/\mu l$，血浆 HIV 病毒载量明显升高。此期主要的临床表现为 HIV 相关症状、各种机会性感染和肿瘤。

（1）HIV 相关症状　主要表现为持续 1 个月以上的发热、盗汗、腹泻；体重减轻 10% 以上。部分患者表现为神经精神症状，如记忆力减退、精神淡漠、性格改变、头痛、癫痫及痴呆等。可出现持续性全身淋巴结肿大，其特点为：①除腹股沟以外有两个或两个以上部位的淋巴结肿大；②淋巴结直径≥1cm，无压痛，无粘连；③持续 3 个月以上。

（2）各种机会性感染及肿瘤

1）呼吸系统　人肺孢子菌引起的肺孢子菌肺炎（pneumocystis pneumonia，PCP），表现为慢性咳嗽、发热、发绀、血氧分压降低，少有肺部啰音。胸部 X 线显示间质性肺炎。CMV、MTB、鸟复合分枝杆菌、念珠菌及隐球菌等常引起病毒性肺炎、肺结核，复发性细菌、真菌性肺炎。卡波西肉瘤也常侵犯肺部。

2）中枢神经系统　新隐球菌脑膜炎、结核性脑膜炎、弓形虫脑病及各种病毒性脑膜脑炎。

3）消化系统　白色念珠菌食管炎、巨细胞病毒性食管炎、肠炎，沙门菌、痢疾杆菌、空肠弯曲菌及隐孢子虫性肠炎；表现为食管炎或溃疡，吞咽疼痛、胸骨后灼烧感、腹泻、体重减轻，感染性肛周炎、直肠炎；因隐孢子虫、肝炎病毒及 CMV 感染导致肝功异常。偶可有胆囊机会性感染和肿瘤等。

4）口腔　鹅口疮、舌毛状白斑、复发性口腔溃疡、牙龈炎等。

5）皮肤　带状疱疹、传染性软疣、尖锐湿疣、真菌性皮炎和甲癣。

6）眼部　CMV 视网膜脉络膜炎和弓形虫性视网膜炎，表现为眼底絮状白斑。眼睑、眼板腺、泪腺、结膜及虹膜等常受卡波西肉瘤侵犯。

7）其他肿瘤　恶性淋巴瘤、卡波西肉瘤等。可侵犯皮肤、口腔黏膜、淋巴结和内脏。

四、实验室检查

（一）一般检查和血生化检查

白细胞、血红蛋白、红细胞及血小板均可有不同程度减少，尿蛋白常阳性，可有血清转氨酶升高及肾功能异常等。

（二）免疫学检查

$CD4^+$ T 淋巴细胞是 HIV 感染最主要的靶细胞。HIV 感染后，$CD4^+$ T 淋巴细胞进行性减少，$CD4^+$/$CD8^+$ 比例倒置。$CD4^+$ T 淋巴细胞绝对计数可以了解 HIV 感染者机体免疫状况和病情进展、确定疾病分期、判断治疗效果和临床并发症。

（三）病原学检测

1. 抗体检测　HIV－1/HIV－2 抗体检测是 HIV 感染诊断的金标准。分筛查试验（初筛和复检）和确证试验两步。采用酶联免疫吸附试验（ELISA）、化学发光法或免疫荧光法初筛/复检血清 gp24 及 gp120 抗体，灵敏度达 99%。筛查试验抗体阳性检测结果要经蛋白印迹（Western blot，WB）检测即确证试验确认。

2. 抗原检测　用 ELISA 法检测血清 HIVp24 抗原，有助于抗体产生窗口期和新生儿早期感染的诊断。

3. 病毒载量测定　病毒载量的测定可了解疾病进展、提供抗病毒治疗依据、评估治疗效果、指导治疗方案以及为早期诊断提供参考。常用的方法有逆转录 PCR、核酸序列依赖性扩增技术和实时荧光定量 PCR 扩增。

4. 耐药检测　在抗病毒治疗病毒载量下降不理想或抗病毒治疗失败需要改变治疗方案时需进行耐药检测。测定病毒的基因型和表型，目前国内外多以基因型检测为主。

（四）其他检查

肺部影像检查有助于了解肺并发肺孢子菌、真菌、结核杆菌感染及卡波西肉瘤等情况。痰、支气管分泌物或肺活检可找到肺孢子菌包囊、滋养体或真菌孢子。粪涂片可查见隐孢子虫。隐球菌脑膜炎者可查见隐球菌。弓形虫、肝炎病毒及 CMV 感染可以用 ELISA 法检测相应的抗原或抗体。血或分泌物培养可确诊继发细菌感染。组织活检可确诊卡波西肉瘤或淋巴瘤等。

五、诊断与鉴别诊断

微课

（一）诊断原则

HIV 感染或 AIDS 诊断必须注意以下原则：结合流行病学资料、临床表现和实验室检查进行综合分析，慎重做出诊断。诊断 HIV 感染或 AIDS 必须经确证试验证实抗 HIV 抗体阳性。

（二）诊断标准

1. 急性期 患者半年内有流行病学史，有急性期临床表现，抗 HIV 抗体由阴性转为阳性即可诊断。

2. 无症状期 患者有或无流行病学史，抗 HIV 抗体阳性即可诊断。

3. 艾滋病期 成人及 15 岁（含 15 岁）以上青年，有流行病学史，实验室检查抗 HIV 抗体阳性，加之以下各项中的任何一项，即可诊断为艾滋病。①原因不明的持续不规则发热 1 月以上，体温高于 38℃；②慢性腹泻，次数 >3 次/日，持续 1 月以上；③6 个月内体重下降 10% 以上；④反复发作的口腔白色念珠菌感染；⑤反复发作的单纯疱疹病毒感染或带状疱疹感染；⑥肺孢子菌肺炎；⑦反复发生的细菌性肺炎；⑧活动性结核或非结核分枝杆菌病；⑨深部真菌感染；⑩中枢神经系统病变；⑪中青年人出现痴呆；⑫活动性巨细胞病毒感染；⑬弓形虫脑病；⑭青霉菌感染；⑮反复发生的败血症；⑯皮肤黏膜或内脏的卡波西肉瘤、淋巴瘤。

HIV 抗体阳性，虽无上述表现或症状，但 CD4$^+$T 淋巴细胞数 <200/μl，也可诊断为艾滋病。15 岁以下儿童，符合下列一项者即可诊断：HIV 感染和 CD4$^+$T 淋巴细胞百分比 <25%（<12 月龄），或 <20%（12~36 月龄），或 <15%（37~60 月龄），或 CD4$^+$T 淋巴细胞 <200/μl（5~14 岁）；HIV 感染和伴有至少一种儿童艾滋病指征性疾病。

（三）鉴别诊断和预后

本病需要和原发性 CD4$^+$T 淋巴细胞减少症和继发性 CD4$^+$T 淋巴细胞减少症相鉴别。AIDS 病死率很高，平均存活期 12~18 个月。同时合并卡波西肉瘤及肺孢子菌肺炎者病死率更高。病程 1 年死亡率为 50%，3 年为 80%，5 年几乎全部死亡。合并乙型、丙型肝炎者，肝病进展加快，预后差。

六、治疗

（一）高效抗反转录病毒治疗

抗反转录病毒治疗是针对病原体的特异治疗，目标是最大程度地抑制病毒复制，重建或改善免疫功能；降低 HIV 感染的发病率和病死率，使患者获得正常的期望寿命，提高生活质量；减少异常的免疫激活；减少 HIV 的传播，预防母婴传播。

目前国际上抗反转录病毒制剂（anti－retroviral，ARV）有六类 30 余种，分为核苷类反转录酶抑制剂（NRTIs）、非核苷类反转录酶抑制剂（NNRTIs）、蛋白酶抑制剂（PIs）、膜融合抑制剂（FIs）、整合酶链转移抑制剂（INSTIs）和 CCR5 抑制剂。国内的 ARV 药物目前有 NRTIs、NNRTIs、PIs、FIs 以及 INSTIs 五大类。仅用一种抗病毒药物易诱发 HIV 变异，产生耐药性，因而目前主张联合用药称为高效抗反转录病毒治疗（high active anti－retroviral therapy，HAART）。根据目前的 ARV 药物，可以组成 2NRTIs 为骨架的联合 NNRTI 或 PI 方案，每种方案都有其优缺点，需根据患者的具体情况来选择。

HAART 治疗选用药物和组成方案须注意以下几点：①成人和儿童/婴幼儿剂量的区别；②常见药物不良反应，应注意监测，避免产生严重后果；③注意药物配伍的禁忌和相互作用。

1. NRTIs 选择性抑制 HIV 反转录酶，掺入正在延长的 DNA 链中，抑制 HIV 复制。常用药物及特点如下。

（1）叠氮胸苷（AZT） 又名齐多夫定（IDN），注意该药不能与司他夫定（d4T）合用。

（2）拉米夫定（LAM） 又名 3TC。LAM 与 AZT 合用有协同作用。

（3）阿巴卡韦（ABC）：HLA－B5701 阳性者，不推荐使用。

（4）替诺福韦（TDF）。

（5）齐多拉米双夫定（AZT + 3TC）。

（6）恩曲他滨替诺福韦（FTC + TDF）。

（7）恩曲他滨丙酚替诺福韦（FTC + TAF）。

（8）拉米夫定/替诺福韦（3TC + TDF）。

2. NNRTIs　主要作用于 HIV 反转录酶某位点使其失去活性。常用下列几种：奈韦拉平（NVP）、依非韦伦（EFV）、利匹韦林（RPV）。

3. PIs　主要作用为抑制蛋白酶，阻断 HIV 复制和成熟过程中必需的蛋白质合成。常用的有：洛匹那韦（LPV）与利托那韦（RTV）的复合制剂、达芦那韦（DRV）与考比司他的复合剂。

4. INSTIs　拉替拉韦（RAL）、多替拉韦（DTG）与 NRTIs 的复合制剂，阿巴卡韦/拉米夫定/多替拉韦（ABC/3TC/DTG）、丙酚替诺福韦/恩曲他滨/艾维雷韦/考比司他（TAF/FTC/EVG/c）。

5. 长效 FIs　艾博韦泰。

（二）治疗时机

1. 成人及青少年　一旦确诊 HIV 感染，无论 $CD4^+$ T 淋巴细胞水平高低，均建议开始抗病毒治疗。在开始 HAART 前，一定要取得患者的配合和同意，教育患者保持良好的服药依从性；如果患者存在严重的机会性感染和既往慢性疾病急性发作期，应控制病情待稳定后再进行抗病毒治疗。启动 HAART 后，需终身治疗。

2. 婴幼儿和儿童　HIV 感染所有儿童患者，不论临床分期及 $CD4^+$ T 淋巴细胞计数水平，均应尽早开始 HAART。对于以下情况应优先尽快启动 HAART：①≤2 岁的儿童；②2～5 岁儿童，世界卫生组织（WHO）临床分期为 3 和 4 期或 $CD4^+$ T 淋巴细胞≤750/μl 或 $CD4^+$ T 淋巴细胞百分比 < 25%；③5～18 岁患者，WHO 临床分期为 3 和 4 期或 $CD4^+$ T 淋巴细胞 < 350/μl。

（三）治疗方案

成人及青少年初始治疗推荐方案为 2 种 NRTIs 类骨干药物联合第三类药物治疗。第三类药物可以为 NNRTIs 或增强型 PIs（含利托那韦或考比司他）或者 INSTIs。我国一线治疗方案为 TDF + 3TC + EFV/LPV/RAL。儿童一线治疗方案 10 岁以上为 TDF + 3TC + EFV，3～10 岁为 ABC + 3TC + EFV，3 岁以下为 ABC + AZT + 3TC + LPV/r。

（四）抗病毒治疗的监测

在抗病毒治疗过程中要定期进行临床评估和实验室检测，以评价药物的治疗效果、不良反应、耐药性情况，及时改变治疗方案以达到最大限度抑制病毒的目的。监测的目标主要是病毒载量和 $CD4^+$ T 淋巴细胞。

（五）免疫重建和机会性感染及肿瘤的治疗

1. 免疫重建炎症反应综合征治疗　通过抗病毒治疗及其他治疗手段，HIV 感染者受损的免疫功能恢复或接近正常称为免疫重建，是 HIV/AIDS 治疗的重要目标之一。在免疫重建的过程中，患者可能会出现的发热、原有感染加重，称为免疫重建炎症反应综合征（IRIS）。多种潜伏或活动的机会性感染在抗病毒治疗后均可发生 IRIS，此时，要进行针对性的病原治疗，症状严重者可短期使用糖皮质激素。

2. 机会性感染治疗　①肺孢子菌肺炎：首选复方磺胺嘧唑（SMZ－TMP），轻、中度肺孢子菌肺炎患者口服，重症患者可静脉用药。②真菌感染：口腔及食管真菌感染用制霉菌素、氟康唑；肺部念珠菌病可用氟康唑或伏立康唑治疗；新型隐球菌脑膜炎用两性霉素 B、氟胞嘧啶或氟康唑治疗等。③病毒感染：全身性 CMV、HSV、EBV 感染及带状疱疹可用阿昔洛韦或更昔洛韦。④弓形虫病：首选乙胺嘧啶、磺胺嘧啶，SMZ－TMP 联合克林霉素或阿奇霉素为替代治疗。⑤鸟型分枝杆菌感染：首选克拉霉素或阿奇霉素 + 乙胺丁醇，同时联合利福布汀。

3. 艾滋病相关肿瘤　艾滋病相关肿瘤主要有非霍奇金淋巴瘤和卡波西肉瘤，确诊依赖病理活检。治疗需根据病情给予个体化综合治疗，包括手术、化疗、介入和放疗。所有艾滋病合并肿瘤患者均应尽早启动 HAART。

（六）对症支持和预防性治疗

加强营养支持治疗，有条件可以辅以心理治疗。HIV 感染而结核潜伏感染相关检测结果为阳性者服用异烟肼 9 个月。$CD4^+T$ 淋巴细胞计数 $<200/\mu l$ 者药物预防肺孢子菌肺炎，首选口服 SMZ－TMP。

七、预防

课堂互动

1. 如何降低 HIV 感染者产后新生儿感染的概率？
2. 为了预防 HIV 的母婴传播孕妇应该采取哪些措施？

1. 控制传染源 发现 HIV 感染者应遵照《中华人民共和国传染病防治法》及时向当地疾病预防控制中心上报。隔离治疗患者，随访无症状 HIV 感染者，加强国境检疫。

2. 切断传播途径 加强艾滋病防治知识宣传教育。高危人群使用避孕套，规范治疗性病。严格筛查血液及血制品，使用一次性注射器。严格消毒医疗器械。HIV 感染的孕妇采取产科干预（可终止妊娠和择期剖宫产）、抗病毒治疗干预、人工喂养措施，阻断 HIV 母婴传播。对职业暴露采取及时干预（尽可能 2 小时内），推荐方案为 TDF/FTC＋RAL 或 DTG 等 INSTIs，若 INSTIs 不可及，可以使用 PIs 如 LPV/r 和 DRV/r。用药疗程为连续服用 28 天。

3. 保护易感人群 目前尚无 HIV 疫苗。

本章小结

本章讲述病毒性肝炎和艾滋病的内容。

病毒性肝炎是最常见的传染病之一，艾滋病的发生率也在逐年上升，常发生于青壮年，危害很大。无论将来学生做什么工作，学习和掌握这两种常见、危害较大的传染病是非常必要的。要求学生必须对病毒性肝炎和艾滋病的流行病学、临床表现、如何诊断要掌握，对其治疗和预防内容也要熟练。

练习题

题库

思考题

1. 病毒性肝炎临床分型有哪几种？血清分型有哪些？
2. 急性黄疸型肝炎的主要临床表现是什么？
3. 感染 HIV 的高危人群有哪些？

（盛秋菊）

第七篇

肿　　瘤

微课　PPT

第二十章

肿瘤概述

学习导引

知识要求

1. **掌握**　肿瘤的定义、常见恶性肿瘤临床表现及诊断方法和综合治疗原则。
2. **熟悉**　肿瘤的分期。
3. **了解**　肿瘤的生物学行为、命名原则；肿瘤的病因、流行病学和病理类型。

能力要求

学会综合利用肿瘤的生物学行为、流行病学及病理类型结合其临床表现进行诊断的方法和综合治疗的原则。

肿瘤（tumor，neoplasm）可以概括为生物机体在多种内因（包括遗传、内分泌失调和营养不良、紧张等状况）和外因（包括物理性、化学性、生物性等因素）长期作用下，细胞遗传物质改变导致基因表达失常，细胞异常增殖而形成的新生物。由于细胞发生了质的变化，从而具有过度增殖的能力，这种异常增殖既不符合正常细胞生长的规律，也不符合生理需要。根据肿瘤的生物学特性及其对机体的危害性的不同，肿瘤可分为良性肿瘤、恶性肿瘤及交界性肿瘤。良性肿瘤无浸润和转移能力，常呈膨胀性生长，生长速度缓慢，边界清楚或有包膜，瘤细胞分化成熟，不会发生转移，对机体危害主要表现在局部占位压迫效应。恶性肿瘤具有浸润和转移能力，常呈浸润性生长，生长速度快，边界不清或无包膜，瘤细胞分化不成熟，常因局部复发、远处转移而导致死亡。恶性肿瘤实际上也是“细胞增殖与凋亡”失调的结果。交界性肿瘤的组织形态和生物学行为介于良、恶性之间，称中间性肿瘤，这类肿瘤具有局部侵袭性。

恶性肿瘤对人类的危害，不仅是威胁患者的生命，还在于它给患者带来的躯体痛苦、精神压力和经济负担。肿瘤的预防、诊断和治疗，是医学科学十分重要的组成部分，形成一个专门的分支——肿瘤学（oncology）。

一、流行病学

国际癌症研究机构（IARC）发布的GLOBOCAN2018报告对全球癌症发病率和死亡率提供例如全局化的数据。2018年，全球有1810万新发癌症病例，其中，新发病例中排名前三的分别是肺癌，乳腺癌和结直肠癌。2018年全球有960万癌症死亡病例，其中死亡病例排名前三的是肺癌，结直肠癌和胃癌。随着人口老龄化加剧，癌症正在变成人类卫生健康的一个重要负担。

我国近年来发病率逐渐增高的肿瘤包括：肺癌、肝癌、乳腺癌、大肠癌、前列腺癌和卵巢癌等，肿瘤防治刻不容缓，为了进行肿瘤防治，我们需要了解肿瘤。

二、肿瘤的病因

目前普遍认为，绝大多数肿瘤是环境因素与细胞的遗传物质相互作用引起的。

（一）环境致癌因素

1. 化学因素　人们最先认识的肿瘤病因是化学致癌因素。目前认为，对人类总的癌症风险而言，最重要的化学致癌物主要是香烟中的许多致癌成分。其他如空气污染、工业废气等，某些食物成分、微生物污染产物或食品制备过程产生的有害物质对肿瘤的发生也可能产生重要影响。此外，人体本身的某些生理和病理过程如炎症、氧化应激反应、营养和激素失衡以及反复的组织损伤等，也可产生致癌的化学物质，如氧自由基。

2. 生物因素　生物因素（感染原）是人类肿瘤的主要病因之一。据统计，全世界 60% 发展中国家 67% 的原发性肝细胞癌是乙型肝炎病毒（hepatitis B virus，HBV）感染所致慢性迁延性肝炎引起的。人乳头瘤病毒（human papillomavirus，HPV）可引起子宫颈癌、肛门癌等。Epstein－Barr 病毒（EBV）潜伏感染所致的慢性疾病主要是肿瘤，如 Burkitt 淋巴瘤、Hodgkin 病、鼻咽癌等。某些细菌感染可引起肿瘤，如幽门螺杆菌主要引起胃癌。

3. 物理致癌因素　目前已经肯定的物理致癌因素有电离辐射、紫外线辐射和一些矿物纤维，如石棉。

（二）遗传易感因素

同样是暴露于特定的致癌物，有的人发生肿瘤，而另一些人则不发生肿瘤，由于个人的遗传特性在肿瘤的发生、发展过程中起重要作用，是决定肿瘤易感性（susceptibility）的重要因素。

目前认为至少有以下三种机制导致个体对肿瘤易感：①通过遗传获得突变基因，而这种突变基因是癌变通路的关键基因，即肿瘤抑制基因和癌基因；②通过遗传获得的突变基因使携带者对环境因素作用的敏感性增高，从而导致和加速癌变通路事件的发生和累积；③通过遗传获得突变基因有利于癌变克隆的选择和生长。

课堂互动

你是如何看待肿瘤的？说说你对肿瘤的了解。

三、肿瘤的生物学行为

（一）恶性肿瘤的发生发展过程

包括癌前病变、原位癌及浸润癌三个阶段。

1. 癌前病变　在癌前阶段细胞已发生一定改变，虽不是癌，但具有发展为恶性肿瘤的潜能，并不一定会发展为恶性肿瘤，可以双向发展。如大肠腺瘤、乳腺纤维囊性病、慢性萎缩性胃炎与肠上皮化生、皮肤慢性溃疡和黏膜白斑等。

2. 原位癌　通常指局限于上皮的病变，癌细胞累及上皮全层，但没有突破基底膜向下浸润。

3. 浸润癌　癌细胞已由发生的部位向深处（如黏膜下）浸润。

（二）肿瘤细胞的分化与分级

1. 肿瘤的分化（differentiation）　是指肿瘤组织在形态和功能上与某种正常组织的相似度。相似的程度称为肿瘤的分化程度，分为高分化、中分化、低分化、未分化四类。肿瘤的组织形态和功能比较接近某种正常组织，说明其分化程度高或分化好；若相似度小，则说明其分化程度低或分化差；如果肿瘤缺乏与正常组织的相似之处，称为未分化。由于分化程度不同，肿瘤的细胞形态和组织结构与相应的正常组织有不同程度的差异，这种差异称为异型性（atypia）。分化程度越高，恶性程度越低。

2. 肿瘤的分级（grade）　恶性肿瘤的“分级”是描述恶性程度的指标。根据恶性肿瘤的分化程度、异型性、核分裂象的数目等对恶性肿瘤进行分级：Ⅰ级为高分化，分化良好，恶性程度低；Ⅱ级为中分化，中度恶性；Ⅲ级为低分化，恶性程度高。

（三）生长方式和生长速度

1. 良性肿瘤多为外生性或膨胀性生长，恶性肿瘤除外生性及膨胀性外，主要呈浸润性生长。

2. 良性肿瘤生长缓慢，肿瘤生长时间可达数年甚至数十年。恶性肿瘤生长较快，特别是分化差的恶性肿瘤，可在短时间内形成明显肿块。

（四）肿瘤的扩散

1. 局部浸润和直接蔓延 随着恶性肿瘤不断长大，肿瘤细胞常常沿着组织间隙或神经束连续地浸润生长，通过局部浸润和直接蔓延破坏邻近组织或器官。

2. 转移 转移是恶性肿瘤的确凿证据，但并非所有恶性肿瘤都会发生转移。恶性肿瘤转移途径包括淋巴转移、血道转移和种植性转移。

（1）淋巴转移 多数情况为区域淋巴结转移。

（2）血道转移 肿瘤可经门静脉系统转移到肝；经体循环静脉系统转移到肺，经肺可随动脉系统而致全身性播散。或经椎旁静脉系而不经肺而达骨、脑等组织。

（3）种植性转移 为肿瘤细胞脱落后在体腔或空腔脏器内的转移，最多见的是胃癌盆腔种植。

四、肿瘤的命名

（一）良性肿瘤的命名

一般原则是在组织或细胞类型的名称之后加“瘤”（-oma）字。例如来自脂肪组织的良性肿瘤称为脂肪瘤（lipoma）；来源于腺体和导管上皮的良性肿瘤称为腺瘤（adenoma）；含有腺体和纤维两种成分的良性肿瘤则称纤维腺瘤（fibroadenoma）。有时结合一些肿瘤形态特点命名，如来源于皮肤鳞状上皮的良性肿瘤，外观呈乳头状，称为鳞状上皮乳头状瘤或简称乳头状瘤（papilloma）；腺瘤呈乳头状生长并有囊腔形成，称为乳头状囊腺瘤（papillarycystadenoma）；含有一个以上胚层的多种组织的良性肿瘤称为畸胎瘤（teratoma）。

（二）恶性肿瘤的命名

1. 癌（carcinoma） 来源于上皮组织的恶性肿瘤统称为癌，这些肿瘤表现出向某种上皮分化的特点，命名时在其来源组织名称之后加“癌”字。如来源于鳞状上皮的恶性肿瘤称为鳞状细胞癌（squamous cell carcinoma）；来源于腺体和导管上皮的恶性肿瘤称为腺癌（adenocarcinoma）；由腺癌和鳞癌两种成分构成的癌称为腺鳞癌（adenosquamous carcinoma）。未分化癌（undifferentiated carcinoma）是指形态或免疫表型可以确定为癌，但缺乏特定上皮分化特征的癌。

2. 肉瘤（sarcoma） 由间叶组织（包括纤维结缔组织、脂肪、肌肉、脉管、骨、软骨组织等）发生的恶性肿瘤统称为肉瘤，这些肿瘤表现出向某种间叶组织分化的特点。其命名方式是在组织来源名称之后加“肉瘤”，如纤维肉瘤（fibrosarcoma）、横纹肌肉瘤（rhabdomyosarcoma）、骨肉瘤（osteosarcoma）等。未分化肉瘤（undifferentiated sarcoma）是指形态或免疫表型可以确定为肉瘤，但缺乏特定间叶组织分化特征的肉瘤。

3. 癌肉瘤（carcinosarcoma） 如一个肿瘤中既有癌的成分又有肉瘤的成分，则称为癌肉瘤，近年研究表明，真正的癌肉瘤罕见，多数为肉瘤样癌（sarcoid carcinoma）。

通常所谓的癌症（cancer）则泛指所有恶性肿瘤，包括癌和肉瘤。

（三）肿瘤的特殊命名

有少数肿瘤不按上述原则命名。

1. 来源于幼稚组织的肿瘤称为母细胞瘤（-blastoma），其中大多数为恶性，如视网膜母细胞瘤（retinoblastoma）、髓母细胞瘤（medulloblastoma）和肾母细胞瘤（nephroblastoma）等；也有良性者如骨母细胞瘤、软骨母细胞瘤和脂肪母细胞瘤等。

2. 有些恶性肿瘤因成分复杂或由于习惯沿袭，则在肿瘤的名称前加“恶性”二字，如恶性畸胎瘤（malignant teratoma）、恶性神经鞘瘤（malignant schwannoma）和恶性脑膜瘤（malignant meningioma）等。

3. 有些恶性肿瘤冠以人名，如尤文肉瘤（Ewing's sarcoma）和霍奇金淋巴瘤（Hodgkin's lymphoma）。

4. 至于白血病（leukemia）则是少数采用习惯名称的恶性肿瘤。因习惯对淋巴瘤（lymphoma）、黑色素瘤（malignant melanoma）和精原细胞瘤（seminoma）省去了恶性二字，但仍代表其为恶性肿瘤。

5. 瘤病（omatosis）常用于多发性良性肿瘤，如神经纤维瘤病（neurofibromatosis）；或用于在局部呈弥漫性生长的良性肿瘤，如纤维瘤病（fibromatosis）、脂肪瘤病（lipomatosis）和血管瘤病（angiomatosis）。

五、临床表现

由于肿瘤是一类具有异质性的疾病，同一种疾病肿瘤细胞之间存在不同的生物学特征。临床表现各异，肿瘤的临床表现决定于肿瘤性质、发生组织、所在部位以及发展程度。一般早期多无明显症状。局部表现：肿块、疼痛，以及继发溃疡、出血梗阻与转移症状。全身症状：良性肿瘤多无明显的全身症状，但可继发局部梗阻、出血等并发症状。恶性肿瘤早期也多无明显症状，中晚期可因肿瘤大小、所在部位及对各组织器官的损害程度而表现相应的症状、特征，全身症状可并有乏力、贫血、低热等，晚期可出现恶病质。

六、肿瘤的诊断

（一）肿瘤病理学检查方法

1. 常规检查方法　脱落细胞学检查；活体组织检查。

2. 组织化学染色方法　通过组织化学染色的方法检测肿瘤细胞质中某种物质的存在，用于鉴别肿瘤组织来源和类型，如黏液、糖蛋白、黑色素、含铁血黄素等。

3. 免疫组织化学染色方法　免疫组化染色是病理诊断常规检测技术，应用抗原与抗体特异性结合的免疫学原理，通过标记抗体的显色剂来确定肿瘤组织细胞内抗原，对其进行定位及定量的分析，从而达到鉴别肿瘤组织来源和不同亚型分类的目的。

（二）肿瘤分子病理学检测

1. 原位杂交检测技术（In situ hybridization，ISH）　是以核酸碱基互补配对原则为基础所发展而来的检测技术，主要利用DNA序列的互补性，通过标记的DNA探针与预处理的待测样本的DNA进行原位杂交，其主要特点是把病理形态需观察与分子生物学技术结合起来，不仅可检测出特异的基因及其产物，而且可以观察其在不同细胞中的分布情况。

2. 荧光原位杂交技术（Fluorescence in situ hybridization，FISH）　是在原位杂交检测技术的基础上发展起来的，杂交探针用荧光物质标记，在荧光显微镜下观察，对荧光信号进行辨别和计数，即可对细胞、组织样本中的染色体或基因异常进行检测盒诊断。

3. 基因突变检测　基因突变检测在分子靶向治疗筛选使用人群中起决定性作用，如检测肺腺癌EGFR、ALK基因突变，结直肠癌KRAS基因突变，胃肠间质瘤c-KIT、PDGFRA基因突变等。

4. 染色体易位　常见于淋巴造血系统恶性肿瘤及骨、软组织肉瘤中。由于染色体易位具有肿瘤类型特异性，为非随机性异常，对肿瘤的诊断具有重要意义。

知识拓展

肿瘤分子诊断

肿瘤分子诊断是一类将分子生物学理论和技术应用于肿瘤诊断的方法，是以核酸或蛋白为核心的分子生物学诊断技术，通过检测与肿瘤发生相关的生物大分子及大分子体系的存在、结构或表达调控等改变，为肿瘤的预测、诊断、治疗、预后及转归提供分子水平上的诊断信息，灵敏度高、特异性强，对肿瘤的个体化和预见性治疗具有指导意义。

（三）肿瘤标志物

随着肿瘤基础和临床研究理论的进展，肿瘤相关的实验室检查不断发展，其特有的肿瘤标志物（tumor mark，TM）检查在肿瘤诊治中的重要作用已为学术界所公认。

1. 定义 肿瘤标志物通常指在细胞癌变过程中所产生的正常细胞缺乏或含量极为微量的特异性和相对特异性的物质，也有可能是宿主细胞针对癌细胞所产生的正常细胞成分，但在量和质上与正常状态或良性疾病时明显不同。肿瘤标志物存在于肿瘤患者的血液、体液、细胞和组织中，通过检测它们的存在和表达情况，对肿瘤的辅助诊断、鉴别诊断、观察疗效、监测复发以及预后评价具有一定价值。

2. 分类 肿瘤标志物来源广泛，一些新的肿瘤标志物不断被发现，习惯上按肿瘤标志物本身的性质，将其分为以下几类。

（1）肿瘤胚胎抗原，如甲胎蛋白（AFP）可有助诊断和监测原发性肝癌、生殖细胞肿瘤；癌胚抗原（CEA）可有助诊断、监测肠癌、胰腺癌、胃癌等。

（2）糖类抗原（carbohydrate antigen，CA） 如 CA－125 升高主要用于卵巢癌的检测；CA－153 对乳腺癌的监测具有较高特异性；CA－199 有助于胰腺癌、结、直肠癌的监测。

（3）酶类抗原 如前列腺特异性抗原（PSA）对诊断前列腺癌意义重大，神经元特异性烯醇化酶（neuron specific enolase，NSE）是神经母细胞瘤和小细胞肺癌的特异性诊断标志物。

（4）激素类抗原 β－hCG 升高主要见于滋养细胞瘤和绒毛膜上皮癌，降钙素（CT）常用于筛查甲状腺髓样癌患者，检测甲状腺髓样癌的治疗疗效和疾病复发。

（5）蛋白质类标志物 如 Cyfre21－1 对非小细胞肺癌具有一定诊断价值。

（6）基因类标志物 如癌基因 ras 基因、myc 基因、c－erb－2 基因，抑癌基因 p53 基因、视网膜母细胞瘤基因等。

七、肿瘤的分期

肿瘤的分期（stage）是指恶性肿瘤的生长范围和播散程度。对肿瘤进行分期，需要考虑以下因素：原发肿瘤的大小、浸润深度、浸润范围、邻近器官受累情况、局部和远处淋巴结转移、远处转移等情况。

肿瘤的分期有多种方案，目前国际上广泛采用美国癌症联合会（AJCC）和国际抗癌联盟（UICC）制定的 TNM 分期系统。

T 是指原发肿瘤（Tumor）；N 为淋巴结（Node），代表区域淋巴结转移的存在与否及范围；M 为远处转移（Metastasis），代表远处转移存在与否。

（一）原发肿瘤 T

1. T_X－原发肿瘤不能确定，x 代表未知。
2. T_0－无原发肿瘤证据，0 代表没有。
3. Tis－原位癌，is 代表 in situ 原位。
4. T_{1-4}－原发肿瘤体积及范围递增，数字越大，肿瘤范围越大或浸润深度越深。

（二）区域淋巴结 N

1. N_X－区域淋巴结转移情况不明。
2. N_0－无区域淋巴结转移。
3. N_{1-3}－有区域淋巴结转移，程度随数字递增。

（三）远处转移 M

1. M_X－存在与否不确定。
2. M_0－远处转移不存在。
3. M_1－远处转移存在。

T 后面及 N 后面不同数字的意义在不同系统、不同部位肿瘤中有不同的定义。

八、肿瘤的治疗

（一）外科治疗

是恶性实体肿瘤治疗的基本手段，也是肿瘤局部治疗的最主要手段。

1. 恶性肿瘤的外科治疗原则包括　①取得明确诊断的原则；②明确外科作用，合理制定综合治疗的原则；③全面考虑，合理选择术式；④防止肿瘤的医源性播散的无瘤原则；⑤记录及术后随访。

2. 手术分类　预防性手术、诊断性手术、根治性手术、姑息性手术、减瘤手术等。

（二）化学治疗

是利用化学药物阻止癌细胞的增殖、浸润、转移及杀灭癌细胞的一种治疗方式，它是一种全身性治疗手段。

1. 化疗的原则　①联合化疗；②多周期化疗；③合适的剂量、疗程和给药途径；④不同化疗的合理安排：序贯、交替、维持和巩固。

2. 化疗的分类

（1）根治性化疗　血液、淋巴和生殖细胞系统肿瘤属于化疗药物高度敏感肿瘤，部分可通过化疗药物获得根治。

（2）姑息性化疗　对于药物治疗无法根治的部分肿瘤，化疗可以改善生活质量或延长生存期。

（3）辅助化疗　指根治手术后的化疗，以进一步杀灭亚临床病灶，较少复发、转移，提高治愈率。

（4）新辅助化疗　是手术前的化疗，以是缩小肿瘤、降低分期，提高手术切除率。

（5）同步放化疗　是指同时进行化疗和放疗，即可以通过化疗提高放疗的局部控制效果，又可以发挥化疗的全身治疗作用，减少远处转移的发生率。

（三）放射治疗

1. 原理　肿瘤放射治疗是利用放射线治疗肿瘤的一种局部治疗方法。放射线包括放射性同位素产生的α、β、γ射线和各类X射线治疗机或加速器产生的X射线、电子线、质子束及其他粒子束等。大约70%的癌症患者在治疗癌症的过程中需要用放射治疗。放射治疗在肿瘤治疗中的作用和地位日益突出，已成为治疗恶性肿瘤的主要手段之一。

2. 分类　根治性放疗、姑息性放疗。

（四）分子靶向治疗

1. 定义　分子靶向治疗是指针对参与肿瘤发生发展过程的细胞信号传导和其他生物学途径的治疗手段。广义的分子靶点包括参与肿瘤细胞分化、周期、凋亡、迁移、侵袭性行为、淋巴结转移、全身转移等多过程，从DNA到蛋白酶水平的任何亚细胞分子。

2. 分子靶向药物按机制的分类

（1）小分子化合物　可穿透细胞膜，通过与细胞内靶分子结合发挥作用。

（2）单克隆抗体　不能穿透细胞膜，作用于细胞外或细胞表面的分子。

知识拓展

精准治疗

传统的肿瘤分类主要基于解剖学和组织学特点，现今，由于分子生物学和基因测序等技术的发展，肿瘤驱动基因的发现推动了肿瘤治疗由传统的放化疗向分子靶向治疗的转变。这一转变带来的是肿瘤分类学和治疗模式的转变，而基于分子分型的肿瘤分类使患者分层接受最优的靶向治疗，这就是精准医学的核心思路。

（五）内分泌治疗

1. 定义 一些肿瘤对内分泌治疗存在依赖性，通过改变体内内分泌环境的平衡来控制和治疗肿瘤的方法称作肿瘤的内分泌治疗。

2. 内分泌治疗分为

（1）外科治疗 手术切除卵巢、肾上腺、脑垂体等内分泌腺体或器官。

（2）放射治疗 用放射线破坏内分泌腺体和器官。

（3）药物治疗 激素替代治疗和激素拮抗治疗。

（六）介入治疗

是指在医学影像设备引导下，利用穿刺针，导管及导丝等器材，对肿瘤进行药物灌注，局部栓塞，减压引流以及结构功能重建等治疗，以达到控制肿瘤，缓解症状，提高生活质量的目的，肿瘤的血管介入治疗技术主要包括经导管动脉灌注化疗技术（TAI）和经导管动脉化疗栓塞术（TACE）。非血管介入治疗包括射频消融及放射性粒子植入术等。

（七）免疫治疗

肿瘤免疫治疗就是通过重新启动并维持肿瘤 - 免疫循环，恢复机体正常的抗肿瘤免疫反应，从而控制与清除肿瘤的一种治疗方法。包括单克隆抗体类免疫检查点抑制剂、治疗性抗体、癌症疫苗、细胞治疗和小分子抑制剂等。肿瘤免疫治疗最常见的是免疫检查点抑制剂的应用。免疫检查点是免疫系统中起抑制作用的调节分子，其对于维持自身耐受、防止自身免疫反应等至关重要。如程序性死亡因子 - 1（programmed death - 1，PD - 1）和程序性死亡因子配体 - 1（programmed death - ligand 1，PD - L1）抑制剂是最为多见的。程序性死亡因子 - 1（PD - 1）是一类主要表达于活化的 T 细胞、B 细胞、自然杀伤细胞、单核细胞以及间充质干细胞 T 细胞（抗原）受体 TCR（T cell receptor）识别抗原的受体，可通过阻断 T 细胞受体诱导的信号，阻止抗原介导的 T 细胞活化来下调免疫系统。PD - 1 与其配体（程序性死亡配体 1，PD - L1）的相互作用在维系自身耐受和防止自身免疫性疾病发生中起着至关重要的作用，某些肿瘤细胞表面表达 PD - L1 配体，与 T 细胞表面的 PD - 1 结合，向细胞内传递调控信号，从而介导肿瘤细胞的免疫逃逸。

（八）综合治疗

恶性肿瘤为全身性疾病，常伴浸润与转移。迄今尚无一个简单的治疗方法或药物能治愈所有肿瘤。随着对肿瘤的基因调控、生长和播散规律、异质性或不均一性（heterogeneity）、细胞增殖动力学、耐药性（特别是多药耐药）、代谢分布等的深入认识。仅局部治疗不易根治，必须从整体考虑，拟订个体化综合治疗方案，包括控制原发病灶及进一步的转移灶治疗。合理、有计划的综合治疗已在相当多的肿瘤中取得较好的疗效。近 50 年来综合治疗已经取代传统的单一治疗，而且在相当多的肿瘤中提高了治愈率。根据患者和肿瘤的特点和主要矛盾合理综合应用现有的各种手段，进行综合治疗。

目前我国学者把综合治疗定义为："根据患者的机体状况，肿瘤发生的部位、病理类型和异质性、基因表达及受体情况以及发展趋向，充分、合理、有计划地选择应用现有治疗手段（手术、放疗、化疗、内分泌、分子靶向、中医中药治疗等），以期最大限度地提高治愈率、延长患者生存期和提高患者的生活质量"。

综合治疗还需要遵循的基本原则：局部处理与全身治疗并重的原则、分期治疗的原则、个体化治疗原则、生存率与生存质量并重的原则。

恶性肿瘤的首次治疗是否正确与预后密切相关。早期以手术治疗为主。原发肿瘤切除或放疗，必须包括转移灶的治疗，辅以有效的全身治疗。晚期以全身治疗为主，辅以局部治疗。全身治疗即以药物治疗为主，包括化疗、分子靶向治疗、内分泌治疗及最佳支持治疗。促使肿瘤综合治疗需要多学科的参与，包括外科、肿瘤内科、放疗科、病理科、影像科、护理以及康复科等多部门。目前很多机构成立了肿瘤多学科诊疗团队即 MDT（multiple disciplinary team）。

九、肿瘤的预防

肿瘤的预防分为三级预防，一级预防是消除或减少可能致癌的因素，即病因预防，目的是减少癌症的发病率。二级预防是早期发现、早期诊断、早期治疗，目的则是提高治愈率，降低癌症的死亡。三级预防是指诊断与治疗后的康复，注重康复、姑息和止痛治疗，提高生存质量。

（一）一级预防

注意改善生活环境和不良习惯，治理环境是各地均在开展的工作。另外，特别重要的是戒烟和不要酗酒。世界卫生组织（WHO）提出通过合理的生活饮食习惯预防癌症的5条建议是：①避免食用过多动物脂肪；②增加粗纤维的摄入；③减少肉食的摄入；④增加新鲜水果和蔬菜的摄入；⑤避免肥胖。这对预防常见癌症具有一定参考意义，不忽视个人遗传因素在肿瘤发生中的重要性。

（二）二级预防

定期进行系统的健康检查，很多疾病都是有一个发生、发展的过程，如果定期开展适当、必要的检查，可以早期发现很多疾病或疾病的趋向，这对我们预防很多疾病是十分重要的。

健康检查不但可以发现早期肿瘤，而且可以发现癌前病变。目前被列为癌前病变的有：乳腺的囊性增生，慢性萎缩性胃炎、胃溃疡，家族性多发性大肠息肉，口腔白斑，慢性迁延性肝炎，子宫颈糜烂，长期不愈合的破溃和瘢痕等。WHO专家组在1999年通过讨论确定了一些感染和癌症的关系，如乙肝病毒（HBV）和原发性肝癌，疱疹病毒（HPV）和子宫颈癌、肛门癌，幽门螺杆菌和胃癌及淋巴瘤，EB病毒（EBV）和淋巴瘤及鼻咽癌，艾滋病毒（HIV）和Kaposi肉瘤及淋巴瘤，血吸虫病和膀胱癌，肝吸虫混合胆管癌等。这对预防癌症提供了重要参考。如果能够及时有效地治疗癌前病变，就可较大幅度降低有些肿瘤的发生率。合理治疗早期肿瘤，对于早期病例进行根治性手术或综合治疗，可使很多肿瘤患者长期无病生存或治愈。

（三）三级预防

积极采取多学科综合诊断治疗、恢复功能、促进康复、防止病情恶化，通过临床治疗、康复治疗以延长患者生存期，减轻患者痛苦，提高生活质量。

本章小结

肿瘤是由于各种致瘤因素于长期作用引起的机体某部组织细胞过度增生和异常分化形成的新生物，这种新生物常呈肿块，其生长相对不受控制，与机体不协调，即使病因消除，它仍继续生长。任何肿瘤，它在组织结构和细胞形态上，都与其起源组织有不同程度的差异，这种形态结构上的差异称为异型性，恶性肿瘤一般都有明显的异型性，但仍显示某种程度（高、中、低）的分化。良性肿瘤仅在原发部位生长扩大，而恶性肿瘤由于其浸润性生长，还可通过各种途径扩散到身体其他部位。肿瘤扩散的形式有如下几种：直接蔓延、淋巴道转移、血道转移、种植性转移。

肿瘤的病因是复杂的，它不像感染性疾病那样由特定的病原体所致，同一类的肿瘤：可由不同的因素或几种因素共同作用而引起，而同一致癌因素，可通过不同途径引起不同的肿瘤。此外，人们在同一环境接受同样致癌因素的作用，并非人人都患恶性肿瘤，说明恶性肿瘤的发生，除外因的作用外，机体内在因素即肿瘤易感性也起着重要的作用，肿瘤病因中各种因素形成了错综复杂的关系。正确认识和识别癌前期病变、原位癌和早期浸润癌，对某些肿瘤的预防和治疗有非常重要的意义。

肿瘤的治疗是综合性的治疗，我国学者把综合治疗定义为：根据患者的机体状况、肿瘤发生的部位、病理类型和异质性、基因表达及受体情况以及发展趋向，充分、合理、有计划地选择应用现有治疗手段，提高治愈率、延长患者生存期、提高生活质量。

练习题

题库

思考题

1. 恶性肿瘤的转移途径有哪些？
2. 什么是肿瘤的TNM分期？
3. 恶性肿瘤综合治疗的原则是什么？

（毕　清）

第二十一章

常见肿瘤

学习导引

知识要求

1. **掌握** 常见肿瘤如肺癌、乳腺癌、甲状腺癌、食管癌、胃癌、结直肠癌、肝癌、膀胱癌、前列腺癌的临床表现及综合治疗原则。

2. **熟悉** 肺癌、乳腺癌、甲状腺癌、食管癌、胃癌、结直肠癌、肝癌、膀胱癌、前列腺癌的诊断和治疗原则。

3. **了解** 肿瘤的生物学行为、命名原则、预防，甲状腺癌、食管癌、肺癌、胃癌、乳腺癌、结直肠癌、肝癌、膀胱癌、前列腺癌的病因、流行病学和病理类型。

能力要求

1. 具备识别肺癌、乳腺癌、甲状腺癌、食管癌、胃癌、结直肠癌、肝癌、膀胱癌、前列腺癌典型临床表现的能力。

2. 学会根据典型临床表现结合重要辅助检查对甲状腺癌、食管癌、肺癌、胃癌、乳腺癌、结直肠癌、肝癌、膀胱癌、前列腺癌，做出初步诊断和阐述治疗原则。

第一节 甲状腺癌

PPT

一、流行病学

甲状腺癌（thyroid carcinoma）在头颈部恶性肿瘤中其发病率居首位，约占30%，一般而言发病以女性居多，男女发病比例为1：（2～3），20～40岁为发病高峰年龄，50岁以后其发病率则有明显下降。

二、病因

1. 电离辐射是目前唯一一个已经确定的致癌原因。

2. 研究显示缺碘可以刺激促甲状腺激素（thyroid stimulating hormone，thyrotropin，TSH）分泌，而且以未分化型甲状腺癌多见。

3. 家族遗传性疾病患者常常伴有甲状腺癌，如Gardner综合征等，此外女性TSH激素的分泌，也是甲状腺癌可能病因之一。

案例解析

【案例】女性，42岁，因“发现左颈前肿物1周”到医院就诊。缘于入院前1周无意中发现左侧颈部肿物，约鹌鹑蛋大小，随吞咽上下移动，无疼痛及触痛，无饮水呛咳、声嘶，无发热、怕冷，无消瘦、易怒、多食，无突眼、手足颤抖，无吞咽困难，就诊于我院。查体：T 36.0℃，P 76次/分，R 19次/分，BP 110/75mmHg。颈软，颈静脉无怒张，气管居中，颈部未闻及血管杂音，左侧甲状腺可触及一约3.9cm×3.2cm肿物，质硬，表面光滑，边界不清，与周围似粘连，肿块无压痛，可随吞咽而上下移动，右侧甲状腺未触及明显肿块，双侧颈部淋巴结未触及肿大。辅助检查：甲状腺功能正常。彩超示：甲状腺左侧叶囊实性结节影、形态不规则、边界不清，血供较丰富，考虑甲状腺癌，双侧颈部未见明显肿大淋巴结；颈部CT检查提示：左侧甲状腺肿物，考虑甲状腺癌可能性大。

【问题】请问该患者最可能的诊断是什么？

【解析】

（1）诊断：左侧甲状腺癌。

（2）诊断依据为：①病史：中年女性，以左颈前肿物发病；②查体：左侧甲状腺可触及一约3.9cm×3.2cm肿物，质稍硬，表面光滑，境界清楚，与周围无粘连，肿块无压痛，可随吞咽而上下移动；③超声、CT高度可疑甲状腺癌。

（3）下一步的主要诊疗计划：①测甲状腺功能、肿块穿刺活检明确诊断；②手术治疗。

三、病理类型

甲状腺癌可以起源于滤泡上皮细胞、滤泡旁的C细胞和间质细胞。不同病理类型的甲状腺癌，其生物学特性、临床表现、诊断、治疗及预后均有所不同。

（一）分化型甲状腺癌

主要包括甲状腺乳头状癌，甲状腺滤泡上皮癌及Hürthle细胞癌，均起源于滤泡细胞，恶性程度较低，病程缓慢。乳头状癌淋巴结转移多见，滤泡状癌血行转移相对多见。甲状腺乳头状癌和滤泡癌约占所有甲状腺癌的90%。

（二）甲状腺髓样癌

来源于滤泡周围的C细胞，又称滤泡旁细胞癌或C细胞癌，这些细胞可以分泌降钙素和癌胚抗原。为中度恶性，可有淋巴结侵犯和血管转移，可伴类肿瘤综合征，占所有甲状腺癌的5%～10%。

（三）未分化癌

未分化癌也起源于滤泡细胞，临床少见，约占所有甲状腺癌的5%，为高度恶性肿瘤，生长较快，颈部淋巴结及血行转移相当多见。

四、临床表现

甲状腺癌可无意间发现颈前质硬、边界不清、缓慢生长，随吞咽上下移动的肿物。有时肿瘤合并出血时可出现肿瘤短期内增大或伴有疼痛等。病变至晚期，由于侵犯周围结构而出现相应的症状，如喉返神经受侵或受压表现为声音嘶哑，气管、食管受压或受侵而出现呼吸困难、吞咽困难，颈静脉受侵可表现为颈静脉怒张、颜面水肿，颈交感神经受压可出现Horner综合征等。甲状腺乳头状癌较容易出现颈部淋巴结转移，滤泡状癌远处转移率较高，间变或未分化癌两者均常见。

五、诊断与鉴别诊断

（一）诊断

1. 病史和体格检查　包括患者的年龄、性别，有无头颈部放射线治疗史或辐射暴露史，有无局部症状，有无甲亢、甲减症状及甲状腺肿物数目、大小、硬度、压痛、活动度，能否随吞咽活动，局部有无肿大淋巴结等。

2. 颈部超声　可以确定肿物的位置、大小以及区分肿物与甲状腺的关系，并鉴别肿物为实性或囊性，实性肿物的恶性可能性大。超声引导下甲状腺肿物细针穿刺抽吸活检是术前甲状腺癌病理细胞学诊断的主要方法之一。

3. CT 及 MRI　有周围组织的侵犯、颈部或纵隔淋巴结异常增大等可提示恶性可能。

4. 其他　甲状腺功能检查多正常，但 TSH 减低需进一步行甲状腺核素显像评估甲状腺肿物的摄碘功能。甲状腺球蛋白滴度升高至 10 倍则提示甲状腺癌的可能。血清降钙素的检测对诊断甲状腺髓样癌具有一定特异性。

（二）鉴别诊断

甲状腺癌的诊断和鉴别诊断可以参照甲状腺肿物的诊断流程。发现甲状腺结节应检测甲状腺功能。

（1）TSH 低　查放射性同位素扫描，如果是热结节，恶性的概率非常低；如果是冷、温或凉结节，结合超声结果决定是否细针穿刺抽吸活检。

（2）TSH 正常或升高的，结合超声和临床特点决定是否针吸活检。超声怀疑恶性的描述性特征包括：血流丰富，高回声，微钙化，边界不清等等。①若结节是囊性的，无须穿刺；②若结节是实性的，且有上述恶性特征，直径大于 1cm 即应穿刺；无上述特征者，直径可放宽至 1.5cm；③若是囊实性混合的，且有上述恶性特征，直径大于 1.5cm 即应穿刺；无上述特征者，可放宽至 2cm。

六、治疗

手术是甲状腺癌首选的治疗方式，无论病理类型如何，只要有指征就应尽可能地手术切除。

对分化差的癌或未分化癌，如手术后有残留或广泛的淋巴结转移，应及时给予大范围的术后放射治疗，以尽可能地降低局部复发率，改善预后。对临床检查能触及肿大淋巴结或 CT 及超声检查高度怀疑有转移的应行颈部淋巴结清扫术。有远处转移的甲状腺癌，如病情允许，尽量行甲状腺全切除，转移灶如条件允许尽量手术切除，术后 ^{131}I 治疗可取得较好的生存期，甚至长期生存。甲状腺分化型癌术后的患者，不但需要甲状腺激素制剂治疗，更需要甲状腺激素制剂抑制性治疗。甲状腺未分化癌术后应行放疗或不能手术者可单纯姑息性放疗。手术切缘不净、残留灶较大或不摄取 ^{131}I、有广泛淋巴结转移的分化型甲状腺癌可行放疗。甲状腺癌很少选择化疗，但未分化癌对化疗有一定敏感性。5% ~20% 的分化型甲状腺癌可发生局部复发，10% ~18% 可发生远处转移，需终身随访。分子靶向治疗：索拉菲尼及仑伐替尼是被 FDA 批准用于治疗进展性局部晚期或转移性碘难治性分化型甲状腺癌的分子靶向药物，可延长患者的疾病无进展生存期。

化疗：对于持续/复发转移性分化型甲状腺癌，化疗仅作为存在结构性病灶并经手术，碘 131，TSH 抑制剂，靶向药物等治疗无效时的姑息或尝试治疗。阿霉素是美国 FDA 唯一批准的化疗药物。

七、预后

不同类型的甲状腺癌生存率差别很大，最近报道甲状腺乳头状癌、滤泡状癌等 10 年生存率分别为 74% ~95%、43% ~95%。有报道显示未分化型甲状腺癌的 2 年生存率仅为 10%。

第二节 食 管 癌

PPT

一、流行病学

食管癌（esophageal carcinoma）是原发于食管的恶性肿瘤，临床上以进行性吞咽困难为其最典型的症状。发病率占全世界恶性肿瘤发病率的第八位，其死亡率占全世界恶性肿瘤死亡率的第六位。其发病具有明显的地区性。食管癌的高发区包括亚洲（特别是中国、新加坡和伊朗）、东南部非洲和法国北部。欧、美等国家发病率低，病理类型也以食管腺癌为主。我国是食管癌高发区，其中鳞癌占90%，男性多于女性。我国食管癌发病率居恶性肿瘤的第六位，死亡率居恶性肿瘤的第四位。

案例解析

【案例】男性，49岁，因“吞咽哽噎感5个月，加重半个月”就诊，近5个月来进食时有哽咽感，继而感胸骨后疼痛。目前仅能进半流质食物，近半年来体重减少约9kg。体查：消瘦貌，气管居中，左锁骨上可及约2.2cm×2cm结节，质硬、固定、界清，无压痛。食管吞钡X线片示食管中下段4cm长之局限性管壁僵硬，黏膜部分中断，钡剂尚能通过。

【问题】请问该患者最可能的诊断是什么？还需完善哪些检查？

【解析】

（1）诊断：食管癌并左锁骨上淋巴结转移。

（2）诊断依据为：①病史：吞咽哽噎感5个月，加重半月；②查体：消瘦貌，气管居中，左锁骨上可及约2.2cm×2cm肿大淋巴结，质硬、固定、界清，无压痛；③食管吞钡X线片示食管中下段4cm长之局限性管壁僵硬，黏膜部分中断，钡剂尚能通过。

（3）下一步主要诊疗计划：①胃镜下活检明确病理；②B超、CT或MRI了解病变范围，明确诊断和分期后再制定综合治疗方案。

二、病因

食管癌的病因目前尚无明确的结论，可能与下列因素有关。

1. 不良饮食习惯、长期吸烟和重度饮酒是食管癌重要的致病因素。进食食物中维生素缺乏、进食霉变食物、长期进食粗糙、过烫食物及含有亚硝胺类化合物的腌制食品、咀嚼槟榔等也可能与食管癌发生相关。
2. 微量元素缺乏，高发区环境中钼、硒、锌、镁等微量元素的缺乏可能与食管癌的发生有关。
3. 慢性食管疾病，如贲门失弛缓症、食管良性狭窄等长期刺激可诱发食管癌。
4. 食管癌遗传易感因素。

三、病理

（一）食管癌组织学分类

分为鳞状细胞癌、腺癌、腺鳞癌、神经内分泌癌、黏液表皮样癌、腺样囊性癌等类型。我国约90%为鳞状细胞癌，腺癌约占5%，其他类型少见。我国食管癌病变部位以中段居多，下段次之，上段最少。

（二）食管癌的扩散转移方式

1. 直接扩散 早中期食管癌主要为壁内扩散，因食管无浆膜层，容易直接侵犯其邻近器官。

2. 淋巴转移 淋巴结转移是食管癌转移的主要方式。

3. 血道转移 晚期食管癌可经血液循环转移至肝、肺等处。

四、临床表现

1. 食管癌的早期症状 ①进食不顺、咽下哽噎感；②胸骨后和剑突下疼痛，咽下食物时有胸骨后或剑突下痛，其性质可呈烧灼样、针刺样或牵拉样，以咽下粗糙、灼热或有刺激性食物为著。

2. 食管癌的中晚期症状 ①吞咽困难，进行性吞咽困难是绝大多数患者就诊时的主要症状；②食物反流，常在吞咽困难加重时出现；③其他症状，当癌肿浸润喉返神经可致声音嘶哑，侵犯膈神经可引起呃逆或膈神经麻痹；压迫气管或支气管可出现气急和干咳；侵蚀主动脉则可产生致命性呕血。肿瘤还可以穿透气管，形成食管、气管瘘，引起咳嗽、发热、肺部感染等。

五、诊断

为了适应临床诊断和治疗的需要，临床上把食管分为颈段、胸段和腹段。①颈段：自食管入口（环状软骨水平）至胸骨切迹长度为3～5cm，环状软骨距门齿约15cm；②胸段：从胸骨切迹至膈的食管裂孔上缘，长度为18～22cm；食管裂孔上缘距门齿约40cm；③腹段：为食管裂孔上缘至胃食管交界处，长度为3～6cm。胸段食管癌较多见。

可用食管拉网法行食管脱落细胞学检查作为普查，尤其在食管癌高发地区可以做出早期诊断。食管癌的诊断主要采用胃镜下病变组织活检以病理证实；上消化道造影检查有助确定病变长度和范围；CT、MRI检查对于确定全身及局部病变范围有帮助。

六、治疗

根据患者的一般状况、年龄、疾病分期等采取多学科综合治疗手段，即包括手术、放射治疗和化疗治疗。一般对较早期病变宜采用手术治疗；对较晚期病变，或者位于上段、年龄较高或有手术禁忌证者，则以放疗、化疗或介入治疗为首选。

早期食管癌及癌前病变可以采取内镜下治疗，包括射频消融、冷冻治疗、内镜黏膜切除术、内镜黏膜下剥离术或多环套扎黏膜切除术。但需严格掌握手术适应证。

（一）手术治疗

外科手术是治疗可切除食管癌的首选方法。

（二）放射治疗

食管癌放射治疗包括术前放疗、术后放疗和根治性放疗。颈段和上胸段食管癌手术的效果差，而放疗损伤小，疗效优于手术，应以放疗为首选。

（三）化学药物治疗

多数采用以顺铂、氟尿嘧啶类为基础的联合化疗方案。

（四）食管内支架植入术

对于年老体弱不能耐受手术、肿瘤广泛转移无法手术或食管、气管瘘的患者，可以施行食管内支架植入手术，解决食管、气管瘘和进食困难，对提高生活质量有一定的帮助。

七、预后及预防

食管癌根治术后5年生存率在30%～40%，不良预后因素有：肿瘤病理分化差、脉管瘤栓、淋巴结转移、切缘阳性等。晚期转移性食管癌预后差，中位生存时间在6～10个月。

我国在食管癌高发地区建立了防治基地，进行了肿瘤一级预防（病因学预防），包括改良水、防霉去毒、改变不良的生活习惯等，二级预防是对食管癌高发地区进行普查，争取早诊早治。

第三节 肺 癌

PPT

案例解析

【案例】 男性，58岁，因“咳嗽、咳痰5个月，痰中带血1周”入院。患者5个月前无明显诱因出现刺激性咳嗽，咳少量灰白色黏痰，伴右胸背胀痛，无发热、心悸、盗汗。曾于附近医院按呼吸道感染服用抗生素及止咳中药，疗效不显著。1周来间断痰中带血，无大量咯血，即就诊。发病以来体重减轻约5kg，近日稍感疲乏，食欲欠佳，大小便正常。既往无肺炎、结核病史。吸烟30余年，每日20支左右。查体：T 37.2℃，P 78次/分，R 20次/分，BP 120/80mmHg。发育正常，营养中等，神清合作，皮肤巩膜无黄染。双侧锁骨上未及肿大淋巴结，气管中位，双胸廓对称，叩清，右上肺可闻及干啰音，无湿啰音，左肺呼吸音正常。辅助检查：Hb 125g/L，WBC 7.0×10^9/L，胸部X线片示，右上肺前段有一约4.0cm×3.5cm大小椭圆形块状阴影，边缘模糊毛糙，可见细短的毛刺影。

【问题】 请问该患者最可能的诊断是什么？要明确诊断还需完善哪些检查？

【解析】

（1）诊断：肺癌。

（2）诊断依据：①病史：咳嗽、咳痰5个月，痰中带血1周，抗感染治疗无效，患者既往吸烟30年；②查体：双侧锁骨上未及肿大淋巴结，气管中位，无声嘶。双胸廓对称，叩清，右上肺可闻及干啰音，无湿啰音，左肺呼吸音正常，心率78次/分，律齐，无杂音；③胸部X线片示，右上肺前段有一约4.0cm×3.5cm大小椭圆形块状阴影，边缘模糊毛糙，可见细短的毛刺影。

（3）下一步还需完善的检查：①痰脱落细胞检查、血细胞分析、血生化、肿瘤标志物等；②纤维支气管镜检；③胸部、颅脑CT；④腹部B超、骨扫描等。

肺癌（pulmonary carcinoma，lung cancer）也称为原发性支气管癌（primary bronchogenic carcinoma），为起源于支气管黏膜上皮或腺泡上皮的恶性肿瘤。

一、流行病学

近年来，世界范围内肺癌的发病率和死亡率均持续上升，在人口密度较高的工业城市尤为显著。20世纪末肺癌已成为肿瘤第一死因。肺癌发病率和死亡率均随年龄增长而上升，一般40岁以后开始上升，75岁左右达到高峰。肺癌的发病率和死亡率均是男性高于女性。

二、病因

引起肺癌的病因复杂，但一般公认与下列因素有关。

1. 吸烟 在肺癌的致病因素中排第一位。肺癌好发人群：①吸烟史20年以上；②吸烟每日20支以上；③年龄在45岁以上的男性；④被动吸烟即吸“二手烟”的人们，肺癌发病危险性增加。

2. 空气污染 据统计，在大城市和工业区肺癌的发病率和死亡率均较高。

3. 职业因素 工作中经常接触石棉、砷、铬、镍、煤焦油、沥青、烟尘、氡、二氯甲醚等物质的人员肺癌的发生率增高。

4. 电离辐射　大剂量电离辐射可引起肺癌。

5. 分子遗传学改变　各种致癌因素作用于细胞内多种基因，引起基因改变而导致正常细胞癌变，目前已知肺癌中有 10 多种癌基因激活或抑癌基因失活，如 KRAS 基因突变，尤其是 12 和 13 密码子突变在约 25% 的腺癌、20% 的小细胞癌和 5% 的鳞癌中出现，该突变与腺癌的预后不良有关。

三、病理类型

肺癌通常分为小细胞癌（small cell lung cancer，SCLC）和非小细胞癌（non – smallcell lung cancer，NSCLC），由于小细胞肺癌的生物学行为、治疗、预后等方面与其他类型差别巨大，因此将小细胞肺癌以外的肺癌统称为非小细胞肺癌。肺癌中 10% ~15% 为小细胞肺癌，80% ~85% 为非小细胞肺癌。NSCLC 又可分为鳞癌、腺癌和大细胞癌三种。

1. 大体类型　根据肿瘤在肺内分布部位，可将肺癌分为中央型、周围型和弥漫型三个主要类型。

2. 组织学类型　根据 2015 年 WHO 关于肺癌的分类，将其分为：腺癌、鳞状细胞癌、大细胞癌（又称为大细胞未分化癌）、神经内分泌癌（包括小细胞癌、大细胞神经内分泌癌和类癌）、腺鳞癌、肉瘤样癌，其他不能分类的癌，涎腺型癌等基本类型。

四、临床表现

根据肿瘤所在的部位、大小、类型、胸内蔓延、远处转移和是否并有副瘤综合征等表现不一。常见的由原发肿瘤病灶引起的症状为：咳嗽、痰中带血、呼吸困难、胸痛、喘息、发热等，也可有声嘶、胸腔积液、心包积液等，发生远处转移可有相应转移部位相关症状，如疼痛、骨折等。不明原因的咳嗽往往是肺癌起始症状，如伴有痰中带血或咯血，甚至出现胸痛则要高度怀疑肺癌的可能。常伴有低热、乏力、气急、食欲下降及消瘦等表现。也可因为癌肿直接压迫喉返神经出现声音嘶哑。有异位内分泌作用的肺癌可引起副肿瘤综合征，尤其是小细胞癌能分泌大量 5 – 羟色胺而引起类癌综合征，出现支气管痉挛、阵发性心动过速、水样腹泻和皮肤潮红等。局部体征在早期不明显，至肺癌晚期，则症状和体征视受病灶损害器官（肺、肝、脑、骨等）范围和程度不同而不同。

五、扩散和转移

1. 直接扩散　癌肿沿支气管腔内生长造成支气管腔内堵塞，穿入叶间裂进入相邻肺叶、突破脏层胸膜造成胸膜腔种植转移。

2. 淋巴转移　是常见的扩散途径，小细胞癌和鳞癌多见。

3. 血行转移　小细胞癌和腺癌的血行转移较鳞癌常见，最常见的远处转移部位是肺、骨、脑、肝、肾上腺。

六、诊断

伴有上述临床表现者必须结合胸部 X 线检查，包括胸片、CT、痰液脱落细胞检查、纤维支气管镜检查。必要时可做纵隔镜及胸腔镜检查明确诊断。临床医师应注意详细采集病史、认真体检，完善必要的辅助检查，避免漏诊、误诊。

（一）病史、体格检查

详细的病史采集、全面的体格检查，是诊断疾病的第一手资料。

（二）痰检

痰细胞学检查是目前诊断肺癌简单、方便、无创伤性诊断方法之一。痰液标本收集得当，3 次以上的系列痰标本可使中央型肺癌的诊断率提高到 80%。

（三）胸部 X 线

简便易行，胸部 X 线正侧位片可发现较为典型的肺内病灶。

（四）胸部 CT

CT 能够显示一些普通 X 线检查所不能发现的病变，包括小病灶、隐匿部位病灶。目前已成为评估肺癌，胸内侵犯程度及范围的常规方法，尤其在肺癌的分期上更有其无可替代的作用。低剂量螺旋胸部 CT 筛查可以有效地发现早期肺癌，还可在 CT 引导下经皮行胸内肿瘤穿刺活检，是重要的获取细胞学、组织学的诊断技术。

（五）纤维支气管镜

纤维支气管镜检查技术是诊断肺癌，获得病理诊断确诊的最常用的方法。可行支气管镜直视下刷检、活检以及支气管灌洗获取细胞学诊断。

（六）超声

主要用于诊断腹、盆腔重要器官以及腹腔、腹膜后淋巴结有无转移，也可用于双侧锁骨上、颈部淋巴结的检查，还可用于肺癌伴心包积液、胸腔积液的定量、定位抽液减压、细胞学检查等。

（七）MRI

MRI 较 CT 检查更容易鉴别实质性肿块与血管的关系。MRI 检查对肺癌的临床分期有一定价值，特别适用于判断脊柱肋骨以及颅脑有无转移。

（八）骨扫描

骨扫描是筛查肺癌骨转移的常规检查。

（九）PET/CT

是利用正常细胞和肿瘤细胞对放射性核素标记的脱氧葡萄糖的摄取不同而显像，恶性肿瘤的糖代谢高于正常细胞，表现为局部放射性浓聚，可用于肺部结节的鉴别诊断、肺癌分期、转移灶检测、疗效评价、肿瘤复发转移检测等。

（十）经纤维支气管镜

引导透壁穿刺纵隔淋巴结活检术（Transbronchial Needle Aspiration，TBNA）；纤维超声支气管镜引导下透壁淋巴结穿刺活检术（Endobronchial Ultrasound guided Transbronchial Needle Aspiration，EBUS - TBNA）有助于肺癌的确诊及治疗前纵隔淋巴结有无转移的精准分期。但不作为常规推荐。另外，纵隔镜、胸腔镜检查也是肺癌确诊、精确分期的重要检查手段。

（十一）肿瘤标志物

肺癌相关的肿瘤标志物包括：CEA、CA - 125、Cyfra21 - 1，SCC、NSE 等，但这标志物敏感性和特异性都不高，因此在肺癌的筛查、诊断中价值有限。目前主要作为监测治疗反应和早期复发的辅助指标。

七、治疗

遵循综合治疗的原则：根据患者的机体状况、肺癌的病理组织学类型和分子分型、分期和发展趋势，充分、合理、有计划地应用手术、放疗、化疗、分子靶向治疗、免疫治疗等手段以期最大限度地提高患者治愈率，延长患者的生存期，提高其生活质量。

（一）非小细胞肺癌的综合治疗

外科手术是可切除 NSCLC 最重要的治疗手段，Ⅰ、Ⅱ期首选手术，Ⅱ期术后辅助治疗；$Ⅲ_A$期部分选择性手术，术后辅助治疗。不能手术者行化、放疗，不可切除的$Ⅲ_{A期}$、$Ⅲ_B$期行化疗、放疗联合治疗，Ⅳ期以药物治疗为主，包括化疗、分子靶向治疗和最佳对症、支持治疗。

（二）小细胞肺癌的治疗

由于 SCLC 的生物学特性与其他组织学类型不同，细胞倍增时间短、发展快、容易远处转移，诊断时局限期占 1/3，广泛期占 2/3。化疗是 SCLC 最主要和最基础的治疗手段，仅有少数早期的患者（Ⅰ期）

首选手术治疗。化放疗联合是局限期 SCLC 患者的标准治疗，含铂方案，如 EP：依托泊苷、顺铂/卡铂的化疗是广泛期患者的标准治疗。随着药物研究的进步，目前免疫检测点抑制剂联合化疗，成为广泛期 SCLC 的标准选择之一。

八、预防

避免接触与肺癌发病有关的因素。不吸烟、避免有害尘烟和气体的接触，定期做体检，是防治肺癌的有效方法，尤其对肺癌好发人群更为重要。早期发现、早期诊断、早期治疗，可以提高肺癌的治愈率，延长患者的生存期，提高其生活质量。

第四节　胃　　癌

PPT

一、流行病学

胃癌（gastric carcinoma）的流行病学有明显的地理差别，东亚、东欧等地区为高发地区。2/3 的胃癌在发展中国家，约 42% 胃癌患者在中国。胃癌是我国最常见的恶性肿瘤之一，我国西北地区和东南沿海地区发病率较高，据国内权威统计信息资料显示，全国城市居民恶性肿瘤死因顺序中胃癌占第 3 位（仅次于肺癌和结直肠癌），胃癌仍是严重威胁人类健康的疾病。由于早期胃癌缺乏特异的临床表现，故胃癌早期（0－Ⅰ期）诊断率较低（约 10%），大部分胃癌在确诊时已处于中晚期，5 年生存率较低（7%～34%）。

二、病因

胃癌确切病因尚不清楚，其发生是一个多步骤、多因素进行性发展的过程，危险因素有以下几类。

1. 饮食相关　饮食高盐、熏制、烧烤食物以及霉变食物、食物亚硝酸盐含量高，蔬菜摄入量少。

2. 感染　幽门螺杆菌感染、EB 病毒感染。

3. 癌前状态　慢性萎缩性胃炎、胃溃疡、残胃癌、肠化生等。

4. 遗传因素　部分胃癌存在家族聚集倾向，提示胃癌与遗传因素有关。

5. 其他　吸烟、电离辐射、受教育程度及经济状况。

三、病理类型

胃癌的好发部位依次为：胃窦、贲门、胃体。胃癌组织学分型有腺癌（乳头状腺癌、管状腺癌、黏液腺癌、混合型腺癌、肝样腺癌）、腺鳞癌、髓样癌、印戒细胞癌、鳞状细胞癌和未分化癌等。根据癌细胞分化程度可分为高、中、低分化三大类。大体分型有早期胃癌和进展期胃癌。早期胃癌：即病灶局限且深度不超过黏膜下层的胃癌，无论有无局部淋巴结转移。进展期胃癌：癌组织超出黏膜下层侵入胃壁肌层为中期胃癌，病变达浆膜下层或是超出浆膜向外浸润至邻近脏器或有转移为晚期胃癌。中、晚期胃癌统称进展期胃癌。

胃癌通过直接浸润、淋巴转移、血行转移、种植转移来扩散与转移，淋巴转移可发生在胃癌早期，其中转移到左锁骨上淋巴结时，称为 Virchow 淋巴结。淋巴结转移率和癌灶的浸润深度呈正相关。引流胃的区域淋巴结有 16 组按其距病灶的远近可分为三站。血行转移最常见的部位是转移至肝、肺、腹膜等脏器，胃黏液癌细胞浸润至胃浆膜后可脱落到腹腔种植于腹壁及盆腔器官腹膜上，有时在卵巢形成转移性黏液癌称 Krukenberg 瘤。

案例解析

【案例】男性，54岁，“上腹部隐痛不适2个月”。2个月前开始出现上腹部隐痛不适，进食后明显，伴饱胀感，食欲逐渐下降，无明显恶心、呕吐及呕血，当地医院按“胃炎”进行治疗(具体用药不祥)，稍好转。近半月自觉乏力，体重较前下降3kg。近日大便色黑。来我院就诊，查2次大便潜血（+），查血Hb 90g/L，为进一步诊治收入院。既往：吸烟30年，20支/天，其兄死于“消化道肿瘤”。查体：一般状况尚可，贫血貌，浅表淋巴结未及肿大，皮肤无黄染，心肺未见异常，腹平坦，未见胃肠型及蠕动波，腹软，肝脾未及，腹部未及包块，剑突下区域深压痛，无肌紧张，移动性浊音（-），肠鸣音正常，直肠指检未及异常。辅助检查：上消化道造影示：胃窦小弯侧见约2cm大小龛影，位于胃轮廓内，周围黏膜僵硬粗糙，腹部B超检查未见肝异常。

【问题】患者诊断考虑什么?

【解析】

(1) 诊断：上腹不适原因待查：胃癌可能。

(2) 诊断依据为：①腹痛、食欲下降、乏力、消瘦，常规治疗无效；②查体：贫血貌、剑突下深压痛；③上消化道造影所见；④大便潜血2次（+）。

(3) 下一步还需完善的主要检查：①胃镜检查，加活体组织病理检查；②CT、B超等了解胸部、腹腔肝、胆、胰、脾、肾及腹腔淋巴结情况；③血细胞分析、血生化、肿瘤标志物等检测。

(4) 诊断和分期明确后再制定进一步的治疗方案。

四、临床表现

早期无明显症状，大多数患者可出现上腹部隐痛、饱胀不适、早饱感等症状。进展期胃癌有腹部疼痛、体重减轻、恶心、呕吐、腹水等。胃癌发生并发症或转移时可出现一些特殊症状，例如贲门癌累及食管下段时可出现吞咽困难，幽门处的肿瘤可发生梗阻而致恶性、呕吐。肿瘤溃破可有呕血、黑便表现。早期胃癌无明显体征，进展期在上腹部扪及肿块、有压痛，如肿瘤转移至肝脏可引起肝脏肿大、黄疸和发热，甚至腹水。有远处淋巴结转移时可扪及左锁骨上淋巴结肿大，即Virchow淋巴结。直肠前凹扪及肿块提示已有远处转移，有远处转移可伴有相应组织、器官受损的症状、体征。

五、诊断

由于胃癌早期缺乏特异性症状，辅助检查对胃癌的诊断十分重要。诊断主要根据病史、体检和辅助检查结果。胃镜是诊断胃癌的首选方法，不仅可确定病灶部位和范围，还可获取组织做病理学检查。胃癌病灶处的超声内镜（EUS）检查可较准确地判断肿瘤侵犯深度，有助于区分早期胃癌和进展期胃癌，并了解有无局部淋巴结转移，胃镜检查有禁忌的患者上消化道造影也可发现溃疡及隆起病变。胸腹盆部CT检查是治疗前分期的基本手段，MRI、腹腔镜探测及PET分别作为CT疑诊肝转移、腹膜转移及全身转移的备选手段。实验室检查：缺铁性贫血较常见，系慢性失血所致，如有恶性贫血可见巨幼细胞贫血；肝转移可有肝功能异常；粪便隐血呈持续阳性有辅助诊断意义。

六、治疗

胃癌的治疗包括手术、化疗、内镜治疗、放疗、分子靶向治疗、免疫治疗等综合治疗。根据临床分期，肿瘤病理类型、病理分级、分子诊断患者体能状态等决定治疗选择。基本治疗原则：可手术切除胃癌应依据临床分期进行治疗选择。对于早期胃癌，首选内镜治疗即内镜下黏膜切除术（EMR）和内镜下黏膜下层切除术（ESD）。对于不适合内镜治疗的患者，可行开腹手术或腹腔镜手术。无远处转移的患者，临床评估为可手术切除者，首选手术治疗。无远处转移的患者，临床评估为可手术切除的T2以上分期或伴有淋巴结转移者，经多学科会诊后，可选择术前化疗或术前放、化疗，肿瘤稳定、部分缓解或完全缓解的患者可行手术治疗。手术在胃癌治疗中占主导地位，胃癌根治术可治愈部分早期胃癌患者。姑息手术包括胃部分切除、胃空肠吻合术等，术后根据需要给予适当的化、放疗。对于无手术根治机会或转移性胃癌患者，目前公认应采取以全身药物治疗为主的综合治疗。包括：化疗、放疗、分子靶向治疗、免疫治疗、射频消融、腹腔灌注及动脉介入栓塞灌注等。药物治疗包括：化疗、分子靶向治疗。不能耐受化疗者，给予最佳支持治疗。姑息治疗的目的是延长患者生存期、减轻患者痛苦、提高生活质量。

第五节　乳　腺　癌

PPT

一、流行病学

乳腺癌（breast cancer）是女性最常见的恶性肿瘤之一，其发病率逐年上升。对于女性几乎所有国家和地区发病率最高的癌症是乳腺癌。

案例解析

【案例】女性，46岁，因左侧无痛性乳房肿块7天就诊。其母亲有乳腺癌病史。查体：左侧乳房外上象限乳晕旁触及一大小约3.6cm×3.5cm肿块，质地硬，表面不光滑，边界欠清，活动度差，无触痛；左侧腋窝下可触及一枚肿大淋巴结，大小约1.5cm×1.0cm，质硬，界限清楚，活动度尚可。辅助检查：乳房钼靶X线提示：左乳肿物边界不规则，为毛刺状的高密度影，其内见沙砾样钙化。

【问题】该女性最可能的诊断是什么？

【解析】

（1）诊断：左侧乳癌并左侧腋窝淋巴结转移。

（2）诊断依据：①中年妇女诉左侧无痛性乳房肿块；②左侧乳房外上象限乳晕旁触及一大小约3.6cm×3.5cm肿块，质地硬，表面不光滑，边界欠清，活动度差，无触痛；左侧腋窝下可触及一枚肿大淋巴结，大小约1.5cm×1.0cm，质硬，界限清楚，活动度尚可；③乳房钼靶X线所见。

（3）下一步的主要诊疗计划：①取左乳肿块组织活检；②完善B超、胸片、骨扫描等检查明确分期后制定进一步的诊疗方案。

二、病因

乳腺癌的发生可能与多因素密切相关，包括年龄、遗传、激素水平、生殖、营养、环境等多方面。女性20岁以后发病率逐渐上升，45～50岁较高。家族性乳腺癌多数由单基因或多基因改变引起，其中最主要的乳腺癌相关基因有BRCA1、BRCA2、p53等。雌酮及雌二醇与乳腺癌的发病有直接关系，绝经后高雌激素水平、雌激素替代治疗、初潮早、停经晚、月经周期短等性激素相关因素均能增加乳腺癌的风险。晚生育、不生育、未母乳喂养等生殖相关因素也显著影响乳腺癌的发生。高脂、高热量、低纤维素、酗酒等饮食习惯也能显著增加乳腺癌的患病风险。当然，环境污染、电离辐射、不当的药品摄入等因素可能影响乳腺癌的发生。

三、病理类型

乳腺癌可以分为非浸润性癌和浸润性癌两大类。非浸润性癌包括导管原位癌（癌细胞未突破导管壁基底膜）、小叶原位癌（癌细胞未突破末梢乳管或腺泡基底膜）。浸润性癌是指突破基底膜浸润至间质的癌，包括浸润性导管癌和浸润性小叶癌。特殊类型癌还包括髓样癌、小管癌、黏液癌和佩吉特病等。其中浸润性癌较常见，占65% ~80%。分子病理：对所有乳腺浸润性癌病灶进行ER、PR、HER－2、Ki－67的检测，依据检测结果进行分子分型。

四、临床表现

早期乳腺癌往往不具有典型的症状、特征。典型临床表现为：

1. 乳房肿块 患侧乳房出现无痛、单发的肿块，肿块质硬、表现不光滑、分界不清楚，随着肿块增大，可引起乳房局部隆起。

2. 乳房皮肤改变 若肿瘤累及cooper韧带，可使其缩短而致肿瘤表面皮肤凹陷，即“酒窝征”。肿瘤继续增大，如皮下淋巴管被癌细胞堵塞，引起淋巴回流障碍，出现真皮水肿，皮肤呈“橘皮样”改变。晚期乳腺癌侵及大片皮肤，可出现多个小结节，甚至彼此融合。有时皮肤可溃破而形成溃疡，这种溃疡常有恶臭，容易出血。

3. 乳头溢液 多为血性乳头溢液，发生于单侧。

4. 乳头异常 包括乳头回缩、抬高、糜烂、破溃等。

5. 腋窝淋巴结肿大 有时可触及患侧腋淋巴结肿大，质硬、散在、可活动，随着病情发展，淋巴结可融合，并与周围组织粘连、固定，晚期可出现锁骨上及对侧腋窝淋巴结肿大。

6. 转移部位表现 出现远处组织器官转移可伴有相应组织器官受损的表现。

五、诊断

乳腺癌的诊断应根据病史、体格检查、临床检查、影像学检查、细胞或组织病理学检查等。针对临床可触及的乳腺肿块，可采用针吸活检或手术切除活检明确诊断；而针对临床摸不到的肿块，主要依靠影像学检查发现可疑病变，并可借助影像学检查（例如：B超、乳腺X线摄片、MRI或者CT）进行定位并活检。所有检查中，病理学检查才是诊断乳腺癌的金标准。乳腺癌需要和乳腺增生、乳腺纤维腺瘤、乳腺结核、乳房囊肿、乳腺炎、乳腺淋巴瘤等多种疾病进行鉴别诊断。需要结合临床表现、体格检查、影像学检查等多种手段加以排除，如果难以鉴别诊断，常需要借助于细胞或组织病理学检查才能最终确诊乳腺癌。

六、治疗

虽然乳腺癌的发病率呈上升趋势，但随着肿瘤筛查防治工作的进展及乳腺癌综合治疗技术的提高，乳腺癌5年相对生存率可以达到91%，属于预后较好、生存率较高的恶性肿瘤。综合治疗包括：手术治疗、化疗、内分泌治疗、放疗及分子靶向治疗。手术方式有乳腺癌根治术、乳腺癌改良根治术及保留乳房的乳腺癌切除术，手术方式的选择应根据病理分型、疾病分期及辅助治疗的条件而定。化疗在乳腺癌治疗中占有重要的地位，有腋淋巴结转移者是应用辅助化疗的指征，腋淋巴结阴性而有高危复发因素者也宜应用术后辅助化疗。内分泌治疗：可降低激素依赖型乳腺癌术后复发及转移，同时可减少对侧乳腺癌的发生率，对晚期、复发转移性激素受体阳性乳腺癌也是重要的治疗手段。放射治疗在保留乳房的乳腺癌手术后是一重要组成部分。对高危复发病例，放疗可降低局部复发率，提高生存质量。各期乳腺癌的治疗原则是：

Ⅰ期：手术治疗为主，目前趋向保乳手术加放射治疗。对具有高危复发倾向的患者可考虑术后辅助治疗。

Ⅱ期：先手术治疗，术后再根据病理和临床情况进行辅助化疗。对肿块较大、有保乳倾向的患者，可考虑术前化疗（新辅助化疗）。对部分肿块大、淋巴结转移数目多的病例可选择性做放射治疗。

Ⅲ期：新辅助化疗后再做手术治疗，术后根据临床、病理情况行化、放疗。以上各期，如果雌激素、孕激素受体阳性应该给予内分泌治疗。HER－2表达阳性者均应靶向治疗。

Ⅳ期：以内科药物治疗为主的综合治疗。

七、预后

乳腺癌的预后受病理类型、疾病分期、激素受体状态、HER－2 基因状态、肿瘤增殖指数 Ki67 水平等多种因素影响。一般预后良好的病理类型包括：腺管样癌，乳头湿疹样乳腺癌（佩吉特病），黏液样腺癌；预后不良的类型包括：化生（肉瘤样）癌，印戒细胞癌，炎性乳腺癌等。乳腺癌的分期决定于乳腺肿块大小，是否有腋窝淋巴结转移，是否有远处转移，这些因素均为乳腺癌重要的预后因素。其中Ⅰ期乳腺癌的 5 年生存率高达 95% 左右，Ⅱ期患者 5 年生存率为 80% ~90%，Ⅲ期患者为 40% ~70%，而Ⅳ期患者极少可能生存达 5 年。此外，年龄、体能状态、有无脉管瘤栓等多项临床病理参数均能影响乳腺癌的预后。

第六节　大　肠　癌

PPT

一、流行病学

大肠癌（colorectal carcinoma，CRC）包括结肠癌（colon carcinoma）和直肠癌（rectal carcinoma）是常见的恶性肿瘤，近年来在我国 CRC 的发病率和死亡率均保持上升趋势，2018 年中国癌症统计报告显示 CRC 发病率、死亡率在全部恶性肿瘤中分别居第 3 和第 5 位，多数患者在确诊时已属于中晚期。通过筛查可以提高早诊率，降低病死率。大肠癌的发病部位依次为直肠、乙状结肠、盲肠、升结肠、降结肠及横结肠。

二、病因

结肠癌的病因与下列因素相关。

1. 高脂肪低纤维素饮食

2. 大肠炎症

3. 大肠腺瘤

4. 遗传因素　家族性结肠多发性腺瘤病，不治疗在 40 岁前后 100% 发生癌变；遗传性非息肉病性大肠癌约占大肠癌的 10%，有大肠癌家族史者，死于大肠癌的风险比正常人高 4 倍。

5. 其他因素　血吸虫病、盆腔放疗、环境因素、吸烟等。

案例解析

【案例】 女性，47 岁，大便次数增加、带血 3 个月。3 个月前无明显诱因，排便次数增多，3 ~6 次/天，不成形，间断带暗红色血迹。有中、下腹痛，无明显腹胀及恶心、呕吐。无发热，进食可。近来明显乏力，体重下降约 4kg。为进一步诊治收入院。既往体健，家族中无类似疾病患者。查体：T 37.2℃，P 78 次/分，R 18 次/分，BP 120/80mmHg 一般状况稍差，皮肤无黄染，结膜苍白，浅表淋巴结未及肿大。腹平坦，未见胃肠型及蠕动波，腹软，无压痛，无肌紧张，肝脾未及。右下腹似可及约 4cm ×7cm 质韧包块，可推动，边界不清，移动性浊音（－），肠鸣音大致正常，直肠指诊未及异常。辅助检查：大便潜血（＋），血 WBC 4.6×10^9/L，Hb 86g/L，入院后查血 CEA 42ng/ml。

【问题】请问该患者最可能的诊断是什么？主要诊治计划是什么？

【解析】

(1) 诊断：结肠癌并贫血。

(2) 诊断依据为：①排便习惯改变，便次增加；②暗红色血便，便潜血（+）；③右下腹肿块；④伴消瘦、乏力；⑤血 CEA 升高。

(3) 主要诊治计划：①钡剂灌肠造影；②结肠镜检；③腹部 B 超、CT 或 MRI、血细胞分析、血生化等；④多学科会诊，制定综合治疗方案。

三、病理类型

根据肿瘤大体形态，早期大肠癌包括：①扁平型；②息肉隆起型；③扁平隆起型；④扁平隆起型溃疡型。中晚期大肠癌可分为：①肿块型；②溃疡型；③浸润型。组织学分型为：①腺癌：占绝大多数，约 4/5。②黏液腺癌：约占 1/5，预后较腺癌差。③未分化癌：预后最差。④其他：鳞癌、鳞腺癌、小细胞癌等。大肠癌转移途径：①淋巴转移：为大肠癌的主要转移途径。②血行转移：结肠、直肠癌的血行转移也相当常见，可通过门静脉或下腔静脉转移到肝、肺及其他器官。③种植转移：当癌浸润到浆膜外时，癌细胞可脱落种植到腹膜壁层和其他器官表面。

四、临床表现

（一）结肠癌临床表现

早期结肠癌可无明显症状，病情发展到一定程度可出现下列症状。

1. 大便习惯和性状改变，多表现为大便次数增多、便血、腹泻、便秘交替。

2. 腹痛，常为腹部不适或隐痛，开始呈间歇性，以后转为持续性，常位于右下腹。

3. 部分患者就诊时可扪及腹部肿块，肿块有压痛。

4. 患者有明显贫血、乏力、消瘦、低热等全身恶病质表现。一般说来右半结肠癌以全身症状、腹部肿块为主要表现。左半结肠癌以肠梗阻、便秘、腹泻、便血为主要表现。

（二）直肠癌临床表现

1. 直肠刺激症状可有大便次数增多，里急后重或排便不尽感，便血为直肠癌最常见的症状，癌破溃感染后可有黏液血便。

2. 癌肿引起肠腔狭窄可致腹胀、腹痛、排便困难甚至肠梗阻，如癌累及肛管括约肌，则有疼痛。

五、诊断

1. 临床表现　如前述。

2. 疾病史和家族史　有无溃疡性结肠炎、结直肠息肉、结直肠腺瘤、克罗恩病（Crohn’s disease）、血吸虫病、林奇综合征（Lynch syndrome）、家族性腺瘤性息肉病（FAP）等。

3. 体格检查　全身浅表淋巴结有无肿大，特别是腹股沟及锁骨上淋巴结，腹部是否可触及肿块，有无移动性浊音，直肠指检有无异常。

4. 实验室检查　大便常规及隐血、肿瘤标志物，如：CEA、CA19－9、CA125。

5. 内窥镜检查　直肠镜和乙状结肠镜适用于病变位置较低的结直肠病变，更推荐全结肠镜检查。

6. 影像学检查　用于诊断、分期、治疗评价、远期随访。

(1) CT　推荐行胸部/全腹/盆腔 CT 增强扫描检查。

(2) MRI　①推荐 MRI 作为直肠癌常规检查项目。②怀疑肝转移时，推荐行肝脏增强 MRI 检查。

(3) 超声　推荐直肠腔内超声用于早期直肠癌分期诊断。

(4) X 线　气钡双重 X 线造影，肠梗阻患者慎选。

(5) PET/CT　价格昂贵，不推荐常规使用，对于病情复杂、常规检查无法明确诊断的患者可作为有效的辅助检查。

7. 病理组织学检查　病理活检报告是结直肠癌治疗的依据。

8. 开腹或腹腔镜探查术　以下情况，建议行开腹或腹腔镜探查术：①经过各种诊断手段尚不能明确诊断且高度怀疑结直肠肿瘤；②出现肠梗阻，进行保守治疗无效；③可疑出现肠穿孔；④保守治疗无效的下消化道大出血。

六、治疗

治疗原则：根据患者体能状态、肿瘤的病理类型、病理分级、临床分期、基因突变状况等选择合适的治疗方法，包括：手术、化疗、放疗、分子靶向治疗及对症、支持治疗。TNM 分期根据原发肿瘤侵犯程度 T，淋巴结转移情况 N，远处有无转移病灶 M，将大肠癌分为 0、Ⅰ、Ⅱ、Ⅲ、Ⅳ期。大肠癌的初治诊断分期，Ⅰ期占 15%，Ⅱ期占 20% ~30%，Ⅲ期占30% ~40%，Ⅳ期占 20% ~25%。所以 60% ~70%的患者需要内科的治疗。早期大肠癌：手术、部分术后辅助化疗。中期：手术、术后辅助化、放疗，部分术前新辅助化、放疗。晚期癌症：化疗、分子靶向治疗、部分姑息放疗、对症支持治疗。

（一）外科治疗

1. 早期大肠癌 $cT_1N_0M_0$ 的治疗　建议采用内窥镜下切除、局部切除或肠段切除术。

2. T_{2-4}，N_{0-2}，M_0 结肠癌　首选的手术方式是相应结肠肠段的切除加区域淋巴结清扫。（cT_{2-4}，N_{0-2}，M_0）直肠癌推荐行根治性手术治疗。在根治肿瘤的前提下，尽可能保留肛门括约肌功能、排尿和性功能。

（二）内科治疗

必须明确治疗目的，确定属于术前治疗/术后辅助治疗或者姑息治疗；必须在全身治疗前完善影像学基线评估，同时推荐完善相关基因检测。推荐对临床确诊为复发或转移性结直肠癌患者进行 K－ras、N－ras 基因突变检测，以指导肿瘤靶向治疗，推荐对所有结直肠癌患者进行错配修复（mismatch repair，MMR）蛋白表达或微卫星不稳定（microsatellite instability，MSI）检测。原发灶位于右半结肠癌（回盲部到脾曲）的预后明显差于左半结肠癌和直肠（自脾曲至直肠）。

（三）放射治疗

直肠癌放疗或放化疗的主要模式为新辅助/辅助治疗、根治性治疗、转化性治疗和姑息治疗。

七、预后和预防

大肠癌预后取决于早期诊断与早期治疗。经根治手术治疗为主的综合治疗后，Ⅰ、Ⅱ、Ⅲ期 5 年生存率分别达 91.4%、76.4% 和 58%。

应积极防治大肠癌的癌前病变。对结肠腺瘤性息肉，特别是家族性多发性肠息肉病应及早切除病灶，对病程长的溃疡性结肠炎应注意结肠镜随访，避免高脂饮食，多进食富含纤维的食物，保持排便通畅。

知识拓展

多学科诊疗模式

多学科诊疗模式（Multi disciplinary team MDT）是由来自外科、肿瘤内科、放疗科、影像科、病理科等科室专家组成的工作组，针对某一疾病，通过定期会诊形式，提出适合患者的最佳治疗方案，继而由相关学科或多学科联合执行该治疗方案，进而优化资源，提高诊疗效率、加强医医、医技、医护合作，达到 1＋1＞2 的效果。

第七节　原发性肝癌

PPT

一、流行病学

原发性肝癌（primary liver cancer）是指由肝细胞或肝内胆管上皮细胞发生的恶性肿瘤，简称肝癌。其中以肝细胞癌（hepatocellular carcinoma，HCC）多见，占90%～95%。原发性肝癌是我国常见的恶性肿瘤之一。我国是肝癌高发区，发病率约占全球肝癌病例的50%。原发性肝癌可发生在任何年龄，多见于中年男性，男女之比为（3～6）：1，肝癌居我国恶性肿瘤死亡原因的第二位，仅次于肺癌，严重威胁着我国人民的生命健康。

二、病因

原发性肝癌的病因和发病机制尚未完全明确，据流行病学调查导致肝癌的主要危险因素包括乙型肝炎病毒感染、长期接触黄曲霉菌素、饮水污染、酒精性肝硬化等。在我国，慢性病毒性肝炎是原发性肝癌诸多致病因素中最主要的病因，肝癌患者中HbsAg阳性率可达90%左右。

案例解析

【案例】男性，46岁，工人，因“右上腹疼5个月，加重伴上腹部包块1个月”入院。5个月前无明显诱因出现右上腹钝痛，为持续性，有时向右肩背部放射，无恶心、呕吐，未诊治。1个月来，右上腹痛加重，自觉右上腹饱满，伴腹胀、纳差、恶心，在当地医院就诊，B超显示肝脏占位性病变。为进一步明确诊治，转我院。患者发病来，无呕吐、腹泻，偶有发热（体温最高37.8℃）大、小便正常，体重下降约5kg。既往有乙型肝炎病史多年，否认疫区接触史，无烟、酒嗜好，无药物过敏史，家族史中无遗传性疾病及类似疾病史。查体：T 36.8℃、P 70次/分，R 18次/分，BP 115/75mmHg，全身皮肤无黄染，巩膜轻度黄染，双锁骨上窝未及肿大淋巴结。腹平软，右上腹饱满，无腹壁静脉曲张，右上腹压痛，无肌紧张，肝脏肿大肋下5cm，边缘钝，质韧，有触痛，脾未及Mruphyssign（－），腹部叩诊鼓音，无移动性浊音，肝上界叩诊在第5肋间，肝区叩痛，听诊肠鸣音8次/分，肛门指诊未及异常辅助检查：Hb 89g/L，WBC 5.6×10^9/L，ALT 84IU/L，AST 78IU/L，TBIL 30μmol/L，DBIL 10μmol/L，ALP 188IU/L，GGT 64IU/L，AFP 880ng/ml，CEA 24mg/ml。B超：肝右叶实质性占位性病变，直径8cm，肝内外胆管不扩张。

【问题】请问该患者最可能的诊断是什么？还需完善哪些检查？

【解析】

（1）诊断：原发性肝癌。

（2）诊断依据：①右上腹痛逐月加重，伴纳差，体重下降；②乙型肝炎病史；③AFP 880ng/ml；④B超：肝右叶实质性占位性病变，直径8cm。

（3）进一步主要诊治计划：①腹、盆腔CT、B超或上腹部MRI；②血细胞分析、血生化、胸片；③必要时胃肠镜；④必要时行肝穿刺活检。⑤多学科会诊制定综合治疗方案。

三、病理分型

肝癌的大体分型：根据肝癌的大小和分布可将肝癌分为巨块型、结节型和弥漫型。根据组织学类型分为肝细胞癌、胆管细胞癌和混合型肝癌，其中90%是肝细胞癌。

四、临床表现

原发性肝癌早期症状缺乏特异性，或仅表现为肝病的症状和体征。随着病情的发展与并发症的发生，常出现典型的临床症状和体征，此时已多属中、晚期。

（一）症状

早期小肝癌常无任何症状，多依赖于普查和体检发现。肝炎、肝硬化患者，出现肝区疼痛、腹胀、乏力、消瘦、不明原因低热或进行性肝大时应考虑本病可能，并进一步检查。

（二）体征

常见体征有：肝大与腹部肿块、脾大、黄疸、腹水，其他如合并肝硬化者常有肝掌、蜘蛛痣、男性乳房增大、腹壁静脉曲张、下肢水肿等。肝外转移时则有转移部位相应的体征。

（三）肝癌副肿瘤综合征

是原发性肝癌由于肿瘤本身代谢异常，导致患者血液、内分泌及其机体其他方面的改变而出现的一组综合征，包括高钙血症、低血糖症、红细胞增多症、高胆固醇血症、异常纤维蛋白原血症、类癌综合征以及由于激素代谢异常所致性别特征变化，其中以低血糖和血小板、红细胞增多症最为多见。

（四）并发症

1. 肝性脑病　是原发性肝癌终末期的严重并发症，一旦出现，预后不良。

2. 上消化道的出血　占肝癌死因的15%，原因为：①肝硬化并发门静脉高压导致食管胃底静脉曲张破裂出血；②晚期肝癌可因胃肠道黏膜糜烂合并凝血功能障碍引起广泛出血。

3. 肝癌结节破裂出血　约占10%的肝癌患者发生肝癌结节破溃出血，大量出血，可致休克、死亡。

4. 继发感染

五、诊断

计算机X线体层扫描（CT）是一种安全、无创伤、高分辨率的检查方法。对肝癌的定位诊断很有价值。CT能显示肿瘤的大小、位置、数目及与周围器官和大血管的关系，可检出1cm左右的早期肝癌。并有助于了解是否伴发肝外转移。磁共振显像（MRI）在肝癌诊断中的作用日益受到重视。甲胎蛋白（AFP）检测是当前诊断肝癌和疗效监测常用且重要的指标。血清AFP≥400μg/L，排除妊娠、慢性或活动性肝病、生殖腺胚胎源性肿瘤以及消化道肿瘤后，高度提示肝癌。血清AFP轻度升高者，应做动态观察，并与肝功能变化对比分析，有助于诊断。另外肝动脉造影对小肝癌的定位诊断是目前各种方法中最优者。其诊断阳性率为90%以上，小于3cm的小肝癌的检出率可达87.5%。但由于肝动脉造影为一侵入性检查，故不列为首选。肝穿刺活体组织检查对确定诊断有一定帮助。但由于可能导致出血、癌肿破裂和针道转移等，一般不作为常规方法。对无法确诊的肝内小占位，在B超下行细针穿刺活检，可望获得病理学证据。

细胞学或组织学的病理学诊断是确诊肝癌的金标准，但取得病理学诊断受一些因素影响。结合肝癌发生的高危因素、影像学特征以及血清学分子标志物，依据路线图的步骤对肝癌做出诊断（图21－1）。

六、治疗

肝癌的总体治疗目标是延长患者的总生存期并最大限度改善其生活质量，遵循以下原则：①分期治疗；②局部治疗和全身系统治疗并重；③循证医学原则；④规范治疗和个体化治疗结合等多学科综合治疗原则。目前手术仍是早期原发性肝癌疗效最好的治疗方式。不可切除肝癌的非手术疗法：①肝动脉插管栓塞化疗，经肝动脉插管栓塞化疗（transcatheter arterial chemoembolization，TACE）或TACE加门静脉栓塞（PVE）是不能手术切除肝癌的主要治疗方法，被推荐为中晚期肝癌的首选治疗。②药物治疗：中晚期肝癌肝功能Child－Pugh分级A－B级可行全身性抗肿瘤药物治疗，抗肿瘤药物治疗包括分子靶向治疗（如：索拉菲尼、仑伐替尼）、免疫检测点抑制治疗、化疗。③局部消融疗法等局部治疗。④放射治

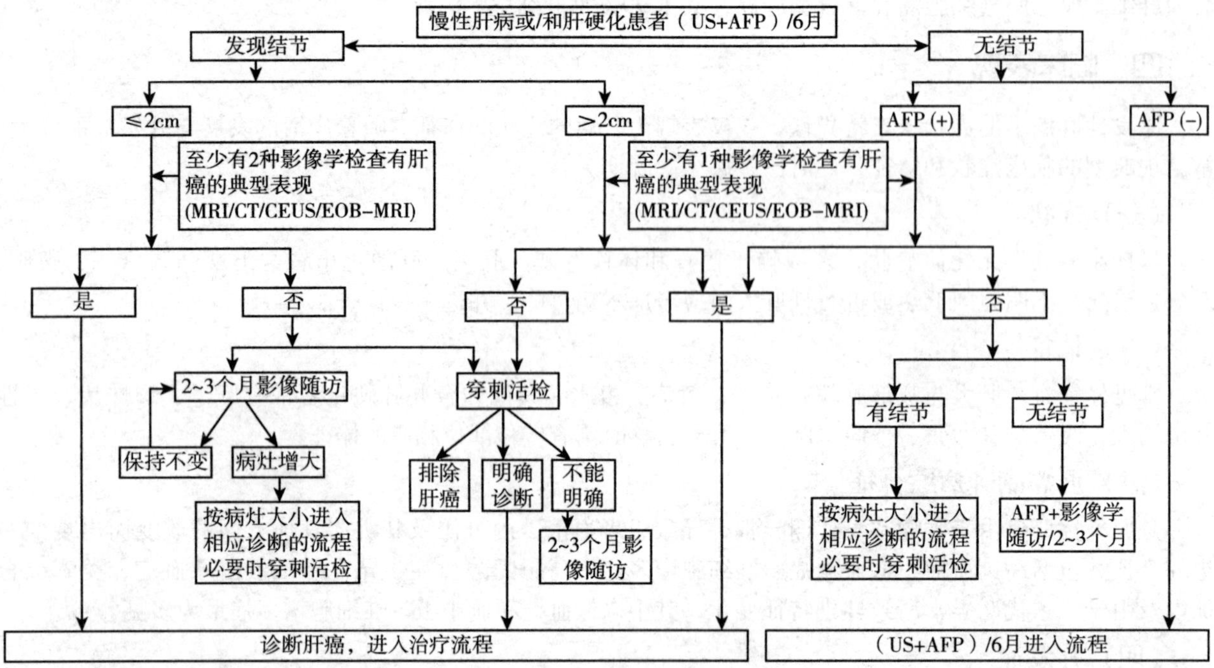

图 21－1　肝癌诊断路线图

注：MRI：磁共振动态增强扫描。CT：CT 动态增强扫描。CEUS：超声造影（Contrast enhanced－ultrasonography），使用超声对比剂实时观察正常组织和病变组织的血流灌注情况。EOB－MRI：肝细胞特异性对比剂钆塞酸二钠（Gd－EOB－DTPA）增强磁共振扫描。AFP（+）：超过血清 AFP 检测正常值。

疗：肝癌细胞对放射线有一定敏感性。晚期患者无法耐受各种抗肿瘤治疗时，应以保肝、镇痛等对症支持治疗改善全身状况为主，以减轻患者痛苦，提高生活质量。伴有病毒性肝炎的肝癌在抗肿瘤治疗的同时需抗病毒治疗。

七、预后

大多数肝癌患者确诊时已属中晚期，预后差，5 年总体生存率不足 15%，近年来，肝癌的外科治疗、介入治疗、药物治疗、放射治疗均取得了进步，多学科综合诊疗团队（MultidisciplinaryTeam，MDT），综合诊治，在一定程度上改善了肝癌的预后。提倡慢性病毒性肝炎患者定期体检，重视肝癌筛查。

第八节　膀　胱　癌

PPT

案例解析

【案例】男性，68 岁，因“发现肉眼血尿 1 个月”入院。患者 1 个月前无诱因出现洗肉水样小便，伴尿痛，不伴尿急、尿频、排尿困难等不适，上述症状持续 3 天后消失。无腰痛、骨痛，无便秘、便血、里急后重。查体：一般情况可，T 36.2℃，P 78 次/分，R 20 次/分，BP 110/72mmHg，双肾区未见异常隆起，无叩击痛；双侧输尿管走行区无压痛，膀胱未充盈，耻骨上区无压痛，外生殖器未见明显异常。辅助检查：经腹膀胱超声：膀胱左侧壁靠近膀胱顶部可见一体积约3.0cm×2.6cm低回声肿物，表面不平，内部回声低，回声不均匀，基底宽广，侵犯膀胱壁全肌层。盆腔CT：膀胱充盈，膀胱左侧壁及后壁、后下壁增厚，可见多发软组织密度肿块及结节，较大者1.8cm×2.3cm，增强扫描后病变明显强化，分泌期可见多发大小不等的充盈缺损。

【问题】患者诊断考虑什么？明确诊断需进一步行哪些检查？

【解析】

（1）诊断：膀胱癌。

（2）诊断依据为：①病史：发现肉眼血尿1个月；②超声、CT提示膀胱内占位，考虑膀胱癌。

（3）下一步还需完善的检查：尿常规、尿液细胞学、膀胱镜活检、盆腔MRI、胸片、腹部超声等。

一、流行病学

膀胱癌（bladder carcinoma）是我国最常见的泌尿系统肿瘤之一。在世界范围内，膀胱癌的发病率存在地区性、种族性以及性别的差异，西方国家高于东方国家，美国白人发病率高于黑人，男性发病是女性的3~4倍，提示环境因素、生活方式、遗传易感性等与膀胱癌发生有关。膀胱癌的发病年龄可见于各年龄段，高发年龄为50~70岁。

二、病因

研究发现，长期接触芳香胺类等化学物质等职业因素、吸烟、大量饮用咖啡、长期服用镇痛药及人工甜味剂、感染（寄生虫、细菌、真菌或病毒感染）、膀胱结石或化疗等与膀胱癌的发生有关，但目前已经明确的膀胱癌两大致病因素包括吸烟和职业因素。

三、病理类型

按病理学特点可分为两大类：一类为上皮组织来源的肿瘤，占所有膀胱肿瘤的90%，其中95%为尿路上皮癌，其余为鳞状细胞癌和腺癌。第二类为间叶组织发生的肿瘤，以儿童多见。

根据膀胱癌是否浸润肌层以及是否有远处转移将其分为三类：非肌层浸润性膀胱癌、肌层浸润性膀胱癌和转移性膀胱癌。膀胱肿瘤的扩散主要向深部浸润，直至膀胱外组织。淋巴转移常见，浸润前肌层者约50%淋巴管内有癌细胞转移。血行转移多发生在晚期，主要转移至肝、肺、骨和皮肤等处。

四、临床表现

最常见的发病症状是全程无痛性肉眼血尿。血尿常为间歇性，可自行减轻或停止。血尿出现时间及出血量与肿瘤恶性程度、分期、大小、数目、形态并不一定呈正比。10%~20%的膀胱癌患者伴有膀胱刺激症状，表现为尿频、尿急、尿痛和排尿困难，在原位癌和浸润性癌存在时表现更为明显。其他症状或体征有输尿管梗阻所致急性尿潴留、腰肋部疼痛，下肢水肿、下腹部包块、贫血。有的患者就诊时即表现为体重减轻、肾功能不全、腹痛或骨痛，均为晚期症状。

五、诊断

1. 实验室检查　尿常规检查是诊断膀胱癌的一个辅助手段，可以证实有无血尿。尿脱落细胞学检查是诊断膀胱癌的传统方法，可用于膀胱癌的诊断和术后随访。

2. 超声波检查　可以通过下腹部或腔内途径（经直肠、经阴道）进行。可以了解膀胱肿瘤情况，有无局部淋巴结转移以及周围脏器是否受侵。

3. 膀胱镜检查 是诊断膀胱癌的“金标准”，也是膀胱癌术后监测复发的重要手段。通过膀胱镜检查可以发现膀胱是否有肿瘤，肿瘤的数目、大小、形态和部位，对肿瘤或可疑病变部位进行病变活体组织病理检查以明确诊断，还可以观察肿瘤与输尿管口和膀胱颈的关系，对治疗方案的制定做出指导。

4. CT 和 MRI CT 可显示出膀胱内软组织影，增强有明显强化，可了解肌层受侵的情况，还可显示膀胱周围受侵的器官或组织以及盆腔淋巴结是否肿大。应用 MRI 增强检查可区分非肌层与肌层浸润性肿瘤以及浸润深度，以助分期。

5. 排泄性尿路造影 主要了解上尿路有无肿瘤存在。若上尿路显影不清晰，可做逆行上尿路造影。

根据患者典型的血尿病史及体征，结合影像学检查及内镜检查，确诊须依靠病理学检查。主要与前列腺增生、前列腺癌、尿石症、泌尿系结核等鉴别。

六、治疗

（一）非肌层浸润性膀胱癌

Ta、Tis 和 T_1 期膀胱癌的首选标准治疗是经尿道切除膀胱肿瘤（transurethral resection of bladder tumor，TUR－BT）。术后建议立即进行膀胱内灌注化疗。灌注的化疗药物包括：丝裂霉素、吉西他滨。术后立即进行膀胱灌注化疗可降低复发率，但并不降低癌症死亡风险。

（二）肌层浸润性膀胱癌

$T_2N_0M_0$ 和 $T_3N_0M_0$ 膀胱癌的标准治疗是根治性全膀胱切除术。术前推荐进行新辅助化疗。现在也有早期临床试验数据指出，免疫治疗联合化疗或 PARP 抑制剂能起到病理降期的效果，或能延长总生存率。如果患者一般情况较差不适宜接受根治性手术，可选择单纯 TUR－BT 术、单纯放疗或者化疗，或同步放化疗。$T_4N_0M_0$ 期患者，推荐先行 2～3 周期化疗，化疗可单独进行或联合放疗，之后采用 TUR－BT 或膀胱镜进行评价后再决定下一步治疗。若证实淋巴结转移，建议仍以化疗为主，可考虑辅以放疗，根据化疗疗效考虑是否行膀胱切除术治疗。

（三）转移性膀胱癌

以姑息性化疗为主，近年来免疫检测点抑制剂在部分晚期膀胱癌也取得较好疗效。

膀胱肿瘤切除后容易复发，而复发仍有治愈的可能。所以任何保留膀胱的手术患者都应该严密随访，每 3 个月做一次膀胱镜，2 年无复发者根据情况酌情延长复查时间，这种复查应看作是治疗的重要组成部分。

七、预后

膀胱癌的预后主要与肿瘤病理类型、分级、分期、肿瘤大小、肿瘤复发的时间和频率、肿瘤数目以及是否存在原位癌等因素密切相关，其中肿瘤的病理分级和分期是影响预后的最重要因素。

第九节 前列腺癌

PPT

一、流行病学

前列腺癌（carcinoma of prostate）是男性生殖系统中最常见的恶性肿瘤之一。发病率在世界范围内差别很大，在我国发病率远低于西方发达国家，但近年来有显著增高趋势，需引起重视。

二、病因

前列腺癌的病因迄今不明，前列腺癌的发生与年龄、种族、家族遗传背景、地理环境和饮食结构等密切相关。吸烟、饮酒、前列腺淋病、病毒及衣原体感染、性生活强度及激素的影响可能与发病有关，另外高脂肪饮食及职业因素（过多接触镉）与发病也有一定关系。

案例解析

【案例】 男性，82岁，主因“尿频、尿急1个月，腰骶部疼痛1周”入院。患者于1个月前无明显诱因出现尿频、尿线变细等症状，1周前感腰骶部持续性酸痛，疼痛无反射性。否认外伤史。查体：腹软，无压痛、反跳痛，未及明显包块，骶、尾骨有压痛。肛门指诊：前列腺Ⅲ度肿大，中央沟变浅，可扪及约3cm×2cm结节，边界不清，质硬，表面不光滑。辅助检查：超声：前列腺增生，大小约4.6cm×4.5cm×4.3cm，外周带可见约3.1cm×2.6cm低回声结节，边界欠清，PSA 71.34ng/ml。

【问题】 患者最可能的诊断是什么？要明确诊断还需进行哪些检查？

【解析】

（1）诊断：前列腺癌并骨转移。

（2）诊断依据：①病史：尿频、尿急1个月，腰骶部疼痛1周；②查体：骶、尾骨有压痛。肛门指诊：前列腺Ⅲ度肿大，中央沟变浅，可扪及约3cm×2cm结节，边界不清，质硬，表面不光滑；③超声如上述。

（3）下一步还需完善：超声引导下前列腺肿物穿刺活检、CT、骨扫描等。

三、病理类型

前列腺癌主要是腺癌，约80%起源于前列腺的外周带，20%来自前列腺的移行带和中央带，多数前列腺癌有多中心发病的特点。

在前列腺癌的病理分级方面，目前最常使用Gleason评分系统。前列腺癌组织被分为主要分级区和次要分级区，每区的Gleason分值为1～5，Gleason评分是把主要分级区和次要分级区的Gleason分值相加，形成癌组织分级常数。

四、临床表现

早期的前列腺癌一般无明显临床症状，对排尿的影响与良性前列腺增生症相类似。但当肿瘤侵犯周围组织和结构时会引起多种临床症状，包括尿路刺激、排尿困难、尿潴留、尿失禁、血尿、会阴部疼痛、坐骨神经痛、勃起功能障碍，可因压迫导致单侧或双侧肾积水，严重时癌肿侵犯直肠时会导致排便困难或结肠梗阻。前列腺癌转移到骨骼可以引起骨痛、贫血、病理性骨折、脊髓压迫等症状。转移到肺部会引起咳嗽、咯血等症状。

五、诊断

1. 直肠指诊仍为前列腺癌的最佳筛选检查，肛诊触到前列腺坚硬、固定、形态不规则的结节时应怀疑本病，但必须与前列腺增生时的增生结节、肉芽肿性前列腺炎、前列腺结核、前列腺结石等相鉴别。指诊可以初步了解肿瘤对周围组织的侵及情况。在经直肠超声的引导下可以行前列腺的多点穿刺活检，进行病理学检查是诊断前列腺癌的主要方法。

2. CT和MRI还可以了解盆腔内淋巴结的情况，MRI是明确前列腺癌局部情况时首选的影像学检查方法，有助于了解前列腺癌的分期及与周围脏器的关系。前列腺癌最容易发生骨转移，所有前列腺癌患者在确诊后，均应进行同位素骨扫描，以明确是否存在骨转移。盆腔淋巴结切除手术对前列腺癌的诊断、分期和制定治疗措施很有帮助。

3. 血清前列腺特异性肮原（prostate specific antigen，PSA）和前列腺特异性膜抗原（PSMA）的测定可用于前列腺癌的筛查和检测。PSA是前列腺最特异、最敏感的肿瘤标准物，晚期患者阳性率90%以上。PSMA是一种Ⅱ型糖蛋白，特异地表达于前列腺上皮，在前列腺外组织只有少量表达，甚至在低PSA水平的情况下，PSMA水平亦明显升高。对前列腺癌诊断、治疗方式选择、估计预后和治疗后随访都具有重要的意义。

根据患者排尿困难的病史，PSA和直肠指诊的初步筛查，结合影像学检查和病理学检查，多可以明确诊断。但需与前列腺增生症、尿道狭窄、慢性前列腺炎等相鉴别。

六、治疗

前列腺癌的治疗可分为前列腺癌切除术、内分泌治疗、放疗和化疗、靶向治疗、等待观察等。

前列腺癌临床上分为：局限性前列腺癌、局部晚期及转移性前列腺癌。局限性前列腺癌治疗前根据血清PSA浓度、肿瘤Gleason分级和临床T分期进行危险度分析，将局限性前列腺癌分为低危、中危、高危3组。

治疗方案的选择需根据临床分期、患者的年龄、全身状况、预期寿命等综合考虑。其基本治疗原则：①对前列腺癌临床分期为$T_{1a}-T_{2B}N_0M_0$的患者，可选择前列腺切除术或根治性放疗；对偶然发现、无症状、预期寿命<10年的低危（PSA4-10ng/ml，GS≤6，临床分期≤T_{2a}）可以选择等待观察或延期治疗。②对局部进展的T_3及T_4其前列腺癌，因单纯前列腺切除的疗效差，通常选用三维适形放疗+长疗程内分泌治疗或单纯内分泌治疗。③对转移性前列腺癌以内分泌治疗为主，无效或内分泌治疗失败者可采用化疗，对骨转移所致的疼痛可辅以局部放射治疗、全身核素治疗等手段。

1. 内分泌治疗是前列腺癌的重要治疗手段。对晚期前列腺癌，内分泌治疗是一线治疗方法；内分泌治疗还可应用于根治性手术和放疗前后的辅助和新辅助治疗。内分泌治疗分为一线和二线内分泌治疗。一线内分泌治疗方式有：去势、单独抗雄激素药物治疗和联合雄激素阻断。前列腺癌80%以上为雄激素依赖性，切除睾丸或给予雌激素可以控制前列腺癌及其转移病灶，缓解病情。促黄体释放激素类似物可以起到药物去势的作用，而氟他胺等药物可在受体水平阻断雄激素的作用，以达到治疗效果。

2. 化疗主要用于转移性前列腺癌经内分泌治疗，发展为对内分泌抗拒的前列腺癌患者。对这类患者可继续应用内分泌治疗确保血睾酮维持于去势水平，采用化疗改善症状、提高生活质量和延长生存时间。常用的化疗药物包括：紫杉醇、米托蒽醌、阿霉素、雌二醇氮芥等。对骨转移应采用双磷酸盐预防骨相关事件。

3. 放射治疗可单独用于局限性或有局部扩散的前列腺癌，局限肿瘤的远期生存率与手术相当。转移性癌可行姑息性放疗，以减轻症状、改善生活质量。

4. 靶向治疗主要针对包含BRCA1/2基因突变的晚期前列腺癌患者，推荐于化疗或内分泌治疗失败的患者。常见药物有：奥拉帕利、卢卡帕利。

本章小结

肺癌、胃癌、肝癌、食管癌、结直肠癌、乳腺癌、膀胱癌、前列腺癌、甲状腺癌等为我国常见的恶性肿瘤。本章主要介绍了常见的恶性肿瘤如肺癌、胃癌、肝癌、食管癌、结直肠癌、乳腺癌、膀胱癌、前列腺癌、甲状腺癌的病因、流行病学、临床表现及病理类型，上述常见恶性肿瘤的诊断须根据患者的典型临床表现结合重要的辅助检查、尤其是病理学检查做出初步的诊断，并依据其病理类型选择进行综合治疗。

练 习 题

题库

思考题

1. 肺癌的病理类型有哪些？
2. 乳腺癌的治疗方法有哪些？
3. 确诊肝癌的金标准中什么？我国肝细胞癌（HCC）的临床诊断标准是什么？
4. 大肠癌的病理类型有哪些？

（毕　清）

第八篇

中毒与解救

微课　　PPT

第二十二章

中毒与解救概述

学习导引

知识要求

1. **掌握**　中毒的临床表现、药物治疗原则。
2. **熟悉**　中毒的诊断及鉴别诊断。
3. **了解**　中毒的病因、中毒机制。

能力要求

学会根据患者的临床表现，结合相关检查及时正确地诊断、治疗中毒。

进入人体的化学物质在效应部位积累到一定量，产生组织和器官损害而引起的全身性疾病称为中毒（poisoning），引起中毒的化学物称毒物（poison）。

人类的生活环境存在很多有毒的化学物质，空气、食物、室内装修、家具、衣物、化妆品、清洁用品都可能含有有毒的物质，有的毒物可能要长时间或者大剂量接触后才会产生中毒，有的毒物小剂量或者短时间就可以致死。一般来说，中毒的严重程度与毒物的剂量有关。一次接触大量毒物所致的急性中毒，若无有效的急救，死亡率相当高，而且急性中毒病情变化迅速，有些毒物目前还没有特效解毒药，一旦中毒，基本没有生存的可能，因此急性中毒是内科的急症。中毒的预防宣教很重要，中毒的预防除了对有已知毒物存在的地方进行安全防范，还要对日常生活可能存在的中毒隐患进行预防和宣教，提高人们的安全意识。

一、分类

根据毒物来源和用途，分为工业性毒物、药物、农药、有毒动植物；根据所接触毒物的毒性、剂量和时间，分为急性中毒和慢性中毒两类。

课堂互动

1. 在日常生活中见到过或者听说过哪几种有毒物质？
2. 见过中毒的患者吗？如果你身边有中毒患者，你如何处理？

二、病因与中毒机制

（一）病因

1. 职业中毒　在生产、运输、保管、使用过程中，可接触到有毒的原料、辅料、中间产物或成品，如果不注意劳动保护、安全防护，可发生中毒。

2. 生活中毒　在误食、意外接触、用药过量、自杀或谋害等情况下，过量毒物进入人体可引起中毒。

（二）中毒机制

1. 体内毒物代谢 毒物侵入人体的途径和吸收速度与毒物对机体产生毒性作用的快慢、强度和表现有关。毒物通过皮肤黏膜、呼吸道、消化道等进入人体引起中毒。毒物进入体内吸收入血后，与红细胞或血浆中某些成分相结合，分布于全身的组织和细胞内。毒物主要在肝脏通过氧化、还原、水解和结合等作用进行代谢，然后与组织和细胞内的化学物质作用，分解或合成不同化合物，进入体内的多数毒物经过代谢后排出体外。肾脏是毒物排出的主要器官，水溶性毒物经肾脏排泄较快；重金属（如铅、汞和锰）及生物碱主要由消化道排出；一些易挥发毒物（如三氯甲烷、乙醚、酒精和硫化氢等）可以原形经呼吸道排出；一些脂溶性毒物可由皮肤皮脂腺及乳腺排出；少数毒物经皮肤汗液排出时常引起皮炎；有些毒物蓄积在体内一些器官或组织内，排出缓慢，再次释放的时候又可产生中毒。

2. 中毒机制 具有强酸或强碱的毒物吸收组织中水分，与蛋白质或脂肪结合，使细胞变性和坏死，引起局部刺激和腐蚀。一氧化碳、硫化氢或氰化物等毒物阻碍氧的吸收、转运或利用，引起机体组织和器官缺氧，尤其是对缺氧敏感的脑和心肌，易发生中毒损伤。亲脂性强的毒物（如过量的有机溶剂和吸入性麻醉药）易通过血－脑屏障进入含脂量高的脑组织，抑制其功能，对机体产生麻醉作用。还通过抑制酶活力、干扰细胞或细胞器的功能、竞争相关受体等产生毒性作用。

3. 影响毒物作用的因素 化学毒物的毒性与其化学结构和理化性质密切相关，毒物中毒的途径、摄入量的大小及作用的时间长短都直接影响到毒物对机体的作用。中毒个体的性别、年龄、营养及健康状况、生活习惯以及对毒物的毒性反应不同，所以即便是同一毒物中毒预后也不同。老年人、营养不良、过度疲劳和患有重要器官（心、肺、肝或肾）疾病等会降低机体对毒物的解毒或排毒能力。同时摄入两种毒物时，有可能产生毒性相加或抵消作用。

三、临床表现

（一）急性中毒

不同的化学物质急性中毒表现不完全相同，严重中毒时共同表现有：发绀、昏迷、惊厥、呼吸困难、休克和少尿等。其他表现有：

1. 皮肤黏膜表现 腐蚀性毒物可致皮肤及口腔、食道、胃黏膜灼伤；有的毒物会引起血液中氧合血红蛋白减少、血高铁血红蛋白含量增加，使机体出现发绀症状。

2. 眼球表现 瞳孔扩大、瞳孔缩小、视神经炎。

3. 神经系统表现 昏迷、谵妄、惊厥、瘫痪、精神失常。

4. 呼吸系统表现 呼出特殊的气味，如酒味、苦杏仁味；还可出现呼吸加快或减慢、肺水肿。

5. 循环系统表现 心律失常、心脏骤停、休克。

6. 泌尿系统表现 肾小管堵塞、肾缺血或肾小管坏死，可导致急性肾衰竭，出现少尿或无尿。

7. 血液系统表现 白细胞减少、溶血性贫血、黄疸、止血和凝血障碍致出血。

8. 发热 一些毒物可使人体出现发热症状。

（二）慢性中毒

可有痴呆、震颤麻痹综合征、周围神经病变表现，还有中毒性肝病、中毒性肾脏损害、再生障碍性贫血或白细胞减少、氟骨症、下颌骨坏死。

四、诊断

中毒诊断通常要根据毒物的接触史、临床表现、实验室毒物检查分析和调查周围环境有无毒物存在，还要与其他症状相似的疾病进行鉴别后再进行诊断。

（一）病史

病史询问的内容通常包括患者接触毒物的时间、中毒环境和途径、毒物名称和剂量、初步治疗情况和既往生活环境及健康状况；询问有无同类患者。

（二）临床表现

对不明原因的突然昏迷、呕吐、惊厥、呼吸困难和休克患者，或不明原因的发绀、周围神经麻痹、贫血、白细胞减少、血小板减少及肝损伤患者都要想到中毒的可能。经过鉴别诊断，排除其他疾病后，才能得出急性中毒诊断。

（三）辅助检查

急性中毒时，应常规留取剩余的毒物或可能含毒的标本，如呕吐物、胃内容物、尿、便和血标本等分析或培养，边治疗边检查。对于慢性中毒，检查环境中和人体内有无毒物存在，有助于确定诊断。

1. 实验室检查　三大常规、肝肾功能、电解质、酶学、血气分析、可能含毒的标本、患者排泄物。

2. 影像学及其他检查　心电图、B 超、CT、MRI、神经肌电图等。

五、治疗

治疗原则：立即终止毒物接触，脱离中毒环境、紧急复苏和对症支持治疗，清除体内尚未吸收的毒物，促进已吸收毒物排除，应用解毒药，预防和治疗并发症。

在发生急性中毒时，要根据不同毒物的种类清除毒物，如清洗皮肤、催吐、洗胃、导泻、吸氧和血液净化、使用解毒剂，注意对症支持治疗的重要性。对于慢性中毒的患者，除了使用解毒剂、对症支持治疗外，还需要长时间的监测和功能恢复治疗。

六、预防

加强防毒宣传、毒物管理、急救宣教，预防化学性食物中毒，防止误食毒物或用药过量，预防地方性中毒病。

本章小结

人体主动或被动接触毒物引起中毒，毒物对全身多器官均可造成损伤，中毒后人体有共同的的临床表现，也有各自不同的临床表现，可根据这些特点结合毒物接触史和相应的检查做出诊断。

中毒的诊断还需要与其他疾病鉴别，以免延误治疗的最佳时期。

中毒的治疗关键在于急性中毒时的紧急处理，有效的急救治疗可以挽救生命。

练 习 题

题库

思考题

1. 急性中毒有哪些临床表现？
2. 中毒的治疗原则是什么？

（李云霞）

第二十三章 常见中毒与解救

学习导引

知识要求

1. 掌握 有机磷杀虫药中毒、急性一氧化碳中毒、镇静催眠药中毒、阿片类药物中毒、酒精中毒、毒蛇咬伤中毒的临床表现、诊断要点和治疗原则。

2. 熟悉 有机磷杀虫药中毒、急性一氧化碳中毒、镇静催眠药中毒、阿片类药物中毒、乙醇中毒及毒蛇咬伤中毒的概念、解毒药物使用要点。

3. 了解 有机磷杀虫药中毒、急性一氧化碳中毒、镇静催眠药中毒、阿片类药物中毒、乙醇中毒及毒蛇咬伤中毒的病因、毒物代谢、中毒机制。

能力要求

学会能够根据患者的临床表现、相关检查及时正确诊断、治疗有机磷杀虫药中毒、急性一氧化碳中毒、镇静催眠药中毒、阿片类药物中毒、乙醇中毒及毒蛇咬伤中毒。

第一节 有机磷杀虫药中毒

PPT

有机磷杀虫药（organophosphorus insecticides，OPI）是防治农业病虫害的一种农药。有机磷杀虫药在生产、运输、销售、贮存、使用过程中，被过量接触、残留在农作物上量过多、污染食物和被意外摄入均可引起人畜中毒，出现毒蕈碱样、烟碱样和中枢神经系统等中毒症状和体征，严重患者常因呼吸衰竭死亡，称为有机磷杀虫药中毒。

有机磷杀虫药常用剂型有乳剂、油剂和粉剂等，大多为油状液体，呈淡黄色至棕色，稍有挥发性，有大蒜味，在酸性环境中稳定，在碱性环境中容易分解失效。其中甲拌磷和三硫磷耐碱、美曲膦酯（敌百虫）遇碱能变成毒性更强的敌敌畏。我国的有机磷杀虫剂毒性按大鼠急性经口进入体内的半数致死量（LD_{50}）分为4类：剧毒类如甲拌磷、内吸磷、对硫磷；高毒类如甲基对硫磷、甲胺磷、氧乐果、敌敌畏；中度毒类如乐果、乙硫磷、美曲膦酯；低毒类如马拉硫磷、辛硫磷。

案例解析

【案例】 患者，女性，20岁，因“服乐果后1小时，昏迷30分钟”入院。患者1个小时前在与家人争吵后，自服了乐果约50ml，于15分钟后感上腹灼热痛、恶心，并呕吐数次，呕出物有大蒜味；随后心悸，出汗，逐渐神志不清，大小便失禁。家人急送来就诊。既往体健，无肝病、肾病、糖尿病史，无药物过敏史，未婚，月经史、个人史及家族史无特殊。查体：T 36.7℃，BP 90/50mmHg，P 54 次/分，R 30 次/分，平卧位，神志不清，呼之不应，压眶上有反应，皮肤湿冷，肌肉颤动，巩膜无黄染，瞳孔针尖样，对光反射弱，颈无抵抗，口腔流涎，双肺叩诊清音，两肺较多哮鸣音和散在湿啰音，心界不大，心率 54 次/分，律齐，无杂音，腹平软，无压痛，肝脾未触及，移动性浊音阴性，双下肢不肿。辅助检查：血 Hb 120g/L，WBC 8.2×10^9/L，N 68%，L 30%，M 2%，PLT 156×10^9/L。小便 hCG 阴性。

【问题】该患者初步的诊断是什么？

【解析】患者初步的诊断是有机磷杀虫药中毒。诊断依据为：①年轻女性，与家人争吵后自服乐果约 50ml，出现恶心呕吐、神志不清等症状。月经史正常；②查体：神志不清、瞳孔缩小、流涎、两肺较多哮鸣音和散在湿啰音，心率减慢，血压偏低；③血常规正常，小便 hCG 阴性；④需要检测血液中 ChE 活力值帮助确诊。

一、病因

在生产过程中引起中毒的主要原因是在杀虫药生产和包装过程，手套破损或衣服和口罩污染；也可因生产设备密闭不严，化学物泄漏，或在事故抢修过程中，杀虫药污染手、皮肤或吸入呼吸道引起。在使用过程中，施药人员喷洒时，药液污染皮肤或衣服，以及吸入空气中杀虫药可至中毒；配药浓度过高或手直接接触杀虫药原液也可引起中毒。日常生活中，急性中毒主要由于误服、故意吞服，或饮用被杀虫药污染水源或进食污染食品；也有因滥用 OPI 治疗皮肤病或驱虫而中毒。中毒的发生无明显的季节分布。

二、毒物代谢

有机磷杀虫药主要通过皮肤、黏膜、呼吸道、胃肠道吸收入体内，进入体内后迅速分布到全身各器官，其中以肝内浓度最高，肾、肺、脾其次，肌肉和脑含量最少。OPI 主要在肝内进行生物转化和代谢，有的 OPI 氧化后出现毒性增强，如对硫磷通过肝细胞微粒体的氧化酶系统氧化为对氧磷，对氧磷对 ChE 抑制作用是对硫磷的 300 倍；美曲膦酯在肝脏内通过侧链脱去氧化氢转化为敌敌畏，毒性增强，然后经过水解、脱胺、脱烷基等降解后可失去毒性。

三、中毒机制

OPI 能抑制体内多种酶，在体内主要抑制 ChE。机体内 ChE 分为真性胆碱酯酶（genuine－cholinesterase）或乙酰胆碱酯酶（acetylcholinesterase，AChE）、假性胆碱酯酶（pseudocholinesterase）或丁酰胆碱酯酶（butyrylcholinesterase）两类。OPI 中毒主要通过抑制体内胆碱酯酶（cholinesterase，ChE）活性，尤其是 AChE 的活性，使其失去分解乙酰胆碱（acetylcholine，ACh）能力，引起体内生理效应部位 ACh 大量蓄积，使胆碱能神经持续过度兴奋，表现毒蕈碱样、烟碱样和中枢神经系统等中毒症状和体征，严重者常死于呼吸衰竭。

四、临床表现

（一）急性中毒

接触有机磷杀虫药后出现急性中毒的患者发病时间和症状与毒物种类、剂量、侵入途径和机体状态（如空腹或进餐）有关。吸入后约 30 分钟发病；口服后在 10 分钟至 2 小时发病；皮肤吸收后 2～6 小时发病。表现为急性胆碱能危象（acute cholinergic crisis）症状。

1. 毒蕈碱样症状（muscarinic signs） 表现为平滑肌痉挛（瞳孔缩小，胸闷、气短、呼吸困难，恶心、呕吐、腹痛、腹泻）、括约肌松弛（大小便失禁）、腺体分泌增加（大汗、流泪和流涎）、气道分泌物明显增多（咳嗽、气促，双肺有干性或湿性啰音，严重者发生肺水肿）、心率减慢。又称 M 样症状。

2. 烟碱样症状（nicotinic signs） 表现为肌纤维颤动，甚至全身肌肉强直性痉挛、肌力减退或瘫痪、呼吸肌麻痹引起呼吸衰竭或停止、血压增高和心律失常。又称 N 样症状。

3. 中枢神经系统症状 由过多 ACh 刺激所致，表现为头晕、头痛、烦躁不安、谵妄、抽搐和昏迷，有的发生呼吸、循环衰竭死亡。

4. 局部损害 过敏性皮炎、皮肤水疱或剥脱性皮炎；污染眼部时，出现结膜充血和瞳孔缩小。

（二）迟发性多发神经病变

急性中度和重度 OPI（甲胺磷、敌敌畏、乐果和美曲膦酯等）中毒的患者在症状消失2～3周后，出现手足麻木、疼痛、四肢肌肉萎缩，进而下肢运动力弱，主要累及肢体末端，发生对称性弛缓性瘫痪，称为迟发性多发神经病变，多在 6～12 个月后恢复。

（三）中间型综合征

多发生在重度 OPI（甲胺磷、敌敌畏、乐果、久效磷）中毒后 24～96 小时，还有使用复能药用量不足患者，一般在经治疗胆碱能危象消失、意识清醒或未恢复和迟发性多发神经病变发生前，突然出现屈颈肌和四肢近端肌无力和脑神经支配的肌肉无力，出现眼睑下垂、眼外展障碍、面瘫和呼吸肌麻痹，引起通气障碍性呼吸困难或衰竭，可导致死亡。

五、辅助检查

（一）实验室检查

1. 血 ChE 活力测定 血 ChE 活力是诊断 OPI 中毒的特异性实验指标，可以判断中毒程度、疗效和预后。以正常人血 ChE 活力值作为 100%，急性 OPI 中毒时，ChE 活力值在 70%～50% 为轻度中毒，50%～30% 为中度中毒；30% 以下为重度中毒。

2. 尿中 OPI 代谢物测定 尿中测出对硝基酚或三氯乙醇有助于诊断 OPI 中毒。

3. 呕吐物、排泄物化验 对患者的呕吐物和排泄物进行化验，帮助鉴别诊断。

4. 血细胞分析、生化、电解质检查 目的是了解患者内环境，及时对症治疗。

（二）影像学及其他检查

可行 CT、B 超、ECG 等检查，和其他疾病相鉴别。

六、诊断与鉴别诊断

（一）诊断

根据患者 OPI 接触史、呼出的气味有大蒜味、瞳孔缩小、多汗、肌纤维颤动和意识障碍等，可做出 OPI 中毒诊断，结合监测血液中 ChE 活力降低，可确诊。口服乐果和马拉硫磷中毒患者，在通过急救病情好转后，在数日到 1 周后中毒病情突然恶化，可重新出现 OPI 急性中毒症状，有的可出现肺水肿或突然死亡，称为“反跳”现象；这可能与残留在皮肤或体内的 OPI 重吸收或解毒药停用过早有关。

轻度中毒　仅有 M 样症状，ChE 活力 70%～50%。

中度中毒　M 样症状加重，出现 N 样症状，ChE 活力 50%～30%。

重度中毒　具有 M、N 样症状，伴有肺水肿、抽搐、昏迷，呼吸肌麻痹和脑水肿，ChE 活力 $<30\%$。

（二）鉴别诊断

OPI 中毒应与脑炎、颅内病变、中暑、食物中毒、胃肠炎、其他农药中毒鉴别，上述疾病大多也有恶心呕吐、头晕头痛、呼吸系统和心血管症状等情况，可以通过病史询问、体格检查、辅助检查尤其是血液中 ChE 活力检测可以鉴别。

七、治疗

（一）迅速清除毒物

将患者尽快撤离中毒现场，迅速脱去被污染的衣服，用肥皂水清洗污染皮肤、毛发和指甲；眼部污染时，用清水、0.9%氯化钠溶液、2%碳酸氢钠溶液或3%硼酸溶液冲洗；口服中毒者，用清水、2%碳酸氢钠溶液（美曲膦酯忌用），或1：5000高锰酸钾溶液（对硫磷中毒忌用）反复洗胃，首次洗胃后保留胃管，间隔3~4小时重复洗胃，直至洗出液清亮为止。洗胃结束后可给予硫酸钠20~40g溶于20ml水中灌服，观察30分钟，未发生腹泻时，再口服或经鼻胃管注入水500ml。

（二）紧急复苏

合并肺水肿、呼吸肌麻痹、呼吸中枢衰竭者，要紧急采取复苏措施。注意患者存在肺水肿时要使用阿托品而不能用氨茶碱和吗啡。

（三）解毒药

在清除毒物的同时，应立即使用特效解毒药就近或就地治疗。

1. 用药原则 应早期、足量、联合和重复使用解毒药，选择合理的给药途径及适当的停药时机。

2. ChE复能药（cholinesterase reacreactivator） 可以使被抑制的ChE恢复活性，还能作用于外周N2受体，治疗烟碱样毒性症状，但对于M样症状和中枢性呼吸抑制症状无作用。常用药物有氯解磷定（pyraloxime methylchloride，PAM－Cl，氯磷定）是临床上首选的解毒药，复能作用强，毒性小，水溶性大，静脉或肌内注射使用均可，中、重度中毒时可以重复使用。碘解磷定（pralidoxime iodide，PAM－I，碘磷定）是临床上次选的解毒药，复能作用较差，毒性小，水溶性小，只能静脉注射。双复磷（obidoxime，DMO4）重活化作用强，毒性较大，水溶性大，静脉或肌内注射使用均可。ChE复能药有短暂眩晕、视力模糊、复视、血压升高等不良反应，用量过大还能引起癫痫样发作和抑制ChE活力。

3. 胆碱受体阻断药（cholinoceptor blocking drugs） 胆碱受体有M和N两类。在发生OPI中毒的时候，所积聚的ACh首先兴奋中枢的N受体，N受体迅速发生脱敏反应，从而对ACh刺激不再发生作用，脱敏的N受体还能改变M受体构型，使M受体对ACh更加敏感，对M受体阻断药（如阿托品）疗效降低。所以在解毒治疗时，外周性与中枢性抗胆碱能药联合使用有协同的作用。

（1）M胆碱受体阻断药（外周性抗胆碱能药） 主要有阿托品和山莨菪碱，可作用于外周M受体，治疗M样症状，对N样症状无作用。一般阿托品每10~30分钟或1~2小时给药一次，直到患者M样症状消失或出现“阿托品化”为止；阿托品化的表现为瞳孔较前扩大、口干、皮肤干燥、心率增快（90~100次/分）和肺湿啰音消失。出现阿托品化后应减少阿托品剂量或停止使用；出现瞳孔明显扩大、神志模糊、烦躁不安、抽搐、昏迷和尿潴留等表现为阿托品中毒，应该立即停止阿托品的使用。

（2）N胆碱受体阻断药（中枢性抗胆碱能药） 主要有山莨菪碱、苯那辛、苄托品、丙环定、长托宁等。此类药物对中枢M和N受体作用强，对外周M受体作用弱。长托宁较阿托品作用强，有效剂量小，作用时间长，不良反应少，首次用药需与氯解磷定合用。

4. 复方制剂 由生理性拮抗剂与中毒酶复能药组成的，国内有解磷注射液（每支含阿托品3mg、苯那辛3mg和氯解磷定400mg）。

（四）对症治疗

积极处理酸中毒、低钾血症、严重心律失常、脑水肿、严重呼吸和循环衰竭并发症，维持正常心肺功能，保持呼吸道通畅，正确氧疗。

（五）中间型综合征治疗

需要立即行人工机械通气，同时应用氯解磷定治疗，还需要给以积极对症支持治疗。

八、预防

普及有机磷杀虫药急性中毒的防治知识，加强农村有机磷杀虫药的管理，减少口服有机磷杀虫药中毒事件的发生。生产、运输和使用有机磷杀虫药应严格加强各种操作规程的执行，做好个人防护。对于慢性接触者，定期体检和测定全血胆碱酯酶活力。

第二节　急性一氧化碳中毒

PPT

一氧化碳（carbon monoxide，CO）是在生产和日常生活中因为含碳物质燃烧不完全而产生的一种无色、无臭、不溶于水的窒息性气体，吸入过量一氧化碳后可发生急性一氧化碳中毒（acute carbon monoxide poisoning），俗称煤气中毒。急性一氧化碳中毒是较为常见的生活性和职业性中毒。空气中的一氧化碳浓度达到12.5%时，有爆炸危险。

一、病因

（一）生活性中毒

冬季家庭室内燃煤时烟道堵塞、门窗密闭、室内未熄灭的煤炉释放大量CO，或使用煤气热水器不当致煤气泄漏，均可造成生活性CO中毒。

（二）职业性中毒

在煤气制造、炼焦、冶金、铸造和化肥制造等行业，生产中煤气管道漏气都可逸出大量CO，在室内使用小型燃油发电机、汽车或火车经过隧道时，空气中CO可达到有害浓度。

案例解析

【案例】男性，48岁，因"头痛、恶心、呕吐2小时，四肢无力1小时"到医院就诊。患者凌晨6点被闹钟惊醒，起床就感到头痛，随后感腹部不适，出现了恶心，呕吐，呕吐物为胃内容，非喷射性，无咖啡渣样物、无腹泻，后上述症状有加重，且出现四肢无力，不能起床。当时患者一人在家，自行拨打120，120医务人员到达后发现患者居住的是平房，门窗紧闭，破门而入后室内有浓重的异味，客厅内有已经熄灭的炭火炉，患者躺在床上，不能自主活动，随即送入医院。患者发病以来无神志改变、发热、腹痛、腹泻。无进食可疑食物史，否认高血压、糖尿病、肝炎病史，否认药物过敏史、家族遗传性及传染性疾病史。入院查体：T 37.2℃，BP 135/70mmHg，P 115次/分，R 22次/分，神志清楚，查体合作，对答切题，表情淡漠；头颅五官无畸形，甲状腺未扪及肿大，双侧瞳孔等大等圆，对光反射存在，腹部平软无压痛，肝脾肋下未扪及，未扪及异常包块，移动性浊音，肠鸣音正常；双侧巴宾斯基征及克氏征阴性，四肢肌力Ⅳ度。余查体无特殊。实验室检查：WBC 5.5×10^9/L，N 69%，Hb 102g/L，大便潜血阴性，呕吐物潜血阴性。

【问题】该患者初步的诊断是什么？还需要做哪些检查帮助诊断？

【解析】患者的初步诊断是急性一氧化碳中毒，诊断依据为：①中年男性，住房门窗紧闭，内有燃过的炉火，出现头痛、恶心、呕吐、四肢无力；无糖尿病病史，未进食可疑食物；无颅脑外伤。②查体：表情淡漠，四肢肌力Ⅳ度。还需要检查：血液中的碳氧血红蛋白以帮助确诊，还需做头颅CT或者ECG等鉴别。

（三）意外中毒

煤矿瓦斯爆炸或煤气泄漏、失火现场吸入大量烟雾可致大批人员 CO 中毒，也有通过吸入 CO 作为自杀或他杀的情况。

（四）吸烟

每日吸烟一包，可使血液碳氧血红蛋白（COHb）浓度升至 5% ~6%，连续大量吸烟也可致 CO 中毒。

二、发病机制

CO 吸入体内后，85% 的 CO 与血液红细胞中的血红蛋白结合，形成稳定的 COHb，COHb不能携带氧气，不易解离；CHOb 与血红蛋白中的血红素部分结合，抑制其他 3 个氧结合位点释放氧至外周组织，以致血红蛋白氧解离曲线左移，导致血氧不易释放到组织，从而造成细胞缺氧。CO 通过与还原型细胞色素氧化酶二价铁结合，抑制细胞色素氧化酶的活性，影响细胞呼吸和氧化，阻碍氧的利用，也可致细胞缺氧。

CO 中毒主要引起组织缺氧，大脑和心脏最易受到损害。缺氧可诱发脑细胞内水肿、脑细胞间质水肿、脑血栓形成，少数患者可发生迟发性脑病。

三、临床表现

（一）急性中毒

在正常人的血液中 COHb 含量在 5% ~10% 左右，急性 CO 中毒时血液中 COHb 升高，中毒症状的严重程度与血液中 COHb 浓度、患者中毒前的健康状况有关。按中毒严重程度可为：

1. 轻度中毒 血液 COHb 的浓度是 10% ~20%，患者出现头痛、头晕、心悸、恶心、呕吐、四肢无力等症状。患者离开中毒环境，吸入新鲜空气或氧疗后症状消失快，对人体无不良影响。

2. 中度中毒 血液 COHb 的浓度是 30% ~40%，患者有呼吸困难、胸痛、幻觉、视物不清、判断力下降、运动失调、意识障碍、浅昏迷；口唇黏膜可呈樱桃红色，这种临床表现少见。进行氧疗后患者可恢复正常，无明显并发症。

3. 重度中毒 血液 COHb 的浓度是 40% ~60%，患者迅速出现昏迷、呼吸抑制、吸入性肺炎、肺水肿、视乳头水肿、心律失常或心力衰竭等严重表现。

（二）迟发型神经精神综合征

治疗后意识障碍恢复的急性一氧化碳中毒患者，经过一个 2 ~60 天的“假愈期”，可出现迟发脑病（神经精神后发症）表现，有下列临床表现之一。

1. 精神意识障碍，如痴呆木僵、谵妄等。
2. 锥体外系神经障碍，如震颤麻痹综合征（表情淡漠、四肢肌张力增强、静止性震颤、前冲步态）等。
3. 锥体系神经损害，如偏瘫、病理反射阳性、小便失禁等。
4. 大脑皮质局灶性功能障碍，如失语、失明、不能站立及继发性癫痫等。
5. 脑神经及周围神经损害，如视神经萎缩、听神经损害、周围神经病变等。

四、辅助检查

（一）实验室检查

检查血液中的碳氢血红蛋白，根据中毒的轻、中、重度之分，血液中的碳氢血红蛋白浓度可分别高于 10%、30%、50%；通常 COHb 浓度高达 50% 才呈阳性反应。检查血细胞分析、肝肾功、电解质、心肌酶等。

（二）影像学检查

头颅 CT 或者 MRI 检查，可以发现有脑水肿表现或脱髓鞘病变。

（三）脑电图

可出现脑电图异常。

五、诊断与鉴别诊断

（一）诊断

根据吸入 CO 病史、急性中枢神经损害的症状和体征、血液 COHb 测定结果，按照国家诊断标准《职业性急性一氧化碳中毒诊断标准》（GB8781－88），可得出急性 CO 中毒诊断。采集血标本测定血 COHb 要在脱离中毒现场 8 小时以内进行，否则血中 COHb 在脱离现场数小时后逐渐消失。

（二）鉴别诊断

急性 CO 中毒需与脑部疾病、糖尿病酮症酸中毒以及其他引起昏迷的疾病相鉴别。

六、治疗

（一）脱离现场，终止 CO 吸入

将患者迅速带离现场，送至通风处，减少和终止 CO 的继续吸入。卧床休息，保暖，保持呼吸道畅通。对于仅为接触反应的患者，脱离现场后可自行恢复，无须进一步治疗。

（二）氧疗

1. 鼻导管和面罩吸氧 吸入新鲜空气时 CO 由 COHb 释放出半量约需 4 小时，吸入纯氧时可缩短至 30～40 分钟，吸入 3 个大气压的纯氧可缩短至 20 分钟。用于轻度中毒患者。

2. 高压氧舱治疗 可迅速纠正组织缺氧，缩短昏迷时间和病程，预防 CO 中毒引发的迟发性脑病。适用于中、重度 CO 中毒，或出现神经精神症状、心肺疾病、血 COHb＞25% 者。孕妇 COHb＞20% 也应给高压氧治疗。

（三）机械通气

对有昏迷、窒息或呼吸停止的患者，应行气管内插管，吸入 100% 氧，进行机械通气。危重患者可考虑血浆置换。

（四）防治脑水肿

脑水肿可在严重中毒后 24～48 小时发展到高峰，应在纠正缺氧的同时给予脱水治疗。可用 20% 甘露醇、呋塞米（速尿）脱水。三磷腺苷、糖皮质激素（如地塞米松）也有助于缓解脑水肿。有频繁抽搐者可给予地西泮、苯妥英钠等。

（五）防治并发症和后发症

加强患者日常生活护理以防发生压疮和肺炎；为有效控制肺部感染，应选择使用广谱抗生素；及时处理神经系统和心脏并发症，尤其有基础疾病患者。高热时会影响脑功能，可采用物理降温方法，如头部用冰帽，体表用冰袋，使体温保持在 32℃左右，但要注意监测低温对人体所致的不良反应；注意营养支持治疗。

七、预后

轻度中毒可完全恢复。昏迷时间过长者预后差，迟发性脑病恢复较慢，少数可留有永久性症状。

八、预防

加强预防 CO 中毒的宣传。居室内使用火炉、煤气热水器要注意通风。厂矿工作人员应认真执行安全

操作规程，煤气发生炉和管道要经常检修以防漏气，加强矿井下空气中 CO 浓度的监测和报警。进入高浓度 CO 环境时，要戴好防毒面具。

第三节　镇静催眠药中毒

PPT

镇静催眠类药物用于镇静、催眠，是中枢神经系统抑制药，服用大剂量镇静催眠类药物可麻醉全身包括麻醉延髓。一次性摄入大量镇静催眠类药物可导致急性中毒；长期滥用镇静催眠类药物可引起耐药性和依赖性而致慢性中毒；突然减量或停药可引起戒断综合征。

一、病因

急性中毒主要因为自杀、误服、投毒等，慢性中毒主要为长期服用此类药物治疗失眠症所致。

二、分类

（一）巴比妥类

长效类作用时间 6～8 小时（巴比妥、苯巴比妥）；中效类作用时间 3～6 小时（戊巴比妥、异戊巴比妥、异丁巴比妥）；短效类作用时间 2～3 小时（司可巴比妥、硫喷妥钠）。

（二）苯二氮䓬类

长效类半衰期 >30 小时（氯氮䓬、地西泮、氟西泮）；中效类半衰期 6～30 小时（阿普唑仑、奥沙西泮、替马西泮）；短效类半衰期 <6 小时（三唑仑）。

（三）非巴比妥非苯二氮䓬类

中效类－短效类，有水合氯醛、格鲁米特、甲醛酮、甲丙氨脂等。

（四）吩噻嗪类

有氯丙嗪、硫利达嗪、奋乃静等。

案例解析

【案例】患者，女，24 岁，工人，因“吞服地西泮片 50mg 后神志不清 3 小时”入院。患者因家庭纠纷，于 2 小时前吞服地西泮片约 20 片（50mg）。家人发现其卧于沙发，呼之不应，神志不清，遂抬送入院。既往无肝炎、糖尿病、结核及精神疾病等病史，无外伤手术史，无家族遗传病史，无药物过敏史。入院体格检查：T 36℃，BP 80/40mmHg，P 105 次/分，R 16 次/分；意识不清，无自主体位，查体不合作，口唇及颜面轻度发绀；双侧瞳孔明显缩小，对光反射迟钝，压眶无反应；呼吸浅慢，不规则，双肺呼吸音粗，未闻及干、湿啰音；心音低钝，HR 105 次/分，腹部平软，无压痛，未扪及包块，肝脾肋下未扪及，移动性浊音阴性；四肢软瘫。辅助检查：心电图示窦性心动过速。

【问题】该患者初步的诊断是什么？应立即采用的急救措施是什么？

【解析】患者初步的诊断是镇静催眠药中毒，也就是地西泮中毒。诊断依据：①年轻女性，有吞服地西泮片约 20 片病史，神志不清。无其他病史；②查体：意识不清，口唇及颜面轻度发绀；双侧瞳孔明显缩小，对光反射迟钝，压眶无反应；呼吸浅慢。应立即采用的急救措施是：洗胃、使用解毒药物。

三、发病机制

（一）中毒机制

苯二氮䓬类药物有中枢神经抑制作用，在神经突出后膜表面有由苯二氮䓬受体、γ-氨基丁酸（GABA）受体、氯离子通道组成的大分子复合物。苯二氮䓬类与苯二氮䓬受体结合后可加强GABA与GABA受体结合的亲和力，使与GABA受体偶联的氯离子通道开放，而增强GABA对突触后的抑制功能，引起中枢抑制。苯二氮䓬类主要选择性作用于边缘系统，影响情绪和记忆力，亦可抑制心血管系统。

巴比妥类对GABA能神经的作用类似苯二氮䓬类，但巴比妥类主要作用于网状结构上行激活系统引起意识障碍。非巴比妥非苯二氮䓬类镇静催眠药对中枢神经系统有与巴比妥类相似的作用。吩噻嗪类作用于网状结构，可减轻焦虑、妄想等神经精神症状。

（二）耐受性、依赖性、戒断综合征

目前所使用的各种镇静催眠药都可以产生耐受性、依赖性，也都可以引起戒断综合征，发生机制不明。停药后出现戒断综合征是发生了药物依赖性；戒断综合征的特征是出现与药理相反的症状。

四、临床表现

（一）急性中毒

1. 苯二氮䓬类中毒 主要有嗜睡、头晕、吐字不清、意识模糊、共济失调、瞳孔缩小、肌张力减低、腱反射减弱，出现长时间深度昏迷和呼吸抑制等严重情况的少见。

2. 巴比妥类中毒 一次服用大剂量巴比妥类药物可引起中枢神经系统抑制，症状与剂量有关。轻度中毒临床表现与苯二氮䓬类中毒相似，还有眼球震颤、嗜睡、情绪不稳定等表现；重度中毒是进行性中枢神经系统抑制，表现为由嗜睡到深昏迷、呼吸由浅慢到停止、由低血压到休克；还有肾衰、体温下降、腱反射消失，还可并发肺炎、肺水肿、脑水肿危及生命。

3. 非巴比妥非苯二氮䓬类中毒 症状与巴比妥类中毒相似，水合氯醛中毒有心律失常，肝肾功能损害；格鲁米特中毒有周期性波动的意识障碍，有抗胆碱能神经症状，如瞳孔散大等；甲喹酮中毒可有明显的呼吸抑制，出现锥体束征，如肌张力增强、腱反射亢进、抽搐等；甲丙氨脂中毒常有血压下降。

4. 吩噻嗪类中毒 锥体外系反应为常见的临床表现，患者可出现震颤麻痹综合征、静坐不能、急性肌张力障碍反应，还有心律失常、呼吸抑制、血压下降等表现。

（二）慢性中毒

患者若长期滥用大量催眠药可发生慢性中毒，主要症状有意识障碍和轻度躁狂状态，智能障碍、人格变化等。

（三）戒断综合征

戒断综合征是在长期大量服用镇静催眠药的患者突然停药或快速减少服药量时发生，主要表现出自主神经兴奋性增高和神经精神症状。轻症患者于最后一次服药后于一天内或数天内出现焦虑，易激动、失眠、头痛、厌食、无力、震颤，2~3天后达高峰，出现恶心、呕吐、肌肉痉挛等症状。重症患者于突然停药后的1~2天，有的在停用7天或7天后出现癫痫样发作，有时可出现幻想，妄想、定向力障碍、高热、谵妄，常在数日至3周内恢复。用药量大时间长而骤然停药者症状严重。

五、辅助检查

（一）实验室检查

血液检查如血细胞分析、生化、血气分析、血药浓度检测，尿液、胃液中药物浓度测定。

（二）其他检查

影像学检查如CT、脑电图、肌电图检查。

六、诊断与鉴别诊断

1. 急性中毒患者在服用大量镇静催眠药后，可出现意识障碍、呼吸抑制，在排除其他疾病后即可确诊。慢性中毒患者有长期滥用催眠药史，出现共济失调和精神症状即可确诊。戒断综合征患者有长期滥用催眠药及突然停药或急速减量病史，临床上出现与药理相反的典型症状即可确诊。

2. 急性中毒与其他昏迷疾病鉴别，如高血压病、癫痫、糖尿病、肝病、肾病、一氧化碳中毒、酒精中毒、有机溶剂中毒、颅脑外伤等，结合必要的实验室检查及辅助检查，进行综合考虑。慢性中毒应与抑郁症或躁狂症，戒断综合征应与精神神经疾病相鉴别。

七、治疗

（一）急性中毒的治疗

包括洗胃、解毒、输液、纠正酸碱失衡，尽早、迅速、彻底洗胃清除毒物是治疗的关键，保护心、脑、肾、肝等重要脏器功能，监测生命体征。酌情请神经专科医师会诊。

1. 洗胃、活性炭治疗、碱化尿液、利尿等有利于促进清除毒物。能配合者可给予经口洗胃，不合作者或不能配合者如中、重度中毒患者可给予电动洗胃治疗。血液透析、血液灌流可用于苯巴比妥类中毒，但对苯二氮䓬类中毒无效。

2. 使用特效解毒剂治疗时，苯二氮䓬类中毒可用氟马西尼，氟马西尼是特异的苯二氮䓬类受体拮抗剂，必要时可重复注射，总量可达 2mg；此药禁用于已合用可至癫痫发作药物的患者、对苯二氮䓬类药有依赖患者、颅内压升高患者。巴比妥类和吩噻嗪类药物中毒无特效解毒药。

3. 维持昏迷患者的生命功能，保持气道通畅，必要时行气道插管。输液，补充血容量，维持血压，必要时给多巴胺等药物，有条件可行心电监护，心律失常可行抗心律失常治疗。给予纳洛酮促进意识恢复，给予 0.4 ~ 0.8mg 静脉注射，酌情重复使用。

4. 治疗并发症，对于并发肺炎者，应给予抗生素治疗，昏迷者常拍背翻身，定期吸痰。对并发胃肠道出血、肺水肿、低血糖、脑水肿患者应给予相应处理。应注意水电解质酸碱平衡，注意保暖，纠正过低体温。急性肾功能衰竭多由休克引起，应及时纠正休克，必要时行血液透析。有呼吸抑制、呼吸衰竭者给予气管插管。

5. 对于服安眠药量少、中毒症状轻微或轻度中毒患者，可于急诊室观察治疗 12 小时内出院；部分中度中毒患者可于急诊室观察治疗 24 小时内出院；而重度中毒者给予住院治疗。

（二）慢性中毒和戒断综合征

慢性患者应逐渐缓慢、减少药量至停用镇静催眠药，必要时进行心理治疗。戒断综合征为临床急症，如不及时控制，很快进入衰竭状态。其治疗是利用足量镇静催眠药物控制症状，临床多用地西泮。

第四节　阿片类药物中毒

PPT

阿片（opium，鸦片）类是从罂粟中提取，阿片含有 20 余种生物碱（如吗啡、可待因、蒂巴因和罂粟碱等），主要有效成分是吗啡。阿片类药物属于毒品中的麻醉（镇痛）药物，具有成瘾（或依赖）性、危害性和非法性，同时也具有强烈镇痛、止咳、止泻、麻醉、镇静和催眠等作用。

一、病因

阿片中毒主要由于治疗用药过量、频繁用药超过人体耐受、滥用、误食、误用所致，阿片类与酒精或镇静催眠药同时服用更易发生中毒，使用阿片者伴有严重肝肾疾病、严重肺部疾病、胃排空延迟、严重甲状腺或肾上腺皮质功能减低、体质衰弱的老年人容易中毒。滥用阿片中毒者绝大多数为青少年。

二、中毒机制

阿片类药由不同的途径进入体内，发生毒性作用的时间也不同。如静脉注射10分钟、皮下注射10~15分钟、肌内注射30分钟发生作用，口服1~2小时后吸收发生作用。阿片类药在体内作用时间长短取决于肝脏代谢速度，大部分在肝脏代谢，约90%以无活性代谢物由尿中排出，小部分以原形经尿、胆汁、胃液及粪便排泄。阿片类药在一次用药后，大部分24小时可排出体外，在48小时后几乎不能在尿中测出。吗啡进入体内后在肝脏主要与葡萄糖醛酸结合或脱甲基形成去甲基吗啡；海洛因脂溶性强，易通过血－脑屏障，在脑内分解为吗啡起作用；哌替啶活性代谢产物为去甲哌替啶，神经毒性强，易致抽搐。进入体内的阿片类药通过激活中枢神经系统内阿片受体起作用，产生镇痛、镇静、抑制呼吸，恶心、呕吐、便秘和兴奋、致幻或欣快等作用。长期应用阿片类药者易产生药物依赖性（drug dependence）。阿片类药依赖性或戒断综合征可能具有共同发病机制，主要是摄入的阿片类药与阿片受体结合，使内源性阿片样物质（内啡肽）生成受抑制，停用阿片类药后，内啡肽不能很快生成补充，即会出现成瘾或戒断现象。

案例解析

【案例】 患者，男，40岁，无业。“昏迷伴呼吸微弱半小时”入院。患者有静脉吸毒史8年，半小时前家人发现其昏倒在卫生间里，口吐白沫，呼之不应，身旁有注射针筒一只，遂紧急抬送入院。发病前未进食也未服药，既往静脉吸毒8年，有乙型肝炎病史6年，无外伤手术史，无家族遗传病史，无药物过敏史。体格检查：T 36.2℃，BP 70/40mmHg，P 120次/分，R 8次/分。重度营养不良，深度昏迷状态，皮肤肢端湿冷，呈花斑样改变；压眶反射消失，双侧瞳孔针尖大小，对光反射迟钝；颈项软，口唇发绀；呼吸微弱，8次/分，双肺闻及痰鸣；心率120次/分，律不齐；腹部呈舟状，肠鸣6次/分。四肢软瘫。辅助检查：血气分析：pH 7.35，PaO_2 56mmHg，$PaCO_2$ 40mmHg。

【问题】 该患者初步的诊断是什么？如何急救？

【解析】 患者初步的诊断是阿片类药物中毒。诊断依据：①患者有8年吸毒史，发病前有吸毒情况，有昏迷，无进食可疑食物和药物史；②查体：重度营养不良，深度昏迷，双侧瞳孔针尖大小，对光反射迟钝，口唇发绀，呼吸慢，双肺闻及痰鸣。③需要做毒物检测、生化检测、头颅影像学检查帮助确诊。急救：维持呼吸、循环功能的支持治疗，使用解毒剂。

三、临床表现

阿片类药物严重急性中毒时，常发生昏迷、呼吸抑制、瞳孔缩小或针尖样瞳孔等改变，也称为阿片类药物中毒的“三联征”，可伴有发绀和血压下降。还有肺水肿、抽搐、谵妄、失明、下肢瘫痪等临床表现。急性重症中毒患者，大多数12小时内死于呼吸衰竭，可以存活48小时以上者预后较好。阿片类药物慢性中毒的患者临床表现无特征性，主要表现食欲不佳、营养不良、性功能减退等。有戒断现象的患者可表现出精神差、流泪、出汗、乏力、肢体颤抖等。

四、辅助检查

（一）实验室检查

1. 毒物检测 口服中毒时，留取胃内容物、呕吐物或尿液、血液进行毒物定性检查，有条件时测定血药浓度协助诊断。

2. 动脉血气分析　严重麻醉药中毒者表现为低氧血症和呼吸性酸中毒。

3. 其他　血细胞分析、血糖、电解质和肝肾功能检查。

（二）其他检查

CT、MRI、B 超、心电图等检查了解颅内情况和其他疾病所致的昏迷。

五、诊断与鉴别诊断

根据阿片用药史和滥用史、临床表现、实验室检查及解毒药试验诊断，阿片类中毒出现谵妄时，可能为同时使用其他精神药物或合并脑部疾病所致。瞳孔缩小者还应与镇静催眠药、酚噻嗪、OPI、可乐定中毒或脑桥出血鉴别。

六、治疗

（一）呼吸循环衰竭支持治疗

1. 呼吸衰竭　保持呼吸道通畅，必要时行气管内插管、使用呼吸机；使用兴奋呼吸中枢药物如阿托品、尼可刹米等；禁用氨茶碱。

2. 循环衰竭　血压下降患者可采取头低脚高体位，给予静脉补液扩容，必要时可应用升压药。

3. 电解质紊乱和酸碱失衡　出现营养不良、低血糖、酸中毒和水电解质紊乱患者应给予对症治疗。

（二）清除阿片类药

1. 催吐　神志清楚的患者禁用阿扑吗啡催吐，以防加重毒性，阿扑吗啡是中枢性催吐药，可用于抢救不能洗胃的患者。

2. 洗胃　口服阿片类药中毒患者胃排空延迟，不应常规洗胃。摄入致命剂量阿片类药时，1 小时内洗胃，先用 0.02% ~0.05% 高锰酸钾溶液洗胃，后用 50% 硫酸镁导泻。

3. 活性炭吸附　应用活性炭混悬液吸附未吸收的阿片类药。

（三）解毒药

常用的有纳洛酮（naloxone），可静脉、肌内、皮下或气管内给药。必要时重复，总剂量达 20mg，无效时应注意患者是否合并非阿片类毒品、头部外伤、其他中枢神经系统疾病。其他解毒药物还有纳美芬、烯丙吗啡、左洛啡烷、纳曲酮。

（四）对症治疗措施

降温、抗惊厥、应用肌肉松弛药、营养支持治疗。

七、预防

1. 加强阿片药品管理，专人负责保管。
2. 严格掌握适应证、用药剂量和时间，避免滥用和误用。注意患者是否有基础疾病。
3. 用于治疗时，勿与有呼吸抑制作用的药物合用；根据患者情况留院观察。

第五节　乙醇中毒

PPT

乙醇（ethanol）又称为酒精，是一种无色、易燃、易挥发的液体，具有醇香气味，能与水和大多数有机溶剂混溶。急性乙醇中毒（acute ethanol poisoning）或称急性酒精中毒（acute alcohol poisoning）是指一次性饮入过量酒精或酒类饮料引起先兴奋继而抑制的神经精神症状为主的疾病状态。发病急、病情重，是院前中毒救治中最常见的疾病之一。

案例解析

【案例】患者，男性，32岁，因“饮酒后昏迷、呕吐2小时”入院。患者晚餐和朋友及家人会餐，喝约500ml高度白酒后出现恶心，呕吐胃内容物数次。约2小时后家人发现其呼之无反应，遂抬送入院。途中又呕吐胃内容物数次，无大小便失禁。既往无肝炎、糖尿病、高血压、结核病史，无药物过敏史。入院体格检查：T 36.9℃，P 110次/分，R 24次/分，BP 95/60mmHg，呼之不应，全身浓烈酒精味；面色潮红，被动体位，双侧瞳孔等大圆形，对光反射迟钝。心率110次/分，律齐；腹软，肠鸣音正常；神经系统检查：锥体束征未引出，膝腱反射未引出，腹壁反射未引出，脑膜刺激征（-）。辅助检查：WBC 4.27×10^9/L，Hb 120.4g/L。

【问题】患者初步的诊断是什么？有何依据？进一步需做何检查？

【解析】患者初步的诊断是急性乙醇中毒。诊断依据：①年轻男性，喝大量高度白酒后出现消化道症状并且有昏迷；②查体：血压偏低，全身浓烈酒精气味，面色潮红，被动体位，双侧瞳孔等大圆形，对光反射迟钝；③需要进一步检查如心电图、B超等，看是否存在合并症。

一、病因

日常生活中人们经常饮酒，乙醇也是工业、医疗上常用的溶剂，大量饮用含乙醇的烈性酒或不慎误服工业、医疗用的乙醇易引起中毒。

二、发病机制

（一）乙醇的代谢

乙醇被摄入人体后大部分经胃和小肠在0.5~3小时内吸收，分布到体内所有含水组织和体液中，也包括脑和肺泡，脑组织中的乙醇浓度是血液乙醇浓度的10倍。吸收的乙醇大部分在肝内代谢、分解，少部分由肾和肺排出。乙醇先在肝内由乙醇脱氢酶和过氧化氢酶氧化为乙醛，乙醛经乙醛脱氢酶氧化为乙酸，乙酸转化为乙酰辅酶A进入三羧酸循环，最后代谢为CO_2和H_2O。血中乙醇浓度可直接反映全身的浓度。乙醇的吸收和清除快慢与年龄、性别、胃内是否有食物、营养状况、健康状况、是否长期酗酒有关。

（二）中毒机制

1. 急性中毒

（1）中枢神经系统抑制作用　乙醇是脂溶性液体，可迅速透过大脑神经细胞膜作用于膜上的某些酶从而对中枢神经系统的产生抑制作用，但小剂量乙醇中毒可出现兴奋作用。血中乙醇浓度增高，还可以作用于小脑致共济失调，作用于网状结构致昏睡和昏迷。极高浓度乙醇抑制延髓中枢引起呼吸或循环衰竭。

（2）代谢异常　乙醇在肝细胞内代谢生成大量还原型烟酰胺腺嘌呤二核苷酸（NADH），使人体乳酸增高、酮体蓄积、糖异生受阻，出现代谢性酸中毒或低血糖。

2. 耐受性、依赖性和戒断综合征

（1）耐受性　刚开始饮酒可产生欣快感，若继续饮酒会产生耐受性，需要增加饮酒量才能达到原有的效果。

（2）依赖性　为了获得饮酒后特殊快感而渴望和主动饮酒是精神依赖性的表现。机体对乙醇产生了适应性，停用摄入乙醇则会产生难以忍受的不适感，需要用饮酒来减轻不适，这是生理依赖性的表现。

（3）戒断综合征　长期饮酒后人体对酒精已经有了依赖，停止或减少饮酒可出现与酒精中毒相反的症状，出现交感神经兴奋症状如多汗、战栗等。

3. 长期酗酒

（1）营养缺乏　酒中含有一定热量，但不含维生素、矿物质和氨基酸等人体必需营养成分，因此酒是高热量而无营养成分的饮料。饮酒时人体可出现进食减少，造成明显的营养缺乏，缺维生素 B_1 可引起 Wernicke – Korsakoff 综合征、周围神经麻痹。缺乏叶酸可出现巨幼细胞贫血。因此长期饮酒饥饿时，应补充糖和多种维生素。

（2）毒性作用　乙醇有刺激黏膜和腺体分泌的作用，引起消化道炎症如食管炎、胃炎、胰腺炎，乙醇在体内代谢产生的自由基可引起细胞膜脂质过氧化，使肝细胞坏死、肝功能异常。

三、临床表现

（一）急性中毒

急性酒精中毒主要引起中枢神经系统抑制，临床表现与饮酒量、血乙醇浓度、是否有饮酒史、饮酒时身体状况等有关，临床上分为以下三期。

1. 兴奋期　可感到头痛，有兴奋表现如欣快、健谈、饶舌；有情绪不稳定易爆易怒，甚至有粗鲁行为或攻击行动；也可有沉默、孤僻，此时酒后驾车易发生车祸。

2. 共济失调期　行动笨拙、步态不稳、言语含糊不清，眼球震颤，视力模糊，复视，恶心、呕吐。

3. 昏迷期　患者表现为抑制状态，有昏睡甚至深昏迷、瞳孔散大、体温降低、血压下降，可出现呼吸、循环麻痹而危及生命。清醒后患者可有头痛、头晕、无力、恶心、震颤等症状。

上述临床表现主要见于对酒精尚无耐受性者。如已有耐受性，临床表现可能较轻。此外，重症患者可发生并发症，如轻度酸碱平衡失常、电解质紊乱、低血糖症、肺炎和急性肌病等。个别人在酒醒后发现肌肉突然肿胀、疼痛，可伴有肌球蛋白尿，甚至出现急性肾衰竭。

（二）戒断综合征

戒断综合征是指长期饮酒者在突然停止饮酒或减少饮酒量后，可出现震颤、谵妄、焦虑不安、兴奋、失眠、恶心、呕吐、心动过速、血压升高、大量出汗等交感神经兴奋的表现，还可有酒精性幻觉、癫痫大发作。

（三）慢性中毒

长期酗酒可引起渐进性多器官系统损害。

1. 神经系统　眼球震颤、外直肌麻痹、共济失调和步态不稳；出现神经精神症状，如显示无欲状态、近记忆力严重丧失，精神恍惚；出现周围神经麻痹、肢体感觉异常；此类症状恢复较慢。

2. 消化系统　出现恶心、呕吐、发热，有消化道炎症、溃疡、酒精性肝病、肝硬化、肝功能异常。

3. 心血管系统　酒精中毒性心肌病、心脏增大、心律失常以及心功能不全。

4. 造血系统　可有巨幼细胞贫血或缺铁性贫血。由于凝血因子缺乏、血小板减少和血小板凝聚功能受抑制可引起出血。

5. 呼吸系统　肺炎多见。

6. 代谢性疾病和营养性疾病　代谢性酸中毒、电解质紊乱、低血糖症、营养不良，其中维生素 B_1 缺乏可引起 Wernicke 脑病和周围神经麻痹。

7. 生殖系统　男性性功能低下，睾酮减少。女性宫内死胎率增加，胎儿酒精中毒可出现畸形、发育迟钝、智力低下。

四、辅助检查

（一）实验室检查

血清中的乙醇浓度检测，急性酒精中毒时呼出气中乙醇浓度与血清乙醇浓度相当；动脉血气分析检查，急性酒精中毒时可见轻度代谢性酸中毒；血清电解质浓度检查在急慢性酒精中毒时均可见低血钾、低血镁和低血钙；血浆葡萄糖浓度检测，急性酒精中毒时可见低血糖症；肝功能检查在慢性酒精中毒性肝病时可有明显肝功能异常。

（二）心电图检查

酒精中毒性心肌病可见心律失常和心肌损害。

五、诊断与鉴别诊断

酒精中毒一般都有明显的饮酒史，结合临床表现，如急性酒精中毒的中枢神经抑制症状、戒断综合征的精神症状和癫痫发作、慢性酒精中毒的营养不良和中毒性脑病等表现，血清或呼出气中乙醇浓度测定可以做出诊断。主要与引起神志异常的疾病相鉴别，如精神病、癫痫、镇静催眠药中毒、窒息性气体中毒、脑血管意外、糖尿病昏迷、颅脑外伤等相鉴别。智能障碍和人格改变应与其他原因引起的痴呆鉴别。肝病、心肌病、贫血、周围神经麻痹，也应与其他原因的有关疾病相鉴别。

六、治疗

（一）急性中毒

1. 症状轻的患者无须治疗，有兴奋躁动的患者可能需要约束。
2. 出现共济失调患者避免活动，以免发生外伤。合并低血糖时，注意补充和监测血糖。
3. 出现昏迷的患者，应了解是否同时服用了其他可以导致或加重昏迷的药物。治疗主要要维持重要脏器的功能，保持气道通畅，可以使用辅助呼吸或气管插管；保护胃黏膜营养支持治疗；可使用促酒精代谢药物美他多辛、促醒药物纳洛酮。
4. 严重急性中毒时可用血液透析促使体内乙醇排出。对烦躁不安或过度兴奋者，可用小剂量地西泮，避免用吗啡、氯丙嗪、苯巴比妥类镇静药。

（二）戒断综合征

患者应充分休息、加强营养还要补充维生素及葡萄糖。重症患者宜选用短效镇静药控制症状，为不发生嗜睡和共济失调，一般选用地西泮，根据病情口服地西泮5～10mg，若病情需要2～4小时重复一次。病情严重者可静脉给药。症状稳定后可给予维持镇静的剂量，每8～12小时服药一次，以后逐渐减量，1周内停药。有癫痫病史者可用苯妥英钠。有幻觉者可用氟哌啶醇。

（三）慢性中毒

Wernicke脑病注射维生素 B_1 有明显效果，同时应补充血容量和电解质。葡萄糖应在注射维生素 B_1 后再给，以免在葡萄糖代谢过程中大量消耗维生素 B_1 使病情急剧恶化。还应注意加强营养，治疗贫血和肝功能不全。注意防治感染、癫痫发作和震颤谵妄。

沉溺于嗜酒的患者应立即戒酒，及时治疗饮酒所致的身体损伤，并接受精神科医生治疗，注意心理治疗和心理护理。

七、预后

急性酒精中毒如经治疗多能恢复；中毒者合并有心、肺、肝、肾病变者，昏迷长达10小时以上，或血中乙醇浓度>87mmol/L（400mg/dl），预后较差。酒后开车发生车祸可危及自身和他人生命。酒精性精神病戒酒后可好转，但不易完全恢复。长期饮酒可使全身多脏器发生损伤，还会引起营养不良。

八、预防

1. 开展反对酗酒的宣传教育。
2. 早期发现嗜酒者，早期戒酒，进行相关并发症的治疗及康复治疗。

PPT

第六节　毒蛇咬伤中毒

地球上有多种毒蛇，常见的毒蛇主要有：①眼镜蛇科（眼镜蛇、眼镜王蛇、金环蛇、银环蛇）；②蝰蛇科分为蝰亚蛇科（蝰蛇），蝮亚蛇科（尖吻蝮、竹叶青和蝮蛇）；③海蛇科（海蛇）。每年均有人被毒蛇咬伤（venomous snake bite）或致死。

一、病因

农民、渔民、野外工作者和从事毒蛇研究人员易被毒蛇咬伤，咬伤部位以手、臂、足和下肢为常见。毒蛇咬伤以夏、秋两季为多见。

二、发病机制

毒蛇口内有毒腺，由排毒管与牙相连。当毒蛇咬人时，毒腺收缩，蛇毒通过排毒管，经有管道或沟的牙，注入人体组织。毒腺内贮有蛇毒液0.1～1.5ml，大蛇可有5ml，咬时约射出毒腺内贮量的一半。

蛇毒对伤口局部的作用：蛇毒中的神经毒可麻痹感觉神经末梢、阻断运动神经与横纹肌之间的神经冲动，引起肢体麻木、瘫痪、伤口局部坏死、组织损伤、疼痛、出血。

蛇毒对全身的作用：各种毒蛇的蛇毒成分不完全相同，对全身的损害也有不同，可出现阻断神经肌肉传导引起骨骼肌和心肌损伤、弥散性血管内凝血、神经毒、心脏毒、溶血和增加血管渗透性的作用。

案例解析

【案例】患者，女，43岁。因“被蛇咬伤左外踝致肿胀、疼痛5小时”入院。患者自诉5小时前在田间劳动时被一条“花蛇”咬伤左外踝部，当即感伤处疼痛，继之肿胀，活动受限。现场未做处理。后到当地卫生院就诊，予局部清创、外敷蛇药研末粉等治疗后来我院就诊，患者感乏力、恶心、胸闷、头晕，门诊以“蛇毒中毒”收住我科。患者被蛇咬伤后进食少，未解大小便，精神可。否认“肝炎、结核”等传染病史，1年前体检发现“血糖升高”未做处理；否认手术、外伤及输血史；否认药物、食物过敏史；预防接种史不详。入院查体：T 36.6℃，BP 150/110mmHg，P 80次/分，R 20次/分，一般情况可，神清，查体合作，对答切题。心肺腹查体未发现异常；左踝、足肿胀，外涂药物，外踝见“十”字切口，渗血，局部压痛，未触及波动感，四肢活动可。辅助检查：WBC $10.4\times10^9/L$，NE $6.02\times10^9/L$，HGB 98g/L，PLT $125\times10^9/L$。肝肾功、凝血功能未见明显异常，ECG正常。

【问题】患者初步的诊断是什么？

【解析】最可能的诊断是毒蛇咬伤中毒。诊断依据：①中年女性，有被花蛇咬伤史，有头晕、胸闷、恶心等全身症状，局部伤口有疼痛；②查体：左踝、足肿胀，外涂药物，外踝见“十”字切口，渗血，局部压痛，未触及波动感，四肢活动可。

三、临床表现

（一）局部临床表现

被毒蛇咬伤后，患者可出现被咬伤的部位疼痛、麻木、感觉消失，伴有局部出血、肿胀、水疱和

（或）血疱、坏死、溃烂、周围淋巴结肿大疼痛。被咬伤的部位可见毒牙痕，一般有2~4个。

（二）全身临床表现

多在伤后0.5~6小时出现，有的全身症状发展迅速，患者感到全身不适、四肢无力、头晕、眼花，继而胸闷、呼吸困难、恶心和晕厥，接着出现神经症状并迅速加剧，主要为眼睑下垂、视力模糊、斜视、眼球固定和瞳孔散大、语言障碍、吞咽困难、流涎；重症患者呼吸由浅而快且不规则，最终出现中枢性或周围性呼吸衰竭。有时可出现畏寒、发热、胸闷、颈部及全身肌肉酸痛、尿少或血尿、全身内脏出血、血压下降、意识模糊、四肢冰冷、休克以致昏迷，严重者死于急性循环衰竭和急性肾功能衰竭。

四、诊断与鉴别诊断

确认为某种蛇咬伤或已捕获到咬伤人的蛇，根据伤口渗液、血清、脑脊液和其他体液中的特异蛇毒抗原可诊断，需要鉴别系毒蛇咬伤亦或非毒蛇咬伤，毒蛇咬伤有时尚需与毒蜘蛛或其他昆虫咬伤鉴别。

五、治疗

监测患者的生命体征、尿量和局部伤口情况，及时进行抢救，被咬伤者注意尽量减少活动，以免加速毒液的吸收和扩散。

（一）局部处理

1. 绷带结扎 被毒蛇咬伤的肢体应制动，用绷带在伤口上方的近心端肢体和伤口肿胀部位上包扎，目的是阻断淋巴回流，延迟蛇毒扩散。注意避免使用止血带，以免影响结扎远端肢体的血液供应，导致组织缺血性坏死。在注射抗蛇毒血清或采取有效伤口局部清创后，可停止绷扎。眼镜蛇咬伤因容易造成局部组织坏死，一般不主张绷带扎。

2. 伤口清创和局部封闭 毒蛇咬伤的肢体应放在低位，对被绷扎好的伤口进行局部伤口消毒、剔除毒蛇的残牙，以牙痕为中心做深至皮下的十字切口（非专业急救人员不建议采用），用手从肢体近心端向伤口及其周围挤压排除毒液，不建议吸吮伤口。可以在伤口和周围的皮下进行局部封闭，减轻毒液对人体的损害。毒蛇咬伤的患者如出血不止可用雷夫奴尔纱条或云南白药粉填塞加压包扎。对蛇毒液伤及眼睛的患者，用0.9%氯化钠溶液加相应抗蛇毒血清2ml稀释后多次冲洗眼睛，并用氯霉素滴眼液、氢化可的松滴眼液滴眼。不要因绷扎和清创而延迟应用抗蛇毒血清。

（二）抗蛇毒血清

早期足量使用抗蛇毒血清中和蛇毒，在被毒蛇咬伤后2小时内使用更好。若能明确知道是何种毒蛇咬伤，首先选用单价抗蛇毒血清；不能确定时，选用多价抗蛇毒血清。抗蛇毒血清用前先做皮内试验。反应阴性者方可使用。皮内试验阳性患者如必须应用抗蛇毒血清时，应按常规脱敏，并同时用异丙嗪和糖皮质激素。在应用抗蛇毒血清前必须准备好肾上腺素、氢化可的松或地塞米松和抗组胺药物以便过敏时急救。有的毒蛇目前尚无抗蛇毒血清解救。抗毒血清一般采用静脉滴注，病情严重时可以稀释后静脉注射。

（三）中医中药治疗

中医中药在抢救毒蛇咬伤中已经证实是有效的，有外敷和内服制剂，根据当地情况选择使用。

（四）并发症治疗

注意休克、心力衰竭、急性肾衰竭及弥散性血管内凝血、呼吸衰竭等并发症的治疗。

（五）辅助治疗

1. 糖皮质激素 能抑制和减轻组织过敏反应和坏死，减轻局部反应和全身中毒症状。可用氢化可的松或地塞米松。

2. 防治感染 蛇咬伤的伤口已被污染的，需要予抗生素和破伤风抗毒素治疗。

六、预防

进行蛇生活习惯和蛇咬伤防治知识的宣传教育，防蛇咬伤，对住宅周围的杂草、乱石要经常清理。

本章小结

有机磷杀虫剂在急性中毒的时候，需要及时应用解毒剂、迅速清除毒物、紧急复苏；急性一氧化碳中毒严重时可出现集体死亡，危害面广，治疗主要在于脱离有一氧化碳的环境，给予氧疗和相应的对症支持治疗；镇静催眠类药物抑制中枢神经系统，表现主要为神经精神症状、脏器损伤、消化道反应，应给予停药、清除体内剩余药物等；阿片类药物属于毒麻药，具有成瘾性、危害性和非法性，中毒后出现昏迷、呼吸抑制和瞳孔缩小等特征性改变，治疗主要是解毒药物的应用和对症支持治疗；乙醇中毒可导致身体损伤、神经精神症状，要学会急慢性中毒、戒断综合征的不同处理；毒蛇咬伤后一般快速出现中毒症状，严重的有生命危险，现场的伤口处理相当重要，要求掌握伤口的包扎、清创、封闭，正确的现场处理可以挽救生命。抗蛇毒血清的使用和对症支持治疗也很重要。

虽然现在医学发展，医疗条件较前好转，患者大部分可以得到及时救治，但上述各种中毒情况仍时有发生，若病情严重或不及时治疗，仍可出现生命危险。中毒重在预防。

练 习 题

题库

思考题

急性镇静催眠药中毒、急性酒精中毒、阿片类药物中毒、急性有机磷杀虫药中毒、急性一氧化碳中毒、毒蛇咬伤中毒各自的诊断要点是什么？

（李云霞）

部分练习题参考答案

绪　论

（一）A 型题

1. A　2. E

（二）B 型题

1. A　2. B　3. E　4. A　5. B　6. C　7. D　8. E

第四章

（一）A 型题

1. C　2. A　3. E　4. C　5. A　6. D　7. E　8. E

（二）B 型题

1. C　2. A　3. E　4. B　5. B　6. E

（三）X 型题

1. ABCD　2. BCDE　3. BDE　4. ABCD

第六章

（一）A 型题

1. D　2. E　3. A　4. C　5. B　6. C　7. E　8. C

（二）B 型题

1. C　2. D　3. A　4. E　5. B　6. A　7. B

（三）X 型题

1. BCE　2. ABCD　3. ABCDE

第八章

（一）A 型题

1. B　2. B　3. A　4. C　5. A　6. D　7. A　8. D　9. B　10. D

（二）B 型题

1. B　2. D　3. E　4. A　5. C

（三）X 型题

1. ABCDE　2. BCDE

第十章

（一）A 型题

1. B　2. C　3. B　4. E　5. B　6. D　7. D　8. C　9. C　10. B

（二）B 型题

1. B　2. A

（三）X 型题

1. ABCDE　2. BCE　3. BCE　4. ABCDE　5. ABCDE　6. BCE　7. ABD

第十五章

（一）A 型题

1. C　2. B　3. B　4. B　5. D　6. B　7. D　8. D　9. E

（二）**B 型题**

1. B 2. D 3. C 4. A

（三）**X 型题**

1. ACD 2. ABCD

第十七章

（一）**A 型题**

1. C 2. B 3. E 4. B 5. C 6. D 7. B

（二）**B 型题**

1. B 2. A 3. D 4. C 5. B 6. A 7. D 8. E 9. A 10. D

（三）**X 型题**

1. ABC 2. ABCDE 3. ABDE 4. ABCD 5. ABCDE 6. ABD

主要参考文献

[1] 陈垦．临床医学概论.2 版．北京：中国医药科技出版社，2020.
[2] 万学红，卢雪峰．诊断学.9 版．北京：人民卫生出版社，2018.
[3] 魏保生．全身体格检查操作图解．北京：中国医药科技出版社，2014.
[4] 郑铁生，鄢盛恺．临床生物化学检验.4 版．北京：中国医药科技出版社，2021.
[5] 陈灏珠，钟南山，陆再英．内科学.8 版．北京：人民卫生出版社，2013.
[6] 国家食品药品监督管理总局执业药师资格认证中心．药学综合知识与技能.7 版．北京：中国医药科技出版社，2015.
[7] 葛均波，徐永健，王辰．内科学.9 版．北京：人民卫生出版社，2018.
[8] 曹红．临床药物治疗学．北京：人民卫生出版社，2010.
[9] 陈孝平，汪建平，赵继宗．外科学.9 版．北京：人民卫生出版社，2018.
[10] 仇树林，张庆富，韩胜．主刀兵法——烧伤整形外科临床指导．武汉：华中科技大学出版社，2008.
[11] 王卫平．儿科学.8 版．北京：人民卫生出版社，2013.
[12] 谢幸，苟文丽．妇产科学.8 版．北京：人民卫生出版社，2013.
[13] 李兰娟，任红．传染病学.8 版．北京：人民卫生出版社，2013.
[14] 张学军．皮肤性病学.8 版．北京：人民卫生出版社，2013.
[15] 中华医学会传染病与寄生虫病学分会．手足口病预防控制指南（2013 版）.
[16] 郝希山，魏于全．肿瘤学．北京：人民卫生出版社，2010.
[17] 石远凯，孙燕．临床肿瘤内科手册.6 版．北京：人民卫生出版社，2015.